心血管疾病临床诊断与现代化治疗方案

刘晓东　等/主编

U0342568

吉林科学技术出版社

图书在版编目（ＣＩＰ）数据

心血管疾病临床诊断与现代化治疗方案 / 刘晓东等
主编. -- 长春：吉林科学技术出版社，2020.10
ISBN 978-7-5578-7869-6

Ⅰ. ①心… Ⅱ. ①刘… Ⅲ. ①心脏血管疾病－诊疗
Ⅳ. ①R54

中国版本图书馆CIP数据核字(2020)第212241号

心血管疾病临床诊断与现代化治疗方案

XINXUEGUAN JIBING LINCHUANG ZHENDUAN YU XIANDAIHUA ZHILIAO FANGAN

主　　编　刘晓东　等
出 版 人　宛　霞
责任编辑　王聪会　穆思蒙
幅面尺寸　185 mm×260 mm
字　　数　822千字
印　　张　34
印　　数　1-1500册
版　　次　2020年10月第1版
印　　次　2021年5月第2次印刷
出　　版　吉林科学技术出版社
发　　行　吉林科学技术出版社
地　　址　长春市福祉大路5788号出版大厦A座
邮　　编　130118
发行部电话/传真　0431-81629529　81629530　81629531
　　　　　　　　　81629532　81629533　81629534
储运部电话　0431-86059116
编辑部电话　0431-81629517
印　　刷　保定市铭泰达印刷有限公司
书　　号　ISBN 978-7-5578-7869-6
定　　价　135.00元
如有印装质量问题　可寄出版社调换
版权所有　翻印必究　举报电话:0431-81629508

前　　言

　　心血管疾病是严重威胁人们身体健康最常见的疾病之一,伴随着这一现象的发生,心血管疾病的诊断、治疗和研究也空前活跃起来,各种新的诊疗理论和方法应运而生、层出不穷。为了提高患者的生存质量,改善预后,消除或缓解症状,降低并发症,提高生存率,加强临床医师对心血管疾病更有效的诊治,我们特组织多名心内科专家共同编写了本书。

　　本书较为系统、全面地介绍了疾病的诊断方法和治疗技术,包括临床表现、辅助检查、诊断、鉴别诊断和治疗等方面的内容。本书立足临床实践,内容全面翔实,重点突出,力求深入浅出,方便阅读,是一本实用性很强的关于心血管系统疾病诊断的医学著作。适合心血管内科专业人员以及基层医务工作者参考阅读。

　　本书在编写过程中参阅了大量相关专业书籍、文献,力求做到内容新颖实用、简明扼要,但由于编写时间仓促加之自身水平与经验有限,故错误与欠缺之处在所难免,敬盼诸位同道不吝指正。

目　　录

第一章 心力衰竭

第一节 急性心力衰竭

一、概述

急性心力衰竭又称急性心功能不全。是由心脏做功不正常引起血流动力学改变而导致的心脏和神经内分泌系统的异常反应的临床综合征。机械性循环障碍引起的心力衰竭称机械性心力衰竭。心脏泵血功能障碍引起的心力衰竭,统称泵衰竭。由各种原因引起的发病急骤、心排血量在短时间内急剧下降、甚至丧失排血功能引起的周围循环系统灌注不足称急性心力衰竭。

二、诊断

(一)症状

根据心脏排血功能减退程度、速度和持续时间的不同,以及代偿功能的差别,分下列4种类型表现:昏厥型、心源性休克型、急性肺水肿型、心脏骤停型。

1.昏厥型

又称之心源性昏厥,以突发的短暂的意识丧失为主。发作时间短暂,发作后意识立即恢复。并伴随面色苍白、出冷汗等自主神经功能障碍的症状。

2.心源性休克型

早期见神志清醒、面色苍白、躁动、冷汗、稍有气促;中期见神志淡漠、恍惚、皮肤湿冷、口唇四肢发绀;晚期见昏迷、发绀加重、四肢厥冷过肘膝、尿少。同时见颈静脉怒张等体循环淤血症状。

3.急性肺水肿型

突发严重气急、呼吸困难伴窒息感,咳嗽,咯粉红色泡沫痰(严重者由鼻、口涌出)。

4.心脏骤停型

意识突然丧失(可伴全身抽搐)和大动脉搏动消失,并伴呼吸微弱或停止。

(二)体征

1.昏厥型

意识丧失,数秒后可见四肢抽搐、呼吸暂停、发绀,称阿-斯综合征。伴自主神经功能障碍症状,如冷汗、面色苍白。心脏听诊可发现心律失常、心脏杂音等体征。

2.心源性休克型

早期脉搏细尚有力,血压不稳定,有下降趋势,脉压<2.7kPa(<20mmHg);中期神志恍惚、淡漠,皮肤呈花斑纹样,厥冷,轻度发绀,呼吸深快,脉搏细弱,心音低钝,血压低,脉压小,尿量减少;晚期昏迷状态,发绀明显。四肢厥冷过肘、膝,脉搏细或不能触及,呼吸急促表浅,心音低钝,呈钟摆律、奔马律。严重持久不纠正时,合并消化道出血,甚至DIC。

3.急性肺水肿型

端坐呼吸,呼吸频率快,30～40次/分,严重发绀,大汗,早期肺底少量湿啰音,晚期两肺布满湿啰音,心脏杂音常被肺内啰音掩盖而不易听出,心尖部可闻及奔马律和哮鸣音。

4.心脏骤停型

为严重心功能不全的表现,昏迷伴全身抽搐,大动脉搏动消失,心音听不到,呼吸微弱或停止,全身发绀,瞳孔散大。

(三)检查

1.X线检查

胸部X线检查对左心衰竭的诊断有一定帮助。除原有心脏病的心脏形态改变之外,主要为肺部改变。

(1)间质性肺水肿:产生于肺泡性肺水肿之前。部分病例未出现明显临床症状时,已先出现下述一种或多种X线征象。①肺间质淤血,肺透光度下降,可呈云雾状阴影;②由于肺底间质水肿较重,肺底微血管受压而将血流较多地分布至肺尖,产生肺血流重新分配,使肺尖血管管径等于甚至大于肺底血管管径,肺尖纹理增多、变粗,尤显模糊不清;③上部肺野内静脉淤血可致肺门阴影模糊、增大;④肺叶间隙水肿可在两肺下野周围形成水平位的Kerley-B线;⑤上部肺野小叶间隙水肿形成直而无分支的细线,常指向肺门,即Kerley-A线。

(2)肺泡性肺水肿:两侧肺门可见向肺野呈放射状分布的蝶状大片雾状阴影;小片状、粟粒状、大小不一结节状的边缘模糊阴影,可广泛分布两肺,可局限一侧或某些部位,如肺底、外周或肺门处;重度肺水肿可见大片绒毛状阴影,常涉及肺野面积的50%以上;亦有表现为全肺野均匀模糊阴影者。

2.动脉血气分析

左心衰竭引起不同程度的呼吸功能障碍,病情越重,动脉血氧分压(PaO_2)越低。动脉血氧饱和度低于85%时可出现发绀。多数患者二氧化碳分压($PaCO_2$)中度降低,系PaO_2降低后引起的过度换气所致。老年、衰弱或神志模糊患者,$PaCO_2$可能升高,引起呼吸性酸中毒。酸中毒致心肌收缩力下降,且心电活动不稳定易诱发心律失常,加重左心衰竭。如肺水肿引起$PaCO_2$明显降低,可出现代谢性酸中毒。动脉血气分析对早期肺水肿诊断帮助不大,但据所得结论观察疗效则有一定意义。

3.血流动力学监护

在左心衰竭的早期即行诊治,多可挽回患者生命。加强监护,尤其血流动力学监护,对早期发现和指导治疗至关重要。

应用Swan-Canz导管在床边即可监测肺动脉压(PAP)、肺毛细血管楔嵌压(PCWP)和心排血量(CO)等,并推算出心脏指数(CI)、肺总血管阻力(TPR)和外周血管阻力(SVR)。其中间接反映 LAP 和 LVEDP 的 PCWP 是监测左心功能的一个重要指标。在血浆胶体渗透压正常时,心源性肺充血和肺水肿是否出现取决于 PCWP 水平。当 PCWP 2.40～2.67kPa(18～20mmHg),出现肺充血,PCWP 2.80～3.33kPa(21～25mmHg),出现轻度至中度肺充血;PCWP 高于 4.0kPa(30mmHg),出现肺水肿。

肺循环中血浆胶体渗透压为是否发生肺水肿的另一重要因素,若与 PCWP 同时监测则价值更大。即使 PCWP 在正常范围内,若其与血浆胶体渗透压之差<0.533kPa(4mmHg),亦可出现肺水肿。

若 PCWP 与血浆胶体渗透压均正常,出现肺水肿则应考虑肺毛细管通透性增加。

左心衰竭患者的血流动力学变化先于临床和 X 线改变,PCWP 升高先于肺充血。根据血流动力学改变,参照 PCWP 和 CI 两项指标,可将左心室功能分为 4 种类型。

Ⅰ型:PCWP 和 CI 均正常,无肺充血和末梢灌注不足,予以镇静剂治疗。

Ⅱ型:PCWP>2.40kPa(18mmHg),CI 正常,仅有肺淤血,予以血管扩张剂加利尿剂治疗。

Ⅲ型:PCWP 正常,CI<2.2L/(min·m²),仅有末梢灌注不足,予以输液治疗。

Ⅳ型:PCWP>2.40kPa(18mmHg),CI<2.2L/(min·m²)。兼有肺淤血和末梢灌注不足,予以血管扩张剂加强心药(如儿茶酚胺)治疗。

4.心电监护及心电图检查

可以发现心脏左、右房室肥大及各种心律失常改变。严重致命的心律失常如室性心动过速、紊乱的室性心律、室颤、室性自律心律,甚至心室暂停、严重窦缓、Ⅲ度房室传导阻滞等有助于诊断。

5.血压及压力测量

(1)动脉血压下降:心源性休克时动脉血压下降是特点,收缩压<10.6kPa(80mmHg),一般均在9.2kPa(70mmHg),脉压<2.7kPa(20mmHg);高血压者血压较基础血压下降 20％以上或降低 4kPa(30mmHg)。

(2)静脉压增高:常超过 1.4kPa(14cmH₂O)。

(3)左心室充盈压测定:左心室梗死时达 3.3～4kPa(25～30mmHg),心源性休克时达5.3～6kPa(40～45mmHg)。

(4)左心室舒张末期压力:以肺楔压为代表,一般均超过 2.77kPa(20mmHg)。

(5)冠状动脉灌注压:平均<8kPa(60mmHg)。

(四)诊断要点

1.病因诊断

急性心力衰竭无论以哪种表现为主,均存在原发或继发原因,足以使心排血量在短时间内急剧下降,甚至丧失排血功能。

2.临床诊断

(1)胸部 X 线片见左心室阴影增大。

(2)无二尖瓣关闭不全的成人,于左心室区听到第三心音或舒张期奔马律。

(3)主动脉瓣及二尖瓣无异常而左心室造影见左心室增大,心排血量低于 2.7L/(min·m²)。

(4)虽无主动脉瓣及二尖瓣膜病变,亦无左心室高度肥大,但仍有如下情况者:①左心室舒张末期压力为 1.3kPa(10mmHg)以上,右心房压力或肺微血管压力在 1.6kPa(12mmHg)以上,心排血量低于 2.7L/(min·m²);②机体耗氧量每增加 100mL,心排血量增加不超过 800mL,每搏排血量不增加;③左心室容量扩大同时可见肺淤血及肺水肿。

(5)有主动脉狭窄或闭锁不全时,胸部 X 线检查左心室阴影迅速增大,使用洋地黄后改善。

(6)二尖瓣狭窄或闭锁不全,出现左心室舒张末期压升高,左心房压力或肺微血管压力增高,体循环量减少,有助于诊断由瓣膜疾病导致的心力衰竭。

(五)鉴别诊断

急性心力衰竭应与其他原因引起的昏厥、休克和肺水肿鉴别。

1.昏厥的鉴别诊断

昏厥发生时,心律、心率无严重过缓、过速、不齐或暂停,又不存在心脏病基础的,可排除心源性昏厥。可与以下常见昏厥鉴别。

(1)血管抑制性昏厥:其特点是①多发于体弱年轻女性;②昏厥发作多有明显诱因,如疼痛、情绪紧张、恐惧、手术、出血、疲劳、空腹、失眠、妊娠、天气闷热等,晕厥前有短时的前驱症状;③常在直立位、坐位时发生晕厥;④晕厥时血压下降,心率减慢,面色苍白且持续至晕厥后期;⑤症状消失较快,1～2 日康复,无明显后遗症。

(2)直立性低血压性昏厥:其特点是血压急剧下降,心率变化不大,昏厥持续时间较短,无明显前驱症状。常患其他疾病,如生理性障碍、降压药物使用及交感神经截除术后、全身性疾病如脊髓炎、多发性神经炎、血紫质病、高位脊髓损害、脊髓麻醉、糖尿病性神经病变、脑动脉粥样硬化、急性传染病恢复期、慢性营养不良。往往是中枢神经系统原发病的临床症状之一。故要做相应检查,以鉴别诊断。

(3)颈动脉窦综合征:特点是①患者有昏厥或伴抽搐发作史;②中年以上发病多见,各种压迫颈动脉窦的动作,如颈部突然转动、衣领过紧均是诱因;③发作时脑电波出现高波幅慢波;④临床上用普鲁卡因封闭颈动脉窦后发作减轻或消失可支持本病诊断。

2.心源性休克与其他类型休克的鉴别诊断

由心脏器质性病变和(或)原有慢性心力衰竭基础上的急性心力衰竭而引发心源性休克,患者的静脉压和心室舒张末压升高,与其他休克不同。而且,其他类型休克多有明确的各类病因,如出血、过敏、外科创伤及休克前的严重感染等,可相应鉴别。另外,即刻心电图及心电监护有致命性心律失常,可有助于诊断。

3.急性心力衰竭肺水肿与其他原因所致肺水肿的鉴别诊断

(1)由刺激性气体吸入中毒引起的急性肺水肿的特点是:①有刺激性气体吸入史;②均有上呼吸道刺激症状,重者可引起喉头水肿、肺炎及突发肺水肿,出现明显呼吸困难;③除呼吸道症状外,由于吸入毒物种类不同,可并发心、脑、肾、肝等器官损害。

(2)中枢神经系统疾病所致的肺水肿,有中枢神经系统原发病因存在,如颅脑创伤、脑炎、脑肿瘤、脑血管意外等。

(3)高原性肺水肿是指一向生活在海拔 1000m 以下,进入高原前未经适应性锻炼的人,进入高原后,短则即刻发病,长则可在两年后发病,大多在一个月之内发病,且多在冬季大风雪气候发病,亦与劳累有关。前驱症状有头痛、头晕,继之出现气喘、咳嗽、胸痛、咳粉红色泡沫样痰、双肺湿啰音、发绀等急性肺水肿症状。依其特定的发病条件不难诊断。

三、治疗

(一)治疗目的

急性心力衰竭的治疗目的是快速改善症状和稳定血流动力学状况。

(1)立即送急诊科/ICU/CCU:措施有改善症状、恢复氧疗、改善器官灌注和血流动力学、限制心肌和肾脏损害、缩短 ICU 住院期限。

(2)暂缓紧急情况(在医院):措施有稳定病情和制订最佳治疗方案、启动改善预后的药物治疗、选择合适患者进行器械治疗、缩短住院日。

(3)长期和出院前处理:措施有制订随访计划、指导患者进行合理生活方式调整、提供充分的二级预防、预防再住院、改善生活质量和提高生存率。

(二)处理原则

1.慢性心衰失代偿

推荐襻利尿药联用血管扩张药。肾功能异常者可将利尿药加量,伴低血压和器官低灌注体征时用正性肌力药物。

2.肺水肿

吗啡用于肺水肿,尤其是有疼痛和焦虑伴随的呼吸困难。血压正常或高于正常时使用血管扩张药,容量过负荷或液体潴留的心衰患者用利尿药。伴低血压和器官低灌注体征时用正性肌力药。氧饱和度低的用机械通气和面罩吸氧改善。

3.高血压性心衰

推荐用血管扩张药,若无禁忌证硝普钠为首选,但必须密切监测血压。如果患者有容量过负荷或肺水肿时要用利尿药治疗。

4.心源性休克

收缩压<90mmHg 的患者建议用正性肌力药。如收缩压仍不能恢复同时伴有持续器官低灌注体征的,必须慎用去甲肾上腺素。同时考虑气管插管和主动脉内球囊反搏(IABP)。考虑外科治疗者可使用左心室辅助装置治疗(LVADS)。

5.右侧心力衰竭

补充液体一般无效,避免机械通气。当有器官低灌注体征时要使用正性肌力药物。要考虑肺动脉栓塞和右心室梗死的问题。

6.急性心力衰竭和急性冠状动脉综合征(ACS)

所有伴有心衰症状和体征的 ACS 患者要做超声心动图评估收缩和舒张功能、瓣膜情况,要除外其他心源性异常或心梗的机械并发症。

(三)氧疗

伴有低氧血症患者应尽早使用氧疗,使氧饱和度≥95%(COPD 患者>90%),严密监护严重气道阻塞患者以避免发生高碳酸血症。

（1）无创通气的适应证：无创通气可用于无气管内插管的患者。每位急性心源性肺水肿和高血压急性左侧心力衰竭患者应尽早使用呼气末正压通气（PEEP）以便改善呼吸窘迫症状和相应的临床参数。PEEP无创通气通过降低左心室后负荷改善左心室功能。心源性休克和有心衰患者慎用。

（2）无创通气的禁忌证：无意识、严重智力障碍或焦虑患者，进行性危及生命的低氧血症需要立即气管插管的患者，严重阻塞性气道疾病的患者。

（3）无创通气的使用方法：①开始用 $5\sim7.5cmH_2O$ 的 PEEP，逐渐滴定到临床有反应的水平 $10cmH_2O$；吸入氧浓度（FiO_2）要 $\geqslant0.40$。②持续时间通常为 30L/h 直到患者气短和氧饱和度得到改善。

（4）无创通气可能的不良反应有右侧心衰竭严重恶化，高碳酸血症，焦虑，气胸，抽吸。

（四）镇静或止痛

对有气短、呼吸困难、焦虑和胸痛的急性心衰患者早期就应给予吗啡。静脉给予吗啡 $2.5\sim5mg$，可重复使用，要监测呼吸情况。常有呕吐可使用止吐药。伴低血压、心动过缓、进行性房室传导阻滞或二氧化碳潴留患者慎用。

（五）襻利尿药

1.适应证

有肺淤血和容量超负荷症状存在的急性心衰患者要静脉用利尿药。

2.利尿药的使用方法

（1）推荐初始剂量：呋塞米 $20\sim40mg$ 静脉推注，或（$0.5\sim1mg$ 布美他尼；$10\sim20mg$ 托拉塞米）。起始阶段应定时监测患者尿量，可插导尿管监测患者尿量以便评价治疗反应。

（2）患者有容量超负荷：呋塞米静点剂量可依据肾功能和口服剂量情况来增加。也可在给予初始剂量后连续静脉滴入。呋塞米总量在初始 6 小时要 $<100mg$，在初始 24 小时应 $<240mg$。

（3）与其他利尿药联用：襻利尿药与噻嗪类利尿药合用可预防利尿药抵抗。急性心衰患者如果出现容量过负荷，襻利尿药加用氢氯噻嗪 25mg（口服）及螺内酯 $20\sim40mg$（口服）。小剂量联用比单药大剂量更有效，且不良反应小。

（4）急性心力衰竭利尿药剂量和适应证：见表 1-1-1。

表 1-1-1　常用急性心力衰竭利尿药和剂量

液体潴留	利尿药	日剂量（mg）	注释
中度	呋塞米	$20\sim40$	依据临床症状口服或静脉使用
	布美他尼	$0.1\sim1.0$	依据临床反应滴定剂量
	托拉塞米	$10\sim20$	监测 K^+、Na^+、肌酐、血压
重度	呋塞米	$40\sim100$	静脉增加剂量
	呋塞米静脉滴注	$(5\sim40)mg/h$	优于大剂量注射
	布美他尼	$1\sim4$	口服或静脉使用

液体潴留	利尿药	日剂量(mg)	注释
对襻利尿药抵抗	托拉塞米	20～100	口服
	加噻嗪类	50～100	联合优于大剂量襻利尿药
	或美托拉宗	2.5～100	如肌酐清除率＜30mL/min 效果更强
	或螺内酯	20～40	如无肾衰竭和血钾正常或低钾为最佳选择
对襻利尿药和噻嗪类利尿药抵抗	加多巴胺或多巴酚丁胺	如伴有肾衰竭和低钠时考虑超滤或血液透析	

（六）血管扩张药

1.适应证

收缩压＞110mmHg 的急性心衰患者推荐静脉应用硝酸甘油和硝普钠。收缩压在 90～110mmHg 的患者要慎用。这些药物可降低收缩压、左心室和右心室充盈压及外周血管阻力，改善呼吸困难。

2.使用方法

①初始硝酸甘油静脉推荐剂量 10～20μg/min，如果需要，每 3～5 分钟按 5～10μg/min 增加剂量。注意监测血压，避免收缩压过度降低。②硝普钠，起始剂量 0.3μg/(kg·min)，逐步滴定到 5μg/(kg·min)，要建立动脉通路。

3.不良反应

头痛。急性冠脉综合征患者慎用硝普钠，因可致血压迅速降低及冠脉盗血。

4.常用血管扩张药和剂量

见表 1-1-2。

表 1-1-2　常用血管扩张药和剂量

血管扩张药	适应证	剂量	主要不良反应	其他
硝酸甘油	肺淤血/肺水肿 SBP＞90mmHg	起始 10～20μg/min，可增加至 200μg/min	低血压头痛	连续用易产生耐药
三硝酸异山梨醇酯	肺淤血/肺水肿 SBP＞90mmHg	起始1mg/h，可增加至10mg/h	低血压头痛	连续用易产生耐药
硝普钠	高血压性心衰、肺淤血/肺水肿 SBP＞90mmHg	起始 0.3μg/(kg·min)，增加至 5μg/(kg·min)	低血压氰化物中毒	光敏感
奈西立肽	肺淤血/肺水肿 SBP＞90mmHg	2μg/(kg·min) 静脉注射，随后 (0.015～0.03)μg/(kg·min) 静脉滴注	低血压	

(七)正性肌力药

1.适应证

正性肌力药仅用于收缩压低或伴有低灌注或肺淤血体征的低心排血量心衰患者。低灌注体征包括四肢冰冷,皮肤潮湿,肝肾功能异常,或神志异常。如果需要,正性肌力药要尽早使用。一旦器官灌注得到恢复或肺淤血减轻要立即停用。

2.使用方法

(1)多巴酚丁胺:它是通过刺激 β_1 受体兴奋产生剂量依赖正性肌力作用。起始剂量为 $(2\sim3)\mu g/(kg\cdot min)$ 静脉滴注,无负荷剂量。依据临床症状、对利尿药反应和临床状态来调整静脉滴注速度。可调至 $15\mu g/(kg\cdot min)$,同时要监测血压。接受 β 受体拮抗药治疗的患者,多巴酚丁胺剂量要增加至 $20\mu g/(kg\cdot min)$,才能恢复其正性肌力作用。

(2)多巴胺:它也是通过刺激 β 肾上腺素能受体来增加心肌收缩力和心排血量。一般使用中等剂量即 $(3\sim5)\mu g/(kg\cdot min)$ 有正性肌力作用。小剂量多巴胺有扩张肾动脉利尿作用,多巴胺和多巴酚丁胺对心率>100 次/分的心衰患者要慎用。一般情况下,小剂量多巴胺与较高剂量多巴酚丁胺联合使用。

(3)米力农:它是 PDE 抑制药,可抑制 cAMP 降解起到正性肌力和周围血管扩张作用。同时增加心排血量和每搏排血量,而肺动脉压力、肺毛细血管压、总外周及肺血管阻力下降。使用方法可先按 $25\sim75\mu g/kg$ 于 $10\sim20$ 分钟静脉推注,然后按 $0.375\sim0.75\mu g/(kg\cdot min)$ 速度静脉滴注。冠心病患者要慎用,因为可增加中期病死率。

(4)左西孟旦:它是钙增敏药,通过 ATP-敏感 K 通道介导作用和轻微 PDE 抑制作用来扩张血管。它可增加急性失代偿心衰患者心排血量、每搏排血量,降低肺毛细血管楔压、外周血管和肺血管阻力。使用方法:先按 $3\sim12\mu g/kg$ 于 10 分钟内静脉注射后以 $(0.05\sim0.2)\mu g/(kg\cdot min)$ 连续静点 24 小时。病情稳定后滴注速度可增加。如果收缩压<100mmHg,不需要弹丸静脉注射,可直接先开始静脉滴注以避免发生低血压。

(5)去甲肾上腺素:如果正性肌力药仍然不能将收缩压恢复>90mmHg,患者处于心源性休克状态时就要使用。使用剂量为 $0.2\sim1.0\mu g/(kg\cdot min)$ 。

(6)洋地黄制剂:这类制剂可轻微增加急性心衰患者心排血量和降低充盈压,可用于心室率快的心房颤动患者。

第二节　慢性心力衰竭

一、概述

慢性心力衰竭(CHF)也称慢性充血性心力衰竭(CHF),是由于任何原因的初始心肌损伤(如心肌梗死、心肌病、血流动力学负荷过重、炎症等)引起心肌结构和功能的变化,最后导致心室泵血和(或)充盈功能低下的复杂临床综合征。在临床上主要表现为气促、疲劳和体液潴留,是一种进展性疾病,其发生率近年呈上升趋势。据 2006 年我国心血管病报告,我国心力衰竭患者有 400 万,心力衰竭患病率为 0.9%,其中男性为 0.7%,女性为 1.0%,且随着年龄增加,心力衰竭发病率增高。尽管心力衰竭的治疗水平有明显提高,但其病死率居高不下,住院心力衰竭患者 1 年和 5 年病死率分别为 30% 和 50%。

心力衰竭的进程主要表现为心肌重量、心室容量增加及心室形态改变即心肌重构。心肌重构的机制主要为神经内分泌激活,在初始的心肌损伤后,肾素-血管紧张素-醛固酮系统(RAAS)和交感神经系统兴奋性增高;多种内源性神经内分泌和细胞因子激活,促进心肌重构,加重心肌损伤和心功能恶化,进一步激活神经内分泌和细胞因子等,形成恶性循环。

根据临床症状及治疗反应,常将心力衰竭分为:①无症状性心力衰竭(SHF):指左室已有功能障碍,左室射血分数降低,但无临床"充血"症状的这一阶段,可历时数月至数年;②充血性心力衰竭:临床已出现典型症状和体征;③难治性心力衰竭(RHF):指心力衰竭的终末期,对常规治疗无效。

根据心力衰竭发生的基本机制分为:收缩功能障碍性心力衰竭和收缩功能保留的心力衰竭。收缩性心力衰竭定义为左心室射血分数(LVEF)≤40%,大多数为缺血性心肌病且既往有过心肌梗死病史,其次为非缺血性心肌病如扩张性心肌病、瓣膜病等。收缩功能保留的心力衰竭也称为舒张功能障碍性心力衰竭,是由于左心室舒张期主动松弛能力受损和心肌顺应性降低,亦即僵硬度增加(心肌细胞肥大伴间质纤维化),导致左心室在舒张期的充盈受损,心搏量(即每搏量)减少,左室舒张末期压增高而发生的心力衰竭。往往发生于收缩性心力衰竭前。既往心脏疾病主要为高血压、糖尿病、肥胖,以及冠心病(表 1-2-1)。

表 1-2-1 心力衰竭常见病因

收缩性心力衰竭	收缩功能保留的心力衰竭
冠心病	高血压
高血压	糖尿病
心肌炎	冠心病
感染	二尖瓣狭窄
心肌病	淀粉样变性
瓣膜病	肥厚性心肌病
毒物诱导	心包疾病
酒精	高心输出量
可卡因	动静脉畸形
基因	动静脉瘘
致心律失常右室心肌病	甲状腺功能亢进
肌营养不良心肌病	贫血
心动过速心肌病	
糖尿病	

二、病 因

(一)慢性左侧心力衰竭

(1)先天性或获得性心肌、心脏瓣膜、心包或大血管、冠状动脉结构异常导致的血流动力学异常是慢性心力衰竭的基础病因。

(2)冠心病、高血压、心脏瓣膜病和扩张型心肌病是成人慢性心衰的常见病因。较为常见的病因有心肌炎、肾炎、先天性心脏病。较少见和易被忽视的病因有心包疾病、甲状腺功能亢进症与减退、贫血、脚气病、动静脉瘘、心房黏液瘤、其他心脏肿瘤、结缔组织疾病、高原病、少见的内分泌病。

(二)慢性右侧心力衰竭

任何导致慢性心血管结构和(或)功能异常,损害右心室射血功能和(或)充盈能力的因素都可引起慢性右侧心力衰竭。右心室容量或压力负荷过重及右心室心肌的严重病变是其主要原因。

1.右心室超负荷

①压力超负荷:肺动脉高压是引起右心室压力超负荷的常见原因,右心室流出道梗阻(如双腔右室、漏斗部肥厚、肺动脉瓣狭窄),肺动脉狭窄,体循环化右心室等比较少见。②容量超负荷:三尖瓣关闭不全、肺动脉瓣关闭不全等右心瓣膜病。房间隔缺损、肺静脉异位引流、瓦氏窦瘤破入右心房、冠状动脉-右心室或右心房瘘等先天性心脏病。其他疾病如类癌晚期,尤其是合并肝转移时,类癌细胞分泌并释放生物活性物质累及心脏时常引起右侧心脏瓣膜和心内膜病变,导致右心室容量超负荷和右心衰竭。③先天性心脏病:三尖瓣下移畸形、法洛四联征、右心室双出口合并二尖瓣闭锁、大动脉转位等。

2.右心室心肌自身病变

①右心室心肌梗死:右室心肌梗死很少单独出现,常合并左心室下壁梗死,患病率为$20\%\sim50\%$,其中约10%的患者可出现明显的低血压。右心室心肌缺血、损伤、坏死均可引起右心室功能降低,导致右心衰竭。②右心室心肌疾病:限制型心肌病累及右心室时也可使右心室舒张功能下降,导致右侧心力衰竭。心肌炎累及右心室时也可以引起右侧心力衰竭。③严重感染:可引起心肌损伤,约50%的严重败血症和脓毒性休克患者同时伴随左心室收缩功能低下,部分患者出现右心室功能障碍。

三、发病机制

1.原发性心肌收缩力受损

心肌梗死、炎症、变性、坏死、心肌病等。

2.心室的后负荷(压力负荷)过重

肺或体循环高压、左或右心室流出道狭窄、主动脉瓣或肺动脉瓣狭窄等,使心肌收缩时阻力升高,后负荷过重,引起继发性心肌舒缩功能障碍而出现心衰。

3.心室的前负荷(容量负荷)过重

瓣膜关闭不全、心内或大血管之间左向右分流等,使心室舒张期容量增加,前负荷加重,也可引起心衰。

4.高动力性循环状态

主要发生于贫血、体循环动静脉瘘、甲状腺功能亢进症、脚气病性心脏病等。由于周围血管阻力降低,心排血量增多,以及心室容量负荷加重而发生心衰。

5.心室前负荷不足

二尖瓣狭窄、缩窄性心包炎、心脏压塞和限制型心肌病等引起心室充盈受限,导致体、肺循环淤血,由此发生心衰。

四、临床表现

(一)症状

1.呼吸困难

左侧心力衰竭的主要表现之一,随着心衰程度的加重,依次表现为劳动性呼吸困难、端坐呼吸、夜间阵发性呼吸困难、静息呼吸困难和急性肺水肿。

2.运动耐量降低

运动耐量降低表现为劳力时或日常活动时气促、乏力、活动受限。疲乏或无力的患者常常伴有肢体的沉重感。采集病史时应记录运动受限的程度,如爬楼梯、走平路、日常家务活动或生活自理的能力等。

3.体循环淤血

右心衰相关的症状,淤血性肝大伴随的不适,如腹胀、腹部钝痛、右上腹沉重感等,以及胃肠道淤血的症状,如食欲下降、恶心、胃部气胀感、餐后不适及便秘等。

4.其他

低心排血量相关的症状,如神志模糊、软弱、肢体冰冷。心衰早期可以出现夜尿增多。少尿则是心衰加重的一种征兆,它与心排血量严重降低导致尿液生成受到抑制相关。长期慢性的肾血流减少可出现肾功能不全的表现,即心肾综合征。心衰的患者可有贫血的症状,除了与慢性肾功能不全(导致促红细胞生成素生成减少、促红细胞生成素抵抗、尿毒症性肠炎及出血,离子吸收减少)有关外,有些药物如阿司匹林可引起的胃肠道出血。重度心衰的老年患者,可出现反应迟钝,记忆力减退,焦虑,头痛,失眠,噩梦等精神症状。

(二)体征

心衰患者的体征主要包括三个方面:容量负荷的状况,心脏的体征,相关病因、诱因及并发症的体征。

1.容量负荷的状况

(1)体循环静脉高压:颈静脉充盈反映右心房压力增高。三尖瓣反流时,颈静脉搏动明显。正常吸气时,颈静脉压下降,但是心衰的患者是升高的,类似于缩窄性心包炎,称之为Kussmaul征。轻度的右心衰患者,静息时颈静脉压力可以正常,但是肝颈静脉反流征阳性,提示腹部充血和右心无法接受和射出增多的血容量。

(2)肺部啰音:肺底满布湿啰音是左心衰至少中度以上的特征性体征,通常出现在双侧肺底,如果单侧出现,则以右侧常见,可能与一侧的胸膜渗出有关。急性肺水肿时,双肺满布粗糙的水泡音和哮鸣音,可伴有粉红色泡沫痰。未闻及啰音并不能排除肺静脉压的显著升高。支气管黏膜充血,过多的支气管分泌物或支气管痉挛可引起干啰音和喘鸣。

(3)肝大:肝大常常出现在水肿之前。如果近期内肝脏迅速增大,由于包膜被牵拉可出现触痛,长期心衰的患者触痛可消失。严重的慢性心衰患者,或三尖瓣疾病及缩窄性心包炎引起严重淤血性肝大的心衰患者,也可以出现脾大。

(4)水肿:心衰患者水肿的特征为首先出现于身体低垂的部位,常为对称性和可压陷性。可走动的患者首先表现为下午踝部水肿,经过夜间休息,清晨水肿消失;长期卧床的患者表现为骶尾部的水肿。终末期心衰的患者,水肿严重且呈全身性,伴有体重增加,此时查心电图可见 QRS 波群振幅的降低。长期的水肿可以导致下肢皮肤色素沉着、红化和硬结等。合并营养不良或肝功能损害,低蛋白血症时,也可出现全身水肿。

(5)胸腔积液:胸腔积液的出现表明体静脉或肺静脉压力增高,以双侧多见,如为单侧则以右侧更多见。一旦出现胸腔积液,呼吸困难会进一步加重,这是因为肺活量进一步降低,同时激活了受体的缘故。随着心衰的改善,胸腔积液可以逐步吸收,偶尔叶间包裹性渗出液可持续存在,需要胸腔穿刺治疗。

2.心脏和血管体征

(1)心脏扩大:心脏扩大见于大多数慢性收缩性心衰的患者,但此体征无特异性,一部分患者没有此体征,如单纯舒张期心衰、慢性缩窄性心包炎或限制性心肌病、急性心衰的患者等。

(2)奔马律:儿童或年轻患者可以听到生理性第三心音,40 岁以上的患者极少听到这种心音。一旦出现通常是病理性的,称为舒张早期奔马律或第三心音奔马律,多数来自左心室,可见于任何年龄的心衰患者。第三心音奔马律是预测死亡或住院的独立危险因素。

(3)肺动脉瓣区第二心音亢进和收缩期杂音:随着心衰的发展,肺动脉压力增高,肺动脉瓣区第二心音逐渐增强($P_2 > A_2$)并且广泛传导。收缩期杂音在心衰患者中很常见,多继发于心室或瓣环的扩张所引起的功能性二尖瓣或三尖瓣反流,治疗后杂音可以减轻。

3.病因、诱因及并发症的体征

器质性心脏病病因的体征,如风湿性瓣膜性心脏病的心脏杂音等;心衰诱因和并发症相关的体征,如肺部感染、甲状腺肿大、血管杂音、皮疹、黄疸和栓塞征象等。

五、辅助检查

(一)影像学常规检查

1.心电图

心衰常并发心脏电生理传导异常,导致房室、室间或室内运动不同步(不协调),房室不协调表现为心电图中 PR 间期延长,使左心室充盈减少;左右心室间不同步表现为左束支传导阻滞,使右心室收缩早于左心室;室内传导阻滞在心电图上表现为 QRS 时限延长(>120 毫秒)。以上不同步现象均严重影响左心室收缩功能。

2.X 线胸片

X 线胸片显示心脏大小的外部轮廓,肺淤血、肺水肿、胸腔积液、肺动脉高压、大血管病变、肺部疾病等,侧位片能够反映右心室的大小,不应省略。

3.超声心动图和多普勒超声心动图

两者在左室射血分数正常或代偿的心衰诊断方面具有较大的价值。通常将其分为松弛异常、假性正常化、可逆性限制型和不可逆限制型四级。主要通过二尖瓣流速 E/A,减速时间 DT,Valsalva 动作时 E/A 的变化,舒张早期二尖瓣流速/二尖瓣环间隔处心肌舒张的速度 E/e',二尖瓣 A 波的时间减去肺静脉回流的 A 波时间等指标进行评估。

(二)影像学选择性应用检查

1.放射性核素心室显影及核素心肌灌注显像

当超声心动图不能提供足够的功能信息时或者透声窗小,图像显示不清楚时,可选择放射性核素心室显影,能准确测定心室容积、射血分数及室壁运动。核素心肌灌注显像可诊断心肌缺血和 MI,并对鉴别扩张型心肌病或缺血性心肌病有一定帮助。

2.心脏磁共振显像

评估右心结构和功能最好的方法,需要操作者手动选取多重切面,解剖节段的截取需要人工编辑。本法有助于评价左右腔室容积、局部室壁运动、心肌厚度和肌重,尤其适用于检测先天性缺陷(如右心室发育不良、心肌致密化不全)及肿物或肿瘤、心包疾病等,同时评价心功能,区别存活心肌或瘢痕组织。

3.冠状动脉造影

适用于有心绞痛或心肌梗死需血管重建,或临床怀疑冠心病的患者;也可鉴别缺血性或非缺血性心肌病,对 65 岁以下不明原因的心衰可行冠状动脉造影。

4.心内膜活检

有助于明确心肌炎症性或浸润性病变的诊断;评估癌症患者继续服用抗癌药物的危险性;拟行心脏移植前证实心脏病性质,权衡心脏移植可行性;发现巨细胞性心肌炎,这种迅速致死的疾病,从而为选择机械循环支持或心脏移植提供依据。

5.有创性血流动力学检查

主要用于严重威胁生命,并对治疗无反应的泵衰竭患者,或需对呼吸困难和低血压休克做鉴别诊断的患者。

6.动态心电图

用于怀疑心衰诱因与心律失常有关时;陈旧性心肌梗死患者怀疑心动过速拟行电生理检查前;拟行 ICD 治疗前。评估 T 波电交替、心率变异性。

7.心肺运动试验

当无法确定运动耐量降低是否与心力衰竭有关时,为明确诊断可行心肺运动试验。心肺运动试验能够客观反映患者的运动耐量,同时也能显示患者心脏的储备功能。制定患者的运动处方。

(三)实验室检查

实验室检查可证实导致或加重心力衰竭的病因和诱因,初诊心衰患者应当完成血常规、尿常规、血清电解质(钙、镁)、肾功能(BUN、Cr)及空腹血糖(糖化血红蛋白)、血脂、肝功能和甲状腺功能的测定。随诊时应常规监测血清电解质和肾功能。

六、诊断及鉴别诊断

(一)慢性心力衰竭的阶段

1.心力衰竭易患阶段

即前心力衰竭阶段,此阶段存在发生心脏病和心力衰竭的高危因素,没有明显的心脏结构异常,没有心力衰竭的症状和体征,危险因素包括高血压、动脉粥样硬化、糖尿病、肥胖、代谢综合征、酗酒及服用对心脏有毒害作用的物质、风湿热史、心肌病家族史等。这些危险因素造成心脏初始损伤,也可称为心脏重构的启动阶段。

2.无症状心力衰竭阶段

此阶段存在心脏重构,有器质性心脏病,无心力衰竭的症状和体征,实验室检查存在心功能不全的征象;无症状的瓣膜性心脏病;陈旧性心肌梗死等,也可称为心脏重构阶段。从这一阶段起,临床诊断进入心力衰竭范围。

3.有症状心力衰竭阶段

此阶段有器质性心脏病,近期或既往出现过心力衰竭的症状和体征。可以分为左侧心力衰竭、右侧心力衰竭和全心衰竭。根据左心室射血分数(LVEF 小于或大于45%)又可以分为LVEF 下降的心力衰竭(HFrEF 或收缩性心衰)和 LVEF 正常或代偿的心力衰竭(HFnEF 或舒张性心力衰竭)。

4.顽固性或终末期心力衰竭阶段

此阶段器质性心脏病严重,即使合理用药,静息时仍有心力衰竭的症状,需特殊干预,如长期或反复因心力衰竭住院治疗;拟行心脏移植;需持续静脉用药缓解症状;需辅助循环支持等。

(二)诊断标准

1.主要条件

①阵发型夜间呼吸困难和或睡眠中憋醒;②颈静脉曲张或搏动增强;③有湿啰音和(或)呼吸音减弱,尤其双肺底;④心脏扩大;⑤急性肺水肿;⑥第三心音奔马律;⑦交替脉;⑧颈静脉压升高>15cmH$_2$O;⑨X 线胸片示中、上肺野纹理增粗,或见 Kerley 线。

2.次要条件

①踝部水肿和(或)尿量减少而体重增加;②无上呼吸道感染的夜间咳嗽;③劳力性呼吸困难;④淤血性肝大;⑤胸腔积液;⑥肺活量降低至最大的1/3;⑦心动过速;⑧按心力衰竭治疗5日内体重减少>4.5kg。

3.判断标准

具有两项主要条件或具有一项主要条件及两项次要条件即可诊断。

(三)鉴别诊断

1.舒张性与收缩性心力衰竭的鉴别

见表 1-2-2。

表 1-2-2　舒张性心力衰竭与收缩性心力衰竭的鉴别

特点		舒张性心力衰竭	收缩性心力衰竭
临床特点	症状(如呼吸困难)	有	有
	充血状态(如水肿)	有	有
	神经内分泌激活	有	有
左心室结构和功能	射血分数	正常	降低
	左心室质量	增加	增加
	相对室壁厚度	增加	增加
	舒张末容积	正常	增加
	舒张末压	增加	增加
	左心房	增大	增大
运动	运动能力	降低	降低
	心排血量变化	降低	降低
	舒张末压	增加	增加

2.慢性心力衰竭与其他疾病的鉴别

(1)支气管哮喘:该病以年轻者居多,常有多年病史,查体心脏正常,双肺可以闻及哮鸣音,胸部 X 线示肺野清晰,心脏正常。

(2)心包积液、缩窄性心包炎所致肝大、下肢水肿:可以根据病史、心脏及周围血管体征及超声心动图可以鉴别。

(3)肝硬化腹腔积液伴下肢水肿与有心室衰竭鉴别:基础病有助鉴别,且仅有心源性肝硬化才有颈静脉怒张。

七、治疗

(一)治疗原则

心力衰竭机制的研究成果及循证医学证据使药物治疗策略发生了极大的变化。20 世纪 50 年代治疗模式是以增加心肌收缩力、改善症状为主;目前的治疗模式是以抑制心脏重构、阻断恶性循环,防止心力衰竭症状和心肌功能的恶化,从而降低心力衰竭的死亡率和住院率为主,即从改善短期血流动力学措施转为长期的、改善心肌的生物学功能的修复性策略。除药物治疗外,非药物治疗也有了飞跃的发展。

心力衰竭的治疗原则:①去除基本病因,早发现、早诊断、早治疗。②消除心力衰竭的诱因如控制感染、治疗心律失常特别是快速心室率的心房颤动;纠正贫血、电解质紊乱等。③改善生活方式,戒烟、戒酒,低盐、低脂饮食,肥胖患者应减轻体重。重度心力衰竭患者应限制入水量并每日称体重以早期发现液体潴留。④定期随访,积极防治猝死。⑤避免应用某些药物(如 I 类抗心律失常药及大多数的钙拮抗剂等)。

(二)药物治疗

1.利尿剂

尽管利尿剂治疗心衰对死亡率的影响没有大规模的临床试验验证,但利尿剂是治疗心力衰竭的基础药物,控制液体潴留最有效。所有伴液体潴留的心力衰竭患者,均应给予利尿剂直至肺部啰音消失、水肿消退、体重稳定,然后用最小剂量长期维持,并据液体潴留情况随时调整剂量,一般需长期使用,可防止再次出现液体潴留。如利尿剂用量不足造成液体潴留,可降低血管紧张素转化酶抑制剂(ACEI)的效应,增加β受体阻滞剂负性肌力的不良反应;反之,剂量过大引起血容量减少,可增加 ACEI 和β受体阻滞剂的低血压反应并有出现肾功能不全的危险。

目前观点认为,合理使用利尿剂是有效治疗心力衰竭的基石。利尿剂应当早期与 ACEI 和β受体阻滞剂联合并维持应用,除非患者不能耐受。2007 年中国《慢性心力衰竭诊断治疗指南》强调,利尿剂必须最早应用,以袢利尿剂(呋塞米、托拉塞米等)为首选,噻嗪类(氢氯噻嗪等)仅适用于轻度液体潴留、伴高血压和肾功能正常者。

2.ACEI

1987 年发表的北欧依那普利生存率研究(CONSENSUS)第一次证明了 ACEI 能降低心力衰竭患者死亡率,紧接着 FAMIS、CONSENSUSⅡ 等大型临床研究也证实,急性心肌梗死(AMI)早期应用 ACEI 能减少梗死面积的延展和心室重塑,有利于左心功能的恢复。SAVE 及 SOLVD-T 等研究显示 AMI 后伴有左心衰竭的患者使用 ACEI 可明显降低死亡率和再梗死率。HEART 研究更进一步显示 AMI 早期(24 小时)较延迟用药组(2 周后)的左室射血分数(LVEF)改善明显;并且足量用药组效果优于低剂量组,降低死亡率也更显著。迄今为止已有 40 多项临床试验评价了 ACEI 对心力衰竭的作用,这些试验证实 ACEI 使不同程度心力衰竭的患者及伴有或不伴有冠心病的患者死亡危险性均降低,奠定了 ACEI 作为心力衰竭治疗基石的地位。

基于上述大量临床试验,美国和欧洲心力衰竭治疗指南认为:所有心力衰竭患者,无论有无症状,包括 NYHAI 级,均需应用 ACEI,除非有禁忌证或不能耐受。且需早期、足量、长期使用,以改善症状、功能、生存和因心力衰竭住院率,减少急性心肌梗死后再梗。迄今为止还没有观察 ACEI 治疗 AHF 疗效的临床试验,但早期不稳定的 AHF 患者不主张使用 ACEI(ESC 指南Ⅱb 类,证据 C 级)。ACEI 应该从小剂量开始应用,逐渐加量,尽可能加量至大型临床研究证明的有效剂量(目标剂量)见表 1-2-3,而不是单独基于症状改善。

3.血管扩张剂

1991 年的 V-HeFTⅡ试验表明,血管扩张剂对心力衰竭的疗效不如 ACEI。非洲-美洲心力衰竭试验(A-HeFT),显示非洲裔美国心力衰竭患者在标准药物治疗的基础上,加用硝酸异山梨醇(ISDN)与肼苯哒嗪的固定剂量复方制剂可以显著提高治疗效果、降低死亡风险和其他重要临床事件的发生。ISDN 能刺激产生一氧化氮而改善内皮功能,肼苯哒嗪具有血管扩张和抗氧化作用,理论上可增强硝酸盐的效果,但在大规模人群中进行的血管扩张剂治疗心力衰竭研究的 post-hoc 分析中,应用血管扩张剂者并未获得更大的临床益处。推测内皮功能和一氧化氮的活性在黑人和白人身上有种族差异。

表 1-2-3　治疗慢性心衰的 ACEI 口服剂量及用法

药名	起始剂量及用法	目标剂量及用法
卡托普利	6.25mg,tid	50mg,tid
依那普利	2.5mg,bid	10～20mg,bid
福辛普利	5～10mg,qd	40mg,qd
赖诺普利	2.5～5mg,qd	20～40mg,qd
培哚普利	2mg,qd	4～8mg,qd
喹那普利	5mg,bid	20mg,bid
雷米普利	1.5～2.5mg,qd	10mg,qd
西拉普利	0.5mg,qd	1～2.5mg,qd
贝那普利	2.5mg,qd	5～10mg,bid

注:摘自《中华心血管病杂志》2007 年第 12 期《慢性心力衰竭诊断治疗指南》。

4.地高辛

自 1785 年首次应用地高辛治疗心力衰竭,多年来一直认为地高辛为一正性肌力药,直到 20 世纪末才澄清这一经典药物治疗心力衰竭的作用机制,主要是通过降低神经内分泌系统的活性。自 1977 年至 1997 年共有 16 个双盲、随机、安慰剂对照试验证实,地高辛在治疗浓度时具有良好的正性肌力、血管扩张以及神经激素调节作用。1997 年著名的 DIG 试验发现地高辛虽可降低患者因心力衰竭恶化的再住院率,但不能降低心力衰竭患者的死亡率。

地高辛主要用于改善心力衰竭患者的症状,或用于伴有快速心室率的心房颤动患者。在心力衰竭早期应用并不必要,不用于 NYHA I 级患者。收缩性心力衰竭患者应先使用能减少死亡和住院危险的药物如 ACEI 和 β 受体阻滞剂,如果体征和症状仍未缓解,才加用地高辛。长期应用地高辛,剂量在一般认可的治疗范围内,是否会产生不良的心血管作用,目前还不清楚。地高辛中毒的诊断主要是根据临床和心电图表现,而不能单独依赖于血药浓度。

5.钙通道阻滞剂(CCB)

1996 年的 PRAICE 试验显示,氨氯地平与安慰剂相比,主要致死性或非致死性事件发生率无明显差异,氨氯地平有降低死亡率的趋势,并且对非缺血性心力衰竭疗效较好。其他如 V-HeFT Ⅲ(非洛地平缓释片)、DEFIANT-Ⅱ(长效尼索地平)等研究中,使用 CCB 的心力衰竭患者并未明显获益。由于缺乏循证医学证据支持 CCB 的有效性和安全性,FDA 未批准 CCB 用于心力衰竭。鉴于安全性的考虑,即使用于治疗有心力衰竭的高血压或心绞痛患者,大多数 CCB 也应避免使用。目前为止,临床试验仅提供了氨氯地平和非洛地平长期应用安全性的资料,因此,它们可以用于伴有高血压和心绞痛的心力衰竭患者。地尔硫革和维拉帕米禁用于收缩性心力衰竭,更不宜与 β 受体阻滞剂合用。

6.β 受体阻滞剂

β 受体阻滞剂由于强负性肌力作用,既往是心力衰竭患者治疗的禁忌。目前临床实践证明,治疗心力衰竭初期 β 受体阻滞剂可降低 LVEF,对心功能有明显的抑制作用,但治疗超过 3 个月后,则可改善心功能,并显著增加 LVEF,这种急性药理作用与长期治疗截然不同的效应,被认为是内源性心肌功能的"生物效应",且是时间依赖性的。β 受体阻滞剂可分为三代:第一代普萘洛尔,无心脏选择性,心力衰竭时耐受性差,不宜应用;第二代选择性 β_1 受体阻滞剂美托洛尔和比索洛尔有心脏选择性,没有抗氧化作用,在心力衰竭时耐受性好;第三代非选择性全面阻滞肾上腺素能 α_1、β_1 和 β_2 受体的 β 受体阻滞剂,有抗氧化作用。

目前已有至少 20 个以上的随机对照试验,超过 10000 例成人心力衰竭患者应用选择性 β_1 受体阻滞剂美托洛尔或比索洛尔治疗,结果显示能改善心力衰竭患者的长期预后,显著降低心力衰竭患者猝死的危险性。美托洛尔治疗心力衰竭的随机干预临床试验 MERIT-HF 结果显示,美托洛尔显著降低总死亡率、心脏性猝死发生率,且耐受性良好。CIBIS Ⅰ～Ⅱ(心力衰竭比索洛尔研究)及其荟萃分析结果证实,无论患者的年龄如何,是否存在糖尿病和肾功能损害、是否同时应用地高辛、胺碘酮或醛固酮拮抗剂,比索洛尔均可改善患者的生存率,降低死亡率和猝死率。CIBIS Ⅲ 研究表明在轻中度心力衰竭患者中,比索洛尔初始治疗与 ACEI 初始治疗同样重要,均可作为首选治疗,可根据患者的具体情况做出决定。对"先用 ACEI,然后再加用 β 受体阻滞剂"的观点给予了否定,强调尽早联合应用两类药物。1999 年完成的 CARMEN 试验及后来的 COPERNICUS 试验证实,轻度和严重心力衰竭患者早期联合应用 ACEI 和卡维地洛治疗,具有有益的临床效应。COMET 研究(欧洲卡维地洛与美托洛尔对比研究)的结果提示,治疗中、重度慢性心力衰竭,兼具 β 和 α 受体阻滞作用的卡维地洛比选择性 β_1 受体阻滞剂美托洛尔可能有明显的生存益处,推测选择性 β_1 受体阻滞剂,使衰竭心脏的 β_1 受体作用减弱,同时 β_2 受体和 α_1 受体作用增强。以阻断 β_1 受体为主,兼有适当的 β_2 受体和 α_1 受体阻断作用的非选择性 β 受体阻滞剂对心力衰竭治疗可能获益更大,但尚无大型临床试验的结果支持 α_1 受体阻滞或抗氧化作用对心力衰竭更有利,且该试验中选用的是短效美托洛尔,应用剂量低于平均剂量,非选择性 β 受体阻滞剂优于选择性 β 受体阻滞剂的结论目前仍有争议,有待更大规模的临床试验进行验证。人们普遍认为高龄患者对 β 受体阻滞剂的耐受能力差。COLA Ⅱ 研究结果确立了卡维地洛长期治疗老年收缩性心力衰竭患者的良好疗效和耐受性,因此,对老年慢性心力衰竭患者不能因为顾虑患者的耐受力而不用 β 受体阻滞剂治疗。但并非所有的 β 受体阻滞剂对慢性心力衰竭均同样有益,如 BEST 研究显示,布新洛尔未能改善慢性心力衰竭患者的长期预后。据临床试验,只推荐使用比索洛尔、卡维地洛、琥珀酸美托洛尔。澳大利亚悉尼大学对 ≥70 岁的慢性心力衰竭患者进行了 SENIORS(奈比洛尔干预对老年人后果和再住院的效用)的研究,奈比洛尔在 SENIORS 研究中被证实有效,也被 2008 年欧洲 ESC 指南推荐。另外 β 受体阻滞剂的剂型与剂量的选择对心力衰竭患者非常重要。即使是同一种 β 受体阻滞剂如果其剂型和剂量不同,也可能产生不同的临床益处。

目前已确立 β 受体阻滞剂在心力衰竭治疗中的地位,即从传统认为的禁忌证转变为常规治疗适应证,包括选择性 β_1 受体阻滞剂和全面阻滞肾上腺素能 α_1、β_1 和 β_2 受体的 β 受体阻滞剂。1999 年美国建议,NYHA Ⅱ、Ⅲ级病情稳定的慢性收缩性心力衰竭患者需在 ACEI 和利尿剂基础上加用 β 受体阻滞剂,β 受体阻滞剂必须从极小剂量开始,而且要尽早应用,并缓慢逐步递增剂量,剂量递增不少于两周间隔,直至最大耐受量后长期维持,除非有禁忌证或不能耐受(见表 1-2-4)。即使应用低剂量的 β 受体阻滞剂也比不用好。NYHA Ⅳ级心力衰竭患者,需待病情稳定(通常 4 日内未静脉用药;已无液体潴留并体重恒定)后,在严密监护下应用。2009 年美国 ACC/AHA 指南提出:当容量负荷状态已调整到最佳状态,并成功停用静脉利尿剂、血管扩张剂和正性肌力药物后,推荐开始应用 β 受体阻滞剂。2004 年 9 月美国心力衰竭学会第 8 届年会上发布的心力衰竭治疗指南中指出,慢性阻塞性肺疾病患者,甚至是偶然使用支气管扩张剂的哮喘患者并不是使用 β 受体阻滞剂的绝对禁忌证,但需权衡利弊用药。β 受体阻滞剂治疗心衰剂量并非按患者治疗反应确定,心率是公认的 $β_1$ 受体阻滞的指标。

表 1-2-4　β 受体阻滞剂治疗心力衰竭的剂量递增方案

药物	起始剂量	目标剂量	递增间期
琥珀酸美托洛尔	12.5～25mg,qd	200mg,qd	2～4 周
比索洛尔	1.25mg,qd	10mg,qd	2～4 周
酒石酸美托洛尔平	6.25mg,tid	50mg,tid	2～4 周
卡维地洛	3.125mg,bid	25mg,bid	2～4 周

7.醛固酮拮抗剂

已证实人体心肌存在醛固酮受体,正常人体促肾上腺皮质激素刺激醛固酮的产生作用有限,且醛固酮首次通过肝脏的清除是完全的,在肝静脉很少或没有醛固酮。然而在心力衰竭时,血浆促肾上腺皮质激素浓度升高,结果致糖皮质激素水平增高和醛固酮分泌增加;心力衰竭时 AngⅡ 水平增高,也会刺激醛固酮合成分泌增多;另外,糖皮质激素、抗利尿激素、心钠素、儿茶酚胺、血浆高密度脂蛋白降低也能促使醛固酮分泌。同时由于肝脏的灌注降低,醛固酮的清除降低,进一步增高血浆醛固酮的浓度。醛固酮可加强 AngⅡ 对心肌结构和功能的不良作用,可引起低钾、低镁,可激活交感和降低副交感活性,在心肌细胞外基质重塑中起重要作用,从而促进心力衰竭的发展。

已证实,醛固酮拮抗剂-螺内酯对心力衰竭患者有益。1999 年的 RALES 试验,入选 1663 例 NYHAⅢ级(70.5％)或Ⅳ级(29.5％)患者,在传统药物治疗基础上加小剂量螺内酯(平均 26mg),可明显降低严重心力衰竭的发病率和死亡率,因疗效显著而提前结束这一试验。EPHESUS 试验入选 6000 余例心肌梗死后伴左室收缩功能不全和有 CHF 表现的稳定期患者,随访 16 个月,结果表明,在 ACEI 和 β 受体阻滞剂常规治疗的基础上加用选择性醛固酮受体拮抗剂依普利酮(25～50mg/d)能够使 AMI 合并心力衰竭的患者进一步获益,心脏猝死的危险性和总死亡率下降,对 LVEF＜30％ 的患者这一有益作用更为显著。依普利酮是一种新型选择性醛固酮受体拮抗剂,对雄激素、孕激素受体的作用极小,不会增加男性乳房发育,较螺内酯安全性更佳。

心力衰竭患者短期应用 ACEI,可降低醛固酮水平,但长期应用常出现醛固酮的逃逸现象,不能保持血中醛固酮水平稳定持续的降低。由于"醛固酮逃逸"现象及醛固酮在心力衰竭中的病理生理作用,决定了心力衰竭治疗中醛固酮拮抗剂不可替代的作用。由于螺内酯阻滞醛固酮的负反馈,可激活 RAAS,故应与 ACEI 联合应用。2010 年公布的 EMPHASIS-HF 试验显示,依普利酮显著减少收缩性心力衰竭患者和轻微症状患者(NYHAⅡ级)的死亡风险和住院风险,依普利酮治疗轻度心衰也显示出获益。目前建议:重度心力衰竭 NYHAⅢ～Ⅳ级患者,心梗后有左室收缩功能障碍和心力衰竭表现或糖尿病心力衰竭患者,在常规治疗的基础上,应用小剂量的螺内酯 20mg/d,以改善生存,减少死亡率。醛固酮拮抗剂在轻、中度心力衰竭的有效性和安全性尚有待确定。如果出现了疼痛性男子乳腺发育(在 RALES 研究中占

10%),应当停用螺内酯。使用醛固酮拮抗剂前,男性血肌酐应低于 2.5mg/dL、女性低于 2.0mg/dL且血钾低于5.0mmol/L,使用中应严密监测肾功能和血钾。

8.AngⅡ受体阻滞剂

20 多年开发的特异性 AgⅡ受体阻滞剂(ARB),为心力衰竭的治疗提供了新的途径,其作用机制是与 AngⅡ受体结合并阻滞经 ACE 和非 ACE 途径产生的 AngⅡ,作用较 ACEI 更完全。理论上 ARB 的疗效应更佳,第一个研究 ARB 治疗心力衰竭的试验 VAL-HeFT 试验(缬沙坦治疗心力衰竭试验)入选 5010 例心衰患者,结果证明,在常规治疗基础上加用缬沙坦可使死亡率、致残率的危险性及再住院率进一步下降。分析心力衰竭中 7% 未服用 ACEI 单用缬沙坦的患者疗效,结果说明,缬纱坦对不能耐受 ACEI 的患者疗效显著。CHARM 试验(坎地沙坦对心力衰竭患者减少病死率和死亡率的评价)在使用基础治疗(包括 ACEI)加 ARB 可以降低慢性心力衰竭患者的病死率和病残率。但 VALIANT 试验(缬沙坦急性心肌梗死后患者的研究)结果不支持 ACEI 联合使用 ARB。VALIANT 试验结果与前述两项研究结果不同,原因可能与研究的病人群体不同有关,急性心肌梗死后心力衰竭病程不同于慢性心力衰竭,且 VALIANT 试验中 ARB 和 ACEI 同时使用,ARB 使用剂量较小(缬沙坦 80mg,2 次/天);而 VAL-HeFT 和 CHARM 试验中 ACEI 使用较长时间后才加用 ARB,此时 ACEI 可能产生 RAAS 逃逸现象,这种情况下加服较大剂量 ARB(缬沙坦 160mg,2 次/天)效果会比较好。ELITEⅡ试验共入选 3152 例≥60 岁、有症状的 HF 患者。总死亡率在氯沙坦(12.5～50mg/d)和卡托普利(12.5～50mg/d,每天 3 次)两组无差异;猝死和心搏骤停复苏的发生率两组亦无差异,未能证实氯沙坦优于卡托普利。Jong 等对 1996 年至 2001 年 ARB 治疗心力衰竭的 17 个随机对照试验、共 12469 例患者进行了 Meta 分析,结果在降低全病因死亡率或心血管死亡率方面 ARB 并不比 ACEI 优越。但若用于 ACEI 不耐受的患者,仍可获得较好的疗效。

ARB 需达到较高的靶剂量水平,才能产生与 ACEI 类似的降低死亡率和发病率等益处,ARB 可用于不能耐受 ACEI 不良反应如咳嗽的心力衰竭患者,从而减少住院率。但须注意,ARB 也有引起血管性水肿的可能性。建议,未应用过 ACEI 和能耐受 ACEI 的心力衰竭患者,仍以 ACEI 为首选。目前尚不推荐 ACEI、ARB、醛固酮拮抗剂这三种药物常规同时使用。

9.胺碘酮的应用

无症状、非持续性室性和室上性心律失常时,除 β 受体阻滞剂,通常不建议其他抗心律失常药物用于心力衰竭患者。持续性室性心动过速、室颤、曾经猝死复生、房颤或室上性心动过速伴快速室率或血流动力学不稳定者应予治疗,治疗原则与非心力衰竭者相同,但应避免应用Ⅰ类抗心律失常药物。胺碘酮延长动作电位时间,具有钾通道阻滞作用,对室上性和室性心律失常有效,并可恢复与维持房颤患者的窦性节律或提高电复律的成功率,且不增加心力衰竭患者的死亡危险性,是临床上唯一的无明显负性肌力作用的抗心律失常药。新近大规模安慰剂对照试验结果表明,甲亢或甲减、肝炎、肺纤维化及神经病变的副反应发生率相对低,小剂量(100～200mg/d)可减少副反应,是心力衰竭伴心律失常时药物治疗中较好的选择。

几项安慰剂对照的心力衰竭试验中,只有 CESICA 研究表明胺碘酮可改善生存率。胺碘酮对预防心力衰竭猝死或延长生存尚无确切有效的证据,且有一定的毒性,故不推荐心力衰竭患者常规预防性应用胺碘酮。

10.抗血小板及抗凝药物治疗

曾有研究提出,冠心病伴心力衰竭患者同时服用 ACEI 和阿司匹林会削弱 ACEI 的临床益处。至今最大规模的回顾性研究,对入选心肌梗死患者超过 1000 例以上的研究进行了系统分析,结果显示,同时接受 ACEI 和阿司匹林治疗的 96712 例心肌梗死患者与单用 ACEI 治疗者相比,降低 30 日总死亡率相对危险相似。目前尚无证据支持临床上 ACEI 与阿司匹林合用存在显著相互作用。

WATCH 试验在 NYHA Ⅱ～Ⅳ级且 LVEF＜35％的心力衰竭患者中,比较开放标签的华法林与双盲的抗血小板药物(160mg/d 阿司匹林或 75mg/d 氯吡格雷)对主要终点:全因死亡率、非致死性心肌梗死及非致死性脑卒中的联合终点的影响。WATCH 平均随访 2 年后提前结束,结果提示,华法林、阿司匹林和氯吡格雷三种药物治疗慢性心力衰竭患者结果相近似,死亡、非致命性心肌梗死或脑卒中的危险相近似。WARCEF 试验通过 2860 例心力衰竭患者比较华法林与阿司匹林在预防死亡和脑卒中的作用,结果两组的卒中发生率和血管源性病死率无统计学差异。WASH 研究结果表明无论是阿司匹林还是华法林在心力衰竭中预防性应用都不能降低死亡、心肌梗死和卒中,而且阿司匹林可能增加住院率。

一般认为,抗血小板和抗凝治疗对心力衰竭本身无使用的适应证。建议心衰伴有明确动脉粥样硬化疾病(例如 CHD 或 MI 后)、糖尿病和脑卒中而有二级预防适应证的患者应用阿司匹林(Ⅰ类,C 级)。心衰伴阵发或持续性 AF,或曾有血栓栓塞史患者,应予华法林抗凝治疗(Ⅰ类,A 级),并调整剂量,使 INR 保持在 2～3 之间。窦性心律患者不推荐常规抗凝治疗,但有明确的心室内血栓,或者超声心动图显示左心室收缩功能明显降低,心室内血栓不能除外时,可考虑抗凝治疗(Ⅱa 类,C 级)。

11.他汀类药物

基础研究表明,HMG-CoA 还原酶抑制剂(他汀类药物)可以通过抗炎、抗氧化、抗自由基损伤、刺激血管及心肌组织中 NO 的合成、抑制心肌局部 ACE 的活性、降低局部 Ang Ⅱ 水平、抑制基质金属蛋白酶的产生达到抑制心肌纤维化及心室重构的目的。另有研究表明,他汀类药物可以下调 Ang Ⅱ 受体,改善心率变异性,这可能对预防恶性心律失常和改善预后有益。

美国洛杉矶大学医学院对 9997 例常规治疗同时接受他汀类药物治疗 1 年的心力衰竭患者进行了回顾分析,结果显示,心力衰竭患者接受较大剂量他汀类药物治疗后,房扑和房颤的患病率显著降低。澳大利亚 Monash 大学进行的 UNIVERSE 研究,观察他汀类药物对缺血性或非缺血性心力衰竭患者的影响,结果显示,大剂量瑞舒伐他汀对于收缩性心力衰竭患者降低胆固醇安全有效,但未能改善左心室重构。2007 年美国心脏学会(AHA)公布了 CORONA 研究结果,该研究入选 5011 例 NYHA Ⅱ～Ⅳ级缺血性病因引起的收缩性心力衰竭患者,结果提示:他汀类药物使高敏 C 反应蛋白水平明显下降,但未能降低复合心血管终点或全因死亡。2008 年公布的 CISSI-HF 试验,入选症状性心力衰竭患者 4574 位,平均随访 3.9 年,冠心病占40％,NYHA Ⅲ 或 Ⅳ级分别为 37％,试验表明他汀对于心力衰竭患者并未改善临床预后,无冠心病患者未见明显获益,由于不良事件很少,所以使用他汀类药物还是很安全的。他汀类药物对于慢性心力衰竭本身未发现确切的治疗作用。

12.抗抑郁治疗在心力衰竭中的作用

2007年第56届ACC年会公布了一项研究,对近两万老年患者的心衰高危因素进行分析发现,抑郁与心衰有密切联系。

13.窦结If抑制剂

伊伐布雷定为选择性窦结If抑制剂,可以与存在于窦结的If通道结合,减慢心脏跳动的速率,2010年公布的SHIFT研究显示,在现有优化的标准内科治疗基础上,伊伐布雷定对于心率仍大于70次/分的患者有益,使心血管死亡或心力衰竭住院数量显著减少18%,提示降低心率可以改善心衰患者的预后。

目前认为,伊伐布雷定是一种单纯降低心率的药物,尚未发现其具有心脏保护作用,故不能单独应用,应作为标准治疗后进一步治疗的辅助药物之一。可应用于在现有优化临床标准用药如利尿剂、β受体阻滞剂和ACEI达到最佳治疗后心率仍然偏快的心衰患者。

（三）非药物治疗

1.心脏再同步化治疗CRT

既往研究显示,心力衰竭时CRT可使左右心室同步收缩,抑制左室重塑,有效缓解心力衰竭症状,并提高运动耐力,改善心力衰竭患者的生活质量。MUSTIC、MIRACLE、CARE-HF研究均证实,早期的CRT可以改善左室收缩不同步引起的中重度心力衰竭患者的症状,减少再住院率、降低全因死亡率或主要心血管原因住院的复合终点,改善生活质量。McAlister对3216例QRS时限增宽的CHF患者(NYHAⅢ~Ⅳ级占85%)进行荟萃分析发现:CRT使心功能改善,全因死亡率降低25%,因心衰加重者死亡率降低42%,心衰住院率降低32%。循证医学证据确立了CRT在心力衰竭中的治疗地位。

2005年ACC/AHA和ESC《慢性心力衰竭诊断与治疗指南》指出,经最佳治疗后LVEF≤35%、心功能NYHAⅢ~Ⅳ级、窦性节律时心脏失同步(QRS间期大于0.12秒)患者行CRT(除非有禁忌证)列为Ⅰ类适应证。

2006年,中华医学会心电生理和起搏分会参考ACC/AHA和ESC的指南,结合我国情况制定了我国的CRT适应证。Ⅰ类适应证要求同时满足以下条件:①缺血性或非缺血性心肌病;②抗心力衰竭药物充分治疗后,NYHA心功能仍在Ⅲ级或不必卧床的Ⅳ级;③窦性心律。对于房颤患者,如果符合Ⅰ类适应证其他条件,也可行CRT治疗(Ⅱa类适应证);④LVEF≤35%;⑤LVFDD≥55mm;⑥QRS波时限≥0.12秒伴有心脏运动不同步。2007年中国《慢性心力衰竭诊断治疗指南》指出:对于NYHAⅢ~Ⅳ级、LVEF≤35%且QRS>0.12秒的症状性心衰,可置入CRT-D(Ⅱa,B级)。

2007年ESC公布了心力衰竭患者的CRT治疗适应证:①心力衰竭患者CRT治疗或CRT联合植入式心脏复律除颤器(CRT-D)治疗建议:经最佳药物治疗仍然存在症状的心力衰竭患者,NYHAⅢ~Ⅳ级,LVEF≤35%,左心室扩大,窦性心律,QRS波群增宽≥0.12秒。CRT-D对于功能状态良好,预期生存期>1年的心力衰竭患者是一种可接受的治疗选择(Ⅰ类);②对于同时具有普通永久起搏器植入适应证的心力衰竭患者应用CRT治疗建议:NYHAⅢ~Ⅳ级的症状性心力衰竭患者,LVEF≤35%,左室扩大,同时具有永久起搏器植入适应证(首次植入永久起搏器或升级传统起搏器为CRT),Ⅱa类;③具有植入式心脏复律除颤器适应证的心力衰竭患者联合应用植入式心脏复律除颤器和心脏再同步治疗(CRT-D)的建议:符合ICD植入Ⅰ类适应证(首次植入或在更换起搏器时升级),经最佳药物治疗仍然存在症状的心力衰竭患者,NYHAⅢ～Ⅳ级,LVEF≤35%,左室扩大,QRS波群增宽≥0.12秒,Ⅰ类;④伴有永久性心房颤动的心力衰竭患者应用CRT治疗建议:经最佳药物治疗仍然存在症状的心力衰竭患者,NYHAⅢ～Ⅳ级,LVEF≤35%,左室扩大,永久性心房颤动同时存在房室结消融适应证,Ⅱa类。

在新的指南中更加重视了心力衰竭患者猝死的预防,符合CRT治疗Ⅰ类适应证的患者,也是CRT-D治疗的Ⅰ类适应证。

依据2009年REVERSE和MADIT-CRT试验,2010年ESC年会上更新了心衰器械治疗指南,修改了CRT推荐,推荐将CRT用于优化内科治疗后NYHAⅡ级、LVEF<35%、QRS波增宽的窦性节律患者,强调预防心衰进展,降低心衰合并症发生率。其修订要点为将患者心功能从NYHAⅢ级改为NYHAⅡ级,意味着轻度症状的心衰患者亦可从CRT治疗中获益。2010年公布的RAFT试验又进一步充实了CRT/ICD用于轻度心衰患者的证据。结合我国国情,鉴于目前临床经验表明CRT存在高达约30%的"无反应者",及尚缺乏国人的随访研究证据,我国专家认为选择NYHAⅡ患者时,应持慎重的态度,不宜作为常规。

单独根据心电图QRS波的宽度确定是否存在心脏失同步存在不足,通过超声心动图组织多普勒显像直观确定心脏是否出现收缩失同步日益受到重视。有研究表明,术前通过组织多普勒技术进行病例选择能够显著降低术后无反应者的比例。

2.心脏复律除颤器ICD

心力衰竭患者约半数死于心脏猝死,ICD则可以预防心血管事件的发生。评估ICD二级预防效果的临床试验AVID、CASH、CIDS显示对于高危严重心力衰竭患者(如心脏骤停、室颤、血流动力学不稳定室速患者),心内置入ICD可以降低总死亡率和心律失常所致死亡。评价ICD一级预防效果的MADIT和心力衰竭心脏性猝死试验SCD-HeFT结果显示,中度心力衰竭患者(NYHAⅡ～Ⅲ级),LVEF≤30%,接受常规治疗加ICD治疗的病死率明显低于未置入ICD而仅使用胺碘酮者。COMPANION研究提示CRT加ICD治疗组死亡率明显低于药物治疗组和单用CRT治疗组。荟萃分析结果也显示了ICD的有益作用。

2007年中国《慢性心力衰竭诊断治疗指南》及2009年ACC/AHA《成人心力衰竭诊疗指南》,ICD植入的一级预防强调经最佳治疗后及患者预期能以较好的功能状态生存超过一年且有下列指征者。

3.干细胞移植

TOPCARE-AMI、BOOST、REPAIR-AMI、TCT-STAMI研究发现,干细胞移植包括骨骼肌干细胞、骨髓单个核细胞、内皮祖细胞、骨髓间充质干细胞和外周血干细胞等,可以明显改善急性心肌梗死及梗死后心力衰竭患者的心脏功能。其中REPAIR-AMI试验从德国和瑞典的17个中心入选204例心肌梗死患者,心肌梗死5日后向患者冠状动脉内直接输注骨髓干细胞,结果显示,4个月时患者的LVEF提高,特别是基线LVEF<49%的心肌梗死患者获益更大。Kang等研究显示,粒细胞集落刺激因子(G-CSF)动员外周血干细胞,并经冠状动脉输入,也可以改善心脏功能。目前干细胞治疗心肌梗死是一种很有前景的治疗手段,但其机制尚不十分清楚。如何选择合适患者、合适干细胞类型,以及植入最佳时机和植入途径等问题,尚需要解决。

第三节 难治性心力衰竭

一、概述

顽固性心衰亦称为难治性心衰,是指症状持续,且对各种治疗反应较差的充血性心衰,它可能是心脏病终末期的表现,亦可能是由急性暴发性心肌炎所致,其中一部分还有可能是由于考虑不周、治疗措施不力或治疗不当所致。对于这部分患者,经过努力调整治疗方案和悉心治疗后,有可能挽回患者生命,康复出院,变难治为可治。必须指出,不同时期对顽固性心衰的概念和诊断标准不尽相同。近年来由于心肌力学、心脏血流动力学和心衰的病理生理机制的认识深化,心衰治疗也取得了长足的进步,使以往认为是顽固性心衰的患者病情得到控制。经典的所谓顽固性心衰是指休息、限制水钠等非药物治疗的基础上给予标准(恰当)的抗心力衰竭药物(如利尿剂、强心剂及血管活性药物)后,心衰仍难以控制者,而这类心衰可能仍有部分患者通过更合理地应用利尿剂、血管扩张剂、血管紧张素转换酶抑制剂和非洋地黄类正性肌力药物以及心脏辅助装置等而控制。因此,目前顽固性心衰的诊断标准应包括上述治疗措施均难以控制的心衰。

二、病因

(一)心脏疾病

1.心肌梗死

心肌梗死导致心肌收缩单位的减少,心脏构型的改变。收缩功能的障碍,在心肌梗死后的重构过程中,心肌的肥厚。心肌的缺血又使得舒张功能明显障碍,从而导致难治性心力衰竭。

2.心脏炎症疾病

(1)风湿性心脏炎、病毒性心肌炎等引起心肌弥漫性病变时,由于大面积的心肌炎症、损伤,易导致难治性心力衰竭的发生。

(2)感染性心内膜炎等感染性疾病,若不能及时控制感染,常常导致难治性心力衰竭的发生。

(3)缩窄性心包炎因周围机械限制的存在,药物治疗常常疗效欠佳,而手术剥离后常发生急性心脏扩张,若处理不当,均易导致难治性心力衰竭。

3.心肌病

(1)肥厚型心肌病:因心室肥厚和(或)心肌缺血或梗死,收缩有余而舒张不足,使得舒张功能严重障碍,若高血压未能有效控制,常常导致难治性心力衰竭。

(2)扩张型心肌病:因其心腔极度扩张,同时又受到心包的制约,使得收缩和舒张功能均发生障碍。

(3)限制型心肌病:由于心内膜增厚,左室对称性肥厚,部分患者出现心包积液,均使得心脏收缩与舒张功能显著下降,出现难治性心力衰竭。

4.风湿性心瓣膜病变与先天性心脏病

某些心瓣膜病,如重度二尖瓣狭窄、三尖瓣腱索断裂等,其相关杂音常因心率变化、心律失常或心力衰竭而变得不明显,造成诊断困难。三尖瓣腱索断裂可发生明显的三尖瓣反流,由于其发生在低阻力的小循环系统,临床表现不明显,病变进展隐袭,往往造成漏诊。某些先天性心脏病,如房间隔缺损、三尖瓣下移畸形等,其症状、体征较轻,常规体检时易被忽视,而出现严重心力衰竭时,原有的特征性杂音常变得不明显,甚至消失,易于漏诊。若处理不当,易导致难治性心力衰竭。

5.其他

(1)心肌浸润性病变(肿瘤、淀粉样变性、血色病等)。

(2)心内的血栓。

(3)赘生物等。

(二)水、电解质代谢紊乱

(1)低钠综合征:低盐饮食,所有利尿药均可导致低钠综合征。随着细胞外液中钠离子及阴离子丢失,细胞外液渗透压降低,水液遂向细胞内转移,有效循环血量减少,可致低血压、休克,升压药对此类休克常常无效,使得心力衰竭加重,出现难治性心力衰竭。

(2)低钾血症:除保钾利尿药(如氨苯蝶啶、螺旋内酯等)外,大多数利尿药均可引起钾离子的排泄,若长期、过量应用,钾离子的补充不足或吸收障碍等均可发生严重的低钾血症。患者血钾浓度若<3mmol/L,往往伴有血浆氯离子浓度的降低。低钾血症临床症状较少,但常诱发心律失常或洋地黄中毒,使得心力衰竭难以治疗。

(3)低氯性碱中毒:随着血钾和血氯的排泄过多,患者常常发生低氯性碱中毒,若血浆氯离子浓度降至90mmol/L以下,尿检pH值常趋于酸性,利尿药此时往往失效。若伴随血浆钙离子的丢失,血钙浓度降低,患者还可出现搐搦或昏迷,使得心力衰竭难以治疗。

(4)水过多综合征:慢性心力衰竭患者因过度的低钠饮食、饮水过多或抗利尿激素(ADH)分泌过多,可引起水液的潴留,称之为"水过多综合征"(水中毒或稀释性低钠血症)。尤其当水过多综合征缓慢发生时,患者常无特殊临床表现,或有厌食、恶心、少尿、水肿等症状,易于忽视。若不能很好地处理低钠、呼吸性碱中毒,患者常因血钠过低(<110mmol/L)而出现抽搐、昏迷而使心力衰竭难以治疗。

(三)治疗不当

(1)低氧血症:氧疗的不正确或不足均会产生低氧血症,血氧分压的降低会刺激机体交感神经系统,导致儿茶酚胺类物质的大量分泌,儿茶酚胺类物质既可诱发心律失常,又会降低洋地黄的疗效,使心力衰竭难以治愈。

(2)利尿药使用不当:对心力衰竭前负荷过重、心包积液、肺心病及右室心肌梗死者,利尿药的使用应严格掌握适应证,如果利尿过度,会导致血容量不足或静脉压下降。由于心脏充盈不足,心排血量下降,使心力衰竭难以治愈。

(3)洋地黄使用不当:过量的洋地黄和(或)中毒量的洋地黄均可导致心肌收缩力的降低,并能引起各种类型的心律失常,使得心排血量减少,心力衰竭顽固难治。

(4)心肌抑制药:治疗过程中使用了某些抗心律失常药(如钙离子通道拮抗药等)或其他能引起心肌收缩力下降的药物,使得心力衰竭难以治疗。

(四)间发性疾病

(1)感染:任何感染,尤其是伴有发热时,由于机体新陈代谢的增强,交感神经的兴奋,以及毒素的刺激,既可增加心率,增加耗氧量,又可直接累及心肌,若感染不能及时控制,则心力衰竭难以治愈。

(2)严重心律失常:严重缓慢性心律失常、顽固的心动过速、病态窦房结综合征等心律失常因为心排血量明显下降,若不能进行正确、有效的干预,则心力衰竭难以治愈。

(3)肺栓塞:小而反复的肺动脉栓塞或多发性栓塞,常常仅表现为右侧心力衰竭进行性加重,导致难治性心力衰竭。

(4)甲状腺功能亢进:由于 T_3 和 T_4 的升高,基础代谢率随之增加,可并发高排量心力衰竭。而心脏病合并甲状腺功能亢进者,则易出现快速性房性心律失常,心室率难以用常规方法控制,心力衰竭成为难治。

(5)贫血:严重贫血可诱发高排量心力衰竭。器质性心脏病发生心力衰竭时,若合并贫血则对心力衰竭常规治疗往往无效。

(6)脚气病:多见于机体维生素 B_1 需要量增加,体内维生素 B_1 相对缺乏或消耗过多者,如长期发热、长期腹泻、妊娠、长期服用碱性药物者,经常出现高输出量右侧心力衰竭,心脏扩大而心律整齐,明显下肢水肿,周围神经炎,常规心力衰竭治疗效果欠佳。

三、临床表现

(一)症状

患者休息或轻微活动即感气急、端坐呼吸、极度疲乏、发绀、倦怠、四肢发冷,运动耐量降低伴呼吸困难,骨骼肌萎缩,心源性恶病质,顽固性水肿,肝进行性增大伴右上腹疼痛。

(二)体征

心尖冲动向左下扩大,可闻及第三心音奔马律,肺动脉瓣第二心音亢进,继发于二尖瓣关闭不全的收缩早期或全收缩期杂音;右心室第三心音奔马律;三尖瓣反流时,沿着胸骨左下缘可闻及收缩早期及全收缩期杂音。

四、辅助检查

(一)血压

患者血压常显著升高。

(二)胸部 X 线片

心影增大(左心室或左房扩大),可出现肺淤血、间质性肺水肿、肺泡性肺水肿等肺静脉压增高的表现。

(三)心电图

可有心肌劳损、左心室肥厚、陈旧性心肌梗死及各种心律失常。

（四）有创血流动力学监测

漂浮导管检查示 CI 减低，PCWP 增高。

（五）超声心动图检查（UCG）

左心室收缩功能减低，左室功能（LVEF）＜40％。

（六）血氧饱和度监测

可有血氧饱和度减低。

五、诊断

1.寻找临床背景

引起 RHF 的疾病主要有：①冠心病患者伴有多发性心肌梗死、心肌纤维化和乳头肌功能不全；②心肌病患者，尤其是扩张型心肌病患者晚期；③风湿性多瓣膜病伴有严重肺动脉高压患者。

2.识别心力衰竭加重的诱因

常见诱因为缺血，感染，快速心律失常，精神和体力负荷过重，肺栓塞，未控制的高血压，高动力状态，水、钠潴留等。

3.临床表现和分级

典型表现为休息或极轻微活动（包括大多数日常生活行为）时，即出现心力衰竭症状，往往需要反复或长时间住院接受治疗。NYHA 心功能分级为Ⅲ～Ⅳ级或 AHA 分期为 D 期。

4.评估血流动力学异常

RHF 最基本的血流动力学异常是存在肺毛细血管楔嵌压升高，肺毛细血管楔嵌压＞2.0kPa（15mmHg），甚至肺毛细血管楔嵌压＞2.4kPa（18mmHg）和低灌注，如心排血指数正常低值或下降（每分钟＜2.2L/m²）。

5.BNP 和 NT-pro BNP 水平

显著升高。

6.超声心动图

提示射血分数明显下降（EF＜30％），甚至 EF＜25％。

六、治疗

难治性心力衰竭不同于治疗措施不力或方法不当所致的严重心力衰竭，有进行性结构性心脏病，是严重器质性心脏病终末期的表现，虽经内科治疗，通过休息、限钠、限水，给予利尿药和强心剂后，心衰仍难以控制，仍需应用扩张血管药、ACE 抑制药、非洋地黄类正性肌力药物及改善心肌顺应性、不能安全出院、反复住院、等待心脏移植、应用心脏机械辅助装置来控制心力衰竭者，预后极差。

治疗原则首先是明确造成难治性心力衰竭的原因，并对病情进行全面评估；治疗加重心力衰竭的因素和并发症；明确有无可以手术纠正的心脏疾病；重新复核以往的治疗方案；采取增强心肌收缩力和减轻心脏前、后负荷的措施。

（一）常规药物治疗

由于难治性心衰患者常合并肾功能不全，ACEI 或血管紧张素 Ⅱ 受体拮抗药（ARB）的临床使用受到限制；β 受体阻滞药因其负性变时和变力作用，在难治性心衰中的使用受到限制；地高辛对于难治性心衰治疗效果比较差。而利尿药是目前唯一不受限制并且是改善容量负荷过重的良好药物，恰当使用利尿药是治疗难治性心衰的关键。

在使用利尿药过程中，既要避免用量不足，又要避免利尿过度。因难治性心衰患者的活动严重受限，检测体重有时不易实施。对于严重水、钠潴留的患者每日监测其出入量（尤其是尿量）是最为可行的方法，对指导利尿药的使用具有较大的帮助。原则上在严格控制入量的基础上（1000～1500mL），每日出量与入量平衡或每日体重降低 0.5～1.0kg 较为适宜，两种方法联合使用评估利尿药的效果和水、钠潴留状况更为准确。

利尿药抵抗是难治性心衰的常见原因。改善利尿药抵抗的措施有：①加大利尿药剂量，如增加呋塞米剂量，每日 3～4 次服用；②采用作用机制不同的利尿药联用，如襻利尿药联用氢氯噻嗪，或再加用醛固酮受体拮抗药，可明显改善利尿药的抵抗和增强利尿效果；③静脉滴注呋塞米 100～200mg，以 0.5～1mg/min 持续静脉滴注，每次剂量＜300mg；④利尿药联合使用正性肌力药物如儿茶酚胺类、钙增敏剂；⑤利尿药联合应用提高渗透压的药物如甘露醇或白蛋白等。

（二）静脉制剂的应用

1.正性肌力药物

分为洋地黄类，儿茶酚胺类（多巴胺、多巴酚丁胺），磷酸二酯酶抑制药（氨力农、米力农）和钙增敏剂（左西孟旦），适用于低灌注伴或不伴有肺淤血的患者。①不主张难治性心衰患者常规间断地静脉使用除洋地黄类之外的正性肌力药物，因其使用对于无低灌注的患者无益甚至有害。低血压和诱发心律失常是限制正性肌力药物应用的首要问题。洋地黄类药物静脉使用时最好停用地高辛，并且在高龄、心肌缺血、肾功能不全患者酌情减量。②多巴酚丁胺很少引起低血压，但用量过大可引起心率加快和心律失常。③米力农引起低血压的概率较多巴酚丁胺明显增多，在伴有低血压的患者中不宜使用米力农；米力农与 β 受体阻滞药联用治疗心力衰竭有协同作用，能够预防米力农引起的 Q-T 间期延长，可进一步降低病死率。④左西孟旦与其他正性肌力药物不同的是，不增加心肌耗氧量，低血压、心律失常发生率低，可用于难治性心衰。给予利尿药、ACEI 和 β 受体阻滞药最佳标准治疗的基础上，患者心衰症状持续存在，可以考虑联用硝酸酯类和肼屈嗪。虽然正性肌力药物不能改善预后，但对严重心衰患者短期使用能够明显改善血流动力学，缓解临床症状，延缓病程的进展，提高生存率。

2.血管扩张药

仅适用于低灌注伴有外周阻力升高伴或不伴肺淤血的患者。血管扩张药按照扩张动脉、静脉的不同效应分为以扩张动脉为主（如乌拉地尔）、以扩张静脉为主（如硝酸酯类）和混合型血管扩张药（如硝普钠），分别根据临床特点（低心排血量、心室充盈压升高、水钠潴留，以及肺淤血的程度）合理选用。若使用不当反而会加重病情。使用血管扩张药常需要有创血流动力学监测。使用硝普钠时要注意控制剂量和使用时间，以防氰化物中毒，尤其是心衰伴有肝肾功能不全者。

3.重组人脑利钠肽

既具有扩张血管又具有显著的利尿作用,能够有效降低心室充盈压和改善水钠潴留,迅速改善症状,适用于低灌注伴有外周阻力升高以及明显水钠潴留的患者。重组人脑利钠肽治疗重度心衰的疗效优于正性肌力药物和其他血管扩张药,且不良反应较少。因半衰期(18分钟)较硝酸甘油长,使用中应避免低血压的发生。

(三)顽固性水肿的处理

治疗顽固性水肿的关键是识别低钠血症的类型,即稀释性低钠血症还是缺钠性低钠血症(真性低钠血症)。稀释性低钠血症是心衰的严重表现,与患者预后密切相关,纠正极为困难。因低钠血症的类型不同,治疗原则也截然不同,需要临床上加以鉴别。

1.稀释性低钠血症性水肿

临床特点为水、钠潴留显著,利尿药效果差,心衰症状明显加剧,而血钠水平降低而尿钠水平升高是其显著特点。治疗重点是提高血浆渗透压和积极利尿。若合并低蛋白血症可静脉输入人血白蛋白基础上应用利尿药,提高胶体渗透压,目前指南建议应用新型利尿药托伐普坦(苏麦卡)。

2.缺钠性低钠血症性水肿

胃肠道和肝淤血导致患者食欲差,长期使用利尿药和限制钠盐摄入容易引起缺钠性低钠血症的发生。临床特点为精神神经症状如嗜睡等显著,多发生于应用利尿药且水肿逐渐消退后,利尿尤其是渗透性利尿引起低钠血症更为明显,而血钠水平降低与尿钠水平也降低是其特点。由于同样可出现显著的水钠潴留,容易误诊为稀释性低钠血症。治疗的关键是静脉补充高渗盐水,根据血浆钠的水平决定补钠浓度和补钠量,一般补钠浓度为 $1.4\%\sim4.6\%$。当血钠水平 $<125mmol/L$ 时,盐水浓度为 4.6%;血钠水平为 $126\sim135mmol/L$ 时,盐水浓度为 3.5%;轻度低钠多主张口服补盐液纠正。补盐量(g)=(142mmol/L—实测血浆钠)×0.2×体重(kg)/17,首日补充总补盐量的 $1/3\sim1/4$,根据次日血钠检测结果决定随后的补盐量。需特别提醒的是,严重低钠血症时补充等渗盐水不但难以提高血钠水平,而且会加重水、钠潴留,导致心衰恶化,甚至死亡。注意血钠上升速度不宜过快,以免造成脑细胞脱髓鞘改变。

3.心肾综合征

心肾综合征是严重心衰患者临床症状不能缓解的较为常见的原因。具有基础肾损害的患者尽管使用利尿药后症状缓解,但肾功能仍呈进行性减退。主要见于严重右心衰竭和显著水、钠潴留的患者。其发生的原因主要是低心排血量引起肾脏低灌注,部分原因为低血容量。血肌酐水平越高,心衰越重,患者再住院率和病死率增高,与患者预后显著相关。低心排血量引起的肾功能不全的临床特点为低血压、少尿,对利尿药和血管扩张药反应差,心衰好转后肾功能不全可明显缓解。治疗的关键是静脉应用正性肌力药物,提高心排血量,改善肾脏低灌注,提高利尿药的效果。常联合使用毛花苷 C 和(或)多巴胺+利尿药。利尿药联合氨茶碱有利于增加尿量和减轻水肿,可能与氨茶碱增加肾血流量有关。遇有心衰伴有肾功能不全的患者,也应认真区别肾前性、肾性和肾后性,以决定不同的治疗方案。对于低血容量引起的肾功能不全,患者既往无基础慢性肾病史,过度限制钠水的摄入或过度利尿,心衰好转后肾功能不全反而加重,主要以尿素氮水平升高比较显著,与肌酐升高不成比例。此类患者合理补充血容量是治疗的关键。需要注意的是,肾功能不全患者应当根据血肌酐水平及时调整或停用 ACEI 或 ARB,以免肾功能的恶化。

(四)贫血的处理

(1)对于轻度贫血患者(血红蛋白≥100g/L)可暂时不予处理。

(2)重度贫血患者可考虑采取治疗措施:①铁剂补充:难治性心衰口服铁剂吸收差,不良反应多,而静脉补充铁剂是较为安全有效的方法,能够改善患者的心功能,提高 6 分钟步行距离。在补充铁剂的同时,注意补充叶酸和维生素 B_{12}。②EPO 及其合成刺激剂:EPO 及铁剂补充联合应用是临床常用手段,能够明显提高血红蛋白浓度,改善心功能,降低心血管病患者的住院率,但明显增高血黏度,血栓形成的风险升高。③输血治疗:当血红蛋白浓度＜60～80g/L 时可考虑输血治疗,但应注意输血并发症、输血后心衰加重,以及血栓形成的风险升高。

(五)抗栓治疗

1.抗凝治疗

合并栓塞或阵发、持续性心房颤动病史的患者需要抗凝治疗,患有淀粉样变性、左心室致密化不全、家族性扩张型心肌病或一级亲属有血栓栓塞病史的患者应考虑抗凝治疗。

2.抗血小板治疗

阿司匹林能够降低心衰患者的病死率,尤其对缺血引起的心衰患者保护作用更为明显。

(六)循环辅助装置治疗

主要有反搏装置(IABP)、心肺辅助装置(CPS)、心室辅助装置(VAD)。

1.反搏装置(IABP)

患者存在明显心肌缺血证据,药物治疗或其他治疗效果不佳,或血压无法维持时采用 IABP 治疗。操作简易迅速,成功率高,费用低,需要的监护人员少,不足之处是使用时间不宜过长。IABP 的禁忌证为存在严重的外周血管疾病、主动脉瘤、主动脉瓣关闭不全、存在活动性出血或其他抗凝禁忌者(如严重血小板减少症)。

2.心肺辅助装置(CPS)

提供充分的包括血流动力学及静脉血氧合在内的心肺支持,类似于外科手术中的体外循环,短期使用可改善预后,对技术人员要求高。体外人工膜肺氧合器也属于心肺支持装置,主要用于成人急性呼吸衰竭和急性心衰,短期使用能够达到左心室辅助装置的效果,主要用于心脏移植和心肺联合移植的过渡阶段。

3.心室辅助装置(VAD)

根据泵装置和心腔的连接部位分为左心室辅助装置(LVAD)、右心室辅助装置(RVAD)和双心室辅助装置(BiVAD),根据泵装置的置入部位分为体外型(非置入型)和体内型(置入型)。

(七)非药物治疗

1.心脏再同步化治疗

适宜于房室、左右心室及室内传导不同步患者,可显著改善心衰症状,降低心衰病死率。严重心衰常存在传导的不同步现象,是病情持续恶化和药物治疗效果不佳的重要原因,实施心脏再同步化治疗是一种合理的选择。

2.血供重建治疗

对于缺血性心肌病患者,血供重建术是改善心肌供血和心衰加重的最有效的方法。经充分评估后确定患者确实存在心肌缺血,经药物治疗不能缓解者,采用积极的血供重建治疗,可显著改善患者的心衰症状,改善生活质量,提高生存率。对于心肌梗死患者,应当评估坏死心肌和存活心肌,以决定是否进行血供重建的治疗策略。

3.血液超滤

适用于对利尿药治疗反应差的难治性心衰患者,血液超滤可促进排钠、减轻容量负荷,改善症状,与静脉应用利尿药比较可缩短住院时间。

4.干细胞移植

对心肌梗死后心功能低下患者向冠状动脉内注入骨髓干细胞,结果显示不能够提高LVEF。缺血性心肌病自体成肌细胞移植初步显示可改善左心室功能,防止心衰发展。

5.心脏移植

(1)绝对适应证:心衰生存积分(HFSS)为高危,同时具有以下情况:①难治性心源性休克;②只有通过静脉使用正性肌力药物才能维持外周器官的灌注;③最大运动氧耗量<10mL/(kg·min),合并无氧代谢存在;④严重的缺血症状持续存在,患者日常活动受限,且不能耐受CABG和PCI;⑤无法控制的反复发作的室性心律失常,药物、ICD和外科手术效果差。

(2)相对适应证:HFSS评分中危,同时具有以下情况:①最大运动氧耗量在11~14mL/(kg·min),并且日常活动受限;②反复发作的不稳定性心肌缺血,且不能耐受PCI;③药物无法控制的体液失衡反复发作,药物种类和剂量不断增加。

第二章 心律失常

第一节 心律失常概论

一、定义

心律失常是指心脏电活动的起源部位、频率、节律或传导发生异常及障碍，即电活动起源异常，或传导异常，或两者兼而有之而称为心律失常。几乎所有的生理性或病理性因素均可引起心律失常，病因的特异性差。常见的病因包括感染、心肌缺血、器质性心脏病、神经体液因素（交感、迷走神经兴奋及体液因素，如甲状腺功能亢进等）、电解质紊乱、药物引起等。

二、病因

心律失常的病因可分为三类：

1.心脏本身的因素

如风湿性心脏病、冠心病、高血压性心脏病、心肌炎、心肌病等，这些器质性心脏病均可引起心律失常。

2.全身性因素

如电解质紊乱（高血钾症、低血钾症）、各种感染、中毒、酸碱平衡紊乱以及药物影响。

3.其他器官障碍的因素

心脏以外的其他器官，在发生功能性或器质性改变时也可诱发心律失常，如甲状腺功能亢进、贫血、发热等。

临床上最常见的心律失常有过早搏动、阵发性心动过速、心房纤颤和传导阻滞等。正常人在体力活动、情绪激动、吸烟、饮酒、喝茶、过食等情况下，可出现心动过速，在按压颈动脉窦、恶心、呕吐等兴奋迷走神经时可引起心动过缓，这些都属于生理现象。

三、发生的机制

心律失常发生的机制可分为冲动形成异常、冲动传导异常或两者兼有。

1.冲动形成异常

冲动形成异常可分为自律性机制和触发活动。

（1）自律性机制：自律性是指心肌细胞自发产生动作电位的能力。其电生理基础是四期自发性去极化活动。通常在较负的静息电位水平($-80\sim-90\mathrm{mV}$)开始自发去极化。窦房结、心房传导束、房室交界区和希氏、浦氏系统细胞均具有高度的自律性。在正常的情况下，心脏窦房结的自律性最高，控制着整个心脏跳动的节律，其他部位为潜在起搏点，均被抑制，并不能发挥起搏作用。当窦房结细胞的频率降低或者潜在起搏点兴奋性增高时，窦房结对其他起搏点的抑制作用被解除，潜在起搏点发挥起搏功能，产生异位心律。正常的心肌细胞在舒张期不具有自动除极的功能，但是，当心肌细胞的静息电位由原来的$-90\mathrm{mV}$升高到$-65\mathrm{mV}$时，开始出现四期自发性去极化并反复发生激动，称为异常自律性。在心脏存在器质性病变或在外来因素的影响下，可导致心肌膜电位降低引起异常自律性。当窦房结的频率降低到病变心肌细胞的自律性以下时，异常自律性就以异常节律的方式表现出来。

冲动起源异常如发生在窦房结，可产生窦性心律失常，发生于窦房结以外的节律点，则产生异位节律。当窦房结的自律性降低、冲动产生过缓或传导遇到障碍时，房室交界区或其他部位节律点便取代了窦房结的起搏功能，其发出的冲动完全或部分地控制心脏的活动，形成了被动性异位搏动（称为逸搏）或异位心律（又称为逸搏心律）。当异位节律点的自律性超过窦房结时，便可控制整个心脏的搏动，形成主动性异位节律。若异位节律只有一个或两个，则称为过早搏动；若连续出现一系列自发性异位搏动，则称为异位快速心律失常。

（2）触发活动：触发活动是指心脏的局部出现儿茶酚胺浓度增高、低血钾、高血钙与洋地黄中毒时，心房、心室与希氏束、浦氏组织在动作电位后产生除极活动，称为后除极。若后除极的振幅增高并达阈值，便可引起反复激动。其可分为早期后除极和延迟后除极。

早期后除极发生于动作电位复极过程中，通常产生较高的膜电位水平，发生于期前基础动作电位频率缓慢时，系"慢频率依赖性"后去极化活动。早期后除极引起的第二次超射可产生与前一激动联律间期相对固定的早搏及阵发性心动过速。

延迟后除极是在动作电位复极完成后发生的短暂、振荡性除极活动。洋地黄中毒、儿茶酚胺、高血钙等均能使延迟后除极增强，从而诱发快速心律失常。

2.冲动传导异常

冲动传导异常可分为传导障碍和折返激动。

（1）传导障碍：心脏传导系统本身的病变或外来因素的影响，例如某些药物、神经、体液、电解质等均可引起传导障碍。其中包括传导减慢、传导阻滞、递减性传导、单向阻滞、单向传导和不均匀传导。

冲动传导异常在临床上常表现为各种传导阻滞，分为窦房结性、房性、房室性及室内性阻滞。其中以房室和室内阻滞较为多见。传导减慢是指局部的心肌轻度抑制，使窦房结的冲动在下传过程中传导速度减慢，但激动仍能下传。最常见的类型有心动过缓。当冲动传至处于生理不应期的传导组织或心肌时，表现为应激性差和传导障碍（传导延缓或传导中断），形成生理传导阻滞或干扰现象。生理性传导阻滞主要发生在房室交界区和心室内，常为暂时性，有时能对心脏起到保护作用，使心室免于过度频繁无效的收缩。当传导组织或心肌固有的不应期异常延长或传导途径损害甚至中断时，传导能力降低或丧失，激动下传受阻，为病理性传导阻滞。另外动作电位的幅度降低、除极速度减慢或频率减低，可引起传导延缓和阻滞。递减性传导是指在激动的传导过程中，动作电位不断减小，传导速度不断减慢，直至小到不能引起附近细胞除极而使传导中断。在正常情况下,仅见于房室交界区;但在病理情况下,可发生于心脏的任何部位。在正常生理情况下,心肌可呈双向传导,但在病理情况下,激动只能沿一个方向传导,相反方向的激动不能通过,称为单向传导或阻滞。

(2)折返激动:折返激动是所有的快速性心律失常最常见的发生机制。正常心脏,一次窦性激动经心房、房室结和心室传导后消失。当心脏在解剖或功能上存在双重的传导途径时,激动可沿一条途径下传,又从另一途径返回,使心脏内传导的激动持续存在,并在心脏组织不应期结束后再次兴奋心房或心室,这种现象称为折返激动。单向阻滞和传导减慢是折返形成的必要条件。一般认为,环形运动和纵向分离是折返形成的方式。

根据环形运动发生的部位可表现为各种阵发性心动过速、扑动及颤动。另外,心脏的传导还有一些特殊的现象,如干扰现象与干扰性脱节、隐匿性传导、超常传导和韦登斯基现象,室内差异性传导等。

四、诊断

1.病史

详细询问病史对明确心律失常的诊断有很大的帮助,心律失常患者常有心悸、胸闷、头晕、心烦等不适,自触脉搏常有间歇或脉搏跳动不规律。医生应从如下几个方面进行询问:

(1)既往史:是否有心律失常存在、既往心律失常的类型。

(2)是否有心律失常的诱因如:吸烟、酗酒、咖啡、运动及精神刺激等。

(3)心律失常发作的频繁程度、起止方式:是突然发作、突然停止,还是逐渐发作、逐渐停止,阵发性室上性心动过速、室性心动过速、阵发房颤发作的特点常为突然发作、突然停止。窦性心动过速的特点常为逐渐发作、逐渐停止。

(4)心律失常对患者造成的影响:患者脉搏偶有间歇常提示房性早搏或室性早搏,伴有血流动力学障碍常提示室速、室颤等恶性心律失常。

(5)心律失常对药物和非药物方法如体位、呼吸、活动等的反应。

2.体格检查

(1)注意第一心音强度的变化:当有房室分离存在,第一心音的强度不等。正常情况下,在P波与QRS波存在相关关系的心律失常中,每一次心跳的第一心音强度保持不变。

(2)心房音:若能闻及心房音,表示有完全性房室传导阻滞存在的可能。

(3)收缩压的变化:在心动过速发生时,收缩压峰值变化大于 $10\,mmHg$,提示起源于心室。原因是心房和心室的收缩分离。在室性心动过速时,当心房收缩恰在心室收缩前,这次心动的心排血量增加,收缩压也相应上升。

(4)心音分裂:左、右心室收缩的不同步,常见于:室性心动过速、室上性心动过速伴有束支传导阻滞或室内差异传导。长时间的心音分裂可排除室内传导正常的室上性心动过速。

(5)颈静脉搏动:不规则的"大炮样 a 波",常有房室分离,在快速的心动过速时,高度提示室性心动过速。在缓慢型心律失常中,颈静脉搏动的 a、c 和 V 波的分离,颈动脉脉搏缓慢,可能是完全性心脏内传导阻滞。

（6）房室分离：体格检查发现有心动过速存在，如有条件或患者状态允许，应查常规 12 导联心电图。

（7）房室阻滞：在二度房室阻滞的患者中，颈静脉检查可发现阻滞的特点，但这一体征常过于微小，以致不能被识别。在二度Ⅰ型房室阻滞的患者中，颈静脉脉搏，可以发现在 P 波脱落前，PR 间期逐渐延长，心室率逐渐增加，第一心音的强度逐渐降低。在二度Ⅱ型房室阻滞的患者中，在 P 波脱落前，PR 间期仍保持不变。若发现有房室分离，通常是有完全性房室阻滞存在。

·（8）颈动脉窦按摩：体格检查时，按摩颈动脉窦，以调节自主神经的张力，可有助于发现患者是否存在颈动脉窦反射过强。在下颌骨角下方，触及颈动脉搏动，首先应仔细听诊双侧颈动脉，以肯定无血管杂音存在，轻触颈动脉以肯定存在正常颈动脉脉搏，然后用手指向颈椎横突方向轻压和摩擦颈动脉窦。注意不可两侧同时加压，一次加压时间不得超过 15 秒，加压过程中同时听诊或记录心电图。轻按摩大约 5 秒或更短的时间，足以使可疑的患者产生窦性静止或房室阻滞。对颈动脉窦按摩或其他刺激迷走神经方法的反应，有助于区别不同的心动过速。最为肯定的是，颈动脉窦按摩可使房室折返性心动过速、房室结折返性心动过速和窦房结内折返性心动过速突然终止；逐渐降低窦性心动过速的频率，不能使窦性心动过速突然终止；能降低房性心动过速、心房扑动和心房颤动的心室率，但不能使房性心动过速、心房扑动和心房颤动终止；暂时性终止持续性交界性反复性心动过速，但按摩停止后，反复性心动过速将重新发生；对室性心动过速和交界性心动过速无作用。

3.心律失常的实验室检查

心律失常的心电学检查分为有创性和无创性两类，无创性的检查方法包括 12 导联心电图、长时间心电记录、运动试验、信号平均心电图；有创性检查主要是指心电生理检查。

（1）12 导联常规心电图：是心律失常诊断最重要的检查方法。必须选择 P 波清楚的导联，记录一长条心电图。通常借助分规系统地分析心电图，可得到明确的诊断。全面地阅读心电图，可以初步判断患者的基本心律是正常的窦性心律，还是某种类型的心律失常。假如有心律失常存在，必须判断其发生的频度，是偶然发生、频繁发生或是呈持续性。若有可能还应判断心律失常的复杂性和临床意义。从心电图上，应明确患者的主导心律。通常，最为常见的主导心律是窦性心律，其次是心房颤动心律，再后是心房扑动心律。偶尔在同一心电图上可见两种主导心律交替存在。在某些时候，尤其是存在复杂的心律失常时，很难确认主导心律，此时，即使偶尔可见窦性心律，作为常规，应首先分析窦性心律，这将有助于明确是否有窦性心律存在。

心电图分析的两项"金标准"是：①寻找 P 波：判定 P 波的形态是否正常，以及 P 波与 QRS 波的关系。②观察 QRS 波的形态：QRS 波形态正常，表明心室激动循生理的传导径路。QRS 波增宽，提示束支阻滞或室内传导障碍，可以存在心律失常发生前，或是心律失常伴室内差异传导。QRS 波的宽度变化不等，提示心律失常的起源在希氏束以下。若在患者发生心律失常时记录心电图，心电图对心律失常的诊断有极高的敏感性。然而与任何实验室检查相同，心电图反映的是心房肌和心室肌所产生的电压，而心律失常通常是在特殊的传导组织内，由于冲动形成的异常或传导的异常，或二者兼有异常的结果。由于体表心电图不能记录特殊组织的电活动，特殊组织的功能是由心肌所产生电压波幅的时间性来推断，不一定能得到简明或正确的诊断,即使每个P波和QRS波是相等的,心电图也可有数种诊断。在记录心电图过程中,按摩颈动脉窦是有价值的床边诊断心律失常的方法,由颈动脉窦信号激动的反射弧,结果使心脏的迷走神经张力增加,主要是用于分析快速的、规则的、P波不清的心动过速。不同的心律失常对颈动脉窦按摩的反应不同。为了可靠地分析心律,必须确定所有的波,用特定的导联,如Lewis导联、食管导联或心腔内导联,可以发现P波。

(2)长时间心电记录:包括长时间连续心电记录、片段式心电记录和心电监护。频发的心律失常与偶发的心律失常,前者较后者容易被证实。对于心律失常并不危及生命的患者,门诊接受长时间的心电图记录,是首选的诊断方法之一。对于心律失常危及生命的患者,有必要住院接受长时间的心电监护。长时间心电图记录是一种提供最为直接的、分析心律失常的实验室检查,是解释心律失常的首选的无创性检查。

五、分类

目前临床上心律失常的分类并不统一,可以按照发生机制、产生部位、临床特征及心电图表现进行分类。以下是根据发生机制结合起源部位进行分类。

(一)冲动起源异常

1.冲动自窦房结发出

(1)窦性心动过速。

(2)窦性心动过缓。

(3)窦性心律不齐。

(4)窦性停滞。

(5)窦房结变时功能不良。

2.冲动自异位起搏点发出

(1)被动性:逸搏及逸搏心律。

①房性逸搏及房性逸搏心律

②交界性逸搏及交界性逸搏心律。

③室性逸搏及室性逸搏心律。

(2)主动性:期前收缩及心动过速。

①期前收缩(房性、交界性、室性)。

②阵发性心动过速(室上性、室性)。

③非阵发性心动过速(室上性、室性)。

④心房扑动、心房颤动。

⑤心室扑动、心室颤动。

(二)冲动传导异常

1.生理性传导障碍

干扰及干扰性房室脱节。

2.病理性传导障碍

(1)心脏传导阻滞

①窦房阻滞。

②房内及房间阻滞。

③房室阻滞

a.一度房室阻滞。

b.二度房室阻滞:分为二度Ⅰ型、二度Ⅱ型。

c.三度房室阻滞。

④室内阻滞

a.左束支阻滞:完全性、不完全性。

b.右束支阻滞:完全性、不完全性。

c.分支阻滞:左前分支阻滞、左后分支阻滞。

(2)折返性心律

①阵发性心动过速

a.窦房结折返。

b.房内折返。

c.房室结折返。

d.房室折返。

e.希氏束折返及束支内折返。

f.心室内折返。

②反复心律及反复性心动过速

(三)自律性异常与传导异常并存

1.并行性自搏心律

房性、交界性、室性。

2.并行性心动过速

房性、交界性、室性。

3.双重性心动过速。

(四)心脏植入装置引起的心律失常

起搏器、植入型心律转复除颤器、心脏再同步治疗装置。

六、临床综合评定

心律失常的临床综合评定主要包括病史、体格检查、常规 12 导联心电图、动态心电图。近年来,从心电图中衍生出新的心电学检查方法,如信号平均心电图、心率变异率、QT 间期离散度、T 波电交替和心率震荡等,其价值也被普遍认识。

(一)病史采集

病史采集应包括:

(1)患者的年龄,不同年龄,所发生的常见的心律失常的类型不同。

(2)既往是否有类似的心律失常发作史,发生的诱因和发生的频度,以及家族成员是否有类似的发作。

（3）是否有已知的心脏病，特定的心脏疾病可能存在特定的心律失常，如二尖瓣狭窄的患者很可能存在心房颤动。

（4）是否有心力衰竭史。

（5）是否有可引起心脏病变的全身性疾病，如甲状腺功能亢进可能提示存在房性心律失常和窦性心动过速。

（6）是否有服药史，尤其是抗心律失常药物、洋地黄和影响电解质的药物。

（7）是否有安装人工起搏器史，起搏器介导的心律失常正日益增多。

心律失常的症状主要取决于心律失常对血流动力学的影响。如轻度的窦性心动过缓、窦性心律不齐、偶发的房性期前收缩、一度房室阻滞等对血流动力学影响甚小，故无明显的临床表现。较严重的心律失常，如病态窦房结综合征、快速心房颤动、阵发性室上性心动过速、持续性室性心动过速等，可引起心悸、胸闷、头晕、低血压、出汗，严重者可出现晕厥、阿-斯综合征，甚至猝死。由于心律失常的类型不同，临床表现各异。

（二）体格检查

1.听诊

70％的心律失常可通过听诊发现。如能有序地注意其频率与节律的变化，则能做出初步判断。例如期前收缩，可听到提前的心脏搏动和代偿性间歇。如阵发性室上性心动过速，可听到快速而规律的心脏搏动；而心房颤动则听到杂乱无章的心脏搏动，无论是强度、频率、节律，均无明显规律。

2.颈静脉波动

一过性过度充盈的颈静脉犹如"搏动"样波动，是观察和诊断某些心律失常的重要方法。如完全性房室阻滞时，可见颈静脉的"搏动"，并可听到"炮击音"；心房颤动则可见强度不一、毫无规律的颈静脉充盈波。

3.按摩颈动脉窦

按摩颈动脉窦有助于诊断心律失常的性质。为避免发生低血压、心脏停搏等意外，应使患者处于平卧位，在有心电图监测的条件下进行。老年人慎用，有脑血管病变者禁用。每次按摩一侧颈动脉窦，一次按摩持续时间不超过 5 秒。

按摩颈动脉窦可使阵发性室上性心动过速立即转为窦性心律，可使心房扑动的室率成倍下降，可使窦性心动过速的心率逐渐减慢，停止按摩后恢复至原来水平。心房颤动与心房扑动时，这一操作可使心室率减慢，随后恢复原来的心室率，但心房颤动与心房扑动依然存在。

（三）常规 12 导联心电图

常规 12 导联心电图是诊断心律失常最基本的方法，接近 97％的心律失常均可在心电图上有所发现。一般常规 12 导联心电图多选择Ⅱ导联和 V1 导联做较长时间（大于 1 分钟）的描记，以发现心律失常。注意 P 波和 QRS 波形态，P 波与 QRS 波之间的关系，PP、PR 与 RR 间期。可按如下顺序逐步分析心电图：

（1）根据 P 波的形态特征确定其节律，判断基本心律是窦性还是异位。P 波不明显时，可试加大电压或加快纸速。

（2）测定 PP 或 RR 间期：计算心房率或心室率，确定有无心动过速或过缓，以及心律不齐。

（3）观察各导联的 P 波、QRS 波群、ST 段和 T 波形态特征，以便进一步分析。

（4）测量 PR 间期和 QT 间期，判断有无延长或缩短。

（5）比较 PP 间期和 RR 间期：寻找心房律和心室律的关系。有无提前、错后以及不整的 P 波或 QRS 波群，以判定异位冲动的来源或心脏传导阻滞的部位。必要时还要进一步分析梯形图。

（四）动态心电图

动态心电图是便携式记录装置记录 24～72 小时日常生活情况下的心电变化后，经过计算机分析处理的心电图。它弥补了常规心电图时间受限的缺点，还能捕捉偶发的心律失常。一般心律失常多为阵发性、一过性或间歇发作。特别是在夜间发作的心律失常，常规心电图更难以捕捉。因动态心电图可行 24～72 小时监测，故可提高对各种心律失常的检出率，并使心律失常的规律性得以展现，为临床诊断提供有力的证据。

需要注意的是，下列改变均为正常变化范围，不宜视为异常。

1.心率范围

醒时最高心率：100～182 次/分；醒时最低心率：45～75 次/分；睡时最高心率：65～120 次/分；睡时最低心率：40～66 次/分。

2.心律方面

房性期前收缩＜20 次/24 小时，无房性心动过速、心房扑动或心房颤动；睡眠时可出现一度或二度 I 型房室阻滞。

（五）其他心电学指标

1.信号平均心电图

信号平均心电图是体表检出心室晚电位的检查方法。晚电位最常发生于有心肌梗死病史，尤其有室性心动过速的患者。心室晚电位是由病变的小块心肌延迟除极所产生的电位，是局部不同步缓慢传导的结果。缓慢传导和不同步激动是形成折返激动的电生理基础，因此心室晚电位起源于可能产生心律失常的基质。临床上信号平均心电图主要的应用是评定发生室性心律失常的危险性，最常用于心肌梗死后的临床评定，心室晚电位提示发生危及生命的室性心律失常或心脏性猝死的危险性增加。据报道心室晚电位预测心肌梗死伴恶性心律失常的敏感性为 58%～92%，特异性为 72%～100%。其阳性预测准确率偏低，有时出现假阳性结果，有一定局限性。其次是非心肌梗死的冠心病、原发性和继发性心肌病，以及高血压等。

2.心率变异率

心率变异率是指心率快慢随时间所发生的变化。已经证实，自主神经系统与心脏性猝死和总体心脏性死亡率有显著的相关性。心率变异率分析是临床上最常用的无创定量分析自主神经功能的方法。基础心率和心率的调节主要受自主神经的控制，因此分析心率的变化可反映自主神经的功能。自主神经作为病理生理影响因素，参与心律失常的形成，交感神经使心室颤动的阈值降低，而迷走神经使心室颤动的阈值增加，有防止发生严重室性心律失常的作用。交感神经和迷走神经间的失衡与室性心律失常的发生密切相关。心率变异率缩小提示心脏自主神经受损，恶性心律失常和心脏性猝死发生的概率增大。临床上，心率变异率最常用于心肌梗死后的危险性评定。心率变异率降低预测心肌梗死患者发生心律失常事件的敏感性为

58％,阳性预测值为 53％。目前认为心率变异率是心脏性猝死的独立预测指标,但主要用来预测与自主神经调节障碍有关的心律失常事件。

3.QT 间期离散度

室性心律失常的根本原因是心室肌细胞的复极改变,在体表心电图上 QT 间期代表心室肌细胞除极和复极的全过程,心室肌除极速度快,而复极速度慢,因此 QT 间期主要代表心室肌细胞的复极时间。QT 间期离散度是指标准 12 导联心电图中最大 QT 间期与最小 QT 间期之差。正常人各导联的 QT 间期也有一定的差异,但在某些病理情况下,QT 间期离散度可显著增加,如心肌梗死。临床上,QT 间期离散度主要用于评定心肌梗死后室性心律失常的危险性。QT 间期离散度预测心肌梗死患者发生室性心动过速或心室颤动的敏感性为 70％,特异性为 78％。在不同的疾病中,QT 间期离散度的预测价值差别很大,如对慢性心力衰竭患者,QT 间期离散度不能预测恶性心律失常的发生。

4.T 波电交替

T 波电交替是指 T 波或 T、U 波的形态、幅度甚至极性发生交替性改变,而不伴 QRS 波形态和心动周期的明显改变。其发生的机制可能与心肌细胞复极不一致及心肌细胞离子通道功能障碍有关。T 波电交替预测电生理检查中诱发的恶性心律失常,敏感性为 81％,特异性为 84％,相对危险度为 5.2,阳性预测值为 76％,阴性预测值为 88％。近年来发展的微伏级 T 波电交替检测技术比传统 T 波电交替技术更为灵敏,在缺血性心脏病伴发心律失常的预测中有较高价值。

5.心率震荡

心率震荡是最近提出的一项预测指标,窦性心率震荡是指在室性期前收缩发生后,窦性心率出现短期的波动现象,是自主神经对单发室性期前收缩的快速调节反应,它反映了窦房结的双向变时功能。1999 年首次有研究发现 HRT 是心肌梗死后患者死亡的独立危险因子,可用于心肌梗死患者危险分层且效果优于目前临床应用的 HRV。震荡初始(TO)和震荡斜率(TS)两项指标对心肌梗死高危患者有一定预测价值,TO 和 TS 均异常时其阳性预测值分别为 33％和 31％,阴性预测值均可达到 90％左右。

七、药物治疗

(一)抗心律失常药物的作用机制

心律失常产生的主要机制包括自律性异常、触发机制和折返激动,药物治疗主要针对以上机制。心肌的自律性源于舒张期自动除极,自律性高低与除极时细胞膜电位高低相关。减慢舒张期除极、提高阈电位,都能降低心肌细胞自律性。同时,抗心律失常药物还可以通过超极化膜电位,抑制因早后除极和晚后除极导致的触发性心律失常。形成折返激动必须要满足三个条件,即单向阻滞区、适当的折返环、一条折返通路传导缓慢。因此,通过改善传导,消除单向阻滞,或减慢传导,使单向阻滞变为双向阻滞等方法都可以终止折返激动。

(二)抗心律失常药物的分类

抗心律失常药物有多种分类方法。广泛使用的是改良的 Vaughan Wilams 分类,根据药物不同的电生理作用分为四类。但一种抗心律失常药物可能有多种不同电生理特性,例如:索他洛尔既有 β 受体阻滞作用,又有延长 QT 间期的作用;胺碘酮同时具有Ⅰ、Ⅱ、Ⅲ、Ⅳ类抗心律失常作用,还能阻滞 α 受体。因此,在 1991 年制定了一个新的分类,称为"西西里岛分类"。该分类根据抗心律失常药物作用的机制,包括药物作用的通道、受体和离子泵进行分类。但是由于过于复杂,该分类法难于在临床中应用。

(三)各类药物的电生理特性

1.Ⅰ类药物

阻滞快钠通道,降低动作电位 0 相上升速率(V_{max}),减慢心肌传导,有效终止钠通道依赖的折返。根据药物与钠通道的结合/解离的时间常数可进一步分为Ⅰa类、Ⅰb类和Ⅰc类:<1 秒为Ⅰb类药物;≥12 秒为Ⅰc类药物;介于两者之间为Ⅰa类药物。在病理状态下、严重心功能不全时以及缺血状态下,心肌对Ⅰ类药物特别敏感,尤其对Ⅰc类药物,易诱发致命性室性心律失常。

2.Ⅱ类药物

阻滞 β 肾上腺素能受体,降低交感神经效应。此类药能降低 I_{Ca-L} 和起搏电流(I_f),因此能减慢窦性心律,减慢房室结的传导。

3.Ⅲ类药物

钾通道阻滞剂,以阻滞 I_K 为主,偶可增加 I_{Na-S}。此类药物能延长心肌细胞动作电位时程,延长复极时间和有效不应期,有效终止各种微折返。此类药物也可使动作电位时间延长。钾通道种类很多,与复极有关的有 I_{Kr}、I_{Ks}、超速延迟整流性钾流(I_{Kur})、I_{to} 等,它们各有相应的阻滞剂。目前已批准用于临床的Ⅲ类药物有胺碘酮、索他洛尔、溴苄铵、多非利特、伊波利特。

4.Ⅳ类药物

钙通道阻滞剂,主要阻滞心肌细胞 I_{Ca-L}。Ⅳ类药物减慢窦房结和房室结的传导,减慢房颤的心室率;延长房室结有效不应期,有效终止房室结折返性心动过速;对早后除极和晚后除极电位及 I_{Ca-L} 参与的心律失常有治疗作用,能终止维拉帕米敏感的室性心动过速。常用的有维拉帕米和地尔硫草。

(四)抗心律失常药物用法

1.Ⅰ类药物

(1)奎尼丁:最早应用的抗心律失常药物,主要用于房颤与心房扑动(房扑)的复律、复律后窦性心律的维持和危及生命的室性心律失常。常用制剂为硫酸奎尼丁(每片 0.2g)。应用奎尼丁转复房颤或房扑,首先给 0.1g 试服剂量,观察 2 小时如无不良反应,可以两种方式进行复律:①0.2g,每 8 小时 1 次,连服 3 日左右,30%左右的患者可恢复窦性心律;②首日 0.2g,每 2 小时 1 次,共 5 次,次日 0.3g,每 2 小时 1 次,共 5 次,第 3 日 0.4g,每 2 小时 1 次,共 5 次。每次给药前测血压和 QT 间期,一旦复律成功,以有效单剂量作为维持量,每 6~8 小时给药 1 次。复律前应纠正心力衰竭、低血钾和低血镁,且不得存在 QT 间期延长。奎尼丁诱发晕厥或尖端扭转型室性心动过速多发生在服药的最初 3 日内,因此复律宜在医院内进行。因其不良反应,现已很少应用。

(2)利多卡因:用于室性心律失常。给药方法:负荷量 1.0mg/kg,3~5 分钟内静脉注射,继以 1～2mg/min 静滴维持。如无效,5～10 分钟后可重复负荷量,但 1 小时内最大用量不超过 200～300mg(4.5mg/kg)。在低心排出量状态、70 岁以上和肝功能障碍者维持量为正常的 1/2。毒性反应表现为语言不清、意识改变、肌肉搐动、眩晕和心动过缓。应用过程中随时观察疗效和毒性反应。

(3)美西律利:多卡因有效者口服美西律亦可有效,起始剂量 100～150mg,每 8 小时 1 次,如需要,2～3 日后可增减 50mg。宜与食物同服,以减少消化道反应。神经系统不良反应常见,如眩晕、震颤、运动失调、语音不清、视力模糊等。有效血浓度与毒性血浓度接近,因此剂量不宜过大。

(4)莫雷西嗪:用于室上性和室性心律失常的治疗。口服剂量 150mg,每 8 小时 1 次。如需要,2～3 日后可每次增量 50mg,但不宜超过 250mg,每 8 小时 1 次。不良反应包括恶心、呕吐、眩晕、焦虑、口干、头痛、视力模糊等。

(5)普罗帕酮:适用于室上性和室性心律失常的治疗。口服初始剂量 150mg,每 8 小时 1 次,如需要,3～4 日后加量到 200mg,每 8 小时 1 次。最大剂量为 200mg,每 6 小时 1 次。如原有 QRS 波增宽者,剂量不得＞150mg,每 8 小时 1 次。静脉注射可用 1～2mg/kg,以 10mg/min 静脉注射,单次最大剂量不超过 140mg。不良反应为室内传导障碍加重,QRS 波增宽,出现负性肌力作用,诱发或使原有心力衰竭加重,造成低心排出量状态,进而室性心动过速恶化。因此,心肌缺血、心功能不全和室内传导障碍者相对禁用或慎用。

2.Ⅱ类药物

艾司洛尔:主要用于房颤或房扑紧急控制心室率,250mg/mL,为静脉注射剂。用法:负荷量0.5mg/kg,1 分钟内静脉注射,继之以 0.05mg/(kg·min)静滴 4 分钟,在 5 分钟末未获得有效反应,重复上述负荷量后继以 0.1mg/(kg·min)滴注 4 分钟。每重复一次,维持量增加 0.05mg。一般不超过 0.2mg/(kg·min),连续静滴不超过 48 小时。用药过程需要监测血压、心率。

3.Ⅲ类药物

(1)胺碘酮:适用于室上性和室性心律失常的治疗,可用于伴有器质性心脏病心功能不全患者。静脉注射负荷量150mg(3～5mg/kg),10 分钟注入,10～15 分钟后可重复,随后以 1～1.5mg/min 静滴 6 小时,以后根据病情逐渐减量至 0.5mg/min。24 小时总量一般不超过 1.2g,最大可达 2.2g。主要不良反应为低血压(往往与注射过快有关)和心动过缓,尤其用于心功能明显障碍或心脏明显扩大者,需要监测血压。口服胺碘酮负荷量为 0.2g,每日 3 次,共5～7 日;0.2g,每日 2 次,共 5～7 日,以后 0.2(0.1～0.3)g,每日 1 次维持,但要注意根据病情进行个体化治疗。此药含碘量高,长期应用的主要不良反应为甲状腺功能改变,应定期检查甲状腺功能。在常用的维持剂量下很少发生肺纤维化,但仍应定期拍摄胸片,以早期发现此并发症。服药期间 QT 间期均有不同程度的延长。对老年人或窦房结功能低下者,若窦性心率＜50 次/分,宜减量或暂停用药。不良反应还有日光敏感性皮炎、角膜色素沉着,但不影响视力。

(2)决奈达隆:一种新型的Ⅲ类抗心律失常药物,同时具有Ⅰ类、Ⅱ类、Ⅳ类抗心律失常药物的某些作用。由赛诺菲-安万特公司研究开发。2009 年 7 月 1 日在美国批准上市(全球首次批准上市),用于治疗急性房颤与房扑。对成人的唯一推荐剂量为每次 1 片(400mg),每日 2

次,于早、晚餐时服用。决奈达隆是胺碘酮的衍生物,由于它不含碘,亲脂性较低,因此其保持了胺碘酮的疗效,而没有胺碘酮的心外不良反应。尽管研究显示,决奈达隆有增加严重患者心力衰竭心血管死亡的风险,ATHENA 研究表明,决奈达隆可降低具有危险因素的患者的心血管病死亡及住院机会,是目前最有前景的抗房颤药物,但对于心力衰竭患者治疗的安全性和有效性(尤其是对各种器质性心脏病患者)需要更多和更细致的研究来明确。

(3)索他洛尔:用于室上性和室性心律失常的治疗。常用剂量为 $80 \sim 160mg$,每日 2 次。其半衰期较长,由肾脏排出。随剂量增加,尖端扭转型室性心动过速发生率上升。电解质紊乱如低钾、低镁可加重索他洛尔的毒性作用。用药期间应监测心电图变化,当 $QTc \geqslant 0.5$ 秒时应考虑减量或暂时停药。窦性心动过缓、心力衰竭者不宜选用。

(4)依布利特:用于转复近期发生的房颤。成人体重 $\geqslant 60kg$ 者用 $1mg$ 溶于 5% 葡萄糖溶液 $50mL$ 内静脉注射。如需要,10 分钟后可重复。成人体重 $<60kg$ 者,以 $0.01mg/kg$ 按上法应用。房颤终止则立即停用。肝肾功能不全者无需调整剂量,用药过程中应监测 QTc 变化。

4.Ⅳ类药物

(1)维拉帕米:用于控制房颤和房扑的心室率。口服 $80 \sim 120mg$,每 8 小时 1 次,可增加到 $160mg$,每 8 小时 1 次,最大剂量每日 $480mg$。静脉注射用于终止阵发性室上性心动过速和某些特殊类型的室性心动过速。剂量 $5 \sim 10mg/5 \sim 10$ 分钟静脉注射,如无反应,15 分钟后可重复 $5mg/5min$。

(2)地尔硫䓬:用于控制房颤和房扑的心室率。静脉注射负荷量为 $15 \sim 25mg$($0.25mg/kg$),随后 $5 \sim 15mg/h$ 静滴。如首剂负荷量心室率控制不满意,15 分钟内再给负荷量。静脉注射地尔硫䓬应监测血压。

5.其他

(1)腺苷:用于终止室上性心动过速。用法:$3 \sim 6mg$,2 秒内静脉注射,2 分钟内不终止,可再以 $6 \sim 12mg$,2 秒内推注。此药半衰期短,$1 \sim 2$ 分钟内效果消失。严重的不良反应有窦性停搏、房室阻滞等,故对有窦房结和(或)房室结传导功能障碍的患者不适用。

(2)洋地黄类:用于控制房颤的心室率。毛花苷丙 $0.4 \sim 0.8mg$ 稀释后静脉注射,可以再追加 $0.2 \sim 0.4mg$,24 小时内不应 $>1.2mg$;或地高辛 $0.125 \sim 0.25mg$,每日 1 次口服。洋地黄类适用于心功能不全患者,不足之处是对体力活动等交感神经兴奋时的心室率控制不满意。必要时与 β 受体阻滞剂或钙拮抗剂同用。

(五)抗心律失常药物的促心律失常作用

促心律失常作用是指抗心律失常药物应用过程中,药物剂量或血浆药物浓度低于中毒水平时,出现既往未曾发生过的心律失常,或者原有心律失常恶化。

1.新出现的持续性心律失常

(1)快速心律:①尖端扭转型室性心动过速,QT 间期延长;②多形性室性心动过速,QT 间期正常;③室颤;④持续性单形性室性心动过速,间歇性发作;⑤持续性单形性室性心动过速,不间断性;⑥房扑,1∶1 传导。

(2)心动过缓及传导障碍:①窦房结功能低下;②房室阻滞;③明显的 QRS 波增宽。

2.原有心律失常恶化

(1)非持续性转变为持续性。

(2)心动过速频率加快。

Ⅲ类药物延长动作电位和 QT 间期,尤其在低血钾或心动过缓时,可发生特异的尖端扭转型室性心动过速。洋地黄类药物增加细胞内钙离子浓度,可能诱发后除极电位的触发活动,导致室性心律失常。Ⅰc 类药物用于控制房颤或房扑时,可以延长房内传导,减少心房频率,或者使房颤转变为房扑,反而造成更多的心房激动下传,出现 1∶1 房室传导,加快心室率。Ⅰc 类药明显减缓室内传导,可能造成新的室内折返途径,引起持续性室性心动过速。促心律失常作用的发生明显受整体心脏状况和肝肾功能的影响。Podrid 等报道,Ⅰ类药在 LVEF<35% 和 LVEF>35% 的患者中促心律失常率分别为 43% 和 26%。

促心律失常多发生在开始用药 24～48 小时,72 小时后渐为减少。若使用易于发生促心律失常的药物,特别是有心肌功能障碍或有诱因的患者,宜于医院内开始给药。确定促心律失常作用前需除外自身心律失常的恶化,以便确定停药或是加药。发生促心律失常时应及时停药,测定血浆电解质浓度,包括血钾和血镁,并按具体心律失常处理。必要时可心室起搏,严重血流动力学障碍时可以电复律。Ⅰc 类药造成的不间断性室性心动过速处理较难,可给乳酸钠或碳酸氢钠,必要时可试给予利多卡因。由于抗心律失常药物具有促心律失常作用,因此要严格掌握药物使用适应证。

八、非药物治疗

目前心律失常的非药物治疗仍在不断发展中,随着循证医学的发展,这些方法将为临床心律失常的治疗提供更多的选择。心律失常的非药物治疗主要包括体外电复律和电除颤、导管射频消融、器械植入及直接对心律失常的外科手术治疗。

(一)体外电复律和电除颤

电除颤和电复律的机制为将一定强度的电流通过心脏,使心脏全部或绝大部分心肌纤维在瞬间立即去极化,造成心脏短暂停搏,然后由窦房结或心脏其他自律性高的起搏点重新主导心脏节律。电复律与电除颤不同,前者放电需要和 R 波同步,如电复律在心室的易损期放电可能导致室颤。

适应证包括以下 5 类:心房颤动、心房扑动、室上性心动过速、室性心动过速以及心室颤动/心室扑动。

按需复律的紧急程度对适应证进行分类:①择期复律:主要是心房颤动;②急诊复律:室上性心动过速伴心绞痛或血流动力学异常、心房颤动伴预激前传、药物无效的室性心动过速;③即刻复律:任何引起意识丧失或重度低血压的快速性心律失常。

禁忌证为确认或可疑的洋地黄中毒、低钾血症、多源性房性心动过速、已知伴有窦房结功能不良的室上性心动过速。

(二)导管消融治疗

导管消融治疗快速性心律失常的机制:①阻断引起心动过速的折返环路,如房室旁路、房室结的慢径,峡部依赖性心房扑动的峡部及心肌梗死后室性心动过速的缓慢传导区等;②消除异位兴奋灶,如自律性增高的房性心动过速和起源于右心室流出道的室性期前收缩或室性心动过速等。目前临床使用的大多为射频消融,少数为冷冻消融。

1.房室旁路的导管消融

导管射频消融是治疗房室旁路引起的心动过速的首选,包括房室折返性心动过速、心房颤动或其他快速房性心动过速经旁路前传导致的快速心室率。总成功率为95%,复发率为1%～3%。左侧房室旁路消融成功率高于右侧,可达97%甚或100%。其基本原理是通过心内电生理检查和心内膜标测确定房室旁路部位,选择可能的有效靶点经导管输入一定能量的射频电流,使房室旁路及其邻近的心肌组织发生凝固性坏死,从而完全阻断房室旁路传导,以彻底消除房室旁路参与的心动过速。

2.房室结折返性心动过速的导管消融

临床上常见的为慢快型(常见型),占95%,少见为快慢型(非常见型),约占5%,极少数为慢慢型。消融部位多在慢径,只有在慢径消融失败时才考虑消融快径。少数患者可在左侧房室连接部进行消融。靶点的确定常采用解剖定位和心内电位定位相结合的方法,消融的总成功率为96%～100%。房室结折返性心动过速消融的主要并发症为三度房室阻滞,多数文献报道,消融快径导致三度房室阻滞的发生率为2%～21%,消融慢径导致三度房室阻滞的发生率<3%,并发症的发生率与操作者的技术和经验有很大关系。

3.房性心动过速导管消融

房性心动过速(房性心动过速)起源于房室结以上的心房组织。根据发生机制分为:①自律性房性心动过速,由自律性增高引起,几乎都有器质性心脏病,大多呈持续发作;②折返性房性心动过速,由房内折返引起,折返环形成与房内存在慢传导区有关,多呈阵发性,可有或无器质性心脏病基础;③由触发活动引起的房性心动过速。现有的抗心律失常药物对房性心动过速的治疗效果均不理想,射频消融具有高达80%～100%的成功率,具有较低的复发率和并发症发生率。尤其是随着三维标测系统的应用,更明显提高了房性心动过速消融的成功率。

4.心房扑动(房扑)的导管消融

一般认为房扑为心房内大折返激动所致。根据发生机制和部位分为典型房扑和非典型房扑。

典型房扑是指右心房内大折返性心动过速,左心房被动激动,折返环依赖于下腔静脉和三尖瓣环之间峡部的缓慢传导。体表心电图上表现为较明显的锯齿波(F波)。对于典型房扑,射频消融的成功率较高,可达95%,术后房扑的复发率一般低于10%。

不典型房扑是指不依赖于下腔静脉和三尖瓣环之间峡部的缓慢传导的大折返环。应用常规电生理标测方法对不典型房扑患者进行射频消融,即使在有经验的中心成功率也相对较低,约70%左右。三维标测系统的应用,可明显提高不典型房扑的导管射频消融成功率,有报道称成功率可达90%以上。

5.导管消融治疗心房颤动(房颤)

导管消融治疗房颤是近10年来临床心脏电生理学最受关注的热点之一。研究表明,导管消融可治愈房颤、改善患者的症状、生活质量和心功能,也能提高患者的生存率。随着对房颤发生发展机制的不断深入了解,导管消融治疗心房颤动的临床疗效正在稳步提高,其方法学也在逐步演变。近年来,主流的消融方法包括:肺静脉环状电极指导下的肺静脉节段性消融;三维标测系统指导下的环肺静脉线性消融(不要求肺静脉电隔离);心腔内超声指导下的肺静脉前庭电隔离;三维标测系统联合双肺静脉环状电极导管指导下的环肺静脉电隔离;碎裂心房电位消融和小房迷走神经结消融。随着消融方法的不断改进和对复发患者的再次消融,目前在有经验的电生理中心导管消融治疗房颤的成功率可达90%左右。

根据目前我国的房颤治疗建议,对于年龄<75岁、无或仅有轻度器质性心脏疾患、左心房直径<50mm的反复发作的阵发性房颤患者,在有经验的电生理中心,可以考虑作为一线治疗手段。目前已开始对左心房明显增大、有器质性心脏病或心力衰竭的房颤患者进行导管消融的临床研究,房颤的类型也由阵发性扩展到持续性和永久性。左心房大小、持续或永久性房颤的持续时间、有无二尖瓣反流及程度、年龄等可能是影响消融术疗效的重要因素,对于左心房大于55mm、房颤的持续时间大于10年和伴有明确的器质性心脏病而没有或不能完全纠正的患者,在接受导管消融术后有较高的房颤复发率。也有研究提示,心房肌有瘢痕的患者术后房颤复发和左心房房扑的发生率高。

6.室性心动过速的导管消融

导管消融主要适于特发性室性心动过速、束支折返性室性心动过速、器质性心脏病室性心动过速(主要为血流动力学稳定的单形性冠心病室性心动过速和先天性心脏病矫正后的室性心动过速),对致心律失常性右心室心肌病和扩张型心肌病室性心动过速的消融效果差。

(1)特发性室性心动过速:特发性室性心动过速约占全部室性心动过速的10%左右,一般预后良好,但频繁发作可使生活质量明显下降,一些心室率较快的室性心动过速还可出现血流动力学障碍。射频消融对这种类型的室性心动过速具有很高的成功率,可达90%～95%,是临床首选的根治性治疗方法。明确的适应证是有症状的持续性或非持续性单形性室性心动过速,药物治疗无效或不能耐受,或不愿接受长期药物治疗的患者。

(2)器质性室性心动过速:指发生在器质性心脏病患者中的室性心动过速,占所有室性心动过速的80%～90%。常见发生器质性室性心动过速的疾病包括:冠心病陈旧性心肌梗死后、致心律失常性右心室心肌病/发育不良、扩张型心肌病、法洛四联症外科矫正术后等。射频消融治疗器质性室性心动过速的疗效目前仍不理想,仅作为植入型心律转复除颤器的有效补充。

束支折返性室性心动过速多见于扩张型心肌病,由于折返环路明确,具有较高的射频消融成功率,可作为此类患者的首选。

(三)器械植入

主要包括心脏起搏治疗和植入型心律转复除颤器(ICD),通过发放电脉冲或电击心脏达到治疗目的。

1.心脏起搏治疗

缓慢性心律失常的永久起搏治疗早已成为常规方法,这种植入装置挽救了许许多多窦房结和房室结病变所致的缓慢性心律失常患者的生命,其疗效经过数十年的长期临床随访观察,证明是安全可靠的。植入型心脏起搏器治疗的适应证主要是症状性心动过缓。所谓"症状性心动过缓"是指由于心率过于缓慢,导致心排出量下降,重要脏器及组织尤其大脑供血不足而产生的一系列症状,如一过性晕厥、近似晕厥、头晕、黑矇等;长期的心动过缓也可引起全身性症状,如疲乏、运动耐量下降以及充血性心力衰竭等。

2.植入型心律转复除颤器(ICD)

目前 ICD 治疗是预防心脏性猝死的唯一有效方法,作为对危及生命的室性快速心律失常的一线治疗。目前的主要适应证包括:非可逆性原因引起的室颤或血流动力学不稳定的持续性室性心动过速导致的心脏骤停;器质性心脏病的自发持续性室性心动过速,无论血流动力学是否稳定;原因不明的晕厥,在心电生理检查时能诱发有显著血流动力学改变的持续性室性心动过速或室颤;心肌梗死所致 LVEF<35%,且心肌梗死后 40 天以上,NYHA 心功能Ⅱ或Ⅲ级;NYHA 心功能Ⅱ或Ⅲ级,LVEF≤35%的非缺血性心肌病;心肌梗死所致 LVEF<30%,且心肌梗死 40 天以上,NYHA 心功能Ⅰ级;心肌梗死后非持续性室性心动过速,LVEF<40%,且心电生理检查能诱发出室颤或持续性室性心动过速。

(四)快速性心律失常的外科手术治疗

外科手术治疗快速性心律失常是另一种重要的治疗措施,通过切除异位兴奋灶或心动过速生成、维持与传播的组织,从而根治某些心律失常。它与射频消融等治疗措施相互补充,对一些难治性心律失常,如心房颤动、心肌梗死后室壁瘤室性心动过速等有效。其中以 Cox 迷宫术对心房颤动的疗效较好,较长的随访期内仍保持窦性心律的百分率较高,发生心动过缓而需心脏起搏器植入者很少。

第二节　缓慢性心律失常

一、窦性心动过缓

(一)定义

窦性心动过缓是指窦房结发出激动的频率低于正常下限 60 次/分,一般为 45～59 次/分,若窦性频率小于 45 次/分则为显著的窦性心动过缓(图 2-2-1)。

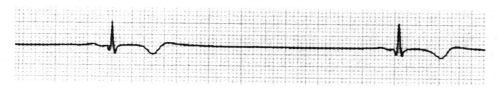

图 2-2-1　显著的窦性心动过缓,窦性频率<30 次/分

(二)诊断标准

诊断窦性心动过缓首先必须满足的条件是窦性心律,即电脉冲必须是由窦房结发出,其通过体表心电图上的 P 波予以表现,正常的 P 波电轴,通常Ⅱ导联必须直立,aVR 导联必须倒置,Ⅰ和 aVL 导联直立。其次是窦性 P 波的频率小于 60 次/分。窦性 P 波后有无 QRS 波群

及 PR 间期是否正常与窦性心动过缓的诊断依据无关。

(三)窦性心动过缓的原因

窦房结内有丰富的自主神经末梢,窦房结发出电脉冲的频率受交感和副交感神经双重控制。迷走神经张力增高,如运动员和健康的成年人、夜间睡眠时心率可在 50 次/分左右。迷走神经张力过度增高则可产生显著的窦性心动过缓,属于病理性。临床中最常见的窦性心动过缓的病因是急性下壁心肌梗死,下壁心肌和窦房结的血液通常由右冠状动脉供应。各种抗心律失常药物的应用,如 β 受体阻滞剂,也是窦性心动过缓常见的继发性原因,而有些难以解释的显著窦性心动过缓则是窦房结功能障碍的表现。常见的窦性心动过缓的原因见表 2-2-1。

表 2-2-1　窦性心动过缓的常见原因

正常人,特别是在安静、睡眠时	中枢神经调节的影响
运动员或长期从事体力劳动者	颅内疾病,如肿瘤、炎症、颅内压增高
药物的影响	精神抑郁
β 受体阻滞剂	垂体功能减退
钙离子拮抗剂	迷走神经张力增高
胺碘酮	呕吐反射
Ⅰ 类抗心律失常药物	迷走神经刺激或拟副交感神经药物的应用
洋地黄类药物	甲状腺功能减退
急性心肌梗死,尤其是下壁心肌梗死	低温
病态窦房结综合征	胆汁淤积性黄疸

(四)治疗

窦性心动过缓多见于正常人,不引起临床症状,因而无需特殊治疗。如心率过于缓慢,导致心脑血管供血不足,表现为头晕、胸闷、心绞痛发作、心功能不全、中枢神经系统功能障碍、黑矇或晕厥时,则需给予阿托品、麻黄碱或异丙肾上腺素等,以提高心率。严重而持续的窦性心动过缓且伴有临床症状者,则应安装永久起搏器治疗。

二、病态窦房结综合征

病态窦房结综合征(SSS)又称窦房结功能不全,是指由于窦房结及其周围组织病变,导致起搏及冲动传出障碍,从而引起一系列心律失常,并可发生血流动力学障碍和心力衰竭,严重者可发生晕厥和猝死。本病由于其可交替出现心动过缓及快速心律失常,故又称心动过缓-心动过速综合征,简称慢-快综合征。

(一)病因

1.窦房结的器质性损害

窦房结的器质性损害包括:①累及窦房结本身的病变,如淀粉样变性、感染与炎症、纤维化与脂肪浸润、硬化与退行性病变等。②窦房结周围神经与神经节或心房肌的病变。③窦房结动脉的阻塞,多见于下壁心肌梗死。当器质性损害同时累及窦房结和房室结时,形成双结病变。

2.窦房结的功能性障碍

窦房结的功能性障碍包括:迷走神经张力增高、某些抗心律失常药物能导致可逆性窦房结的功能抑制。急性下壁心肌梗死可引起暂时性窦房结功能不全,急性期过后多消失。

(二)分类及发病机制

病态窦房结综合征的发病既有内在因素,也有外在因素,病理生理改变的程度影响到病情的严重程度和病程的长短。窦房结退行性纤维化是最常见的内在因素。有相当数量的患者冠心病与病态窦房结综合征同时存在,但冠心病不是病态窦房结综合征的主要原因。急性心肌梗死引起的病态窦房结综合征通常是短暂的。急性心肌梗死后慢性缺血致纤维化而出现病态窦房结综合征较少见。病态窦房结综合征的发病机制主要为窦房结冲动形成异常和传出障碍,以及由此而诱发的代偿性房性心律失常,可伴有房室结和希-蒲系统功能障碍。其病程与病因能否及时去除及窦房结损伤的程度有关。

1.器质性病态窦房结综合征

(1)器质性急性病态窦房结综合征:①缺血性坏死,如急性心肌梗死、弥散性血管内凝血、血栓性血小板减少性紫癜、先天性高同型半胱氨酸血症、嗜铬细胞瘤等;②暂时性缺血,如冠状动脉痉挛与粥样硬化、窦房结动脉纤维肌性发育不良;③创伤后;④手术后;⑤急性炎症,如伤寒、白喉、神经节炎、胶原性血管病、血管炎、急性风湿性心肌炎;⑥心包炎;⑦各种原因的直接浸润或压迫,如肿瘤、脓肿、出血等。

(2)器质性慢性病态窦房结综合征:①退行性变,如老年退行性纤维化疾病;②先天性疾病,如窦房结发育不全、家族性病态窦房结综合征、左上腔静脉永存、主动脉窦缩窄、二尖瓣钙化、长 Q-T 间期综合征;③浸润性病变,如淀粉样变、脂肪替代、黏液性水肿、肿瘤浸润;④缺血性疾病;⑤钙化病变;⑥炎症疾病,如细菌性、寄生虫(Chagas 病)、免疫性、风湿性、胶原性血管病、Friedreich 进行性肌营养不良症;⑦内分泌性疾病,如黏液性水肿、嗜铬细胞瘤、甲状腺功能亢进症、体重迅速严重下降;⑧手术损伤,如房间隔缺损、法洛四联症、大血管异位等手术后损伤。

2.功能性病态窦房结综合征

(1)功能性急性病态窦房结综合征:①迷走神经张力过高,包括血管迷走神经性晕厥、颈动脉窦过敏、情境性晕厥、舌咽神经痛、下壁心肌缺血、过度运动等;②睡眠、麻醉和低温;③高钙血症和高钾血症;④各种原因的颅内压明显增高;⑤迷走神经刺激,如颈动脉窦按摩、Vasalva 动作;⑥各种心律失常实施电复律或自动复律后;⑦梗阻性黄疸;⑧眼部手术;⑨药物过量,如 β 受体阻滞药、地尔硫草或维拉帕米、洋地黄类及Ⅰ类、Ⅲ类抗心律失常药物等。

(2)功能性慢性病态窦房结综合征:①迷走神经张力过高,如颈动脉窦过敏、运动员训练、颅内压升高;②窦房结兴奋性低下;③滥用尼古丁;④梗阻性黄疸;⑤药物,如抗心律失常药、可乐定、甲基多巴、锂剂等。

(三)临床表现

病态窦房结综合征各年龄段均可发生,但以老年人居多,出现临床症状的平均年龄约为65 岁,可能与随着年龄增长窦房结的纤维退行性变增强有关。但是,家族性病态窦房结综合征患者可在婴儿或儿童期就发病。病态窦房结综合征病程发展大多缓慢,可持续 5～10 年或更长。早期起搏细胞与传导阻滞受损较少而且较轻,从无症状到间歇出现症状,临床表现常不典型,早期诊断比较困难。随着病程的进展,窦房结细胞不断减少,纤维组织不断增多,出现严重而持久的窦性心动过缓、窦性停搏、频发的窦房传导阻滞,可伴有重要脏器供血不足的临床表现。

1.中枢神经系统症状

表现为头晕、健忘、反应迟钝、瞬间记忆障碍等,进一步发展可出现黑矇、眩晕、晕厥,甚至阿-斯综合征。常由严重的窦性心动过缓或窦性停搏所致,与快速心律对窦房结的超速抑制有关。

2.心血管系统症状

主要表现为心悸。无论心动过缓、心动过速还是心律失常,均可感到心悸;慢-快综合征的快速性心律失常持续时间长者,易致快速心律失常性心肌病,可发生心力衰竭;具有基础冠心病者,可诱发心绞痛;快速性和缓慢性心律失常交替时,常发生明显的临床症状,如心动过速转为心动过缓时,常出现停搏,停搏时间过长,可发生晕厥、阿-斯综合征;心动过缓转为心动过速时,常表现为心悸、心绞痛和心力衰竭加重。

3.消化系统症状

胃肠道供血不足表现为食欲缺乏、恶心、呕吐、腹胀、胃肠道不适等。

4.泌尿系统症状

由于缓慢性或快速性心律失常导致心排血量不足,引起肾血流量下降,可表现为尿量减少、夜尿增多,甚至水钠潴留。

(四)辅助检查

1.心电图检查

(1)常规心电图:可出现①连续而显著的窦性心动过缓(<50 次/分);②窦性停搏或窦房阻滞;③同时出现窦房阻滞和房室传导阻滞;④同时出现上述心动过缓与心动过速,后者常为房颤、房扑或房速;⑤同时出现窦性心动过缓、窦房阻滞、房室传导阻滞和室内传导阻滞。

(2)动态心电图:动态心电图比常规心电图能获得更多的窦房结功能的信息,提高病态窦房结综合征的检出率。除出现上述心电图异常外,还可出现①24 小时总窦性心率减少;②24 小时窦性平均心率减慢 60～62 次/分;③反复出现>200～250 毫秒的长间歇等。

2.阿托品试验

(1)基本原理:解除迷走神经对窦房结的影响,评价迷走神经张力对窦房结的影响程度。

(2)禁忌证:前列腺肥大、青光眼患者及处于高温季节。

(3)试验方法:阿托品 2mg,1 分钟内静脉注射,观察 1、2、3、5、10、15、20、30 分钟的心率变化。正常情况下,注射阿托品后 2～3 分钟时心率最快,心率增加 30～40 次/分,或者比基础心率增加 40%～60%,然后逐渐下降,30～60 分钟后降至原来的心率水平。

(4)阳性标准:心率<90 次/分;心率增快小于基础心率的 20%～50%;出现房室交界区心律,尤其是持续存在者;窦性心律不增快反而减慢,甚至出现窦房阻滞、窦性停搏;诱发出房颤可能是病态窦房结综合征的严重表现;心率>90 次/分且发生晕厥,提示迷走神经功能亢进,支持结外病态窦房结综合征的诊断。

(5)临床评估：简单易行，敏感性为89%，特异性为80%，临床价值较大；有诱发室性心动过速、心室颤动、心绞痛的报道，临床上应当严格掌握适应证；阿托品试验阴性，不能完全排除病态窦房结综合征，可有假阴性。而阿托品试验阳性也不完全是病态窦房结综合征，也有假阳性，特别是运动员，但假阴性率明显高于假阳性率。

3.异丙肾上腺素试验

(1)基本原理：刺激β受体，兴奋窦房结，提高窦房结的自律性。

(2)禁忌证：冠心病、甲状腺功能亢进症、高血压、严重室性心律失常者。

(3)试验方法：以 13μg/min 速度静脉滴注 30 秒，记录 1、3、5、10、15、20、30 秒的心电图。

(4)阳性标准：心率<90 次/分，心率增加<25%。

(5)临床评估：病窦综合征者，心率也可>100 次/分，尤其是慢-快综合征者。因可诱发心绞痛和异位心律失常，临床上使用有一定限制。

4.窦房结恢复时间的检查

(1)基本功能：①确诊窦房结功能障碍；②结合临床症状，判定病变的严重程度；③对置入永久性起搏器和选择起搏器的类型提供依据；④评估迷走神经张力对窦房结功能的影响。

(2)刺激方法：①经食管和静脉插管到心房，连接刺激仪和心电图仪，以分级递增法发放 S_1S_1 脉冲；②调搏频率以略高于基础心率 10 次/分开始，直至文氏点和 2:1 阻滞点，一般最适宜起搏频率为 130~150 次/分；③每次刺激时间持续 1 分钟；④起搏终止后，至少记录 10 次心搏；⑤有晕厥史、窦房结恢复时间(SNRT)过长时，应当及时起搏。

(3)测量方法：超速起搏终止的最后 1 个脉冲至窦性 P 波起点的间期为 SNRT。各种刺激频率所得的 SNRT 不同，应测定 SNRTmax 作为评价指标。

(4)阳性标准：①正常值<1400 毫秒，>2000 毫秒具有诊断价值，严重者可达 6~9 秒。②SNRT>房室交界区逸搏间期，快速起搏终止后，如为房室交界区逸搏，且未逆行激动心房，其后有窦性 P 波，则可确定为 SNRT>房室交界区逸搏间期。③心房调搏后，第 2~5 个心动周期中如长间歇>SNRT，为继发性延长，属于自律性和传导性受损的另一种表现，可能与乙酰胆碱延迟释放有关。明显的继发性延长可发生在 SNRT 无延长者，可能起因于窦房传导阻滞。约 69% 的继发性延长有窦房传导阻滞，而 90% 的窦房传导阻滞有继发性延长。阿托品如能消除继发性延长，支持其起因于窦房传导阻滞。④房室交界区逸搏心律，表现为刺激后窦性心律抑制。⑤总恢复时间正常在 5 秒内，即停止刺激后 4~6 个心动周期恢复至刺激前窦性周期长度，窦房传导阻滞者常>5 秒。⑥SNRT 的阳性率 35%~93%，假阳性率 30%，假阴性率 5%。

(5)临床评估：①SNRT 反映对超速刺激的反应性。②SNRT 延长的影响因素，自身心率慢，SNRT 长；起搏频率快，对正常人影响甚微，但对于病态窦房结综合征者，在一定范围内随起搏频率的增加而延长，并随起搏时间的延长而延长；迷走神经张力过高，SNRT 延长。③SNRT不延长的情况，起搏频率未足够抑制窦房结的自律性；起搏时间不够；心房-窦房结传入阻滞；最后 1 个脉冲发生窦性折返；情绪紧张，交感神经活性亢进；窦房结无自律性降低，仅仅是窦房传导阻滞。④SNRT 延长可能为器质性病态窦房结综合征，也可能为功能性病态窦房结综合征。⑤注射阿托品后，如 SNRT 缩短，属于迷走神经张力的影响；如 SNRT 延长，系心房-窦房结传导改善，传入阻滞消失，窦房结抑制更为明显。⑥对于窦房结进行电生理检查，结合动态心电图分析，对有症状的窦房结功能障碍的检出较任何单一指标更为有用。

(五)诊断及鉴别诊断

1.诊断

病态窦房结综合征的诊断应写明以下情况：①病因诊断，如不能肯定可写"原因不明"；②功能诊断，如阿-斯综合征、急性左心衰竭等；③详细叙述观察到的心律失常，如窦性心动过缓、窦房传导阻滞、交界性逸搏心律、阵发性心房颤动等。

(1)诊断标准：具有下列条件之一，并能排除药物(洋地黄、β 受体阻滞药、奎尼丁、利血平、胍乙啶、普尼拉明、维拉帕米、吗啡、锑剂等)引起的自主神经功能紊乱，对迷走神经局部刺激(机械性刺激如颈动脉窦过敏、局部炎症、肿瘤等)或其他原因引起的迷走神经功能亢进、排尿晕厥、中枢神经系统引起颅内压升高、间脑病、黄疸、血钾过高、甲状腺功能低下等因素的影响，可诊断为病态窦房结综合征。

①窦房传导阻滞。

②窦性停搏(≥2 秒)。

③长时间明显的窦性心动过缓(≤50 次/分)，常同时伴上述 1～2 项。单独窦缓者需经阿托品试验证实心率不能正常地增快(≤90 次/分)，且电生理检查显示窦房结功能低下。

④慢-快综合征具有上述①、③项基本条件，并伴有阵发性异位心动过速。

⑤双结病变具有上述①～③项基本条件，同时并发房室交界区起搏功能障碍(交界性逸搏周期≥2 秒)和(或)房室传导阻滞。

⑥全传导系统障碍，在双结病变的基础上同时并发室内传导阻滞。

(2)可疑病态窦房结综合征

①慢性心房颤动，心室率不快(非药物引起)，病因不明，或电复律时窦房结恢复时间＞2秒，且不能维持窦性心律。

②窦性心动过缓，多数时间心率≤50/分，和(或)窦性停搏时间＜2 秒。

③在运动、高热、剧痛、NYHA 心功能Ⅲ级等情况下，心率增快程度明显少于正常人。上述标准不适用于运动员及儿童。病态窦房结综合征一般系指慢性病例(包括心肌梗死后遗症)，但发生于急性心肌梗死或急性心肌炎的短暂症状者称为急性病态窦房结综合征。

2.鉴别诊断

(1)病态窦房结综合征与药物、迷走神经张力增高的窦性心动过缓、窦性停搏、窦房传导阻滞等鉴别，后三种异常经停用药物或降低迷走神经张力，窦性心律失常可以很快消失。

(2)病态窦房结综合征中的心动过缓-心动过速综合征，应与变异性快-慢综合征相鉴别，Washington 首先提出，一种由房性期前收缩未下传导致的心动过缓与短阵心房颤动或心房扑动的组合，在心电图上表现为快-慢综合征。

(六)治疗

1.药物治疗

药物治疗缺乏长期疗效，仅作为置入起搏器前的临时替代治疗。

（1）阿托品：抗胆碱能作用,解除迷走神经对窦房结的抑制,提高心率,对窦房结起搏细胞本身的自律性并无作用,提高心率的作用有限。如果增加剂量,不良反应会明显增加。用法为0.5～1.0mg,静脉注射,必要时可重复,总量<3mg。

（2）异丙肾上腺素：非选择性 β 受体激动药,主要作用于心肌 $β_1$ 受体,加快心率,但对于某些病态窦房结综合征疗效较差,与病态窦房结综合征病变的严重程度有关。用法为 2～8U/min,静脉滴注。

（3）沙丁胺醇：心肌中存在 $β_1$、$β_2$ 受体,$β_1$ 受体约占 3/4,主要是增强心肌收缩力,增快心率。在心力衰竭状态下,$β_1$ 受体密度降低,$β_2$ 受体密度相对增多,从而发挥重要的代偿作用。沙丁胺醇是 $β_2$ 受体激动药,对 $β_2$ 受体的作用是 $β_1$ 受体的 250 倍。用法为 2.4mg,每日 4 次,口服。

（4）氨茶碱：病态窦房结综合征可能与腺苷受体敏感性增高或腺苷分解缓慢有关,尤其是心肌缺血、缺氧时,心肌释放腺苷明显增多,可导致窦性心动过缓、窦房传导阻滞和窦性静止。茶碱是腺苷受体拮抗药,能够增快心率,减轻窦房传导阻滞,并且 SNRT 缩短,可试用于病态窦房结综合征的治疗。

（5）特殊情况的处理：病态窦房结综合征发作阿-斯综合征时,应用阿托品、异丙肾上腺素常无效,并且异丙肾上腺素有诱发异位快速心律失常的可能。紧急情况下可给予临时起搏治疗。

2.起搏器治疗

（1）基本原则：起搏器是病态窦房结综合征首选的治疗措施。血流动力学不稳定时紧急临时起搏,然后视临床情况置入永久性起搏器。血流动力学稳定的患者可直接选择永久性起搏治疗。无论有无症状,药物治疗病态窦房结综合征疗效差,应首先考虑置入起搏器治疗。

（2）适应证

①持续性心动过缓,心率<40 次/分伴有症状,或心率<30～35 次/分不伴有症状。

②窦性停搏,有症状患者长间歇>2 秒,无症状患者长间歇>3 秒。

③慢-快综合征,不论有无症状,均应置入起搏器治疗。起搏治疗的目的不是治疗快速性心律失常本身,而是便于抗心律失常药物的应用。

④房颤,心室率缓慢伴有症状,或心室率<35 次/分。

⑤房颤伴频繁长间歇,长间歇>2.5 秒伴有症状,或长间歇>3 秒不伴有症状。

⑥有晕厥或近乎晕厥者应当置入起搏器,无症状者可密切观察。

（3）起搏类型

①双腔起搏（DDD）是理想的选择,既弥补了窦房结功能障碍,又保证了房室顺序传导,不必担心房室传导阻滞（AVB）的产生,但可引起起搏器介导的心动过速,也可引起房颤发生率增加。

②心房按需起搏（AAI）适用于无持久和频发的房性快速性心律失常、房室传导功能正常的患者,是较为理想的起搏方式。但存在心房电极脱位、感知和起搏故障,以及个别发生交叉感知、AAI 起搏器综合征等风险,尤其是病态窦房结综合征并发心房颤动和 AVB 后失效。

③心室按需起搏（VVI）方法简便,效果可靠,电极脱位率低。适用于既往有房颤和 AVB

的患者。但 VVI 不能保持房室顺序传导,心排血量降低 20％左右;同时 VVI 对病态窦房结综合征患者比 AVB 患者更容易发生室房逆传,从而导致起搏器综合征。

3.干细胞移植治疗

干细胞保持未定向分化状态和具有增殖能力,在合适条件或给予合适信号,可以分化为多种功能的细胞或组织器官。根据来源不同分为胚胎干细胞和成体干细胞。干细胞生物起搏就是诱导干细胞使其分化为具有起搏功能和传导功能的细胞,然后移植到心脏内重建心脏的起搏和传导功能。

在实现干细胞移植作为一种新型的生物起搏器应用于临床的过程中尚有很多问题有待解决,主要包括自体干细胞/祖细胞的处理标准化问题;胚胎干细胞移植带来的伦理问题;干细胞移植引起心律失常和致肿瘤等不良反应问题;如何提高干细胞的诱导分化率问题;怎样评价移植细胞的寿命和存活数量问题;移植细胞发挥起搏作用是否具有长期稳定性问题;如何检测和调控移植细胞在宿主心脏中的进一步复制和分化问题;移植后是否发生免疫反应和细胞凋亡问题;是否存在旁分泌效应问题等。

三、房室传导阻滞

(一)一度房室阻滞

1.概述

一度房室阻滞(Ⅰ°AVB)是指房室传导时间超过正常范围,但每个心房激动仍能传入心室,亦称房室传导延迟。在心电图上,PR 间期达到或超过 0.21 秒(14 岁以下儿童达到或超过 0.18 秒),每个 P 波后均有 QRS 波。一度房室阻滞的发生率在各种心律失常中占第四位,仅次于窦性心律失常、期前收缩和房颤。其发病率比二度房室阻滞高 2～6 倍,比三度房室阻滞高 6～14 倍。一度房室阻滞可见于正常人,有的患者 PR 间期可超过 0.24 秒,中青年人发病率为 0.65％～1.1％,在 50 岁以上的正常人中发病率可达 1.3％左右。

2.病因和发生机制

一度房室阻滞亦称为房室传导延迟,它由心房、房室结、希氏束或希浦系统内的传导延迟引起,也可能是多于一处的传导延迟的组合引起。但是在大多数病例,传导延迟发生在房室结内,少数发生在心房内,个别发生于希浦系统,希浦系统内的传导延迟常不引起异常延长的 PR 间期,然而亦有例外。一度房室阻滞是由于房室交界区的相对不应期延长,导致房室传导时间延长,但每一次心房激动均能传入心室。

迷走神经张力增高是其发生的原因之一,在运动员中发生率可达 8.7％。某些药物如洋地黄、奎尼丁、钾盐、β 受体阻滞药和钙拮抗药,中枢神经和周围交感神经阻滞药如甲基多巴、可乐定等均可致 PR 间期延长。一度房室阻滞常见于风湿性心肌炎、急性或慢性缺血性心脏病,在急性心肌梗死患者其发生率为 4％～15％,尤其多见于急性下壁心肌梗死患者。大多为暂时性的,可迅速消失或经过一段时间后消失。老年人中,原发性传导系统纤维化是较常见的原因,呈长期渐进性传导阻滞。家族心脏传导阻滞是常染色体显性遗传,多表现为房室结传导障碍,有时可发生希氏束及分支阻滞,其导致高度房室阻滞或完全性房室阻滞引起晕厥和猝死的情况在临床上并不多见。

3.临床表现及诊断

一度房室阻滞在临床上不引起明显的症状和体征。在心肌炎或其他心脏病患者听诊时，可发现响亮的第一心音在发生阻滞时突然减轻。临床表现多为原发疾病的症状和体征。诊断依靠心电图。

(1)一度房室阻滞的典型心电图特点(图2-2-2)

①每个窦性P波均能下传心室并产生QRS-T波群。

②PR间期＞0.20秒(成人)；小儿(14岁以下)PR间期≥0.18秒。

③心率无显著改变时，PR间期较先前增加0.04秒以上，即使PR间期在正常范围仍可诊断。

④PR间期大于正常最高值(视心率而定)。

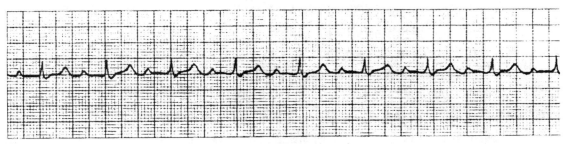

图2-2-2　一度房室阻滞

可见PR间期恒定，延长为0.28秒，每一个窦性P波均能下传心室并产生QRS-T波

(2)一度房室阻滞的阻滞部位在心电图上的表现

①心房传导延迟引起的一度房室阻滞的心电图特点

a.P波增宽，有切迹，PR间期延长，但PR段大多不延长。房室结的一度房室阻滞是PR段延长，可伴或不伴有P波增宽。PR间期延长的程度显著(＞0.4秒)，大多为房室结内一度阻滞，其次是心房内阻滞。

b.只有PR间期延长，而无P波增宽或切迹。严重的心房内传导延迟常使体表心电图上的P波振幅显著减小，此类型很难和房室结的一度阻滞鉴别，只有用希氏束电图检查，如PA间期延长，才可确诊。

②发生于房室结内的一度房室阻滞的心电图特点：通常PR间期＞0.4秒，大多为房室结内一度阻滞所致。在希氏束电图上表现是AH间期延长，曾有AH间期延长达900毫秒的一度房室结内延迟的报道。

③希浦系统引起的一度房室阻滞的心电图特点有两种表现

a.PR间期延长伴有束支阻滞或分支阻滞：很可能是不对称性的不完全性左束支加右束支阻滞(即一侧束支完全阻滞，对侧束支一度阻滞)。房室结的一度阻滞多不伴有束支阻滞。

b.仅有PR间期延长而不伴有束支或分支阻滞：此由对称性左束支加右束支一度阻滞所致。在体表心电图上无法与房室结的一度阻滞鉴别。如在复查中发现束支图形时隐时现，应确定为双侧束支阻滞所致。希氏束电图中房室结一度阻滞表现为AH间期延长，而双侧束支阻滞为 HV 间期延长。所以,用希氏束电图来确定阻滞部位最可靠。

（3）一度房室阻滞时希氏束电图特点

①心房内阻滞:PA 间期＞60 毫秒,AH 间期和 HV 间期正常。心房传导延迟所致的房室传导时间延长（即一度房室阻滞）并不少见,但通常不导致二度Ⅱ型和高度或三度房室阻滞。主要见于 Ebstein 畸形、心内膜垫缺损等先天性心脏病。严重的心房内传导延迟可使 P 波显著变小,甚至 P 波完全消失,类似心房静止伴交界区心律。宽而有切迹表现的 P 波可由房间传导延迟引起而不一定是心房内传导延迟的表现。

②房室结内阻滞:AH 间期＞140 毫秒,HV 间期和 PA 间期正常。在窦性心律时正常的 AH 间期波动范围较宽（60～130 毫秒）。房室结内的延迟是一度房室阻滞最常见的原因。但延迟的程度变异很大,延迟也可很显著。所以,当 PR 间期＞0.4 秒,大多系房室结阻滞导致的一度房室阻滞（其次由于心房内阻滞引起）。

③希氏束内阻滞:整个希氏束除极所需时间通常不超过 25～30 毫秒,如果希氏束电位的总时限≥30 毫秒,即可诊断为希氏束内一度阻滞。如果希氏束波上有切迹或呈碎裂波,便更肯定。因为希氏束内传导时间的变异范围很小,当显著的希氏束内传导延迟首要表现为希氏束电位分裂为两个明显的电位,即近端和远端希氏束波。在单纯的希氏束内传导延迟,A 波至近端希氏束波（AH）和远端希氏束波至心室（HV）间期都是正常的。希氏束内阻滞可与房室传导系统的其他部位的传导阻滞合并存在。无症状的希氏束内阻滞预后良好。

④希氏束下阻滞:即束支阻滞,HV 间期延长＞60 毫秒。希氏束下传导延迟（一度房室阻滞）的程度不一,大多数 HV 间期在 60～100 毫秒的范围内,偶有＞100 毫秒者,HV 间期显著延长者常易发展为高度房室阻滞。延长的 HV 间期几乎总伴有异常的 QRS 波。因为希氏束下传导不是均匀的,所以希氏束下阻滞引起的 PR 间期延长的 QRS 波往往是宽的,呈一侧束支阻滞图形;如果双侧束支内的传导延迟程度相等,其 QRS 波也可以是狭窄的（时限≤100 毫秒）。

4.鉴别诊断

一度房室阻滞需与下述一些不同原因所致的 PR 间期延长鉴别:

（1）发生较早的房性期前收缩,其 PR 间期可以延长。当房性期前激动下传时,房室结尚未脱离前一次激动后的相对不应期,这是个生理现象。

（2）各种期前收缩（室性、交界性或房性）后的第一个窦性搏动的 PR 间期延长,尤其在插入性室性或交界性期前收缩后。这种 PR 间期延长是由于期前收缩隐匿地逆向传入房室结所致。

（3）房室结双径路传导所致 PR 间期突然显著延长,这是由于房室结内存在着两条传导途径,一条传导速度快,不应期长（快径）,另一条传导速度慢,不应期短（慢径）。在一个临界频率时,原经由快径下传的窦性 P 波,突然改循慢径下传,因而 PR 间期显著延长。

（4）隐匿性希氏束期前收缩或隐匿性分支期前收缩引起的 PR 间期延长,即为一度房室阻滞。

5.治疗策略

一度房室阻滞通常不产生血流动力学改变,对无症状,亦无低血压或窦性心动过缓者无需特殊处理,主要针对原发病因治疗;对心率较慢又有明显症状者可用阿托品或氨茶碱口服。对无症状的希浦系统内的一度房室阻滞患者,必须密切随访观察,因为它可能突然转变为二度Ⅱ型房室阻滞,甚至转变为高度或三度房室阻滞。如果患者有晕厥发作病史而又排除了其他原因,尽管心电图上只有一度房室阻滞,但希氏束电图证实是希氏束内或希氏束下的一度阻滞,应考虑植入起搏器。当患者有晕厥史,心电图 PR 间期正常,但希氏束电图表现为 HV 间期显著延长(>60 毫秒),也应考虑植入起搏器。

一度房室阻滞永久性起搏治疗的适应证:一度房室阻滞伴有类似起搏器综合征的临床表现(Ⅱa 类适应证);合并左心室功能不全或充血性心力衰竭症状的显著一度房室阻滞(PR 间期>300 毫秒),缩短 AV 间期可能降低左心房充盈压而改善心力衰竭症状(Ⅱb 类适应证);神经肌源性疾病(肌发育不良、克赛综合征等)伴发的任何程度的房室阻滞,无论是否有症状,因为传导阻滞随时会加重(Ⅱb 类适应证)。无症状的一度房室阻滞不是永久性起搏治疗的适应证。

6.预后

一度房室阻滞如果稳定而不发展,通常无临床意义,预后良好,短时即可消失。阻滞部位在房室结者预后良好。但少数一度和二度Ⅰ型房室阻滞部位在希氏束内或希氏束下(双侧束支水平),他们均由于急性或慢性心肌病变所致。他们的预后不同于房室结内一度或二度Ⅰ型房室阻滞,可能会进展为高度或三度房室阻滞。对他们的正确诊断必须依靠希氏束电图检查。急性心肌梗死伴一度房室阻滞前壁梗死患者,可发展为结下阻滞,甚至二度Ⅱ型、三度房室阻滞。急性下壁心肌梗死患者出现的一度房室阻滞通常是短暂的,但少数亦可发展为二度、三度房室阻滞,有报告发生率可达 5%～30%,故须严密追踪观察。

(二)二度房室阻滞

1.概述

二度房室阻滞(Ⅱ°AVB)是激动自心房传至心室过程中有部分传导中断,即有心室脱漏现象,可同时伴有房室传导延迟。在体表心电图上,一部分 P 波后没有 QRS 波(心搏脱漏)。1924 年莫氏将二度房室阻滞分为莫氏Ⅰ型和莫氏Ⅱ型,亦称二度Ⅰ型和二度Ⅱ型房室阻滞,前者亦称文氏现象或文氏周期。二度Ⅱ型房室阻滞亦称莫氏Ⅱ型二度房室阻滞。其特征是一个心房激动突然不能下传,其前并无 PR 间期延长。在发生心搏脱漏之前和之后的所有下传搏动的 PR 间期是恒定的,即 P 波突然受阻不能下传以及无文氏现象存在,这是Ⅱ型不同于Ⅰ型的主要区别点。

大多数二度Ⅰ型房室阻滞患者阻滞部位在房室结。发病原因大多为迷走神经兴奋、药物中毒以及少数器质性心脏病,通常预后良好,多为一过性心律失常。但也有少数可发展成为高度或三度房室阻滞,少数患者也可发展为致命性室性心律失常。二度Ⅱ型房室阻滞几乎全部发生在希氏束内和双侧束支水平(希氏束下),几乎都是病理性的。这种心律不稳定,可突然发生心脏停搏或进展为三度房室阻滞。急性心肌梗死伴发的二度Ⅱ型房室阻滞经积极治疗原发病后,部分历时数分钟或数天最终也可消失。

2.病因、发病机制

(1)二度Ⅰ型房室阻滞的病因及发生机制:二度Ⅰ型房室阻滞发生的电生理基础是房室传

导组织的绝对不应期和相对不应期都延长,但绝对不应期延长较轻,而以相对不应期延长为主。

（2）二度Ⅰ型房室阻滞的常见病因

①大多数见于具有正常房室传导功能的人。动态心电图发现,二度Ⅰ型房室阻滞与一度房室阻滞一样,可以发生在正常的青年人(尤其是运动员),而且多发生在夜间迷走神经张力增高时。运动或使用阿托品后可明显改善房室结内传导功能,使二度Ⅰ型房室阻滞消失,提示该现象与迷走神经张力增高有关。

②很多药物可以延长房室结的不应期,如洋地黄类药物、β受体阻滞药、钙拮抗药及中枢和外周交感神经阻滞药,均可引起二度Ⅰ型房室阻滞。

③在急性心肌梗死患者二度房室阻滞的发生率为2%～10%。二度Ⅰ型多见于下壁心肌梗死患者,且多数是由一度房室阻滞发展而来。通常是房室结功能异常所致,其机制可能与迷走神经张力增高及腺苷作用有关。出现时间短暂,多于1周内消失。二度Ⅰ型不常发生于前间壁心肌梗死,一旦发生,表明是广泛的希氏束、浦肯野纤维损伤,易发展为高度房室阻滞。

（3）二度Ⅱ型房室阻滞的病因及发生机制:二度Ⅱ型房室阻滞发生的电生理基础是房室传导组织的绝对不应期显著延长,而相对不应期基本正常。当绝对不应期的延长超过一个窦性周期时,引起下一个窦性或室上性激动传导受阻而产生间歇性漏搏,而下传的PR间期是正常的。二度Ⅱ型房室阻滞的阻滞部位几乎完全在希浦系统内,希氏束电图显示阻滞部位多在HV区,少数在H区。在体表心电图上,约29%的患者QRS波是窄的(≤0.10秒),约71%的患者QRS波是宽的(≥0.12秒)。

（4）二度Ⅱ型房室阻滞常见病因

①药物作用如洋地黄、奎尼丁、普鲁卡因胺、普罗帕酮、美托洛尔等均可发生二度Ⅱ型房室阻滞(但他们更易发生二度Ⅰ型房室阻滞)。

②电解质紊乱中高血钾(血钾为10～13mmol/L)可引起房室阻滞。低血钾(血钾<2.8mmol/L)也可引起各级房室阻滞。

③风湿热、风湿性心肌炎患者中约26%可伴有一度和(或)二度房室阻滞,以一度多见。病毒性心肌炎患者二度和三度房室阻滞并不少见。有时伴有束支阻滞,多表明病变广泛。其他感染,如柯萨奇B病毒感染、麻疹、腮腺炎、病毒性上呼吸道感染、传染性单核细胞增多症、病毒性肝炎、伤寒等可使传导系统广泛或局部受损,一度、二度、三度房室阻滞均可发生,受损程度可轻可重,但阻滞大多为暂时性的、可逆的,很少发展为永久性慢性房室阻滞。

④冠心病、急性心肌梗死二度房室阻滞的发生率为2%～10%。二度Ⅱ型房室阻滞多见于前壁心肌梗死,其发生率为1%～2%。多在发病后72小时内出现。阻滞部位多在希氏束以下。扩张型心肌病二度阻滞者约占4%。其他疾病,如肥厚型心肌病、先天性心脏病、心脏直视手术、甲状腺功能亢进与黏液性水肿、钙化性主动脉瓣狭窄症等,均可见到各种程度的房室阻滞。

⑤近年来发现大约有半数慢性结下性房室阻滞并非动脉硬化、心肌炎或药物中毒所致,而是两束支或三束支发生非特异性纤维性变,有时病变可侵及希氏束的分叉处,而房室结和希氏束很少受到侵及,其原因不清。

3.临床表现及诊断

二度房室阻滞的临床症状取决于传导阻滞的程度及心室率的快慢。阻滞程度轻,导致心室漏搏很少时,对血流动力学影响不大,可以无明显症状。当心室漏搏较多,导致心率减慢至50次/分以下,可出现头晕、乏力甚至黑矇等心排出量降低的症状。二度Ⅱ型房室阻滞当心室率极慢时,可诱发阿-斯综合征。

(1)心电图诊断标准

①二度Ⅰ型房室阻滞(图 2-2-3):PR 间期呈进行性延长,直到 QRS 波脱漏;脱漏后 PR 间期恢复,以后又逐渐延长重复出现,这种传导延迟递增的房室阻滞称为二度Ⅰ型房室阻滞,或文氏型房室阻滞。房室传导比例常为 3∶2、4∶3 或 5∶4 等。

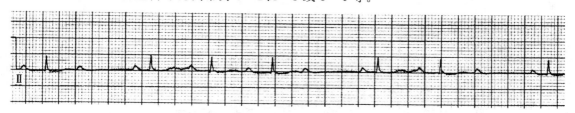

图 2-2-3　二度Ⅰ型房室阻滞(莫氏Ⅰ型)

PR 间期进行性延长,直至 QRS 波脱漏结束文氏周期,呈 4∶3 房室阻滞

典型文氏型房室阻滞:a.PR 间期进行性延长,直至 QRS 波脱漏结束文氏周期;b.PR 间期的增量逐次减小;c.RR 间期进行性缩短(因 PR 间期增量递减),至形成一个长 RR 间期结束文氏周期;d.长 RR 间期<任意一短 RR 间期的 2 倍;⑤长 RR 间期后的第 1 个 RR 间期>长 RR 间期前紧邻的 RR 间期。

②二度Ⅱ型房室阻滞(图 2-2-4 及图 2-2-5):QRS 波群有规律或不定时的漏搏,但所有能下传的 PR 间期恒定(多正常,少数可延长)。阻滞程度不同,房室传导比例不同。常见的房室传导比例为 2∶1 和 3∶1,轻者可呈 3∶2、4∶3 等。常将房室传导比例在 3∶1 以上(含 3∶1)称为高度房室阻滞。

(2)二度房室阻滞的希氏束电图特点

①二度Ⅰ型房室阻滞:阻滞部位 70%～80% 在希氏束近侧端,表现为 AH 间期进行性延长,直至完全阻滞。而 HV 间期正常。少数患者(7%～20%)的阻滞部位也可在希氏束内或希氏束远端,表现为 HH′ 或 HV 间期逐渐延长直至完全阻滞。

②二度Ⅱ型房室阻滞:病变约 35% 发生在希氏束内,65% 发生在希氏束远端(希氏束下)。阻滞发生在希氏束近端时,希氏束电图表现为 AH 间期延长,但下传的 HV 间期正常,不能下传的 A 波后无 H 波、无 V 波。阻滞发生在希氏束远端时,希氏束电图表现为 AH 间期正常,HV 间期延长,不能下传的那次心搏的 H 波后无 V 波。

4.鉴别诊断

二度Ⅰ型与二度Ⅱ型房室阻滞的鉴别诊断:二度Ⅰ型房室阻滞与Ⅱ型房室阻滞临床意义不同,前者阻滞部位多在房室结,预后较好;而后者阻滞部位几乎均在希浦系统内,易发展为完全性房室阻滞,伴晕厥发作,需要心脏起搏治疗。

(1)心搏脱漏前后下传心搏中 PR 间期是否固定,PR 间期固定是Ⅱ型的标志,反之为

Ⅰ型。

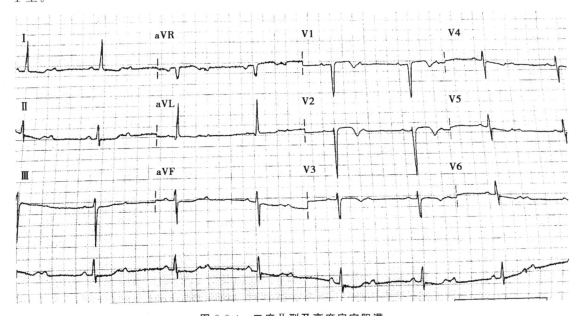

图 2-2-4　二度Ⅱ型及高度房室阻滞

PR 间期恒定,房室传导比例为 2∶1

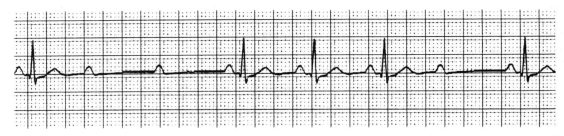

图 2-2-5　二度Ⅱ型及高度房室阻滞

PR 间期恒定、正常,QRS 波群有不定时的漏搏,房室阻滞呈 4∶1～4∶3 传导

(2)2∶1 和 3∶2 阻滞,虽多见于Ⅱ型,但亦可为Ⅰ型。在较长的描记中(或前后心电图中)记录到 3∶2 阻滞,依下传的 PR 间期是否相等鉴别。

(3)高度房室阻滞伴逸搏形成不完全性房室分离时,观察心室夺获心搏 PR 间期是否相等,相等为Ⅱ型;不等(RP 与 PR 呈反比关系)为Ⅰ型。

(4)静脉注射阿托品可抵消迷走神经影响,使房室结阻滞有所改善多为二度Ⅰ型房室阻滞;而由于加快心率往往使希浦系统内的阻滞加重,多为二度Ⅱ型房室阻滞。静脉注射阿托品,可引起房室传导比例改变,观察下传的 PR 间期是否恒定,有助于Ⅰ型与Ⅱ型的鉴别。

5.治疗策略及预后

(1)二度Ⅰ型房室阻滞

①无症状的二度Ⅰ型房室阻滞患者治疗因阻滞位置不同而不同。阻滞区位于房室结者(如绝大多数的二度Ⅰ型房室阻滞)通常不需治疗,但需定期随访。而阻滞区位于希浦系统内的二度Ⅰ型房室阻滞,尽管无症状,也应紧密观察。须积极治疗原发病,去除诱因,对症处理。

并应考虑心脏起搏治疗,因为这种心律是很不稳定的,可以突然发生心脏停搏或发展为高度或三度房室阻滞。这多见于伴有器质性心脏病的患者。

②有症状的(特别是有晕厥史)二度Ⅰ型房室阻滞患者不论阻滞区的位置如何,都应积极治疗。如系房室结内阻滞,心率过慢,可用阿托品 0.3mg 口服,每日 2~3 次,或阿托品 0.3~0.5mg 皮下注射,每日 1~2 次,也可用异丙肾上腺素及氨茶碱等治疗。

③急性心肌梗死时。二度Ⅰ型房室阻滞不常发生前间壁心肌梗死,一旦发生,表明是广泛的希氏束、浦肯野纤维损伤,易发展为高度房室阻滞。发生下壁心肌梗死,大多系迷走神经张力增高所致,多为良性,通常不需处理。如心率明显减慢或有症状,可用阿托品或氨茶碱口服治疗。

④永久性起搏治疗的适应证。二度Ⅰ型房室阻滞:二度Ⅰ型房室阻滞产生症状性心动过缓(Ⅰ类适应证);无症状性二度Ⅰ型房室阻滞,因其他情况行电生理检查发现阻滞部位在希氏束内或希氏束以下水平(Ⅱa 类适应证);二度Ⅰ型房室阻滞伴有类似起搏器综合征的临床表现(Ⅱa 类适应证);神经肌源性疾病(肌发育不良、克赛综合征等)伴发的任何程度的房室阻滞,无论是否有症状,以防阻滞会随时加重(Ⅱb 类适应证)。

(2)二度Ⅱ型房室阻滞

①二度Ⅱ型房室阻滞几乎全部发生在希氏束内和双侧束支水平(希氏束下),几乎都是病理性的。这种心律不稳定,可突然发生心脏停搏或进展为三度房室阻滞,患者可出现晕厥、心绞痛,严重者可出现阿-斯综合征等并发症,预后较差,起搏器治疗是必要的。

②急性心肌梗死伴发的二度Ⅱ型房室阻滞经积极治疗原发病后,部分病例历时数小时或数天,阻滞可消失,如急性期后或经介入等积极治疗原发病后,房室阻滞仍不改善者可以考虑永久起搏器治疗。

(三)三度房室阻滞

1.概述

(1)定义:三度房室阻滞(third-degree AVB)即完全性房室阻滞(CAVB),是由于房室传导系统某部分传导能力异常降低,所有来自心房的冲动都不能下传到心室,引起房室分离。三度房室阻滞是最高度的房室阻滞。阻滞区可位于房室结、希氏束或双侧束支系统内。典型心电图表现为完全性房室分离,心房率快于心室率,心室率缓慢而匀齐,通常在 30~50 次/分,先天性完全性房室阻滞时一般心室率较快。

(2)分类:根据阻滞部位不同可分为如下三种。

①完全性房室结阻滞:阻滞区位于房室结内,逸搏心律通常起自房室结下部(NH 区)或希氏束上段,心室率为 40~55 次/分,偶尔更慢或稍快,QRS 波形状正常(图 2-2-6)。

②完全性希氏束内阻滞:阻滞区位于希氏束内,逸搏灶往往位于希氏束下段,心室率大多在 40 次/分以下(30~50 次/分),QRS 波群可增宽。

③完全性希氏束下阻滞:阻滞区位于双侧束支水平(希氏束下),逸搏心律起自希氏束分叉以下的束支或分支,偶尔在外周浦肯野纤维,心室率大多为 25~40 次/分,QRS 波宽大畸形(>110 毫秒)(图 2-2-7)。

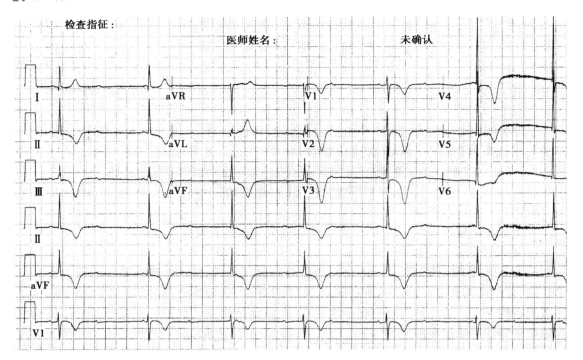

图 2-2-6　完全性房室结阻滞

阻滞部位在房室结内，心室率 46 次/分

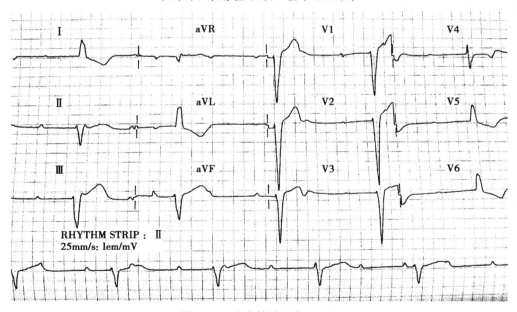

图 2-2-7　完全性希氏束下阻滞

阻滞部位在希氏束以下，心室率 32 次/分

2.病因、发病机制

三度房室阻滞是房室阻滞中严重的类型,阻滞部位按发生频率分别为希氏束下(49%～72%)、希氏束内(14%～18%)和房室结(14%～35%)。由于有病区域的细胞完全丧失了兴奋

性,有效不应期占据了整个心动周期,所有来自心房的冲动传抵这个部位时便被阻而不能继续传布,为维持心室的收缩和排血功能,位于阻滞部位下方的自律性细胞(次级起搏点)便发出冲动以保持心室搏动(逸搏心律)。

导致三度房室阻滞的原因很多,可以分为先天性因素和后天性因素。

(1)先天性因素:阻滞部位通常在房室结。

关于先天性完全性房室阻滞的发病原因有几种理论,包括正常传导系统受损及发育异常,其病理改变具有以下特点:①心房肌与其周围的传导系统缺乏联系;②房室束中断;③传导系统结构异常。这三种病理变化分别是心房、室内及结室传导缺乏连续性。最常见的发现是正常的房室结被纤维、脂肪组织代替,同时远端的传导系统也有不同程度的受累。室内传导的连续性中断虽然罕见,但也有报道。

有充分的证据显示先天性完全性房室阻滞与先天性心脏病的发生相关。有报道这类患者的心房肌与房室结缺乏连接,或房室结束支连续性中断。除严重致死性缺损外,在先天性完全性房室阻滞患儿中有 30％～37％合并 L 型大动脉转位(即矫正型大动脉转位)。

(2)后天性因素:常见的病因有冠心病导致的心肌缺血或梗死,下壁心肌梗死会损伤房室结,导致三度房室阻滞,但这种损伤通常是暂时的,在心肌梗死后 2 周内恢复。前壁心肌梗死则造成心脏传导系统远端的损伤,这种对传导系统的破坏通常是广泛而持久的,最终需要植入起搏器治疗。

①药源性因素:包括钙通道阻滞剂、β 受体阻滞剂、奎尼丁、普鲁卡因、锂剂、地高辛、三环类抗抑郁药。

②退行性疾病:Lenagre 病(退行性硬化仅累及传导系统)、Lev 病、心肌非致密化不全、指甲髌骨综合征、线粒体肌病。

③感染性因素:莱姆疏螺旋体(尤其是累及心内膜)、风湿热、心肌炎、Chagas 病(中美洲及南美洲)、曲霉菌心肌病、带状疱疹病毒、瓣环脓肿。

④类风湿疾病:强直性脊柱炎、赖特综合征、复发性多软骨炎、类风湿关节炎、硬皮病。

⑤侵袭性疾病:淀粉样病变、结节病、肿瘤、霍奇金病、多发性骨髓瘤。

⑥神经肌肉性疾病:Becker 型肌营养不良、强直性肌营养不良。

⑦代谢性因素:缺氧、低血钾、甲状腺功能低下。

⑧医源性因素:复杂的主动脉瓣手术、室间隔酒精消融、左前降支的介入治疗、房室结慢径或快径的消融治疗。

3.临床表现及预后

症状及体征:因为心排血量明显减少,会出现晕厥或晕厥前症状,如心悸、心绞痛、黑矇等,严重者可出现 Adams-Strokes 综合征以及猝死。查体第一心音强度经常变化,第二心音可呈正常或反常分裂。间或出现心房音及响亮、清晰的第一心音(大炮音),系心房与心室收缩恰好同时发生所致,此时颈静脉可见巨大的 α 波(大炮波)。

发病率随年龄增长而增高,在婴儿期及儿童早期有一个小高峰,与遗传性传导阻滞相关。

阻滞部位靠下的三度房室阻滞,激动发放不稳定,容易出现心脏停搏,甚至猝死。

完全性房室结阻滞通常是可逆的,一般由下壁心肌梗死、急性心肌炎或洋地黄中毒引起;

而完全性房室结以下部位阻滞常是永久性的,急性型常由急性前壁心肌梗死引起,慢性型常由传导系统(双侧束支)退行性变引起。

4.诊断与鉴别诊断

(1)诊断:心电图是最重要的诊断依据。典型的三度房室阻滞心电图具有以下特点。

①PP 间期和 RR 间期各有自己的规律,但 P 波与 QRS 波之间始终没有任何固定关系,形成完全性房室分离。

②心室率缓慢而匀齐。因为心室由位于阻滞区下方的次级起搏点(或逸搏节奏点)控制,即交界性或室性逸搏心律,因此心室率和 QRS 波形状因阻滞区位置的不同而有所差别。

③阻滞区位于房室结内,逸搏心律通常起自房室结下部(NH 区)或希氏束上段,心室率 40～55 次/分,偶尔更慢或稍快,QRS 波形状正常(窄的)。

④阻滞区位于希氏束内,逸搏灶往往位于希氏束下段,心室率大多在 40 次/分以下(30～50 次/分),QRS 波形状正常。

⑤起自 NH 区和希氏束上、中、下段的逸搏心律,往往统称为交界区逸搏房律。

⑥阻滞区位于双侧束支水平(希氏束下),逸搏心律起自希氏束分叉以下的束支或分支,偶尔在外周浦肯野纤维,心室率大多为 25～40 次/分,QRS 波宽大畸形(>110 毫秒)。

⑦心房率达到心房颤动水平时,依靠缓慢而匀齐的心室率可做出完全性房室阻滞的诊断。

(2)鉴别诊断

①加速性室性自主心律(AIVR):心室率较快,大于 60 次/分,QRS 波可表现为宽大畸形亦可正常,有房室分离,但容易出现心室夺获和心室融合波,而在三度房室阻滞时不会出现夺获及融合波。

②干扰性完全性房室脱节:脱节的室率大于房率(即 QRS 波多于 P 波),室率一般较快,大于 60 次/分,QRS 波多为室上形态(正常)。

③高度房室阻滞:房室之间并未完全阻滞,因为 P 波的间断下传形成心室夺获,表现为逸搏心律不齐,夺获的 QRS 波与其前的 P 波有固定的时间关系(固定的 PR 间期),与前面的逸搏搏动无固定的时间关系(无恒定的偶联时间),夺获的 QRS 波之后的间歇等于或略短于逸搏心律的周期长度(无代偿间期)。

5.治疗策略

(1)急诊处理流程:描记标准 12 导联心电图。急查电解质、血气分析、心肌酶,消除诱因,治疗原发病。停用可疑导致心动过缓或传导阻滞的药物。

(2)静脉用药

①阿托品

a.用量:0.5～1mg 静脉推注,隔 3～5 分钟可重复注射;累积剂量一般不超过 3mg。

b.注意事项:儿童和老年人酌情减量。闭角型青光眼禁用。

②异丙肾上腺素

a.慎用:高血压、心动过速、地高辛中毒导致的心动过缓及传导阻滞、心绞痛、室性心律失常患者慎用。

b.用量:0.5～2μg/min 静脉滴注(紧急情况下可使用至 2～10μg/min)。

此外,山莨菪碱或氨茶碱也可作为一线药物。

（3）安装永久起搏器治疗

①成人获得性房室阻滞安装永久起搏器的推荐：

Ⅰ类适应证

任何组织部位的三度和高度房室阻滞伴症状性心动过缓（包括心力衰竭）或房室阻滞所致的室性心律失常（证据水平：C）。

任何组织部位的三度和高度房室阻滞伴需要药物治疗其他心律失常或其他疾病，而所用药物可导致症状性心动过缓（证据水平：C）。

任何组织部位的三度和高度房室阻滞虽无临床症状，但已经证明心室停搏≥3秒或逸搏心率≤40次/分或房室结水平以下的逸搏心律（证据水平：C）。

任何阻滞部位的三度和高度房室阻滞伴有无症状的房颤和心动过缓时，至少有1次心脏停搏时间≥5秒（证据水平：C）。

射频消融房室交界区导致的三度房室阻滞（证据水平：C）。

心脏外科手术后发生的不可逆性房室阻滞（证据水平：C）。

任何阻滞部位的三度和高度房室阻滞伴神经肌源性疾病［例如强直性肌营养不良、Kearns-Sayre综合征、Erb肌营养失调（四肢-腰肌营养不良）、腓肠肌萎缩症］，伴或不伴症状（证据水平：B）。

无论阻滞的类型和部位，症状性的二度房室阻滞（证据水平：B）。

无症状的任何阻滞部位的持续三度房室阻滞，伴清醒状态下平均心室率≥40次/分，且存在心脏扩大或左心室功能障碍，或阻滞部位在房室结以下（证据水平：B）。

运动时出现的二度或三度房室阻滞，且没有心肌缺血证据（证据水平：C）。

Ⅱa类适应证

无症状且没有心脏扩大的持续三度房室阻滞，伴逸搏心率＞40次/分（证据水平：C）。

电生理检查证实的希氏束内或希氏束下无症状二度房室阻滞（证据水平：B）。

一度或二度房室阻滞伴血流动力学不稳定或类似起搏器综合征症状（证据水平：B）。

无症状的窄QRS波的二度Ⅱ型房室阻滞。当出现宽QRS波时，包括单纯的RBBB，则指征升为Ⅰ类（证据水平：B）。

Ⅱb类适应证

神经肌源性疾病［例如强直性肌营养不良、Kearns-Sayre综合征、Erb肌营养失调（四肢-腰肌营养不良）、腓肠肌萎缩症］伴任何程度的房室阻滞（包括一度房室阻滞），伴或不伴症状，因为其房室阻滞的进展不可预测（证据水平：B）。

药物和（或）药物中毒引起的房室阻滞，当停药后仍有可能再次发生房室阻滞（证据水平：B）。

Ⅲ类适应证

无症状的一度房室阻滞（证据水平：B）。

希氏束以上或不知道是位于希氏束内或希氏束以下的无症状二度Ⅰ型房室阻滞（证据水平：C）。

很有希望恢复且复发可能性不大的房室阻滞（药物中毒、Lyme病或一过性迷走神经张力增加,或无症状的睡眠呼吸暂停综合征低氧血症期间)(证据水平:B)。

②心肌梗死急性期后安装永久起搏器的推荐

Ⅰ类适应证

ST 段抬高的心肌梗死后发生希氏束或希氏束以下水平的持续性二度传导阻滞伴交替性束支阻滞,或急性心肌梗死后出现希氏束或希氏束以下水平的三度房室阻滞(证据水平:B)。

一过性的高度或三度房室阻滞(阻滞在房室结内),伴相关的束支阻滞。如阻滞部位不明确,应行电生理检查(证据水平:B)。

持续性、症状性的二度或三度房室阻滞(证据水平:C)。

Ⅱ_b 类适应证

房室结水平的持续性二度或三度房室阻滞,即使没有症状(证据水平:B)。

Ⅲ类适应证

无室内传导异常的一过性房室阻滞(证据水平:B)。

仅有左前分支阻滞的一过性房室阻滞(证据水平:B)。

无房室阻滞的新发束支阻滞或分支阻滞(证据水平:B)。

无症状的持续性一度房室阻滞,伴束支阻滞或分支阻滞(证据水平:B)。

③儿童先天性完全性房室阻滞起搏器治疗的适应证见表 2-2-2。

表 2-2-2　儿童先天性完全性房室阻滞起搏器治疗的适应证

Ⅰ类适应证

　新生儿心率<55 次/分或儿童及青少年心率<40 次/分

　合并先天性心脏病

　伴有与心动过缓相关的临床症状

　　打瞌睡时间长

　　做噩梦

　不能耐受体力活动

　清醒时心脏停搏时间>3 秒或睡眠时心脏停搏时间>5 秒

　宽 QRS 波逸搏节律

　QTc 间期延长

　除逸搏节律以外的复杂的室性期前收缩(成对或大于成对的室性异位节律)

Ⅱ类适应证

　运动时出现室性异位节律

　此级起搏点恢复时间延长

四、逸搏和逸搏心率

(一)概述

窦房结是心脏的最高起搏点,在所有心肌自律细胞中自律性最高,其下级起搏点按自律性从高到低依次为心房、房室交界区和心室。正常情况下,下级起搏点被窦房结发出的较快冲动所抑制,只充当潜在的起搏点。当出现窦性频率降低、窦房阻滞、窦性停搏、房室阻滞等情况,或房性期前收缩、阵发性室上性心动过速、房室反复搏动、房室反复性心动过速、心房扑动、心房颤动终止以后,出现窦性激动持久不能下传时,潜在起搏点便被迫发出冲动。

心动过缓时在长间歇后延迟出现的被动性异位起搏点搏动称为逸搏。

根据异位起搏点的位置,起搏点在心房称为房性逸搏,在房室交界区称为交界区逸搏,在心室则称为室性逸搏,而窦性逸搏则非常罕见,仅见于窦房结自律性降低,房室交界区自律性超过窦房结又合并房室交界区发生传出阻滞或被抑制时。

如果逸搏连续出现3次或3次以上,则称为逸搏心律。

可见逸搏及逸搏心律是为了避免心室停搏过久而发生的生理性、保护性的搏动或心律,逸搏心律通常较窦性心律慢。如果异位起搏点的自律性增高超过窦房结自律性,产生比窦性心律稍快的逸搏心律,则称为加速的逸搏心律或非阵发性心动过速。反之,如果异位起搏点的自律性降低,逸搏周期延长则形成过缓的逸搏及过缓的逸搏心律。异位起搏点通常无保护性传入阻滞机制,当窦房结自律性增高超过异位起搏点时,后者将被抑制。

逸搏及逸搏心律的特征。

(1)与主导节律的周期相比为延迟出现。

(2)同一时间内逸搏周期一般固定,不同时间和状态下逸搏周期可有变化。

(3)心律通常规则,但也可不齐,常表现为刚发生时频率逐渐加快,然后频率固定,称"起步现象"。

(4)缺乏保护性传入阻滞,窦性心律增快时即被抑制。

(二)房性逸搏及房性逸搏心律

1.心电图特征

(1)房性 P′ 波延迟出现(图 2-2-8),P′ 波形态取决于起搏点在心房内的部位。P′R 间期>120 毫秒,当合并一度房室阻滞时,P′R 间期>210 毫秒。P′ 波形态在两种以上,称为多源性房性逸搏。

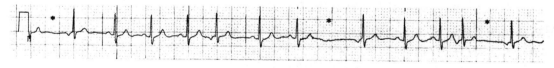

图 2-2-8　房性逸搏
可见房性 P′ 波,形态与窦性 P 波不同(* 为逸搏)

(2)QRS 波群:房性逸搏时 QRS 波群的波形与窦性时 QRS 波群相同。

(3)逸搏周期为 1.0～1.2 秒,频率为 50～60 次/分。过缓的房性逸搏其逸搏周期>1.20 秒,心房率<50 次/分。加速的房性逸搏与逸搏心律,其周期为 0.6～1.0 秒,逸搏心律规则,但可在发作时逐渐增快,终止时缓慢停止。

(4)与窦性搏动之间无固定联律间期,提示发生机制与折返无关。

(5)可伴或不伴窦房结竞争。伴窦房结竞争时,可出现窦性心律和房性心律交替或房室分离。窦性冲动和房性冲动可在心房内融合形成房性融合波,融合波形态介于窦性 P 波和房性

P′波之间。

2.临床意义及治疗

房性逸搏属于被动性心律失常,其临床意义取决于原发性心律失常,应积极查明病因,针对原发病治疗。房性逸搏心律失常发生于夜间睡眠或午休时,多无临床意义;发生于窦性停搏基础上的房性心律见于多种类型的心脏病。

加速的房性逸搏与逸搏心律属于主动性心律失常,其出现提示心房肌有一定损害,但对血流动力学影响小,常见于累及心房的器质性心脏病,如心肌炎、冠心病、风湿性心脏病、高血压心脏病、慢性肺源性心脏病、先天性心脏病、心脏手术后、洋地黄中毒等;或见于神经体液功能失调、缺氧、发热、电解质紊乱及药物中毒(如洋地黄)影响心脏自律性的情况。主要针对病因进行治疗。

(三)交界区逸搏及交界区逸搏心律

1.心电图特征

延迟出现的 QRS 波群形态为室上性(图 2-2-9 及图 2-2-10),伴室内差异性传导时 QRS 波可轻度畸形,伴束支阻滞时为相应束支阻滞图形。

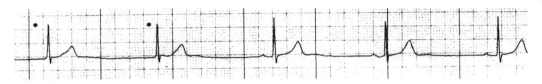

图 2-2-9 交界区逸搏

＊示 QRS 波前无窦性 P 波,逸搏周期为 1.5 秒

多数情况下看不到 P′波,少数可在 QRS 波前后看到逆行的 P′波,其形态在 Ⅱ、Ⅲ、aVF 导联倒置,在 aVR 及 V₁ 导联直立。如 P′波在 QRS 波之前,则 P′R 间期<0.12 秒;如 P′波在 QRS 波之后,则 RP′间期<0.20 秒。P′波与 QRS 波群的位置关系取决于前向传导与逆向传导的速度及逸搏点的位置。有时 QRS 波前后可出现窦性 P 波,但 PR 间期<0.10 秒。

逸搏周期为 1.0～1.5 秒,如果出现数次交界区逸搏,则逸搏周期固定。交界区逸搏心律的心室率为40～60 次/分,通常节律整齐,但刚发生时频率可逐渐加快(起步现象);过缓的交界区逸搏其周期>1.5 秒,心室率<40 次/分;加速的交界区逸搏其逸搏周期<1.0 秒,心室率为 70～130 次/分,但常<100 次/分(图 2-2-11)。加速的交界区逸搏心律表现为逐渐发作,缓慢停止,伴文氏传出阻滞时心律可不齐。

心房可由窦房结或逸搏冲动控制,更常见由窦房结控制,而逸搏冲动仅控制心室;加速的交界区逸搏心律因其频率和窦性心率很接近,窦房结和交界区可交替控制心房。窦房结冲动和逸搏冲动也可在房室结区发生干扰,此时窦性冲动不能下传到心室,交界区逸搏激动不能逆传至心房。窦性冲动和逸搏冲动在心房内相遇则形成房性融合波,其形态介于逆行 P′波与窦性 P 波之间。

有时窦性冲动可控制心室,发生心室夺获。

交界区逸搏心律通常不受 Valsalva 动作、颈动脉窦按摩、压迫眼球等刺激迷走神经方法的影响。当心率增快时,交界区心律可转变为窦性心律;当心率减慢时,窦性心律可转变为交界区心律,称为频率依赖型 3 相交界区心律。

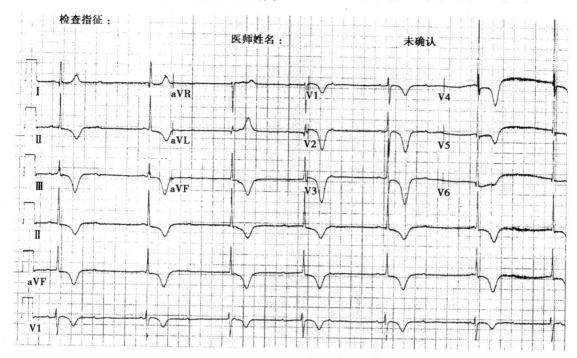

图 2-2-10 **三度房室阻滞伴交界区逸搏心律**

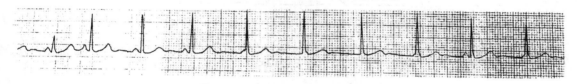

图 2-2-11 **加速的交界区逸搏心律**

从第 5 个 QRS 波开始,伴不完全性房室脱节

2.临床意义及治疗

交界区逸搏及交界区逸搏心律是一种生理性的保护机制,与室性逸搏心律比较,交界区逸搏心律具有较强的自律性、稳定性、可靠性和有效性。其本身无特殊治疗,治疗主要针对基础心脏病,尤其对于表现为持久性交界区逸搏心律者。

过缓的交界区逸搏心律的发生,表明窦房结自律性显著下降,窦性停搏或伴有高度以上房室阻滞。异常缓慢的交界区逸搏心律为临终前心电图改变。过缓的逸搏心律可导致明显的血流动力学障碍,可使用阿托品或异丙肾上腺素使心室率增快,必要时植入心脏起搏器。

加速的交界区逸搏心律几乎总是发生在器质性心脏病患者,常见于洋地黄中毒,也可见于急性心肌梗死、心肌炎、心肌病、慢性肺源性心脏病,尤其合并感染、缺氧、低血钾等情况,上述各种因素引起房室交界区组织不同程度缺血、缺氧、炎症、变性,导致交界区自律性增加。加速的交界区逸搏的频率与窦性心律接近,血流动力学无明显变化,多为暂时性,也不会引起心房颤动或心室颤动,属良性心律失常。治疗主要针对原发疾病,洋地黄中毒者停用洋地黄,纠正缺氧、低血钾等临床情况。

（四）室性逸搏及室性逸搏心律

1.心电图特征

（1）延迟出现的室性 QRS 波群宽大畸形,时限大于 120 毫秒,T 波与 QRS 主波方向相反。QRS 波群形态与起源位置有关,起自右心室的,类似左束支阻滞图形;起自左心室的,类似右束支阻滞图形(图 2-2-12);束支性逸搏,呈对侧束支阻滞图形;分支性逸搏,呈右束支阻滞加左分支阻滞图形,QRS 波群在同一患者可呈不同形态(多源性室性逸搏)。室性逸搏的起搏点位置越低,QRS 波宽大畸形越明显。连续出现 3 次或 3 次以上的室性逸搏,称为室性逸搏心律。

（2）QRS 波之前无相关的窦性 P 波,之后可有或没有逆行 P′波。

（3）室性逸搏周期变化较大,为 1.5～3.0 秒,平均心室率为 20～40 次/分,起搏点位置越低,心室率越慢。过缓的室性逸搏其周期大于 3.0 秒,心室率小于 20 次/分,并极不稳定,可随时发生全心停搏。加速性室性逸搏心律又称加速性室性自主心律,心律比较规则,心率 55～120 次/分,多数为 70～80 次/分。

（4）室性逸搏时出现心房与心室各自独立激动,形成完全性房室分离。

（5）室性起搏点可与窦性冲动共同激动心室,形成室性融合波。

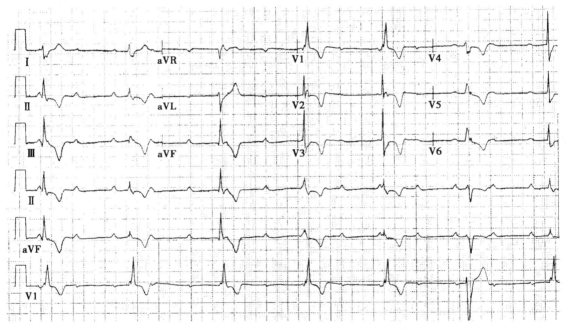

图 2-2-12　三度房室阻滞伴室性逸搏心律(多源性)

（6）加速性室性逸搏心律因其频率接近窦性频率,易伴窦室竞争现象,易发生房室脱节、心室夺获,易形成室性融合波。

（7）严重心脏病时室性逸搏可演变为室性心动过速、室颤或心脏停搏。

2.临床意义及治疗

室性起搏点是心脏最低一级的起搏点,在窦房结、心房或交界区起搏点自律性降低,丧失起搏功能以及发生高度以上房室阻滞时,室性起搏点被动发放激动,形成室性逸搏,主要见于器质性心脏病患者。与交界区逸搏心律比较,室性逸搏心律的频率较慢,可引起明显的血流动力学障碍,其自律性极不稳定,易导致心室停搏。应积极治疗原发病,如急性心肌梗死、急性心肌炎等,纠正高血钾及酸中毒,可静脉使用阿托品及异丙肾上腺素,药物治疗无效或出现晕厥、阿-斯综合征时应植入临时或永久起搏器。

过缓的室性逸搏及逸搏心律表明心室起搏点自律性异常下降,见于心跳复苏瞬间或为临终前的心电图改变。

室性逸搏及室性逸搏心律的起搏点是一种保护性的被动起搏点,如果心室潜在起搏点由于病理原因自主性和自律性增加,则形成加速的室性逸搏心律,属于主动性心律失常。加速的室性逸搏心律较为常见,持续时间不长,对血流动力学影响不大,一般认为是良性的心律失常。冠状动脉溶栓再通或血栓自溶血管再通以后最常见的再灌注性心律失常就是加速的室性逸搏,溶栓后出现的加速的室性逸搏心律被认为是冠状动脉再通的标志之一。但有人报道,急性心肌梗死伴较快频率的加速性室性逸搏心律(心室率＞75 次/分)易发展为更严重的室性心律失常(如室性心动过速和室颤),应及时处理,可静脉应用利多卡因,而普萘洛尔、维拉帕米等具有负性变时作用的药物属禁忌。

第三节　快速性心律失常

一、窦性心动过速

(一)概述

窦性心动过速:成人窦性心律的频率超过 100 次/分。窦性心动过速时窦房结发放冲动的频率为100~180 次/分,在年轻人中有可能会更高。体力活动中达到的最大心率随年龄增加而降低,20 岁时可达 200 次/分,80 岁时低于 140 次/分。窦性心动过速时 PP 间期可有轻度变化,尤其是在心率较慢时。

(二)病因、发病机制

窦性心动过速可见于以下几方面。

(1)某些生理状况,如运动、体力活动、情绪激动或吸烟,饮酒、茶、咖啡等。

(2)某些心内外疾患,如发热、贫血、甲状腺功能亢进、风湿热、急性心肌炎和充血性心力衰竭等。

(3)由某些药物引起,如 β 受体兴奋剂(异丙肾上腺素等)和 M 胆碱受体拮抗剂(阿托品等)等。

(4)持续性窦性心动过速可以是心力衰竭的表现。

窦性心动过速的多数原因是窦房结细胞 4 期复极加速,通常是由于交感神经张力增高和(或)副交感神经张力降低所致。

(三)临床表现

生理性窦性心动过速常无症状,病理性和药物性者除病因和诱因的症状外,可有心悸、乏力等不适,严重者可诱发心绞痛、心功能不全等。在结构性心脏病患者中,窦性心动过速可能造成心排出量降低或心绞痛,甚至促发另一种心律失常。原因可能是心室充盈时间过短,冠状动脉血流灌注不足。

不适当的窦性心动过速(IST)是一种临床上相对少见的综合征。该类患者表现为休息时心率持续性增快或窦性心率增快与体力、情感、病理或药物的作用程度不相关或不成比例,通常没有器质性心脏病和其他导致窦性心动过速的原因。IST 患者中大约 90% 为女性,且常见于年轻女性,年龄一般在 20～45 岁,平均年龄为(38±12)岁。

不适当的窦性心动过速其主要症状有心悸、气短、胸痛、头晕或近乎晕厥,有时 IST 可引起反复晕厥,因而可严重影响患者的生活质量,极少数情况下可导致心动过速性心肌病。

(四)诊断与鉴别诊断

心电图显示 P 波在 I、II、aVF 导联直立,aVR 导联倒置,PR 间期 0.12～0.20 秒。频率大多为 100～150 次/分,偶尔高达 200 次/分。刺激迷走神经可使其频率逐渐减慢,停止刺激后又加速至原先水平。当心率超过 150 次/分时,须与阵发性室上性心动过速相鉴别。后者以突发突止为特征,而窦性心动过速常逐渐增快和逐渐减慢,在病因未消除时,持续时间较长。

IST 的诊断标准如下。

(1)P 波形态和心内电图的激动顺序与窦性心律相同。

(2)心率在静息或轻微活动的情况下过度增快,出现持续性窦性心动过速(心率>100 次/分),心动过速(和症状)是非阵发性的。

(3)心悸、近乎晕厥等症状明确与该心动过速有关。

(4)24 小时 Holter 监测平均心率超过 95 次/分,白天静息心率超过 95 次/分,由平卧位变为直立位时心率增快超过 25～30 次/分。

(5)采用平板运动的标准 Bruce 试验,在最初 90 秒的低负荷下,心率超过 130 次/分。

(6)排除继发性原因(如甲状腺功能亢进、嗜铬细胞瘤、身体调节功能减退等)。

(五)治疗策略

1.治疗病因

如治疗心力衰竭,纠正贫血、控制甲状腺功能亢进、低血容量等。

2.去除诱发因素

戒除烟、酒、咖啡、茶或其他刺激物(如具有交感神经兴奋作用的滴鼻剂等)。

3.药物治疗

必要时应用 β 受体阻滞剂或非二氢吡啶类钙通道拮抗剂(如地尔硫䓬)减慢心率。

4.IST 的治疗

(1)药物治疗:IST 首选药物治疗,但药物治疗效果往往不好。可选用 β_2 受体阻滞剂、钙拮抗剂(如维拉帕米和地尔硫䓬)和 I_c 类抗心律失常药或他们的组合。β_2 受体阻滞剂对于大多数交感神经兴奋引起的 IST 是有益的,目前是治疗 IST 的一线药物,但对于迷走神经张力减退的 IST 疗效不佳。所有上述药物可以中等程度的降低窦房结的发放频率,但长期应用往往效果不佳,或者难以长期耐受。盐酸伊伐布雷定(I_f 电流阻滞剂)已在一些国家上市用于治疗一部分 IST。

（2）消融治疗：对于难治性 IST 患者，导管消融是一种非常重要的治疗方法，国内外已有不少成功的经验。

（3）消融策略

①完全窦房结消融：最初在界嵴上端开始消融，逐渐沿界嵴下移至界嵴下 1/3，以心率下降超过 50％伴交界区逸搏心律为目标。其复发率低，但消融次数非常多，X 线曝光时间长，且异位房性心动过速和起搏器植入比例高。

②窦房结改良：由于窦房结起搏点可以很多，常用的方法是对电生理标测发作中或异丙肾上腺素诱发的窦性心动过速的最早激动点进行消融（最好放置一根 10 极或 20 极的界嵴电极导管），标测点的局部激动时间一般较体表心电图 P 波起始点提前 25～45 毫秒，消融终点为基础心率下降至 90 次/分以下，以及在异丙肾上腺素作用下窦性心率下降 20％以上。该方法可以明显降低最大心率和 24 小时平均心率，但对最低心率没有影响。其起搏器植入的可能性明显降低。

③房室结消融加起搏器植入：在 IST 的早期治疗中曾采用过，但有些患者在术后仍可能有症状，且对于年轻人来说，代价太高，目前仅适用于其他方法无效的有严重症状的患者。

④外科消融：经心外膜途径消融，大约 2cm² 的窦房结区域被消融，以出现房性或交界区逸搏心律为终点。因其需要开胸手术和体外循环，以及有相应的并发症风险，仅于其他方法无效时采用。

目前大多数患者都采用窦房结改良的方法。心腔内超声和三维电标测系统、非接触性标测等可能提高成功率，降低 X 线曝光时间。其中三维电标测系统可同时显示被标测心腔的电激动和解剖结构两种信息，较心内超声引导更加精确，大大减轻了对窦房结的损伤程度，同时还避免了长时间透视对人体的损伤。不适当窦性心动过速消融的复发率高，再次消融后因合并窦房结损伤、窦性心动过缓而需植入永久起搏器的概率显著增加。

二、房性心动过速

（一）概述

房性心动过速（AT）系局限于心房的，节律规整的，包含多种起源于心房而无需房室结参与维持的心动过速，节律较房扑慢（110～250 次/分）。持续性房性心动过速比较少见，约占房性心动过速的 5％～10％，接受电生理检查的成人患者中房性心动过速占 5％～15％，儿童发病率稍高一些。性别与发病无关，男女发病率相等。房性心动过速可发生于心脏结构正常者，也可见于器质性心脏病患者，老年人患器质性心脏病的概率较大。在服用洋地黄的患者中，低钾血症可促发房性心动过速。房性心动过速的症状、体征和预后常常是与基础心脏疾病及心室率相关的。运动或应激可能会诱发心动过速。颈动脉窦按摩或腺苷可增加 AV 阻滞，减慢心室率。

（二）分类和发病机制

1.基于对 AT 电生理机制的认识，规则的 AT 可分为局灶性或大折返性两种类型

（1）局灶性 AT（归因于自律性、触发活动和微折返机制）：激动规律性起自心房很小区域，

然后离心扩布。2001年欧洲心脏病学会和北美心脏起搏及电生理学会根据局灶性房性心动过速的电生理学机制和解剖结构特点作了如下的定义:"局灶性房性心动过速激动起源于心房内小面积的异位灶,向整个心房呈离心性扩展,在心动周期的大部分时间心房内膜无电活动"。这个定义的主要作用是与大折返性房性心动过速(房扑)进行区别,后者折返激动围绕直径约为数厘米大的中心障碍而环行,在整个心动周期都能记录到电活动。

(2)折返性AT(包括典型房扑和其他位于右心房和左心房的具有明显大折返环的扑动)。

2.按照临床表现,房性心动过速可有以下不同形式

(1)非持续性:3个或3个以上快速心房异位搏动连续发生,持续时间<30秒,称为非持续性房性心动过速,常无自觉症状。

(2)阵发性房性心动过速:房性心动过速可骤发骤停,发作时间>30秒,可持续数分钟、数小时甚至数日,多可产生明显的症状。

(3)无休止性房性心动过速:无休止性房性心动过速或称永久性房性心动过速,可能呈反复发作性或持续发作性。前者长时间描记心电图50%或50%以上为房性心动过速心律,房性心动过速与窦性心律交替出现,一连串的房性心动过速发作被窦性心律所分隔;后者房性心动过速持续不断发作,每次描记心电图或持续长时间描记心电图均为房性心动过速发作,从不出现窦性心律。异位P'波一般为150~180次/分,可因体位改变、深呼吸、吞咽动作、情绪改变、迷走神经张力变化等而发生改变,常可伴有一度及二度房室阻滞,二度房室阻滞可为文氏型或2:1。

(三)诊断与鉴别诊断

1.诊断

(1)发作呈短暂、间歇或持续性:当房室传导比率发生变动时,听诊心律不恒定,第一心音强度变化。颈静脉见到α波数目超过听诊心搏次数。

(2)心电图表现

①心房率通常为150~200次/分。

②P波形态与窦性者不同,在Ⅱ、Ⅲ、aVF导联通常直立。

③常出现二度Ⅰ型或Ⅱ型房室阻滞,呈现2:1房室传导者亦属常见,但心动过速不受影响。

④P波之间的等电位线仍存在(与心房扑动时等电位线消失不同)。

⑤刺激迷走神经不能终止心动过速,仅加重房室阻滞。

⑥发作开始时心率逐渐加速。

2.鉴别诊断

房性心动过速应与以下的心动过速相鉴别:

(1)窦房结折返性心动过速(SNRT):SNRT骤发骤停,程序电刺激可诱发或终止心动过速,其P波形态与窦性P波一致,既往认为此类心动过速由于窦房结内折返激动形成,但局限于窦房结内的折返激动从未得到证实。房性心动过速可起源于界嵴的整个长度,而起源于上界嵴的房性心动过速与窦性P波无法区分,因此,SNRT归类于起源于界嵴的房性心动过速更为适宜。

（2）一般的窦性心动过速：如果房性心动过速呈持续性发作，起源于上界嵴，则与窦性心动过速很难区分。若心电图记录到心动过速发作与终止的情况则有助于两者的鉴别。房性心动过速不同于窦性心动过速之处在于其骤发骤停，"温醒阶段"（逐渐加速）或"冷却阶段"（逐渐减速）发生较快，通过 3～4 个心搏即可达到稳定的频率，而窦性心动过速的加速或减速发生比较缓慢，需 30 秒到数分钟才到达稳定的频率。

（3）不适宜的窦性心动过速（IST）：房性心动过速与 IST 的鉴别主要依靠临床特点：①房性心动过速骤发骤停，发作间期心率可位于正常范围，而 IST 在白天心率持续＞100 次/分，轻微活动可明显增速，夜间心率可降至正常；②房性心动过速静滴异丙肾上腺素心率可加快，但 P′波形态无改变，而 IST 静滴异丙肾上腺素后激动起源点可沿界嵴发生移动，P 波形成可发生变化。

（4）心房扑动：大多数的心房扑动具有以下特点。

①心房频率＞250 次/分。

②F 波呈波浪状或锯齿状（下壁导联特别明显），两个 F 波之间无等电位线可见。

③心房扑动常呈 2∶1 房室传导，有时两个 F 波中有一个 F 波与 QRS-T 波群相重叠，只有一个 F 波清楚可见，极易与房性心动过速相混淆。按压颈动脉窦或静脉注射腺苷抑制房室结传导，可显示被掩盖的 F 波，从而作出正确的诊断。

但上述心房扑动特点并不完全可靠，有时由于心房病理改变或使用抗心律失常药物（如普罗帕酮、氟卡尼），F 波的频率可＜200 次/分，房室传导 1∶1，F 波之间也可见到等电位线。必要时应进行电生理检查鉴别。

（5）房室结折返性心动过速（AVNRT）和房室折返性心动过度（AVRT）：房性心动过速与 AVNRT、AVRT 可以从以下几点进行鉴别。

①当房性心动过速起源于高位心房，P 波电轴向下，借此可排除 AVNRT 和 AVRT，后两种心动过速 P 波电轴均向上。

②房性心动过速的 R_2P 间期可长可短，而且可不固定，主要取决于房性心动过速的频率及房室结传导时间，AVNRT 和 AVRT 的 R_2P 间期均固定不变，因其与心动过速发生的机制密切相关。

③ 发生房室阻滞时（自发性或药物所致），房性心动过速可继续进行而不受影响，AVRT 立即停止发作，少数 AVNRT 也可继续进行。

④心动过速发作终止若以 P 波结束，房性心动过速可能性不大，因心房异位灶终止活动与房室阻滞同时发生概率很小，AVNRT 和 AVRT 均属可能；若以 QRS 波群结束，则无鉴别诊断价值。

⑤心动过速发作开始出现"温醒阶段"，发作停止前可能出现"冷却阶段"，均提示房性心动过速（AAT），AVNRT 和 AVRT 开始发作时心率即稳定不变。

（四）临床表现及预后

房性心动过速可无自觉症状，但多产生一些症状，如心悸、头晕、胸痛、呼吸困难、乏力、晕厥等。器质性心脏病患者可出现心肌缺血、肺水肿等。症状的产生主要取决于房性心动过速的频率、持续的时间和有无基础心脏病等。局灶性 AT 的预后通常良好，尽管其呈无休止发作时可能导致心动过速心肌病。

(五)治疗策略

(1)ACC/AHA/ESC 对室上性心动过速的治疗指南建议将 β 受体阻滞剂和钙通道阻滞剂作为一线药物,因其不良反应较少。如果房性心动过速持续,应加用 I_a、I_c 或 Ⅲ 类抗心律失常药物。

(2)如果服用洋地黄的患者出现房性心动过速,首先应考虑洋地黄中毒。治疗应包括停用洋地黄,低钾时用钾剂。如果心室率不是非常快,只需停用洋地黄。

(3)导管消融能有效根治房性心动过速,消融成功率高,复发率较低。

三、心房扑动

(一)总论

心房扑动是指快速、规则的心房电活动。在心电图上表现为大小相等、频率快而规则(心房率一般在 240~340 次/分)、无等电位线的心房扑动波。心房扑动的频率是介于阵发性房性心动过速与心房颤动之间的中间型,三者可相互转换。房扑的发生常提示合并有器质性心脏病,很少见于正常人,由于频率快常可引起血流动力学障碍,应积极处理。

心房扑动(房扑)是一种起源于心房的异位性心动过速,可转化为房颤。房扑时心房内产生 300 次/分左右规则的冲动,引起快而协调的心房收缩,心室律多数规则[房室传导比例多为(2~4):1],少数不规则(房室传导比例不均),心室率常在 140~160 次/分,房扑也分为阵发性和持久性两种类型,其发生率较房颤少。房扑建议分类见表 2-3-1。

表 2-3-1　各类房扑心电图及电生理特点

房扑的分类	体表心电图特点	频率(次/分)	电生理基础
峡部依赖性房扑(Ⅰ类)			
右房逆钟向折返(Ⅰa)	PⅡⅢaVF−,PV₁+	240~340	右房峡部依赖
右房顺钟向折返(Ⅰb)	PⅡⅢaVF+,PV₁−	240~340	右房峡部依赖
右房低位环折返(Ⅰc)	PⅡⅢaVF−,PV₁+	350~390	右房峡部依赖
右房双环折返(Ⅰd)	PⅡⅢaVF−,PV₁+	200~260	右房峡部依赖
非峡部依赖性房扑(Ⅱ类)			
右房游离壁折返	类似Ⅰa,Ⅰb类	190~340	手术瘢痕或右房
游离壁功能阻滞线			
右房复合环折返	变化	变化	终末嵴多位点传导
间隔部折返	变化	变化	房间隔膜部
左房折返	变化	变化	肺静脉、二尖瓣环、电静止区
冠状静脉窦参与折返	变化	变化	冠状窦
其他类型	变化	变化	

注:−:负向,+:正向

（二）病因及发病机制

阵发性房扑可发生于无器质性心脏病者。持续性房扑则通常伴随已有心脏病者,病因包括风湿性心脏病、冠心病、高血压性心脏病、心肌病等。此外,肺栓塞,慢性充血性心力衰竭,二、三尖瓣狭窄与反流等导致心房扩大的病变,亦可出现房扑。其他病因尚有甲状腺功能亢进、酒精中毒、心包炎等。

绝大多数发生在有器质性心脏病的患者,其中以风湿性二尖瓣病变、冠心病和高血压性心脏病最为常见。亦可见于原发性心肌病、甲状腺功能亢进、慢性缩窄性心包炎和其他病因的心脏病。低温麻醉、胸腔和心脏手术后、急性感染及脑血管意外也可引起,少数可发生在洋地黄中毒及转移性肿瘤侵及心脏时。部分长时间阵发或持久性房颤患者,并无器质性心脏病的证据,又称为特发性房颤。

房扑发生的机制至今没有肯定,有几种学说用来解释其发生的原理。

1. 环行激动学说

环行激动是指激动在环行径路中呈连续性传导,循环不已。环行激动学说在 20 世纪 40 年代以前,曾受到广泛的支持,目前仍被人们所重视。本学说解释心房扑动发生的机制较为合适,但不能圆满解释心房颤动发生的机制。

2. 单点激动学说

这种观点认为,阵发性房性心动过速、心房扑动、心房颤动发生的原理相同,都是由一个异位节律点释放出不同的激动频率所造成的。但它不易解释阵发性房性心动过速、心房扑动、心房颤动三者对按压颈动脉窦,或其他刺激迷走神经的方法有不同的反应。也难以解释阵发性房性心动过速可突然发作或中止,而心房颤动为何多持久存在。

3. 多点激动学

说这一学说认为,心房内存在多个异位起搏点同时发放激动,这些激动在心房内相互干扰,从而形成心房扑动或颤动。在临床当中,有些病例与这一学说相符。

4. 多发折返学

说这一学说认为,当一个或数个异位节律点过早地发生激动时,由于心房肌各部分的复极程度不同,有的处于绝对不应期,有的已恢复至反应期,因而激动的传导错综复杂,于是在心室内出现多处的局部微小折返激动。由于这些折返路径能快速地传导激动,所以折返激动可以持久地维持下去,直到心肌的不应期延长,从而中断折返为止。若心房各部分的折返激动有规律地出现,形成心房扑动;若不规律地出现,则形成心房颤动。据近几年的临床电生理研究表明:折返是房性心动过速、心房扑动、心房颤动最常见的机制,较少见的机制是自律性增高。

总之,心房扑动的确切机制,尚不明了,任何一种学说都难以解释临床中所发现的全部现象。

（三）临床表现

1. 发作特点

心房扑动大多数为阵发性,常突然发作、突然终止,每次发作可持续数秒、数小时、数天。若持续时间超过 2 周即为持续性发作,又称慢性心房扑动。个别病例有达数年者。心房扑动也可由心房颤动转变而来。心房扑动如为持续性者,则大多变为慢性(永久性)心房颤动。阵发性心房扑动也有部分可转为慢性心房颤动。

2.症状

有无症状取决于是否存在基础心脏病和心室率的变化。心室率的快慢与心房扑动的房室传导比例有关,当房室传导为3∶1与4∶1时,心房扑动的心室率接近正常值,对血流动力学影响较小,症状可无或轻,仅有轻微的心悸、胸闷等;当房室传导为2∶1甚至达1∶1时,心室率可超过150～300次/分,血流动力学可明显受累,患者可出现心悸、胸闷、头晕、眩晕、精神不安、恐惧、呼吸困难等,并可诱发心绞痛或脑动脉供血不足。特别是老年患者,尤其是在初发时以及原有心脏病较严重者心室率增快更明显,并可诱发或加重心力衰竭。

3.体格检查

(1)心室率常在150次/分左右(2∶1房室传导),心律齐;当呈1∶1传导时心室率更快,心律齐;当呈3∶1或4∶1传导,心室率正常,心律齐;但当呈3∶1、4∶1或5∶1、6∶1等传导交替出现时,则心率虽不快,但节律不齐。此时听诊第一心音强弱不等、间隔不一,应与心房颤动鉴别。

(2)颈静脉搏动快而浅,其频率与心室率不一致,超过心室率。

(3)运动可加速心房扑动的房室传导比例,如由4∶1变为2∶1传导,心室率可增快并可成倍增加。当停止运动后,心室率又可逐渐恢复到原来的心率值。

(4)压迫颈动脉窦可抑制心房扑动的房室传导比例,使2∶1变为3∶1或4∶1等,心室率变慢。当出现房室传导不同比例时,心律可不齐。停止压迫颈动脉窦后即可恢复原来的心率。

(四)辅助检查

(1)心房活动呈现规律的锯齿状扑动波,扑动波之间的等电位线消失,在Ⅱ、Ⅲ、aVF或V_1导联最为明显,常呈倒置。典型房扑的心房率通常为250～350次/分。

(2)心室率规则或不规则,取决于房室传导比例是否恒定。当心房率为300次/分,未经药物治疗时,心室率通常为150次/分(2∶1房室传导)。使用奎尼丁等药物,心房率减慢至200次/分以下,房室传导比率可恢复至1∶1,导致心室率显著加速。预激综合征、甲状腺功能亢进等并发之房扑,房室传导可达1∶1,产生极快的心室率。不规则的心室率系由于传导比例发生变化,例如2∶1与4∶1传导交替所致。

(3)QRS波群形态正常,当出现室内差异传导或原先有束支传导阻滞时,QRS波群增宽、形态异常。

(五)诊断与鉴别诊断

1.诊断依据

(1)常见病因与房颤基本相同。

(2)心悸、心律规则或不规则,有时心率可突然减慢或突然加倍。

(3)心电图:P波消失,代之一系列大小相同、形态如锯齿样的规则的扑动波,称F波;QRS波群形态与窦性心律相同,如伴有室内差异传导,可呈宽大畸形;心室率可规则[房室传导比例多为(2～4)∶1],也可不规则(房室传导比例不匀)。

2.房扑应与其他规则的心动过速进行鉴别

心室率为150次/分左右的房扑需与窦性心动过速和室上性心动过速鉴别。仔细寻找心房活动的波形,及其与 QRS 波群的关系,辅以减慢房室传导以暴露扑动波的措施,不难做出鉴别。房扑与心房率在 250 次/分左右且伴有 2∶1 房室传导阻滞的房速有时难以鉴别。

(六)治疗

1.治疗原则

(1)病因治疗。

(2)控制心室率:有器质性心脏病,尤其合并心功能不全者,首选洋地黄制剂。

(3)转复心律:方法有药物复律和同步直流电复律,后者效果好。药物复律常用奎尼丁或胺碘酮。

(4)经电生理检查选择的患者可做射频消融治疗。

(5)预防复发:常用奎尼丁、胺碘酮等。

(6)预防血栓栓塞:持续房扑,伴心功能不全或/和二尖瓣病变、心肌病者,宜长期服华法林、阿司匹林等抗凝药物预防血栓形成。

2.治疗方法

房扑治疗具体到每一个患者而言,选择哪种治疗方案还需要综合考虑许多因素,如目前的症状,房扑的频率、持续时间及严重性,血栓栓塞危险因素,分层,以前的治疗及费用等。应针对原发疾病进行治疗。最有效终止房扑的方法是直流电复律。通常应用很低的电能(低于50J),便能迅速转复房扑为窦性心律。如电复律无效,或已应用大量洋地黄不适宜做电复律者,可将电极导管插至食管的心房水平,或经静脉穿刺插入电极导管至右心房处,以超越心房扑动频率起搏心房,此法能使大多数典型心房扑动转复为窦性心律或心室率较慢的心房颤动。钙拮抗剂维拉帕米或地尔硫草,能有效减慢房扑之心室率,或使新发生之房扑转回窦性心律。

(1)控制危险因素:以往的研究表明,瓣膜性心脏疾病房扑、房颤的发生率较高,但随着风湿性心脏病发病率的逐渐减低,非瓣膜病原因已成为主要的致病因素。与房扑有关的疾病主要有肥胖、酗酒、甲状腺功能亢进、慢性肺病、非瓣膜性心脏手术等。目前的研究显示,对危险因素的预防、治疗和纠正,例如肥胖、酗酒、甲状腺功能亢进,可取得明显的临床获益。

(2)减慢心室率/转复并维持窦性心律的治疗

①电转复:a.体外直流电电转复:从 20 世纪 60 年代应用直流电电转复开始,目前该方法已广泛应用于阵发性房扑的转复。尽管该方法安全、有效,但也有一定局限性,转复过程中患者需要麻醉,因此一般需要住院才能接受这种治疗。此外,若患者未禁食或伴有严重慢性阻塞性肺疾病,也限制了这种方法的应用。当然,在房扑发作伴有血流动力学不稳定的情况时,迅速的直流电电转复是最佳的治疗选择。由于直流电转复仅仅是临时使窦性心律夺获,故房扑的复发比较常见;b.体内电转复:在一些植入起搏器或心律转复除颤器的患者中,若发生房扑,可通过抗心动过速或短阵快速起搏模式,体内电转复房扑。此外,经静脉于心脏相应部位放置特殊电极的患者也可通过体内电转复治疗房扑。尽管体内电转复没有前述体外直流电转复的使用局限性,但并不是所有起搏器均能识别并转复所有的房扑,这与起搏器内设置的相关程序有关;c.经食道心房起搏:因为食管紧贴心房后壁,故经食道心房起搏是通过短阵超速心房起搏来终止房扑,恢复窦性心律的。这种方法操作简单且价格便宜,不需要专门的导管室设备,不需要相应的导管室技术人员,因此适用于大多数患者。尽管经食道心房起搏安全性高,可有

效终止阵发性房扑,但高输出、长时间起搏可引起胸痛等严重的症状,因此,建议使用低输出、短时间起搏。

②药物治疗:目前,药物在房扑治疗中仍占有重要地位。药物治疗目的有转复房扑;电转复后维持窦性心律;延长房室传导,控制心室率。

胺碘酮是目前临床上最常使用的转复房扑药物,目前不断有研究表明,新Ⅲ类抗心律失常药物依布利特也能有效转复房扑,其他Ⅲ类抗心律失常药物如索他洛尔、多非利特、阿齐利特等也有此作用。

电转复后药物维持窦性心律,预防房扑复发的机制:一是减少诱发房扑的房性早搏。常用的药物有Ⅰ类抗心律失常药物如奎尼丁、氟卡尼、普鲁卡因胺和Ⅲ类抗心律失常药物;二是延长心房不应期,延长房室传导,控制心室率的药物有β受体阻滞剂、钙离子拮抗剂、地高辛和胺碘酮等。

在选择药物治疗时,需针对患者的不同状况进行获益-风险分析。因为并不是所有的药物治疗均有效,并不是所有的患者都能耐受药物治疗。药物治疗也有不良反应和潜在的致心律失常作用。例如对于器质性心脏病(包括已存在窦房结、房室传导异常、束支阻滞或左心功能下降)伴有房扑的患者,由于Ⅰc类药物能明显抑制传导,加重负性肌力作用,同时因对浦肯野纤维周围心室组织间的动作电位间期无影响,这种差异非均一性又引起致心律失常作用,因此限制了这类药物的使用。对于接受某一药物治疗失败的患者可考虑换用其他药物或接受导管消融治疗。

③导管消融:导管消融是一种微创的治疗房扑的方法,它是经股静脉插入导管至心脏内膜,通过消融导管发现导致房扑的心脏组织传导障碍区,消融传导通路。许多大型临床试验表明,导管消融对许多房扑患者来说,是一种有效、安全的治疗方法。对于有器质性心脏病史和(或)接受过心脏手术的患者,不能耐受反复发作的快心室率房扑,药物治疗效果欠佳或不能耐受药物治疗,以及其他治疗方法有禁忌证的患者,导管消融不应作为补救治疗方案,而应是一线的治疗方法。当峡部双向阻滞的标准严格制订后,加之导管消融技术的进一步提高,房扑射频消融术的即刻成功率和远期成功率进一步提高。有学者分别报道,将下腔静脉-三尖瓣环峡部(CTI)双向阻滞作为房扑手术成功终点,即刻成功率高达100%,远期成功率高达98%。近期的大规模研究还显示,CTI部位的成功消融能明显减少典型房扑的复发,明显提高患者的生活质量,减轻症状,减少抗心律失常药物的使用。

当然,导管消融也有一定的局限性。首先,不是所有类型房扑的发病机制均与三尖瓣峡部传导有关,因此,经过CTI部位的导管消融一定程度上不是一种治愈手段,而仅仅是破坏了房扑折返通路中的必要连接。其次,有报道发现,房扑消融治疗后增加了房颤的发生率。此外,导管消融的费用较高,需要有经验的心脏电生理专家,完善的导管室设备等都影响了这种方法的广泛使用。以下简述两种导管消融。

a.射频导管消融(RFCA):RFCA是一种治疗快速性心律失常的成熟技术,许多房扑患者接受其为早期替代药物治疗的一线方法。RFCA治疗房扑的一个特有优势是它能以连续拖拽方式的线性消融方法造成CTI区域双向阻滞。与逐点消融的方法比较,在造成线性阻滞方面同样有效且节时。随着各种尺寸的高频导管出现,RFCA的成功率不断提高。有研究报道,即刻手术成功率为 90%～100%,后期复发率为 5%～26%。传统的 RFCA 主要风险是血栓栓塞形成。目前已有多种措施降低血栓栓塞风险,如使用抗血小板聚集药物、消融导管的改进等,故临床报道发生率很低。

b.冷冻导管消融(CCA):由于射频能量在房扑消融时会引起患者的不适,因此低温技术引入了消融系统。与传统的 RFCA 比较,CCA 的优势有:a.安全性更高:在靶点可造成可逆的传导阻滞;导管的稳定性提高,从而减少了 X 线透视时间;降低了操作过程中患者的不适;减少了血栓栓塞、心内膜胶原纤维挛缩等并发症;b.成功率更高:已有多个研究表明,CCA 远期复发率较低,其中对于典型房扑的成功率与 RFCA 相当。当然,CCA 也有一定的局限性,如操作时间长,无法进行逐点局部消融。

(3)预防血栓栓塞,减少卒中的抗凝治疗:早在 1998 年,美国卒中协会在回顾分析大量文献资料后发现,高血压和冠心病引起的房颤是脑卒中的主要危险因素之一;非瓣膜病性房颤所产生的栓子占所有心源性栓子的 45%;伴有非瓣膜病性房颤的卒中占全部卒中比例随年龄增长而升高。尽管非瓣膜病性心房扑动导致卒中的风险可能不如房颤那样显著,但美国心脏协会(ACC)联合美国内科医师协会共同推出的"2008 年非瓣膜病性心房颤动及心房扑动临床指标评价共识"中建议,在足够的循证医学证据出来之前,其抗凝治疗策略与房颤相同。在考虑抗凝策略时,临床医师不仅要认识到带给患者的益处,也要充分考虑患者发生出血并发症的风险。是否选用华法林抗凝,取决于卒中的绝对风险和出血的相对风险的各自权重。

四、预激综合征

预激综合征(WPW)于 1930 年由 Wolff、Parkinson 和 White3 位医师首次报道。是指心房的冲动使整个心室或心室的某一部分提前激动,或心室的冲动使整个心房或心房的某一部分提前激动。预激综合征发病率随年龄增长而逐渐降低,大部分发生在 50 岁前,儿童更多见和早发。男女发病率之比为(1.5～2.5):1。约 65% 的青少年和 40% 的 30 岁以上的患者仅有心电图检查的预激表现而无临床症状,称为无症状性预激综合征。仅少数可发生严重心律失常,甚至猝死,称为症状性预激综合征。最常见的为顺向型房室折返性心动过速,其次为逆向型,少数合并心房颤(扑)动,并且易诱发心室颤动而猝死。

(一)病因及发病机制

预激综合征除了见于无明确病因的患者外,也见于有明确疾病特别是心脏疾病的患者。但预激综合征的真正病因尚未完全明确,多年研究显示预激综合征的发生是多因素共同作用的结果,胚胎性房室连接的残留是基础,可因疾病、代谢、运动等而发生预激综合征。

1.先天性心脏病

先天性心脏病患者预激综合征的发生率显著高于普通人群的平均发生率。预激综合征患儿有 32%～46% 与先天性心脏病有关,其中最常见的是 Ebstein 畸形。房室环发育缺陷可导致先天性心脏病与预激综合征并存。其他合并预激综合征的先天性心脏疾病有冠状静脉窦瘤、冠状静脉瘤、室间隔缺损、房间隔缺损、法洛四联征、大动脉错位、纠正性房室移位、房室沟(管)缺陷、单心室、三尖瓣闭锁、复杂的主动脉缩窄、镜面右位心、伴有二尖瓣关闭不全、房间隔缺陷的 Marfan 综合征。

2.获得性心脏疾病

5％～10％的肥厚型心肌病患者存在预激综合征,局部肥大的心肌扰乱了房室环处正常心肌,电生理的不连续性可能是其基本的发病机制。其他与预激综合征发生有关的获得性心脏疾病有风湿性心脏病(0.76％)、冠心病(0.5％)、高血压性心脏病(5.15％)、扩张型心肌病(1.04％)、病态窦房结综合征(0.25％)、甲亢性心脏病等,发生机制可能与心脏负荷、心脏形态、心肌纤维化、自主神经功能失调有关。

3.外科手术

外科手术导致的房室连接是产生预激综合征的形态学基础,如给予术前无预激综合征的三尖瓣闭锁患者行 Fontan 手术,术后患者出现预激综合征,电生理检查显示房室旁路位于手术后的心房和心室吻合部位,外科手术分离或冷冻消融可消除。心脏同种移植后发生的预激综合征几乎均为供体心脏本身存在引起预激综合征的房室旁路,因其房室旁路多位于左侧,且前传不应期较长,因此术前不易发现。

4.肿瘤性疾病

(1)横纹肌瘤最常见的心脏表现是预激综合征,其瘤细胞具有类似于浦肯野细胞的传导能力,通过三尖瓣叶从右心房延伸至右心室,构成了预激综合征发生的细胞学基础。

(2)大嗜酸性细胞瘤实际是多灶性浦肯野细胞肿瘤的变异型,也易伴发预激综合征。

(3)嗜铬细胞瘤因分泌儿茶酚胺影响心肌细胞结构和代谢的完整性,使其心电生理不稳定,引起房室旁路传导加快而引发预激综合征,尤其是存在非对称性心肌肥厚时。

5.妊娠

妊娠作为诱发预激综合征的诱因是肯定的。可能的机制如下。

(1)妊娠时血容量增加,容量负荷过重,心率加快而诱发折返通道上的单向阻滞。

(2)紧张、焦虑、恐惧等通过脑垂体肾上腺轴激活交感神经系统,具有潜在性产生心律失常的效应。

(3)妊娠期内分泌的改变,如雌激素水平增高,可通过增强肾上腺素受体的数目及亲和力,使肾上腺素能神经的敏感性增高,进而改变折返环上的不应期与传导速度而引发预激综合征。

6.遗传病

(1)线粒体病常合并预激综合征,如 Leber 遗传性视神经病,尤其是 3460 线粒体 DNA 突变者,预激综合征发生率高达 11％,线粒体病 MELAS 综合征患者预激综合征的发生率高达 14％。

(2)节性硬化症是一种常染色体显性遗传病,也可产生预激综合征,但临床上少见。

(3)家族性肥厚型心肌病并存预激综合征常见。

7.代谢因素

代谢障碍是引起预激综合征心动过速的常见原因。有研究发现,心肌代谢中游离脂肪酸与预激综合征的心动过速呈相关性。水、电解质、酸碱平衡紊乱也可能是引发预激综合征的因素,可使不完全性或隐匿性预激综合征转化为典型预激综合征,发生机制与心肌电生理特性的变化有关。

8.其他因素

类风湿关节炎引起心脏损害、新生儿心脏发育不完善、运动(运动后预激综合征消失)与身体姿势改变房室结不应期等,都可能是预激综合征的影响因素。

(二)临床表现

预激本身并无症状,但可导致房室折返性心动过速、房扑与房颤等快速性室上性心律失常发作。并发房室折返性心动过速时,可呈发作性心悸。并发房颤与房扑时,若冲动经旁道下传,由于旁道前传不应期短,且不似房室结有减慢传导的特性,故可产生极快的心室率,可快达 $220 \sim 360$ 次/分,甚至变为室颤,发生休克、晕厥与猝死。运动、焦虑、酒精等刺激交感神经可能进一步缩短旁道不应期,加快心室率。

(三)心电图表现

1.不同传导旁路的心电图特征

(1)房室旁路(Kent束):经房室环直接连接心房和心室的传导旁路,大多数位于左、右两侧房室沟或间隔旁,引起典型预激综合征的心电图表现。

①窦性心律时 P-R 间期缩短,时限<0.12 秒。

②QRS 波群增宽,时限≥0.12 秒。

③QRS 波群起始部分粗钝,为预激波(delta 波)。

④ST-T 波呈继发性改变,与 QRS 波群主波方向相反。

按胸导联 QRS 波群的形态将典型预激综合征分成 A 型、B 型、C 型。a.A 型预激表现为所有胸前导联 delta 波和 QRS 波群主波均呈正向,提示左心室后壁预激;b.B 型预激为右胸导联 delto 波和 QRS 波群主波呈负向,左胸导联呈正向,提示右心室后底部预激;c.C 型预激的表现与 B 型预激相反,即右胸导联 delta 波和 QRS 波群主波呈正向,左胸导联呈负向,提示左心室前侧壁预激。

(2)房结旁道(James束):房结旁道(James束)为心房与房室结下部或房室束的通道,可能为后结间束部分纤维所形成。这种心电图又称为变异型预激综合征、LGL 综合征或短 P-R 间期综合征。临床上少见。心电图特征为:①P-R 间期<0.12 秒。②QRS 波群正常,无预激波。③无继发性 ST-T 改变。

(3)结室或束室连接(Mahaim 纤维):起自房室交界区而终止于心室肌。分为两种类型:起自房室结而终止于心室肌者称为结室纤维型;起自希氏束或其分支终止于心室肌者称为束室纤维型。心电图特征为:①P+R 间期正常。②QRS 波群增宽,时限>0.12 秒,有预激波。③伴有 ST-T 波继发性改变。

2.特殊类型的预激综合征

(1)间歇性预激综合征:①心电图上的 delta 波时有时无。旁路的一度前向阻滞可造成 delta 波变小;二度Ⅰ型前向传导阻滞可造成 delta 波周期性从小变大;二度Ⅱ型前向传导阻滞则可见典型的间歇性 delta 波(2∶1 或 3∶1);三度前向传导阻滞时 QRS 波完全正常。②少数情况下,在同一导联上出现各种不同宽度的 QRS 波群。

(2)隐匿性预激综合征:是指旁路存在永久性前向传导阻滞,仅能逆向传导,心电图上无 delta 波。但在反复发作心动过速或室性期前收缩时出现偏心性激动及延迟的 V-A 间期,由此提示旁路的存在。隐匿性旁路逆向传导的有效不应期随心动周期的缩短而缩短，极易逆传出现心动过速，并且不需期前收缩诱发。

（3）潜在性预激综合征：旁路有前传能力，但体表心电图平时无明显 delta 波的表现，仅在实施心房程序刺激或应用兴奋迷走神经的方法或非二氢吡啶类钙离子通道拮抗药阻滞正常房室传导时，才能显示明显 delta 波的心电图表现。

（四）危险分层

无症状预激综合征发生心源性猝死的危险很低，而有症状预激综合征发生心源性猝死的危险性显著增高。对未接受导管消融的有症状预激综合征患者随访 5 年发现，严重血流动力学障碍的发生率为 1.1%，均为心房颤动快心室率和心室颤动，表明心源性猝死的风险在有症状预激综合征中也较低，但有着明确的不良预后。因此，对预激综合征患者进行危险分层以识别高危患者十分重要。目前建议：对于预激综合征患者要合理进行心电学检查，结合人口学特征和病史，早期进行危险分层，对预激综合征的高危患者给予有效治疗，以避免心源性猝死的发生；对于高危职业者应该在就业前进行心电学常规检查，儿童在学前进行体表心电图检查，以早期发现预激综合征；对于有明确的心悸症状伴低血压、晕厥的患者，长程动态心电图和置入式动态心电图及电生理检查具有重要价值。

1.高危的人口学特征与病史

儿童和年轻人（年龄＜30 岁）、男性、心房颤动病史、晕厥史、伴有先天性或其他心脏病、家族性预激综合征，以及高危职业者（如运动员、飞行员、潜水员、高空作业及带电作业等人员）。

2.心电图检查

（1）识别单条旁路还是多条旁路，如心电图上表现为不同形态的预激波，或出现不能解释的心电图旁路定位，多提示多条旁路，多条旁路是易发心室颤动的危险因素。

（2）检出心房颤动尤其是阵发性心房颤动，对于预激综合征伴发心房颤动的患者容易诱发心室颤动而导致心源性猝死。

（3）发现间歇性预激综合征，提示旁路的传导性较差，属于低危的标志，但如果有症状，也应当考虑电生理检查以进一步评估。

（4）测定心房颤动发作时的最短 RR 间期（SPRRI），SPRRI＜250 毫秒与发生心室颤动高度相关，是心源性猝死的危险因素。长程动态心电图检查和置入式动态心电图仅用于常规检查不能发现的高危患者。

3.运动试验

可兴奋交感神经而增强房室结传导，室上性激动经房室结下传，旁路传导可减弱，甚至消失。仅有运动试验中突然并且完全消失的预激波方可提示旁路有较长的前向有效不应期，预示发生心房颤动时心室率不会过快，心室颤动的危险性较低。

4.药物试验

应用钠通道阻滞药测定旁路的传导性能，如果药物可阻断旁路传导，提示旁路的前向有效不应期较长。因此试验特异性较差，目前已不常规应用。

5.心脏电生理检查

主要用于诱发房室折返性心动过速（AVRT）、心房颤动，测定旁路的数量、有效不应期、

SPRRI 和心房起搏下 1∶1 的旁路传导频率。适用于无创检查仍不能明确旁路的数量、性能，以及症状性预激综合征患者。SPRRI 在 220～250 毫秒多见于有心搏骤停的预激综合征患者，SPRRI≤220～250 毫秒与心室颤动密切相关，检测 SPRRI 有助于识别高危患者。旁路有效不应期的预测价值较 SPRRI 低。

（五）诊断及鉴别诊断

预激综合征诊断根据心电图变化、心脏超声及心脏电生理检查可做出诊断。预激综合征的心电图改变可酷似心室肥大、束支阻滞、心肌缺血和心肌梗死。注意到 P-R 间期缩短、预激波（delta 波）的出现和 QRS 波群增宽三联征，不难识别预激综合征的存在。

1.类似心室肥大

预激综合征由于心室除极过程变化，可引起 R 波电压明显增高和继发性 ST-T 改变，可酷似右心室肥大和左心室肥大。

（1）右心室肥大：A 型预激综合征可酷似右心室肥大，但无右心房肥大、电轴右偏等改变。

（2）左心室肥大：B 型预激综合征可酷似左心室肥大，除预激综合征的三联征外，与左心室肥大无明显不同。

2.类似束支传导阻滞

预激综合征可类似左束支传导阻滞或右束支传导阻滞，除预激综合征的三联征外 P-J 间期≤0.26 秒，而束支传导阻滞 P-J 间期＞0.27 秒。此外，右束支传导阻滞在 V₁ 导联出现 rSR′三相波，左束支传导阻滞在 V₅、V₆ 导联 R 波顶端出现切迹，预激综合征除 QRS 波群起始部分出现顿挫外，很少出现三相波，也不在 R 波顶部出现切迹。

3.类似心肌缺血

预激综合征可引起继发性 ST-T 改变，易误诊为心肌缺血，特别在心电监护时，预激综合征间歇出现，酷似一过性心肌缺血。注意到预激综合征三联征的特点，不难进行鉴别。此外，预激综合征引起的 ST-T 改变为继发性，即在 QRS 主波向上的导联出现 ST 段压低和 T 波倒置，而心肌缺血的 ST-T 改变为原发性，与 QRS 主波方向无关。T 波改变的形态对鉴别诊断也很有价值，"冠状 T"只见于心肌缺血，罕见于无并发症的预激综合征。

4.类似心肌梗死或掩盖心肌梗死

由于预激波向量波动于−70°～＋120°，可在许多导联产生负性波折，类似病理性 Q 波，酷似不同部位的心肌梗死。例如，当预激波向量位于−70°时，除极波朝向Ⅱ、Ⅲ、aVF 导联的负极，故在这些导联产生类似病理性 Q 波的负性波折，酷似下壁心肌梗死；当预激波向量位于＋120°时，可在Ⅰ、aVL 导联产生负向波折类似病理性 Q 波，又酷似高侧壁心肌梗死。此外，预激综合征可类似正后壁心肌梗死、前间壁心肌梗死等。以下两点有助于预激综合征与心肌梗死的鉴别：①仔细观察各个导联，预激综合征在某些导联可看到正向预激波；②预激综合征的 ST-T 改变为继发性，且不会出现弓背向上 ST 段抬高与"冠状 T"。

当预激波向量与心肌梗死向量方向相反时，可抵消梗死向量，从而掩盖心肌梗死的心电图改变。预激综合征患者疑有心肌梗死时，应采用药物阻断旁路传导，消除预激图形，以求做出明确诊断。

5.Mahaim 型预激综合征类似频率性左束支传导阻滞

Mahaim 型预激综合征的主要心电图表现为频率性左束支传导阻滞,当窦性心律增速时出现左束支传导阻滞,而窦性心律减慢时室内传导恢复正常。不同于一般的左束支传导阻滞,患者年龄轻,无器质性心脏病证据。心电图出现左束支传导阻滞时电轴明显左偏,Ⅱ、Ⅲ、aVF 导联呈 QS 型,Ⅰ、aVL 导联呈 R 型,V_1 导联 R 波短小,其后 S 波急速下降。

6.不典型预激综合征被漏诊或误诊

典型的预激综合征由于"三联征"的存在,不难诊断,但有些预激综合征心电图表现不够典型可能被漏诊,也可能被误诊为其他疾病。对 delta 波不明显疑为预激综合征的患者应注意以下几点。

(1)加强旁路前传和增加心室预激成分:采用药物(如腺苷等)兴奋迷走神经抑制房室结传导,可加强旁路前传,使心室预激图形变得明显。

(2)注意一些细微的诊断线索:当 QRS 起始 delta 波不明显时而 V_6 导联间隔性 Q 波消失,提示预激征的存在。使用此项诊断标准时应注意两点:①Ⅰ、aVL、V_6 导联均无间隔性 Q 波,V_6 导联记录不到 Q 波,应继续向侧胸部描记,直至腋后线;②左侧旁路有时在 V_6 导联产生 rSR′型。不要将 S 波误认为 Q 波。

(六)治疗

1.预激综合征发作时的处理

预激综合征发作时的药物治疗应根据情况选择延长房室结或旁路传导时间与不应期的药物,打断折返环,从而终止心动过速或减慢房扑、房颤的心室率。

(1)当预激综合征并发顺向型房室折返性心动过速时,其治疗与一般室上性心动过速相同。首先尝试迷走神经刺激,无效时选用维拉帕米、普萘洛尔等。这些药物选择性作用于房室结,延长房室结传导时间或不应期,对旁道传导性无直接影响。腺苷应慎用,因为可能诱发快心室率的房颤。

(2)当预激综合征并发逆向型房室折返性心动过速时,选用Ⅰa、Ⅰc 类或Ⅲ类(如普罗帕酮、索他洛尔、胺碘酮等),这些药物可延长旁道不应期。Ⅰc 类或Ⅲ类药物同时延长房室结不应期,对顺向型和逆向型房室折返性心动过速均有作用。使用阻断房室结的药物可终止发作,但一般不用,因可能在发生心房颤动时导致心室率加快而诱发心室颤动。

(3)预激综合征患者发作经旁道前传的房扑与房颤,可伴极快的心室率而导致严重血流动力学障碍,应立即行电复律。药物宜选择延长旁路不应期的药物,如Ⅰa(普鲁卡因胺)、Ⅰc(普罗帕酮)或Ⅲ类(胺碘酮、伊布利特)等。洋地黄、钙通道拮抗药和 β 受体阻断药等通常用于减慢房室结传导的药物,并不能阻断旁道传导,甚至可加速旁道传导,从而加速预激综合征合并房颤的心室率,甚至诱发室颤,因而不主张应用。

2.预激综合征发作时长期治疗

射频消融术消融房室旁道,打断折返环路,已成为首选的根治方法。所有旁路患者只要患者同意均可做导管消融治疗。

(1)预激综合征无症状者,可以不行电生理检查或治疗,也可以行导管消融治疗(Ⅱa 类适应证,证据水平 B 级)。

（2）预激综合征合并房颤并快速心室率者，或者发生 AVRT 者，建议行导管消融治疗（Ⅰ类适应证，证据水平 B 级）。

（3）患者坚决拒绝导管消融且发作频繁，症状重时才考虑长期药物治疗，可选Ⅰc 类或Ⅲ类抗心律失常药物（Ⅱb 类适应证），不宜选 β 受体阻滞药、CCB 和洋地黄（Ⅲ类适应证）。对于偶发的 AVRT（无显性预激）如不愿意导管消融，可以不长期服药治疗，仅在发作时给予相应处理（Ⅰ类适应证，证据水平 B 级）。

五、室性心动过速

室性心动过速（VT）简称室速，是指起源于希氏束分叉处以下的 3～5 个以上宽大畸形QRS 波群组成的心动过速。发作短暂者血流动力学改变较轻；发作持续 30 秒以上者则可发生显著的血流动力学改变，可发展成心室颤动，致心脏性猝死。同时有心脏病存在者病死率可达 50％以上，所以必须及时诊断，予以适当处理。

（一）病因

1.器质性心脏病引起的室速

（1）原发性心肌病

①扩张型心肌病：室性心动过速的发生率为 12％～18％，其中约半数可因此而发生心脏性猝死。

②肥厚型心肌病：肥厚型心肌病是容易发生持续性室速和心脏性猝死的器质性心脏病之一，一般认为室速的发生率约 25％。

③限制性心肌病：限制性心肌病合并室速十分常见。

④致心律失常性右室心肌病：致心律失常性右室心肌病（ARVC）的主要表现就是室速，部分有心肌病变而未表现出室速的患者也是室速的潜在高危人群。ARVC 的患者大约有 2/3合并严重的室性心律失常，是猝死的高危人群。

（2）冠心病：各种类型的冠心病，如急性心肌梗死、陈旧性心肌梗死、心绞痛或无症状心肌缺血等均可发生室速。急性心肌缺血可造成缺血区心肌激动延迟而诱发折返活动。陈旧性心肌梗死则常为梗死边缘瘢痕区心肌构成的折返。心肌梗死患者发生室速的病理基础主要为显著的室壁运动异常、左心室室壁瘤形成、显著的左心室功能减退。

（3）心肌炎：心肌炎常见的病因为病毒感染，病毒直接侵犯心肌或通过免疫反应而导致心肌细胞水肿、溶解、坏死、间质炎症细胞浸润、心肌扩张及纤维化等，成为室速的病理基础。

（4）二尖瓣脱垂：一些二尖瓣脱垂患者易发生室速，甚至导致心脏性猝死。

（5）高血压心脏病：高血压心脏病发生室性心律失常多为室性期前收缩，室速发生率较低。

（6）心脏瓣膜病：部分患者在发生风湿性心肌炎、心功能不全、电解质紊乱等情况下可发生室速。

（7）先天性心脏病：先天性心脏病患者特别是法洛四联症患者，许多并发室速。有些患者在外科矫正术后仍可发生室速，可能与心室部分切除或手术瘢痕引起传导减慢有关。

（8）其他：其他各种原因引起的心脏病如心包炎、心脏肿瘤等均可发生室速。

2.无器质性心脏病性室速

(1)电解质紊乱和酸碱平衡失调:低钾血症、高钾血症、低镁血症及酸中毒等常常成为室速的原因,即使在无明显器质性心脏病的患者也常常诱发室速,在有器质性心脏病的患者更易发生室速。

(2)药物和毒物作用:许多室速是由于药物或毒物引起的,如洋地黄类药物,抗心律失常药物尤其是Ⅰ类和Ⅲ类抗心律失常药物(如奎尼丁),拟交感胺药物,罂粟碱,二环抗抑郁药,锑剂,青霉素过敏等,均可发生室速。

(3)特发性室性心动过速:是指发生在无器质性心脏病患者的室速,在室速的总数中约占10%,以青壮年居多。病因未明。近几年来,随着临床研究的深入,一些研究人员发现,许多特发性室速患者的心肌具有不同程度的病变,因此认为其病因可能为亚临床心肌病。

(4)其他:长QT综合征、Brugada征等,室速是其常见症状,是心脏性猝死的高危人群。

(二)分类

1.根据心电图分类

(1)期前收缩型室性心动过速:室速由一个室性期前收缩激发,室速的第一个QRS波与前面的窦性心搏有固定的配对间期。短阵发作的最后一次心室搏动和下次发作的第一个QRS波之间的间距,不等于室速时R-R间距的倍数,故与并行性室速不同。

(2)单形室性心动过速:单形室速可以短阵发作(非持续性),也可呈持续性,发作时心电图同一导联上QRS波形态只有一种。

(3)双向性室性心动过速:双向性室性心动过速又称为双向性室性心律,是指室速发作时,心电图的同一导联上QRS主波方向交替发生正负相反的改变。双向性室速在临床上比较少见,常见于严重的器质性心脏病,如扩张型心肌病、冠心病等或洋地黄中毒患者。患者的基础心律失常为心房颤动。

(4)并行性室性心动过速:并行性室性心动过速是在室性并行心律的基础上形成的,多见于器质性心脏病患者。并行性室速进一步分为两种亚型:①加速的室性自主心律,频率75～120次/分,多见于急性心肌梗死;②阵发性并行性室速,频率140～220次/分,属于期前收缩性室速。

(5)多形室性心动过速:多形室性心动过速指的是心动过速发作时,在心电图的同一导联上出现3种或3种以上形态的QRS波。根据心动过速发作前基础心律的Q-T间期长短可进一步将多形室速分为两种类型:①尖端扭转性室速,心动过速发作前Q-T间期延长,心动过速发作时QRS波沿着一基线上下扭转;②多形室速,心动过速发作前Q-T间期正常。

(6)紊乱型室性心动过速:紊乱型室性心动过速也称为多源性室速,室性紊乱心律,是由于心室内存在着多个异位起搏点且自律性极不稳定而构成的室速。其特征是心电图同一导联上有多种形态的QRS波,且P-R间期极不匀齐。紊乱型室速是一种极为严重的室性心律失常,易发生电-机械分离或室颤,常见于各种严重的器质性心脏病、洋地黄中毒或其他疾病终末期的患者。

2.根据心动过速的发作时间分类

(1)持续性室性心动过速:室速持续30秒以上,多见于器质性心脏病患者。

（2）非持续性室性心动过速：其标准是单源性连续心室异位搏动超过 3 次，频率≥100 次/分，在 30 秒内自行终止。

（3）反复性室性心动过速：常由室性期前收缩激发，是以室性反复搏动开始而形成的连续折返，常呈短阵发作方式，与窦性心律交替出现。

3.根据室性心动过速发作的血流动力学和预后分类

（1）良性室性心动过速：发作时无明显血流动力学障碍，多为特发性或短阵性室速。

（2）潜在恶性室性心动过速：发作时患者有心慌、胸闷等症状，难以终止，有发生心脏性猝死的潜在可能性，常有器质性心脏病基础。

（3）恶性室性心动过速：发作时患者有明显症状，如心慌、胸闷、晕厥等，具有发生心脏性猝死的高度可能性，常有严重的器质性心脏病基础。

4.根据心动过速的起源部位分类

（1）左室心动过速：心动过速多呈右束支阻滞，V_1 导联正相波为主。

（2）右室心动过速：心动过速多呈左束支阻滞，V_1 导联负相波为主。

（3）束支折返性心动过速：既可呈左束支阻滞，也可呈右束支阻滞，心率大多 200 次/分以上，QRS 波增宽，大多在 140 毫秒以上。

（三）临床表现

1.症状

发作时的临床表现并不一致，有的症状不明显，有的可出现心悸、胸闷、胸痛、黑朦、晕厥，也有少数患者可致猝死。

室速发作时的临床症状主要由室速引起的血流动力学改变所致，其变化程度取决于以下几个因素：①心室舒张和收缩时的综合能力；②心房和心室收缩和舒张的协调性和房室瓣关闭的时效性；③心动过速的频率和持续的时间；④室速的病因和原有的心功能状态；⑤心血管神经体液调节功能及其自身对心功能的调节功能；⑥室速的起源部位；⑦室速的类型。

2.体征

室速发作时心率波动在 150～200 次/分，有的较慢，约 70 次/分，少数患者的频率较快，可达 300 次/分。节律多较规则，也有的不绝对规则，第一心音强弱不等，可有奔马律和第一、二心音分裂，有的甚至只能听到单一的心音，颈静脉有强弱不等的搏动。室速发作时具有的特征性体征是颈静脉搏动出现大炮音。

（四）辅助检查

1.心电图

心电图不仅对室速有定性价值，而且可以根据 QRS 波的形态特征大致判断其起源部位，如 QRS 波呈右束支阻滞者，心动过速起源于左心室；QRS 波呈左束支阻滞者，心动过速起源于右心室；Ⅱ、Ⅲ、aVF 导联以 R′波为主者，心动过速多起源于流出道或基底部；Ⅱ、Ⅲ、aVF 导联以 S 波为主者，心动过速多起源于膈面或心尖部。

2.动态心电图

动态心电图可以记录短阵室速发作，尤其对反复晕厥的患者更有重要意义。

3.心电生理检查

室速的电生理检查的临床应用可以明确诊断,阐述室速的机制,终止心动过速,并可以确定心动过速起源点,指导导管消融治疗。心内电生理检查对判断室速严重程度及预测猝死的危险程度具有重要意义。

(五)诊断及鉴别诊断

1.诊断

典型室速根据发作时的心电图或动态心电图,结合其基础心脏情况,诊断不难确定。诊断标准如下:

(1)心室率常在 150～250 次/分,QRS 波群宽大畸形,时限增宽。

(2)T 波方向与 QRS 波主波相反,P 波与 QRS 波群之间无固定关系。

(3)Q-T 间期多正常,可伴有 Q-T 间期延长,多见于多形室速。

(4)心房率较心室率缓慢,有时可见到室性融合波或心室夺获。

2.鉴别诊断

(1)与室上性心动过速(简称室上速)伴 QRS 波群增宽(原来存在的束支传导阻滞)相鉴别

①室上速伴左束支或右束支阻滞时,宽大的 QRS 波形应呈现典型的束支阻滞图形。如室上速伴左束阻滞时,电轴应左偏,V_1、V_2 导联为 RS 型,R 波间期应<30 毫秒,V_5、V_6 导联不应出现 Q 波等。以往的心电图或恢复窦性心律的心电图对室上速伴原有束支阻滞的诊断有重要意义。

②室上速伴持续差异性传导与室速鉴别较困难,差异性传导的发生可以是室内束支的功能性改变,也可能为病理性变化。右束支阻滞型以功能性居多,右束支分支阻滞或左束支阻滞型则常见于心脏器质性病变者。出现房室分离、心室夺获或者室性融合波可以确定室速的诊断。

(2)与逆向型房室折返性心动过速鉴别:逆向型房室折返性心动过速,即经房室旁路前传的房室折返性心动过速。心房激动经房室旁路下传心室,心室激动再从房室结逆传心房,心室系由旁路下传的激动兴奋,故 QRS 波波大、畸形。其频率在 220 次/分以上,而室速的频率多在 100～220 次/分,超过 220 次/分者比较少见。

(3)与预激综合征(预激)合并房颤的鉴别

①预激综合征发生房颤时,出现宽大畸形的 QRS 波心动过速,但也有窄 QRS 波群出现或心室融合波,使心电图前、后部 QRS 波形态发生变化。

②房颤合并预激综合征时,由于基础心律为房颤 P 波消失,R-R 间距绝对不等,恢复窦性心律后,心电图可见预激波。

③房颤合并 W-P-W 综合征,房颤常由室房折返引起,消融旁路治疗后,多数患者不再发生房颤。

(六)治疗

室速大多发生在心脏病患者中,可造成严重后果,增加病死率。需要采取积极治疗措施立即终止室速的发作。

1.治疗原则

(1)室速一旦发生,应立即终止发作。

（2）消除诱因，注意低血钾、洋地黄类药物的使用。

（3）积极治疗原发病，如纠正心衰、心肌梗死后室壁瘤的治疗等。

（4）预防室速的复发，在室性心动过速终止后，应使用药物或非药物措施预防室速的复发。

（5）防治心脏病猝死。

2.室速的药物治疗

终止持续性室速首选的方法是立即静脉注射抗心律失常药物。

（1）对于单形性室速或 Q-T 间期正常的多形性室速，一般采用药物治疗（如利多卡因、胺碘酮、普罗帕酮），选用静脉注射途径。

（2）多形性室速的处理方法类似于单形性，但要仔细寻找可能存在可逆性原因，如药物不良反应和电解质紊乱，特别是尖端扭转型室速，多发生在 Q-T 间期延长时，治疗除针对病因外可采用异丙肾上腺素、阿托品静脉注射、快速人工心脏起搏；忌用Ⅲ类抗心律失常药物，如胺碘酮等。

（3）静脉给予大剂量硫酸镁，对低血镁及血镁正常的难治性室速和室颤、尖端扭转型室速、洋地黄类药物中毒患者均有效。对没有洋地黄类药物中毒的患者使用镁制剂可能产生低血钾，所以同时需要补钾。

3.室性心动过速的非药物治疗

（1）直流电复律：室速患者有血流动力学障碍时应立即给予直流电复律。

（2）射频消融术：目前主要用于治疗特发性室速、束支折返性室速等，手术并发症少，并可以根治室速。对于并发心脏结构性病变，如扩张型心肌病，心动过速的起源点常是较弥漫性的病变，射频消融比较困难。对于心肌梗死后的室速，射频消融治疗有一定效果。

（3）植入埋藏式心脏复律除颤器（ICD）：能立即有效地终止室速的发作，而且是迄今降低心脏性猝死的最有效手段。

（4）外科手术：对于一些顽固性室速可行外科手术治疗，如室壁瘤切除术，部分切除扩大的左心室等。

六、心室扑动和心室颤动

（一）概述

心室扑动和心室颤动（VF）都是最为严重的心律失常，造成心室机械性收缩消失，失去搏血功能，等于心室停搏。室扑为一种介于室性心动过速和室颤之间的恶性心律失常，表现为规则、较宽大畸形的向上与向下的波幅相等的正弦波，频率为 150～250 次/分。室颤表现为心室波消失，代之以频率与振幅极不规则的颤动波，频率为 150～500 次/分。室扑和室颤均无法辨认 QRS 波，ST 段与 T 波。

（二）病因、发病机制

室颤和（或）室扑可见于任何一种心脏病、其他疾病的严重状态或终末期。室扑和室颤的病因和发病机制可以被认为是心脏结构异常和一过性功能障碍两者之间相互作用的结果。心脏结构异常为室扑和室颤的形成奠定了基础，可分为 4 个方面：①急性或陈旧性心肌梗死；

②原发性或继发性心室肥厚;③扩张、纤维化、浸润、炎症等心室肌病理改变;④房室旁路、离子通道及相关的基因变化等导致的电结构或分子结构异常。一过性功能障碍包括:①暂时性的缺血和再灌注;②心力衰竭、低氧血症和(或)酸中毒、电解质紊乱等全身因素;③神经生理相互作用和促心律失常药物、代谢因素等毒性作用;④触电、雷击、溺水等。

室扑的发病机制可能为折返或触发活动,可以视为无脉搏室性心动过速的一种。室颤的发病机制非常复杂,存在不同的假说,其中以 Moe 为代表的多重子波学说和以某学者为代表的局灶起源学说(局部微折返或自律性增高)影响力最大。有学者则提出以上述两种学说为基础的室颤分型,并在实验中证明两种类型的室颤可以共存于同一个心脏和相互转化。近年来,基础和临床研究结果表明,心室浦肯野纤维网和乳头肌可能在室颤的触发和维持中发挥重要作用。

(三)临床表现及预后

1.病史

患者多有器质性心脏病史、糖尿病或心血管病危险因素;或其他疾病的严重状态或终末期。

2.前驱症状

包括新的心血管症状的出现和(或)原有的症状加重,诸如胸痛、呼吸困难、心悸、疲乏无力,发生在终末事件之前数天、数周或数月。但多数患者前驱症状既不敏感,也缺乏特异性。

3.临床表现

室扑和室颤的主要临床表现为意识丧失,呼吸快而表浅,迅即转为呼吸停止,重度低血压,大血管不能测到脉搏,心音消失。

4.预后

室颤或室扑如未能及时救治,多在数分钟内因组织缺氧而导致生命器官损害或死亡。

(四)诊断与鉴别诊断

1.诊断

心电图或心电监测是室扑和室颤的最重要的诊断依据,但由于多数心室颤动发生在医院以外,即使发生在医院内也应争分夺秒抢救,故不能过分依赖心电图。因室颤和室扑占心脏骤停的绝大多数,故对于心脏骤停应优先考虑室颤或室扑。首先应识别意识丧失、无反应;触摸大动脉搏动有助于判定循环状态;在不影响抢救的前提下要求用心电图了解心律失常的性质,以便采用有针对性的治疗方法。

室颤和室扑的心电图特征如下:

(1)均无法辨认 QRS 波、ST 段与 T 波。

(2)室扑:表现为规则、较宽大畸形的向上与向下的波幅相等的正弦波,频率为 150～250 次/分。室扑持续时间较短,少数转为其他室性心动过速或恢复窦性心律,绝大多数迅速转为室颤。

(3)室颤:表现为心室波消失,代之以频率与振幅极不规则的颤动波,频率为 150～500 次/分。颤动波较大者即粗波型室颤,颤动的波幅≥0.5mV,对电复律的反应和预后相对较好;细波型室颤是室颤波的波幅＜0.5mV,预后更恶劣。

2.鉴别诊断

室颤和室扑需与导致心脏骤停的其他原因相鉴别。室颤和室扑占所有心脏骤停的70%～80%,其他原因包括无脉搏室性心动过速、心室停搏、无脉搏电活动等。体表心电图检查或心电监测可明确心脏骤停的类型。

(五)治疗策略

1.急诊处理流程

室颤、室扑发生后,即为心脏骤停,应及时采取有效的措施急救,使其循环和呼吸恢复。心肺复苏是由环环相扣的生存链组成,即早进入急救系统,早初级心肺复苏、早除颤、早高级心肺复苏。上述任何一个环节出问题,生存的机会都会减少。成败的关键是速度。

(1)考虑为无脉搏心脏骤停后,立即启动基础心肺复苏(CPR),包括进行救生呼吸和胸外按压(按压频率为100次/分);用自动体外除颤器对室颤、室扑和无脉搏室性心动过速者除颤;给氧;连接心电图监护/除颤器等。如在院外,同时联系急救医疗服务系统。

(2)通过心电图监护/除颤器诊断为室颤/无脉搏室性心动过速后,给予1次电复律(单相波除颤360J;切角指数双相方波除颤150～200J;直线双相波除颤120J),电击后立即启动CPR(5个周期)。

(3)判断是否仍需电复律,如仍为室颤/室性心动过速,继续CPR,给予1次电复律,电击后立即启动CPR。此过程中建立静脉通道。若电复律成功,进入复苏后处理。

(4)判断是否仍需电复律。如仍为室颤/室性心动过速,继续CPR,经静脉通道静脉注射肾上腺素和(或)加压素,给予1次电复律,电击后立即启动CPR。可应用胺碘酮、利多卡因等抗心律失常药物,尖端扭转型室性心动过速可用镁剂。

(5)判断是否仍需电复律。如仍为室颤/室性心动过速,重复上述步骤。

(6)抗心律失常药物治疗:抗心律失常药首选胺碘酮,首剂300mg(或5mg/kg)快速静脉注射1次,必要时重复150mg。利多卡因也可使用,但效果属于未确定类,首剂1～1.5mg/kg静脉注射,以后还可以给0.5～0.75mg/kg,总量为3mg/kg。若为QT间期延长所致的尖端扭转型室性心动过速,考虑使用镁剂,剂量为硫酸镁1～2g稀释后5～20分钟静脉注射。抗心律失常药物多在除颤不成功时使用,也可以在除颤成功后使用以预防室颤复发。ARREST研究表明,除颤不成功的室颤或无脉搏的室性心动过速,继肾上腺素后,首选胺碘酮改善电除颤效果,300mg静脉注射1次,必要时重复150mg,可改善院外心脏骤停患者的入院存活率,但对出院存活率的作用不明确。ALLIVE研究随机比较了胺碘酮与利多卡因,胺碘酮具有更高的复苏成功率。

(7)复苏后处理:心肺复苏后仍存在许多问题,约有半数患者在24小时内因复苏综合征而死亡。在自主循环恢复的几小时内,存在不同程度的心血管功能异常,如心功能异常、微循环异常和脑功能异常。12～24小时趋向恢复正常。处理原则:提供可靠的心肺支持以保证组织灌注,尤其是脑灌注。应进行重症监护,寻找心脏停搏的原因,采取预防复发的措施(如抗心律失常药物)。以下几方面为处理的重点:①维持有效循环;②维持呼吸;③防治脑水肿;④纠正水、电解质紊乱和酸碱失衡;⑤防治急性肾衰竭;⑥防治继发性感染等。

2.长期治疗

（1）室扑/室颤的预后差，院外发生室扑/室颤的患者存活率极低，故长期治疗的重点在于预防和治疗各种导致室扑/室颤的危险因素和临床疾病，对于发生或再发室扑/室颤风险较大的患者应进行危险分层，风险较大的患者应预防性植入 ICD。

（2）药物治疗

①器质性心脏病尤其伴有心力衰竭，应用 β 受体阻滞剂可降低总死亡率和心脏性猝死率，但其有效作用可能并非由于其抗心律失常作用，而可能与其拮抗交感神经活性、改善心室不良重塑和改善心力衰竭预后等作用相关。

②多项临床试验结果表明Ⅲ类抗心律失常药物胺碘酮可使心肌梗死后的心律失常性死亡率及院外心脏性猝死的死亡率明显降低，但对降低总死亡率作用很小。

③心脏性猝死约占心力衰竭总死亡率的 30%～70%，主要与快速室性心律失常有关。对于无症状非持续性室性心动过速，不主张积极应用抗心律失常药物治疗，可加用 β 受体阻滞剂或 α、β 受体阻滞剂。在心肌梗死合并左心功能不全（EF≤0.30）的患者中，无论患者有无室性心律失常，ICD 可以降低病死率。心力衰竭中室性心动过速药物治疗选择时以胺碘酮为主，可降低心脏性猝死率，对总死亡率降低可能有益。β 受体阻滞剂使心脏性猝死率降低，总死亡率降低。Ⅰ类钠通道阻滞剂可能增加心力衰竭猝死危险，不宜采用。

（3）导管消融治疗

①近年来射频导管消融治疗特发性室颤、心电异常性室颤（如长 QT 综合征、短 QT 综合征或 Brugada 综合征等所致的多形性室性心动过速/室颤）和器质性心脏病室颤均取得一定进展。

②导管消融治疗室颤主要针对两个方面：一个是消融诱发室性心动过速/室颤的触发灶，即诱发室颤的起源于浦肯野纤维或心室肌的室性期前收缩；另一个是在器质性心脏病患者中，通过射频导管消融消除或改良与多形性室性心动过速/室颤相关的器质性心脏病瘢痕基质，从而治疗室颤或减少室颤发作。

③由于室颤等同于心脏骤停的不良预后，即使成功消融室性心动过速/室颤的触发灶或成功消融或改良导致室性心动过速/室颤的基质，如有适应证也应植入 ICD 以防治心脏性猝死的发生。

3.ICD 治疗

（1）ICD 在室性心动过速/室颤的治疗中具有重要的价值，不仅能在室性心动过速/室颤发作时立即有效终止，而且是迄今为止降低心脏性猝死率最有效的手段。

（2）AVID、MUSTT、CIDS、CASH 等二级预防临床试验表明，ICD 可以显著降低恶性室性心律失常患者的死亡率，其效果明显优于抗心律失常药物。尤其是器质性心脏病合并明显心功能不全的患者，从 ICD 获益更大。

（3）多个 ICD-级预防试验，如 MADIT、CABG-Patch、MADIT-Ⅱ、COMPANION、DEFI-NITE、SCD-HeFT、DINAMIT 等，均证实其在器质性心脏病合并明显心功能不全患者中具有减少心源性猝死和总死亡率的作用。

（4）多项研究表明双心室同步起搏＋ICD（CRT-D）可明显降低伴严重左心功能不全患者

的总死亡率。

（5）目前 ICD/CRT-D 用于心脏骤停/心脏性猝死的二级预防Ⅰ类适应证包括以下几点。

①由室颤或血流动力学不稳定的室性心动过速引起心脏停搏后存活的患者，排除一切可逆性因素，需植入 ICD（证据等级：A）。

②存在自发持续性室性心动过速的器质性心脏病患者，无论血流动力学是否稳定，均可植入 ICD（证据等级：B）。

③不明原因的晕厥患者，在电生理检查时诱发出有临床意义的血流动力学不稳定的持续性室性心动过速或室颤，应植入 ICD（证据等级：B）。

（6）目前 ICD/CRT-D 用于心脏骤停/心脏性猝死的一级预防Ⅰ类适应证包括以下几点。

①心肌梗死后＞40 天，LVEF≤35％，NYHA 分级Ⅱ级或Ⅲ级（证据水平：A 级）。

②心肌梗死后＞40 天，LVEF＜30％，NYHA 分级Ⅰ级的左心室功能不全患者（证据水平：A 级）。

③因陈旧性心肌梗死造成的非持续性室性心动过速，LVEF＜40％，电生理检查中可诱发出室颤或持续性室性心动过速（证据水平：B 级）。

第四节　心房颤动

一、流行病学

有关房颤流行病学的数据大多来源于北美和西欧的资料。房颤大约占所有住院患者心律失常诊断的三分之一。由于不同种族、不同年代及研究方法如房颤的检出方法和定义范围不同，造成房颤患病率的差异较大（0.1％～5％）。例如，住院人群因为高龄和具有严重心血管疾病，房颤的患病率高达 22％。而社区老年人群中，根据一次心电图检查结果诊断的房颤患病率仅为 1.3％，房颤实际的患病率往往被低估。如果患者没有症状或者阵发性房颤发作次数很少，就可能不会注意到自己发生了房颤。此外，无症状房颤占有相当的比例，心脏健康研究（CHS）中有 12％房颤病例是通过心电图筛选发现的。即使在有症状的阵发性房颤患者中，有症状和无症状房颤发作的比例大约为 1∶12。

有学者在全国 13 个省份选取 14 个自然人群，共调查 29079 人，结果显示中国人房颤患病率为 0.7％。按 13 亿人口计算，推测中国房颤患者数接近 800 万。房颤的总患病率、年龄分组、性别分组、病因分组后的患病率均和国外相关资料的趋势接近，因房颤而住院的患者也有增加的趋势。中华医学会心血管分会组织对 1999—2001 年 41 家医院诊断房颤的患者的住院病例进行回顾性分析，发现房颤占同期心血管住院患者的比例呈逐年上升趋势：1999 年、2000 年和 2001 年分别为 7.65％、7.90％和 8.65％。两项不同的调查数据显示 1980—1992 年每年房颤患病数量从 1.3 百万上升到 3.1 百万，1982—1993 年出院诊断房颤患者从 30.6/1000 上升到 59.5/1000。人口的老龄化是房颤患病率增加的原因，另一重要因素是心肌梗死后的存活率增加。此外,心胸外科手术的增加导致术后房颤发生率升高,也是造成患病率增加的重要原因。

二、发生机制

经典的房颤发病机制学说认为有两个重要机制参与了房颤的发生:局灶性机制和多子波折返机制。较为一致的观点是房颤的发生与维持是由不同机制参与的,局灶异位激动主要参与了房颤的发生,而多发性子波折返则是房颤得以维持的主要机制。但房颤的发病机制仍不是十分清楚。随着分子生物学和遗传学技术在心血管领域的运用,房颤发生的分子遗传学机制、炎症与房颤的关系,已成为房颤研究的热点,并取得了重要进展。主要有两种学说:

1.异常自律性

心房内一个异位起搏点以高频率反复发出冲动,发出的冲动如有规律,即形成房扑;如发出的冲动不规则,或心房内多个异位起搏点同时活动,互相竞争,则形成房颤。

2.环行运动或多处微型折返学说

由于生理或病理原因使心房肌不应期长短差别显著时,冲动在房内传导可呈规则或不规则的微型环形折返,分别引起房扑和房颤。

目前多数学者认为,上述两种可能都不能单独圆满解释房颤的发生机制。最可能的原因是,心房内一个或几个异位起搏点产生的冲动,在心房内传布过程中发生多处微型折返所致。也有认为在心房的任何部位有多源的大折返环分裂成子环,不规则传向心室所致。

三、病因及其与相关疾病的关系

1.房颤病因

大致可分为以下四类:

(1)房颤基因与家系:家族性房颤为常染色体显性遗传。我国相关学者等研究了一个有16名房颤患者的四代大家族,其遗传性和位于11号染色体的KCNQ1基因S140G突变有相关性。通过对该家系的遗传连锁分析和生物信息学技术对该区域多个候选基因进行仔细筛查,得出S140G突变可能通过缩短心肌细胞动作电位时限(APD)和有效不应期(ERP)促发和维持房颤。

(2)房颤与离子通道:房颤可能表现为心房不应期和APD缩短,其主要机制是由于一过性外向 K^+ 流(I_{to})、L型 Ca^{2+} 流(I_{Ca})和内向 Na^+ 流减少。I_{Ca} 减少可能为房颤的发生机制;而Gaspo等认为钠离子流是决定传导速度的一个主要因素,钠离子流的减少是引起房颤的重要机制。另有房颤的动物模型显示,心房不同部位的动作电位不同,在动作电位时限最长的区域,有较高密度的 I_{Ca};在动作电位1期振幅较小的区域有较低密度的 I_{to}。总之,这些模型的研究,是人为引起房颤后产生的基因表达水平改变,而不是房颤本身产生的原因。

(3)房颤与电生理机制:近年来的证据说明异位灶激动、单个回路折返以及多重回路折返都可能参与房颤的发生。房颤起始时可能表现为起源于肺静脉的一种房性心动过速,而快速心律失常性重构促进了它向多重回路折返性房颤的转化。有学者发现,位于肺静脉开口近端的心脏组织能够产生动作电位,而且具有缓慢的自发活性,肾上腺素能刺激能够极大地提高肺静脉激动的速率。匀质性心房电活动不引起房颤,房颤均为心房非均质电活动所致,它常继发于很多因素,包括迷走和交感活性的改变、扩张效应引起的电非匀质性、心房肌细胞不应期缩短等。双侧星状神经节切除,即使快速起搏也不引起房颤,心肌缺血也有利于产生房颤的电重构。

(4)房颤与炎症:房颤的持续可能与炎症引起的心房结构改变有关。C 反应蛋白(CRP)是炎症系统的标志物,可预知心血管事件和心肌梗死,二者均是房颤的后遗症。通过研究表明:房颤组血清 CRP 浓度显著高于对照组,而且与全血高切黏度、低切黏度、血浆黏度及纤维蛋白原显著相关。在房颤患者中,持续性房颤组血清 CRP 显著高于阵发性房颤组。由此可以推断全身炎症状态与血液黏度密切相关,并可能导致了房颤的持续状态。虽然 CRP 水平升高还未证实是否是房颤发生的原因,但反应炎症状态的 CRP 升高促进了房颤持续状态。此研究第一次证明非手术后心律失常患者 CRP 增高,并且发现随房颤加重,CRP 逐渐升高。有学者做了一个 5806 人的关于 CRP 测量值和心血管疾病评价关系的调查研究,得出结论:CRP 不仅和房颤有关,而且也能预测患者未来发生房颤的危险。

2.房颤与疾病的关系

(1)房颤的急性原因:房颤与某些急性、暂时性原因有关,包括饮酒、外科手术、电击、心肌炎、肺栓塞、其他肺脏病以及甲状腺功能亢进,治疗基础疾病可以消除房颤。房颤是心肌梗死和心胸外科手术后较常见的早期并发症。

(2)不伴有相关心血管疾病的房颤:年轻患者中,30%～45%的阵发性房颤和 20%～25%的持续性房颤属于孤立性房颤。

(3)伴有相关心血管疾病的房颤:与房颤有关的心血管病包括瓣膜性心脏病(大多为二尖瓣性)、冠心病(CAD)、心肌病以及高血压等,尤其是存在左室肥厚(LVH)时。

(4)神经性房颤:自主神经系统通过提高迷走神经或交感神经张力可以触发易感患者发生房颤。许多患者房颤发作都是出现在迷走神经和交感神经张力增强的时候。有学者描述了一组患者,并将其分为迷走型房颤和交感型房颤。纯粹迷走型房颤或交感型房颤患者比较少见,但是如果患者有某型房颤发作史以及相关特征性症状之一,那么临床医师选用相应药物才能更有效地防止反复发作。

四、分类

根据房颤的临床特点可分为初发房颤、阵发性房颤、持续性房颤及持久性房颤。

初发房颤:为首次发现的房颤,不论其有无症状和能否自行复律。

阵发性房颤:指持续时间<7 日的房颤,一般<48 小时,多为自限性。

持续性房颤:持续时间>7 日的房颤,一般不能自行复律,药物复律的成功率较低,常需电复律。

持久性房颤:复律失败或复律后 24 小时内又复发的房颤,对于持续时间>1 年、不适合复律或患者不愿复律的房颤也归于此类;有些文献提及的"长期持续性房颤"和既往定义的"永久性房颤"亦归类于此。

急性房颤:指发作时间<48小时的房颤,包括初发房颤和阵发性房颤的发作期,持续性房颤和持久性房颤的加重期,有部分患者尚可出现血流动力学不稳定的临床表现。

此外,有些房颤患者,不能获得房颤病史,尤其是无症状或症状较轻者,可采用新近发生的或新近发现的房颤来命名,后者对房颤持续时间不明的患者尤为适用。

多数房颤由器质性心脏病引起,包括高血压、冠状动脉粥样硬化性心脏病、心脏瓣膜病、心力衰竭、心肌病等。另外,一些其他系统疾病也可引起房颤,如慢性支气管炎及慢性阻塞性肺疾病、睡眠呼吸暂停综合征、甲状腺功能亢进等。除了上述疾病和相关因素可以引发房颤,30%～45%的阵发性房颤和20%～25%的持续性房颤发生在没有明确基础心肺疾病的患者,被称为特发性房颤。年龄<60岁的特发性房颤也被称为孤立性房颤。

继发于急性心肌梗死、心脏手术、心肌炎、甲状腺功能亢进或急性肺脏病变的房颤,应区别考虑。因为在这些情况下,控制房颤发作的同时治疗基础疾病,往往可以消除房颤的发生。

五、临床表现

(一)症状

(1)心悸、胸闷、运动耐量下降是最常见的临床症状。器质性心脏病发生房颤的症状较重,当心室率>150次/分时,还可诱发冠心病患者的心绞痛、二尖瓣狭窄患者发生急性肺水肿、心功能受损患者发生急性心衰。

(2)房颤引起心房功能的丧失,每搏心排量下降≥25%,心脏结构和功能正常者此影响不明显。已有心功能受损,如心室肥厚和扩张、心脏瓣膜病变和陈旧性心肌梗死等患者的影响甚为明显,常常是诱发和加重心衰及死亡的主要原因。

(3)房颤引起的心脏停搏可导致脑供血不足而发生黑矇、晕厥。持续性房颤常伴有心室停搏,多在夜间发生,与迷走神经张力改变或使用抑制房室传导的药物有关,如果清醒状态下出现≥3秒的心室停搏,可能是房室传导阻滞所致,多伴有明显的症状。

(4)房颤并发左心房附壁血栓易引起动脉栓塞,其中脑栓塞最常见,是致残和致死的重要原因。房颤持续>48小时即可发生左心房附壁血栓。持续性房颤恢复窦性心律后左心房的功能需>4周才能恢复,在此期间仍有形成左心房附壁血栓和引起栓塞的可能。

(二)体征

房颤发作时听诊第一心音强度变化不定,心律极不规整,具有一定的特征性,但房颤的听诊特点也可见于频发多源房性期前收缩。当心室率过快时,心室搏动减弱以致未能开启主动脉瓣,或因动脉血压波太小,未能传导至外周动脉而表现为脉搏短绌。

使用抗心律失常药物治疗过程中,心室律突然由不规则变为规则应考虑以下临床情况:①恢复窦性心律,尤其是急性房颤患者;②演变为房性心动过速或心房扑动2:1或4:1下传;③发生完全性房室传导阻滞(AVB),或非阵发性交界性心动过速。此时如果服用了洋地黄药物,应考虑有洋地黄中毒的可能。

(三)并发症

1.房颤与脑卒中

脑栓塞是房颤引起的主要栓塞事件,同时也是房颤患者致残率最高的并发症。伴随房颤的脑卒中,大多由于左心房的血栓脱落引起脑动脉栓塞所致。脑栓塞的危险与基础心脏病的存在与性质有关,风湿性瓣膜病和人工瓣膜置换术后的患者有较高的危险。

2.房颤与心力衰竭

由于两者有共同的危险因素和复杂的内在关系常同时存在,相互促进,互为因果。房颤发生率与心力衰竭的严重程度呈正相关。房颤可引起或加重原有的心衰,反之亦然。心力衰竭患者中房颤发生率升高,并使心功能恶化。

3.房颤与心肌缺血

房颤可使冠心病患者的缺血加重。

4.房颤与心肌病

大多发生在心功能障碍和心室率持续性增快的患者。最显著的特点是具有可逆性,即一旦心动过速得以控制,原来扩大的心脏和心功能可部分或完全恢复正常。

六、辅助检查

(一)心电图检查

(1)P波消失,代之以形态、振幅、间距绝对不规则的房颤波(f波),频率为350~600次/分,以 V_1 导联最为明显。

(2)QRS波群通常形态正常,但振幅并不一致;伴室内差异性传导、束支传导阻滞或预激综合征时,QRS波群增宽、畸形。

(3)心室律绝对不规则。未接受药物治疗、房室传导正常者,心室率通常为100~160次/分。宽QRS波群伴极快速的心室率(>200次/分)提示存在房室旁道。儿茶酚胺类药物、运动、发热、甲亢等均可缩短房室结不应期,使心室率加速;相反,洋地黄延长房室不应期,减慢心室率。

(4)动态心电图有助于发现短阵房颤,常并存室性期前收缩、短阵房性心动过速、阵发性心房扑动。持续性房颤常常白天心室率较快,夜间心室率较慢或有心室停搏,多与迷走神经张力改变或与使用抑制房室传导的药物有关。

(二)超声心动图检查

(1)经胸超声心动图检查可发现并存的心脏结构和功能异常,可确定左心房的大小、是否有附壁血栓等,对房颤的远期预后评估、脑卒中的危险度判断、指导复律治疗和疗效评估具有重要价值。

(2)经食管超声心动图检查更准确测定左心房的大小、血流状态,提高左心房内血栓的检出率。

(三)运动试验

怀疑心肌缺血的患者,在应用Ⅰc类抗心律失常药物前应接受运动试验检查。运动试验还可评估持续或永久性房颤患者在活动时的心室率控制情况。

(四)多排CT心房成像

可进一步明确左心房的大小、容积、与肺静脉的解剖关系以及发现左心房血栓等,更好地指导房颤消融治疗。

（五）甲状腺功能检查

（1）无器质性心脏病的年轻患者，尤其是房颤、快心室率、药物不易控制者，应疑及甲状腺功能异常。

（2）老年甲状腺功能亢进症的患者，其代谢异常的表现可能不明显，部分患者房颤是重要的临床表现。

七、诊断及鉴别诊断

（一）诊断

根据临床表现、体格检查和心电图检查特点可以明确诊断。部分阵发性房颤，因发作次数少或持续时间短暂，临床难以确诊时，可考虑多次动态心电图检查或使用心电事件记录仪，以获取症状相关的心电变化协助诊断。已确诊的房颤患者，应进一步明确房颤的病因和诱因、房颤的类型、房颤血栓栓塞的风险或高危因素、心功能的状态及并存的器质性心脏病。

在房颤的临床评估中要重视以下事项：①评价房颤的类型和持续时间，更合理地制订治疗策略和治疗方法；②评价房颤脑卒中的高危因素，确定和实施有效的抗栓治疗方法；③评价房颤对生存率的影响，明确恢复窦性心律是最理想的治疗效果。

（二）鉴别诊断

1.阵发性房颤应与其他不规则的心律失常鉴别

如频发期前收缩、室上性心动过速或房扑伴有不规则房室传导阻滞等。心电图检查可以做出诊断。阵发性房颤伴完全性束支传导阻滞或预激综合征时，心电图表现酷似室性心动过速。仔细辨认房颤波，以及 R-R 间距的明显不规则性，有利于确诊房颤。

2.阵发性房颤伴频率依赖性心室内传导改变与室性异位搏动的鉴别

个别 QRS 波群畸形有时难以做出鉴别。

（1）下列各点有利于室性异位搏动的诊断：①畸形的 QRS 波群与前一次心搏有固定配对间距，其后且有较长间歇。②V_1 单相或双相型 QRS（非 RSR′型）波群，V5QS 或 RS 型 QRS 波群。

（2）下列各点有利于频率依赖性心室内传导改变的诊断：①心室率偏快，畸形的 QRS 波群与前一次（此处合并了单元格）心搏无固定间距，大多为一个较长的 R-R 间距后第一个提早的 QRS 波群，其后无长间歇。②V_1 呈 RSR′型 QRS 波群，V_6 中有小 Q 波。③同一导联上可见不同程度的 QRS 波群增宽。

八、药物治疗

房颤的药物治疗目标包括针对基础疾病的上游治疗，预防血栓栓塞，控制心律或预防房颤复发，控制心室率。针对不同房颤患者，药物治疗策略应充分体现个体化，要结合以下几个方面：①房颤的类型和持续时间；②症状的有无和严重程度；③并存的心血管疾病及卒中危险因素；④年龄；⑤合并用药情况等。

（一）针对房颤基质和基础心血管疾病的上游和下游治疗

对于可能引起房颤的疾病进行干预,减少新发房颤,被称为房颤的一级预防或上游治疗。对已经发生房颤的患者,通过应用非抗心律失常药物改变房颤的发生和维持机制,减少房颤的发生或并发症,是房颤的二级预防或下游治疗。两种治疗策略扩展了房颤的传统治疗视野。已有的临床研究证实,血管紧张素转换酶抑制剂(ACEI)或血管紧张素受体拮抗剂(ARB)单用或联合抗心律失常药物有助于减少新发生房颤风险,或预防房颤复发、减少相关并发症。对于高血压患者,理想的血压控制,尤其是应用 ACEI 或 ARB 制剂满意地控制血压,可减少新发生房颤或预防房颤复发。

（二）心率控制与心律控制

理论上,心律控制与心率控制相比可以降低死亡率和卒中的发生率。但一系列的临床研究提示,心律控制和心率控制两种治疗策略在改善患者预后和减少并发症方面没有明显差异。产生这一结果的主要原因是研究中所用的传统 I 类和 III 类抗心律失常药物在减少房颤复发的同时没有明显减少患者的并发症发生率和死亡率,进一步的研究发现满意控制心室率可以改善房颤患者的症状,但不改善患者的预后。

房颤转复为窦性心律后不仅能消除症状,改善血流动力学,减少血栓栓塞,还能消除或逆转心房重构。对于年轻患者,特别是阵发性孤立性房颤,最初治疗目标应为心律控制。但多数情况下,需要心律和心率同时控制。转复药物包括 Ia 类、Ic 类和 III 类抗心律失常药,但这些药物的毒副作用偶可导致严重室性心律失常,转复时需要心电监护。在合并心脏明显增大、心力衰竭及电解质紊乱的患者,应特别警惕这类并发症的发生。

1.复律的药物

临床常用于转复房颤的药物有胺碘酮、普罗帕酮、多非利特和依布利特等。其中,普罗帕酮及依布利特为 I 类推荐药物,胺碘酮为 IIa 类推荐药物。

(1)胺碘酮:口服起始剂量为每日 $0.6\sim0.8g$,分次口服,总量至 $6\sim10g$ 后改为维持剂量每日 $200\sim400mg$。胺碘酮负荷量的大小与患者的体重关系密切,体重越大,所需负荷量越大。静脉注射胺碘酮常用剂量为 $3\sim7mg/kg$,缓慢注射,每日 $0.6\sim1.2g$。对有器质性心脏病者(包括左心室功能障碍)应首选胺碘酮。胺碘酮的可能不良反应包括心动过缓、低血压、视觉异常、甲状腺功能异常、肝功能损害、肺毒性、静脉炎等。

(2)普罗帕酮:每日 $450\sim600mg$,每日 3 次口服。静脉注射常用剂量为 $1.5\sim2mg/kg$,缓慢注射。普罗帕酮不良反应包括快速的房扑、室性心动过速、室内阻滞、低血压、复律后心动过缓。对于房颤合并器质性心脏病者普罗帕酮应当慎用或不用,对于心力衰竭或严重阻塞性肺病患者应当避免使用。

(3)多非利特:口服用于转复房颤和心房扑动,对心房扑动的转复效果似乎优于房颤。通常在服药后数天或数周后显效,常用剂量为 $0.125\sim0.5mg$,每日 2 次。当肌酐清除率< $20mL/min$ 时禁用。

(4)依布利特:静脉注射后 1 小时起效。转复心房扑动的效果优于房颤,对近期发生的房颤疗效较好。常用剂量为 $1mg$,10 分钟后可重复使用一次。4% 左右的患者服药后可发生尖端扭转型室性心动过速,易发生于女性患者。因此,该药应在院内监护条件下使用,心电监护的时间不应少于 5 小时。左心室射血分数很低的心力衰竭患者容易发生严重室性心律失常，应避免使用。

由于不良反应较为严重，目前已很少使用奎尼丁和普鲁卡因胺转复房颤。丙吡胺和索他洛尔转复房颤的疗效尚不确定。静脉使用短效类 β 受体阻滞剂对新发房颤的转复有一定疗效，但作用较弱。

2.复律后维持窦性心律的药物

房颤恢复窦性心律后，多数患者仍需要服用抗心律失常药物来预防房颤的复发。长期应用抗心律失常药物时，所选药物的安全性至关重要，对于合并基础心脏疾病的房颤患者不少抗心律失常药物可导致心功能恶化或有严重的致心律失常作用，应谨慎应用。临床常用于维持窦性心律的药物有胺碘酮、多非利特、普罗帕酮、β 受体阻滞剂、索他洛尔及决奈达隆等。

(1)胺碘酮：胺碘酮维持窦性心律的疗效优于 I 类抗心律失常药和索他洛尔。常用剂量为每次 200mg，每日 1 次口服，长期应用时部分患者 200mg 隔天一次也能维持窦性心律。由于胺碘酮心脏外的不良反应发生率较高，将其列为二线用药。对伴有器质性心脏病患者，胺碘酮仍为首选药物。

(2)β 受体阻滞剂：维持窦性心律的作用低于 I 类或 III 类抗心律失常药，但长期应用不良反应少。初次应用宜从小剂量开始，靶目标为清晨静息状态下心率不低于 55 次/分。

(3)多非利特：在复律后，多非利特减少房颤复发。用药后尖端扭转型室性心动过速的发生率约为 0.8%，大多发生在用药后的前 3 天。因此应该院内开始用药，并根据肾功能和 QT 间期延长的情况调整剂量。常用剂量为每次 0.25～0.5mg，每日 2 次口服。

(4)普罗帕酮：预防房颤复发的有效性不如胺碘酮。与其他 I c 类药物一样，由于存在促心律失常作用风险，普罗帕酮不应用于缺血性心脏病、心功能不全和明显左心室肥厚的患者。常用剂量为每日 450～600mg，每日 3 次口服。

(5)索他洛尔：虽然其转复房颤的疗效差，但预防房颤复发的作用与普罗帕酮相当。对合并哮喘、心力衰竭、肾功能不全或 QT 间期延长的患者应避免使用。尖端扭转型室性心动过速发生率为 4%，且与用药剂量相关，用药期间应监测心电图变化。常用剂量为每次 80～160mg，每日 2 次口服。

(6)决奈达隆：III 类抗心律失常药，与胺碘酮作用相似但不含碘，故心外不良反应较少。临床试验结果显示，决奈达隆能降低房颤患者的心血管疾病住院率和心律失常死亡率，但其维持窦性心律的有效性不如胺碘酮。该药已于 2009 年经美国 FDA 批准用于房颤患者的治疗。常用剂量为每次 400mg，每日 2 次。禁用于严重心力衰竭和二度或以上房室阻滞患者。

由于严重不良反应，现已不推荐普鲁卡因胺和奎尼丁用于治疗维持窦性心律。非二氢吡啶类钙拮抗剂有降低心室率的作用，因此可改善阵发性房颤患者的症状，但预防房颤复发的作用尚不确定。

在维持窦性心律的治疗中选择抗心律失常药物时，应依据患者基础心脏疾病、心功能状态和左心室肥大程度来决定。

3.控制心室率的目标和药物

快而不规则的心室率是引起房颤患者心悸不适症状的主要原因，心室率控制较为安全，患者依从性较好。但由于房颤心律仍存在,房颤引起的心室射血量减少和可能发生的栓塞危险性仍然存在。症状明显的老年患者,持续性房颤伴高血压或心脏病,最初治疗目标以控制心率较为合理。一般认为,对大多数房颤患者,静息时心室率应控制在60～80次/分,中度活动时,心室率应控制在90～115次/分。

控制心室率的药物主要作用于房室结,延长房室结不应期。对血流动力学稳定的患者,可口服给药控制心室率。需要尽快控制心室率时,可静脉给药。一般首选β受体阻滞剂和非二氢吡啶类钙拮抗剂,一种药物控制效果不好时,可联合用药。当房颤合并预激综合征时,静脉应用β受体阻滞剂、洋地黄、钙拮抗剂,减慢房室结的传导而加快房室旁路的前传,应为禁忌,可应用胺碘酮。对合并心力衰竭但无房室旁路的房颤患者,紧急时可静脉应用洋地黄或胺碘酮控制心室率,平时可口服β受体阻滞剂和洋地黄控制心室率。近来的研究提示,在心力衰竭伴房颤患者中,长期应用β受体阻滞剂控制心室率可改善患者的预后,而单纯应用洋地黄制剂则没有改善心力衰竭伴房颤患者预后的作用。

(1)β受体阻滞剂:静脉用美托洛尔或艾司洛尔等β受体阻滞剂可快速控制房颤心室率,对交感神经活性高者效果更好。主要不良发应有血压降低、头晕、头痛、乏力等,禁用于低血压、二度或以上房室阻滞、病态窦房结综合征、重度或急性心力衰竭、严重的外周血管病等。美托洛尔口服维持剂量每次12.5～100mg,每日2次。静脉注射剂量为2.5～5mg(5分钟内注射完毕),可每隔5分钟注射1次,重复3次。比索洛尔口服维持剂量为每次1.25～10mg,每日1次。艾司洛尔500μg/kg,静脉注射1分钟以上,5分钟起效,维持剂量为60～200μg/(kg·min)。

(2)非二氢吡啶类钙拮抗剂:维拉帕米和地尔硫草静脉注射均能有效控制心室率,药物作用时间短,需要持续静脉点滴。非二氢吡啶类钙拮抗剂有负性肌力作用,收缩功能障碍的心力衰竭患者慎用,适用于有支气管痉挛或慢性阻塞性肺疾病的患者。主要不良反应为血压下降和加重心力衰竭,其他还包括恶心、便秘等。禁用于低血压、二度或以上房室阻滞和病态窦房结综合征等。地尔硫草常用口服剂量为每次30～60mg,每日3次。静脉注射用量为10mg缓慢推注,15分钟后可重复应用。维拉帕米口服剂量为每次40～80mg,每日3～4次。静脉注射用量为5～10mg,缓慢推注5分钟,如无效可15分钟后重复1～2次。

(3)地高辛:主要作用是降低交感神经兴奋性,可有效降低静息时心率。地高辛不是房颤快速心室率治疗的一线用药,即使对心力衰竭伴房颤患者也应首先考虑应用β受体阻滞剂,再根据病情需要加用地高辛。地高辛口服剂量为每次0.125～0.25mg,每日1次,从小剂量开始。毛花苷丙静脉注射剂量为0.4～0.8mg,缓慢推注。

(4)胺碘酮:其他药物控制房颤患者心室率无效时可以应用胺碘酮,根据病情需要可静脉或口服给药。因长期应用不良反应大,胺碘酮只作为控制心室率的二线用药。

九、抗凝治疗

房颤是卒中的独立危险因素,非瓣膜病房颤患者卒中的危险性是窦性心律者的5.6倍,瓣膜病合并房颤患者卒中的危险性是窦性心律者的17.6倍;而且当卒中患者合并房颤时,其病死率和病残率也显著高于窦性心律者。因此,预防房颤引起的栓塞性事件,是房颤治疗策略中重要的一环,也是前瞻性随机多中心研究较多、结果比较肯定的治疗策略。在有血栓栓塞危险因素的房颤患者中,应用华法林进行抗凝治疗是经典的可以改善患者预后的药物治疗手段。

(一)危险因素及危险分层

房颤患者卒中的独立危险因素有多种。其中,风湿性二尖瓣狭窄、既往有血栓栓塞病史为高危因素;年龄≥75岁、高血压、心力衰竭、左心室收缩功能受损(EF≤35%或FS<25%)和糖尿病为中危因素;年龄65~74岁、女性和冠心病为低危因素。有1个高危因素或1个以上中危因素的房颤患者为发生卒中的高危人群,有1个中危因素或1个或多个低危因素的房颤患者为发生卒中的中危人群,年龄<65岁、没有器质性心脏病、不伴有卒中危险因素(性别除外)的房颤患者是卒中的低危人群。CHADS2评分法根据患者是否近期有心力衰竭、高血压、年龄≥75岁、糖尿病和血栓栓塞病史确定房颤患者的危险因素,CHADS2评分≥2分提示患者具有高危的血栓栓塞危险因素(表2-4-1)。

表 2-4-1　非瓣膜性房颤卒中危险因素 CHADS2 评分

CHADS2 危险因素	积分	CHADS2 危险因素	积分
心力衰竭	1分	糖尿病	1分
高血压	1分	既往卒中或 TIA	2分
高龄≥75岁	1分		

房颤的危险分层不同,所需的抗凝方法也不同。一般而言,如无禁忌证,高危患者需华法林治疗,低危患者采用阿司匹林81~325mg/d治疗,而中危患者建议选用华法林,也可以考虑应用阿司匹林治疗。阵发性房颤与持续性或持久性房颤具有同样的危险性,其抗凝治疗的方法均取决于危险分层。房扑的抗凝治疗原则与房颤相同。

(二)抗凝药物的选择

华法林疗效确切,但需要定期监测国际标准化比率(INR)。近来的RELY研究提示,口服小剂量直接凝血酶抑制剂达比加群(110mg bid)预防房颤患者血栓栓塞事件的有效性与华法林相似,并可降低大出血的发生率,且不需监测INR。而大剂量达比加群(150mg bid)与华法林相比可进一步降低血栓栓塞事件,大出血的发生率与华法林相近。阿司匹林预防房颤患者卒中的有效性远不如华法林,但优点是服药方法简单,不需要监测INR,出血危险性低。不建议阿司匹林与华法林联合应用,因其抗凝作用不优于单独应用华法林,而出血的危险却明显增加。氯吡格雷也可用于预防血栓形成,临床多用75mg顿服,其优点是不需要监测INR,出血危险性低,但预防卒中的效益远不如华法林,氯吡格雷与阿司匹林合用预防卒中的作用也不如华法林,但与单用阿司匹林(75~100mg/d)相比可使卒中发生率减少28%,出血的风险也相应增加。

当房颤持续时间在48小时以内,行药物或电复律前不需要抗凝。如果房颤持续时间不明或≥48小时,临床可有两种抗凝方案。一种是先行华法林抗凝治疗,INR达到治疗强度3周后复律。另一种是经食管超声心动图检查,如果没有发现心房血栓,静脉注射肝素后复律。复律后肝素和华法林合用数日,在INR达到治疗强度后停用肝素,继续应用华法林。在房颤转复后短时间内,心房的收缩功能恢复不完全,患者仍然有发生血栓栓塞的可能,应继续应用华法林抗凝治疗至少 4 周。转复房扑和房性心动过速有与转复房颤相近的血栓栓塞风险。

患者行冠状动脉介入治疗时,为了预防穿刺部位出血可暂停华法林抗凝,术后应尽早恢复。围术期可短期应用阿司匹林,但氯吡格雷应该与华法林(INR 1.6～2.5)联合应用,植入金属裸支架者氯吡格雷至少应用 1 个月,植入紫杉醇药物支架者氯吡格雷至少应用 3 个月,而植入西罗莫司药物支架者氯吡格雷至少应用 6 个月,特殊患者氯吡格雷可应用 12 个月,以后在没有冠状动脉缺血事件发生时可单独应用华法林。在联合应用华法林和氯吡格雷或小剂量阿司匹林时应严密监测 INR。

(三)抗凝强度及目标值

华法林抗凝治疗的效益和安全性取决于抗凝治疗的强度和稳定性。欧美国家的临床试验证实,抗凝强度为 INR 2.0～3.0 时,可以有效预防脑卒中事件,使脑卒中年发生率从 4.5% 降至 1.5%,相对危险性降低 68%。如 INR<2.0,出血并发症少,但预防血栓形成的作用减弱;INR>4.0,血栓形成减少,但出血并发症显著增多。在一个回顾性研究中,Shen 等发现在黑人、西班牙裔和亚裔与华法林有关的颅内出血风险高于白种人,在相同强度和时间的华法林治疗中,不同种族人群卒中的发生率没有区别。日本的一项房颤患者脑卒中二级预防研究发现,保持 INR 1.5～2.1 的抗凝治疗较 INR 2.2～3.0 的抗凝治疗严重出血并发症减少,而缺血性脑卒中的发生率差别不明显。国内的研究对 INR 维持在 1.5～2.5 和 2.0～3.0 时华法林预防房颤患者血栓栓塞事件的疗效及安全性进行评价,提示保持 INR 2.0～2.5 可能较为适合中国人群。中国人服用华法林的最佳抗凝强度还需要前瞻性的较大样本的临床研究进行评估。

(四)抗凝治疗的监测及随访

华法林初始剂量为 2.5～3.0mg/d,2～4 日起效,5～7 日达治疗高峰。开始治疗时应每周监测 INR 1～2 次,稳定后每月复查 1～2 次。华法林剂量根据 INR 调整,如 INR<1.6,则增加华法林的剂量,如 INR>2.8,则减少华法林的剂量。华法林剂量每次增减的幅度在原剂量的 1/4 左右,剂量调整后需重新监测 INR。由于华法林的药代动力学受多种食物、药物等影响,因此,华法林的治疗需长期监测和随访 INR。房颤患者在应用华法林抗凝过程中出现中枢性或周围性血栓栓塞事件,如抗凝强度已在治疗范围(INR 1.6～2.5),增加另外一个抗血小板药物不如提高华法林的抗凝强度,使 INR 最高达到 2.5～3.0。

长期抗凝治疗的出血风险与 INR 值过高有关,其他与华法林治疗出血相关的危险因素包括年龄(>75 岁)、联合应用抗血小板药物、未得到控制的高血压、有出血史、贫血及多种药物联合应用等。因此,对具有出血危险因素的患者应权衡抗凝治疗的效益和风险,维持稳定华法林抗凝强度的可行性和患者的意愿,并应定期对房颤患者抗凝治疗的必要性进行评估。

如果以往 INR 一直很稳定,偶尔出现 INR 增高的情况,不超过 3.5,可暂时不调整剂量,3～7 日后复查 INR。在抗凝过度(INR>4.0)但不伴有出血的情况下,可停止给药 1 次或数次,一般在停用华法林 3 天后,INR 会下降至治疗范围。如遇到外伤和轻度出血,包扎止血后观察出血情况,有继续出血者除停服华法林外可以口服维生素 K_1 10～20mg,一般 12～24 小时后可以终止华法林的抗凝作用。如需急诊手术或有大出血者,可考虑静脉注射维生素 K_1 10～20mg,在 3～6 小时内可以终止华法林的抗凝作用。如疗效不明显,除可追加维生素 K_1 外,可以输入新鲜冷藏血浆以增加各种凝血因子,应用凝血酶原复合物的浓缩物可以有效逆转抗凝过度所致的出血。过多输入血液制品的不良反应是其可促进血栓栓塞的形成,使用大剂量维生素 K_1 也有相同的危险。

十、电复律

(一)概述

1.定义

电复律:运用高能电脉冲,间接或直接瞬间通过心脏,消除心脏快速的异位节律,使其恢复为窦性心律。其原理是通过强电流,使心肌细胞膜电位瞬间同时除极化,导致异位节律点与折返通道或折返环呈短暂不应答的电休克状态,然后,具有最高自律性的窦房结恢复主导性,控制心脏有节律地收缩与舒张,从而转复为正常的窦性心律。

2.分类

(1)体外电复律:即电极板置于体表而进行电复律,临床上体外电复律应用最为广泛,以下介绍的内容主要为体外电复律。

(2)体内电复律:即通过微创介入技术将电极导管植入心腔内,导管连接于体外双向除颤仪而进行电复律。房颤的体内电复律治疗由于电极更接近心房肌,故理论上转复成功率更高,所需能量低,且一般无需全身麻醉。复律前在 X 线指引下将三根临时导管插入静脉系统,两根表面积大的导管用于放电,第三根导管用于 R 波感知和同步,以及放电后的临时心脏起搏。一根导管常置于冠状窦远端,另一根导管常置于右心耳或右心房侧壁,此两根导管连接于体外双向除颤仪。第三根导管常为双极并置于右心室心尖部,另一端与体外起搏仪相连。放电能量一般为6~10J。体内电复律一般用于以下几种情况:①体外电复律失败者;②房颤的消融过程中;③有证据或怀疑有窦房结或房室结功能障碍需临时心脏起搏等。

(二)适应证及禁忌证

根据 ACC/AHA/ESC 房颤指南评估房颤电复律的适应证及禁忌证如下:

1.Ⅰ类推荐

(1)房颤患者伴进行性心肌缺血、症状性低血压、胸痛,或心力衰竭,当快速心室反应不能迅速对药物治疗应答,推荐 R 波同步直流电复律(C)。

(2)房颤伴预激,心室率快伴血流动力学不稳定时,推荐即刻直流电复律(B)。

(3)房颤难以忍受,尽管血流动力学稳定,也可直流电复律。复律后早期发生房颤的病例,应给予抗心律失常药物再行电复律(C)。

2.Ⅱa 类推荐

(1)直流电复律有助于恢复窦性节律,作为房颤患者长期控制的一部分(B)。

(2)控制症状性或复发性房颤时,可考虑患者的偏好,选择非经常性重复电复律(C)。

3.Ⅲ类推荐

(1)频繁的电复律不推荐用于房颤复发间期有相对短暂的窦性节律患者,尽管这些患者预防性使用了抗心律失常药(C)。

(2)电复律不适用于地高辛中毒或低钾的患者(C)。

（三）电复律的基本知识

1.电极板位置

通常选择前侧位或前后位。前侧位时前面电极板置于胸骨右缘第二、三肋间,侧位板置于左锁骨中线上第四肋间下缘。前后位时前位板位置同上,后位板置于左侧肩胛骨下缘。由于前后位除颤电流可贯穿双侧心房,且电极板之间距离较小,有利于房颤的转复。

2.单向及双向波

既往房颤复律均采用单向输出的正弦波形。晚近,采用双向(先正后负)波形电复律有更高的成功率。

3.复律能量选择

(1)单向波形:目前推荐初始能量应大于200J,如房颤持续,继续给予360J,必要时可重复。对于肥胖或房颤持续时间大于6个月的患者,首次复律能量亦可增加到300J。

(2)双向波形:经验不多,初始200J也是合理的,尤其是永久性房颤及肥胖患者。

（四）电复律的流程

1.复律前准备

一般准备:

(1)完善相关实验室及器械检查,评估电复律指征,签署知情同意书。

(2)备好相关抢救设备,相关人员到位。

(3)电复律前应禁食、禁水6～8小时,排空尿液。

(4)连接心电监护,建立静脉通道,吸氧。

(5)准备好除颤仪器,电极板均匀涂抹电极膏。

(6)麻醉可采用深度镇静的短效麻醉制剂,直至患者睫毛反射消失。

2.复律

打开除颤仪器开关,将选择按钮置于同步位置,按下充电按钮,充电至预设水平,采用前侧位或前后位放置电极板,并尽力使电极板贴紧皮肤,按下放电按钮,立即观察记录心电监护或心电图,确认复律是否成功,并将电极板擦好以备再用。如果首次电复律不成功,一般等待3分钟后再次电复律。

3.围复律期抗凝

所有房颤持续时间超过48小时或房颤持续时间不详的患者,在复律前应给予抗凝治疗,使国际标准化比率(INR)维持在2.0～3.0之间。由于华法林的代谢在不同人种、人群均有一定差异,在同等抗凝强度下亚洲人种服用华法林颅内出血并发症显著高于白人,故国人抗凝强度将INR维持在1.6～2.5亦可接受。紧急电复律,若无禁忌证,应给予肝素治疗,首先给予一次负荷量,随后持续静脉注入,使活化部分凝血活酶时间(APTT)维持在正常参考值的1.5～2.0倍,之后给予口服抗凝剂4周,如果存在脑卒中危险因素应考虑终生抗凝。房颤持续时间小于48小时伴有血流动力学不稳定的患者(心绞痛、心肌梗死、休克或肺水肿患者),应该立即复律,不应因抗凝而延迟。

房颤发作48小时内,复律前和复律后的抗凝治疗要根据患者血栓栓塞的危险因素。低危患者可不用抗凝。复律前亦可采用抗凝治疗的替代方法,即应用经食管超声心动图探查有无左心房或左心耳血栓。如果未发现血栓,在经过普通肝素抗凝后(静脉冲击量后持续静脉注射,调整剂量使 APTT 延长至正常值的1.5～2 倍,肝素维持到应用华法林使 INR 达标为止)可以立即进行复律。此后,继续口服抗凝剂至少 4 周。如果发现血栓,复律前至少抗凝 3 周,并需在复律前再次行食管超声心动图检查,复律后至少抗凝 4 周,必要时可适当延长抗凝时间。

　　4.抗心律失常药物准备

　　预防性应用抗心律失常药,有利于重复电复律及预防复律后复发。可选择胺碘酮、依布利特、普罗帕酮及索他洛尔。

(五)电复律效果的评价

　　尚无关于房颤复律成功或失败的统一标准。根据文献,如下标准可作为参考:①复律失败:电复律后房颤未能终止;②即刻复发:恢复窦性心律数分钟后复发;③亚急性复发:通常在复律后第 2～14 天内复发;④晚期复发:复律后数周发生,但常发生于复律后几个月中。

(六)特殊患者的电复律指征

　　1.甲状腺功能亢进(简称甲亢)

　　应在甲状腺功能亢进良好控制后 4 个月时再进行电复律。

　　2.心力衰竭

　　应在心功能改善后进行电复律,除非心功能恶化与房颤明显相关。

　　3.植入起搏器或心律转复除颤器者

　　电复律是安全的,但程序可能被修改,故除颤电极板应尽量远离起搏器或心律转复除颤器,推荐采用前后位除颤方式。电复律后应立即检测起搏系统。同时由于复律后几周内起搏阈值可能逐渐升高,导致起搏障碍,故在复律后数月内应注意监测起搏阈值。

　　4.急性心肌梗死

　　电复律可用于存在严重血流动力学障碍或难治性心肌缺血或应用药物不足以控制心室率的急性心肌梗死伴发房颤的患者。

　　5.妊娠

　　对于房颤所致血流动力学不稳定的妊娠患者应进行电复律。

　　6.肺部疾病

　　若房颤导致血流动力学不稳定可行电复律。

(七)电复律的并发症

　　除皮肤灼伤、胸部肌肉疼痛外,栓塞和心律失常是电复律主要并发症。电复律前未接受抗凝治疗的患者血栓栓塞发生率为 1%～7%,而正规抗凝患者的血栓栓塞发生率为 0～1%。各种短暂性心律失常都可能出现,尤其是期前收缩、心动过缓和短暂窦性停搏。低血钾、洋地黄中毒、严重心脏疾患时室性心律失常发生的可能性更大。电复律前应考虑患者是否有窦房结和房室传导功能障碍,尤其是永久性房颤患者,复律前需准备阿托品,必要时需预防性临时起搏。复律后,心电图上可能会出现一过性 ST 段抬高,心肌酶也可能升高。

第五节　原发性恶性心律失常

一、长 QT 综合征

长 QT 综合征(LQTS)又称 QT 间期延长综合征,是第一个被发现的离子通道病,指有心电图上 QT 间期延长,T 波异常,易产生室性心律失常,尤其是尖端扭转性室性心动过速(TdP)、心脏性晕厥和猝死的一组综合征。

(一)分类及病因

长 QT 综合征可分为先天遗传性长 QT 综合征和后天获得性长 QT 综合征两大类。

1.先天遗传性长 QT 综合征

先天遗传性长 QT 综合征也是狭义的 LQTS,是一种遗传性疾病,按是否伴耳聋而区分为 Romano-Ward 综合征(RWS)和 Jervell-Lange-Nielson(JLN)综合征。RWS 患者只有 ECG 上 QT 间期延长,临床表现可能还包括晕厥、猝死、癫痫等。偶尔还发生非心脏性异常。RWS 最常见,多数 RWS 呈常染色体显性遗传,后代患病的概率为 50%。JLN 综合征相对少见,为常染色体隐性遗传,其临床表现除与 RWS 患者一样的症状外,还有神经性耳聋。JLN 综合征患者 QT 间期比 RWS 患者要长,发生晕厥和猝死等恶性事件的概率也高。RWS 至今已有 11 个基因亚型,而 JLN 有 2 个(表 2-5-1)。

表 2-5-1　长 QT 综合征的分子遗传学

遗传方式	亚型	染色体位置	基因
常染色体显性	LQT1	11p15.5	KCNQ1
	LQT2	7p35-36	KCNH2
	LQT3	3p21-24	SCN5A
	LQT4	4q25-27	ANK2
	LQT5	21q22.1-22.2	KCNE1
	LQT6	21q22.1-22.2	KCNE2
	LQT7	17q23	KCNJ2
	LQT8	12p13.3	CACNA1e
	LQT9	3p25	CAV_3
	LQT10	11q23.3	SCN4B
	LQT11	7q21	AKAP9
常染色体隐性	JLN1	11p15.5	KCNQ1
	JLN2	21q22.1-22.2	KCNE1

2.后天获得性长 QT 综合征

后天获得性长 QT 综合征最常见的原因如下。

（1）缺血性心脏病。

（2）高血压和左心室肥厚。

（3）代谢紊乱性疾病。

（4）缓慢心律失常。

（5）抗心律失常药物，如奎尼丁、普鲁卡因胺、普罗帕酮、胺碘酮、索他洛尔。

（6）抗微生物药，如红霉素等。

（7）抗过敏药致 QT 间期延长。

（8）治疗精神病的药物致 QT 间期延长。

（9）其他药物，如血管扩张药、利尿药致 QT 间期延长。

（10）二尖瓣脱垂、心肌病、心内膜疾病、带状疱疹病毒感染等致 QT 间期延长。

3.先天性和后天性长 QT 综合征的区别

（1）先天性和后天性长 QT 综合征的病因分别为先天遗传性和后天性某些疾病所致。

（2）后天性的扭转性室性心动过速较多见于长短 R-R 间期诱发，通常由停搏或期前收缩诱发，故又称停搏依赖性长 QT 综合征；而先天性长 QT 综合征常见于交感神经兴奋、恐吓、激动、游泳和运动或肾上腺素能药物等诱发，故又称为儿茶酚胺依赖性长 QT 综合征。

以上区别和特征是相对的而不是绝对的，两者常有很大的重叠。

（二）电生理学机制

心肌细胞正常除极包括阳离子（Na^+/Ca^{2+}）快速内流。而复极的发生则是外流的阳离子（K^+）超过了逐渐衰减的 Na^+/Ca^{2+} 内向电流。在 LQTS，由于心肌细胞膜上的离子通道功能异常导致胞内正电荷的过剩。由此引起钾外流或钠内流的异常。随后发生的阳离子胞内过剩延迟了心室复极（QT 间期延长）并引起早期后除极（EAD）。复极的延长会进一步延迟 Ca^{2+} 通道的失活过程，这种晚发 Ca^{2+} 内流可形成 EAD。而这些 EAD 出现在 ECG 上就表现为病理性高大 U 波，当达到阈值幅度时就触发了室性心律失常。心室的某些区域，尤其是内膜下深层细胞，最有可能显示复极延长和 EAD。由此引发的复极异质性可能会启动折返性心律失常——TdP。

（三）临床表现

1.症状

典型临床症状是尖端扭转型室性心动过速引起的反复短暂性晕厥和心源性猝死，常无前驱症状，尽管有些长 QT 综合征患者晕厥和猝死的发生是在睡觉和休息时，但大多数患者是出现在运动（如跑步、游泳等），情绪激动（如恐惧、害怕、生气和惊吓等）时，晕厥一般持续 1～2 分钟。

尖端扭转型室性心动过速的诱发原因可能有两个：一是伴 QT 间期显著延长的心动过缓，二是窦性心动过速加上交感神经亢进，且后者常可自行终止。尖端扭转型室性心动过速转变成心室颤动是猝死的主要原因，但转变的机制仍不清楚。

2.危险因素

QT 间期延长是心脏猝死的独立危险因素，独立于患者的年龄、心肌梗死病史、心率及药物应用史。Q-Tc＞440 毫秒的患者心脏猝死的危险为 Q-Tc＜440 毫秒患者的 2～3 倍，未接受治疗的长 QT 患者每年死亡率为 1%～2%。

3.高危分层预测因素

可以预测到先天性长 QT 综合征患者发生急性心源性死亡的先兆:①反复发作性晕厥;②常规正确内科治疗无效;③心脏停搏幸存者;④先天性耳聋;⑤女性;⑥Q-Tc 间期＞600 毫秒;⑦与同龄者比,心率相对过缓;⑧家族成员有症状;⑨在其家族中的很年轻成员发生过急性心源性死亡。

(四)心电图表现

LQTS 患者心电图上有两个特点:①QT 间期延长,也是首先观察就诊者的主要依据之一。当 Q-Tc＞0.47 秒(女性＞0.48 秒),排除引起 Q-T 延长的其他原因,无论是否伴有家族史或其他症状,均可诊断为 LQTS。Q-Tc＞0.45 秒则高度可疑。②T 波改变,LQTS 患者的心电图上 T 波形态多变,即使同一个患者的心电图,在不同的时期差别可以很大,尤其在胸闷、心悸、黑矇等症状时,往往会有 T 波形态的显著变化。临床上也出现过 Q-T 间期延长的患者无症状时心电图可以完全正常,晕厥时出现 Q-T 明显延长,并且由于诊断上无实际证据而出现多次误诊的个例。在 Brugada 综合征患者中 ST 段也表现相同的动态变化,这一点在临床工作中需要注意。

1.典型的 LQT1 心电图图形

(1)婴儿型 ST-T 波形:ST 段短促,与 T 波上升支融合,后者呈直斜线状。双峰 T 波常见,在肢体和左胸导联上,第二峰常构成 T 波的顶端。大体上,T 波基部较宽,顶部尖锐,T 波的下降支陡立,呈非对称状。这种波形最常见于出生后 2 个月至 2 岁的婴儿患者,偶尔见于幼儿患者,所以常见有心率较快、右心主导等婴幼儿心电图特征。

(2)宽大 T 波:T 波呈单峰状,基部宽大,上升及下降支光滑。Q-T 间期可为正常或明显延长(Q-Tc 490±20 毫秒)。

(3)正常 T 波:T 波形态表现正常,Q-T 间期可为正常或明显延长(Q-Tc 460±20 毫秒)。

(4)晚发正常 T 波:ST 段延长,T 波形态正常。Q-T 间期多为明显延长(Q-Tc 490±40 毫秒)。

2.典型的 LQT2 心电图图形

多导联双峰 T 波是 LQT2 的主要心电图特征。T 波幅度常偏低。Q-T 间期可为正常或明显延长(Q-Tc 470±30 毫秒)。双峰 T 波可分四种亚型。

(1)明显型双峰 T 波:T 波两峰分明,第二峰常位于 T 波下降支的早期。

(2)表浅型双峰 T 波:T 波双峰(或切迹)表浅有两种形态:第二峰可位于 T 波顶部或 T 波的下降支上。由于双峰表浅,有时 T 波顶部可呈平台状。识别表浅型双峰 T 波,需要仔细观察,否则易被忽略。

(3)低钾型双峰 T 波:T 波低矮,两峰间距离较大,第二峰常与 U 波融合,类似于低钾时的心电图改变。

3.典型的 LQT3 心电图图形

(1)晚发尖锐/双相 T 波:LQT3 心电图的主要特征表现为 ST 段平直或斜形延长,T 波尖锐,起始和终止分明。双相 T 波常见。Q-T 间期多为显著延长(Q-Tc 530±40 毫秒)。

（2）非对称高尖 T 波：T 波高尖，下降支陡立，呈非对称型。Q-T 间期正常或明显延长（Q-Tc 490±20 毫秒）。

4.其他亚型心电图图形

（1）LQT4 目前还没有找到合适的编码通道，主要特点是 U 波的异常，而非 T 波异常。

（2）LQT5 与 LQT1 均为 I_{Ks} 通道的不同亚单位的变异，心电图也类似。

（3）LQT6 与 LQT2 均为 I_{Kr} 通道的不同亚单位变异，因病例较少心电图可能与 LQT2 类似。

（4）LQT7 过去认为是一独立的长 QT 综合征，现在认为它与 Andersen's syndrome 均属于 Kir2.1 的基因变异（KCNJ2），是主要内向整流钾通道 I_{Ki} 的组成部分，参与细脑膜静息电位及动作电位复极最后阶段的形成。它的主要临床特点是先天性畸形（面部为两眼距增宽、两耳低位、下颌较尖和手部畸形），周期性瘫痪，特发性心源性猝死。心电图特征为 T 波和 U 波，QT 间期延长或者正常。最近的文章也提出，相对于 LQT7 同一个 Kir2.1 功能增强的变异导致的短 QT 综合征 3（SQT3）就表现出仅仅 T 波下降支陡峭现象。

（五）诊断及鉴别诊断

任何 40 岁以下的人出现发作性晕厥和意外性猝死均应怀疑 LQTS，尤其是儿童和年轻人，运动、情绪激动诱发的晕厥和猝死更提示 LQTS 的可能。LQTS 的晕厥常被误诊为神经源性晕厥，最易被误诊为癫痫。心电图诊断标准为：女性 Q-Tc≥0.48 秒或男性 Q-Tc≥0.47 秒即可作为独立的诊断标准；若女性 Q-Tc＜0.43 秒或男性 Q-Tc＜0.41 秒可排除 LQTS；若 Q-Tc 介于 0.41～0.46，应进一步结合病史、临床表现和 ECG 改变诊断。基因诊断 LQTS 目前仍不能普及，主要被用作研究工具，50%～60% 的临床 LQTS 可用现有的方法和知识检测出基因类型，因为目前还没有将所有的 LQTS 基因类型鉴别完，因此基因诊断阴性并不能排除 LQTS，而且即使已知基因的突变检测也费时耗力，故基因普查检测仍不能应用于临床。根据 1993 年国际 LQTS 协作组颁布的计分式临床诊断标准，见表 2-5-2。

表 2-5-2　遗传性 LQTS 的诊断标准

诊断依据	计分
Q-Tc＞480 毫秒	3
Q-Tc:460～470 毫秒	2
Q-Tc:450～459 毫秒	1
TdP*	2
T 波交替	1
T 波切迹（3 导联以上）	1
静息心率低于正常第 2 个百分位数（儿童）	0.5
晕厥（紧张引起）	2
晕厥（非紧张引起）	1
先天性耳聋	0.5

诊断依据	计分
家族成员中有肯定的 LQTS	1
直系亲属中有＜30 岁的心脏性猝死	0.5

注：* 除外继发性 TdP；得分＞3.5 分为肯定的 LQTS，2～3 分为可能的 LQTS，≤1 分则诊断 LQTS 可能性小。Q-Te 为 QT/RR 间期的开平方根，以秒为单位。晕厥与 TdP 共存时仅取其～计分，家族史中两项不同时计分

（六）治疗

1.TdP 的紧急处理

TdP 分两类：①间歇依赖型 TdP；②儿茶酚胺依赖型（心动过速依赖型）TdP。临床上，间歇依赖型 TdP 更普遍。这些长间歇或是通过窦性心律失常，或是通过窦性停搏引起 TdP，不过更经常见到的是期前收缩后间歇。儿茶酚胺依赖型 TdP 发生在先天性 LQTS 更严重的表型中，T 波交替常出现在室性心律失常之前。

（1）转化成室颤的 TdP：需要直流电击来终止。不过，大多数情况下 TdP 并不是持续的。鉴于直流电击造成的紧张可能会使心律失常发作，电击应在患者失去知觉或给予镇静药之后。

（2）预防 TdP 的再次发作

①去掉诱因：撤掉所有可能诱发 TdP 的药物。

②镁盐治疗：不论血清镁水平如何，对先天性或后天获得性 TdP 患者都是立刻治疗的首要选择。用 2g 硫酸镁溶于 20mL 的溶液中静脉注射。对无症状的室性期前收缩二联律患者（即将发生 TdP）注射速度要慢（2g/2min）；而对 TdP 正在发作过程中的患者注射速度要快（2g/30～60 秒）。隔 5～15 分钟可再次给药 2g。也可 3～10mg/min 持续静脉滴注，但大剂量时可能发生中毒反应。

③钾盐治疗：补镁的同时必须补充足够的钾，要使血清钾水平＞4.5mmol/L。也需注意血钾水平，以免出现血钾过高。

④心脏起搏：临时起搏可以挽救 TdP 患者的性命。对先天性和后天获得性 TdP 均有效。当静脉注射镁不能控制 TdP 时，心脏起搏显得更为重要。开始时的起搏频率有必要设在 100～140 次/分。一旦心律失常得到控制，起搏频率应逐渐下降到可预防室性期前收缩的最低频率。

⑤异丙肾上腺素治疗：不同的异丙肾上腺素剂量可能加重也可能抑制早期后除极（EAD）。因此，只有符合以下所有标准时才使用异丙肾上腺素：TdP 确切的是由获得性 LQTS 引起的、有相应的心动过缓、TdP 是间歇依赖性的、心脏起搏不能马上实施。

⑥β 肾上腺素阻滞药的应用：当镁无效时，或超速起搏也不能控制"心律失常风暴"，如果发作时是窦性心动过速或在起搏器保护之下，静脉给予 β 受体阻断药对"心律失常风暴"的急性控制可有作用。

2.先天性 LQTS 的长期治疗

先天性 LQTS 的标准治疗是抗肾上腺素能治疗 β 受体阻断药（LCSD），对少数病例，需要辅以起搏器或埋藏式心脏复律除颤器（ICD）除颤治疗。其他（如补钾、美西律等）仅是"探索

性"治疗措施,必须在正规的抗肾上腺素能治疗的前提下应用。

(1)β受体阻断药:除非出现有特异的禁忌证,β受体阻断药是对有症状的LQTS患者的首选治疗。在β受体阻断药的使用中似乎所有的β-受体阻断药都有效,但以普萘洛尔2～4mg/(kg·d)和纳多洛尔0.5～1mg/(kg·d)为最常用。运动试验时的峰值心率下降30%可能为β受体阻断药到达最大合适剂量的指标之一。β受体阻断药的合适剂量应保持在能控制症状为度。应通过临床表现、HOLTER跟踪、运动试验等定期评价治疗效果。注意即使服用最大耐受剂量的β受体阻断药,患者的长期病死率仍有6%,所以对这些β受体阻断药治疗无效的患者应考虑采取其他的治疗方式。

(2)左心交感神经切除术(LCSD):在单枪气管插管麻醉下,直接经锁骨下入路分离到左侧星状神经节,在下1/3处离断,然后向下分离直到胸。交感链,切除,进行病理学分析。切除范围包括左星状神经结下半部及胸1～4或胸1～5交感神经结。

(3)心脏起搏和置入型心律转复除颤器(ICD):起搏器通过预防窦性停搏或心动过缓增加了对LQTS的唯一治疗措施。最好是起搏器联合应用β受体阻断药。如果患者在接受充分剂量的β受体阻断药和LCSD治疗后仍有晕厥发作,或在β受体阻断药治疗期间有心搏骤停(需要复苏)发生,或记录到首次心脏事件是心搏骤停,应置入ICD。

(4)其他治疗:LQTS的分子生物学发现提示对钠和钾通道基因突变可能进行特异治疗。特别对LQT3患者钠通道阻滞药(如美西律)可能有一定疗效;对LQT2和部分LQTI患者,应用钾通道开放剂或增加细胞外钾浓度值得考虑。

3.获得性LQTS的治疗

主要在于去除延长QT间期的因素,如特殊药物的使用及可引起QT延长的其他原发病的治疗。

二、短QT综合征

有学者首次提出短QT与SCD危险性增加有关。其中首先在会议中报道1例幼儿患者的QT间期<266毫秒,而该患者不久后突然死亡。此为一种新的临床综合征,相隔4年后,又有学者将其正式命名为短QT综合征(SQTS)。

(一)临床表现

特发性和继发性短QT:短QT指心电图上QT间期短于正常范围。特发性短QT间期指通过全面的临床体格检查未能发现引起短QT间期的原因。在特发性短QT间期中,将以短QT、房颤和(或)室性心动过速(VT)、VF及SCD为特征而心脏结构正常的称为SQTS。

在诊断SQTS之前,必须排除一些继发性短QT现象。继发性短QT是由发热、高钙血症、高钾血症、洋地黄中毒、酸中毒、急性心肌梗死超急性期、甲状腺功能亢进、心动过速及自主神经张力失衡等原因所致;另外,还可见于一些运动员、早期复极综合征患者及迷走神经失调者。来自伊朗研究组多变量分析的最新报道,QT间期≤380毫秒是合成类固醇激素滥用预测的独立因子,对于检测运动员滥用合成类固醇激素,QT间期≤380毫秒的特异度达88%,灵敏度达83%。提示对于短QT间期患者应该询问用药等各种情况,以排除继发性短QT间期个体。

1.SQTS 和 SCD

SQTS 患者高发 SCD，可出现在各个年龄段，平均年龄为（35＋25）岁。在 Gussak 所报道的 SQTS 家族中，四代家族成员三代有 SCD 史，而且 SCD 发生之前没有晕厥史和心律失常发生史等。通过报道了 29 例 SQTS 患者，大约 62％的患者有症状。心脏停搏发生率最高达 34％，其中约 28％的患者为第一症状。还有 2 例发生在出生的第 1 个月。可见，SQTS 的 SCD 也可出现于新生儿。因此，SQTS 也是临床上新生儿猝死综合征的一个病因。意大利研究小组观察了 SCD 或心搏骤停的促发因素，发现 44％与运动有关，56％静息状态发生。由 VF 导致 SCD 的报道很多，VF 或多形性 VT 似乎与室性期前收缩伴有短 QT 间期有关。

2.SQTS 和房颤

24％的 SQTS 患者有房颤，包括阵发性或持续性房颤，以第一症状出现的有 17％，并可见于不同年龄阶段，年龄从 17～84 岁不等。房颤有可能是 SQTS 的第一症状，特别是年轻的、孤立性房颤患者应当高度警惕。房颤在新生儿极其罕见，一般多与器质性心脏病有关。有学者曾报道一例房颤并发心动过缓和短 QT 间期而心脏结构正常的新生儿患者。

3.其他

除了 SCD 外，心悸是第二常见症状，约占 31％。晕厥约占 24％，另外，38％患者无症状，也有许多患者动态心电图或运动平板心电图示偶发或频发室性期前收缩。从目前报道的资料来看，患者平均年龄从 3 个月到 84 岁不等，由于病例数有限，至今仍然不能肯定 SQTS 的平均发病年龄和男女发病率是否存在差异。

（二）诊断标准

由于 SQTS 患者高发 SCD，已引起了全世界心血管医生及科学家的关注。目前来自欧美地区报道相对较多，日本及中国有零星报道。但是，至今国际上对 SQTS 的诊断标准尚缺乏统一认识，应用于临床最好的公式还没有达成广泛的共识。目前常用的仍是 Bazett 公式（QTc＝QT/RR$^{1/2}$）。在短 QT 间期和 SQTS 的判断值上也存在一些争议，有作者认为 QTc≤330 毫秒，无 SCD 的危险性。有专家指出，男性 QTc≤360 毫秒和女性 QTc≤370 毫秒应考虑为短 QT。有学者对 12012 例正常人群 QTc 流行病学调查发现最短的 QTc 是 335 毫秒。其他还有两个研究报道揭示了 QTc≤320 毫秒的流行率为 0.1％，QTc≤300 毫秒的流行率为 0.03％。目前最大的关于 SQTS 荟萃分析来自意大利 Priori 等的实验室，并于 2008 年在美国心脏病协会上报告。该研究组总结了 24 个家系 47 个患者的临床和基础研究资料，认为 SQTS 诊断的 QTc 应该≤350 毫秒。另外，Rautaharju 根据临床实验提出 QT 间期小于 QTP ［＝656(1＋HR/100)］的 88％为短 QT 间期，并发现短 QT 间期与 SCD 有关，也有作者提出 QT 间期小于 QTP 的 80％判为短 QT 间期。我国心内科医生在 547 例健康人群心电图中检测短 QT 间期，认为临床采用 QTP 法研究短 QT 间期更为适用。显而易见，多年来人们一直在探索短 QT 心电学参数的诊断值，从而确定 SQTS 合理的诊断标准。初始，国际心血管领域结合遗传学致病基因筛查证实 SQTS 的心电图诊断值为 QTc≤320 毫秒，但随着更多致病基因的发现，认为将诊断标准定为 QTc≤350 毫秒比较合理。

（三）遗传学研究

依靠分子遗传学高科技研究，已先后发现 SQTS 的 5 个致病基因，与短 QT 直接相关的

KCNH2、KCNQ1 和 KCNJ2 基因,及短 QT 并 Brugada 综合征的 CACNA1C 和 CACNB2b 基因,分别影响 I_{Kr}、I_{Ks}、I_{K1} 和 I_{Ca}。按照基因发现的先后顺序,分别将 SQTS 命名为 SQT1、SQT2、SQrl3、SQT4 和 SQT5。

2004 年,Brugada 等在 3 个无相关 SQTS 家系的 2 个家系患者中确定了 SQTS 的第一个致病基因——KCNH2(HERC)。位于 KCNH2 基因 S5-P 的 N588K 突变导致 I_{Kr} 增加,从而导致动作电位复极化第 2 和 3 期缩短。随后,有学者在心房颤动(简称房颤)并 SQTS 患者家族中,鉴别出了 KCNH2 同一个突变 N588K,因此推断位于 S5-P 的 N588K 基因突变是导致 SQTS 患者的高发突变位点。通常认为不同的基因突变导致不同的临床表型,但在三个独立的 SQTS 家系的研究表明,即使同一基因突变的患者也具有不同的临床表现。最近来自日本的报道显示,在一个日系 SQTS 散发者发现了新的 KCNH2 基因突变 R1135H,功能分析表明突变通道功能获得。

Bellocq 等在 1 例反复发生心室颤动(VF)的 70 岁男性 SQTS 患者行基因筛查时发现了另一个致病基因——KCNQ1(KVLQT1),V307L 突变导致 -20mV 半激活状态的移位,激活状态的加速导致突变通道在更负电压激活而致 I_{K1} 功能获得和动作电位时程缩短。有学者随后报道了另一个自身产生的 KCNQ1 基因突变 V141M,遗传和生物物理分析揭示突变通道增强 I_{Ks} 功能,同时引起心房肌和心室肌动作电位的缩短。

2005 年,Priori 等在一个无症状 5 岁男童和 35 岁父亲的 SQTS 家系中发现了第 3 个致病基因——KCNJ2(Kir2.1)。电生理分析显示 I_{K1} 电流增强引起动作电位缩短。

最近,Antzelevitch 等报道了引起 SQT4 和 SQT5 的致病基因 CACNA1C(A39V)和 CAC-NB2b(S481L),它们分别编码 L 型钙通道的 α_1 和 β 亚单位,功能分析显示突变通道功能丧失,尤其是 CACNA1C 的 A39V 突变,由于突变通道功能转运缺失而导致内向钙离子流降低。

(四)发病机制

最近的研究结果表明,SQTS 患者动作电位时程不均一性缩短,跨壁复极离散度(TDR)增大,成为室性快速性心律失常的潜在基质。在 SQTS 患者,T 波通常表现为高尖而对称。延长的 T_{peak}-T_{end} 间期代表了 TDR 的增大。Extramiana 和 Antzelevitch 应用犬左心室楔形组织验证了增大的 TDR 的存在。他们应用 ATP 敏感的钾电流($I_{K\text{-}ATP}$)通道开发剂吡那地尔,造成 QT 间期缩短。吡那地尔不仅导致 QT 间期缩短,同时还使得 T_{peak}-T_{end} 间期显著延长和 TDR 增大,程序性电刺激可诱发室性快速性心律失常。但是在未应用吡那地尔时,正常 QT 间期和 T_{peak}-T_{end} 间期的对照组则未能诱发出心律失常。加用异丙肾上腺素可进一步缩短 QT 间期,增大 T_{peak}-T_{end} 间期,诱发的多形性室性快速心律失常也随之更加持久。因此,该研究证实了 TDR 水平与多形性室性快速心律失常可诱发性之间的相关性。

最新的研究进展发现,斑马鱼是心律失常遗传学研究的较好模型,其基本电生理特性与人类相似。有学者报道了 reggae 突变引起的与斑马鱼 ERG 钾通道有关的第一个 SQTS 模型,为揭示人类 SQTS 的发病机制、探索治疗方法起了开创性的作用。

(五)治疗方法

SQTS 危险分层和治疗方法目前仍不十分明了。SQTS 高发 SCD 危险是由于恶性心律失常。迄今为止,公认的 SQTS 最有效的治疗手段是植入埋藏式心脏复律除颤器(ICD)。由于临床电生理研究发现导致 VF 的只有 50%,因此,ICD 植入要根据临床表现,包括 QT 间期、心律失常特征和高发 SCD 家族史。还因为儿童植入 ICD 有困难,所以药物治疗或许是过渡到 ICD 治疗的桥梁。奎尼丁是治疗 SQT1 的有效药物,丙吡胺也有一定治疗作用。除了 SQT1 外,D 索他洛尔对其他类型的 SQTS 都有效。胺碘酮曾用于治疗 1 例 SQTS 患者,发现可延长动作电位时程和预防心律失常发生。有作者提出选择性 I_{Kr} 阻滞剂尼非卡兰能有效纠正短 QT 间期。普罗帕酮是治疗 SQTS 合并房颤的较有效的药物,两年观察可有效预防阵发性房颤和室性心律失常的发生,但对 QT 间期无影响。此外,射频消融 SQTS 的多形性 VT 和 VF 也有一定疗效。

三、Brugada 综合征

1992 年西班牙 Brugada P 和 Brugada J 两兄弟在特发性心室颤动(IVF)中发现一群有特殊心电图表现的患者,为区别心电图正常的持发性室颤,提出了一个新的临床病症,即 Brugada 综合征(BS)。其临床特征为:①心脏结构正常;②特征性右胸导联(V_1、V_2、V_3)ST 段呈下斜型或马鞍形抬高,伴有或不伴有右束支阻滞;③致命性室性快速性心律失常(室速或室颤)发作引起反复晕厥和猝死。多数发生于青年男性,常有晕厥或猝死家族史。

(一)病因及发病机制

近年来,临床发现一些疾病,如电解质紊乱(高血钾、高血钙),低温,高温,右心室受到机械性压迫(如纵隔肿瘤、心包积液),右心室缺血,损伤和药物作用(钠通道阻滞药、三环类抗抑郁药等)均可能引起 Brugada 综合征心电图改变,临床多无晕厥发作,去除病因后,心电图改变可恢复正常。

目前初步认为,Brugada 综合征为常染色体显性遗传的原发性心电紊乱性疾病,具备基因多态性,目前唯一已被证实的致病基因是编码钠通 a 亚单位的 SCN5A 基因。此外,一个新的染色体区域 3p22-25 与 Brugada 综合征相关。当 SCN5A 基因发生突变时,可能出现以下结果:①通道的表达或细胞内转运过程障碍,导致细胞膜表面功能性钠通道数量减少。②钠通道动力学特征改变:失活加速、复活减慢,或通道处于中间失活状态的比例增加;或者突变位于"孔"结构上,导致通透性破坏,通道无功能。③混合型:既有蛋白表达的下降,又有动力学改变,最终导致钠电流丧失或减少。

Brugada 波的临床谱包含以下 4 种类型。①肯定诊断或高度可疑 Brugada 综合征:患者心电图出现 1 型 Brugada 波,发生过心脏性猝死,或发作过晕厥,有青年猝死家族史,或为东南亚青年人;②具有特殊病因的 Brugada 波,如前已述及的各种病因;③出现 Brugada 波,既无上述的各种病因,也不出现任何症状,也无青年猝死家族史等;④Brugada 波的正常变异。

(二)临床表现

1.肯定诊断或高度可疑的 Brugada 综合征

本病发病年龄不定,从婴幼儿到 80 余岁的老年人均可发病。出现症状时间不定,有的患者有典型心电图表现而多年不出现症状,有的患者频繁发作室性心律失常、晕厥、短时间内发生猝死。本病的主要症状为发作晕厥,发作晕厥后可能出现肢体抽动,类似癫痫。少数患者可有胸闷、胸痛为主要症状,值得警惕。本病男性患者多见,可呈家族性发病。绝大多数患者于夜间睡眠时发病,故又称睡眠死亡综合征。死亡前多有痛苦呻吟、呼吸困难,然后大叫一声死亡。

Brugada 综合征患者心电图改变特别是 ST 抬高呈多变性,有时可完全恢复正常。心率增快、交感神经兴奋等可使抬高 ST 段降低,心率减慢,迷走神经兴奋,低血钾等可使 ST 段抬高特别明显。

2.具有特殊病因的 Brugada 波

(1)右心室病变

①少数致心律失常性右心室心肌病患者可出现右胸导联 ST 段抬高。

②急性心肌缺血、损伤、右心室心肌梗死、肺栓塞、冠状动脉介入术后可能出现一过性 Brugada 波。

③右心室受到机械性压迫而发生损伤。

(2)电解质紊乱

①高钾血症:高钾血症可使钠通道灭活,故可产生 Brugada 波。患者多为女性,心电图除 $V_1 \sim V_3$、aVR 导联 ST 段呈下斜型抬高外,常伴有 QRS 时限增宽(144±31 毫秒),P 波振幅明显减低或消失,QRS 电轴异常。识别此种情况十分重要,因为此类患者病死率很高,应立即进行对高血钾的紧急处理。纠正高血钾或静脉注射钙剂后,Brugada 波可能消失。

②高钙血症:严重高钙血症可出现右胸导联 ST 段抬高。

(3)低温与高温

①低温:低温的心电图改变酷似高钙血症,出现 Brugada 波。

②高温:国内外均有报道正常人因高热出现 Brugada 波,体温下降后 Brugada 波逐渐消失。

(4)药物作用:药物作用是引起 Brugada 波的重要病因之一。文献报道Ⅰ类抗心律失常药物、可卡因、三环类抗抑郁药、抗精神病药等均可能引起 Brugada 波。

①Ⅰ类抗心律失常药物:Ⅰa 类抗心律失常药物除奎尼丁外均可能引起 Brugada 波,因奎尼丁在阻滞钠通道同时抑制 Ito 外流。Ⅰc 类药物几乎均可引起 Brugada 波。药物引起 Brugada 波的临床意义主要结合病史考虑。如患者有晕厥发作史和(或)猝死家族史,则提示其可能为 Brugada 综合征;如无晕厥发作,也无猝死家族史,则不一定有严重病理意义。

②可卡因中毒:可卡因既可阻滞钠通道,又可通过其拟交感神经作用直接作用于心肌。有报道可卡因中毒者出现 Brugada 波。至于可卡因中毒者发生猝死是否与 Brugada 波有关,尚不明确。

③三环类抗抑郁药:三环类抗抑郁药可阻滞钠通道,还可能诱发恶性室性心律失常,偶可引起 Brugada 波。

3.既无症状、也无特殊病因可寻心电图出现 Brugada 波者

有不少人心电图出现典型的 Brugada 波,从无晕厥发作,也无猝死家族史,临床也无特殊病因可以解释 Brugada 波的产生。此类患者可能长期不出现症状,但是也可能于短期内出现心律失常事件。

4.可能属于正常变异的 Brugada 波

Ediken 型 ST 段抬高及 2 型、3 型 Brugada 波可能属于正常变异。但应注意的是典型 Brugada 综合征患者心电图有时也可能出现Ⅱ型、Ⅲ型 Brugada 波。Ⅰ型、Ⅱ型和Ⅲ型之间可相互演变。临床遇到出现Ⅱ型、Ⅲ型 Brugada 波者还应详细询问病史及家族史,上升 1~2 个肋间描记 V₁~3 导联,注意波形有无转变,必要时做药物激发试验。

(三)辅助检查

1.心电图检查

心电图为诊断 Brugada 综合征最重要的手段,心电图出现典型改变结合临床发作晕厥即可确诊。

(1)典型的 Brugada 综合征心电图改变

①V_1、V_2、V_3 导联 ST 段抬高,典型者呈下斜形,也可能呈马鞍形,其他导联无 ST 段改变,无对应性 ST 段压低。V_1、V_2、V_3 导联 ST 段抬高时隐时现,不同类型的 ST 段抬高也可互相转变,在发作晕厥前后,ST 段抬高特别明显。

②V_1、V_2、V_3 导联可出现典型的右束支阻滞图形(完全性或不完全性),呈 rSR' 型,也可能仅出现 r' 波或 J 波抬高,aVR 导联无终末增宽的 R 波,Ⅰ、V5、V6 导联不出现宽 S 波。

③V_1、V_2、V_3 导联 T 波通常倒置。

(2)Brugada 综合征的心电图分型:Brugada 综合征的心电图可分为Ⅰ型、Ⅱ型、Ⅲ型(表 2-5-3)。

表 2-5-3　Brugada 综合征的心电图分型

	Ⅰ型	Ⅱ型	Ⅲ型
J 点抬高	>2mm	>2mm	>2mm
T 波	倒置	双向或正向	正向
ST 段抬高形态	下斜形(穹形)	马鞍形	马鞍形
ST 段终末部分	逐渐下降	抬高>1mm	抬高<1mm

Ⅰ型心电图诊断价值较大,如伴有晕厥发作即可确诊。Ⅱ型、Ⅲ型心电图改变不能作为确诊依据,对出现此类心电图改变应详细询问病史,有无晕厥或近似晕厥发作,有无夜间濒死呼吸发作,有无青年猝死家族史,家族中有无Ⅰ型 Brugada 综合征心电图改变者。提高 1~2 肋间描记 V_1、V_2、V_3 导联,如Ⅱ型、Ⅲ型心电图改变转为Ⅰ型,则高度提示 Brugada 综合征的可能。

(3)Brugada 综合征的变异型:Brugada 报道的 Brugada 综合征 ST 段抬高局限于 V_1、V_2、V_3 导联。近年来,有一些病例报道 Brugada 波出现于下壁导联。Potet 等证实 Brugada 波不论出现于右胸导联或下壁导联,基因分析均显示 SCN5A 基因突变。

2.药物激发试验

部分患者必须行钠通道阻滞药激发试验才能提示诊断。常用药物有阿义马林(1mg/kg,5 分钟)、氟卡尼(2mg/kg,最大量 150mg,10 分钟或 400mg,口服)、普鲁卡因胺(10mg/kg,10 分钟)、吡西卡尼(1mg/kg,10 分钟)、丙吡胺和普罗帕酮。

药物试验适应证如下：①无器质性心脏病猝死生还者；②无器质性心脏病原因不明晕厥者；③无器质性心脏病多形性室速者；④有 Brugada 综合征、心脏猝死和反复发作不明原因晕厥家族史者；⑤无器质性心脏病、无症状疑似 Brugada 综合征心电图改变者（至少一个右胸导联有马鞍形改变或下斜型 J 点或 ST 段抬高＜2mm）。药物试验必须持续监测 12 导联心电图和血压，准备好除颤器心肺复苏和生命保障系统，保证心电图电极位置正确和静脉通路通畅。药物试验阳性或出现下列情况必须终止试验：①室性心律失常（包括室性期前收缩）；②与基础值比较明显 QRS 波增宽（≥30％）。

药物试验阳性标准：①基础心电图阴性，药物试验如果 V_1、V_2、V_3 导联 J 波的振幅绝对值＞2mm 者，不管有或无右束支阻滞；②基础心电图呈Ⅱ型和Ⅲ型改变，药物试验后转变成Ⅰ型心电图改变者；③由Ⅲ型转变成Ⅱ型则意义较明确。

当存在心房和（或）心室传导疾病时（宽 QRS 波、宽 P 波，或 PR 间期延长），使用钠通道阻滞药应格外小心。建议用药后要监测至心电图正常（氟卡尼、普鲁卡因胺和阿义马林的半衰期分别为 20 小时、3～4 小时和数分钟）。在药物试验可能发生严重的心律失常（包括室颤）时，应立即终止试验，室速、室颤立即电复律。异丙肾上腺素（1～3μg/min）治疗可使抬高的 ST 段恢复正常，并能预防室颤电风暴发生。乳酸钠也可能是有效的解毒药。

3.动态心电图

24 小时心电图监测有助于发现 Brugada 综合征患者心电图动态变化。记录 24 小时心率变化，可发现心率变化与 ST 段抬高程度相关。另外，可能发现室性心律失常的出现。

4.其他检查

（1）排除器质性心脏病，Brugada 综合征患者超声心动图检查、核素心肌显像等检查均无器质性心脏病的证据。但右心室心肌病、右心室缺血、损伤等引起 Brugada 波者超声心动图检查等多有异常发现。

（2）测定体温，排除高温、低温引起 Brugada 波的可能，测定血钾、血钙，排除高血钾、高血钙引起的 Brugada 波。

（3）如怀疑有心室受到机械性压迫引起损伤产生的 Brugada 波，可拍摄胸部 X 线片及进行肺 CT 检查。

（4）如怀疑某些药物引起的 Brugada 波，除详细询问病史外，可进行血药物测定。

（5）有症状的 Brugada 综合征患者信号平均心电图心室晚电位多为阳性。无症状患者如心室晚电位阳性预示发作心律失常事件可能性较大。

（6）基因分析虽是诊断 Brugada 综合征的准确手段，但只能在少数研究中心进行，常需数周甚至数月才能完成，而且只有 20％～30％患者可测定出 SCN5A 基因突变。因此，基因分析不能作为 Brugada 综合征的常规临床检查手段。

（7）测定微伏级 T 波电交替对预测心脏性猝死虽有很大价值，但对预测 Brugada 综合征猝死危险性的价值尚不肯定。

（四）诊断及鉴别诊断

1.诊断

详细询问病史和家族史是诊断的关键。不能解释的晕厥、晕厥前症状、快速心悸病史和家族性心脏性猝死史是诊断的重要线索。诊断时最重要的是要排除冠心病、左室功能障碍和致心律失常右室心肌病。在 23％的 Brugada 综合征患者可以发作室上性心动过速,年轻患者出现的房颤或与晕厥相关的室上性心动过速时需检查除外 Brugada 综合征。

(1)出现典型的下斜型(Ⅰ型)心电图改变,且有下列临床表现之一,并排除其他引起 ECG 异常的因素,可诊断 Brugada 综合征:①记录到室颤;②自行终止的多形性室速;③家族心脏性猝死史(<45 岁);④家族成员有典型 ECG 改变;⑤电生理诱发室颤;⑥晕厥或夜间濒死状的呼吸。

(2)Ⅱ型和Ⅲ型异常心电图者,经药物激发试验阳性,如有上述临床表现可诊断 Brugada 综合征。

(3)如无上述临床症状仅有特征性心电图改变不能诊断为 Brugada 综合征,只能称为特发性 Brugada 征样心电图改变。

(4)如果没有完全满足的心电图标准(如Ⅰ型改变 J 点只抬高 1mm),但有上述临床表现中的一项或多项,诊断应慎重。

下列方法有助于临床上提高诊断敏感性:①扩大 ECG 记录范围,在标准胸导联($V_{1\sim3}$)上 1、2 肋间(第 2、3 肋间)记录 ECG,可提高诊断敏感性。②利用可获得的激发试验药物。

2.鉴别诊断

由于 Brugada 综合征发生的心律失常本身缺乏特异性,因此记录到 ECG 上典型的 Brugada 波在临床诊断中就十分重要。在临床实际工作中,如果记录到了比较典型的 ECG 改变,包括 Brugada 波和发作的室性心律失常,参照诊断标准可以怀疑乃至诊断 Brugada 综合征。但是,如果没有记录到比较典型的 Brugada 波,则诊断比较困难。此时,除了与致心律失常性右心室心肌病(ARVC)进行鉴别以外(表 2-5-4),还应该排除其他心律失常性猝死和非心律失常性猝死的可能,包括心脏和心脏以外的问题,如肥厚型梗阻性心肌病、马方综合征、急性肺栓塞和急性冠脉综合征等。此外,还应该关注电解质紊乱、急性颅内出血、急性胰腺炎等非直接心脏原因导致的心律失常等。

表 2-5-4　ARVC 与 Brugada 综合征鉴别诊断

临床特点	ARVC	Brugada 综合征
好发年龄(岁)	25～35	35～40
性别(男∶女)	3∶1	8∶1
分布地区	世界范围	世界范围
遗传	常染色体显性(隐性)	常染色体显性
染色体	1,2,3,10,14(17)	3
基因	hRYR2	SCN5A
症状	心悸,晕厥,猝死	晕厥,猝死
伴随因素	运动	静息
影像	右心室或左心室形态和功能异常	正常

临床特点	ARVC	Brugada 综合征
病理	纤维脂肪变性	正常
复极（ECG）	胸前导联 T 波倒置	$V_{1\sim3}$ 导联 ST 段上抬
除极（ECG）	ε 波	右束支传导阻滞/电轴左偏
房室传导	正常	50%PR/HV 间期不正常
房性心律失常	后发生的（继发性）	早期发生的（原发性 10%～25%）
心电图改变	固定不变（绝大多数）	动态变化
室性心律失常	单形性室速/室颤	多形性室速/室颤
心律失常机制	瘢痕依赖性	2 相折返
Ⅰ类抗心律失常药物	↓	↑
Ⅱ类抗心律失常药物	↓	↑
Ⅲ类抗心律失常药物	↓	—/↑
Ⅳ类抗心律失常药物	—/↓	?
β受体激动药	↑	↓
预后	猝死,心力衰竭	猝死

注:箭头表示 ST 段抬高的变化:↑—增加;↓—下降;—/如果变化也很小

（五）治疗

唯一被证实为肯定有效预防 Brugada 综合征引起猝死的方法是置入 ICD。

1.非药物治疗

（1）置入性心脏复律除颤器（ICD）:由于 Brugada 综合征致死的原因是恶性室性心律失常,ICD 的治疗效果是明确的,可有效预防 Brugada 综合征的心脏性猝死。

（2）射频导管消融治疗:针对诱发室颤、室早进行消融,其长期效果有待大规模试验和长期随访来验证。

ICD 是目前唯一证实能够预防 Brugada 综合征猝死的有效方法,药物和射频导管消融等治疗只能作为辅助治疗方法,以减少 ICD 放电次数,提高患者的生活质量,不宜单独使用。

2.药物治疗

（1）室性心律失常发作急性期治疗:室速或室颤电复律后,可用异丙肾上腺素预防室颤电风暴。异丙肾上腺素可通过激动 β 受体,增加钙内流,减轻复极期的内、外向离子流的失衡,可使抬高的 ST 段恢复正常,并防止室性心律失常发作。

（2）预防室性心律失常发作治疗

①奎尼丁:同时具有阻滞钠电流和 I_{To} 的作用。可预防 Brugada 综合征患者室速和室颤的诱发,减少 ICD 放电治疗次数。奎尼丁的作用在高血浆水平时降到最小,因为在这些情况下奎尼丁阻滞 I_{Na},对抗了阻滞 I_{Kr} 后增加尖端扭转性室性心动过速（TdP）的可能。推荐高剂量奎尼丁（1000～1500mg/d）以充分阻滞 I_{To},而不诱发 TdP。

②Tedisamil：是一种心脏选择性更强的 ITp 特异的阻滞药，可能比奎尼丁更有效，因为它没有奎尼丁的内向电流阻滞作用。但可有效阻断 I_{T0}。然而，奎尼丁和 Tedisamil 都阻滞 I_{Kr}，于是可能会诱发获得性长 QT 综合征。因此，尤其当心动过缓或低血钾时，可能会诱发 TdP。

③AVE0118：是相对选择性 I_{T0} 和 I_{Kr} 阻滞药。这种药物的优点是不阻滞 I_{Kr}，因此不延长 QT 间期或引起 TdP。这种药物的缺点是肝脏首过效应，因此口服给药无效。

④西洛他唑：有报道西洛他唑可预防 Brugada 综合征患者室颤发作，并且呈剂量相关。

⑤传统中草药：丹参提取物 dmLSB 减慢 I_{Na} 的失活，使动作电位 1 相内电流增加，可减轻 Brugada 综合征的致心律失常基质。

第六节　晕厥

一、概述

晕厥是一过性全脑低灌注导致的短暂性意识丧失（T-LOC），以发作迅速、持续时间短和自行完全恢复为特征。近乎晕厥指一过性黑矇，体张力丧失或降低，但不伴有意识丧失。为维持正常清醒状态，对每 100g 脑组织，每分钟供氧不低于 3.5mL。心脏供血暂停 3 秒以上，可发生近乎晕厥，5 秒以上可发生晕厥，超过 10 秒则发生抽搐（阿-斯综合征）。

二、流行病学

流行病学资料显示欧洲大约有 150 万严重晕厥患者，美国大约有 1000 万的晕厥患者，并且每年有 50 万新发病例。Framingham 研究表明晕厥的发生率在男性为 3%，女性为 3.5%，老年人中明显增加为 6%。晕厥占急诊就诊患者的 3%～5%，占住院患者的 1%～3%，30% 反复发作，是引起老年人摔伤的常见原因。目前我国尚无晕厥的流行病学资料，但以 13 亿人口计算，应该有巨大的晕厥人群。因此，晕厥不但是严重的临床问题，同时也是严重的社会问题。

三、病理生理机制

很多疾病都可以引起晕厥，其病理生理基础是全身血压降低，脑血流灌注不足。如果大脑血流灌注突然中断 6～8 秒或收缩压降低到 60mmHg 以下即可出现晕厥。血压由心排出量和周围血管阻力决定，二者之一降低即可导致晕厥，但实际晕厥过程中往往都是二者同时降低，只是所占比重不同。

周围血管阻力降低可以见于异常的反射活性，后者可以导致血管扩张和心动过缓，表现为心脏抑制型、血管抑制型和混合型反射性晕厥。周围血管阻力降低也可见于功能性或结构性自主神经系统疾病，原发和继发的自主神经障碍，使直立位时交感缩血管途径不能正常增加外周血管阻力，在重力和血管收缩功能不全双重作用下血液淤积于膈肌以下的静脉系统，静脉回流减少,最终发生晕厥。

一过性心排出量降低有 3 个原因。第一是异常的反射活性导致的心动过缓,即反射性晕厥中的心脏抑制型。第二是心血管疾病,如心律失常、结构性心血管疾病,包括肺栓塞、肺动脉高压。第三是静脉回流不足,包括容量不足和静脉淤血。

根据晕厥的病理生理机制不同,晕厥可进行如下分类:

(一)反射性晕厥/神经介导性晕厥

正常情况下,心血管反射有助于维持循环稳定。反射性晕厥,是指机体对应某个触发因子,出现不恰当的心血管反射,导致血管扩张和(或)心动过缓,继而动脉血压降低,脑灌注不足,从而诱发晕厥的多种情形。

反射性晕厥通常根据主要的受累传出神经途径进行分类,即交感或副交感性。如果以血管收缩张力异常为主要表现,称为血管抑制型,如果以心动过缓或心脏停搏为主要表现,称为心脏抑制型,如果两种情形并存称为混合型。

反射性晕厥也可以根据其触发因子来分类,即传入神经途径。但这种分类过于简单,因为在同一种情形下,如排尿性晕厥或排便性晕厥时,可能存在多种不同机制。在同一个人身上或不同人之间,这种触发环境可以多种多样。在大多数情形下,传出途径并不由触发因子决定,例如排尿性晕厥和血管迷走性晕厥(VVS)都可以同时表现为心脏抑制型或血管抑制型晕厥。了解这些触发因子对临床诊疗非常重要,因为其对确定晕厥的诊断非常重要。

1.血管迷走性晕厥(VVS)

由情绪或体位诱发,晕厥之前往往伴有自主神经激活的症状(出汗、面色苍白、恶心)。

2.情境性晕厥

传统上指的是与某些特殊场合相关的反射性晕厥,年轻运动员可能发生运动后晕厥,这是反射性晕厥的一种形式,中年和老年人也可能发生运动后晕厥,但这是自主神经障碍的早期表现,其后可能进一步出现典型的直立性低血压。情境性晕厥诱因包括:咳嗽、喷嚏、胃肠道刺激(吞咽、排便、腹痛)、排尿后、运动后、进食后、其他(如大笑、演奏管乐、举重等)。

3.颈动脉窦晕厥

需要特别注意,少数情况下可由机械刺激颈动脉窦触发,但大多数情况并无明确的机械刺激发生,必须通过颈动脉窦按摩来诊断。

4.不典型反射性晕厥

指那些触发因子不确定,甚至表面看来没有触发因子的反射性晕厥。诊断主要依靠排除其他可能引起晕厥的病因(排除器质性心脏病),并且在倾斜试验时可以再次诱发出类似症状。患者可能同时有典型的反射性晕厥发作和不典型发作。

(二)直立性低血压(OH)和直立不耐受综合征

直立性低血压定义为站立时收缩压异常降低。与反射性晕厥相比,自主神经障碍患者的交感传出神经受到慢性损害,所以缺乏适当的血管收缩功能,因此在站立时,血压会下降,从而出现晕厥或先兆晕厥。

从病理生理学的机制来讲,反射性晕厥和直立性低血压之间并不存在交叉,但是这二者的临床表现常常是相似的,难以鉴别。"直立不耐受"指站立时由于循环异常导致的症状和体征。

晕厥是其中一种症状,其他的症状和体征包括:①眩晕、头晕、先兆晕厥;②虚弱、乏力、昏睡;③心悸、出汗;④视力障碍(包括视力模糊、光亮增强和管状视野);⑤听力障碍(包括听力下降、耳鸣);⑥颈部疼痛(枕部、颈旁和肩部)、低背部痛或心前区痛。根据临床表现特征,直立性低血压可进行如下分类:

1.经典直立性低血压

站立后 3 分钟内收缩压下降＞20mmHg、舒张压下降＞10mmHg。可见于单纯自主神经障碍、低血容量或其他形式的自主神经障碍。

2.早期直立性低血压

是站立时血压降低超过 40mmHg,然后自发迅速恢复至正常,整个低血压及发生相应症状的时间很短(＜30 秒)。

3.延迟/进展性直立性低血压

特点是处于直立姿势时收缩压发生缓慢而逐渐加重的降低。与反射性晕厥的不同之处在于前者不同时发生心动过缓(迷走性)。然而,延迟性直立性低血压发生之后可以继发反射性心动过缓。多见于老年人,由于老年人代偿性反射功能不全,同时心脏顺应性较年轻人差,对前负荷降低较敏感,是发生此类低血压的主要原因。

4.姿势性直立性心动过速综合征(POTS)

多见于青年女性,主诉为明显的对直立体位的不能耐受,表现为显著的心率增加(增加 30 次/分或达到 120 次/分以上)和血压的不稳定,但无晕厥发生。POTS 常常与慢性乏力综合征有关,其内在病理生理学机制尚不清楚。

(三)心源性晕厥

根据发生晕厥的具体病理生理机制,可分为心律失常性、心脏结构性和其他类型。

1.心律失常性

心律失常是引起晕厥的最常见的心脏病。心律失常可以导致血流动力学紊乱,心排出量下降和脑供血不足。然而,心律失常是否导致晕厥,还受多个相关因素的影响,包括心率、心律失常的类型、左心室功能、体位、血管代偿能力,后者包括心律失常诱发的压力感受器反射,与直立性低血压时的血管反应相似。如果心律失常是晕厥的主要原因,必须对心律失常进行专门治疗。

(1)病态窦房结综合征:晕厥的机制是窦性停搏或窦房阻滞、同时未能出现逸搏心律,从而导致的长间歇,最常见于房性心律失常突然终止时,即慢-快综合征。

(2)获得性房室阻滞(二度Ⅱ型、高度和完全性房室阻滞):也与晕厥密切相关,在这些患者中,心律决定于次要或逸搏起搏点(常常是不稳定的),如果逸搏出现之前的延迟太长,即会发生晕厥。另外,由于次要起搏点的频率相对较慢(25～40 次/分),心动过缓可能导致复极延长,从而易发生多形性室性心动过速(VT),特别是尖端扭转型室性心动过速,这也是晕厥的发生机制之一。

(3)阵发性心动过速:当阵发性心动过速开始发作而血管代偿又未能充分建立时可以发生晕厥或近似晕厥,一般来讲,在心动过速终止之前意识即能恢复。但如果心动过速导致持续血流动力学紊乱,意识丧失不能恢复。此时,不再称为晕厥,而属于心跳骤停。

（4）药物相关缓慢性或快速性心律失常：许多抗心律失常药能够影响窦房结功能或房室结传导，导致缓慢性心律失常。尖端扭转型室性心动过速引起晕厥并不少见，尤其多见于女性，多是由于药物延长 QT 间期引起，在患有长 QT 综合征的患者中更为多见。能够使 QT 间期延长的药物很多，像抗心律失常药、血管扩张药、精神治疗药物、抗微生物药物、非镇静类抗组胺药等。

2.结构性心脏病

当心排出量不能满足循环需要时，结构性心脏病即可导致晕厥，如果存在左心室血流受阻，要特别注意晕厥的发生，其机制是机械性阻塞导致的血流不足，然而，在一些病例中，晕厥并不仅仅是因为心排出量受限，还部分与反射不当或直立性低血压有关。例如，在主动脉瓣狭窄患者中，晕厥的发生并非完全由于心排出量受限，也可能部分由于不恰当的反射性血管扩张和（或）原发的心律失常。因此，结构性心脏病引起晕厥的机制可能是多因素的。

四、临床表现

对于晕厥患者，病史及体检非常重要，详细的病史询问及体格检查可以提供重要线索，有助于医生明确诊断。比如根据患者和目击者所叙述的病史一般足以区分血管迷走性晕厥和癫痫，癫痫患者发作时面色发紫、口吐泡沫、舌咬伤、肢体强直阵挛，发作后嗜睡、肌肉疼痛、有定向障碍，神志丧失可持续 5 分钟以上；而血管迷走性晕厥患者发作前有头晕、恶心、出汗、乏力等预兆，发作时面色苍白、大汗，一般倒地即醒，发作后无定向障碍。另外根据病史可初步判断是否为心脏性晕厥，心律失常性晕厥发病突然且终止也突然；左心室流出道梗阻性晕厥常由活动或情绪刺激诱发；主动脉瓣狭窄导致的晕厥出现于运动当时，而肥厚型心肌病引起的晕厥多发生在运动后不久；心房黏液瘤所致晕厥常与体位有关。

详细的病史询问包括以下几方面：

1.关于晕厥前患者所处环境的询问

①体位（平卧位、坐位或站立位）；②活动情况（休息、改变体位、运动中或运动后、排尿中或排尿后即刻、咳嗽或吞咽、颈部转动）；③易感因素（如拥挤或闷热的环境、持续站立等）和预知发生的事件（如恐惧、疼痛等）。

2.关于有无晕厥前症状的询问

恶心、呕吐、腹部不适、发冷、出汗、颈部或肩部疼痛、视觉模糊、眩晕、心悸。

3.关于发作情况的询问（目击者）

摔倒的方式、皮肤颜色（苍白、青紫）、意识丧失的持续时间、呼吸方式（鼾声）、肢体运动（强直、阵挛）和持续时间、有无摔伤和咬伤。

4.关于发作结束后的询问

恶心、呕吐、出汗、发冷、模糊、肌肉疼痛、皮肤颜色、受伤情况、胸痛、心悸、尿便失禁。

5.关于背景资料的询问

①有无猝死、先天性致心律失常的心脏病或晕厥的家族史；②既往的心脏病史；③神经系统病史（帕金森病、癫痫等）；④代谢失调（糖尿病等）；⑤治疗用药（抗高血压药、抗心绞痛药、抗

抑郁药、抗心律失常药、利尿药和 QT 间期延长药)或其他药物,包括酒精;⑥对于晕厥复发的患者,需了解复发的次数以及距首次发作的时间。

通过详细询问病史,一部分患者可得出诊断,其余患者则可决定随后的检查步骤。例如:如果晕厥发作前有心悸或在平卧位或运动时发生的晕厥,则首先考虑心脏原因引起。相反,如果患者晕厥发作时有易患因素和伴随症状,几年中有反复多次晕厥事件,则首先考虑神经介导性机制。体检一般用来诊断特殊的疾病和排除其他的可能,有助于诊断直立性低血压、心脏性晕厥。如心脏杂音和严重的呼吸困难提示器质性心脏病和心脏性晕厥。

晕厥患者心电图检查大多数是正常的,如果出现异常(不包括非特异性 ST-T 改变),提示晕厥可能与心律失常有关,心电图异常是心脏性晕厥和死亡率增加的独立的预测指标,因此需要重视,进行相应的心脏检查以明确是否为心脏性晕厥。下面是可能与心律失常性晕厥有关的心电图异常表现:①双分支阻滞(左束支或右束支阻滞合并左前分支或左后分支阻滞);②其他的室内传导阻滞(QRS 时限≥0.12 秒);③二度 I 型房室阻滞;④无症状的窦性心动过缓或窦房阻滞;⑤预激综合征;⑥QT 间期延长;⑦$V_1 \sim V_3$ 导联 ST 段抬高伴右束支阻滞(Brugada 综合征);⑧右胸导联 T 波倒置,epsilon 波和心室晚电位提示致心律失常性右心室发育不全(ARVD);⑨Q 波提示心肌梗死。

五、检查方法

(一)颈动脉窦按摩(CSM)

在颈动脉分叉处施加压力可以使心率减慢、血压降低,这种按摩颈动脉窦引起的反射可能导致一些患者出现异常反应,如果心室停搏持续超过 3 秒和(或)收缩压降低超过 50mmHg,则定义为颈动脉窦过敏感。如果颈动脉窦过敏感导致自发性晕厥,则称为颈动脉窦性晕厥。

方法:在持续心率、血压监护下,卧位和立位分别顺序按摩右侧和左侧颈动脉窦 10 秒钟,若能诱发出自发症状,则可以诊断颈动脉窦性晕厥。

有 30% 的患者只在立位发生异常反射。需要注意,在老年男性当中颈动脉窦过敏感是常见现象,但颈动脉窦性晕厥则相对少见,在小于 40 岁的人群中更为罕见。

对颈动脉窦按摩的异常反应与晕厥之间的关系,人们通过两种不同方法进行了研究,结果提示晕厥患者若对颈动脉窦按摩有阳性反应,则高度提示有自发性心脏停搏的可能。

颈动脉窦按摩的主要并发症是神经系统方面的,三个研究的数据表明,在 7319 名患者中,21 名发生了神经系统并发症(0.29%),在之前 3 个月内发生过 TIA、卒中或听诊有颈动脉杂音(除非多普勒超声排除颈动脉严重狭窄)的患者应避免颈动脉窦按摩。

(二)体位改变

由卧位改为直立位可以导致血液由胸部向下肢重新分布,从而静脉回流减少,心排出量降低,如果没有适当的代偿机制,则可以引起血压下降,继而晕厥。

目前,有两种不同方法评估机体对体位改变(由卧位到直立位)的反应。一个是主动站立,患者自己由卧位改为直立位,另一种是头在上倾斜 60°或 70°(倾斜试验)。

1.主动站立试验

这个试验用来诊断直立不耐受的不同类型,通常仅需普通血压计。

2.倾斜试验

与倾斜试验相符的临床情形是长时间站立引起的反射性晕厥,然而,其他形式的反射性晕厥和病态窦房结综合征患者,这个试验也可以是阳性的。

(1)方法

①试验环境:应安静、光线暗淡、温度适宜,尽量减少外来干扰或患者焦虑。试验前让患者安静平卧20～45分钟。必须配备急救药物及心肺复苏设备。

②患者准备及试验记录:受试前禁食4小时(或4小时以上),开放静脉通路,停用心血管活性药物5个半衰期以上,检查时输注普通生理盐水。试验过程中,应连续同步监测心率与血压,并进行记录。

③倾斜台:要求有支撑脚板,两侧有护栏,胸膝关节处有固定带,以免膝关节屈曲,并防止受试者跌倒。倾斜台变位应平稳迅速,它的变位角度应准确,能达到60°～90°,并要求在10～15秒内到位。

④倾斜角度:60°～80°,常用70°。倾斜角度小,阳性率低;倾斜角度大,特异性低。

⑤倾斜持续时间:成人通常为45分钟,儿科患者可适当缩短。

⑥药物激发:可提高敏感性。静脉滴注异丙肾上腺素 $1\mu g/min$,起效后(心率增加10%)再次倾斜70°;10分钟如果仍未激发,增加异丙肾上腺素剂量至 $3\mu g/min$(心率增加20%),重复上述步骤。

(2)倾斜试验结果判读

①患者出现血压下降和(或)心率减慢伴晕厥或近似晕厥,则为阳性。血压下降标准为收缩压<80mmHg和(或)舒张压<50mmHg,或平均动脉压下降>25%。

②患者血压下降未达到上述标准,但已经出现晕厥或近似晕厥,也应判为阳性。

③仅有血压和(或)心率下降,没有晕厥或近似晕厥,不能判为阳性。

心率减慢包括窦性心动过缓(<50/分)、窦性停搏代以交界区逸搏心律、一过性二度及以上房室阻滞或长达3秒以上的心脏停搏。以心率减慢为突出表现者,为心脏抑制型;以血压下降为突出表现者,为血管抑制型;二者均明显者,为混合型。

(3)ESC晕厥指南建议最常用的方案

①经静脉小剂量应用异丙肾上腺素方案,在该方案中,逐渐增加异丙肾上腺素剂量,使平均心率较基线升高20%～25%(通常≤ $3\mu g/min$)。

②20分钟的无药物期后再给予300～400 μg 硝酸甘油舌下含服。

老年患者也可以直接给予硝酸甘油开始测试,且能提高患者的依从性。两种方案的阳性率相近(61%～69%),特异性均较高(92%～94%)。

倾斜试验的终点是诱发出与晕厥或先兆晕厥相关的反射性低血压和(或)心动过缓或延迟性直立性低血压。倾斜试验阴性并不能排除反射性晕厥的诊断。但近来有人质疑倾斜试验中血压和心率的不同反应类型的临床意义,一些研究通过植入心电记录器比较了倾斜试验时和发生晕厥时的心电记录,当患者倾斜试验为心脏抑制型时,发生心脏停搏性晕厥的概率很高,但当患者倾斜试验为血管抑制型或混合型甚至阴性反应时,晕厥发作时也可以出现心脏停搏。

（4）适应证：在大多数研究中，倾斜试验主要用于那些怀疑反射性晕厥但未能证实的患者。

如果通过临床病史反射性晕厥已经可以诊断，或者如果该患者仅仅发生过 1 次或很少几次晕厥，并不需要常规进行倾斜试验。

（5）以下情况需考虑行倾斜试验

①当高度怀疑有心血管事件或有资料提示心律失常性晕厥，但深入检查已排除心血管病因时。

②一过性意识丧失伴抽搐时，倾斜试验可用于区分晕厥和癫痫发作。

③频繁发作一过性意识丧失并疑诊有精神疾病时，倾斜试验可用于明确晕厥的反射性质。

④还可用于老年患者以鉴别晕厥和失足摔倒。

在评估疗效方面，倾斜试验并无益处，然而，倾斜试验可用于判断患者发生反射性晕厥的易感性，从而启动治疗。

（6）并发症和禁忌证

①倾斜试验是安全的，到目前为止尚未见到试验过程中发生死亡的报道，然而，有报道少数冠心病患者在给予异丙肾上腺素时发生威胁生命的室性心律失常，还有少数患者在倾斜试验过程中发生病态窦房结综合征，与使用硝酸甘油相关的并发症尚未见到。轻度的不良反应很常见，包括静滴异丙肾上腺素时发生心悸、含服硝酸甘油时发生头痛，在阳性的倾斜试验过程中或试验后，可能诱发出房颤，但通常是自限性的。尽管这是一个低危的检查，我们还是建议在试验中应准备好抢救设备。

②使用异丙肾上腺素的禁忌证包括缺血性心脏病、未控制的高血压、左心室流出道梗阻和严重的主动脉狭窄，已知有心律失常的患者应密切注意。

（三）心电监护（非侵入性和侵入性）

心电监护可以用于诊断间歇性心动过缓和心动过速。目前可用的心电监护系统包括：传统动态心电图、院内监护、事件记录器、外置或植入式心电记录器和远程（家中）遥测仪。

症状与心律失常相关性的记录是诊断晕厥的金标准。有些专家认为，若能记录到一些严重的无症状的心律失常，包括长时间心脏停搏（＞3 秒）、快速性室上性心动过速（心率＞160次/分，持续超过 32 跳）或室性心动过速，也有诊断意义。另一方面，若在晕厥发生时未能记录到心律失常的发生，可以排除心律失常性晕厥。

一般来讲，只有高度怀疑心律失常性晕厥时，才需要心电监护，然而，在大于 40 岁、反复发作晕厥又没有严重结构性心脏病、心电图也正常的患者中，晕厥时发生心律失常（通常是心脏停搏）的概率可以达到 50%。

1.院内监护

只有当患者有发生恶性心律失常的风险时，才需要院内心电监护（床边或遥测），如果该患者临床特征或心电图异常提示心律失常性晕厥，连续几天的心电监护有一定的价值，最好在晕厥发生后尽快开始监护。尽管在这种情形下，心电监护的诊断率可能只有 16%，但却可以减少患者的短期风险。

2.动态心电图

在实践当中，往往采用传统的 24～48 小时甚至 7 天的动态心电图记录，然而，因为多数患者在监测期间并不发生症状,在未经筛选的晕厥患者当中,动态心电图发现异常的仅有 1%～2%。如果晕厥症状发生频繁,动态心电图的价值更大,每日一次或多次意识丧失发作,可能增加症状和心电图相关性的发现概率,经验表明,非常频繁发作的晕厥,很多是精神性假晕厥,毫无疑问,这些患者的动态心电图检查结果是阴性的,有助于证实其实际病因。

3.前瞻性外置事件记录器

出现症状时启用外置事件记录器,虽然这个仪器有助于心悸患者的诊断,但对于晕厥的评估却没有价值。

4.外置循环心电记录器

这类设备具有循环记忆功能,可以持续记录心电图并自动覆盖之前的心电图。当症状发作过后,患者激活机器,在激活之前 5～15 分钟的心电图将被储存,并且可以被导出以供分析。与动态心电图相比,外置循环心电记录器具有更高的诊断益处。然而,患者坚持数周之后往往依从性下降,如果晕厥发作频率不高,就很难获得症状-心电图相关性的记录。

5.植入式循环心电记录器(ILRs)

在局麻状态,于皮下植入循环心电记录器,其电池寿命达到 36 个月。晕厥发作后,患者或陪护激活心电记录器,或预先定义的心律失常会自动激活心电记录器,即能够储存之前的心电图记录。某些设备还具有经电话传输数据的功能。ILRs 的优点是能够连续可靠地记录心电图,缺点是需要一个小的外科手术、有些时候难以鉴别室上性心动过速和室性心动过速、感知不良或过度感知、高昂的费用。以下情况需考虑植入 ILRs:

(1)晕厥病因不清且所有检查均为阴性。

(2)怀疑癫痫但治疗无效。

(3)怀疑反复发作的神经介导性晕厥,为了解晕厥机制而改变治疗方案。

(4)束支阻滞患者,尽管电生理检查为阴性,但仍然怀疑存在阵发性房室阻滞。

(5)有明确的结构性心脏病和(或)非持续性室性心动过速的患者,尽管电生理检查为阴性,但仍然怀疑存在持续性室性心动过速。

(6)不明原因摔倒的患者。

6.远程(家中)遥测仪

最近,已经发展出新的外置和植入式心电记录设备,它们能够持续或 24 小时循环记录心电图,并实时无线传输到一个服务中心。服务中心将每日报告和针对事先设定的事件的警报发送给医生。初步数据表明,晕厥或先兆晕厥患者,院外心脏遥测系统比需患者激活的外置循环事件记录器诊断效率更高,但还需要更多研究来评价这类设备对晕厥患者的诊断价值。

(四)电生理检查

电生理检查对晕厥病因的诊断效果主要取决于两个因素:①心律失常的可疑程度;②电生理检查方案。

一般来讲,电生理检查的敏感性和特异性都不高。另外,近年来持续心电监护得到了很大发展,显示出更高的诊断价值,电生理检查作为诊断手段的重要性有所降低。然而,对于某些特殊的临床情形,电生理检查仍有一定价值(表 2-6-1)。

表 2-6-1 晕厥患者电生理检查的适应证和诊断标准

适应证	推荐	证据级别
缺血性心脏病患者,初步评估提示晕厥病因可能为心律失常,则应行电生理检查,除非该患者已有明确的 ICD 植入指征	I	B
束支阻滞的患者,如果非侵入性检查不能明确诊断,应予电生理检查	II a	B
对于晕厥之前有突发短暂心悸的患者,如果非侵入性检查不能明确诊断,可能需要电生理检查	II b	B
部分特殊 Brugada 综合征、致心律失常性右心室心肌病、肥厚型心肌病患者可能需要行电生理检查	II b	C
高危职业患者,应采用各种手段除外心源性晕厥,部分特殊患者可能需要行电生理检查	II b	C
对于心电图正常、无心脏病、无心悸的患者,不推荐行电生理检查	III	B
诊断标准	推荐	证据级别
窦性心动过缓合并 CSNRT 延长(>525 毫秒)	I	B
束支阻滞,合并基础 HV 间期>100 毫秒,或递增性心房起搏或药物刺激诱发出二度或三度希氏束-普肯耶纤维阻滞	I	B
之前有过心肌梗死的患者诱发出持续性单形性室性心动过速	I	B
诱发出室上性心动过速,并且伴有低血压或自发症状	I	B
HV 间期 70～100 毫秒有诊断意义	II a	B
Brugada 综合征、致心律失常性右心室心肌病和心脏骤停心肺复苏后患者诱发出多形性室性心动过速或室颤有诊断意义	II b	B
缺血性心肌病或扩张型心肌病患者诱发出多形性室性心动过速或室颤无诊断意义	III	B

1.怀疑间歇性心动过缓

若已有心电图或心电监护发现无症状窦性心动过缓(<50 次/分)或窦房阻滞,发生晕厥相关的心动过缓的可能性相对较高。

窦房结恢复时间(SNRT)延长的预后价值尚不确定,通常将异常定义为 SNRT>1.6 秒或 2 秒,或纠正的窦房结恢复时间(CSNRT)>525 毫秒。一个观察性研究表明电生理检查中 SNRT 延长,则起搏治疗对改善症状有效,另一个小规模前瞻性研究则表明 CSNRT>800 毫秒的患者发生晕厥的风险是 CSNRT<800 毫秒的患者的 8 倍。

2.存在束支阻滞的晕厥患者

存在束支阻滞的患者是发生高度房室阻滞的高危患者,有两个因素会增加房室阻滞的风险:一是有晕厥的病史,二是 HV 间期延长。

电生理检查的可能结果和意义:

(1)逐渐增加心房起搏频率,出现希氏束内或希氏束下阻滞高度提示将要进展为房室阻滞,但是敏感性较低。

(2)I 类抗心律失常药诱发希氏束内或希氏束下阻滞提示将要发展为自发房室阻滞,且敏感性更高。

（3）药物引起的 HV 间期延长至超过 120 毫秒，但尚未引起房室阻滞时，其预后价值尚不确定。

（4）电生理检查阴性的患者中大约 1/3 通过植入植入式心电记录器随访发现间歇性或永久性房室阻滞。因此电生理检查的敏感性和特异性都较低。

结论是，通过起搏或药物诱发出 HV 间期延长或房室阻滞可以发现一个将要发展成房室阻滞的高危群体，但没有异常发现并不能除外发展为房室阻滞的可能性。

3.怀疑心动过速

如果晕厥之前有突发的短暂心悸，则提示室上性心动过速，为了明确病因，尤其是当考虑行导管消融治疗时，可以行电生理检查。

如果患者之前有心肌梗死病史但左心室射血分数不低，若能诱发出持续性单形性室性心动过速，则强烈提示为晕厥的病因，然而诱发出室颤则缺乏特异性。如果未能诱发出室性心律失常，则该类患者发生心律失常性晕厥的风险较低。

对于怀疑 Brugada 综合征的晕厥患者，电生理检查和使用Ⅰ类抗心律失常药进行药物诱发存在争议。在一个纳入 1036 例患者的全球性荟萃分析中，54% 的患者在心室刺激时诱发出室性心动过速或室颤，但在 34 个月的随访中并未观察到预后差异。

（五）三磷酸腺苷试验

这个试验需要在心电监护下快速（<2 秒）注射 20mg ATP（或腺苷），如果诱发出房室阻滞的同时伴有心室停搏持续>6 秒，或房室阻滞持续>10 秒，则认为异常。该试验的预测意义不大，不宜根据其结果决定是否给予患者心脏起搏治疗。内源性腺苷在触发阵发性房室阻滞性晕厥（即所谓的腺苷敏感性晕厥）中的作用尚在研究中。

（六）超声心动图和其他影像学技术

当存在结构性心脏病时，需要同时进行其他检查以明确晕厥是否源于心脏病，只有在极少数情况下不需其他检查，单凭超声心动图即可确定晕厥原因（如主动脉狭窄、心房黏液瘤、心包填塞等）。在某些特殊患者（如主动脉夹层和血肿、肺栓塞、心脏占位、心包和心肌疾病、冠状动脉先天畸形），可能还需要经食管超声心动图、计算机断层扫描（CT）和磁共振（MRI）检查。

（七）运动负荷试验

运动诱发的晕厥比较少见，如果患者在运动中或停止运动后短时间内发生晕厥，应进行运动试验检查。在试验期间和试验后的恢复阶段都需要密切监测心电图和血压，因为晕厥既可以发生于运动过程中，也可能发生于运动后即刻。但这两种情形是有区别的，实际上，运动中发生的晕厥可能是心源性的（虽然也有一些病例报道表明可能是过度的反射性血管扩张引起），然而运动后发生的晕厥则几乎全部都是反射性的。运动诱发的心动过速相关的二度和三度房室阻滞，病变定位于房室结远端，这样的患者进展为永久性房室阻滞的可能性很大，静息心电图常常显示为室内传导异常。不建议所有晕厥患者都常规给予运动试验检查。

阳性判断标准：

（1）运动时或运动后出现晕厥，伴心电图异常或严重的低血压症状。

（2）运动时出现二度或三度房室阻滞，即使不伴有晕厥也有诊断价值。

（八）心导管检查

当怀疑存在心肌缺血或心肌梗死，以及需除外缺血引起的心律失常时，可行冠状动脉造影。

（九）精神评估

晕厥和精神疾病的关联主要在以下几个方面：

（1）很多精神药物可能会引起直立性低血压和 QT 间期延长，从而发生晕厥，但贸然停用精神药物可能会导致精神疾病严重恶化，所以只有具有相关经验时才能调整。

（2）精神疾病的"功能性发作"与晕厥相混淆，所谓功能性是指临床表现在表面上看起来很像已知的躯体疾病，但又找不到躯体疾病的证据，猜测这种发作是精神机制所致。"功能性发作"与晕厥患者都表现为对外界反应消失、不能控制自主运动。需要与一过性意识丧失相鉴别的功能性发作见于以下两种情况：

①患者有大的动作，像癫痫发作，这种情形被称为假性癫痫、非癫痫的癫痫发作、精神性非癫痫的癫痫发作。

②患者没有大的动作，发作很像晕厥或较长时间的意识丧失。

上述这些发作被称为精神性晕厥、假性晕厥，和不能解释的晕厥。功能性一过性意识丧失并不存在脑灌注不足，这是与晕厥的根本区别。

功能性一过性意识丧失和其类似疾病的主要区别是前者没有相应躯体疾病的特异机制：假性癫痫患者没有癫痫样脑活动，假性晕厥患者没有血压和心率的明显降低，发作时脑电图没有 δ 波活动或扁平波。

通常假性晕厥持续时间比晕厥长，患者可以在地板上躺好几分钟，即使 15 分钟也不算少见。其他线索包括发作频繁，一天之内可以有多次发作，并且缺少明确的触发因素。功能性一过性意识丧失也可以发生损伤：超过 50％的假性癫痫发作时可导致外伤。假性癫痫和晕厥发作时眼睛往往是睁开的，而功能性一过性意识丧失发作时眼睛往往是闭着的。发作时的记录能够帮助诊断：需要注意的参数包括体位和肌肉张力（通过视频记录或神经系统检查）、血压、心率和脑电图。在倾斜试验中，意识丧失、不能控制自主运动，血压、心率和脑电图正常可以排除晕厥和多数癫痫。

对于高度怀疑假性晕厥的患者，建议其去精神专科就诊。

（十）神经评估

1.晕厥或类似晕厥的神经系统疾病的鉴别

（1）自主神经障碍：在自主神经障碍患者中，自主神经系统不能恰当处理生理需要，从而表现为直立性低血压。运动后低血压表现为体力活动停止后很快出现低血压，也与自主神经障碍相关。自主神经障碍包括三类。

①原发性自主神经障碍：主要为退行性神经系统疾病，如单纯自主神经障碍、多系统萎缩、帕金森病和 Lewy 体痴呆。

②继发性自主神经障碍：为其他疾病导致的自主神经受损，如糖尿病、淀粉样变性、各种多发性神经病。

③药物诱发的直立性低血压：是直立性低血压中最常见的类型，容易诱发直立性低血压的

药物有降压药、利尿剂、三环类抗抑郁药、吩噻嗪和酒精。

原发性自主神经障碍必须进行神经评估,早期性无能和排尿障碍、后期帕金森病和共济失调都是信号。继发性自主神经障碍和药物诱发的直立性低血压的神经系统评估则可由治疗原发病的医生进行。

(2)脑血管疾病

①锁骨下动脉窃血:是指由于锁骨下动脉狭窄或阻塞,脑组织的血流通过椎动脉进行代偿,在这个过程中,如果椎动脉血流不足以同时供应上肢和部分脑组织,则会发生 TIA。窃血最常见于左侧。在超声检查发现窃血的患者中,64%是无症状的。只有在 TIA 与一侧肢体运动相关且属于椎基底动脉时,才要怀疑是由窃血引起。由于锁骨下动脉窃血引起的一过性意识丧失中,一般都会合并局灶性神经系统症状和体征。

②一支颈动脉相关的 TIA:一般不会导致一过性意识丧失。只有在非常罕见的情况下,当几乎所有脑血管都阻塞,剩下的通过侧支循环供应很大面积的血管发生一过性阻塞,而患者又处于立位时,可能影响意识。这种情况下,更应有局灶性神经体征。

③椎基底动脉系统的 TIA:可以导致一过性意识丧失,但总会合并局灶性体征,如肢体无力、特殊步态、共济失调、动眼神经麻痹和口咽功能不全。出于临床实践方便,一般有局灶性症状或体征而不伴一过性意识丧失称为 TIA,反之则为晕厥。

(3)癫痫:癫痫引起意识丧失时一般不会出现完全性肌肉松弛。"弛缓性癫痫"是一个例外,但后者非常少见,而且只见于儿童,往往之前即有神经系统异常,发作时没有触发因素。癫痫和晕厥发作时都可以并发肢体运动,癫痫时运动一般持续 1 分钟,而晕厥时则只有数秒钟。癫痫时的抽搐是粗大的、有节奏的、通常同步的,而晕厥时的肢体运动则往往是不同步的、小的、无节奏的。然而,晕厥时也可以出现同步性抽搐,有时目击者也不能正确描述运动性质。晕厥时,运动只会发生于意识丧失并摔倒之后,这也与癫痫不同。

癫痫患者出汗和面色苍白比较少见。癫痫发作时患者往往会出现咬舌,而且多咬舌头的一侧,而在晕厥患者中咬舌相对少见,且所咬的一般是舌尖。癫痫和晕厥都可以发生尿失禁。癫痫发作后患者仍然可以在很长时间内意识不清,而晕厥发作后患者很快恢复清醒。头痛、肌肉痛、肌酸激酶和催乳素升高更多见于癫痫发作后。

(4)其他发作:猝倒一般是轻瘫或瘫痪,由情绪改变通常是大笑诱发,患者是清醒的,所以没有记忆缺失。如合并白天嗜睡,可以诊断发作性睡眠。

摔倒可能是晕厥引起,老年患者不一定意识到自己发生了意识丧失,有些患者姿势、步态和平衡方面的异常可能提示晕厥时的摔倒。

"猝倒症"这个术语用于各种梅尼埃病、弛缓性癫痫发作和无法解释的摔倒。这个术语最明确的应用对象是突然发现自己摔倒的中年女性(极少情况下是男性),她们可以清楚地记得摔倒到地上的情形。

2.神经系统检查

(1)脑电图:晕厥患者的发作间期脑电图是正常的。发作间期脑电图正常不能除外癫痫,还需要结合临床实际情况。

如果考虑一过性意识丧失最可能的原因是晕厥时,不推荐脑电图检查,但如果首先怀疑癫痫或临床判断无倾向性时,应行脑电图检查。

（2）CT 和 MRI：尚没有研究评价脑影像学检查在晕厥患者中的应用价值,简单的晕厥患者不需要行 CT 或 MRI 检查,应根据神经系统评估决定是否进行影像学检查。

（3）脑血管检查：尚没有研究证实典型晕厥患者行颈动脉多普勒超声的价值。

六、诊断流程

对于一过性意识丧失患者的初始评估包括详细的病史、仔细的体格检查（包括立位-卧位血压测量）和心电图检查。然后再根据上述发现,进行进一步的检查,包括以下内容：

40 岁以上的患者进行颈动脉窦按压试验。

当已知有心脏病、怀疑有结构性心脏病或怀疑心脏性晕厥时,需检查超声心动图。

怀疑心律失常性晕厥时,即刻行心电监测。

当晕厥与站立有关或怀疑是反射机制的,行立位-卧位血压测量或倾斜试验。

只有怀疑非一过性意识丧失不是晕厥时,才进行一些少见的特异性检查,如神经性评估或抽血。

通过初始评估可以确立晕厥的诊断、晕厥的病因诊断以及晕厥患者的危险分层（晕厥病因不明者）。初始评估可以使 23%～50% 患者明确晕厥的原因,还可以提供晕厥病因诊断的线索。

通过病史、体检以及心电图检查,有部分患者可以据此做出明确诊断：如血管迷走性晕厥、直立性低血压等,不需要进一步的检查评估,可直接给予相应治疗。而在大多数情况下,经过上述评估,提示某一诊断,但不能确诊的,此时需要进行进一步检查,包括基础疾病的检查以及晕厥的诊断试验以明确诊断,并给予相应处理。有少数患者经过上述检查后,仍然不能明确诊断,称之为不明原因的晕厥。这类患者如果有器质性心脏病或心电图异常,需高度重视,因为器质性心脏病或心电图异常,与 1 年内心律失常发生率高及死亡率高有关。这些患者需进行心脏评估,包括：超声心动图、负荷试验、Holter、植入型循环心电监测仪（ILR）和心内电生理检查（EPS）。若心脏检查显示不是心律失常性晕厥,则需对那些严重的或复发的晕厥患者进行神经介导性晕厥的诊断试验,包括倾斜试验、颈动脉窦按压。大多数有过一次或很少几次晕厥的患者为神经介导性晕厥,对此类患者不主张治疗,因此可不予评估而给予严密随访。另外对于无器质性心脏病、心电图正常的患者还需考虑心动过缓或精神神经性疾病。

七、治疗

晕厥患者的主要治疗目标是延长生存时间、减少身体损伤和预防复发。

这些不同目标的重要性由晕厥的病因决定。例如,室性心动过速导致的晕厥,应首先考虑猝死的风险,而反射性晕厥,则主要考虑预防复发和减少身体损伤。

对晕厥病因的了解是选择治疗方案的关键。一旦病因确定,第二步就是评估晕厥的病生机制。对晕厥病因和机制的研究一般是同时进行的,其结果决定了不同的治疗方案。例如,下壁心肌梗死急性期的晕厥一般是反射性的,继发的严重心动过缓、低血压只是心肌梗死的一部分表现,必须作为心肌梗死的并发症进行治疗。另一方面,非急性起病,但反复引起反射性晕厥的严重心动过缓、低血压需要治疗原发病。总的来说,针对晕厥的最佳治疗是治疗引起广泛脑灌注不足的病因。

(一)反射性晕厥的治疗

1.生活方式干预

反射性晕厥非药物治疗的基石是教育患者使其认识到反射性晕厥的良性本质。起始治疗包括患者教育,使其对该疾病有所认识,同时避免触发因素(如拥挤的环境、容量不足、咳嗽、小心或避免使用降压药),早期发现先兆症状,采取行动避免发作(如平卧、身体抗压动作)。对以下情况可能需要进一步治疗:①难以预测、发作频繁的晕厥,影响生活质量;②反复发作、没有先兆或先兆非常短的晕厥,增加患者外伤的风险;③在高危活动(包括驾驶、操作机器、飞行、竞技体育等)时发生的晕厥。

2.反射性晕厥

(1)身体抗压动作(PCMs):身体抗压动作正在成为反射性晕厥的一线治疗。两个临床试验表明,在反射性晕厥即将发生时,PCMs能够升高血压,在大多数情况下能使患者免于或推迟意识丧失。这个结果在一个多中心前瞻研究中得到证实。

(2)倾斜锻炼:对于反复发生血管迷走性症状的年轻患者,且其触发因素为直立应激的,如果患者积极配合,可以强制患者处于直立姿势并逐渐延长直立时间(所谓的"倾斜锻炼"),该方法可以减少晕厥复发。然而,这个治疗的缺点是很多患者很难坚持长期锻炼,而4个随机对照试验都未能证明短期锻炼的效果。

(3)药物治疗:曾有很多药物尝试用于反射性晕厥的治疗,但多数结果不能令人满意。包括β受体阻滞剂、丙吡胺、东莨菪碱、茶碱、麻黄碱、依替福林、米多君、可乐定和5-羟色胺再摄取抑制剂。尽管一些非安慰剂对照试验或短期安慰剂对照试验结果令人满意,那些长期安慰剂对照前瞻性研究却未能证实这些药物的疗效。

(4)心脏起搏:在反射性晕厥中起搏治疗的作用有限,起搏治疗只对血管迷走反射中的心脏抑制部分有效,而对血管抑制部分无效。如果在长期心电监测中发现患者有严重的自发心动过缓,则起搏治疗有效。

3.直立性低血压和直立不耐受综合征

治疗的基本策略同反射性晕厥,具体方法如下:

(1)关于该疾病本质的宣教和关于生活方式的建议可以显著改善直立性症状。

(2)避免使用扩血管药、降压药等。

(3)药物诱发的自主神经障碍的基本治疗策略是停用相关药物。

(4)增加细胞外液容量是治疗的重要目标。如果患者没有高血压,应当教育患者多摄入盐和水,最好达到每天2～3L液体和10g氯化钠。据报道快速饮用凉水可以有效改善直立不耐受和餐后低血压。睡眠时抬高床头(10°)可以减少夜尿,使体内液体分布更佳,改善夜间高血压。

(5)老年人的重力性静脉液体潴留可以用腹带或弹力袜来治疗,如果患者情况许可,还应该鼓励出现先兆症状的患者行PCMs。

（6）对于慢性自主神经障碍的患者,在一线治疗的基础上加用 α 激动剂米多君是有益的。它虽然不能治愈慢性自主神经障碍,也不是对所有患者均有效,但确实对部分患者相当有效。米多君能同时升高卧位和直立位血压,能改善直立性低血压的症状。已有 3 个随机安慰剂对照研究证实米多君(5～20mg,每天 3 次)有效。

（7）氟氢可的松(0.1～0.3mg,每天 1 次),促使肾脏发生钠水潴留。观察性研究证实用药后血流动力学获益,患者血压更高、症状更少。

（8）其他较少应用的治疗,包括夜尿增多的患者使用去氨加压素、贫血患者使用促红细胞生成素、溴吡斯的明,使用拐杖、少食多餐和锻炼腿部、腹部肌肉。

（二）心律失常性晕厥

治疗目标是预防症状再发,改善生活质量,延长生存时间。

1.窦房结功能不全

证实心动过缓是自发晕厥的病因,则心脏起搏治疗是非常有效的。在长期随访中发现,即使给予充分的起搏治疗,仍然有 20% 的患者晕厥会复发。这是由于窦房结疾病往往合并血管抑制性反射机制。

2.房室传导系统疾病

房室阻滞引起的晕厥需要心脏起搏治疗。这些患者如果合并左心室射血分数下降、心力衰竭和 QRS 间期延长,应考虑双心室起搏。

3.阵发性室上性和室性心动过速

与晕厥相关的阵发性房室结折返性心动过速、房室折返性心动过速或房扑,应首选导管消融治疗。在这些患者中,药物治疗只是在导管消融之前或导管消融失败之后应用。

尖端扭转型室性心动过速导致的晕厥并不常见,多数是由于药物延长 QT 间期所致。应立即停用可疑药物。如果是室性心动过速引起的晕厥,且患者心脏结构正常或轻度心功能不全,应考虑给予导管消融或药物治疗。晕厥且心功能不全的患者,如果室性心动过速或室颤病因无法纠正,需要行 ICD 植入。尽管这些患者植入 ICD 后通常仍然会有晕厥复发,但可以减少心源性猝死的风险。

（三）结构性心血管病继发的晕厥

在部分晕厥患者中可以见到结构性心脏或心肺疾病,在老年患者中其发病率更高。仅仅存在心脏病并不能说明晕厥与该心脏病相关。其中有些患者是很典型的反射性晕厥,但有些患者,如下壁心肌梗死或主动脉狭窄,其原发病可能在晕厥的发病机制中起着重要作用。另外,这类患者中很多原发病可以引起室上性或室性心律失常,从而继发晕厥。

与结构性心脏病相关的晕厥,其治疗随着诊断不同而有很大的区别。

（1）继发于严重主动脉狭窄或心房黏液瘤的晕厥患者,应行外科手术治疗原发病。

（2）继发于急性心血管疾病如肺栓塞、心肌梗死或心包填塞的晕厥患者,也应以治疗原发病为主。

（3）肥厚型心肌病(合并或不合并左心室流出道梗阻),通常应专门给予针对心律失常的治疗,多数情况下应植入 ICD 以预防心源性猝死。减少左心室流出道压力阶差对改善晕厥有无帮助,目前尚缺乏研究。

（4）对心肌缺血相关的晕厥，显然大多数患者应给予药物和（或）再血管化治疗。

（四）心源性猝死高危患者不明原因的晕厥

经过充分检查，可能晕厥的具体机制仍不确定，但如果该患者为心源性猝死的高危患者，则仍应给予原发病的治疗，以减少死亡或致死事件的风险。这类患者的治疗目标是减少死亡风险。

1.缺血性和非缺血性心肌病

急性或慢性冠心病且心功能不全的患者死亡风险是明显增加的，需要对心肌缺血情况进行评估，如果有指征应给予再血管化治疗。有心力衰竭并符合 ICD 植入指征的患者，应在评估晕厥发生机制之前即接受 ICD 治疗。这类患者包括：缺血性或扩张型心肌病且左心室射血分数降低（根据目前的指南，LVEF＜30％～40％，心功能＞NYHAⅡ级）。

2.肥厚型心肌病

对肥厚型心肌病患者来讲，病因不明的晕厥是心源性猝死的主要危险因素，尤其是当晕厥发生在近期（距今＜6 个月）时。肥厚型心肌病患者发生晕厥的机制包括室性心律失常、室上性心动过速、严重的流出道梗阻、心动过缓、运动引起的低血压和反射性晕厥等。在判断心源性猝死的风险方面，危险因素还包括频发非持续性室性心动过速、运动时低血压、显著的心肌肥厚。肥厚型心肌病的高危患者应植入 ICD。

3.致心律失常性右心室心肌病/发育不良

致心律失常性右心室心肌病（ARVC）患者 1/3 发生过晕厥。年轻、广泛右心室功能不全、左心室受累、多形性室性心动过速、晚电位、epsilon 波、有猝死家族史的患者，应行 ICD 植入。

4.原发性离子通道疾病

对遗传性心脏离子通道疾病的患者，病因不明的晕厥往往是最早出现的症状。在没有其他诊断或不能排除室性快速性心律失常时，可以谨慎考虑 ICD 植入。然而，晕厥的机制可能有多种，可能是恶性心律失常，也可能是相对良性的如反射性晕厥。因此，这种情况下，晕厥并不一定意味着发生恶性心脏事件的风险高，其敏感性要低于有记录的心脏停搏。

然而，对于遗传性疾病，用传统检查方法来区分其良恶性往往非常困难。因此，在植入 ICD 之前，某些患者需要更精确的诊断（通过植入式事件记录器）以明确晕厥的机制。

第七节　心脏性猝死

一、心脏性猝死的流行病学

心血管疾患作为首位死亡原因，占全部死因的 30％，2005 年世界卫生组织的全球死亡率研究计划显示该数字为 17000000 例。

心脏性猝死（SCD）又是心血管疾病的主要死亡原因。SCD 是指由各种心脏原因引起的非暴力自然死亡，发病突然、进展迅速，死亡发生在症状出现后 1 小时内。

据估计,全球每年约有 3000000 例 SCD 事件发生,发生率远远高于艾滋病、乳腺癌、肺癌、脑卒中等。文献显示,美国 SCD 年发生率为 0.1%～0.2%,每年有 20 万～45 万人死于 SCD,约占总死亡人数的 13%。欧洲和日本的数据与之接近,亚太部分地区和国家的调查提示,SCD 发生率为 0.01%～0.18%。

中国每年心脏性猝死的总人数超过 50 万。中国一项国家十五攻关项目公布了中国 SCD 流行病调查结果。该项目采用人群监测的方法,在北京市、广州市和新疆维吾尔自治区分别选取 20.6 万、14.9 万、16.0 万城市居民,在山西省选取 16.2 万农村居民进行 SCD 发病情况监测。监测时间从 2005 年 7 月 1 日至 2006 年 6 月 30 日。监测总人数为 67.8 万,总死亡人数为 2983 人,其中 SCD 人数为 284 人,SCD 发生率为 41.84/10 万,约占总死亡的 9.5%。若以 13 亿人口推算,中国猝死的总人数约为 54.4 万/年,总的 SCD 人数多于美国。此次调查还显示,在中国 SCD 发生率男性高于女性,发生率分别为 44.6/10 万和 39.0/10 万。

各种疾病都可导致 SCD,但 SCD 主要相关的疾患是冠心病和心力衰竭。不论是否合并心肌梗死,冠心病都是 SCD 最为常见的原因,约占全部 SCD 的 75%。心力衰竭的主要死因,一是血流动力学恶化,二是 SCD,后者约占全部心力衰竭死亡的 1/3。目前,随着人口老龄化速度的加快和生活水平的改善,中国冠心病和心力衰竭的发病率日益增高,相应的,SCD 即成为直接危及人们生命的一大杀手。临床实践中,患者发生猝死事件前可以有心脏疾病表现,但有相当数量的心脏病患者以猝死为首发表现。而且,绝大多数 SCD 病例发生在医院外,猝死事件一旦发生,存活比例甚低,世界平均水平抢救成功率低于 1%,在发达国家接近 5%,往往难以进行及时有效的救治。SCD 对人民的生命造成了巨大危害,给社会造成了巨大的损失。正是由于心脏性猝死对生命的巨大危害,SCD 已成为当代医学高度关注的公共健康问题。因此,采取必要的措施进行有效地预防就具有特别重要的意义。

二、心脏性猝死的病理生理机制

在大多数发生心脏性猝死的患者中,心脏结构性的异常是猝死的基础。然而,结构异常基础上的功能变化也常可导致电活动的不稳定,甚至发生致命性的快速性或缓慢性心律失常。心脏结构与功能是相互作用、相互影响的,当一个瞬间出现的心电学事件打破他们之间的平衡状态,就可能发生心律失常甚至猝死。

心脏性猝死也可发生于心脏"看起来"正常的患者,其机制大部分是心律失常,如室性心动过速或心室颤动,而未显示出心脏结构方面的病变。未发现心脏结构的异常可能是当前临床检查的敏感性较低,从而使潜在的疾病或变化始终隐藏着。一些微小的心脏结构的改变可能是致命性心律失常甚至是心脏性猝死的潜在危险因素,如冠状动脉非阻塞性斑块基础上的冠状动脉痉挛、局部心肌炎症、部分心肌病以及传导系统的异常。在证明相应组织结构损伤的基础上才能最终确立诊断,因此需要组织学检查或心内膜活检,甚至尸检,而在此之前,这些病损一直不为医生所知。另一方面,心脏性猝死也可能是结构正常的心脏电活动不稳定所致,有几个试验显示大约 5% 的心脏性猝死患者的心脏结构未发现任何组织学或显微镜下检查的异常。有学者对 18 个室性心动过速或心室颤动并且心脏大体正常的患者进行心内膜活检,大部分患者(其中 16 例)均存在以下一种或多种组织学异常:有意义的心肌疾病、心肌细胞肥厚等改变、间质或血管周围纤维化、血管硬化、右心室心肌被脂肪组织替代。

除此之外,心脏性猝死可能还存在遗传基础,基因的异常可能导致个体心脏蛋白或离子通道的改变。长 QT 综合征、Brugada 综合征、扩张型或肥厚型心肌病都被认为是可以导致心脏性猝死的单基因疾病的范例。冠状动脉病变基础上的血栓形成和心肌梗死患者是发生致命性心律失常的主要人群。基因多态性在急性斑块破裂中所扮演的角色逐渐被认识,新的线索也逐渐出现,例如对可以降解斑块纤维帽的基质金属蛋白酶的观察发现其遗传性改变。另外,血小板黏附、血栓形成和凝血瀑布通路中的分子多态性可能都与心脏性猝死易感性相关。另外,大规模的流行病学调查显示心脏性猝死有家族易患性,这种易患性包括家族的环境,如饮食、精神、发育等因素。遗传机制可能不一定是 DNA 的变异,而可能是一个或多个 DNA 多态性导致了心脏性猝死的易患性。

因此,这些因素的相互作用是心脏性猝死病理生理的一个重要方面。自主神经系统的激活是关键性事件,导致交感神经张力增加和副交感神经影响减弱,其结果是血压、心率、血小板凝聚和血液黏稠度增加。这些改变使心室颤动阈值降低,趋于使动脉粥样硬化斑块破裂、血小板凝聚,从而引起缺血性事件(心绞痛或心肌梗死)或心电性事件(心律失常),导致心脏性猝死。其中主要机制是致命性心律失常,约80%～90%为室性心动过速或心室颤动,其余少数为严重缓慢性心律失常、心脏停搏及电机械分离。极少数心脏性猝死机制属非心律失常性(心脏或主动脉破裂、心脏压塞、心内机械性梗死和主动脉夹层等)。根据直接导致心脏性猝死的心律失常的类型,简要将其病理生理机制分别介绍如下。

(一)室性快速性心律失常

心脏性猝死的患者中80%～90%为冠心病基础上出现的快速心律失常,多数为心室颤动。室颤的患者较无脉性电活动或心室停搏的患者预后更好。室颤需要的抢救较为特定,如果在合适的时间窗内进行充分的除颤则效果良好。已经有研究显示室颤可以被基础生命支持(如胸外心脏按压)所延长,从而起到心跳骤停到除颤器救护之间的桥梁作用。另外,心肺复苏也被认为会对心室颤动波的特性产生影响,从而使除颤成功率更高,易于恢复循环。

在心脏性猝死中,80%患者的电生理机制为心室颤动,很少表现为持续性室性心动过速。这两种致命性心律失常通常发生在心脏结构异常和心电结构缺陷患者,并由某种触发因素诱发。心室颤动大多数由室性心动过速引起,自发性心室颤动少见。急性心肌梗死后的 1 小时内死亡的最重要原因是心室颤动,在这段时间内心室颤动发生率可能较入院后高 25 倍。一项由 157 例在急救车上的患者参与的试验中,当患者发生心跳骤停的时候正在进行心电监测,显示初发心律失常即为室颤的患者仅占 8%,由室性心动过速转变为心室颤动,从而导致心跳骤停的比例为 62%,另外尖端扭转型室性心动过速占 13%。

致命性快速性心律失常的发生是触发事件与易感心肌相互作用的结果,在无心肌易激性情况下,许多事件(如频发和复杂的室性期前收缩)可以是无害的。一旦心肌缺血,受影响的心肌细胞跨膜静息电位和动作电位振幅以及动作电位时限降低,加上其他许多因素,将引起心肌传导减慢和电生理不稳定,使之与邻近非缺血组织间易于发生折返性心律失常,此时如有提前冲动(室性期前收缩),则可进一步加剧心肌缺血或增加异常心肌与正常心肌间的复极离散度,最后导致室性快速性心律失常（心室颤动/室性心动过速）。

（二）缓慢性心律失常和心搏停止

在救护车上突发死亡的患者中，心电监测显示初始心律失常即为缓慢性心律失常的占17%。其他数据显示缓慢性心律失常导致心脏性猝死的患者约占20%，其机制主要是窦房结和房室结失去正常功能，下级自律性组织不能起到发放正常逸搏的功能，多种结构性（器质性）和功能性异常均能导致上述情况的发生。严重器质性心脏病者多表现为显著心动过缓和心室停搏，提示长期严重缺血可引起心内膜浦肯野纤维弥漫性损害。

（三）无脉性电活动（电-机械分离）

无脉性电活动是指心脏依然存在有规律的电活动现象，但无有效的机械收缩功能。Frozzara 将其分为原发性和继发性两种类型，其特点是摸不到脉搏，听不到心音，心脏无泵血功能，但心电图仍可记录到心电活动。心电图表现为频率 30～40 次/分、宽大畸形的 QRS 波群。无脉性电活动患者预后很差，存活率很低，常为严重心脏病的终末期表现。

原发性无脉性电活动多见于严重器质性心脏病，特别是心肌缺血、心搏骤停、骤停复苏后及重症充血性心力衰竭末期。继发性无脉性电活动可见于心脏静脉回流突然中断，如大面积心肌梗死、人工瓣膜急性功能不全、大失血、心脏破裂和心包填塞等。有研究显示，无脉性电活动和心脏电活动静止在 30% 的心脏骤停患者中出现，而这一数据常常与患者症状发作和心电监测之间的时间间隔有关，因此提示无脉性电活动和心室停搏是心脏骤停的晚期表现。

由于心脏性猝死发病突然、致死率高，因此寻找可用于预测心脏性猝死的因素显得尤为重要。目前认为以下人群为心脏性猝死的高危人群：心脏骤停的幸存者，曾有过室性心动过速发作、心肌梗死、冠心病者，有心脏骤停家族史者，任何原因引起的左心室射血分数低下、慢性缺血性心脏病有室性期前收缩、心室肥厚、肥厚型梗阻性心肌病、扩张型心肌病和心力衰竭、长QT综合征、致心律失常性右心室心肌病及 Brugada 综合征。对上述患者，临床医生常联用动态心电图、LVEF 测定、心室晚电位、心率变异性、QTd、T 波电交替等无创性检查指标结合临床综合判断，并进行危险度分层。有创的电生理检查更有助于发现高危患者，而且可进一步选择适当的预防措施，如进行导管消融术、抗心律失常外科治疗或植入型自动复律除颤器，从而改善预后。

三、心脏性猝死的危险因素

（一）常见危险因素及病因

1.冠心病、心肌梗死

心脏性猝死最常见的危险因素虽然 20%～25% 的冠心病患者以心脏性猝死为第一临床表现，但多达 75% 的既往有心肌梗死的患者死亡是突然发生的。心肌梗死者有如此之高的猝死发生率使得人们寻找和研究预测心肌梗死后以及有其他冠心病临床表现患者猝死的因素。

2.左心室射血分数低下

对于慢性缺血性心脏病患者是一个最强的预测因子，射血分数等于或少于 35% 是一个独立的心脏性猝死预测因子，但是它的特异性不高，还依赖于心律失常等其他因素。

大多数室性期前收缩对于无心脏病者是良性的,预后是好的。但对于年龄超过 30 岁,室性期前收缩在某些亚组人群可能高度提示冠心病以及猝死的危险性。特别对于心肌梗死后出现频发的形态多样的室性期前收缩,高度提示在日后随访中发生猝死的危险。很多研究均强调了"频发"和"多形"可提示高危险性,但如何分级尚没有统一标准。以往多采用室性期前收缩>10 个/小时作为危险性标准。多形性提示高危险性的标准包括:多种形态室性期前收缩,成对出现,较短的偶联间期(R on T 现象)等,许多研究结果是基于动态心电图的观察。

心肌梗死后心功能不全和出现室性期前收缩是主要的危险预测因子。在心肌梗死后出现多形性室性期前收缩以及左心室心功能不全均是最有力的独立的预测猝死的危险因子。心肌梗死后出现频发室性期前收缩具有猝死的危险,当出现左心功能不全,其危险性进一步增加。

遗传因素也与心脏性猝死相关。心脏性猝死在某种程度上是冠心病的一种表现,而某些遗传因素影响着冠心病的发生,因此,非特异的影响心脏性猝死的发生。

在心脏性猝死的原因中,一些不常见的原因与遗传有关,例如先天性 QT 综合征,肥厚型梗阻性心肌病,以及家族性婴儿和青年人猝死等。遗传性心脏传导系统异常已被证明有发生心脏性猝死的高度危险性。家族系谱分析 QT 综合征使我们更进一步理解了某些基因与猝死的关系。目前先天性 QT 综合征的基因研究取得了明显的进展,为将来的基因治疗展现了乐观的前景。

(二)心脏性猝死病因

在西方国家,80%的心脏性猝死是由冠心病引起的,即使在冠心病发病率不高的地区和国家,仍然是猝死的主要病因,因此,充分理解冠心病与心脏性猝死的关系,在猝死发生前予以识别及治疗、干预,有助于减少猝死的发生。

1.冠状动脉异常

虽然非冠状动脉粥样硬化引起的冠状动脉异常并不常见,但一旦发生,具有较高的心脏性猝死的危险。非冠状动脉粥样硬化引起的冠状动脉异常包括先天性冠状动脉畸形、冠状动脉栓塞、冠状动脉硬化、冠状动脉机械损伤或梗阻。先天性冠状动脉畸形,如左冠状动脉起源于肺动脉并不少见,如果不进行外科手术纠正,婴儿发生猝死的危险性很高。其他先天性畸形。如左冠状动脉起源于主动脉的蝶窦也具有心脏性猝死的危险。此外冠状动脉先天性狭窄、发育不良等较为少见,也具有较高的猝死危险性。

冠状动脉栓塞最常见于主动脉瓣以及二尖瓣病变,产生血栓,栓子也可以来自外科手术操作或心导管操作。发生冠状动脉栓塞主要症状和临床表现是心肌缺血或心肌梗死。发生猝死的原因大多为栓塞导致急性心肌缺血,引起心肌电生理异常,而发生猝死。Kawasaki 病可导致冠状动脉性猝死,多发动脉炎累及冠状动脉也可引起猝死。

冠状动脉的机械损伤及梗死也是引起猝死的原因之一,马方综合征出现冠状动脉夹层(可伴有或不伴有动脉夹层)具有较高的猝死危险。其他较少见的原因,包括主动脉瓣黏液瘤脱垂、撕裂或穿孔阻塞冠状动脉开口均可导致猝死。

冠状动脉痉挛可引起严重的心律失常及猝死,冠状动脉痉挛可发生于粥样硬化或正常冠状动脉,无痛性心肌梗死与冠状动脉痉挛或狭窄病变有关,可能是一部分不能解释的猝死原因,不同类型的(例如完全无症状的、心肌梗死后的,以及无痛的及心绞痛混合型的)无痛性缺血具有不同的临床表现及预后。

2.肥厚型梗阻性心肌病

早期的临床及血流动力学研究已经证实了肥厚型梗阻性心肌病发生心脏性猝死的危险性,两组较大系列的研究得出了相似的结果,Goodwin 等对 254 例肥厚型梗阻性心肌病患者平均随访 6 年,观察到 48 例死亡,其中 36 例的死亡(67％)为突然发生的。有学者在对 190 例肥厚型梗阻性心肌病患者的随访中发现,49 例死亡患者中有 26 例为猝死(55％)。这些心脏骤停存活者与其他病因引起者相比,长期预后略好。在一组平均随访 7 年的研究中,心脏骤停幸存者再次发生骤停为 33％(11/33)。

虽然在发病年龄小、有家族史、症状严重的患者中,似乎更能提示发生猝死的危险性,但在个体病例无特异预测猝死的临床指征。研究表明,约 54％的猝死发生于无心功能异常的患者。最初认为肥厚型梗阻性心肌病发生猝死的机制是左心室流出道梗阻,但最近研究表明,致命性心律失常是这些患者的主要猝死原因。研究证明这些患者进行动态心电图检查时大多出现室性期前收缩或短阵室性心动过速,或在心电生理检查中诱发出致命性心律失常。然而稳定的、无症状的、非持续性室性心动过速对于猝死的预测有限,而多形的、有症状的非持续性室性心动过速具有更强的预测价值。

问题是心律失常是否是肥厚的心肌产生血流动力学异常而导致电生理异常的结果。研究表明,非肥厚型梗阻性心肌病患者具有发生心律失常的高危险性以及猝死的危险性,提示肥厚本身起着重要作用。Stafford 等报道了运动相关的猝死发生于非肥厚型梗阻性心肌病患者,心室颤动在电生理检查中可诱发。在 35 岁以下运动员中,肥厚型心肌病是猝死的最主要原因,而 35 岁以上的运动员,缺血性心脏病是最常见的猝死原因。

3.扩张型心肌病和心功能衰竭

对于充血性心力衰竭治疗的进展改善了患者的长期预后,可是部分血流动力学稳定的心力衰竭患者突然死亡率再增加,研究资料表明,多达 40％的心力衰竭患者死亡是突然发生的,发生猝死的危险性随着左心功能恶化而增加。心律失常机制(VT/VF 及心动过缓、心脏停搏)与猝死相关。对于心肌病患者,心功能较好者(Ⅰ级或Ⅱ级)总死亡率较心功能差者(Ⅲ级或Ⅳ级)低。可是,猝死的发生率在心功能较好者更高。心肌梗死后,室性心律失常与射血分数降低,二者均为导致猝死的危险因素,对于慢性充血性心力衰竭的研究主要集中在缺血性、特发性及酒精性心肌病。

4.电生理异常

获得性房室结、希浦系统传导障碍以及房室旁路传导是两类结构异常,可能与心脏性猝死有关。流行病学调查显示,冠心病患者出现室内传导障碍是影响猝死的因素之一。一个特异的临床例子是前壁心肌梗死伴有传导阻滞患者在梗死后 30 天内具有出现 VF 的高危险性。Lie 等报道 47％在医院后期发生 VF 的患者为前间壁心肌梗死伴有束支阻滞。希浦系统原发纤维化(Lengres 病)或继发性机械损伤常出现室内阻滞,但较少发生心脏性猝死。当确认患者有猝死的危险,应及时植入人工心脏起搏器。先天性房室阻滞或室内阻滞的患者发生猝死的危险性不高,但先天性室内阻滞进行性恶化时,则猝死的危险性增加。WPW 综合征及 Maham 束导致的旁路前传通常不是致命的,但若发生心房颤动,且旁路不应期缩短,可导致快的心室率而产生心室颤动。遗传性心脏传导系统异常已被证明有发生心脏性猝死的高度危险性，例如先天性 QT 综合征、肥厚型梗阻性心肌病，以及家族性婴儿和青年人猝死等。

（三）心脏性猝死高危患者的识别

阐明 SCD 原发疾病及相关的危险因素和诱发因素，对其采取相应的干预措施。SCD 的原发疾病和诱发因素很多，结构性心脏异常是 SCD 的基础病因。尸检发现，在各种结构异常中，冠心病仍是最常见的病因（占 75%），其次是扩张型和肥厚型心肌病（10%～15%），此外，心脏瓣膜病、先天性心脏病、原发性电生理异常，以及由于神经体液和中枢神经系统疾病导致的心脏电生理不稳定、急性心包填塞、主动脉夹层等亦可引起 SCD。冠心病与 SCD 的关系主要与以下三个方面有关：急性心肌梗死、非梗死性心肌缺血以及继发于梗死或缺血的心室重构。

斑块破裂、继发性血栓形成或血管痉挛可导致冠状动脉急性阻塞，引起急性心肌梗死，诱发致命性心律失常。急性冠状动脉事件常发生于已有轻度至中度粥样斑块形成者，多数患者无症状或有非特异性胸痛，但不知自己已患冠心病，这可能正是 SCD 大多发生于一般人群而非已有明确心肌梗死病史、严重心功能不全或既往有心脏骤停史等高危人群的原因。反复心肌缺血以及心室重构导致心肌电生理不稳定，心肌除极不一致，易于发生致命性心律失常而造成 SCD。扩张型心肌病患者心内膜下瘢痕形成、间质和血管周围斑片状纤维化，这为折返性室性心动过速提供了基础。肥厚型心肌病患者发生 SCD 的机制尚不清楚，可能与原发性电生理异常导致的心律失常伴血流动力学异常有关。

原发疾病的预防及治疗是预防 SCD 的一项重要措施，其中冠心病是最重要的原发疾病，故应严格控制冠心病所有的危险因素，如改变不良生活方式及不健康饮食习惯、积极控制高血压、严格控制血脂、防治糖尿病及肥胖、戒烟、适当运动、避免不良因素的刺激、保持良好的心理状态等，对已患有冠心病的患者也应积极进行干预。

一般人群中 SCD 年发生率低于 2‰，如何有效筛选 SCD 高危人群成为一个重要的课题。研究表明，心脏性猝死与下列危险因素有关：低射血分数、室性期前收缩、心率变异性、压力反射敏感性、心率震荡、复极异常指标（QT 间期、QT 离散度、T 波电交替）、信号平均心电图、QRS 时限和心功能指标。目前，虽然特异性较低，左心室射血分数（LVEF）仍然是最为常用，也是最强的 SCD 和全因死亡预测因素。纽约心功能分级（NYHA）是一种简单、有效的床边 SCD 危险分层指标。2006 年 ACC/AHA/ESC 联合发布的室性心律失常和心脏性猝死指南表明，T 波电交替是判断室性心律失常患者是否发展为致命性室性心律失常的唯一的危险分层指标（Ⅱa 类推荐），而信号平均心电图、心率变异性、压力反射敏感性以及心率震荡等为不可靠的检测技术（Ⅱb 类推荐）。最近研究发现，脑钠肽也是室性心律失常事件的预测因子之一，但其在 SCD 危险分层中的作用尚待更多临床研究证实。不过，上述危险因素预测 SCD 的能力还是很有限的，联合多种预测因素或建立一套系统的预测模型十分必要。

四、诊断

心搏骤停的幸存者需要进行详细全面的心血管评估.必须鉴别可逆的参与因素并且纠正。识别潜在的疾病并进一步治疗，确定再次发生 SCD 的风险。心搏骤停后诊断和预测性的检查如下。

(1)心电图：寻找心肌梗死或心肌缺血、心室传导延迟、旁路、Q-T 间期延长、J 波、Brugada 波和左心室肥大的证据。

(2)实验室检查：排除一些可逆的原因，如心肌损伤标志物（肌酸激酶同工酶、肌钙蛋白 I 和肌钙蛋白 T）、电解质异常、抗心律失常药物浓度以及尿液中违禁药物如可卡因。

(3)心电监护：来评价心律失常发生的频率、持续时间和相关症状。

(4)24 小时动态心电图：有助于预测心搏骤停的复发风险。

(5)超声心动图：评估左心室功能、瓣膜疾病、心肌病和心肌肥厚。核医学检查及心室造影也可提供左心室功能的评估，但并不如超声心动图提供的信息全面。左心室射血分数（LVEF）一直是 SCD 最有力的预测因子，射血分数小于 40% 显著增加 SCD 的风险。然而，非猝死性死亡的风险也随着 EF 值的减低而升高。LVEF 的敏感性较低，从过去 10 年的研究看，为 22%～59%。

(6)冠状动脉造影：评价冠状动脉疾病。

(7)运动或药物负荷试验：冠状动脉疾病的患者或疑有心肌缺血的患者可行联合放射性核素显像或超声心动图的负荷试验。

(8)电生理检查：在评估心搏骤停幸存者方面是个受限的检查。其敏感性较低，阴性结果也并不能排除心搏骤停再发的可能，而且几乎所有心搏骤停后幸存的患者都有 ICD 的适应证。虽然，可行电生理检查来指导 ICD 的程控，但目前几乎不再应用。电压标测可用来证实致心律失常型右心室心肌病的诊断，对于有预激综合征和有室性心动过速的心肌病患者，行电压标测和射频消融都是必要的。致心律失常型右室心肌病和 Brugada 综合征患者的射频消融治疗仍需更多的研究来支持。

(9)心脏磁共振：特别适用于左心室功能正常的患者，有利于评价致心律失常型右心室心肌病和左心室肥大。

(10)当以上的检测未发现心搏骤停幸存者病因时，应考虑到药物如氟卡尼、普鲁卡因胺或阿义马林导致的 Brugada 图形。注入肾上腺素或运动试验可用于诊断 LQT1 和儿茶酚胺敏感性多形室性心动过速。

(11)对于离子通道疾病、肥厚型心肌病和致心律失常型右心室心肌病的基因检测越来越全面，然而，还有许多未知的基因突变。目前，只有 21% 的 Brugada 综合征患者和 52% 的致心律失常型右心室心肌病患者有明确的突变基因。对于明确的表型并没有建立对应的检测方法，或者并不提示为遗传性疾病，这一点让人沮丧，许多变异的意义目前也不确定。阳性的基因检测结果是有益的，可以帮助筛查家系，阴性的结果则不能筛查。

五、治疗

(一)心搏骤停的紧急治疗

1.心肺复苏(CPR)

快速反应是最关键的。院外心脏复苏最重要的两个组成部分是应急反应系统的有效性和目击者进行的CPR。如果心搏骤停发生时有目击者在场，且目击者接受了早期心肺复苏的培训，心搏骤停的幸存者最有可能从医院出院。目前正大力推动培训警察、学生和公众学习心肺复苏技术，主要是高质量的、不间断的胸外按压。

2.自动体外除颤器（AED）和公众启动除颤

AED的设计是为处于紧急情况的个人或没受过/受过很少训练的普通施救者所用，特别是院外发生的心搏骤停。此装置通过贴在胸壁上有自粘性的除颤电极板监测患者的心电图，进行检测心室颤动的情况。如果装置检测到心室颤动，则会发出报警，紧跟着会给予除颤电击或提示施救者按电击按钮。在几个大型临床试验中，这些装置的有效性使得患者得到更快速的除颤治疗，提高了幸存者的生存率。在机场、体育设施旁、购物中心设置的AED装置对心搏骤停幸存者的生存率产生了显著的影响。而家庭AED并未表现出增加生存率的效果。

3.高级生命支持（ACLS）

与AED不同，院前高级生命支持技术并没有增加院外心搏骤停患者的生存率。高级心脏支持的模式一直在不断改进完善，包括强调最小化间断时间的高质量的心肺复苏。

4.心搏骤停后的院内管理

最初的治疗关注于建立和维持血流动力学的稳定和支持性治疗上。胺碘酮和利多卡因（特别是怀疑缺血作为诱因时）常用于防止更多的室性心律失常的发生。对于复苏后仍昏迷患者的低温治疗会适当提高神经系统方面的预后。如果有再血管化的指征，立即行冠状动脉造影可能会提高疑为缺血患者的生存率。

（二）SCD的一级预防

1.鉴别SCD的风险

没有任何单一因素可精确的预测SCD的发生，相比起来，联合多因素更有效。总体来说，这些检测的特异性和阳性预测值都较差，而阴性预测值更有价值（特别是联合不同试验时）。总之，最有预测价值的是左心室射血分数，但是其他因素在预测预后和指导治疗方面有帮助。其他预测猝死风险的工具，如电生理检查、动态心电图、信号平均心电图、压力反射敏感性、心率变异性、T波电交替，被用于鉴别高危患者，但是没有一项有令人信服的证据。虽然联合不同检查结果会提高敏感性和特异性，但是阳性预测值仍为中度。

2.药物和外科/经皮再血管化治疗

由于大多数SCD患者有冠心病，减少心肌缺血的药物（β受体阻滞药）、阻止或限制心肌梗死范围的药物及改变心肌梗死后心室重构的药物（血管紧张素转化酶抑制药和醛固酮拮抗药）都可减低SCD的发生。虽然没有直接证据表明抗血小板或他汀类药物减少SCD，但是在大多数人群中有减少死亡率的效果。早期外科心肌再血管化的研究表明，与药物治疗相比，再血管化减少了三支病变患者猝死的风险和左心室功能异常。溶栓治疗和经皮冠状动脉介入治疗也会降低心肌梗死患者猝死的发生率。对于室性心动过速，除了抗心律失常药物和置入性装置的治疗，一些患者也可行射频导管消融治疗，特别是有无休止性心律失常的患者。

40多年前，心肌梗死后的室性期前收缩被认为是发生猝死的危险因素。因此，应用抗心律失常药物治疗室性期前收缩被认为可使患者获益。然而，心律失常抑制试验（CAST研究）表明虽然心肌梗死后抑制异位搏动，但是ⅠC类抗心律失常药物的致心律失常作用远大于获益,导致死亡率增加了 2.6 倍。研究也证实心肌梗死后左心室功能较差的患者应用Ⅱ/Ⅲ类抗心律失常药物如索他洛尔(SWORD 研究)和美西律都会增加死亡率。

目前,所有的抗心律失常药物中,只有胺碘酮在某些人群中降低了 SCD 的发生率。最初有一些胺碘酮治疗心肌梗死后患者的小型研究,这些研究的荟萃分析显示其降低了 SCD 的死亡率,随后更大的非盲的研究(GESICA 研究)证实了这一发现。然而,一些前瞻性、安慰剂对照的试验并未证实。充血性心力衰竭患者应用胺碘酮的生存试验(CHFSTAT 试验)入选 EF≤40%、频发室性期前收缩、大样本量的男性心力衰竭患者,并没能证明胺碘酮能减低 SCD 或全因死亡。虽然欧洲心肌梗死胺碘酮研究(EMIAT)证实胺碘酮可使新近心肌梗死患者心律失常相关死亡降低 35%,在全因死亡上无差异。加拿大心肌梗死胺碘酮研究(CAMIAT)也报道了类似的结果,胺碘酮降低心肌梗死后频发室性期前收缩患者的心律失常性死亡,但全因死亡无差异。最近的心力衰竭患者心肌梗死大型研究((SCD-HeFT)显示胺碘酮与安慰剂在全因死亡的主要终点方面没有差异。更新的苯并呋喃衍生物决奈达龙在 ATHENA 研究中也降低有危险因素的心房颤动患者 SCD 发生率,但是在 ANDROMEDA 研究中显示增加了严重心力衰竭患者的全因死亡率。在大型随机对照研究中,美西律对于新近心肌梗死的患者有增加死亡率的趋势,多非利特和阿奇利特对全因死亡率没有影响。

总之,胺碘酮以及其他的抗心律失常药物,包括ⅠC 类抗心律失常药物,美西律,决奈达龙和索他洛尔降低了 SCD 的发生率,但并没有减低心力衰竭患者或新近心肌梗死患者的全因死亡率,甚至可能会增加致死率。

3.置入装置

鉴于抗心律失常药物预防猝死的无效性甚至是有害性,对药物的关注被转移到了置入性心脏转复除颤器(ICD)上。自从 1980 年 Mirowski 采用了此装置,随着一系列的大型临床试验的进行不断拓展了一级预防人群的适应证,技术也不断随之改进。多中心自动除颤装置置入研究(MADIT)显示:入选 196 例陈旧心肌梗死患者,纽约心功能分级Ⅰ~Ⅲ级,EF≤35%、非持续性室性心动过速或电生理检查有可诱发的、难以被抑制的室性心动过速,ICD 与一般治疗相比使全因死亡风险降低了 54%。多中心非持续性心动过速研究(MUSTT)将有冠心病、EF≤40%、非持续性室性心动过速或电生理检查可诱发的室性心动过速/心室颤动、需接受抗心律失常药物治疗的患者随机分为置入或不置入 ICD 或不治疗组,电生理检查指导下应用抗心律失常药物组的心律失常性死亡率或心搏骤停发生率降低 27%,而 ICDs 组降低了 76%,药物治疗和非药物治疗相比无显著差异。电生理检查被认为有中度的预测价值,MADITⅡ研究将电生理检查可诱发的室性心动过速作为排除标准,纳入了先前有心肌梗死、EF≤30%的患者。这个随机试验对比了 ICD 和一般治疗,平均随访 20 个月后显示 ICD 将全因死亡的风险降低了 31%。MADIT、MUSTT 和 MADITⅡ研究都入选的先前有心肌梗死的患者。而 AMIOVIRT(胺碘酮与 ICD 比较研究)和 CAT(心肌病研究)研究提示对于非缺血性心肌病的患者,ICDs 与药物治疗相比并未显出获益,但是 DEFINITE 研究(非缺血性心肌病的除颤治疗评估)将 ICD 的一级预防治疗扩展至此类患者。非缺血性心肌病、心力衰竭、EF≤35%、非持续性室性心动过速或频发室性期前收缩的患者,ICD 使全因死亡率有不显著的降低,但使 SCD 的发生率显著降低。更大型的研究 SCD-HeFT 随机入选 2521 例患者,其中缺血性心肌病占52%,非缺血性心肌病占48%,这些患者EF≤35%、纽约心功能分级Ⅱ~Ⅲ级,接受常规治疗、安慰剂、胺碘酮或单腔ICD治疗。ICD与安慰剂相比降低全因死亡率23%,而胺碘酮并未带来获益。这些试验,特别是SCD-HeFT研究,对于主要以射血分数作为猝死风险分层指标的患者,引领了ICDs作为一级预防治疗的时代。

MADIT、MUSTT和MADITⅡ试验也研究了患者3周以上的远期的缺血事件。急性心肌梗死除颤器研究(DINAMIT)评估了心肌梗死后早期置入ICD是否获益。此研究入选心肌梗死后4~6天,EF<35%、心率变异性异常或24小时平均心律增快的患者,将他们随机分为ICD组及非ICD组。虽然ICD治疗降低了心律失常导致的死亡率,但是被非心律失常性死亡率增加所抵消,因此在超过30个月的随访中,全因死亡率并没有差异。这个研究结果也被更大型的早期风险评估提高生存率的IRIS研究(IRIS)所证实,这两项研究入选的人群相似。将两研究汇总发现,ICD对于高危的、早期的、心肌梗死患者降低SCD的发生率,但仅是将死亡的模式改为非猝死,并没有影响总生存率。DINAMIT研究的二次分析结果也提示ICDs组中接受过适当放电治疗的患者,其非猝死性死亡的风险增高4.8倍。以上这些发现使医疗保险和医疗补助服务中心(CMS)有了覆盖ICDs的决心,但排除了40天内心肌梗死的患者和经外科或经皮再血管化3个月的患者。在行诊断性试验的过程中或有一过性增高的风险时可暂时应用可穿戴的体外除颤器。

4.心脏再同步化治疗(CRT)

严重心力衰竭(EF≤35%)患者中约30%合并心室传导的延迟,导致QRS波时限≥120毫秒,这是心脏再同步治疗的指征。双心室起搏能提高严重心力衰竭患者的生存率、生活质量、运动能力和EF值。从心力衰竭患者心脏再同步治疗研究(CARE-HF)的延长随访数据来看,与无再同步化治疗相比,置入无除颤功能的CRT能显著降低SCD的风险达46%。然而,在CRT组还是有较多患者发生了SCD,其中一些猝死是可以被除颤器所预防的。唯一的比较CRT-P和CRT-D和无置入装置的大型随机试验即COMPANION试验,虽然未能发现CRT-P和CRT-D的区别,但是对于EF≤35%、NYHA分级Ⅲ级或Ⅳ级、QRS波时限大于120毫秒的心力衰竭患者,CRT-D可降低SCD的风险达50%。这些数据表明,对于大多数适合双心室起搏的患者,应该考虑置入CRT-D。

(三)SCD的二级预防

1.药物

就像SCD的一级预防一样,鉴于Ⅰ类抗心律失常药物令人失望的有效性和安全性,医生们将SCD二级预防的注意力转移到其他的抗心律失常药物中。在CASCADE研究中,对于二级预防的人群,胺碘酮与传统的Ⅰ类抗心律失常药物相比,前者减少了心源性猝死、心搏骤停和ICD放电的发生率。另外,ESVEM研究提示,对于既往有室性心动过速或心室颤动、心搏骤停或晕厥患者,经电生理检查或动态心电图监测证实,Ⅱ/Ⅲ级抗心律失常药物索他洛尔在降低全因死亡、心脏性死亡或心律失常性死亡方面优于六种Ⅰ类抗心律失常药物,然而,ICD的出现使得随机临床试验开始比较ICD置入与最佳药物治疗对于SCD二级预防的差别。

2.置入装置

AVID试验研究了ICD置入与抗心律失常药物胺碘酮或索他洛尔对于SCD患者二级预

防的有效性,入选心室颤动或持续室性心动过速复苏后的患者或伴晕厥的室性心动过速或不伴晕厥但 EF≤40%,以及室性心动过速期间有血流动力学受损的患者。可诱发的心律失常并不是入选的要求,只有索他洛尔治疗是受电生理检查指导的(随机分配到抗心律失常药物组的患者中,服用索他洛尔的患者只有 2.6% 出院)。在为期 3 年的随访中,ICDs 降低全因死亡率 31%。

继 AVID 研究之后另外两项研究 ICDs 对于 SCD 二级预防的大型临床试验得到了相似的结果。CASH 研究发现:ICDs 降低由于室性心动过速/心室颤动导致心搏骤停患者的全因死亡率为 23%,但与抗心律失常药物胺碘酮或美托洛尔相比没有达到统计学差异。研究中的普罗帕酮组由于在试验中期发现死亡率超过 ICD 组而被提前终止。CIDS 研究入选人群与 AVID 研究相似,随机入选心室颤动后复苏患者、伴晕厥或血流动力学损害、EF≤35% 的持续性室性心动过速患者或自发或可诱发的室性心动过速导致晕厥的患者,比较 ICD 与胺碘酮治疗的差别。平均随访 3 年,ICD 降低全因死亡率相对风险 19.7%,降低 SCD 的风险达 32.8%,虽然并没达到统计学差异。以上的每个研究均排除了有一过性或可逆性原因导致的室性心律失常,如心肌梗死 72 小时内或电解质紊乱。一项对于这三个研究的荟萃分析显示:ICD 显著降低全因死亡的风险为 28%,主要是由于降低了 SCD 的风险达 50%。

让人感兴趣的是,在 AVID 研究中筛查过、被认为有一过性或可逆性心搏骤停原因、而未能入选的患者也被注册、随访,发现他们的长期生存率很差,与那些同样没有入选研究但是已知高危 SCD 患者的生存率相似。这些数据强调了详细评价每一个 SCA 幸存者的必要性,以及需要仔细考虑 SCA 是否不只是一过性或可逆性原因导致,而是由将来可预防的原因所致。

第三章 冠状动脉粥样硬化性心脏病

第一节 稳定型心绞痛

一、概述

心绞痛是由于暂时性心肌缺血引起的以胸痛为主要特征的临床综合征,是冠状动脉粥样硬化性心脏病(冠心病)的最常见表现。通常见于冠状动脉至少一支主要分支管腔直径狭窄在50%以上的患者,当应激时,冠状动脉血流不能满足心肌代谢的需要,导致心肌缺血,而引起心绞痛发作,休息或含服硝酸甘油可缓解。

稳定型心绞痛(SAP)是指心绞痛发作的程度、频度、性质及诱发因素在数周内无显著变化的患者。心绞痛也可发生在瓣膜病(尤其主动脉瓣病变)、肥厚型心肌病和未控制的高血压以及甲状腺功能亢进、严重贫血等患者。冠状动脉"正常"者也可由于冠状动脉痉挛或内皮功能障碍等原因发生心绞痛。某些非心脏性疾病如食道、胸壁或肺部疾病也可引起类似心绞痛的症状,临床上需注意鉴别。

二、病因和发病机制

稳定型心绞痛是一种以胸、下颌、肩、背或臂的不适感为特征的临床症候群,其典型表现为劳累、情绪波动或应激后发作,休息或服用硝酸甘油后可缓解。有些不典型的稳定型心绞痛以上腹部不适感为临床表现。William Heberden 在 1772 年首次提出"心绞痛的概念",并将之描述为与运动有关的胸区压抑感和焦虑,不过那时还不清楚它的病因和病理机制。现在我们知道它由心肌缺血引起。心肌缺血最常见的原因是粥样硬化性冠状动脉疾病,其他原因还包括肥厚型或扩张型心肌病、动脉硬化以及其他较少见的心脏疾病。

心肌供氧和需氧的不平衡产生了心肌缺血。心肌氧供取决于动脉氧饱和度、心肌氧扩散度和冠脉血流,而冠脉血流又取决于冠脉管腔横断面积和冠脉微血管的调节。管腔横断面积和微血管都受到管壁内粥样硬化斑块的影响,从而因运动时心率增快、心肌收缩增强以及管壁紧张度增加导致心肌需氧增加,最终引起氧的供需不平衡。心肌缺血引起交感激活,产生心肌耗氧增加、冠状动脉收缩等一系列效应从而进一步加重缺血。缺血持续加重,导致心脏代谢紊乱、血流重分配、区域性以至整体性舒张和收缩功能障碍,心电图改变,最终引起心绞痛。缺血心肌释放的腺苷能激活心脏神经末梢的 A1 受体,是导致心绞痛(胸痛)的主要中介。

心肌缺血也可以无症状。无痛性心肌缺血可能因为缺血时间短或不甚严重,或因为心脏传入神经受损,或缺血性疼痛在脊的和脊上的部位受到抑制。患者显示出无痛性缺血证据、气短以及心悸都提示心绞痛存在。

对大多数患者来说,稳定型心绞痛的病理因素是动脉粥样硬化、冠脉狭窄。正常血管床能自我调节,例如在运动时冠脉血流增加为平时的5～6倍。动脉粥样化斑块减少了血管腔横断面积,使得运动时冠脉血管床自我调节的能力下降,从而产生不同严重程度的缺血。若管腔径减少＞50％,当运动或应激时,冠脉血流不能满足心脏代谢需要从而导致心肌缺血。内皮功能受损也是心绞痛的病因之一。心肌桥是心绞痛的罕见病因。

用血管内超声(IVUS)观察稳定型心绞痛患者的冠状动脉斑块,发现1/3的患者至少有1个斑块破裂,6％的患者有多个斑块破裂。合并糖尿病的患者更易发生斑块破裂。临床上应重视稳定型心绞痛患者的治疗,防止其发展为急性冠脉综合征(ACS)。

三、临床诊断

(一)临床表现

1.疼痛

心绞痛的主要症状。典型发作为突发性疼痛,有如下特点。

(1)疼痛的部位:以胸骨后痛最常见,也可以是心前区痛。疼痛的范围为一区域,而不是一点,常放射至左肩及左上肢前内侧,达环指和小指。有时疼痛放射至右上肢,背部,颈部,下颌,咽部或上腹部并伴消化道症状。偶尔放射区疼痛成为主要症状,而心前区痛反而不明显。每次心绞痛发作部位往往是相似的。

(2)疼痛的性质:因人而异,常呈紧缩感、绞榨感、压迫感、烧灼感、胸憋、胸闷或有窒息感、沉重感,有的患者只述为胸部不适。心绞痛的特征是疼痛的程度逐渐加重,然后逐渐减轻、消失,很少呈针刺样或搔抓样痛,也不受体位或呼吸的影响。疼痛的程度可轻可重,取决于血管阻塞或痉挛程度、个人痛阈、心功能、心脏肥大、心脏做功及侧支循环情况。重者常迫使患者停止动作,不敢活动和讲话,伴面色苍白、表情焦虑,甚至出冷汗。重症心绞痛,特别是多支病变者,对硝酸甘油反应迟钝或无反应。卧位心绞痛,发作时必须坐起甚至站立方能缓解。有的心绞痛首次发作在夜间平卧睡眠时,冠状动脉造影常显示多支冠状动脉严重阻塞性病变或左主干病变。有些患者否认疼痛和不适,主诉气短、眩晕、疲乏、出汗或消化道不适,当这些症状出现在运动时或其他应激时,心肌缺血的可能性很大。

(3)疼痛持续时间:多数为1～5分钟,很少时长＞15分钟,也不会转瞬即逝或持续数小时。

(4)诱发因素及缓解方式:慢性稳定型心绞痛的发作与劳力(走快路、爬坡、饱餐)或情绪激动(发怒、焦急、过度兴奋)和突然受冷有关,停下休息即可缓解,多发生在劳力当时而不是之后。舌下含服硝酸甘油可在2～5分钟内迅速缓解症状。

心绞痛严重程度的判断可参照加拿大心血管学会(CCS)分级(表3-1-1)。

表 3-1-1　加拿大心血管学会(CCS)的心绞痛分级

级别	心绞痛临床表现
Ⅰ级	一般体力活动不引起心绞痛,如行走和上楼,但紧张、快速或持续用力可引起心绞痛发作
Ⅱ级	日常体力活动稍受限,快步行走或上楼、登高、饭后行走或上楼、寒冷或风中行走、情绪激动可发作心绞痛,或仅在睡醒后数小时内发作,在正常情况下以一般速度平地步行 200m 以上或登一层以上楼梯受限
Ⅲ级	日常体力活动明显受限,在正常情况下以一般速度平地步行 $100\sim200m$ 或登一层楼梯时可发作心绞痛
Ⅳ级	轻微活动或休息时即可出现心绞痛症状

2.危险因素

在收集与胸痛相关的病史后,还应了解冠心病相关的危险因素:如吸烟、高血压病、高脂血症、糖尿病、肥胖,以及冠心病家族史等。

3.体征

一般冠心病心绞痛患者不发作时多无异常体征。发作时常呈焦虑、恐惧状态,以手紧按心前伴出汗、心率增快和血压增高。由于局部心肌缺血,收缩不协调,可见收缩期心前区局部反常搏动,心尖 S_1 减弱。因心肌顺应性降低,左心室舒张末压增高,心房收缩力增强,可闻及 S_4。如乳头肌缺血及功能障碍可引起二尖瓣关闭不全,心尖部可闻及收缩期杂音或高调杂音,如海鸥鸣。此外,由于一过性左心室收缩功能减弱或一过性左束支传导阻滞,左心室收缩期延长,可致主动脉瓣关闭延迟,而延至肺动脉瓣关闭之后,从而产生 S_2 逆分裂。

(二)辅助检查

1.心电图

约有半数病例平时静息心电图在正常范围内,也可能有陈旧性心肌梗死或非特异性 ST-T 改变。有时有室性、房性期前收缩或传导阻滞等心律失常。

在胸痛发作或发作后即刻做心电图对诊断缺血特别有用,还能知道缺血的部位、范围和严重程度。以 R 波为主的导联上可有 ST 段降低及 T 波低平或倒置等心内膜下心肌缺血改变,左心室心内膜下心肌由冠状动脉分支末梢供血,在心脏收缩时承受的压力最大,故容易发生缺血。有时心绞痛由心外膜冠状动脉的较大分支痉挛引起,心电图可见部分导联 ST 段抬高,称为变异型心绞痛。有时仅出现 T 波倒置,或在平时 T 波倒置的病例,于发作时 T 波反而变为直立,即所谓假性正常化。T 波改变对心肌缺血的意义虽不如 ST 段,但如与平时心电图相比有明显差别,有动态变化者也有助于诊断。在胸前导联深的 T 波倒置,有时在心绞痛发作后几小时或几天更明显,提示左前降支明显狭窄。弥散性 ST 段压低伴 aVR 导联 ST 段抬高提示左主干病变或多支血管病变。少数患者出现一过性 Q 波,可能与心肌缺血引起一过性局部缺血心肌电静止有关。

24 小时动态心电图表现如有与症状相一致 ST-T 变化,则对诊断有参考价值,还能发现无症状性心肌缺血。

2.心电图运动试验

运动试验不仅可检出心肌缺血,提供诊断信息,而且可检测缺血阈值,估测缺血范围及严重程度。该试验对诊断冠心病的敏感性70％,对排除冠心病的特异性75％。

3.胸部 X 线检查

对稳定型心绞痛并无诊断性意义,多为正常。但有助于了解心肺疾病的情况,如有无充血性心力衰竭、心脏瓣膜病、心包疾病等。

4.超声心动图

可估价左心室功能和心瓣膜情况。对提示有主动脉瓣狭窄,肥厚性心肌病或二尖瓣反流的收缩期杂音者应该做心脏超声。在心绞痛当时或心绞痛缓解后 30 分钟内做心脏超声可发现缺血区室壁运动异常。有陈旧心肌梗死史或心力衰竭症状的心绞痛患者应该用超声或核素技术定量评估左心室功能。

5.负荷超声心动图、核素负荷试验(心肌负荷显像)

多数患者用运动试验检查,对不能运动的患者可用双嘧达莫、腺苷或多巴酚丁胺等药物负荷试验检查。多巴酚丁胺通过增加心率和加强心肌收缩而增加心肌对氧的需求,从而诱发心肌缺血。腺苷,扩张血管使缺血区产生不一致的灌注,非狭窄血管扩张可能"盗走"已经最大扩张的狭窄远端血管的血流,使之缺血加重,所谓的"窃血现象"。双嘧达莫通过腺苷释放而产生"窃血现象"。在超声心动图上缺血区室壁运动异常或收缩期室壁变薄,在单光子发射计算机断层核素扫描(ECT)或正电子发射断层扫描(PET)上显示缺血区灌注缺损,最新的 PET-CT可以同时了解冠状动脉解剖、心肌灌注和代谢。适应证:①静息心电图异常、LBBB、ST 段下降＞1mm、起搏心律、预激综合征等心电图运动试验难以精确评估者;②运动试验不能下结论,而冠心病可能性较大者;③既往血管重建(PCI 或 CABG),症状复发,需了解缺血部位者;④在有条件的情况下可替代运动试验。

6.多层 CT 或电子束 CT

多层 CT 或电子束 CT 平扫可检出冠状动脉钙化并进行积分。人群研究显示钙化与冠状动脉病变的高危人群相联系,但钙化程度与冠状动脉狭窄程度却并不相关,因此,一般不推荐将钙化积分常规用于心绞痛患者的诊断评价。

64 层螺旋 CT 造影为显示冠状动脉病变及形态的无创检查方法。有较高阴性预测价值,若冠状动脉 CT 造影未见狭窄病变,一般可不进行有创检查。但 CT 冠状动脉造影对狭窄病变及程度的判断有一定限度,特别当钙化存在时会显著影响狭窄程度的判断,而钙化在冠心病患者中相当普遍,因此,仅能作为参考。

7.实验室检查

血常规有助于排除贫血,甲状腺功能测定可排除甲状腺功能亢进或减退症,这些可能诱发或加重心绞痛的因素。常规检测血脂、血糖、C-反应蛋白、肾功能等来寻找危险因素。当鉴别不稳型定心绞痛和非 ST-段抬高性心肌梗死时,需测定肌钙蛋白和 CK -MB。

8.冠状动脉造影术

对心绞痛或可疑心绞痛患者,冠状动脉造影可以明确诊断心血管病变情况并决定治疗策略及预后,是目前诊断冠心病的"金标准"。

（三）诊断与鉴别诊断

根据疼痛的特点，一般典型心绞痛不难诊断。胸痛可以由许多心脏和非心脏原因引起，心脏原因又分为缺血性和非缺血性。在鉴别诊断时需很好考虑。不典型者宜结合病史、体征、心电图检查、运动试验、连续心电图监测，甚至冠状动脉造影明确诊断。

1.非心脏性疾病引起的胸痛

（1）消化系统：①食管疾病：反流性食管炎，常呈烧心感，与体位改变和进食有关，饱餐后、平卧位易发生，可进行相关检查，如食管 pH 测定等；食管裂孔疝症状类似反流性食管炎；食管动力性疾病包括食管痉挛、食管下段括约肌压力增加或其他动力性疾病，可伴吞咽障碍，常发生在进餐时或进餐后；②胆道疾病：包括胆石症、胆囊炎、胆管炎引起的疼痛常在右上腹部，但也可在上腹部、胸部，可伴消化道症状，腹部 B 超等检查有助于诊断；③溃疡病、胰腺病：有相应消化系统症状。

（2）胸壁疾病：肋骨炎、肋软骨炎、纤维织炎、肋骨骨折、胸锁骨关节炎等，局部常有肿胀和压痛。带状疱疹，疼痛沿肋间神经分布，伴有相应部位的皮肤疱疹。颈椎病，与颈椎动作有关。肋间神经痛，本病疼痛常累及 1～2 个肋间，但并不一定局限在前胸，为刺痛或灼痛，多为持续性而非发作性，咳嗽、用力呼吸和身体转动可使疼痛加剧，沿神经行径处有压痛，手臂上举活动时局部有牵拉疼痛，故与心绞痛不同。

（3）肺部疾病：肺动脉栓塞、肺动脉高压，伴气短、头晕、右心负荷增加，可做相应检查。肺部其他疾病：肺炎、气胸、胸膜炎、睡眠呼吸暂停综合征等。

（4）精神性疾病：过度换气、焦虑症、抑郁症等。心脏神经症的胸痛为短暂（几秒钟）的刺痛或较持久（几小时）的隐痛，患者常喜欢不时地深吸一大口气或作叹息性呼吸。胸痛部位多在左胸乳房下心尖部附近，或经常变动。症状多在疲劳之后出现，而不在疲劳的当时，作轻度活动反觉舒适。含硝酸甘油无效或在 10 分钟后才"见效"，常伴有心悸、疲乏及其他神经症的症状。

（5）其他：心肌需氧量增加，如高温、甲状腺功能亢进、拟交感毒性药物可卡因的应用、高血压病、重度贫血（Hb<70g/L）、低氧血症等。

2.非冠心病的心脏性疾病

可以诱发胸痛的有心包炎、严重未控制的高血压病、主动脉瓣狭窄、肥厚型心肌病、扩张型心肌病、快速性室性或室上性心律失常、主动脉夹层等，均有相应的临床表现及体征。

3.冠状动脉造影无明显病变的胸痛

①冠状动脉痉挛。常在夜间发生，发作时心电图 ST 段抬高，发作后 ST 很快恢复正常。②心脏 X 综合征。为小冠状动脉舒缩功能障碍所致，也称为冠状动脉微血管病变，以反复发作劳累性心绞痛为主要表现，疼痛亦可在休息时发生。发作时或运动负荷心电图可示心肌缺血，放射性核素心肌灌注可示缺损，超声心动图可示节段性室壁运动异常，但冠状动脉造影正常。③非心源性胸痛。非心脏性疾病引起的胸痛。

（四）稳定型心绞痛的危险评估

危险分层可根据临床评估、对负荷试验的反应、左心室功能及冠状动脉造影显示的病变情况综合判断。

有下列情况的为高危,预后不良,需积极治疗,血管重建可降低病死率。

1.临床评估

典型心绞痛;外周血管疾病、心力衰竭;有陈旧性心肌梗死、完全性 LBBB、左室肥厚、二至三度房室传导阻滞、心房颤动、分支阻滞者。吸烟和血脂异常,加上高血压病、糖尿病、腹型肥胖、心理压力大、蔬菜和水果吃得少、缺乏规律锻炼等,可以预测心肌梗死危险的 90%。

2.负荷试验

运动心电图早期出现阳性(ST 段压低>1mm);ST 段压低≥2mm;ST 段压低持续至运动结束后 5 分钟以上;血压下降≥1.33kPa(10mmHg);在运动期间或以后当心率在 120 次/分时,出现严重室性心律失常;Duke 评分≤-11 分。放射性核素检查缺血范围大于左心室的15%、多于一个血管床的多处灌注缺损、大而严重的灌注缺损、运动负荷时肺内有核素摄取、运动后左心室扩大,超声负荷试验多处可逆性室壁运动异常和更严重、更广泛的异常。

Duke 活动平板评分=运动时间(min)-5×ST 段下降(mm)-(4×心绞痛指数)。心绞痛指数定义为:运动中未出现心绞痛评 0 分,运动中出现心绞痛为 1 分,因心绞痛终止运动试验为 2 分;Duke 评分≥5 分属低危,-10～4 分为中危,≤-11 分为高危。

3.左室功能

LVEF<35%。

4.冠状动脉造影

多支病变,左主干病变或左前降支近端病变者。

四、治疗

治疗的目标是预防心血管事件的发病率和死亡率并提高生活质量。

(一)治疗方案

药物治疗、PCI 和冠状动脉旁路移植术(CABG)均已被证实可以控制症状,改善运动至缺血的时间。在初期的药物治疗时代,CABG 已被证实可以减少特定病人群的心血管疾病死亡率。虽然 PCI 已被证明可以缓解稳定型心绞痛症状并改善生活质量,但在随机对照试验(RCT)中,尚没有证据证明其能减少死亡率。

(二)药物治疗

1.血小板抑制药

(1)抗血小板试验者协作是一项荟萃分析,包含来自 174 项关于抗血小板治疗临床试验的约 100000 名患者。该数据组表明,在高风险人群中,阿司匹林降低卒中、心肌梗死和死亡的发生率,包括那些从未有过心肌梗死的稳定型心绞痛患者。最近的一项系统性评价表明,尽管最佳剂量有争议,但人们普遍支持文献中推荐的 ASA 每日 75～81mg 的剂量。5%～10% 的冠心病患者使用阿司匹林并不能显著降低血小板功能,这种情况称为阿司匹林抵抗。阿司匹林抵抗已被证实可以导致外周血管疾病患者的血栓性事件发生率增加。与阿司匹林敏感的患者相比,血小板活性高的患者发生卒中、心肌梗死和血管性死亡的风险更高。

(2)对于那些对阿司匹林过敏或不能耐受阿司匹林的患者,氯吡格雷已被证实可以降低存在外周血管、脑血管和冠状动脉血管疾病患者的致命和非致命性血管事件的发生率。

①氯吡格雷是不能耐受阿司匹林的患者的二线治疗方案。在既往有心脏手术史或缺血性事件发生的高危患者,使用氯吡格雷作为单一疗法或与阿司匹林合用,都是有益的。对于那些因稳定型冠状动脉疾病而接受金属裸支架(BMS)的患者,推荐至少 1 个月的双联抗血小板治疗(DAPT;阿司匹林 81mg/d,氯吡格雷 70mg/d)。对于置入药物洗脱支架(DES)患者的双重抗血小板治疗方案目前正在紧锣密鼓地探索中,一方面是由于晚期支架内血栓形成。另一方面质疑 DAPT 时间延长带来的益处。最新 ACC/AHA 的 PCI 指南推荐对于接受 DES 的患者,实行 12 个月的 DAPT 方案,尽管对于特定的高风险病人群,更长时间的 DAPT 仍可考虑(Ⅱb 类推荐)。氯吡格雷通常耐受性良好并具有较少不良反应。

②在 CHARISMA 试验(该试验招募了大量患者,包括先前发生过心血管事件的及具有多重心血管危险因素的患者)的初步分析中我们发现,在预防心肌梗死或死亡方面,DAPT 较单用阿司匹林而言并无显著优势。对高风险患者(陈旧性心肌梗死)的预分析显示,接受 DAPT 的患者心血管事件发生率明显减少。这表明,特定的病人群可能受益于长期的 DAPT。

2.降脂药

在明确诊断冠心病的患者中,降脂治疗作为二级预防,尤其是他汀类药物,可以显著降低心血管事件的风险。他汀类药物是强有效的 3-羟基 3 甲基戊二酰辅酶还原酶(HMG-CoA 还原酶)抑制药。它们是最有效地降低低密度脂蛋白(LDL)的药物,同时也可以上调 NO 合成酶,减少内皮素-1 的 mRNA 表达,改善血小板功能,并降低有害自由基的产生;所有这些都可改善正常内皮功能。

(1)适应证:4S 研究、CARE 研究、LIPID 研究及 HPS 研究均提供了令人信服的证据,罹患心血管疾病的患者无论其胆固醇水平正常亦或升高,他汀类药物都可以降低死亡率、降低心肌梗死和卒中的发生率及 CABG 治疗率。

(2)有效性:最近的研究已经表明,对于稳定型冠心病患者(TNT 研究)或急性冠状动脉综合征(ACS)患者(PROVEIT-TIMI-22 研究),强化降脂使 LDL 达到 70mg/dL 与强化降脂使 LDL 达到 100mg/dL 相比,可以降低心血管死亡、心肌梗死和卒中的风险。之所以建议积极的他汀类药物治疗,还因为它可以阻碍并延缓斑块的进展,这已被 IVUS 证实。

(3)选用的药物:他汀类药物应是治疗冠心病的一线用药。量化脂蛋白 a、纤维蛋白原、载脂蛋白 A 的和载脂蛋白 B100 是具有研究意义的。胆汁酸多价螯合剂主要降低 LDL 胆固醇,由于这些药物可能会加剧高三酰甘油血症,因而不能用于三酰甘油水平高于 300mg/dL 的患者。烟酸可以降低 LDL 和三酰甘油水平,是最有效的降脂药物,同时也增加高密度脂蛋白(HDL)的水平,它也是唯一可以降低脂蛋白 a 的药物。纤维酸衍生物是对高三酰甘油血症最有效的药物,能够提高 HDL 水平而对 LDL 影响不大,是治疗三酰甘油水平高于 400mg/dL 的患者的一线用药。ω-3 脂肪酸也可被用于治疗高三酰甘油血症,特别是对烟酸和纤维酸治疗无效的患者。提高 HDL 和胆固醇酯转移蛋白抑制药的药物,目前正在 RCT 试验中接受临床评价,在将来有可能提供一种有益的辅助他汀类药物治疗的方案。

①对于明确诊断冠心病或者冠心病等危症人群,目前的证据支持积极降低 LDL 胆固醇水平的治疗方案,目标是达到 70mg/dL(Ⅱa 级)。HDL 胆固醇＞45mg/dL 和三酰甘油＜

150mg/dL 是饮食、生活方式及药物治疗之外的次级目标。

②他汀类药物的不良反应极其罕见,包括肌炎和肝炎。使用说明中建议于正式治疗前(或增加剂量前)和用药后 3 个月进行肝功能检测评估。除非临床上怀疑有药物不良反应产生,药物治疗相对稳定的常规随访患者没有必要进行血液相关检测。

3.硝酸盐(表 3-1-2)

表 3-1-2 硝酸盐类药物

药物	给药途径	每次剂量	用药频率
硝酸甘油(甘油硝酸,硝基投标,硝基-Dur)	舌下含服	0.15~0.6mg	需要时用
	舌下喷	0.4mg	需要时用
	缓释胶囊	2.5~9.0mg	每 6~12 小时
	软膏(局部)	0.5~2(1.25~5cm)	每 4~8 小时
	磁片(补丁)	1 贴(2.5~15mg)	每 24 小时
	静脉内	5~400μg/min	持续应用
	含片	1mg	每 3~5 小时
异山梨酯	舌下含服	2.5~10mg	每 2~3 小时
	嚼服含服	5~10mg	每 2~3 小时
	口服	10~40mg	每 6 小时
	缓释片剂	40~80mg	每 8~12 小时
异山梨醇 5 单硝酸酯	舌下含服	10~40mg	每 12 小时
	持续缓释	60mg	每 24 小时
四硝酸酯	舌下含服	5~10mg	需要时用
	片剂	10mg	每 8 小时

(1)作用机制:硝酸盐类药物通过减轻左心室的前后负荷来降低心脏整体负荷和耗氧。该药物也可以通过减少左心室舒张末期压力,扩张心外膜血管及改善缺血心肌组织的侧支循环使血液重新分布至缺血的心内膜下心肌组织。作为辅助治疗,硝酸盐也可以作为血小板聚集的弱抑制药。

(2)有效性的证据:硝酸盐类药物可降低运动诱发的心肌缺血,缓解症状,提高稳定型心绞痛患者的运动耐量。

①在最佳的 β 受体阻滞药治疗方案中添加硝酸盐并不会增加心绞痛发作的频率、硝酸甘油消耗量、运动持续时间及无症状心肌缺血的持续时间。

②在一些小型研究中,硝酸盐同期使用血管紧张素转化酶(ACE)抑制药,可有效减少心绞痛发作。

③对慢性稳定型心绞痛患者,目前仍然没有研究显示硝酸盐类药物会带来生存获益。

(3)药物的选择:因为硝酸盐起效迅速,舌下含服或口腔喷雾可以立即缓解心绞痛发作。

①当预计活动量可以加重心绞痛时,硝酸甘油片可用于短期预防(最多 30 分钟)。根据心

绞痛发作的昼夜节律,用药的时间和频率可以个体化定制。约 8 小时的无硝酸盐用药期足以防止耐药的发生。

②使用长效药物和经皮给药途径可提高药效,但仍需存在一个无硝酸盐的间隔期。

(4)不良反应:硝酸盐类药物应与三餐同服以防止胃灼痛。

①头痛是较常见的不良反应,可以很严重。持续应用药物可使头痛的严重性降低,也可以通过降低药物剂量来缓解头痛。

②一过性面部潮红、头晕、乏力、直立性低血压可以发生,但这些影响通常可以由改变体位和其他促进静脉回流的方法所消除。

(5)药物相互作用:硝酸盐类药物与其他血管扩张药,例如 ACE 抑制药、肼屈嗪或钙通道阻滞药合用时可以发生低血压。PDE5 抑制药如西地那非(万艾可)与硝酸盐合用可导致严重低血压,因此属于绝对禁忌。

(6)争议

①耐药性:持续药物治疗可能减弱硝酸盐药物的血管和抗血小板作用。虽然这种硝酸盐耐药现象的机制并未被完全理解,巯基耗竭、神经激素激活、血浆容量的增加可能参与其中。N-乙酰半胱氨酸、ACE 抑制药或利尿药并没有持续预防硝酸盐耐药。间歇用硝酸盐治疗是避免硝酸盐耐药的唯一方法。

②反弹:对于持续服用 β 受体阻滞药治疗的患者,间断使用硝酸盐并不会引起严重的心绞痛复发。延长用药间歇也不会引起心绞痛复发。

4.β 受体阻滞药(表 3-1-3)

(1)作用机制:阻断心脏表面的 β_1 肾上腺素受体,降低速率压力乘积和氧需。左心室室壁张力下降可以让血流从心外膜重新分配至心内膜。

①β 受体阻断所导致的冠状动脉痉挛十分罕见,但对于已知的易产生血管痉挛的患者,β 受体阻滞药应尽量避免。

②β 受体阻滞药还具有一定程度的膜稳定作用。

表 3-1-3　β 受体阻滞药

药物	每日剂量(mg)	用药频率	代谢	脂溶性	内在拟交感活性	膜稳定性
选择性 β 受体阻滞药						
美托洛尔						
短效	50~400	每 12 小时	肝	中度		
长效		每 24 小时			无	可能
阿替洛尔	25~200	每 24 小时	肾	无	无	无
醋丁洛尔	200~600	每 12 小时	肾	中度	低度	低度
奈必洛尔	5~40	每 24 小时	肾	高度	无	
倍他洛尔	20~40	每 24 小时	肾		低度	
非选择性 β 受体阻滞药($\beta_1+\beta_2$)						

药物	每日剂量(mg)	用药频率	代谢	脂溶性	内在拟交感活性	膜稳定性
普萘洛尔	80～320	每 4～6 小时	肝			
长效		每 12 小时		高度	无	中度
纳多洛尔	80～240	每 24 小时	肾	低度	无	无
噻吗洛尔	15～45	每 12 小时	肝	中度	无	无
吲哚洛尔	15～45	每 8～12 小时	肾	中度	中度	可能
拉贝洛尔[a]	600～2400	每 6～8 小时	肝	无	无	可能
卡维地洛[a]						
短效	25～50	每 12 小时	肝	中度	无	可能
长效	10～80	每 24 小时				

[a] 强效 α_1 受体拮抗药

（2）有效性的证据：心肌梗死后服用 β 受体阻滞药可以降低死亡率。对于稳定型心绞痛患者（从未发生过心肌梗死），尽管改善心绞痛症状方面的作用已被证实，但生存获益尚无证据支持。

（3）不良反应：最主要的不良反应来源于对 β_2 受体的阻滞。然而数据表明，某些不良反应的发生率可能低于预期，但是潜在的急救治疗仍应提供给那些有发生不良事件巨大风险的病人群。

①支气管收缩、掩盖糖尿病患者的低血糖反应、周围血管疾病症状恶化、中枢神经系统不良反应如嗜睡、昏睡、抑郁症、多梦等均已被证实。中枢神经系统不良反应与这些药物的脂溶性相关。

②当患者存在传导系统障碍或心力衰竭时，应注意症状性心动过缓和心力衰竭加重的问题。

③部分患者需要注意性欲降低、性无能和可逆性脱发。

④β 受体阻滞药的不良反应还包括增加 LDL 胆固醇同时降低 HDL 胆固醇。

（4）药物相互作用：与钙通道阻滞药合用易导致严重心动过缓和低血压。

（5）药物的选择：心脏选择性、脂溶性、药物代谢模式和给药频率都是选择具体药物时需要考虑的主要因素。主要针对心脏的特异性药物（如 β1 受体阻滞药），包括美托洛尔、阿替洛尔、比索洛尔和奈必洛尔。值得注意的是，奈必洛尔也可诱导内皮细胞的 NO 通路并有助于血管扩张。在选择药物时，尽管具有内在拟交感活性的药物可降低冠心病患者的获益，但内在拟交感活性并非临床上需要考虑的重要因素。

（6）对血脂的影响：与 β 受体阻滞药相关血脂异常的临床意义目前仍不清楚。β 受体阻滞药可使 HDL 水平下降，使三酯甘油水平上升。β 受体阻滞药同时也能够提高 NYHA Ⅰ 级或 Ⅱ 级心力衰竭且存在心绞痛患者的生存率。对于 NYHA 分级 Ⅲ 或 Ⅳ 级患者，应先改善并稳定其心功能状态，然后才能行 β 受体阻滞药治疗。

5.钙通道阻滞药

(1)作用机制:此类药物通过抑制钙通道,阻断钙进入血管平滑肌细胞和心肌细胞内,但不影响细胞内钙释放的调节。其结果是肌细胞的收缩减少。

①四种类型的钙通道分别是 L、T、N 和 P。

②T 型钙通道存在于心房和窦房结内,并影响除极 I 期。

③L 型钙通道有助于动作电位 III 期钙内流进入细胞内。

④N 型及 P 型钙通道主要存在于神经系统。

⑤钙通道阻滞药主要有三类,包括二氢吡啶类(如硝苯地平)、地尔硫䓬类(如地尔硫䓬)及苯烷胺类(如维拉帕米)。

⑥二氢吡啶类结合到 L 型通道胞外部分的特定位点,它们不结合 T 型通道因而不具有负性变时性作用。由于其作用部位在细胞外,二氢吡啶类不抑制受体诱导的细胞内钙释放。

⑦维拉帕米结合到 L 型通道的胞内部分并抑制 T 型通道。维拉帕米能够抑制细胞内钙释放,是由于其结合位点位于细胞内及其反射性交感神经活化抑制效果较差。维拉帕米易产生使用依赖性,因为药物转运到细胞内结合位点需要开放通道。维拉帕米能够改善稳定型心绞痛,主要通过提高速度压力乘积,以及扩张冠状动脉血管进而增加氧的输送。

(2)有效性的证据:众多双盲安慰剂对照试验已经表明,钙通道阻滞药能够降低心绞痛发作次数并减轻运动诱发的 ST 段压低。

①一些研究对 β 受体阻滞药和钙通道阻滞药控制稳定型心绞痛的效果进行比较(其中死亡、心肌梗死和不稳定型心绞痛作为终点结局),证实两者具有相同的疗效。

②一项回顾性研究和荟萃分析发现,短效硝苯地平能够增加冠心病患者的死亡率。如果预期使用硝苯地平,采用长效制剂联合 β 受体阻滞药治疗是更安全的方法。其增加死亡率的机制尚不清楚,但可能的解释是反射性心动过速和冠状动脉盗血现象。

(3)不良反应:最常见的不良反应是低血压、面部潮红、头晕和头痛。由于负性肌力作用可诱发心力衰竭,故左心室功能不全是钙通道阻滞药治疗的相对禁忌证。使用对窦房结和房室结有显著抑制效应的化合物能够导致传导障碍和症状性心动过缓发生。已知苄普地尔可延长 Q-T 间期,使用该药时 Q-T 监测是必要的。使用二氢吡啶类钙通道阻滞药常出现下肢水肿,这时需要降低药物的剂量或停止用药。非二氢吡啶类钙通道阻滞药也可引起便秘。

(4)药物相互作用:非二氢吡啶类钙通道阻滞药维拉帕米和地尔硫䓬能够增加洋地黄浓度。当存在洋地黄中毒时,应禁用这些药物。

(5)药物的选择:钙通道阻滞药具有不同的负性肌力作用。

①代偿性心力衰竭患者有可能耐受氨氯地平。在失代偿性心力衰竭,应避免使用任何钙通道阻滞药。氨氯地平是美国食品药品监督管理局(FDA)批准用于心绞痛的唯一钙通道阻滞药。

②具有传导障碍的患者应使用对传导系统影响最小的药物。长效制剂能够减少由反射性心动过速诱发的心绞痛风险。

6.血管紧张素转化酶(ACE)抑制药

使用 ACE 抑制药管理慢性稳定型心绞痛的论据来自心肌梗死后和心力衰竭的临床试验,

研究显示使用 ACE 抑制药能明显减少缺血事件发生。

（1）ACE 抑制药主要通过降低心脏前负荷，并在一定程度上降低后负荷，减少心肌耗氧量，从而有益于控制慢性稳定型心绞痛。HOPE 研究显示，雷米普利能够显著降低高危冠心病、卒中、糖尿病及周围血管疾病人群的死亡率、心肌梗死和卒中发生率。最近的一项荟萃分析发现，对于无收缩功能不全证据的动脉粥样硬化患者，ACE 抑制药同样可以降低心脑血管事件的风险。值得注意的是，PEACE 研究旨在评估左心室功能正常的患者使用群多普利的疗效，其结果显示在死亡、心肌梗死、心绞痛、血运重建或卒中方面并无任何获益。许多假说可以解释这些不同的研究结果，包括剂量效应、药效差异及入选患者的风险等级等。然而，ACE 抑制药推荐用于左心室功能不全的患者（Ⅰ类证据），并可合理地用于左心室功能正常的患者（Ⅱa 级推荐）。

（2）不同 ACE 抑制药用于减轻心肌缺血的相对疗效尚未得到很好的研究。

（3）ACE 抑制药的严重不良反应包括咳嗽、高钾血症和肾小球滤过率下降。严禁用于遗传性血管性水肿或双侧肾动脉狭窄患者的治疗。

7.激素替代疗法（HRT）

妇女绝经后血脂谱发生不良变化。LDL、总胆固醇和三酰甘油水平增加而高密度脂蛋白水平降低。所有这些变化对心血管疾病发病率和病死率均有不利影响。几个大型病例对照和前瞻性队列研究表明，绝经后单独使用雌激素或雌激素与醋酸甲羟孕酮联合使用可对血脂谱和心血管事件产生积极影响。然而，无论是针对一级预防的 WHI 研究，还是针对二级预防的 HERS 研究均显示，接受 HRT 的绝经后女性的心血管和脑血管事件的风险增加。另外一项以冠状动脉造影量化冠状动脉粥样硬化的随机试验结果显示使用雌激素产生阴性结果。因此，先前提到的治疗获益被认为可能是"健康用户"效应所致，不推荐 HRT 用于心血管事件的一级预防。

（1）使用获益：虽然使用雌激素已证实增加心血管事件，它同时也明确产生一些良性作用，包括维持正常内皮功能、减少氧化 LDL 水平、改变血管张力、维持正常的凝血功能、对血糖水平的良性作用、减少骨质疏松性骨折及减少更年期症状。

（2）不良反应：包括出血、恶心及水潴留。因为雌激素剂量很小，这些不良反应是罕见的。对于子宫完整的患者，必须行常规妇科检查以筛查癌症。使用 HRT 也增加乳腺癌的风险，常规筛查是有益的。

8.抗氧化剂

维生素 A、维生素 C 及维生素 E 对冠心病患者的作用仍不明确。

（1）早期的观察性研究表明，每日补充维生素 E 可以降低动脉粥样硬化性心脏病患者心血管事件的风险。然而，在随机试验研究中，应用维生素 E 并未显示有益作用。还有数据表明，维生素 E 可以减轻他汀类药物的效果。不建议维生素 A、维生素 C 和维生素 E 用于心血管事件的二级预防。

（2）缺乏有关维生素 A 和维生素 C 的研究数据。现有的大多数资料表明，服用超大剂量维生素没有任何益处。尽管维生素 A 可结合低密度脂蛋白分子，但不能阻止低密度脂蛋白氧化。水溶性的维生素 C 不可结合低密度脂蛋白分子。不推荐这两种维生素用于预防动脉粥样硬化的进展。

9.雷诺嗪

(1)雷诺嗪通过抑制心肌细胞的晚期钠通道发挥作用,这些通道在心肌缺血或心力衰竭等病理状态下持续开放。雷诺嗪减少晚期钠内流入心肌细胞,进而导致钠依赖性地进入细胞质的钙减少。细胞内钙离子水平降低能够减轻心肌舒张期僵硬度,从而改善舒张期血流、减轻缺血和心绞痛。早期的研究已经表明雷诺嗪主要通过其对脂肪酸代谢的影响发挥作用。然而,目前更有力的证据显示抑制晚期钠通道是其主要作用机制。

(2)有关雷诺嗪的许多随机研究,无论有或没有基础抗心绞痛治疗,均已显示其对稳定型心绞痛患者治疗有效,包括心绞痛发作频率、运动持续时间、平板试验中 ST 段压低出现的时间及舌下含服硝酸甘油的频率等。

(3)不良反应:头晕、头痛和 GI 不耐受是已知最常见的不良反应。Q-T 间期延长亦有报道,尤其见于代谢降低引起的肝功能障碍患者。基线或治疗过程中出现 Q-T 间期延长是其使用禁忌。

(4)药物相互作用:CYP3A4 受体抑制药能够抑制雷诺嗪代谢,如唑类抗真菌剂、非二氢吡啶类钙通道阻滞药、大环内酯类抗生素、蛋白酶抑制药和柚子汁等,不可与雷诺嗪同时服用。

10.新兴的药物疗法

(1)在动物模型体内直接注入血管内皮生长因子(VEGF)及碱性成纤维细胞生长因子蛋白已被证实能增加侧支循环血流。探讨这些细胞因子对改善心绞痛患者缺血心肌侧支循环的相关研究正在进行中。虽然早期的结果令人鼓舞,但这些治疗手段长期的风险及获益仍未知。

(2)通过基因疗法使内源性生长因子过度表达,以控制侧支血管形成的方法已被提出,这些方法正在研究中。

11.增强体外反搏(EECP)

已成为稳定型心绞痛患者的一种治疗选择。

(1)EECP 涉及下肢的间歇性加压,以努力增加舒张压并增加冠状动脉血流量。3 套气囊缠绕在小腿、大腿下部和大腿上部,具有心电图门控的精确箍带充气和放气。在 T 波的起点处,即舒张期开始时较低的箍带充气,在 P 波起点处,即收缩期之前 3 个箍带同时被触发放气。

(2)对于难治性心绞痛患者,临床试验表明 EECP 能够改善运动耐量,减少心绞痛的症状,减少硝酸甘油使用,并改善由铊显像测定的缺血客观指标。这些获益在 2 年随访时依然保持。

(三)冠状动脉旁路移植术

1.对比药物治疗

跟药物治疗相比,CABG 能够改善高危稳定型心绞痛患者的生存率。对于 3 支血管病变、左心室功能不全或左主干狭窄患者,其优势尤其显著。

(1)该结论主要来自于 CASS 研究、ECSS 研究及 VACS 研究的结果。但这些试验对于 β 受体阻滞药、ACE 抑制药、抗血小板药物或降脂药物的益处未得到有效共识。

(2)外科技术也显著改进,包括更多地使用动脉桥如乳内动脉(IMA)桥,微创手术的采用及心脏组织保存和麻醉技术的改进。

2.静脉桥或动脉桥的选择

有多种不同的 CABG 技术。孤立性左主干冠状动脉狭窄患者采用左乳内动脉桥进行的微创旁路移植手术与 PCI 相比,在死亡率、心肌梗死或卒中发生率方面并无显著性差异,但能够降低再次血运重建。在心脏直视手术中,左乳内动脉的使用已经得到肯定。同静脉桥相比,乳内动脉桥具有较好的远期疗效。由于左乳内动脉的成功应用,其他的动脉桥也在临床使用,如右乳内动脉、桡动脉及胃网膜右动脉等。

(1)20%的静脉桥在 5 年内失去效果,只有 60%～70%的静脉桥在 10 年后依然有效。相比之下,大于 90%的左乳内动脉-左前降支冠状动脉桥在手术 20 年后依然通畅。

(2)乳内动脉桥用于左前降支部位病变显示更好的 10 年通畅率(95%),优于左回旋支(88%)或右冠状动脉(76%)部位病变。对于通畅率而言,左乳内动脉优于右乳内动脉,原位桥优于游离桥。

(3)与仅使用大隐静脉桥相比,使用乳内动脉桥的患者生存率更高,这种生存获益持续长达 20 年。

(4)双侧乳内动脉桥具有良好的应用前景,有证据表明左乳内动脉十右乳内动脉桥同左乳内动脉十大隐静脉桥相比,更够显著改善生存率。右乳内动脉的使用存在技术难度,因此没有得到普及。

(5)桡动脉桥于 1970 年左右引入临床使用,最初的研究结果好坏参半。然而,92%的桥血管在 1 年后保持通畅,80%～85%的桥血管在 5 年后保持通畅。胃网膜右动脉桥已被使用约 15 年,有报道显示 5 年造影通畅率达到 92%。

3.既往 CABG 史

既往实施过心脏旁路移植术并有稳定型心绞痛患者的治疗缺乏足够的数据。这类患者虽然可能需要再次旁路移植手术,其手术或药物治疗方面尚无直接比较。首次 CABG 时应用多支动脉桥血管能够降低再次手术风险。

4.与 PCI 比较

(四)其他的血运重建方法

经皮和术中心肌血运重建术是不适宜行 PCI 或 CABG 的冠心病患者的可选治疗方式。有报道显示,此类方法能够减轻症状、减小心肌灌注缺损并改善心肌收缩功能,但不能显著改善生存率。对于药物不能缓解的难治性心绞痛,或无法选择其他血运重建方法的患者,应保留这类方法,但近年来其已逐渐失去人们的青睐。

经术中或经皮血运重建时注射促血管生成药,如血管内皮生长因子(VEGF),刺激血管再生的方法目前正在研究中。到目前为止,这些干预方法的研究结果有好有坏。一些小规模研究显示积极治疗能够改善灌注和运动耐量。然而,两项更大规模的研究因中期分析无获益,近期已被提前终止。

(五)生活方式的改变

1.运动

(1)原理:运动能够调节骨骼肌,降低同等工作负荷条件下的身体总耗氧量。运动训练还可以降低任何工作负荷条件下的心率水平,从而降低心肌需氧量。一些证据表明,更高强度的体力活动和锻炼可以降低心血管疾病的发病率和死亡率。

（2）建议：作为二级预防，每周进行至少 3～4 次持续达到 70％～85％最高预测心率目标的有氧等张运动，已被证实能够提高生存率。对初学者而言，进行有监督的运动或康复计划，达到 50％～70％最大预测心率，也是有益的。等长运动大幅度增加心肌耗氧量，不推荐进行。

2.饮食

推荐低脂肪饮食，包括谷物、脱脂乳制品、水果和蔬菜、鱼和瘦肉，这些能够有效地降低冠心病患者心血管疾病风险。这些也属于"地中海饮食"的范畴，已被证明能够降低心血管风险。综合方法调理冠心病患者包括一名营养师在内，对个性化患者饮食习惯非常有帮助。

3.戒烟

吸烟与动脉粥样硬化的进展相关，通过上调冠状动脉 α 肾上腺素水平增加心肌负荷，并对凝血功能产生不良影响，所有这些均可能导致稳定型心绞痛恶化。戒烟能够降低包括既往行 CABG 在内的已明确诊断冠心病的患者的心血管风险。医师辅导是实现这一目标的最佳方法，辅助疗法包括尼古丁替代贴片、口香糖、喷雾剂或药物，如苯丙胺和伐尼克兰。

4.精神心理因素

愤怒、敌意、抑郁和压力等因素已被证明对冠心病有不利影响。小规模非随机研究结果显示，生物反馈和多种放松技巧可以帮助降低这些不利影响。

第二节　不稳定型心绞痛和非 ST 段抬高急性冠状动脉综合征

一、不稳定型心绞痛

急性冠状动脉综合征（ACS）是以冠状动脉粥样硬化斑块破裂或侵袭，继发完全或不完全闭塞性血栓形成为病理基础的一组临床综合征，包括不稳定型心绞痛（UAP）和急性心肌梗死（AMI）。其中 AMI 又分为 ST 段抬高心肌梗死（STEMI）和非 ST 段抬高心肌梗死（NSTE-MI）。

临床上将原来的初发型心绞痛、恶化型心绞痛和各型自发性心绞痛统称为不稳定型心绞痛。其特点是疼痛发作频率增加、程度加重、持续时间延长、发作诱因改变，甚至在休息时也会出现持续时间较长的心绞痛。含化硝酸甘油效果差，或无效。本型心绞痛介于稳定型心绞痛和急性心肌梗死之间，易发展为心肌梗死，但无心肌梗死的心电图及血清酶学改变。

（一）病因及发病机制

目前认为有五种因素与产生不稳定型心绞痛有关，它们相互关联。

1.冠脉粥样硬化斑块上有非阻塞性血栓

为最常见的发病原因，冠状动脉内粥样硬化斑块破裂诱发血小板聚集及血栓形成，血栓形成和自溶过程的动态不平衡过程,导致冠状动脉发生不稳定的不完全性阻塞。

2.动力性冠状动脉阻塞

在冠状动脉器质性狭窄基础上,病变局部的冠状动脉发生异常收缩、痉挛导致冠状动脉功能性狭窄,进一步加重心肌缺血,产生不稳定型心绞痛。这种局限性痉挛与内皮细胞功能紊乱、血管收缩反应过度有关,常发生在冠状动脉粥样硬化的斑块部位。

3.冠状动脉严重狭窄

冠状动脉以斑块导致的固定性狭窄为主,不伴有痉挛或血栓形成,见于某些冠状动脉斑块逐渐增大、管腔狭窄进行性加重的患者,或 PCI 术后再狭窄的患者。

4.冠状动脉炎症

斑块发生破裂与其局部的炎症反应有十分密切的关系,在炎症反应中感染因素可能也起一定作用,其感染物可能是巨细胞病毒和肺炎衣原体。这些患者炎症递质标志物水平检测常有明显增高。

5.全身疾病加重的不稳定型心绞痛

在原有冠状动脉粥样硬化性狭窄基础上,由于外源性诱发因素影响冠脉血管导致心肌氧的供求失衡,心绞痛恶化加重。常见原因有:①心肌需氧增加,如发热、心动过速、甲亢等;②冠状动脉血流减少,如低血压、休克;③心肌氧释放减少,如贫血、低氧血症。

(二)临床表现

1.症状

临床上不稳定型心绞痛可表现为新近 1 个月内发生的劳力型心绞痛,或原有稳定型心绞痛的主要特征近期内发生了变化,如心前区疼痛发作更频繁、程度更严重,时间也延长,轻微活动甚至在休息也发作。少数不稳定型心绞痛患者可仅表现为颌、耳、颈、臂或上胸部发作性疼痛不适,或表现为发作性呼吸困难,其他还可表现为发作性恶心、呕吐、出汗和不能解释的疲乏症状,但无胸部不适表现。

2.体征

不稳定型心绞痛体格检查的目的是努力寻找诱发不稳定型心绞痛的原因,如难以控制的高血压、低血压、心律失常、梗阻性肥厚型心肌病、贫血、发热、甲状腺功能亢进、肺部疾病等,并确定心绞痛对患者血流动力学的影响,如对生命体征、心功能、乳头肌功能或二尖瓣功能等的影响,这些体征的存在高度提示预后不良。

不稳定型心绞痛患者一般无特异性体征。心肌缺血发作时可发现反常的左室心尖冲动,听诊有心率增快和第一心音减弱,可闻及第二心音、第四心音或二尖瓣反流性杂音。当心绞痛发作时间较长,或心肌缺血较严重时,可发生左室功能不全的表现,如双肺底细小水泡音、甚至急性肺水肿或伴低血压。也可发生各种心律失常。

体检对胸痛患者的鉴别诊断至关重要,有几种疾病状态如得不到及时准确诊断,即可能出现严重后果:如背痛、胸痛、脉搏不整,心脏听诊发现主动脉瓣关闭不全的杂音,提示主动脉夹层破裂,心包摩擦音提示急性心包炎,而奇脉提示心脏压塞,气胸表现为气管移位、急性呼吸困难、胸膜疼痛和呼吸音改变等。

3.临床类型

(1)静息心绞痛:心绞痛发生在休息时,发作时间较长,含服硝酸甘油效果欠佳,病程1个月以内。

(2)初发劳力型心绞痛:发病时间在1个月以内新近发生的严重心绞痛,加拿大心脏病学会(CCS)的劳力型心绞痛分级标准(表3-2-1)分级,Ⅲ级以上的心绞痛为初发性心绞痛,尤其注意近48小时内有无静息心绞痛发作及其发作频率变化。

(3)恶化劳力型心绞痛:既往诊断的心绞痛,最近发作次数频繁、持续时间延长或痛阈降低(CCS分级增加Ⅰ级以上或CCS分级Ⅲ级以上)。

(4)心肌梗死后心绞痛:急性心肌梗死后24小时以后至1个月内发生的心绞痛。

(5)变异型心绞痛:休息或一般活动时发生的心绞痛,发作时ECG显示暂时性ST段抬高。

表 3-2-1　加拿大心脏病学会的劳力型心绞痛分级标准

分级	特点
Ⅰ级	一般日常活动(如走路、登楼)不引起心绞痛,心绞痛发生在剧烈、速度快或长时间的体力活动或运动时
Ⅱ级	日常活动轻度受限,心绞痛发生在快步行走、登楼、餐后行走、冷空气中行走、逆风行走或情绪波动后活动
Ⅲ级	日常活动明显受限,心绞痛发生在平路一般速度行走时
Ⅳ级	轻微活动即可诱发心绞痛,患者不能做任何体力活动,但休息时无心绞痛发作

(三)辅助检查

1.心电图

静息心电图是诊断不稳定型心绞痛的最重要的方法,并且可提供预后方面的信息。ST-T动态变化是不稳定型心绞痛最可靠的心电图表现,不稳定型心绞痛时静息心电图可出现2个或更多的相邻导联ST段下移达到或超过0.1mV。静息状态下,症状发作时记录到一过性ST段改变,症状缓解后ST段缺血改变改善,或者发作时倒置T波呈伪性改善(假性正常化),发作后恢复原倒置状态更具有诊断价值,提示急性心肌缺血,并高度提示可能是严重冠状动脉疾病。发作时心电图显示胸前导联对称的T波深倒置并呈动态改变,多提示左前降支严重狭窄。心肌缺血发作时偶有一过性束支阻滞。持续性ST段抬高是心肌梗死心电图特征性改变。变异性心绞痛ST段常呈一过性抬高。心电图正常并不能排除不稳定型心绞痛的可能性。胸痛明显发作时心电图完全正常,应该考虑到非心源性胸痛。

ST-T异常还可以由其他原因引起。ST段持久抬高的患者,应当考虑到左心室室壁瘤、心包炎、肥厚型心肌病、早期复极和预激综合征、中枢神经系统事件等。三环类抗抑郁药和吩噻嗪类药物也可以引起T波明显倒置。

2.心脏生化标记物

心脏肌钙蛋白复合物包括肌钙蛋白T(TnT)、肌钙蛋白I(TnI)和肌钙蛋白C(TnC)三个亚单位,目前只有TnT和TnI应用于临床。约有35%不稳定型心绞痛患者显示血清TnT水平增高,但其增高的幅度与持续的时间与急性心肌梗死有差别。急性心肌梗死患者 TnT>3.0ng/mL 者占 88%,非 Q 波心肌梗死中仅占 17%,不稳定型心绞痛中无 TnT>3.0ng/mL 者。所以,TnT 升高的幅度和持续时间可作为不稳定型心绞痛与急性心肌梗死的鉴别诊断。

不稳定型心绞痛患者 TnT 和 TnI 升高者较正常者预后差。临床怀疑不稳定型心绞痛者 TnT 定性试验为阳性结果者表明有心肌损伤(相当于 TnT>0.05μg/L),但如为阴性结果并不能排除不稳定型心绞痛的可能性。

3.冠状动脉造影

冠状动脉造影目前仍是诊断冠心病的金标准。在长期稳定型心绞痛的基础上出现的不稳定型心绞痛常提示为多支冠状动脉病变,而新发的静息心绞痛可能为单支冠状动脉病变。冠脉造影结果正常提示可能是冠状动脉痉挛、冠状动脉内血栓自发性溶解、微循环系统异常等原因引起,或冠状动脉造影病变漏诊。

不稳定型心绞痛有以下情况时应视为冠状动脉造影强适应证:①近期内心绞痛反复发作,胸痛持续时间较长,药物治疗效果不满意者可考虑及时行冠状动脉造影,以决定是否急诊介入性治疗或急诊冠状动脉旁路移植术(CABG);②原有劳力性心绞痛近期内突然出现休息时频繁发作者;③近期活动耐量明显减低,特别是低于 Bruce Ⅱ级或 4METs 者;④梗死后心绞痛;⑤原有陈旧性心肌梗死,近期出现由非梗死区缺血所致的劳力性心绞痛;⑥严重心律失常、LVEF<40%或充血性心力衰竭。

4.螺旋 CT 血管造影(CTA)

近年来,多层螺旋 CT 尤其是 64 排螺旋 CT 冠状动脉成像(CTA)在冠心病诊断中正在推广应用。CTA 能够清晰显示冠脉主干及其分支狭窄、钙化、开口起源异常及桥血管病变。CTA 对冠状动脉狭窄病变、桥血管、开口畸形、支架管腔、斑块形态均显影良好,对钙化病变诊断率优于冠状动脉造影,阴性者不能排除冠心病,阳性者应进一步行冠状动脉造影检查。另外,CTA 也可以作为冠心病高危人群无创性筛选检查及冠脉支架术后随访手段。

5.其他

其他非创伤性检查包括运动平板试验、运动放射性核素心肌灌注扫描、药物负荷试验、超声心动图等,也有助于诊断。通过非创伤性检查可以帮助决定冠状动脉造影单支临界性病变是否需要做介入性治疗,明确缺血相关血管,为血供重建治疗提供依据。同时可以提供有否存活心肌的证据,也可作为经皮腔内冠状动脉成形术(PTCA)后判断有否再狭窄的重要对比资料。但不稳定型心绞痛急性期应避免做任何形式的负荷试验,这些检查宜放在病情稳定后进行。

(四)诊断及鉴别诊断

1.诊断

对同时具备下述情形者,应诊断不稳定型心绞痛:①临床新出现或恶化的心肌缺血症状表现,如心绞痛、急性左心衰竭或心电图心肌缺血图形;②无或仅有轻度的心肌酶(肌酸激酶同工酶)或 TnT、TnI 增高,但未超过 2 倍正常值,且心电图无 ST 段持续抬高。

应根据心绞痛发作的性质、特点、发作时体征和发作时心电图改变及冠心病危险因素等,结合临床综合判断,以提高诊断的准确性。心绞痛发作时心电图 ST 段抬高或压低的动态变化或左束支阻滞等具有诊断价值。

不稳定型心绞痛的诊断确立后,应进一步进行危险分层,以便于对其进行预后评估和干预措施的选择。

(1)中华医学会心血管分会关于不稳定型心绞痛的危险度分层:根据心绞痛发作情况,发作时 ST 段下移程度及发作时患者的一些特殊体征变化,将不稳定型心绞痛患者分为高、中、低危险组。

(2)美国 ACC/AHA 关于不稳定型心绞痛/非 ST 段抬高心肌梗死危险分层:美国 ACC/AHA 关于不稳定型心绞痛/非 ST 段抬高心肌梗死危险分层。

2.鉴别诊断

不稳定型心绞痛和非 ST 段抬高心肌梗死是在病因和临床表现上相似、但严重程度不同而又密切相关的两种临床综合征,主要区别在于缺血是否严重到导致足够量的心肌损害,以至于能检测到心肌损害的标记物肌钙蛋白(TnI、TnT)或肌酸激酶同工酶(CK-MB)水平升高。如果反映心肌坏死的标记物在正常范围内或仅轻微增高,但未超过 2 倍正常值,就诊断为不稳定型心绞痛,而当心肌坏死标记物超过正常值 2 倍时,则考虑诊断为非 ST 段抬高心肌梗死。

不稳定型心绞痛和 ST 段抬高心肌梗死的区别在于后者在胸痛发作的同时出现典型的 ST 段抬高并具有相应的动态改变过程和心肌酶学改变。

(五)治疗

不稳定型心绞痛的治疗目标是控制心肌缺血发作和预防急性心肌梗死。治疗措施包括内科药物治疗、冠状动脉介入治疗(PCI)和外科冠状动脉旁路移植手术(CABG)。

1.一般治疗

对于符合不稳定型心绞痛诊断的患者应及时收住监护病房,急性期卧床休息 1～3 天,吸氧,持续心电监测。对于低危险组患者留院观察期间未再发生心绞痛,心电图也无缺血改变,无左心衰竭的临床证据,留院观察期间在 12～24 小时未发现有 CK-MB 升高,TnT 或 TnI 正常者,可在 24～48 小时后出院。对于中危或高危组的患者特别是 TnT 或 TnI 升高者,住院时间相对延长,内科治疗亦应强化。

2.控制心绞痛发作

(1)硝酸酯类:硝酸酯类药为血管扩张药,能减少心肌需氧和改善心肌灌注,从而改善心绞痛症状。心绞痛发作时,可舌下含服硝酸甘油,初次含硝酸甘油的患者以先含 0.5mg 为宜。对于已有含服经验的患者,心绞痛发作时若含 0.5mg 无效,可在 3～5 分钟追加 1 次,若连续含硝酸甘油 1.5～2.0mg 仍不能控制疼痛症状,需应用强镇痛药以缓解疼痛,并随即采用硝酸甘油或硝酸异山梨酯静脉滴注。硝酸甘油的剂量以 $5\mu g/min$ 开始,以后每 5～10 分钟增加 $5\mu g/min$,直至症状缓解或收缩压降低 10mmHg,最高剂量一般不超过 80～$100\mu g/min$。一旦患者出现头痛或血压降低(SBP<90mmHg)应迅速减少静脉滴注的剂量。维持静脉滴注的剂量以 10～$30\mu g/min$ 为宜。对于中危和高危险组的患者,硝酸甘油持续静脉滴注 24～48 小时即可,以免产生耐药性而降低疗效。

(2)β受体阻滞药:β受体阻滞药是通过减慢心率、降低血压和抑制心肌收缩力而降低心肌耗氧量,从而缓解心绞痛症状,对改善近、远期预后有益。除有禁忌证外,主张常规服用。首选具有心脏选择性的药物,如阿替洛尔、美托洛尔和比索洛尔等。除少数症状严重者可采用静脉推注 β 受体阻滞药外,一般主张直接口服给药。剂量应个体化,根据症状、心率及血压情况调整剂量。阿替洛尔常用剂量为 12.5～25mg,每日 2 次;美托洛尔常用剂量为 25～50mg,每日 2 或 3 次;比索洛尔常用剂量为 5～10mg,每日 1 次。不伴有劳力性心绞痛的变异性心绞痛不主张使用。

(3)钙离子通道阻滞药:已经使用足量硝酸酯类和 β 受体阻滞药的患者,或不能耐受硝酸酯类和 β 受体阻滞药的患者或变异性心绞痛的患者,可以使用钙离子通道阻滞药控制进行性缺血或复发性缺血。常用药物见表 3-2-2。

表 3-2-2　常用钙离子通道阻滞药

常用药物种类	用法用量
二氢吡啶类钙离子通道阻滞药	硝苯地平对缓解冠状动脉痉挛有独到的效果,故为变异性心绞痛的首选用药,一般剂量为 10～20mg,每 6 小时 1 次,若仍不能有效控制变异性心绞痛的发作还可与地尔硫䓬合用,以产生更强的解除冠状动脉痉挛的作用,当病情稳定后可改为缓释和控释制剂。对合并高血压病者,应与 β 受体阻滞药合用
非二氢吡啶类钙离子通道阻滞药	地尔硫䓬有减慢心率、降低心肌收缩力的作用,故较硝苯地平更常用于控制心绞痛发作。一般使用剂量为 30～60mg,每日 3～4 次。该药可与硝酸酯类合用,亦可与 β 受体阻滞药合用,但与后者合用时需密切注意心率和心功能变化

如心绞痛反复发作,静脉滴注硝酸甘油不能控制时,可试用地尔硫䓬短期静脉滴注,使用方法为 5～15μg/(kg·min),可持续静滴 24～48 小时,在静脉滴注过程中需密切观察心率、血压的变化,如静息心率低于 50 次/分,应减少剂量或停用。

因此,对于严重不稳定型心绞痛患者常需联合应用硝酸酯类、β 受体阻滞药和钙离子通道阻滞药。

3.抗血小板治疗

常用抗血小板治疗药物见表 3-2-3。

表 3-2-3　抗血小板治疗常用药物

阿司匹林	为首选药物。①尽早使用,一般应在急诊室服用第一次;②为尽快达到治疗性血药浓度,第一次应采用咀嚼法,促进药物在口腔颊部黏膜吸收;③剂量 300mg,负荷量后为 100mg,每日 1 次,很可能需终身服用
氯吡格雷	对于不稳定型心绞痛患者和接受介入治疗的患者多主张强化血小板治疗,即二联抗血小板治疗,在常规服用阿司匹林的基础上立即给予氯吡格雷治疗至少 12 个月
血小板 GPⅡb、GPⅢa 受体拮抗药	包括阿昔单抗、依替巴肽和替罗非班。阿司匹林、氯吡格雷和 GPⅡb、GPⅢa 受体拮抗药联合应用是目前最强的抗血小板措施。GPⅡb、GPⅢa 受体拮抗药在行 PCI 的 UA 患者中可能明显受益。而对不准备行 PCI 的低危患者,获益不明显。因此,GPⅡb/Ⅲa 受体拮抗药只建议用于准备行 PCI 的不稳定型心绞痛患者,或不准备行 PCI,但有高危特征的不稳定型心绞痛患者。而对不准备行 PCI 的低危患者不建议使用 GPⅡb、GPⅢa 受体拮抗药

4.抗凝药物治疗

目前临床使用的抗凝药物有普通肝素、低分子肝素和水蛭素。

(1)普通肝素:普通肝素是常用的抗凝药,通过激活抗凝血酶而发挥抗栓作用,静脉滴注肝素会迅速产生抗凝作用.但个体差异较大,故临床需化验部分凝血活酶时间(APTT)。一般将APTT延长至60~90秒作为治疗窗口。在ST段不抬高的急性冠状动脉综合征,治疗时间为3~5日,具体用法为75U/kg,静脉滴注维持,使APTT在正常的1.5~2.0倍。

(2)低分子肝素:低分子肝素是由普通肝素裂解制成的小分子复合物,分子量在2500~7000,具有的特点有:①抗凝血酶作用弱于肝素,但保持了抗因子Ⅹa的作用,因而抗因子Ⅹa和凝血酶的作用更加均衡;②抗凝效果可以预测,不需要检测APTT;③与血浆和组织蛋白的亲和力弱,生物利用度高;④皮下注射,给药方便;⑤促进更多的组织因子途径抑制物生成,更好地抑制因子Ⅶ和组织因子复合物,从而增加抗凝效果等。低分子肝素在不稳定型心绞痛和非ST段抬高心肌梗死的治疗中起作用至少等同或优于经静脉应用普通肝素。其因生产厂家不同而规格各异,一般推荐量按不同厂家产品以千克体重计算皮下注射,连用1周或更长。

(3)抗血栓治疗的联合应用:抗血栓治疗的联合应用方案见表3-2-4。

表 3-2-4　抗血栓治疗的联合应用方案

联合方案	效果
阿司匹林+ADP受体拮抗药	阿司匹林与ADP受体拮抗药的抗血小板作用机制不同,联合应用可以提高疗效
阿司匹林+肝素	普通肝素或低分子肝素与阿司匹林联合使用疗效优于单用阿司匹林;阿可匹林加低分子肝素等同于甚至可能优于阿司匹林加普通肝素
肝素+血小板GPⅡb/Ⅲa抑制药	联合应用肝素与血小板GPⅡb/Ⅲa抑制药,患者事件发生率降低。由于两者连用可延长APTT,肝素剂量应小于推荐剂量
阿司匹林+肝素+血小板GPⅡb/Ⅲa抑制药	合并急性缺血的非ST段抬高心肌梗死的高危患者,主张三联抗血栓治疗,是目前最有效的抗血栓治疗方案。持续性或伴有其他高危特征的胸痛患者及准备做早期介入治疗的患者,应给予该方案

5.调脂治疗

血脂增高的干预治疗除调整饮食、控制体重、体育锻炼、控制精神紧张、戒烟、控制糖尿病等非药物干预手段外,调脂药物治疗是最重要的环节。近代治疗急性冠状动脉综合征的最大进展之一就是3-羟基-3甲基戊二酰辅酶A(HMG-CoA)还原酶抑制药(他汀类)药物的开发和应用,该类药物除降低总胆固醇(TC)、低密度脂蛋白胆固醇(LDL-C)、三酰甘油(TG)和升高高密度脂蛋白胆固醇(HDL-C)外,还有缩小斑块内脂质核、加固斑块纤维帽,改善内皮细胞功能、减少斑块炎性细胞数目、防止斑块破裂等作用,从而减少冠状动脉事件。另外,还能通过改善内皮功能减弱凝血倾向,防止血栓形成,防止脂蛋白氧化,起到了抗动脉粥样硬化和抗血栓作用。随着长期的大样本的实验结果出现,已经显示他汀类强化降脂治疗和PTCA加常规治疗可同样安全有效地减少缺血事件。所有他汀类药物均有相同的不良反应,即胃肠道功能紊乱、肌痛及肝损害,儿童、孕妇及哺乳期妇女不宜应用。

6.经皮冠状动脉介入治疗和外科手术治疗

在高危险组患者中如果存在以下情况之一则应考虑行紧急介入性治疗或冠脉搭桥术(CABG):①虽经内科加强治疗,心绞痛仍反复发作;②心绞痛发作时间明显延长超过1小时,药物治疗不能有效缓解上述缺血发作;③心绞痛发作时伴有血流动力学不稳定,如出现低血压、急性左心功能不全或伴有严重心律失常等。

紧急介入性治疗的主要目标是以迅速开通"罪犯"病变的血管,恢复其远端血流为原则,对于多支病变的患者,可以不必一次完成全部的血管重建。不稳定型心绞痛的紧急介入性治疗的风险一般高于择期介入性治疗,故在决定之前应仔细权衡。对于血流动力学不稳定的患者最好同时应用主动脉内球囊反搏,力求稳定高危患者的血流动力学。除以上少数不稳定型心绞痛患者外,大多数不稳定型心绞痛患者的介入性治疗宜放在病情稳定至少48小时后进行。

7.出院后治疗

不稳定型心绞痛患者出院后仍需定期门诊随诊。低危险组的患者1~2个月随访1次,中、高危险组的患者无论是否行介入性治疗都应1个月随访1次,如果病情无变化,随访半年即可。

不稳定型心绞痛患者出院后仍需继续服阿司匹林、β受体阻滞药。阿司匹林宜采用小剂量,每日75~150mg即可,β受体阻滞药宜逐渐增量至最大可耐受剂量。在冠心病的二级预防中阿司匹林和降胆固醇治疗是最重要的。降低胆固醇的治疗应参照国内降血脂治疗的建议,并达到有效治疗的目标。血浆三酰甘油>2.26mmol/L(200mg/dL)的冠心病患者一般也需要服降低三酰甘油的药物。其他二级预防的措施包括向患者宣教戒烟、治疗高血压和糖尿病、控制危险因素、改变不良的生活方式、合理安排膳食、适度增加活动量、减少体重等。

二、非 ST 段抬高急性冠状动脉综合征

(一)概述

1.概念

急性冠状动脉综合征(ACS):ACS 是指急性心肌缺血引起的一组包含不同临床特征、临床危险性及预后的临床综合征,它们有共同的病理机制,即冠状动脉粥样硬化斑块破裂、血栓形成,并导致病变血管不同程度的阻塞。根据心电图有无 ST 段持续性抬高,可分为 ST 段抬高和非 ST 段抬高两大类,前者主要为 ST 段抬高心肌梗死(STEMI);后者即为非 ST 段抬高急性冠状动脉综合征(NSTE-ACS),包括不稳定性心绞痛(UA)和非 ST 段抬高心肌梗死(NSTEMI)。

临床上将初发心绞痛、恶化劳力性心绞痛及各种自发性心绞痛统称为 UA。从 UA 到NSTEMI 或 STEMI 可以理解为一个病理发展过程。大部分患者经积极治疗逆转为 SAP,少数患者发展为 AMI。临床上当 UA 患者伴有心肌损害标记物如肌钙蛋白或 CK-MB 升高,便可诊断 NSTEMI。

2.病因及发病机制

(1)ACS 的共同病理生理基础:是斑块溃疡、裂缝和破裂为不稳定的易损斑块。斑块破裂的动态变化过程可以发展到血栓,使冠状动脉完全或不完全闭塞。NSTE-ACS 斑块破裂诱发血小板聚集及血栓形成,血栓是以血小板成分为主的"白色"血栓,多为非闭塞性病变,因此治疗主要为减少血栓负荷、稳定破裂的斑块、促进破裂斑块愈合。而 STEMI 是以纤维蛋白和红

细胞成分为主的"红色"血栓,多为完全闭塞的病变,治疗主要为尽快开通闭塞的冠状动脉血管。

（2）动力性阻塞冠状动脉：在冠状动脉病变基础上,病变局部的冠状动脉发生异常收缩、痉挛导致冠状动脉进一步狭窄,加重心肌缺血。在 UA/NSTEMI 时"罪犯"病灶对缩血管刺激的反应明显增强,这可能与炎症所致"罪犯"病灶处内皮素含量较高有关。在实验状态下,血管收缩的程度直接与血小板沉积的数量有关。血小板聚集和血栓形成过程释放强力的缩血管因子如 TXA2 和 5-羟色胺。因此,血管收缩或缺乏适当的血管舒张可能与 ACS 时缺血发作的发生有关,是一个潜在的治疗靶点。

（3）冠状动脉严重狭窄：冠状动脉斑块逐渐增大、管腔进行性狭窄。通过对 UA/NSTEMI 发作前,发作时和发作后冠状动脉造影的系列研究发现,"罪犯"病灶的造影特点是病灶进展非常明显,在其进展到引起急性冠状动脉事件以前的病变通常不是严重狭窄病变,2/3 的病变狭窄程度＜50％而不需要血运重建。

（4）冠状动脉炎症：大多数 ACS 患者有多处冠状动脉炎症病灶,血清 C-反应蛋白（CRP）增高,启动 ACS 中急性炎症反应的刺激因素尚不清楚。

（5）血小板活性增高：在斑块破裂处血小板沉积是 ACS 致病中的重要一步。ACS 患者血小板活性高于稳定型心绞痛者。正常内皮分泌一氧化氮,能抑制血小板聚集。动脉硬化时这种保护功能丧失。在 ACS 时血小板被激活产生血栓素和前列腺素的代谢产物,后者反过来进一步促进血小板聚集。激活的血小板和白细胞相互作用刺激凝血系统。单核细胞释放组织因子,从而启动外源性凝血链,导致凝血酶产生增加。

（6）诱发因素：在原有冠状动脉病变的基础上,由于外源性诱发因素影响冠状动脉血流导致心肌氧供求失衡,病情加重。

（二）临床诊断

1.临床表现

（1）UA 临床表现

①静息性心绞痛：心绞痛发作在休息时,并且持续时间通常在 20 分钟以上。

②初发心绞痛：1 个月内新发心绞痛,可表现为自发性发作与劳力性发作并存,疼痛分级在Ⅲ级以上。

③恶化劳力型心绞痛：既往有心绞痛病史,近 1 个月内心绞痛恶化加重,发作次数频繁、时间延长或痛阈降低（心绞痛分级至少增加 1 级,或至少达到Ⅲ级）。

④变异性心绞痛：也是 UA 的一种,通常是自发性。其特点是一过性 ST 段抬高,多数自行缓解,不演变为心肌梗死,但少数可演变成心肌梗死。动脉硬化斑块导致局部内皮功能紊乱和冠状动脉痉挛是其发病原因,硝酸甘油和钙离子拮抗剂可以使其缓解。

⑤梗死后心绞痛：一般指 AMI 发病 24 小时后至 1 个月内出现的心绞痛。

（2）NSTEMI临床表现：与 UA 相似,但是比 UA 更严重,持续时间更长。在多数患者,临床表现很难与 STEMI 相鉴别,但有些患者则只有非特异性症状。

心绞痛通常位于胸骨后,但也可位于上腹部,背部,上肢,或下颌部。典型的不适感可以是烧灼感,挤压感,压迫感,沉重感,不典型表现为锐痛,刺痛或刀割样痛。也有部分患者表现为上腹部疼痛、新出现的消化不良等不典型症状。在急性发作时,常伴有恶心,出汗或呼吸困难,不能解释的疲乏。在老年人或糖尿病患者,这些可能是唯一提示存在心肌缺血的症状。女性ACS患者更可能伴有糖尿病、高血压、高血脂和心力衰竭,比男性患者年龄更大,而吸烟、先前MI史或冠状动脉血运重建史较少见。

(3)体征:常缺乏特异性的阳性体征。部分患者由于心力衰竭或血流动力学不稳定,出现肺底部啰音或舒张早期奔马律、心尖部S_1低钝,但一般不会出现低血压或外周灌注不足的严重征象。当出现收缩期低血压、心动过速和呼吸窘迫等可能提示发生心源性休克。

2.辅助检查

(1)心电图:心电图是诊断UA/NSTEMI的最重要的方法,ST-T动态变化是UA/NSTEMI最可靠的心电图表现。

UA静息心电图可出现2个或更多相邻导联ST段下移≥0.1mV。发作时记录到一过性ST段改变,症状缓解后ST段缺血改善,或者发作时倒置T波恢复正常,呈伪性改善(假性正常化),更具有诊断价值,提示急性心肌缺血,并高度提示可能是严重冠状动脉病变。发作时心电图显示胸前导联对称的T波深倒置(≥0.2mV)并呈动态改变,多提示左前降支严重狭窄。心肌缺血发作时偶有一过性束支阻滞;变异性心绞痛ST段常呈一过性抬高;NSTEMI的心电图ST段压低和T波倒置比UA更明显和持久,并有系列演变过程,如T波倒置逐渐加深,再逐渐变浅,部分还会出现异常Q波。

心电图正常并不能排除ACS的可能性。胸痛明显发作时心电图完全正常,并无动态变化时,应该考虑到非心源性胸痛。

(2)心肌损伤标记物测定:心肌损伤标记物可以帮助ACS分类诊断,并提供有价值的预后信息。心肌损伤标记物水平与预后密切相关。

①肌酸激酶同工酶(CK-MB):是评估ACS的主要血清心肌损伤标记物。

②肌钙蛋白T(cTnT)、肌钙蛋白I(cTnI):诊断心肌损伤有很高的特异性,血清肌钙蛋白增高是诊断NSTEMI的金标准。但在作出NSTEMI诊断时,还应结合发病时间及心电图改变一并考虑。如症状发作后3小时内肌钙蛋白测定为阴性,应在症状发作4小时后再测定肌钙蛋白。cTnT和cTnI升高评估预后的价值优于患者的临床特征、入院心电图表现以及出院前运动试验。而且cTnT和cTnI与ACS患者死亡的危险性呈现定量相关关系。cTnT和cTnI对于发现心肌损伤的敏感性和特异性相等。目前推荐通过检测高敏(超敏)肌钙蛋白对NSTEMI进行快速诊断筛查。高敏肌钙蛋白的敏感性是肌钙蛋白的10~100倍,因此可在胸痛发作后3小时内检测到高敏肌钙蛋白,从而达到早期诊断早期治疗的目的。

③肌红蛋白:既存在于心肌中,也存在于骨骼肌中。由于它的分子量较小,因而它从损伤心肌中释放的速度快于CK-MB或肌钙蛋白,在心肌坏死后2小时即可从血液中检出。但肌红蛋白诊断AMI的价值受到其增高持续时间短(<24小时)和缺乏心脏特异性的限制。因此胸痛发作4~8小时内只有肌红蛋白增高而心电图不具有诊断性时,不能诊断AMI,需要有心脏特异的标记物如:CK-MB、cTnT或cTnI的支持。但由于其敏感性高,所以症状发作后4~8小时测定肌红蛋白阴性结果有助于排除AMI。

3.UA/NSTEMI 诊断及危险性分层

根据病史典型的心绞痛症状、典型的缺血性心电图改变(新发或一过性 ST 段压低＞0.1mV,或 T 波倒置＞0.2mV)及心肌损伤标记物(cTnT、cTnI 或 CK-MB)测定,可作出 UA/NSTEMI 诊断。诊断未明确的不典型患者而病情稳定者,可以在出院前作负荷心电图,或负荷超声心动图、放射性核素心肌灌注显像、冠状动脉造影等。冠状动脉造影仍是诊断冠心病的金指标,可直接显示冠状动脉狭窄程度,对决定治疗策略有重要意义。

(1)临床根据病史、疼痛特点、临床表现、心电图及心肌损伤标记物测定结果,对 UA/NSTEMI 进行危险分层(表 3-2-5)。

表 3-2-5   UA/NSTEMI 的危险分层

项目	高危(至少具备下列一条)	中危(无高危特点但具备下列特征之一)	低危(无高、中危特点但具备下列特征之一)
病史	缺血性症状在 48 小时内恶化	既往心梗,或脑血管病,或 CABG,曾服用阿司匹林	过去 2 周内新发 CCS 分级 Ⅲ 级或以上伴有高、中度冠状动脉病变可能者。
疼痛特点	静息性心绞痛＞20 分钟	静息胸痛＞20 分钟,现已缓解,有高、中度冠状动脉病变可能,静息胸痛＜20 分钟,经休息或含服硝酸甘油缓解	无自发性心绞痛＞20 分钟
临床体征	缺血引起的肺水肿,新出现的二尖瓣关闭不全杂音或原有杂音加重,S_3 或新出现肺部啰音、原有啰音加重,低血压、心动过缓、心动过速,年龄＞75 岁	年龄＞70 岁	
心电图	静息性心绞痛伴 ST 改变＞0.1mV,新出现 Q 波、束支传导阻滞或持续性室性心动过速	T 波倒置＞0.2mV,病理性 Q 波	胸痛期间心电图正常或无变化
心肌损伤标记物	明显升高(即 cTnT 或 cTnI＞0.1mg/L)	轻度增高(cTnT＞0.01 但＜0.1mg/L)	正常

注:评估 UA 短期死亡和非致死性心脏缺血事件的危险是一个复杂的多变量问题,在此表中不能完全阐明。因此,该表只是提供一个总的原则和解释,并不是僵硬的教条,标准不一致时以最高为准。

(2)根据患者年龄、心率、SBP、血清肌酐及是否有心力衰竭、入院时是否有心脏骤停、ST-T 改变及心肌酶的变化,对 ACS 患者可进行 GRACE 危险评分(表 3-2-6),预测住院期间及 6 个月的病死率。

表 3-2-6   GRACE 评分危险分层

危险分级	GRACE 评分	院内病死率(%)	危险分级	GRACE 评分	院内病死率(%)
低危	≤108	＜1	低危	≤88	＜3

危险分级	GRACE 评分	院内病死率（%）	危险分级	GRACE 评分	院内病死率（%）
中危	109～140	1～3	中危	89～119	3～8
高危	＞140	＞3	高危	＞118	＞8

（三）UA/NSTEMI 的治疗

UA/NSTEMI 治疗主要有两个目的：即刻缓解缺血和预防严重不良后果（即死亡或心肌梗死或再梗死）。其治疗包括抗缺血治疗、抗血小板治疗与抗凝治疗、稳定斑块和根据危险分层进行有创治疗。应尽早使用他汀类药物治疗。

1.一般治疗

UA/NSTEMI 急性期卧床休息 1～3 天，吸氧、持续心电监护、建立静脉通道。

低危患者留院观察期间未再发生心绞痛、心电图也无缺血改变，无左心力衰竭的临床证据，留院观察 12～24 小时期间未发现 CK-MB 升高，肌钙蛋白正常，可留院观察 24～48 小时后出院，或建议行冠状动脉造影或冠状动脉 CT 检查。

中危或高危患者，特别是 cTnT 或 cTnI 升高者，住院时间相对延长，内科治疗也应强化。有些患者经过标准的强化内科治疗（抗缺血、抗血小板、抗凝治疗和他汀稳定斑块治疗）病情即趋于稳定。另一些患者经保守治疗无效，可能需要早期介入治疗。中高危患者进行性缺血且对初始药物治疗反应差的患者，以及血流动力学不稳定的患者，均应入 CCU 加强监测和治疗。血氧饱和度（SaO$_2$）＜90%，或有发绀、呼吸困难或其他高危表现患者，给予吸氧。连续监测心电图，以及时发现致死性心律失常和缺血，并予以处理。

2.缺血治疗

（1）硝酸酯：能降低心肌需氧，同时增加心肌供氧，对缓解心肌缺血有帮助。心绞痛发作时，可舌下含服硝酸甘油，每次 0.5mg，必要时每间隔 5 分钟给药 1 次，可以连用 3 次，或使用硝酸甘油喷雾剂。使用硝酸甘油后症状无缓解且无低血压的患者，可静脉滴注硝酸甘油。

（2）硫酸吗啡：应用硝酸酯类药物后症状不缓解或是充分抗缺血治疗后症状复发，且无低血压及其他不能耐受的情况时，可予硫酸吗啡 3～5mg 稀释后静脉注射，必要时 5～15mm 重复使用 1 次，以减轻症状。

（3）β 受体阻滞剂：如果没有禁忌证，应尽早开始使用。高危及进行性静息性疼痛的患者，先静脉使用，然后改为口服。中低危患者可以口服 β 受体阻滞剂。应当优先选用无内源性拟交感活性的 β 受体阻滞剂。

以下给药方案可供选择：缓慢静脉推注 5mg 美托洛尔（1～2 分钟），1 次/5 分钟，共 3 次。最后一次静脉注射后开始口服治疗，美托洛尔 25～50mg，1 次/（6～8 小时），共 48 小时，之后维持量用 25～100mg，每天 2 次，有条件应使用美托洛尔缓释片 50～200mg，1 次/天。使用 β 受体阻滞剂治疗期间，应监测心律、心率、血压及心电图，并且听诊肺部有无啰音和支气管痉挛。使用 β 受体阻滞剂的目标心率为 50～60 次/分。

（4）钙离子拮抗剂：已经使用足量硝酸酯和 β 受体阻滞剂的患者，或不能耐受硝酸酯和 β 受体阻滞剂的患者或变异性心绞痛的患者，可以使用钙离子拮抗剂控制进行性缺血或复发性缺血。

ACS 在没有联合使用 β 受体阻滞剂时,应避免使用快速释放的短效二氢吡啶类,因其可增加不良事件的发生。肺水肿或严重左心室功能不全者,应避免使用维拉帕米和地尔硫草。慢性左心功能不全患者可以耐受氨氯地平和非洛地平。所有钙离子拮抗剂在 UA/NSTEMI 的获益主要限于控制缺血症状,因此建议将二氢吡啶类钙拮抗剂作为硝酸酯和 β 受体阻滞剂后的第二或第三选择。不能使用 β 受体阻滞剂的患者,可选择减慢心率的钙离子拮抗剂维拉帕米和地尔硫草。

(5)ACEI:可降低 AMI、糖尿病伴左室功能不全及高危冠心病患者的病死率,因此在这类患者及虽然使用了 β 受体阻滞剂和硝酸酯仍不能控制缺血症状的高血压患者,应当使用 ACEI。

(6)主动脉内气囊反搏(IABP):可降低左室后负荷和增加左室心肌舒张期灌注,因而可能对顽固性严重缺血有效。但只能作为 PCI 或 CABG 术前的过渡性治疗。

3.抗血小板治疗

(1)阿司匹林:为首选药物,在诊断 UA/NSTEMI 时,如果既往没有用过阿司匹林,可首剂嚼服阿司匹林 300mg,或口服水溶性制剂,以后 75~100mg/d。每位 UA/NSTEMI 患者均应使用阿司匹林,除非有禁忌证。

(2)噻吩吡啶类:为第二代抗血小板聚集的药物。对不能耐受阿司匹林者,噻吩吡啶类可以替代。

①氯吡格雷:临床试验结果显示氯吡格雷的疗效等于或大于阿司匹林。此外,阿司匹林联合使用氯吡格雷,心血管死亡、心肌梗死或卒中的发生率明显低于单用阿司匹林。PCI 患者中阿司匹林联合使用氯吡格雷与单用阿司匹林比较,PCI 后 30 天的心血管死亡、心肌梗死或急诊靶血管重建治疗发生率明显降低,1 年的上述终点事件也明显降低。因此在 PCI 患者中应常规使用氯吡格雷。阿司匹林＋氯吡格雷可以增加择期 CABG 患者术中、术后大出血危险,因而准备行 CABG 者,应停用氯吡格雷 5 天。

②普拉格雷和替卡格雷:为新上市的新型 P2Y12 受体拮抗剂,因为其活性激活途径经细胞色素酶以外还有血浆酯酶的参与,所以与氯吡格雷相比具有抗血小板聚集作用强、起效快、作用更持久的特点。普拉格雷负荷量 60mg,以后 10mg/d。应用于冠状动脉病变明确拟行 PCI 治疗的患者,尤其合并糖尿病的患者获益更大。外科手术前应停用普拉格雷 7 天;替卡格雷负荷量 180mg,之后 90mg,2 次/天。推荐用于中高危缺血的所有患者和未知冠状动脉病变情况的患者。外科手术前停用 5 天。

(3)血小板 GPⅡb/Ⅲa 受体拮抗剂:通过抑制血小板聚集的最后通路发挥作用,有阿昔单抗(鼠科动物单克隆抗体的 Fab 片断)、依替巴肽(环状七肽)和替罗非班(非肽类)。阿司匹林、氯吡格雷和 GPⅡb/Ⅲa 受体拮抗剂联合应用是目前最强的抗血小板措施。多项临床试验结果表明 GPⅡb/Ⅲa 受体拮抗剂在行 PCI 的 UA/NSTEMI 患者中可能明显受益。而对不准备行 PCI 的低危患者,获益不明显。因此 GPⅡb/Ⅲa 受体拮抗剂只建议用于准备行 PCI 的 ACS 患者,或不准备行 PCI,但有高危特征的 ACS 患者。而对不准备行 PCI 的低危患者不建议使用 GPⅡb/Ⅲa 受体拮抗剂。

4.抗凝治疗

(1)普通肝素及低分子肝素:在 UA/NSTEMI 中早期使用肝素,可以降低患者 AMI 和心肌缺血的发生率,联合使用阿司匹林获益更大。低分子肝素(LMWH)与普通肝素(UFH)疗效相似,依诺肝素疗效还优于 UFH。LMWH 可皮下注射,无需监测 APTT,较少发生肝素诱导的血小板减少,因此在某些情况下可替代 UFH。UFH 和 LMWH 在 UA/NSTEMI 治疗中都是作为Ⅰ类建议被推荐。

(2)其他抗凝药物

①华法林:低强度或中等强度抗凝不能使 UA/NSTEMI 患者受益,因而不宜使用。但如果有明确指征,如合并心房颤动和人工机械瓣,则应当使用华法林。

②磺达肝葵钠:为高选择性的抑制 Xa 因子,抑制凝血酶的产生,从而发挥优异的抗凝作用。在 2011ESC 推荐磺达肝葵钠作为 NSTE-ACS 抗凝治疗的首选用药。

临床试验均证明 UA/NSTEMI 时使用溶栓疗法不能获益,反而增加 AMI 危险。因为溶栓治疗对血小板血栓无效,而溶栓治疗时溶解纤维蛋白的同时继发性激活了血小板,促进血小板血栓的形成,加重血管狭窄,促使 AMI 的发生。因此 NSTE-ACS 患者不能进行溶栓治疗。

5.他汀类药物的应用

目前已有较多的证据显示,在 UA/NASTEMI 早期给予强化他汀治疗,可以改善预后,降低终点事件,这可能和他汀类药物抗炎症及稳定斑块作用有关。因此 UA/NASTEMI 患者应在 24 小时内检查血脂,在出院前尽早给予较大剂量他汀类药物强化治疗,并达到目标值。

6.NSTE-ACS 的血运重建

诸多临床试验结果已经证实 NSTE-ACS 患者血运重建可有效预防缺血事件的反复发作,改善近期及远期预后。

(1)PCI 治疗:2011ESC 对 NSTE-ACS 早期介入治疗做了更新。

①对于症状反复发作且合并有高危危险因素(肌钙蛋白升高、ST-T 改变、糖尿病、肾功能不全、左室功能减低、既往心肌梗死、既往行 PCI 或 CABG 史、GRACE 风险评分＞109 分)的 NSTE-ACS 患者推荐于发病 72 小时内行 PCI;②对于合并有难治性心绞痛、心力衰竭、恶性心律失常以及血流动力学不稳定的患者,推荐于发病 2 小时内行冠状动脉造影检查;③对于 GRACE 风险评分＞140 分或肌钙蛋白增高或 ST-T 改变的 NSTE-ACS 患者建议 24 小时内行 PCI 治疗。

(2)CABG:外科治疗技术方面的进展,包括左乳内动脉移植至前降支,全动脉化旁路移植术与大隐静脉桥相比可明显提高移植血管的寿命,改善患者的长期预后。再灌注与微创手术方法的进步可以使 CABG 并发症发生率降低,因此在治疗 UA/NSTEMI 方面确定最佳的血管重建治疗方式仍有待进一步的研究证实。

(3)UA/NSTEMI:患者行 PCI 和 CABG 的适应证和治疗选择:①严重左主干病变。特别是左主干分叉病变,首选 CABG;②3 支血管病变合并左心功能不全或合并糖尿病患者应首选 CABG;③单支或双支冠状动脉病变(不包括前降支近端病变)可首选 PCI;④左前降支近端严重狭窄的单支病变者,可行 PCI 或 CABG;⑤对外科手术高危的顽固心肌缺血患者(包括 LVEF＜35％、年龄＞80 岁),其 PCI 策略是主要解决缺血相关病变;⑥对下列患者不推荐行

PCI 或 CABG;临床无心肌缺血症状的单支或双支病变,不伴有前降支近端严重狭窄,负荷试验未显示心肌缺血者;非严重冠状动脉狭窄(狭窄直径<50%)者。

也可根据 Syntax 积分的高低(www.syntaxscore.com)选择介入治疗与 CABG,积分>33分的患者 CABG 是主要治疗手段。

7.出院后的治疗

UA/NSTEMI 的急性期通常 2 个月。在此期间演变为心肌梗死或再次发生心肌梗死或死亡的危险性最高。急性期后 1~3 个月,多数患者的临床过程与慢性稳定性心绞痛者相同,可按慢性稳定性心绞痛指南进行危险分层和治疗。UA/NSTEMI 的平均住院时间应视病情而定。一般低危患者可住院观察治疗 3~5 天,高危患者可能需要延长住院时间。早期 PCI 可能缩短高危患者的住院时间。

出院后患者应坚持住院期间的治疗方案,同时消除和控制存在的冠心病危险因素。所谓的 ABCDE 方案(A,阿司匹林,ACEI/ARB 和抗心绞痛;B,β 受体阻滞剂和控制血压;C,降低胆固醇和戒烟;D,合理膳食和控制糖尿病;E,给予患者健康教育和指导适当的运动)对于治疗有帮助。

急性期未行 PCI 或 CABG 的 ACS 患者,出院后经药物治疗,UA 仍反复发作,或药物治疗后仍有严重慢性稳定性心绞痛,并适合做血管重建的患者,应行冠状动脉造影检查。一般主要在下列情况时做冠状动脉造影:①心绞痛症状明显加重,包括 UA 复发;②高危表现,即 ST 段下移≥2mm,负荷试验时收缩压下降≥1.33kPa(10mmHg);③出现与缺血有关的充血性心力衰竭;④轻微劳力即诱发心绞痛(因心绞痛不能完成 Bruce 方案 2 级);⑤心脏性猝死复苏存活者。

第三节　急性 ST 段抬高型心肌梗死

急性心肌梗死(AMI)是指以冠状动脉粥样硬化斑块破裂、糜烂或夹层,继发斑块表面血栓形成和(或)远端血栓栓塞,造成完全或不完全心肌缺血为特征的一组疾病。根据发病后心电图有无 ST 段抬高,AMI 又分为 ST 段抬高心肌梗死(STEMI)和非 ST 段抬高心肌梗死(NSTEMI)。

一、病因

(一)基本病因

急性心肌梗死的基本病因是冠状动脉粥样硬化疾病(偶为冠状动脉栓塞、炎症、创伤、先天性畸形、痉挛和冠状动脉口阻塞),造成一支或多支血管管腔狭窄和心肌供血不足,而侧支循环未充分建立。在此基础上,一旦血供急剧减少或中断,使心肌严重而持久地发生急性缺血达 20~30 分钟,即可发生急性心肌梗死。绝大多数急性心肌梗死是由于不稳定的粥样斑块溃破,继而出血和管腔内血栓形成,而使管腔闭塞。少数情况下粥样斑块内或其下发生出血或血管持久痉挛,也可使冠状动脉完全闭塞。

(二)诱因

促使斑块破裂出血及血栓形成的诱因有以下几种。

(1)6:00～12:00时交感神经活动增加,机体应激反应增强,心肌收缩力、心率、血压增高,冠状动脉张力增高。

(2)在饱餐特别是进食多量脂肪后,血脂增高,血黏稠度增高。

(3)重体力活动、情绪过分激动、血压剧升或用力排便时,致左心室负荷明显加重。

(4)休克、脱水、出血、外科手术或严重心律失常,致心排血量骤降,冠状动脉灌流量锐减。

AMI可发生在频发心绞痛的患者,也可发生在原来从无症状者中。AMI后发生的严重心律失常、休克或心力衰竭等并发症,均可使冠状动脉灌流量进一步降低,心肌坏死范围扩大。

二、病理变化

(一)冠状动脉狭窄与闭塞的情况

尸检资料表明,＞75％的AMI患者有单支冠状动脉严重狭窄;1/3～1/2的患者所有3支冠状动脉均存在有临床意义的狭窄。冠状动脉造影显示,90％以上的心肌梗死相关动脉发生完全闭塞,前降支闭塞最多见,导致左心室前壁、心尖部、下侧壁和前内乳头肌坏死;回旋支闭塞累及左心室高侧壁、膈面及左心房,并可累及房室结;右冠状动脉闭塞可导致右心室膈面、后间隔及右心室梗死,也可累及窦房结和房室结。左主干闭塞导致广泛的左心室心肌坏死。极少数AMI患者冠状动脉正常,可能为血栓自溶或冠状动脉痉挛所致。

(二)心肌坏死后的病理演变

冠状动脉急性完全闭塞→20～30分钟供血区域心肌少数坏死→1～2小时绝大部分心肌凝固性坏死→心肌间质充血水肿＋炎症细胞浸润→肌纤维溶解＋肉芽组织增生→1～2周后坏死组织开始吸收并出现纤维化→6～8周后形成瘢痕而愈合。心肌坏死后的病理演变与心脏机械并发症发生的时间密切相关,心脏机械并发症多发生于2周内,包括心脏游离壁或室间隔穿孔、乳头肌断裂等。

(三)心肌坏死后的临床变化

心电图检查显示Q波形成和ST段动态演变,侧支循环逐渐形成,坏死心肌扩展伴发室壁瘤,病变波及心包并发急性心包炎,病变波及心内膜引起附壁血栓形成,坏死室壁破裂发生心包压塞或室间隔瘘,乳头肌缺血、坏死导致急性乳头肌功能不全或断裂。

(四)心肌梗死的血栓成分

心肌梗死时冠状动脉内血栓既可为白血栓,又可为红血栓。白血栓富含血小板,纤维蛋白和红细胞少见,而红血栓富含纤维蛋白与红细胞。STEMI的冠状动脉内血栓为白血栓和红血栓并存,从堵塞处向近端延伸部分为红血栓。心肌梗死后是否溶栓取决于血栓成分和心肌梗死的类型(STEMI与NSTEMI)。

(五)左心室收缩功能的改变

STEMI早期由于非梗死区域收缩增强,梗死区域出现运动同步失调(相邻节段收缩时相不同步)、收缩减弱(心肌缩短幅度减小)、无收缩、矛盾运动(收缩期膨出)4 种异常收缩方式,主要表现为舒张功能不全。若心肌梗死面积较大或非梗死区也有严重心肌缺血,则收缩功能也可降低。如果梗死区域有侧支循环建立,则对左心室收缩功能具有重要的保护意义。

(六)心肌梗死后心室重构

左心室节段收缩与舒张功能减弱→交感神经兴奋＋RAAS 激活＋Frank-Starling 代偿机制→心率增快＋非梗死区节段收缩增强→维持血流动力学不发生显著变化→启动心室重构(左心室伸展＋左心室肥厚＋基质改变等)。心肌梗死的范围大小,左心室负荷状态和梗死相关动脉的血液供应情况(包括侧支循环形成)是心室重构的重要影响因素。

(七)梗死扩展与梗死延展

梗死扩展为梗死心肌节段的面积扩大,但无梗死心肌数量的增加。梗死扩展的特征为梗死区不成比例地变薄与扩张,使心力衰竭和室壁瘤等致命并发症的发生率增高,而心尖部是最薄且最容易受累的部位。

(八)心肌梗死后心室扩大

心室重构在梗死发生后立即开始,持续数月到数年。心室存活心肌首先出现适应性肥厚,随后逐渐发生扩张性的变化。心室扩张的程度与梗死的范围、梗死相关动脉的开放迟早以及非梗死区局部的 RAS 系统激活程度有关,并决定心力衰竭的严重程度以及致死性心律失常的发生率。

三、临床表现

按临床过程和心电图的表现,本病可分为急性期、演变期和慢性期三期,但临床症状主要出现在急性期,部分患者还有一些先兆表现。

(一)诱发因素

本病在春、冬季发病较多,与气候寒冷、气温变化大有关,常在安静或睡眠时发病,以清晨 6 时至午间 12 时发病最多。剧烈运动、过重的体力劳动、创伤、情绪激动、精神紧张或饱餐、急性失血、休克、发热、心动过速等引起的心肌耗氧增加、血供减少都可能是 MI 的诱因。在变异型心绞痛患者中,反复发作的冠状动脉痉挛也可发展为 MI。

(二)先兆

半数以上患者在发病前数日有乏力、胸部不适,活动时心悸、气急、烦躁、心绞痛等前驱症状,其中以新发生心绞痛或原有心绞痛加重为最突出。同时心电图示 ST 段一过性明显抬高(变异型心绞痛)或压低,T 波倒置或增高("假性正常化"),应警惕近期内发生 MI 的可能。发现先兆,及时积极治疗,有可能使部分患者避免发生 MI。

(三)症状

随梗死的大小、部位、发展速度和原来心脏的功能情况等而轻重不同。

1.疼痛

是最先出现的症状,疼痛部位和性质与心绞痛相同,但常发生于安静或睡眠时,疼痛程度较重,范围较广,持续时间可长达数小时或数天,休息或含用硝酸甘油片多不能缓解,患者常烦躁不安、出汗、恐惧,有濒死之感。部分患者疼痛的性质及部位不典型,如位于上腹部,常被误认为胃溃疡穿孔或急性胰腺炎等急腹症;位于下颌或颈部,常被误认为牙病或骨关节病。部分患者无疼痛,多为糖尿病患者或老年人,一开始即表现为休克或急性心力衰竭;少数患者在整个病程中都无疼痛或其他症状,而事后才发现患过 MI。

2.全身症状

主要是发热,伴有心动过速、白细胞增高和红细胞沉降率增快等,由坏死物质吸收所引起。一般在疼痛发生后 24～48 小时出现,程度与梗死范围常呈正相关,体温一般在 38℃ 上下,很少超过 39℃,持续 1 周左右。

3.胃肠道症状

约 1/3 有疼痛的患者,在发病早期伴有恶心、呕吐和上腹胀痛,与迷走神经受坏死心肌刺激和心排血量降低组织灌注不足等有关;肠胀气也不少见;重症者可发生呃逆(以下壁心肌梗死多见)。

4.心律失常

见于 75%～95% 的患者,多发生于起病后 1～2 周内,尤以 24 小时内最多见。急性期心律失常通常为基础病变严重的表现,如持续心肌缺血、泵衰竭或电解质紊乱、自主神经功能紊乱、低氧血症或酸碱平衡失调。各种心律失常中以室性心律失常为最多,危及生命的室速和室颤发生率高达 20%。冠状动脉再灌注后可能出现加速性室性自主心律和室性心动过速,多数历时短暂,自行消失。室上性心律失常则较少,阵发性心房颤动比心房扑动和室上性心动过速更多见,多发生在心力衰竭患者中。窦性心动过速的发生率约为 30%～40%,发病初期出现的窦性心动过速多为暂时性,持续性窦性心动过速是梗死面积大、心排血量降低或左心功能不全的反映。各种程度的房室传导阻滞和束支传导阻滞也较多,严重者发生完全性房室传导阻滞。发生完全性左束支传导阻滞(CLBBB)时 MI 的心电图表现可被掩盖。前壁 MI 易发生室性心律失常。下壁 MI 易发生房室传导阻滞,其阻滞部位多在房室束以上处,预后较好。前壁 MI 而发生房室传导阻滞时,通常与广泛心肌坏死有关,其阻滞部位在房室束以下处,且常伴有休克或心力衰竭,预后较差。

5.低血压和休克

疼痛期血压下降常见,可持续数周后再上升,但未必是休克。如疼痛缓解而收缩压低于 80mmHg,患者烦躁不安、面色苍白、皮肤湿冷、脉细而快、大汗淋漓、尿量减少(<20mL/h)、神志迟钝、甚至昏厥者,则为休克的表现。休克多在起病后数天～1 周内发生,见于 20% 的患者,主要是心源性,为心肌广泛(40% 以上)坏死、心排血量急剧下降所致,神经反射引起的周围血管扩张为次要的因素,但需注意除外其他原因导致的低血压,如低血容量、药物导致的低血压、心律失常、心脏压塞、机械并发症或右心室梗死。

6.心力衰竭

主要是急性左心衰竭,可在起病最初数日内发生或在疼痛、休克好转阶段出现,为梗死后心脏舒缩力显著减弱或不协调所致,发生率约为 20%～48%。患者出现呼吸困难、咳嗽、发绀、烦躁等,严重者可发生肺水肿或进而发生右心衰竭的表现,出现颈静脉怒张、肝肿痛和水肿等。右心室心肌梗死者,一开始即可出现右心衰竭的表现。

发生于 AMI 时的心力衰竭称为泵衰竭,根据临床上有无心力衰竭及其程度,常按 Killip 分级法分级,第 1 级为左心衰竭代偿阶段,无心力衰竭征象,肺部无啰音,但肺楔嵌压可升高;第 II 级为轻至中度左心衰竭,肺啰音的范围小于肺野的 50%,可出现第三心音奔马律、持续性窦性心动过速、有肺淤血的 X 线表现;第 III 级为重度心力衰竭,急性肺水肿,肺啰音的范围大于两肺野的 50%。第 IV 级为心源性休克,血压<90mmHg,少尿,皮肤湿冷、发绀、呼吸加速、脉搏快。

AMI 时,重度左心室衰竭或肺水肿与心源性休克同样是左心室排血功能障碍所引起。在血流动力学上,肺水肿是以左心室舒张末期压及左房压与肺楔嵌压的增高为主,而在休克则心排血量和动脉压的降低更为突出,心排血指数比左心室衰竭时更低。因此,心源性休克较左心室衰竭更严重。此两者可以不同程度合并存在,是泵衰竭的最严重阶段。

(四)体征

AMI 时心脏体征可在正常范围内,体征异常者大多数无特征性,心脏可有轻至中度增大;心率增快或减慢;心尖区第一心音减弱,可出现第三或第四心音奔马律。约 10%～20% 患者在发病后 2～3 天出现心包摩擦音,多在 1～2 天内消失,少数持续 1 周以上。发生二尖瓣乳头肌功能失调者,心尖区可出现粗糙的收缩期杂音;发生心室间隔穿孔者,胸骨左下缘出现响亮的收缩期杂音,常伴震颤。右室梗死较重者可出现颈静脉怒张,深吸气时更为明显。除发病极早期可出现一过性血压增高外,之后部分患者因伴有右室梗死、容量不足和心源性休克而出现一过性或持续低血压。

(五)血流动力学分型

AMI 时心脏的泵血功能并不能通过一般的心电图、胸片等检查而完全反映出来,及时进行血流动力学监测,能为早期诊断和及时治疗提供很重要依据。Forrester 等根据血流动力学指标肺楔嵌压(PCWP)和心脏指数(CI)评估有无肺淤血和周围灌注不足的表现,从而将 AMI 分为 4 个血流动力学亚型。

I 型:既无肺淤血又无周围组织灌注不足,心功能处于代偿状态。CI>2.2L/(min · m^2),PCWP≤18mmHg(2.4kPa),病死率约为 3%。

II 型:有肺淤血,无周围组织灌注不足,为常见临床类型。CI>2.2L/(min · m^2),PCWP>18mmHg(2.4kPa),病死率约为 9%。

III 型:有周围组织灌注不足,无肺淤血,多见于右心室梗死或血容量不足者。CI≤2.2L/(min · m^2),PCWP≤18mmHg(2.4kPa),病死率约为 23%。

IV 型:兼有周围组织灌注不足与肺淤血,为最严重类型。CI≤2.2L/(min · m^2),PCWP>18mmHg(2.4kPa),病死率约为 51%。

由于 AMI 时影响心脏泵血功能的因素较多,因此 Forrester 分型基本反映了血流动力学变化的状况,不能包括所有泵功能改变的特点。

AMI 血流动力学紊乱的临床表现主要包括低血压状态、肺淤血、急性左心衰竭、心源性休克等状况。

(六)并发症

MI 的并发症可分为机械性、缺血性、栓塞性和炎症性。

1.机械性并发症

(1)心室游离壁破裂:3%的心肌梗死患者可发生心室游离壁破裂,是心脏破裂最常见的一种,占心肌梗死患者死亡的10%。心室游离壁破裂常在发病1周内出现。心脏破裂多发生在第一次MI、前壁梗死、老年和女性患者中。其他危险因素包括MI急性期的高血压、既往无心绞痛和心肌梗死、缺乏侧支循环、心电图上有Q波、应用糖皮质激素或非甾体类抗炎药、MI症状出现后14小时以后的溶栓治疗。心室游离壁破裂的典型表现包括持续性心前区疼痛、心电图ST-T改变、迅速进展的血流动力学衰竭、急性心脏压塞和电机械分离。心室游离壁破裂也可为亚急性,即心肌梗死区不完全或逐渐破裂,形成包裹性心包积液或假性室壁瘤,患者能存活数月。

(2)室间隔穿孔:比心室游离壁破裂少见,约有0.5%～2%的MI患者会发生室间隔穿孔,常发生于AMI后3～7天。AMI后,胸骨左缘突然出现粗糙的全收缩期杂音或可触及收缩期震颤,或伴有心源性休克和心力衰竭,应高度怀疑室间隔穿孔,此时超声心动图检查可定位室间隔穿孔和评估左向右分流的严重程度。

(3)乳头肌功能不全或断裂:乳头肌功能不全总发生率可高达50%,二尖瓣乳头肌因缺血、坏死等使收缩功能发生障碍,造成不同程度的二尖瓣脱垂或关闭不全,心尖区出现收缩中晚期喀喇音和吹风样收缩期杂音,第一心音可不减弱,可引起心力衰竭。轻症者可以恢复,其杂音可以消失。乳头肌断裂极少见,多发生在二尖瓣后内乳头肌,故在下壁MI中较为常见。少数完全断裂者则发生急性二尖瓣大量反流,造成严重的急性肺水肿,约1/3的患者迅速死亡。

(4)室壁膨胀瘤:或称室壁瘤。多累及左心室心尖部,发生率5%～20%。见于MI范围较大的患者,常于起病数周后才被发现。发生较小室壁瘤的患者可无症状与体征,但发生较大室壁瘤患者,可出现顽固性充血性心力衰竭以及复发性、难治的致命性心律失常。体检可发现心浊音界扩大,心脏搏动范围较广泛或心尖抬举样搏动,可有收缩期杂音。心电图上除了有MI的异常Q波外,约2/3患者同时伴有持续性ST段弓背向上抬高。X线透视和摄片、超声心动图、放射性核素心脏血池显像、磁共振成像以及左心室选择性造影可见局部心缘突出,搏动减弱或有反常搏动。室壁瘤按病程可分为急性和慢性室壁瘤。急性室壁瘤在MI后数日内形成,易发生心脏破裂和形成血栓。慢性室壁瘤多见于MI愈合期,由于其瘤壁为致密的纤维瘢痕所替代,所以一般不会引起破裂。

2.缺血性并发症

(1)梗死延展:指同一梗死相关冠状动脉供血部位的MI范围的扩大,可表现为心内膜下MI转变为透壁性MI或MI范围扩大到邻近心肌,多有梗死后心绞痛和缺血范围的扩大。梗死延展多发生在AMI后的2～3周内,多数原梗死区相应导联的心电图有新的梗死性改变且CK或肌钙蛋白升高时间延长。

(2)再梗死:指AMI4周后再次发生的MI,既可发生在原来梗死的部位,也可发生在任何其他心肌部位。如果再梗死发生在AMI后4周内,则其心肌坏死区一定受另一支有病变的冠状动脉所支配。通常再梗死发生在与原梗死区不同的部位,诊断多无困难;若再梗死发生在与原梗死区相同的部位,常无明显的或特征性的心电图改变,可使诊断发生困难,此时迅速上升且又迅速下降的酶学指标如CK-MB比肌钙蛋白更有价值。CK-MB恢复正常后又升高或超过原先水平的 50％对再梗死具有重要的诊断价值。

3.栓塞性并发症

MI 并发血栓栓塞主要是指心室附壁血栓或下肢静脉血栓破碎脱落所致的体循环栓塞或肺动脉栓塞。左心室附壁血栓形成在 AMI 患者中较多见,尤其在急性大面积前壁 MI 累及心尖部时,其发生率可高达 60％左右,而体循环栓塞并不常见,国外一般发生率在 10％左右,我国一般在 2％以下。

4.炎症性并发症

(1)早期心包炎:发生于心肌梗死后 1～4 天内,发生率约为 10％。早期心包炎的发生系梗死区域心肌表面心包并发纤维素性炎症所致。临床上可出现一过性的心包摩擦音,伴有进行性加重胸痛,疼痛随体位而改变。

(2)后期心包炎(心肌梗死后综合征或 Dressler 综合征):发病率为 1％～3％,于 MI 后数周至数月内出现,并可反复发生。其发病机制迄今尚不明确,推测为自身免疫反应所致;而 Dressler 认为它是一种过敏反应,是机体对心肌坏死物质所形成的自身抗原的过敏反应。临床上可表现为突然起病,发热,胸膜性胸痛,白细胞计数升高和血沉增快,心包或胸膜摩擦音可持续 2 周以上,超声心动图常可发现心包积液,少数患者可伴有少量胸腔积液或肺部浸润。

四、辅助检查

(一)心电图检查

对疑似 STEMI 的胸痛患者,应在首次医疗接触(FMC)后 10 分钟内记录 12 导联心电图[下壁和(或)正后壁心肌梗死时需加做 V_3R～V_5R 和 V_7～V_9 导联]。首次心电图不能明确诊断时,需在 10～30 分钟后复查。与既往心电图进行比较有助于诊断。建议尽早开始心电监测,以发现恶性心律失常。

1.特征性改变

在面向透壁心肌坏死区的导联上出现以下特征性改变:①宽而深的 Q 波(病理性 Q 波);②ST 段抬高呈弓背向上型;③T 波倒置,往往宽而深,两支对称。在背向梗死区的导联上则出现相反的改变,即 R 波增高,ST 段压低,和 T 波直立并增高。

2.动态性改变

①起病数小时内,可尚无异常,或出现异常高大,两肢不对称的 T 波;②数小时后,ST 段明显抬高,弓背向上,与直立的 T 波连接,形成单向曲线。数小时到 2 天内出现病理性 Q 波(又称 Q 波型 MI),同时 R 波减低,为急性期改变。Q 波在 3～4 天内稳定不变,以后 70％～80％永久存在;③如不进行治疗干预,ST 段抬高持续数日至 2 周左右,逐渐回到基线水平,T 波则变为平坦或倒置,是为亚急性期改变;④数周至数月以后,T 波呈 V 形倒置,两肢对称,波谷尖锐,为慢性期改变,T 波倒置可永久存在,也可在数月到数年内逐渐恢复。合并束支阻滞尤其左束支阻滞时、在原来部位再次发生 AMI 时,心电图表现多不典型,不一定能反映 AMI 表现。

3.若干不常见或易漏诊部位的心电图表现

(1)正后壁梗死:冠脉解剖上正后壁血供来源与下壁相同,均来自右冠状动脉或后降支动脉,因此,正后壁梗死与下壁梗死常并存。若出现 V₁、V₂ 导联 R 波时限和电压的变化,如时限达 0.04 秒,R 波增高,R/S>1,均有助于正后壁梗死的诊断,应加做 V₇~V₉ 导联,动态观察其 Q 波及 ST-T 波的演变。

(2)右室梗死:由于右室受左右两侧冠状动脉灌注,右室作功较少,心肌内压力较低,侧支循环发育较好,因此右室梗死的发生率较低。心电图上 V₃R、V₄R、V₅R 除了有 Q 波外,可见 ST 段抬高,继后出现 ST-T 呈 AMI 演变。

(3)下壁梗死合并左前分支阻滞(LAH):以下表现均提示下壁梗死合并 LAH:①Ⅱ、Ⅲ、aVF 呈 rS 型,起始 r 波细小,小于 0.1mV,且Ⅲr>aVFr>Ⅱr 或Ⅱ导联呈 QS 型;②Ⅱ、Ⅲ、aVF 呈 rS 型,r 波有切迹、粗钝,呈 qrs、rsr′型(尤其Ⅱ导联);③aVR 有终末正向波。

(4)下壁梗死合并左后分支阻滞(LPH):LPH 时,起始向量向左向上,在Ⅱ、Ⅲ、aVF 形成宽的 Q 波,终末向量向下,形成迟晚的 R 波。

(5)乳头肌梗死:心电图特征常被左室透壁性梗死所掩盖。单纯乳头肌梗死或其他部位梗死轻微时,其特征性改变为 J 点显著下移伴内膜下梗死的 ST-T 改变。

(6)心肌梗死伴预激综合征:预激综合征可产生酷似心肌梗死的图形,并常掩盖心肌梗死波形,使诊断困难,出现下列情况心肌梗死合并预激综合征的诊断应予考虑:①以 R 波为主的导联出现 ST 段抬高;②以 S 波为主的导联出现深尖的 T 波;③深吸气、立位或使用阿托品、奎尼丁等药物以消除预激的波形,从而可显示心肌梗死的波形。

(7)心房梗死:大多合并左心室梗死,单独累及者极少,并以右心房梗死居多。下列心电图表现提示有心房梗死:①具有典型临床及心电图的心肌梗死表现;②P 波有明显的动态变化和(或)P-R 段呈有意义的变化;③部分患者有房性或其他心律失常。

(8)STEMI 合并右束支传导阻滞(RBBB):RBBB 时,主要影响 QRS 波终末向量,初始向量不变,故合并心肌梗死时,除后壁心肌梗死外,通常诊断并不困难。RBBB 一般不影响梗死 Q 波的形成,相反,室间隔心肌梗死可使 RBBB 在 V₁ 的 r 波消失而呈 qR 型。

(9)STEMI 合并左束支传导阻滞(LBBB):LBBB 时,心室激动主要由三个向量构成,依次为右室间隔、左室间隔和游离左室壁向量。该三向量均由右向左,使 V₅、V₆、Ⅰ、aVL 导联 Q 波消失,并呈 R 波钝挫。同时伴有继发性 ST-T 变化,从而使心肌梗死的图形改变不典型,使诊断困难。在心肌梗死急性期,系列心电图的动态演变有助于提高诊断的正确率。

(二)心脏标记物测定

1.心肌损伤标记物测定

心肌坏死时,心肌内含有的一些蛋白质类物质会从心肌组织内释放出来,并出现在外周循环血液中,因此可作为心肌损伤的判定指标。这些物质主要包括肌钙蛋白和肌红蛋白。

肌钙蛋白(Tn)是肌肉组织收缩的调节蛋白,心肌肌钙蛋白(cTn)与骨骼肌中的 Tn 在分子结构和免疫学上是不同的,因此它是心肌所独有,是诊断心肌坏死最特异和敏感的首选标记物。cTn 共有 cTnT、cTnl、cTnC 三个亚单位。

cTnT 在健康人血清中的浓度一般小于 0.03ng/mL,通常 AMI 后 3~4 小时开始升高,2~5 天达到峰值,持续 10~14 天;肌钙蛋白超过正常上限结合心肌缺血证据即可诊断 AMI。因此,cTnT 对早期和晚期 AMI 以及 UA 患者的灶性心肌坏死均具有很高的诊断价值。

cTnl 也是一种对心肌损伤和坏死具高度特异性的血清学指标,在 AMI 后 4～6 小时或更早即可升高,24 小时后达到峰值,约 1 周后降至正常。

肌红蛋白在 AMI 发病后 2～3 小时内即已升高,12 小时内多达峰值,24～48 小时内恢复正常,由于其出现时间均较 cTn 和肌酸激酶同工酶(CK-MB)早,故有助于早期诊断,但特异性较差,如慢性肾功能不全、骨骼肌损伤时,肌红蛋白水平均会增高,此时应予以仔细鉴别。

2.血清酶学检查

CK-MB 判断心肌坏死的临床特异性和敏感性较高,在起病后 4 小时内增高,16～24 小时达高峰,3～4 日恢复正常。AMI 时其测值超过正常上限并有动态变化。由于首次 STEMI 后肌钙蛋白将持续升高一段时间(7～14 天),CK-MB 适于诊断再发心肌梗死。连续测定 CK-MB 还可判定溶栓治疗后梗死相关动脉开通,此时 CK-MB 峰值前移(14 小时以内)。由于磷酸肌酸激酶(CK)广泛分布于骨骼肌,缺乏特异性,因此不再推荐用于诊断 AMI。天门冬氨酸氨基转移酶、乳酸脱氢酶和乳酸脱氨酶同工酶对诊断 AMI 特异性差,也不再推荐用于诊断 AMI。

3.其他检查

组织坏死和炎症反应的非特异性指标:AMI 发病 1 周内白细胞可增至 $10～20×10^9/L$,中性粒细胞多在 $75\%～90\%$,嗜酸性粒细胞减少或消失。红细胞沉降率增快,可持续 1～3 周,能较准确地反映坏死组织被吸收的过程。血清游离脂肪酸、C 反应蛋白在 AMI 后均增高。血清游离脂肪酸显著增高者易发生严重室性心律失常。此外,AMI 时,由于应激反应,血糖可升高,糖耐量可暂降低,约 2～3 周后恢复正常。STEMI 患者在发病 24～48 小时内血胆固醇保持或接近基线水平,但以后会急剧下降。因此所有 STEMI 患者应在发病 24～48 小时内测定血脂谱,超过 24～48 小时者,要在 AMI 发病 8 周后才能获得更准确的血脂结果。AMI 早期测定 B 型钠尿肽(BNP)对评价左心室重构、心功能状态和预后具有一定临床价值。

(三)超声心动图

超声心动图检查有助于对急性胸痛患者的鉴别诊断和危险分层。在评价有胸痛而无特征性心电图变化时,超声心动图有助于除外主动脉夹层。对 MI 患者,床旁超声心动图对发现机械性并发症很有价值,如评估心脏整体和局部功能、乳头肌功能不全、室壁瘤和室间隔穿孔等。多巴酚丁胺负荷超声心动图检查还可用于评价心肌存活性。

(四)选择性冠状动脉造影

需施行各种介入性治疗时,可先行选择性冠状动脉造影,明确病变情况,制定治疗方案。

五、诊断注意事项

依据典型的临床表现、特征性的 ECG 改变、血清心肌坏死标记物水平动态改变,STEMI 的确诊一般并不困难。无症状的患者,诊断较困难。凡年老患者突然发生休克、严重心律失常、心力衰竭、上腹胀痛或呕吐等表现而原因未明者,或原有高血压而血压突然降低且无原因可寻者,都应想到 AMI 的可能。此外,有较重而持续较久的胸闷或胸痛者,即使 ECG 无特征性改变,也应考虑本病的可能,都宜先按 AMI 处理,并在短期内反复进行 ECG 观察和 cTn 或

CK-MB 等测定，以确定诊断。当存在左束支传导阻滞图形时，MI 的 ECG 诊断较困难，此时，与 QRS 波同向的 ST 段抬高和至少 2 个胸导联 ST 段抬高＞5mm，强烈提示 MI。一般来说，有疑似症状并新出现的左束支传导阻滞应按 STEMI 来治疗，此时 cTn 和 CK-MB 测定的诊断价值更大。

近年来国内外指南均推荐使用第 3 版"心肌梗死全球定义"。该定义维持了 AMI 的病理学定义即由持续较长时间的心肌缺血导致的心肌细胞死亡。AMI 的诊断标准为：检测到（cTn 水平升高超过 99% 正常值上限，且符合下列条件中的至少 1 项：①心肌缺血的症状；②ECG 提示新发缺血性改变（新发 ST-T 改变或新发左束支传导阻滞）；③ECG 出现病理性 Q 波；④影像学证据提示新发局部室壁运动异常或存活心肌丢失；⑤冠脉造影或尸检发现冠脉内存在的新鲜血栓。

在新版中还增加了以下定义：与手术操作相关的 MI，如 TAVI（经皮穿刺瓣膜成形术）手术所致的 MI、二尖瓣抓捕术所致的 MI、心律失常射频治疗所致的 MI；非心脏手术所致的 MI；ICU 内发生的 MI；心衰相关的心肌缺血或 MI。

STEMI 的患者具有以下任何一项者可被确定为高危患者：①年龄＞70 岁；②前壁 MI；③多部位 MI（指两个部位以上）；④伴有血流动力学不稳定如低血压、窦性心动过速、严重室性心律失常、快速心房颤动、肺水肿或心源性休克等；⑤左、右束支传导阻滞源于 AMI；⑥既往有 MI 病史；⑦合并糖尿病和未控制的高血压。

鉴别诊断要考虑下列疾病：

1.急性心包炎

尤其是急性非特异性心包炎，可有较剧烈而持久的心前区疼痛，心电图有 ST 段和 T 波变化。但心包炎患者在疼痛的同时或以前已有发热和血白细胞计数增高，疼痛常于深呼吸和咳嗽时加重，坐位前倾时减轻。体检可发现心包摩擦音，心电图除 aVR 外，各导联均有 ST 段弓背向下的抬高，无异常 Q 波出现。

2.急性肺动脉栓塞

肺动脉大块栓塞常可引起胸痛、咯血、气急和休克，但有右心负荷急剧增加的表现，如发绀、肺动脉瓣区第二心音亢进、三尖瓣区出现收缩期杂音、颈静脉充盈、肝大、下肢水肿等。发热和白细胞增多出现也较早，多在 24 小时内。心电图示电轴右偏，I 导联出现 S 波或原有的 S 波加深，Ⅲ导联出现 Q 波和 T 波倒置，aVR 导联出现高 R 波，胸导联过渡区向左移，右胸导联 T 波倒置等。血心肌坏死标记物常不增高或轻度增高，D-二聚体可升高，其敏感性高但特异性差。肺动脉 CT 造影、放射性核素肺通气-灌注扫描等有助于诊断。

3.急腹症

急性胰腺炎、消化性溃疡穿孔、急性胆囊炎、胆石症等，患者可有上腹部疼痛及休克，可能与 ACS 患者疼痛波及上腹部者混淆。但仔细询问病史和体格检查，不难做出鉴别，心电图检查和血清肌钙蛋白、心肌酶等测定有助于明确诊断。

4.主动脉夹层

以剧烈胸痛起病，颇似 ACS。但疼痛一开始即达高峰，常放射到背、肋、腹、腰和下肢，两上肢血压及脉搏可有明显差别，少数有主动脉瓣关闭不全，可有下肢暂时性瘫痪或偏瘫。X 线胸片示主动脉增宽,主动脉CT造影或磁共振主动脉断层显像以及超声心动图探测到主动脉壁夹层内的液体,可确立诊断。

5.其他疾病

急性胸膜炎、自发性气胸、带状疱疹等心脏以外疾病引起的胸痛,依据特异性体征、X线胸片和心电图特征不难鉴别。

此外,AMI还需与冠状动脉痉挛(CAS)性心绞痛(变异型心绞痛)相鉴别。后者为一过性的心电图上ST段抬高,不伴有心肌坏死标记物的升高。

六、治疗

(一)STEMI的急救流程

早期、快速和完全地开通梗死相关动脉是改善STEMI患者预后的关键。

1.缩短自发病至FMC的时间

应通过健康教育和媒体宣传,使公众了解急性心肌梗死的早期症状。教育患者在发生疑似心肌梗死症状(胸痛)后尽早呼叫"120"急救中心、及时就医,避免因自行用药或长时间多次评估症状而延误治疗。缩短发病至FMC的时间、在医疗保护下到达医院可明显改善STEMI的预后(Ⅰ,A)。

2.缩短自FMC至开通梗死相关动脉的时间

建立区域协同救治网络和规范化胸痛中心是缩短FMC至开通梗死相关动脉时间的有效手段(Ⅰ,B)。

有条件时应尽可能在FMC后10分钟内完成首份心电图记录,并提前电话通知或经远程无线系统将心电图传输到相关医院(Ⅰ,B)。

确诊后迅速分诊,优先将发病12小时内的STEMI患者送至可行直接PCI的医院(特别是FMC后90分钟内能实施直接PCI者)(Ⅰ,A),并尽可能绕过急诊室和冠心病监护病房或普通心脏病房直接将患者送入心导管室行直接PCI。

对已经到达无直接PCI条件医院的患者,若能在FMC后120分钟内完成转运PCI,则应将患者转运至可行PCI的医院实施直接PCI(Ⅰ,B)。

也可请有资质的医生到有PCI设备但不能独立进行PCI的医院进行直接PCI(Ⅱb,B)。

应在公众中普及心肌再灌注治疗知识,以减少签署手术知情同意书时的犹豫和延误。

(二)入院后一般处理

所有STEMI患者应立即给予吸氧和心电、血压和血氧饱和度监测,及时发现和处理心律失常、血流动力学异常和低氧血症。合并左心衰竭(肺水肿)和(或)机械并发症的患者常伴严重低氧血症,需面罩加压给氧或气管插管并机械通气(Ⅰ,C)。STEMI伴剧烈胸痛患者应迅速给予有效镇痛剂,如静脉注射吗啡3mg,必要时间隔5分钟重复1次,总量不宜超过15mg。但吗啡可引起低血压和呼吸抑制,并降低P2Y12受体拮抗剂的抗血小板作用。注意保持患者大便通畅,必要时使用缓泻剂,避免用力排便导致心脏破裂、心律失常或心力衰竭。

（三）再灌注治疗

1.溶栓治疗

（1）总体考虑：溶栓治疗快速、简便，在不具备 PCI 条件的医院或因各种原因使 FMC 至 PCI 时间明显延迟时，对有适应证的 STEMI 患者，静脉内溶栓仍是较好的选择。院前溶栓效果优于入院后溶栓。对发病 3 小时内的患者，溶栓治疗的即刻疗效与直接 PCI 基本相似；有条件时可在救护车上开始溶栓治疗（Ⅱa，A）。

但目前我国大部分地区溶栓治疗多在医院内进行。决定是否溶栓治疗时，应综合分析预期风险/效益比、发病至就诊时间、就诊时临床及血流动力学特征、合并症、出血风险、禁忌证和预期 PCI 延误时间。左束支传导阻滞、大面积梗死（前壁心肌梗死、下壁心肌梗死合并右心室梗死）患者溶栓获益较大。

（2）适应证

①发病 12 小时以内，预期 FMC 至 PCI 时间延迟大于 120 分钟，无溶栓禁忌证（Ⅰ，A）。

②发病 12～24 小时仍有进行性缺血性胸痛和至少 2 个胸前导联或肢体导联 ST 段抬高＞0.1mV，或血流动力学不稳定的患者，若无直接 PCI 条件，溶栓治疗是合理的（Ⅱa，C）。

③计划进行直接 PCI 前不推荐溶栓治疗（Ⅲ，A）。

④ST 段压低的患者（除正后壁心肌梗死或合并 aVR 导联 ST 段抬高）不应采取溶栓治疗（Ⅲ，B）。

⑤STEMI 发病超过 12 小时，症状已缓解或消失的患者不应给予溶栓治疗（Ⅲ，C）。

（3）禁忌证，绝对禁忌证包括：

①既往脑出血史或不明原因的卒中。

②已知脑血管结构异常。

③颅内恶性肿瘤。

④3 个月内缺血性卒中（不包括 4.5 小时内急性缺血性卒中）。

⑤可疑主动脉夹层。

⑥活动性出血或出血素质（不包括月经来潮）。

⑦3 个月内严重头部闭合伤或面部创伤。

⑧2 个月内颅内或脊柱内外科手术。

⑨严重未控制的高血压[收缩压＞180mmHg 和（或）舒张压＞110mmHg，对紧急治疗无反应]。

相对禁忌证包括：

①年龄≥75 岁。

②3 个月前有缺血性卒中。

③创伤（3 周内）或持续＞10 分钟心肺复苏。

④3 周内接受过大手术。

⑤4 周内有内脏出血。

⑥近期（2 周内）不能压迫止血部位的大血管穿刺。

⑦妊娠。

⑧不符合绝对禁忌证的已知其他颅内病变。

⑨活动性消化性溃疡。

⑩正在使用抗凝药物[国际标准化比值(INR)水平越高,出血风险越大]。

(4)溶栓剂选择:建议优先采用特异性纤溶酶原激活剂。重组组织型纤溶酶原激活剂阿替普酶可选择性激活纤溶酶原,对全身纤溶活性影响较小,无抗原性,是目前最常用的溶栓剂。但其半衰期短,为防止梗死相关动脉再阻塞需联合应用肝素(24～48 小时)。其他特异性纤溶酶原激活剂还有兰替普酶、瑞替普酶和替奈普酶等。非特异性纤溶酶原激活剂包括尿激酶和尿激酶原,可直接将循环血液中的纤溶酶原转变为有活性的纤溶酶,无抗原性和过敏反应。

(5)剂量和用法。阿替普酶:全量 90 分钟加速给药法:首先静脉推注 15mg,随后 0.75mg/kg在 30 分钟内持续静脉滴注(最大剂量不超过 50mg),继之 0.5mg/kg 于 60 分钟持续静脉滴注(最大剂量不超过 35mg)。半量给药法:50mg 溶于 50mL 专用溶剂,首先静脉推注 8mg,其余 42mg 于 90 分钟内滴完。

替奈普酶:30～50mg 溶于 10mL 生理盐水中,静脉推注(如体质量<60kg,剂量为 30mg;体质量每增加 10kg,剂量增加 5mg,最大剂量为 50mg)。

尿激酶:150 万 U 溶于 100mL 生理盐水,30 分钟内静脉滴入。溶栓结束后 12 小时皮下注射普通肝素 7500U 或低分子肝素,共 3～5 天。

重组人尿激酶原:20mg 溶于 10mL 生理盐水,3 分钟内静脉推注,继以 30mg 溶于 90mL 生理盐水,30 分钟内静脉滴完。

(6)疗效评估:溶栓开始后 60～180 分钟内应密切监测临床症状、心电图 ST 段变化及心律失常。

血管再通的间接判定指标包括:

①60～90 分钟内心电图抬高的 ST 段至少回落 50%。

②cTn 峰值提前至发病 12 小时内,CK-MB 酶峰提前到 14 小时内。

③2 小时内胸痛症状明显缓解。

④2～3 小时内出现再灌注心律失常,如加速性室性自主心律、房室传导阻滞(AVB)、束支阻滞突然改善或消失,或下壁心肌梗死患者出现一过性窦性心动过缓、窦房传导阻滞,伴或不伴低血压。

上述 4 项中,心电图变化和心肌损伤标志物峰值前移最重要。

冠状动脉造影判断标准:心肌梗死溶栓(TIMI)2 或 3 级血流表示血管再通,TIMI3 级为完全性再通,溶栓失败则梗死相关血管持续闭塞(TIMI 0～1 级)。

(7)溶栓后处理:对于溶栓后患者,无论临床判断是否再通,均应早期(3～24 小时内)进行旨在介入治疗的冠状动脉造影;溶栓后 PCI 的最佳时机仍有待进一步研究。无冠状动脉造影和(或)PCI 条件的医院,在溶栓治疗后应将患者转运到有 PCI 条件的医院(Ⅰ,A)。

(8)出血并发症及其处理:溶栓治疗的主要风险是出血,尤其是颅内出血(0.9%～1.0%)。高龄、低体质量、女性、既往脑血管疾病史、入院时血压升高是颅内出血的主要危险因素。一旦发生颅内出血,应立即停止溶栓和抗栓治疗;进行急诊 CT 或磁共振检查;测定红细胞比容、血红蛋白、凝血酶原、活化部分凝血活酶时间(APTT)、血小板计数和纤维蛋白原、D-二聚体,并检测血型及交叉配血。治疗措施包括降低颅内压;4小时内使用过普通肝素的患者,推荐用鱼精蛋白中和(1mg鱼精蛋白中和100U普通肝素);出血时间异常可酌情输入6～8U血小板。

2.CABG

当STEMI患者出现持续或反复缺血、心源性休克、严重心力衰竭,而冠状动脉解剖特点不适合行PCI或出现心肌梗死机械并发症需外科手术修复时可选择急诊CABG。

(四)抗栓治疗

STEMI的主要原因是冠状动脉内斑块破裂诱发血栓性阻塞。因此,抗栓治疗(包括抗血小板和抗凝)十分必要(Ⅰ,A)。

1.抗血小板治疗

(1)阿司匹林:通过抑制血小板环氧化酶使血栓素A_2合成减少,达到抗血小板聚集的作用。所有无禁忌证的STEMI患者均应立即口服水溶性阿司匹林或嚼服肠溶阿司匹林300mg(Ⅰ,B),继以75～100mg/d长期维持(Ⅰ,A)。

(2)P2Y12受体抑制剂:干扰二磷酸腺苷介导的血小板活化。氯吡格雷为前体药物,需肝脏细胞色素P450酶代谢形成活性代谢物,与P2Y12受体不可逆结合。替格瑞洛和普拉格雷具有更强和快速抑制血小板的作用,且前者不受基因多态性的影响。

STEMI直接PCI(特别是置入DES)患者,应给予负荷量替格瑞洛180mg,以后90mg/次,每日2次,至少12个月(Ⅰ,B);或氯吡格雷600mg负荷量,以后75mg/次,每日1次,至少12个月(Ⅰ,A)。

肾功能不全(肾小球滤过率<60mL/min)患者无需调整P2Y12受体抑制剂用量。

STEMI静脉溶栓患者,如年龄≤75岁,应给予氯吡格雷300mg负荷量,以后75mg/d,维持12个月(Ⅰ,A)。如年龄>75岁,则用氯吡格雷75mg,以后75mg/d,维持12个月(Ⅰ,A)。

挽救性PCI或延迟PCI时,P2Y12抑制剂的应用与直接PCI相同。

未接受再灌注治疗的STEMI患者可给予任何一种P2Y12受体抑制剂,例如氯吡格雷75mg、1次/日,或替格瑞洛90mg、2次/日,至少12个月(Ⅰ,B)。

正在服用P2Y12受体抑制剂而拟行CABG的患者应在术前停用P2Y12受体抑制剂,择期CABG需停用氯吡格雷至少5天,急诊时至少24小时(Ⅰ,B);替格瑞洛需停用5天,急诊时至少停用24小时(Ⅰ,B)。

STEMI合并房颤需持续抗凝治疗的直接PCI患者,建议应用氯吡格雷600mg负荷量,以后每天75mg(Ⅱa,B)。

(3)血小板糖蛋白(GP)Ⅱb/Ⅲa受体拮抗剂:在有效的双联抗血小板及抗凝治疗情况下,不推荐STEMI患者造影前常规应用GPⅡb/Ⅲa受体拮抗剂(Ⅱb,B)。

高危患者或造影提示血栓负荷重、未给予适当负荷量P2Y12受体抑制剂的患者可静脉使用替罗非班或依替巴肽(Ⅱa,B)。

直接PCI时,冠状动脉脉内注射替罗非班有助于减少无复流、改善心肌微循环灌注(Ⅱb,B)。

2.抗凝治疗

(1)直接PCI患者:静脉推注普通肝素(70～100U/kg),维持活化凝血时间(ACT)250～300秒。联合使用GPⅡb/Ⅲa受体拮抗剂时,静脉推注普通肝素(50～70U/kg),维持ACT

200～250 秒（Ⅰ,B）。

或者静脉推注比伐卢定 0.75mg/kg,继而 1.75mg/kg·h 静脉滴注（合用或不合用替罗非班）（Ⅱa,A）,并维持至 PCI 后 3～4 小时,以减低急性支架血栓形成的风险。

出血风险高的 STEMI 患者,单独使用比伐卢定优于联合使用普通肝素和 GPⅡb/Ⅲa 受体拮抗剂（Ⅱa,B）。

使用肝素期间应监测血小板计数,及时发现肝素诱导的血小板减少症。磺达肝癸钠有增加导管内血栓形成的风险,不宜单独用作 PCI 时的抗凝选择（Ⅲ,C）。

（2）静脉溶栓患者:应至少接受 48 小时抗凝治疗（最多 8 天或至血运重建）（Ⅰ,A）。

建议:

①静脉推注普通肝素 4000U,继以 1000U/h 滴注,维持 APTT1.5～2.0 倍（约 50～70 秒）（Ⅰ,C）。

②根据年龄、体质量、肌酐清除率（CrCl）给予依诺肝素。年龄＜75 岁的患者,静脉推注 30mg,继以每 12 小时皮下注射 1mg/kg（前 2 次最大剂量 100mg）（Ⅰ,A）；年龄≥75 岁的患者仅需每 12 小时皮下注射 0.75mg/kg（前 2 次最大剂量 75mg）。如 CrCl＜30mL/min,则不论年龄,每 24 小时皮下注射 1mg/kg。

③静脉推注磺达肝癸钠 2.5mg,之后每天皮下注射 2.5mg（Ⅰ,B）。如果 CrCl＜30mL/min则不用磺达肝癸钠。

（3）溶栓后 PCI 患者:可继续静脉应用普通肝素,根据 ACT 结果及是否使用 GPⅡb/Ⅲa 受体拮抗剂调整剂量（Ⅰ,C）。

对已使用适当剂量依诺肝素而需 PCI 的患者,若最后一次皮下注射在 8 小时之内,PCI 前可不追加剂量,若最后一次皮下注射在 8～12 小时之间,则应静脉注射依诺肝素 0.3mg/kg（Ⅰ,B）。

（4）发病 12 小时内未行再灌注治疗或发病＞12 小时的患者:须尽快给予抗凝治疗,磺达肝癸钠有利于降低死亡和再梗死,而不增加出血并发症（Ⅰ,B）。

（5）预防血栓栓塞:CHA2DS2-VASc 评分≥2 的房颤患者、心脏机械瓣膜置换术后或静脉血栓栓塞患者应给予华法林治疗,但须注意出血（Ⅰ,C）。

合并无症状左心室附壁血栓患者应用华法林抗凝治疗是合理的（Ⅱa,C）。

DES 后接受双联抗血小板治疗的患者如加用华法林时应控制 INR 在 2.0～2.5（Ⅱb,C）。

出血风险大的患者可应用华法林加氯吡格雷治疗（Ⅱa,B）。

（五）其他药物治疗

1.抗心肌缺血

（1）β 受体阻滞剂:有利于缩小心肌梗死面积,减少复发性心肌缺血、再梗死、心室颤动及其他恶性心律失常,对降低急性期病死率有肯定的疗效。无禁忌证的 STEMI 患者应在发病后 24 小时内常规口服 β 受体阻滞剂（Ⅰ,B）。建议口服美托洛尔,从低剂量开始,逐渐加量。若患者耐受良好,2～3 天后换用相应剂量的长效控释制剂。

以下情况时需暂缓或减量使用 β 受体阻滞剂:

①心力衰竭或低心排血量。

②心源性休克高危患者(年龄＞70岁、收缩压＜120mmHg、窦性心率＞110次/分)。

③其他相对禁忌证:P-R间期＞0.24秒、二度或三度AVB、活动性哮喘或反应性气道疾病。发病早期有β受体阻滞剂使用禁忌证的STEMI患者,应在24小时后重新评价并尽早使用(Ⅰ,C);STEMI合并持续性房颤、心房扑动并出现心绞痛,但血流动力学稳定时,可使用β受体阻滞剂(Ⅰ,C);STEMI合并顽固性多形性室性心动过速(室速),同时伴交感兴奋电风暴表现者可选择静脉β受体阻滞剂治疗(Ⅰ,B)。

(2)硝酸酯类:静脉滴注硝酸酯类药物用于缓解缺血性胸痛、控制高血压或减轻肺水肿(Ⅰ,B)。

如患者收缩压＜90mmHg或较基础血压降低＞30%、严重心动过缓(＜50次/分)或心动过速(＞100次/分)、拟诊右心室梗死的STEMI患者不应使用硝酸酯类药物(Ⅲ,C)。静脉滴注硝酸甘油应从低剂量(5～10μg/min)开始,酌情逐渐增加剂量(每5～10分钟增加5～10μg),直至症状控制、收缩压降低10mmHg(血压正常者)或30mmHg(高血压患者)的有效治疗剂量。在静脉滴注硝酸甘油过程中应密切监测血压(尤其大剂量应用时),如出现心率明显加快或收缩压≤90mmHg,应降低剂量或暂停使用。静脉滴注二硝酸异山梨酯的剂量范围为2～7mg/h,初始剂量为30μg/min,如滴注30分钟以上无不良反应则可逐渐加量。静脉用药后可过渡到口服药物维持。

使用硝酸酯类药物时可能出现头痛、反射性心动过速和低血压等不良反应。如硝酸酯类药物造成血压下降而限制β受体阻滞剂的应用时,则不应使用硝酸酯类药物。此外,硝酸酯类药物会引起青光眼患者眼压升高;24小时内曾应用磷酸二酯酶抑制剂(治疗勃起功能障碍)的患者易发生低血压,应避免使用。

(3)钙拮抗剂:不推荐STEMI患者使用短效二氢吡啶类钙拮抗剂;对无左心室收缩功能不全或AVB的患者,为缓解心肌缺血、控制房颤或心房扑动的快速心室率,如果β受体阻滞剂无效或禁忌使用(如支气管哮喘),则可应用非二氢吡啶类钙拮抗剂(Ⅱa,C)。STEMI后合并难以控制的心绞痛时,在使用β受体阻滞剂的基础上可应用地尔硫䓬(Ⅱa,C)。STEMI合并难以控制的高血压患者,可在血管紧张素转换酶抑制剂(ACEI)或血管紧张素受体阻滞剂(ARB)和β受体阻滞剂的基础上应用长效二氢吡啶类钙拮抗剂(Ⅱb,C)。

2.其他治疗

(1)ACEI和ARB:ACEI主要通过影响心肌重构、减轻心室过度扩张而减少慢性心力衰竭的发生,降低死亡率。所有无禁忌证的STEMI患者均应给予ACEI长期治疗(Ⅰ,A)。早期使用ACEI能降低死亡率,高危患者临床获益明显,前壁心肌梗死伴有左心室功能不全的患者获益最大。在无禁忌证的情况下,即可早期开始使用ACEI,但剂量和时限应视病情而定。应从低剂量开始,逐渐加量。不能耐受ACEI者用ARB替代(Ⅰ,B)。不推荐常规联合应用ACEI和ARB;可耐受ACEI的患者,不推荐常规用ARB替代ACEI。ACEI的禁忌证包括:STEMI急性期收缩压＜90mmHg、严重肾功能衰竭(血肌酐＞265μmol/L)、双侧肾动脉狭窄、移植肾或孤立肾伴肾功能不全、对ACEI过敏或导致严重咳嗽者、妊娠及哺乳期妇女等。

(2)醛固酮受体拮抗剂:通常在ACEI治疗的基础上使用。对STEM后LVEF≤0.40、有心功能不全或糖尿病,无明显肾功能不全[血肌酐男性≤221μmol/L(2.5mg/dL),女性≤

$177\mu mol/L(2.0mg/dL)$、血钾≤5.0mmol/L]的患者,应给予醛固酮受体拮抗剂(Ⅰ,A)。

(3)他汀类药物:除调脂作用外,他汀类药物还具有抗炎、改善内皮功能、抑制血小板聚集的多效性,因此,所有无禁忌证的 STEMI 患者入院后应尽早开始他汀类药物治疗,且无需考虑胆固醇水平(Ⅰ,A)。

(六)右心室梗死

右心室梗死大多与下壁心肌梗死同时发生,也可单独出现。右胸前导联(尤为 V4R)ST 段抬高≥0.1mV高度提示右心室梗死,所有下壁 STEMI 的患者均应记录右胸前导联心电图。超声心动图检查可能有助于诊断。右心室梗死易出现低血压,但很少伴发心源性休克。预防和治疗原则是维持有效的右心室前负荷,避免使用利尿剂和血管扩张剂。若补液 500～1000mL 后血压仍不回升,应静脉滴注血管活性药(例如多巴酚丁胺或多巴胺)。合并房颤及 AVB 时应尽早治疗,维持窦性心律和房室同步十分重要。右心室梗死患者应尽早施行再灌注治疗。

(七)并发症及处理

1.心力衰竭

急性 STEMI 并发心力衰竭患者临床上常表现呼吸困难(严重时可端坐呼吸,咯粉红色泡沫痰)、窦性心动过速、肺底部或全肺野啰音及末梢灌注不良。应给予吸氧、连续监测氧饱和度及定时血气测定、心电监护。X 线胸片可估计肺淤血情况。超声心动图除有助于诊断外,还可了解心肌损害的范围和可能存在的机械并发症(如二尖瓣反流或室间隔穿孔)(Ⅰ,C)。

轻度心力衰竭(KillipⅡ级)时,利尿剂治疗常有迅速反应(Ⅰ,C)。如呋塞米 20～40mg 缓慢静脉注射,必要时 1～4 小时重复 1 次。合并肾功能衰竭或长期应用利尿剂者可能需加大剂量。无低血压患者可静脉应用硝酸酯类药物(Ⅰ,C)。无低血压、低血容量或明显肾功能衰竭的患者应在 24 小时内开始应用 ACEI(Ⅰ,A),不能耐受时可改用 ARB(Ⅰ,B)。

严重心力衰竭(KillipⅢ级)或急性肺水肿患者应尽早使用机械辅助通气(Ⅰ,C)。适量应用利尿剂(Ⅰ,C)。无低血压者应给予静脉滴注硝酸酯类。急性肺水肿合并高血压者适宜硝普钠静脉滴注,常从小剂量(10μg/min)开始,并根据血压逐渐增加至合适剂量。当血压明显降低时,可静脉滴注多巴胺(5～15μg/kg·min)(Ⅱb,c)和(或)多巴酚丁胺(Ⅱa,B)。如存在肾灌注不良时,可使用小剂量多巴胺(<3μg/kg·min)。STEMI 合并严重心力衰竭或急性肺水肿患者应考虑早期血运重建治疗(Ⅰ,C)。

STEMI 发病 24 小时内不主张使用洋地黄制剂,以免增加室性心律失常危险。合并快速房颤时可选用胺碘酮治疗。

2.心源性休克

通常由于大面积心肌坏死或合并严重机械性并发症(例如室间隔穿孔、游离壁破裂、乳头肌断裂)所致。心源性休克临床表现为低灌注状态,包括四肢湿冷、尿量减少和(或)精神状态改变;严重持续低血压(收缩压<90mmHg 或平均动脉压较基础值下降≥30mmHg)伴左心室充盈压增高(肺毛细血管嵌入压>18～20mmHg,右心室舒张末期压>10mmHg),心脏指数明显降低(无循环支持时<1.8L/min·m², 辅助循环支持时<2.0～2.2L/min·m²)。须排除其他原因引起的低血压。心源性休克可为 STEMI 的首发表现,也可发生在急性期的任何时

段。心源性休克的近期预后与患者血流动力学异常的程度直接相关。需注意除外其他原因导致的低血压,如低血容量、药物导致的低血压、心律失常、心脏压塞、机械并发症或右心室梗死。

除 STEMI 一般处理措施外,静脉滴注正性肌力药物有助于稳定患者的血流动力学。多巴胺<3μg/kg·min可增加肾血流量。严重低血压时静脉滴注多巴胺的剂量为 5~15μg/(kg·min),必要时可同时静脉滴注多巴酚丁胺(3~10μg/kg·min)。大剂量多巴胺无效时也可静脉滴注去甲肾上腺素 2~8μg/min。

急诊血运重建治疗(包括直接 PCI 或急诊 CABG)可改善 STEMI 合并心源性休克患者的远期预后(Ⅰ,B),直接 PCI 时可行多支血管介入干预。STEMI 合并机械性并发症时,CABG 和相应心脏手术可降低死亡率。不适宜血运重建治疗的患者可给予静脉溶栓治疗(Ⅰ,B),但静脉溶栓治疗的血管开通率低,住院期病死率高。血运重建治疗术前置入 IABP 有助于稳定血流动力学状态,但对远期死亡率的作用尚有争论(Ⅱb,B)。经皮左心室辅助装置可部分或完全替代心脏的泵血功能,有效地减轻左心室负担,保证全身组织、器官的血液供应,但其治疗的有效性、安全性以及是否可以普遍推广等相关研究证据仍较少。

3.机械性并发症

(1)左心室游离壁破裂:左心室游离壁破裂占心肌梗死住院死亡率的 15%,患者表现为循环"崩溃"伴电机械分离,且常在数分钟内死亡。亚急性左心室游离壁破裂(即血栓或粘连封闭破裂口)患者常发生突然血流动力学恶化伴一过性或持续性低血压,同时存在典型的心脏压塞体征,超声心动图检查发现心包积液(出血),宜立即手术治疗。

(2)室间隔穿孔:表现为临床情况突然恶化,并出现胸前区粗糙的收缩期杂音。彩色多普勒超声心动图检查可定位室间隔缺损和评估左向右分流的严重程度。如无心源性休克,血管扩张剂(例如静脉滴注硝酸甘油)联合 IABP 辅助循环有助于改善症状。外科手术为对 STEMI 合并室间隔穿孔伴心源性休克患者提供生存的机会。对某些选择性患者也可行经皮导管室间隔缺损封堵术。

(3)乳头肌功能不全或断裂:常导致急性二尖瓣反流,表现为突然血流动力学恶化,二尖瓣区新出现收缩期杂音或原有杂音加重(左心房压急剧增高也可使杂音较轻);X 线胸片示肺淤血或肺水肿;彩色多普勒超声心动图可诊断和定量二尖瓣反流。肺动脉导管表现肺毛细血管嵌入压曲线巨大 V 波。宜在血管扩张剂(例如静脉滴注硝酸甘油)联合 IABP 辅助循环下尽早外科手术治疗。

4.心律失常

(1)室性心律失常:STEMI 急性期持续性和(或)伴血流动力学不稳定的室性心律失常需要及时处理。心室颤动(室颤)或持续多形性室速应立即行非同步直流电除颤。单形性室速伴血流动力学不稳定或药物疗效不满意时,也应尽早采用同步直流电复律。室颤增加 STEMI 患者院内病死率,但与远期病死率无关。有效的再灌注治疗、早期应用 β 受体阻滞剂、纠正电解质紊乱,可降低 STEMI 患者 48 小时内室颤发生率。除非是尖端扭转型室性心动过速,镁剂治疗并不能终止室速,也并不降低死亡率,因此不建议在 STEMI 患者中常规补充镁剂。对于室速经电复律后仍反复发作的患者建议静脉应用胺碘酮联合 β 受体阻滞剂治疗。室性心律失常处理成功后不需长期应用抗心律失常药物,但长期口服 β 受体阻滞剂将提高 STEMI 患者远期生存率。对无症状的室性早搏、非持续性室速(持续时间＜30秒)和加速性室性自主心律不需要预防性使用抗心律失常药物。

(2)房颤:STEMI时房颤发生率为10％～20％,可诱发或加重心力衰竭,应尽快控制心室率或恢复窦性心律。但禁用ⅠC类抗心律失常药物转复房颤。房颤的转复和心室率控制过程中应充分重视抗凝治疗。

(3)AVB:STEMI患者AVB发生率约为7％,持续束支阻滞发生率为5.3％。下壁心肌梗死引起的AVB通常为一过性,其逸搏位点较高,呈现窄QRS波逸搏心律,心室率的频率往往＞40次/分。前壁心肌梗死引起AVB通常与广泛心肌坏死有关,其逸搏位点较低,心电图上呈现较宽的QRS波群,逸搏频率低且不稳定。STEMI急性期发生影响血流动力学的AVB时应立即行临时起搏术。STEMI急性期后,永久性起搏器植入指征为:发生希氏-浦肯野纤维系统交替束支传导阻滞的持续二度AVB,或希氏-浦肯野纤维系统内或之下发生的三度AVB(Ⅰ,B);一过性房室结下二度或三度AVB患者,合并相关的束支阻滞,如果阻滞部位不明确,应行电生理检查(Ⅰ,B);持续性、症状性二度或三度AVB患者(Ⅰ,C);没有症状的房室结水平的持续二度或三度AVB患者(Ⅱb,B)。下列情况不推荐起搏器治疗(Ⅲ,B):无室内传导异常的一过性AVB;仅左前分支阻滞的一过性AVB;无AVB的新发束支传导阻滞或分支传导阻滞;合并束支传导阻滞或分支传导阻滞的无症状持续一度AVB。

第四节　心肌梗死后心源性休克

心源性休克(CS)是由于心排血量降低导致的低血压和终末器官灌注不足。心源性休克是心肌梗死(MI)后最常见的死亡原因。在MI住院患者中,ST段抬高型MI(STEMI)患者心源性休克的发生率为5％～8％,在非ST段抬高型MI患者中,其发生率为2.5％。尽管随着时间的推移,MI的介入治疗和药物治疗取得了较大进步,但CS的发生率仅有轻微下降,其死亡率仍然高达50％。

一、病因和发病机制

心肌梗死后心源性休克通常继发于严重的左心室功能不全。这可能源于大面积MI或原有左心室功能不全的患者继发急性损伤。在SHOCK试验中,有4/5的患者有显著的左心功能不全,入选试验的病例中有近1/3的患者具有先前发生过MI的证据。

急性血流动力学崩溃是一组较为少见的临床状况。急性心肌梗死的机械合并症包括乳头肌断裂或功能障碍引起的急性二尖瓣关闭不全,室间隔破裂或心室游离壁破裂是最常引起MI后心源性休克的状态;右心室心肌梗死引发的单纯右心衰竭或同时合并左心衰竭也可出现急性血流动力学崩溃。临床医师需要注意由于不恰当的药物治疗,如β受体阻滞剂引起的医源性休克。由于临床操作引起的隐蔽性出血并发症,同时合并抗凝、抗血小板和溶栓治疗也可导致低血压和休克。

（一）严重的左心衰竭

传统的心源性休克定义是,在左心室充盈压正常或升高的情况下,收缩压<90mmHg,同时伴有末梢器官灌注不足的证据。斑块破裂/血栓形成引起的急性缺血能导致急性心肌功能障碍。MI时,由于左心室每搏输出量下降引起心排血量减少,首先导致收缩压下降。低血压使冠状动脉灌注压进一步下降,导致心肌缺血更加严重。心肌缺血也可能来自梗死相关血管远处的心外膜冠状动脉的血流受限的固定性狭窄,因此形成缺血,进一步加重缺血的恶性循环,导致血流动力学衰竭并最终死亡。在传统的心源性休克概念中,认为心排血量减少引起低血压时,血管收缩是机体通过神经激素系统进行代偿的一个主要机制。在临床工作中观察到许多患者在这种状态下意外的表现为血管舒张和体循环血管阻力下降,提示心源性休克的定义可能需要修改。研究观察到的证据显示,心源性休克患者体内的炎症因子水平,如白介素6(IL-6)、IL-1和肿瘤坏死因子-α(TNF-α)明显升高,其升高程度与败血症患者相似。这些发现提示MI可能会导致机体产生一种类似于感染或创伤所致的全身炎症反应综合征,并产生与缺血性坏死无关的心肌抑制和低血压。这些发现对心源性休克患者的诊断评价和最佳治疗方案的制订也具有重要意义。

（二）右心衰竭

右心室功能障碍通常出现在右冠状动脉缘支供应区域的急性心肌梗死。右心衰竭的典型表现为肺野清晰的低血压,并且常伴有缓慢性心律失常,包括高度房室传导阻滞,甚或完全性房室传导阻滞。右心室导联 V_{3R} 和 V_{4R} 的 ST 段抬高是右心室心肌梗死的特征性心电图表现。所有表现为急性下壁心肌梗死和可疑右心室心肌梗死的患者都应该做右心室导联心电图检查。右心室心肌梗死时,通过肺循环流入左心室的前向血流减少,右心室充盈压迅速升高。右心室舒张末期压升高使室间隔向左心室弓形突出,左心室的血液充盈量减少。结果导致左心室充盈不足,心排血量进一步下降。再灌注右冠状动脉可以改善右心室功能,恢复传导,最终促成血流动力学的正常化。

（三）二尖瓣关闭不全

描绘了二尖瓣的解剖,显示了二尖瓣瓣叶的关闭是如何依赖于乳头肌功能的。每个二尖瓣瓣叶都通过腱索连接于后中和前外侧乳头肌。后中乳头肌易于受到缺血性损伤的影响,因为它只有一支来自后降支动脉的血供,而前外侧乳头肌通常有分别来自前降支和旋支动脉的双重血供。因此,下壁和后壁的心肌梗死易于引起乳头肌功能失调/断裂,结果导致严重的二尖瓣关闭不全。其他乳头肌断裂的危险因素包括老年、女性、初次MI、低血压和单支血管病变。这种状态下二尖瓣反流的喷射是偏心的,背离受累的连枷样二尖瓣瓣叶的方向;相反,因心肌缺血导致的二尖瓣后叶活动障碍所致的二尖瓣关闭不全,其反流方向为中心后方。

乳头肌断裂导致的急性严重二尖瓣关闭不全预后很差,3/4 的患者于发病 24 小时内死亡,仅 6% 的患者能存活 2 个月以上。严重的二尖瓣关闭不全使左心房和肺毛细血管楔压显著上升,结果导致肺水肿和低血压。在 SHOCK 试验中,尽管急性严重二尖瓣关闭不全患者的平均左心室射血分数较高,但他们的住院病死率与左心衰竭患者相似。除了血运重建外还进行了外科修补的患者,与只单独进行血运重建的患者相比,其住院存活率呈上升趋势(40%~70%, $P=0.003$)。急性 MI 时,是否合并缺血性二尖瓣关闭不全在发病初期可能难以确定。因此,在评价合并心源性休克的 MI 患者时需要注意鉴别是否同时存在二尖瓣关闭不全。目前,对合并二尖瓣关闭不全的 MI 患者推荐联合进行紧急血运重建和二尖瓣外科修补或置换术。

(四)室间隔破裂

急性 MI 并发室间隔破裂引起的心源性休克其死亡率超过 75%。以往室间隔破裂被描述为 MI 的晚期并发症,实际上它也可能出现于病程早期。在 SHOCK 试验中,从 MI 发病到出现室间隔破裂平均时间只有 16 小时。前壁和下壁 MI 都可能发生室间隔破裂。下壁梗死引起室间隔下段基底部位的中隔破裂,这种破裂比较复杂,呈匍行性,并常延伸至右心室。与之相反,前壁梗死引起的室间隔破裂在室间隔顶端。与缺血性二尖瓣关闭不全/乳头肌断裂一样,对 MI 所致的室间隔破裂的主要治疗是外科手术;然而,即使接受了手术,患者的死亡率仍然很高。由于室间隔顶端破裂修补的手术操作比较简单,所以其治疗效果好于室间隔下端破裂。经导管封堵破裂的室间隔被越来越多的用于这种情况,特别是合并重大外科疾病的患者。

(五)游离壁破裂

心脏破裂是 MI 的一个灾难性并发症。易患因素为老年和女性。根据 1975 年对 50 具尸体的尸检结果将游离壁破裂划分为三种类型:I 型破裂主要发生于 MI 发病后的 24 小时之内,表现为穿过正常厚度梗死心室壁的一道裂口;II 型破裂多发生在后壁心肌梗死,表现为梗死心室壁上的一个局部侵蚀;III 型破裂常见于前壁心肌梗死,发生在严重扩展、变薄和膨胀了的梗死心肌。心脏破裂通常会导致瞬间死亡。在一些患者中,破裂可能会被包裹并形成一个假性动脉瘤。所有这类患者的处理都是紧急心脏手术。

急性 MI 时,首先是溶栓治疗的常规运用使室间隔破裂和游离壁破裂的发生率下降,而经皮冠状动脉介入治疗的运用则使该发生率进一步下降。然而,这两种并发症在临床仍有发生,必须早期诊断和早期治疗以减少 MI 机械并发症的死亡率。

二、临床表现

心源性休克的临床表现和体征与其病理生理改变相一致。MI 的患者多主诉胸痛,再发的胸痛则提示存在进行性的缺血或再次梗死,但也可能反映了机械并发症的出现,如乳头肌断裂、室间隔破裂或游离壁破裂。缺血相关的症状包括恶心、呕吐、烦躁不安和焦虑。终末器官组织灌注不足,机体通过选择性的血管收缩使血液重新分配至重要的组织器官,引致四肢湿冷。同时也可能出现尿量减少和精神状态改变。

左心室充盈压升高引起肺水肿和呼吸困难,体格检查有呼吸急促和两肺湿啰音。实验室检查可发现有急性肝肾损伤和乳酸性酸中毒的证据。

三、诊断和鉴别诊断

(一)诊断

心肺体格检查能提供导致血流动力学崩溃的病因学线索。心尖搏动弥散、响亮的第三心音奔马律、颈静脉压增高和肺部湿啰音都是心力衰竭的特异性体征。新出现的全收缩期杂音提示可能有二尖瓣关闭不全(尽管杂音在这种急性状态下可能较难检出)、室间隔破裂,或由于右心室扩张和容量负荷过重引发伴有功能性三尖瓣关闭不全的右心衰竭。心前区震颤有助于室间隔破裂的鉴别。低血压合并脉压减小、奇脉和心音遥远提示可能存在游离壁破裂引致的心包填塞。

超声心动图是 MI 患者重要的诊断工具。在心源性休克时,超声心动图能提供病因学的详细信息,并能提供病史和体格检查的补充信息。超声心动图能提供关于左心房和左心室大小及其功能的信息,还能发现是否存在瓣膜和结构并发症。

(二)鉴别诊断

当患者出现低血压,怀疑有心源性休克时,必须要排除一些非缺血性的、心脏外的病因可能。继发于感染或中毒的急性心肌炎可以在首发症状出现后的数小时内病情迅速进展并导致心源性休克。Tako-Tsubo 心肌病又称心尖球形综合征,是另一个能导致急性左心室功能障碍的疾病,该病多发生于情绪或生理应激后,临床表现类似于心源性休克。另外还要注意与急性主动脉夹层鉴别,该病可能合并主动脉瓣反流、冠状动脉夹层、主动脉破裂和心脏压塞。心脏压塞也可能继发于心脏手术或外伤后的心肌局部血肿、恶性肿瘤、心肌梗死和感染导致的心包积液。肺栓塞能使右心室的容量负荷和压力负荷增大,阻塞右心室流出道,并最终导致血流动力学崩溃。此外,还要注意与感染性休克后的心肌抑制相鉴别。

四、治疗

(一)早期治疗

早期血运重建对于急性心肌梗死合并心源性休克的患者至关重要。SHOCK 研究再次验证了早期血运重建获益,相比药物治疗和延期血运重建治疗,在第一年每 100 例早期血运重建能够挽救 13 例患者,因此强烈推荐应用于所有小于 75 岁且没有禁忌证的患者,那些年龄更大的但发病前身体条件尚好的患者亦能获得类似的获益。因此,所有急性心肌梗死合并有心源性休克患者都建议及时做冠状动脉造影明确冠脉病变,接下来根据临床表现、病变程度及瓣膜功能指导血运重建治疗。

(二)经皮冠状动脉介入治疗(PCI)

随着急诊 PCI 的广泛应用,急性心肌梗死的合并心源性休克患者的死亡率显著降低。对梗死相关的动脉进行成功的 PCI 后,仍有持续性休克时,提示需要进行多支血管介入干预,特别是当非梗死部位出现心肌缺血时,要怀疑多支血管病变。

(三)冠状动脉旁路移植

存在严重多支血管病变和左冠状动脉主干病变的患者,可考虑紧急的外科血运重建治疗。伴有明显的瓣膜病变导致血流动力学状态异常时也可以考虑冠状动脉旁路移植术。尽管SHOCK 研究发现外科手术死亡率和 PCI 患者死亡率类似,很多中心仍倾向于不对心源性休克患者实施冠状动脉旁路移植术,PCI 依然是早期血运重建时的主要选择。

(四)辅助支持治疗

1.主动脉内球囊反搏(IABP)

应尽早用于心源性休克患者以确保血流动力学的稳定和终末器官的血流灌注。IABP 可通过降低后负荷,提高心排血量,降低室壁张力以减少心肌耗氧。心肌梗死患者也能从 IABP 支持中获益,心脏舒张期球囊扩张可以增加(不存在严重限制血流的狭窄)的冠状动脉灌注。禁忌证包括严重的外周动脉病变、主动脉夹层及中度以上主动脉瓣关闭不全。目前尚无随机对照研究支持 IABP 置入可使此类患者获益。然而值得注意的是,在 SHOCK 研究中 IABP 是完整的早期血供重建策略中重要的一部分。

2.经静脉起搏

缓慢性心律失常或心脏变时性功能不全的患者可能需要临时的起搏器来提高心率和增加心排血量。如果患者房室传导正常,心房起搏可以维持房室同步和正常的心室收缩,优于心室起搏。

(五)药物治疗

1.升压药物

患者可能需要升压药来维持正常的平均动脉压。多巴胺起始剂量 $3\mu g/(kg \cdot min)$,最大剂量为 $20\mu g/(kg \cdot min)$;去肾上腺素起始剂量为 $2\mu g/(kg \cdot min)$,最大剂量为 $30\mu g/(kg \cdot min)$。维持心源性休克患者的有效平均动脉压作用中,多巴胺较去甲肾上腺素与更高的死亡率相关。

2.正性肌力药物

严重的左侧心力衰竭及心源性休克患者可能需要临时的正性肌力药物支持。

(1)多巴酚丁胺:有与多巴胺类似的正性肌力作用且能降低后负荷,起始剂量为 $2.5\mu g/(kg \cdot min)$,最大剂量可增加到 $40\mu g/(kg \cdot min)$。

(2)米力农:一种磷酸二酯酶抑制药,具有正性肌力及血管扩张作用,对部分患者特别是右心功能不全的患者有益。应用米力农首先给予静脉负荷量,10 分钟内静脉推注 $50\mu g/(kg \cdot min)$,然后 $0.375 \sim 0.75\mu g/(kg \cdot min)$ 维持,存在低血压的患者可以省略负荷剂量,患者血压过低时可能无法耐受米力农。

(3)左西孟旦:通过与肌钙蛋白 C 结合及提高肌丝对钙的敏感性而增加心肌收缩力,已经在欧洲和南美一些国家上市,但是在美国还未得到批准。

3.血管扩张药

如硝酸甘油和硝普钠在降低心肌梗死后左心功能不全患者的心脏前、后负荷上具有重要的作用,但在心源性休克治疗上因低血压而受到限制。

4.表 3-4-1 总结了心源性休克药物治疗对血流动力学的影响

表 3-4-1　心源性休克药物治疗对血流动力学的影响

药物	前负荷	后负荷	心肌收缩	心肌舒张
多巴胺[$3 \sim 10\mu g/(kg \cdot min)$]	0	-	++++	++
多巴胺[$>10\mu g/(kg \cdot min)$]	0	+++	+++	+++
去肾上腺素($2 \sim 300\mu g/min$)	0	++++	+	++
肾上腺素[$0.05 \sim 1\mu g/(kg \cdot min)$]	0	+++	+++	+++
苯肾上腺素[$0.5 \sim 15\mu g/(kg \cdot min)$]	0	++++	0	

续表

药物	前负荷	后负荷	心肌收缩	心肌舒张
多巴酚丁胺[2.5～25μg/(kg·min)]	－	－	＋＋＋＋	＋＋＋
米力农[0.375～0.75μg/(kg·min)]	－－	－－	＋＋＋	＋
硝酸甘油(2.5～300μg/min)	－－－	－	0	＋
硝普钠[0.3～10μg/(kg·min)]	－－－	－－－	0	＋

0.无影响；－.下降；＋.增加

第五节　冠心病的康复治疗

冠心病是临床最常见的心血管疾病之一,包括冠状动脉粥样硬化性心脏病和冠状动脉功能性改变,是以心绞痛、心肌梗死和心源性猝死为主要发作形式的一种疾病,是目前心脑血管疾病导致死亡的主要原因之一。

一、概述

(一)定义

冠心病,又称冠状动脉粥样硬化性心脏病,是指由于冠状动脉粥样硬化引起的血管腔狭窄或阻塞,以及因冠状动脉功能性改变(痉挛)而导致心肌缺血缺氧或坏死而引起的心脏病,亦称缺血性心脏病。

(二)流行病学

冠状动脉粥样硬化性心脏病是人体动脉粥样硬化导致器官病变的最常见类型。本病出现症状或致残、致死多发生在 40 岁以后,男性发病早于女性。在欧美发达国家本病常见,美国约有 700 万人患本病,每年约 50 万人死于本病,占人口死亡数的 1/3～1/2,占心脏病死亡数的 50％～75％。在我国,本病发病率不及欧洲发达国家,但近年来亦呈增长趋势,目前我国年发病率为 120/10 万,年平均死亡率男性为 90.1/10 万,女性为 53.9/10 万。随着我国人民生活水平的提高、寿命的延长和膳食结构的改变,我国冠心病发病率和死亡率均呈升高趋势。

(三)病因及发病机制

本病病理生理核心是心肌耗氧和供氧之间的失衡。

1.心绞痛

(1)病因:在动脉粥样硬化致使冠状动脉狭窄或部分分支闭塞时,其扩张性减弱,血流量减少,心肌的血液供应只能应付心脏平时的需要,故休息时可无症状;一旦心脏负荷突然增加,如劳累、激动、左心衰竭等,心肌张力增加、心肌收缩力增加和心率增快等因素导致心肌氧耗量增加时,心肌对供血需求增加,而冠状动脉的供血已不能相应增加,则发生心绞痛。

(2)发病机制:当冠状动脉供血与心肌需血之间发生矛盾,冠状动脉血流量不能满足心肌代谢需要时引起心肌急剧的、暂时的缺血缺氧,即可发生心绞痛。在缺血缺氧的情况下,心肌内积聚了过多的乳酸、丙酮酸、磷酸等酸性物质，或多肽类物质的代谢产物，刺激心脏内自主神经的传入纤维末梢，经 $T_1 \sim T_5$ 胸交感神经节和相应的脊髓节段传至大脑，产生痛觉。这种痛觉反映在与自主神经进入水平相同脊髓节段的脊神经分布的区域，即胸骨后及两臂的前内侧与小指，尤其是在左侧，而多不在心脏部位。也有学者认为，在缺血区内富有神经供应的冠状血管的异常牵拉或收缩，可直接产生疼痛冲动。不稳定型心绞痛与稳定型（劳力性）心绞痛的主要区别在于前者是因冠状动脉内不稳定的粥样斑块继发病理改变，使局部心肌血流量明显下降，如斑块内出血、斑块纤维帽出现裂隙、表面有血小板聚集和（或）刺激冠状动脉痉挛，导致缺血加重，尽管其也可因劳力负荷诱发，但劳力负荷终止后其胸痛并不能缓解。

2.心肌梗死

（1）病因：促使斑块破裂出血及血栓形成发生心肌梗死的主要诱因有四种。①晨起6时至12时交感神经活动增加；②进食大量脂肪后；③重体力活动、情绪过分激动、血压剧升或用力排便时；④休克、脱水、出血、外科手术或严重心律失常等。急性心肌梗死（AMI）可发生于频发心绞痛的患者，也可发生在从无症状者中。AMI后发生的严重心律失常、休克或心力衰竭，均可导致冠状动脉灌注量进一步降低和心肌坏死范围扩大。

（2）发病机制：冠状动脉粥样硬化（偶尔也可因冠状动脉梗死、炎症、先天性畸形、痉挛和冠状动脉口阻塞所致），造成一支或多支血管管腔狭窄和心肌供血不足，而侧支循环未充分建立，使心肌血供急剧减少或中断，当严重而持久的急性缺血达 20～30 分钟以上即可发生 AMI。大量的研究证明，绝大多数 AMI 是由于不稳定的粥样斑块溃破，继而出血和管腔内血栓形成，而使管腔闭塞；少数情况下是因粥样斑块内或其下发生出血或血管持续痉挛，导致冠状动脉完全闭塞。

（四）临床特征

1.心绞痛

以发生于胸部、颌部、肩部、背部、左手臂或剑突下的不适感为特征的临床综合征。加拿大心血管学会根据心绞痛的程度和发作特征一般将心绞痛分为稳定型（劳力性）和不稳定型两类。稳定型的特征是发作诱因、程度、性质、缓解特征（去除诱因后症状缓解）恒定。不稳定型则不符合上述特征。急性冠状动脉综合征（ACS）是近年来新的分类，目前一般将急性冠状动脉综合征作为不稳定型冠心病的主要标志。

（1）稳定型心绞痛（劳力性心绞痛）：是由于运动或其他因素增加心肌需氧量而诱发的短暂胸痛发作，是在冠状动脉固定性严重狭窄的基础上，由于心肌负荷的增加引起心肌急剧的、暂时的缺血与缺氧的临床综合征。其特点为阵发性的胸前区压榨性疼痛或憋闷感，主要位于胸骨后部，可放射至心前区和左上肢尺侧，常发生于劳力负荷增加时，持续数分钟，休息或用硝酸酯制剂后消失。

（2）不稳定型心绞痛：除上述典型的稳定型心绞痛之外，心肌缺血所致的缺血性胸痛有各种不同的表现类型，有恶化型心绞痛、变异型心绞痛、卧位型心绞痛、静息心绞痛、梗死后心绞痛、混合性心绞痛等十余种分型，但其中除变异型心绞痛具有短暂 ST 段抬高的特异性心电图变化，且命名仍为临床所保留外，其他类型目前已趋于统称为不稳定型心绞痛。

2.心肌梗死

心肌梗死是心肌的缺血性坏死，在冠状动脉病变的基础上，发生冠状动脉血供急剧减少或中断,使相应的心肌严重且持久地急性缺血而导致的心肌坏死,分为急性心肌梗死(AMI)和陈旧性心肌梗死(PMI)。

(1)急性心肌梗死:临床表现有持久的胸骨后剧烈疼痛、发热、白细胞计数和血清心肌坏死标志物增高以及心电图进行性改变;可发生心律失常、休克或心力衰竭,属急性冠状动脉综合征(ACS)的严重类型。急性心肌梗死的诊断必须具备下列 3 条中的 2 条:①缺血性胸痛的临床病史,典型病史是出现严重而持久的胸痛。有时病史不典型,疼痛可轻微甚至没有,可以主要为其他症状。②心电图动态演变,心电图的肯定性改变是出现异常、持久的 Q 波或 QS 波以及持续 1 天以上的演进性损伤电流。当心电图出现这些肯定性变化时,仅凭心电图即可作出诊断;但一些病例的心电图可有不肯定改变,包括静止的损伤电流、T 波对称性倒置、单次心电图记录中有一病理性 Q 波或传导障碍。③心肌坏死血清心肌标志物浓度的动态改变,肯定性改变包括血清酶浓度的序列变化,或开始升高而后降低。这种变化必须与特定的酶以及症状发作和采集血样的时间间隔相联系。心脏特异性同工酶的升高亦认为是肯定性变化;不肯定改变为开始时血清酶浓度升高,但伴有心肌酶的不确定变化。

(2)陈旧性心肌梗死:急性心肌梗死后 3 个月;无急性心肌梗死病史的患者,需要有典型陈旧性心肌梗死的心电图表现。如果没有遗留心电图改变,可根据既往的典型心电图改变或根据以往肯定性血清酶学改变而诊断。

3.急性冠状动脉综合征

包括不稳定型心绞痛、非 Q 波心肌梗死和 Q 波心肌梗死,可分为 ST 段抬高型和非 ST 段抬高型两类。诊断标准为:①ST 段抬高型 ACS,缺血性胸痛≥30 分钟,服硝酸甘油不缓解,心电图至少 2 个肢体导联或相邻 2 个以上的胸前导联 ST 段抬高≥0.1mV。②非 ST 段抬高型 ACS,主要涉及不稳定型心绞痛的诊断:初发劳力性心绞痛或者恶化劳力性心绞痛,可有心肌缺血的客观证据,即胸痛伴 ST 段压低≥0.05mV,或出现与胸痛相关的 T 波变化,或倒置 T 波伪改善。③既往患急性心肌梗死、行 PTCA 或冠状动脉旁路移植手术。④既往冠状动脉造影明确了冠心病的诊断。⑤TnT 或者 TnI 增高。非 ST 段抬高型心肌梗死与不稳定型心绞痛的区别在于 CK-MB 增高是否≥正常上限的 2 倍。

4.心力衰竭

缺血性心脏病可因多种原因而发生心力衰竭,它可以是急性心肌梗死或心肌梗死早期的并发症,或可由心绞痛发作或心律失常所诱发。在没有以往缺血性心脏病临床或心电图证据的心力衰竭患者(排除其他原因),缺血性心脏病的诊断乃属臆测性。

5.心律失常

心律失常可以是缺血性心脏病的唯一症状。在这种情况下,除非进行冠状动脉造影证明冠状动脉阻塞,否则缺血性心脏病的诊断仍是臆测性。

6.原发性心搏骤停

原发性心搏骤停是一突然事件,可能是由于心电不稳定所致。没有可以作出其他诊断的依据(发生于已证实为心肌梗死早期的死亡不包括在内,因而认为是由于心肌梗死致死)。如果未进行复苏或复苏失败,原发性心搏骤停归于心源性猝死。

二、康复评定

冠心病患者的康复评定主要包括全面和仔细的病史询问、体格检查、实验室检查(心肌酶、胆固醇、血糖等)、特殊检查(胸部 X 线、心电图等)、冠心病危险因素的评估、社会心理学和心肺功能专项的评定。只有经过详细全面评估,对患者目前的功能水平有系统的了解,才能制订恰当的康复方案。

(一)心脏功能评定

1.6 分钟步行试验

6 分钟步行试验主要是检测患者心脏储存功能的运动试验,在心脏康复中主要用于评价心脏疾病或手术对运动耐受性的影响。此测试的宗旨是记录患者在 6 分钟以内步行的最远距离。要求患者在 6 分钟的时限里,在平地上尽可能行走,最终测量行走的距离。行走中,允许患者停下来休息但计时不能停止。在试验过程中,治疗师要给予患者口头的鼓励和时间提示并注意观察患者的情况。在实验前和实验结束后应立即检测患者的血压、心率、呼吸频率和血氧饱和度。记录患者 6 分钟行走的距离。若步行距离<150m,为重度心衰,150～450m 之间为中度心衰,450～550m 之间为轻度心衰。

2.心电图运动负荷试验

心电图运动负荷试验是检查心脏负荷的一种试验,通过运动增加心脏负荷,从而诱发心肌缺血并及耐用心电图记录缺血改变。主要包括活动平板试验、踏车试验、台阶试验。

(1)活动平板试验:又称跑台试验,应在进食前或进食后 2 小时以上进行。让受试者在预先设定的可滑动的活动平板上,随着活动平板坡度和速度的提高进行走一跑的运动,增加心率和心脏负荷,以达到预期运动目标。活动平板试验是分级运动试验,其分级是以心率作为运动终点标准的一种运动试验方法。主要分为极量运动负荷试验、次极量运动负荷试验。

极量是指心率达到受试者生理极限的负荷量。极量运动负荷试验是指受试者达到自己的最大运动量,使其摄取氧的量也到达极量;次极量运动负荷试验是指受试者的运动量达到极量运动的 85%～90%。目标心率计算的简便公式为:极量心率＝220－年龄;次极量心率＝(220－年龄)×(85%～90%)。

活动平板试验是一种自然的运动方式,适用于任何可正常行走的人(包括下肢假肢患者)。

(2)踏车试验:包括坐位踏车试验和卧位踏车试验,主要是下肢用力的试验。该试验应在进食前或进食后 2 小时以上进行。让受试者如正常骑自行车一样在装有功率计的踏车上进行踏车运动,并逐步增加踏车的阻力,以逐渐加大受试者的运动负荷,以达到目标心率。

(3)台阶试验:主要是指 Master 二级阶梯试验。该试验基于受试者的性别、年龄、体重先计算出患者在每级 23cm 的二级梯子上往返运动 90 秒内可以完成的次数。当受试者完成相应次数后,如运动后即刻心率未达到 100 次/分,且结果为阴性,应该在次日增加 15% 的运动量再做一次。

当心电图运动负荷试验进行至出现以下症状时,必须立即停止试验:①呼吸急促或困难、胸闷、极度疲劳、眩晕,伴有嘴唇发绀、面色苍白、出冷汗等症状和体征;②运动时,收缩压较安静时下降＞10mmHg或上升超过220～250mmHg；舒张压较平静时上升＞15～20mmHg或上升超过110～120mmHg；③运动负荷不变或增加时，心率不增加，或下降超过10次/分；④ST段抬高≥1.0mm，出现严重心律失常，如持续性室性心动过速或传导阻滞。

心电图运动负荷试验的禁忌证：由于该试验要求达到患者的最大心率，有一定的危险性，因此临床使用时必须掌握其禁忌证。其禁忌证主要分为绝对禁忌证和相对禁忌证。①绝对禁忌证：急性心肌梗死、不稳定型心绞痛、严重高血压、心力衰竭、急性心肌炎。②相对禁忌证：左右冠状动脉主干狭窄、中度狭窄的瓣膜性心脏病、肥厚型心肌病或其他流出道梗阻性心脏病、快速性心律失常或缓慢性心律失常、高度房室传导阻滞和高度窦室传导阻滞、电解质紊乱、精神或体力障碍而不能进行运动者。

3.超声心动图试验

检查一般采用卧位踏车的方式，目的是保持超声探头可以稳定固定在胸壁，减少干扰。该试验无创且可反复进行，可直观观察心肌的活动情况和心脏内血流的改变，有利于揭示潜在的异常，从而提高试验的敏感性和准确性。

（二）行为类型评定

Friedman和Rosenman提出行为类型，分为A、B两种类型。

A类型：工作主动、有进取心和雄心、有强烈的时间紧迫感（同一时间总是想做两件以上的事），但是往往缺乏耐心、易激惹、情绪易波动。此行为类型的应激反应较强烈，因此需要将应急处理作为康复的基本内容。

B类型：平易近人、耐心、充分利用业余时间放松自己、不受时间驱使、无过度的竞争性。

（三）恢复社会活动和职业的评定

恢复工作对大多数患者是十分必要的。能否恢复社会活动和职业活动，让患者恢复到满意的社会角色是评定冠心病心脏康复效果的重要指标。社会活动的主要评定工具是患者的社会质量，特别是主观定向的总体生活质量和疾病相关的生活质量。可利用SF-36、WHOQOL-100等量表。对患者工作能力的评定，评定师需明确各种工作种类对身体的要求，通过计算患者当前的运动量判断是否能进行工作。也可以采用模拟工作环境试验来检验患者工作时的体力。

三、康复治疗

根据冠心病康复治疗的特征，国际上一般将康复治疗分为三期：Ⅰ期是指急性心急性冠脉综合征住院期康复，同时CABG或PTCA术后早期康复也属于此列。发达国经缩短至3～7天。康复的措施主要是通过适当和适量的运动，减少或避免卧床休息影响。Ⅱ期是指患者出院开始至病情稳定性完全建立为止，时间为5～6周。康复的是要维持一定量的体力活动，逐步适应家庭活动，为Ⅲ期康复训练做好准备。Ⅲ期是指病情处于较长期稳定状态，或Ⅱ期过程结束的冠心病患者，包括陈旧性心肌梗死、稳定型心绞痛及隐匿性冠心病，同时CABG或PTCA也属于此期。康复程序2～3个月，自我锻炼维持终生。Ⅲ期康复是典型的康复训练阶段。在制订康复训练计划时需要遵从如下原则：

1.个体化原则

因人而异地制订康复方案。

2.循序渐进原则

遵循学习适应和训练适应机制。学习适应是指掌握某一运动技能是一个逐渐熟悉的过程,是一个由兴奋、扩散、泛化,至抑制、集中、分化的过程,是任何技能的学习和掌握都必须经历的规律。训练适应是指人体效应提高由小到大,由不明显到明显,由低级到高级的积累发展过程。

3.持之以恒原则

训练效应是量变到质变的过程,训练效果的维持同样需要长期锻炼。一般认为,额定训练时间产生的训练效应将在停止训练后消失。

4.兴趣性原则

兴趣可以提高患者参与并坚持康复治疗的主动性和顺应性。如果康复运动治疗方法单一,又不注意定时定期改变方法,患者常感到参加运动治疗枯燥无味,长期治疗就成为负担,导致不少患者中途退出的现象。建议采取群体竞赛的形式,穿插一些活动游戏。

5.全面性原则

冠心病患者往往合并有其他脏器的疾病和功能障碍,同时患者也常有心理障碍和工作、娱乐、家庭等诸多问题,因此冠心病的康复绝不仅仅是心血管系统的问题,对患者要从整体看待,进行全面康复。有人将终身维持锻炼列为Ⅳ期,同时强调有规律的健身运动和减少危险因素。

(一)Ⅰ期

1.康复原理

通过适当活动,减少或消除绝对卧床休息所带来的不利影响。过分卧床可导致:①血容量减少(心血管反馈调节机制),导致每搏量和心输出量降低,代偿性心率加快;②回心血量增加,心脏前负荷增大,心脏射血阻力相对增高,心肌耗氧量相对增加;③血流较缓慢,血液黏滞性相对增加,血栓和栓塞的概率增加;④横膈活动降低,通气及换气功能障碍,排痰困难,合并肺炎和肺栓塞的概率增加;⑤耐力降低,最大吸氧量每天降低约0.9%;⑥胰岛素受体敏感性降低,葡萄糖耐量降低;⑦恐惧和焦虑情绪增加,肾上腺皮质激素分泌增高。

2.康复目标

低水平运动试验阴性,可按照正常节奏连续行走100～200m或上下1～2层楼而无症状和体征。通过训练运动能力能做4METs(代谢当量的单位)以内的活动,此在出院回家后的大多数日常活动强度范围内。使患者能够适应家庭生活,了解冠心病的危险因素和注意事项,在心理上适应疾病的发作和处理生活中的相关问题。

3.康复治疗

当患者生命体征稳定,病情稳定无加重、无并发症时即可进行渐进性的训练。采用团队合作模式,由心脏科医师、康复科医师、康复治疗师(物理治疗师、作业治疗师、心理治疗师等)、护士、营养师等组成康复治疗小组。Ⅰ期康复的目的是尽早进行身体活动,保持现有的功能水平、防止"废用"的出现,消除患者紧张焦虑的情绪,安全过渡到日常生活自理;对患者及患者家属进行健康宣教,为出院后的进一步康复打好基础。

（1）运动疗法

①床上活动：一般将床上的肢体活动作为活动的开始，包括呼吸训练。肢体活动从远端肢体的小关节活动开始，从不抵抗地心引力的活动开始，如踝泵（部），四肢关节的主、被动活动。活动时强调呼吸的平稳自然，没有任何憋气和用力的现象。然后逐步开始抗阻力活动。抗阻力活动一般不需要使用专用器械，可以采用捏气球、皮球或拉橡皮筋。徒手体操也十分有效。同时还应该关注患者的日常生活活动功能，吃饭、洗脸、刷牙、穿衣等日常生活活动可以在此期进行训练。

②呼吸训练：主要是指腹式呼吸的训练。腹式呼吸的要点是在吸气时腹部鼓起，横膈膜尽量下移，呼气时腹部收缩，将肺内的气体尽可能排出。呼气和吸气之间要有节律连贯，可以缓慢进行，但是切忌不可出现憋气的情况。

③坐起训练：坐位是重要的康复起点，如果患者生命体征允许，应该第 1 天就进行。开始坐位时可以有依托，例如将床头抬高或背靠枕头和被子。有依托的坐位和卧位所消耗的能量相同，但尽早的上身直立性体位可使回心血量减少，同时射血阻力降低，此时心脏负荷坐位低于卧位。在患者适应有依托的坐位之后，可逐步过渡到无依托的坐位。

④步行训练：从站立训练开始，首先进行床边站立，克服直立性低血压。在确保患者站立没有问题之后，即可开始床边步行训练（1.5～2.0METs），以便在出现疲劳等不适症状后能够及时回床上休息，训练开始最好进行若干次的心电监护活动。此阶段患者的活动范围已明显增大，因此监护需要进一步加强。需要强调的是，在活动中要避免出现上肢高于心脏水平的活动，例如患者自己手举输液瓶上厕所。此类活动可使心脏负荷增加，易诱发意外。

⑤保持排便通畅：卧位排便时由于臀部位置提高，回心血量增加，使心脏负荷增加，同时排便时需要克服体位所造成的重力，需要额外用力（4METs）。因此，不推荐患者进行卧位排便，提倡患者尽早进行坐位排便。需要注意的是，严禁采用蹲位排便，同时应避免在排便时过分用力。观察患者的大便情况，一旦出现便秘，应使用通便剂。出现腹泻时也要严密观测，因为过分的肠道活动可诱发迷走神经反射，导致心律失常。

⑥上、下楼：上下楼活动是保证患者出院后在家庭活动安全的重要环节。下楼梯的运动负荷一般不大，上楼梯的运动负荷主要取决于上楼梯的速度。所以在康复中，必须要求患者以非常缓慢的速度上楼梯。一般可以在上每一级台阶后稍事休息，以保证没有出现任何呼吸困难、过度疲劳的症状。

⑦康复方案调整与监护：如果患者在训练过程中没有出现不良反应，运动或活动时心率增加小于 10 次/分，次日的训练可以进入下一阶段。在运动中心率增加 20 次/分左右，则需要继续同一级别的运动。若心率增加超过 20 次/分，或出现任何不良反应，则应该退回上一阶段运动，甚至停止运动训练。为了确保活动的安全性，可以在心电监护下开始所有新的活动，在无任何异常的情况下，重复性的活动可以不用连续监护。

（2）心理疗法与健康教育：患者在急性发病后，通常会出现显著的不同程度的焦虑和恐惧感，因此需要对患者及其家属进行心理健康教育和健康常识的宣教，使其了解冠心病的发病特点、注意事项和预防再次发作。尤其需要强调的是戒烟、控制血压、低盐低脂饮食、校正不良生活方式、个性的修养等。

（3）出院前评估及治疗策略：当患者顺利安全完成Ⅰ期训练目标后，可以进行症状限制性或亚极量心电图运动负荷试验，或在心电监护下进行步行，若患者可连续步行200m无症状和心电图正常，可以安排出院。若患者出现并发症或运动负荷试验异常则需要进一步检查，适当延长住院日期。

由于患者住院时间日益缩短，所以Ⅰ期康复主要适用于有并发症及病情较复杂的患者，而早期出院患者的康复治疗不一定完全遵循固定的模式，但是需要进行出院前心肺运动储备功能的评估，并制定个性化的运动处方。

（二）Ⅱ期

1.康复原理

心肌梗死疤痕形成需要6周左右的时间，Ⅱ期康复是在心肌疤痕形成的基础上进行的，而在心肌疤痕形成之前，患者病情仍然有恶化的可能性，进行较大强度运动的危险性较大。因此患者在此期主要是要保持适当的体力活动，逐步适应家庭活动，等待病情完全稳定，准备参加Ⅲ期康复锻炼。有的康复中心在Ⅱ期开始进行心电监护下的运动锻炼，其实际效益尚有待论证。

2.康复目标

保持和改善心脏功能，逐步恢复一般日常活动能力，如正常的室内外散步、轻体力的家庭卫生、厨房劳动、园艺工作、娱乐活动等。运动能力达到4～6METs，逐步适应家庭活动，等待病情的稳定性完全建立后，逐步过渡到恢复正常的社会生活，提高生活质量。对体力活动没有更高要求的患者可停留在此期。此期康复主要在家庭中完成。

3.康复治疗

（1）运动疗法

①训练方法：每次训练均应包括准备活动、训练活动和整理活动三部分。准备活动一般进行5～15分钟，通过一系列静态伸展运动和一定范围的运动，使肌肉、骨骼关节系统受到轻刺激，改善所有关节的活动度和肌肉的柔软度。一般说来，准备活动中应该重点活动将要使用的肌肉群，动作要到位，能充分体会到轻度牵拉的感觉。在准备活动中，鼓励患者进行平静的呼吸。整理活动历时3～10分钟，通过逐步减低活动强度，使肢体中的血液重新分布到其他组织去，避免静脉回流的突然下降，避免出现静脉淤血、直立性低血压甚至晕厥。

②训练内容：训练内容可以采用单一形式，也可以采用多种形式。患者可结合运动处方，适当调整自己的运动形式。如果是多种形式，则应该采用循环式训练法。循环式训练法是指耐力训练和力量训练交替进行，各种训练之间只有短暂休息或者不休息。例如，患者根据运动处方，依次进行步行、蹬车、上肢功率计、滑轮负重训练，通过轮流采用上述不同的方式，使身体的各个部位得到有效的恢复性训练。还可以使用间歇式训练，间歇式训练是指一组强度较大的训练与休息或者与一个持续训练（长时间，慢速度，至少15～20分钟的运动强度保持在靶心率范围内）交替进行的训练方式。在循环式训练的基础上，可以结合间歇式训练，这样可以允许患者同时得到高强度的工作负荷训练和耐力训练。一般活动强度控制在可用心率的40%～50%（即40%～50% HRmax），活动时主观用力计分（RPE）不超过13～15分。注意循序渐进，活动时不可出现气喘和疲劳。每周需要门诊随访一次。运动过程中出现任何不适立即停

止,及时就诊。

(2)作业疗法:本期的作业疗法可结合日常家庭活动进行,在实施方案的最初两周,可维持出院的水平。若在运动中无不适症状和不良反应,训练的频率和持续时间可以适当增加。通过作业疗法和日常家庭活动训练,逐渐改善日常生活活动功能。此期的训练同样提倡适量、重复、多次活动,肢体活动交替,适当间隔休息。在日常生活和工作时采用能量节约策略,避免不必要的体力消耗,恰当使用工具,提高体能和工作效率。出院后家庭活动建议分为 6 个阶段:

①第一阶段

a.活动:缓慢上下楼梯,避免任何疲劳,尽可能避免会客。b.个人卫生:没有限制,但是避免长时间洗热水澡,避免周围环境过冷或者过热。c.家务:可以洗碗、择菜、铺床、提 2kg 左右的重物,进行短时间的园艺工作。d.娱乐活动:打扑克、下棋、看电视、阅读、针织、缝纫、短时间乘车。e.需要避免的活动:提举超过 2kg 的重物、过度弯腰、情绪沮丧、过度刺激、兴奋。

②第二阶段

a.活动:可独立外出理发。b.家务:洗小件衣物或使用洗衣机、晾衣服、坐位下熨小件衣物、使用缝纫机、掸尘、擦桌子、梳头、简单烹饪、提 4kg 左右的重物。c.娱乐活动:可以进行轻微的体力和娱乐活动。d.性生活:在患者上下两层楼或步行 1km 而无任何不适时,患者可以恢复性生活。但是要注意采取相对比较放松的方式。性生活之前可以服用或备用硝酸甘油类药物,必要时可以先向有关医生咨询。适当的性生活对恢复患者的心理状态有重要作用。e.步行活动:连续步行 1km,每次 10~15 分钟,1 次/天。f.需要避免的活动:长时间活动,烫发之类的高温环境,提举超过 4kg 的重物。

③第三阶段

a.家务活动:可以长时间熨烫衣物、铺床、提 4.5kg 左右的重物。b.娱乐活动:轻度园艺工作,在家练习打高尔夫球、桌球、室内游泳(放松性)等,短距离乘公交车,短距离开车,探亲访友等。c.步行活动:连续步行 1km,每次 10~15 分钟,每天 1~2 次。d.需要避免的活动:提举过重的物体,活动时间过长。

④第四阶段

a.家务活动:可以与他人一起外出购物,正常烹饪,提 5kg 左右的重物。b.娱乐活动:小油画制作或木工制作、家庭小修理、室外打扫。c.步行活动:连续步行每次 20~25 分钟,每天 2次。d.需要避免的活动:提举过重的物体,使用电动工具,如电钻、电锯等。

⑤第五阶段

a.家务活动:可以独立外出购物(手推车搬运重物),短时间吸尘或拖地,提 5.5kg 左右的重物。b.娱乐活动:家庭修理性活动、钓鱼、保龄球类活动。c.步行活动:连续步行每次 25~30分钟,每天 1 次。d.需要避免的活动:提举过重的物体,过强的等长收缩运动。

⑥第六阶段

a.家务活动:清洗浴缸、窗户,可以提 9kg 左右的重物(如果没有任何不适)。b.娱乐活动:慢节奏跳舞,外出野餐,去影院和剧场。c.步行活动:可列为日常生活活动,每次 30 分钟,每天 2 次。d.需要避免的活动:剧烈运动,如举重、锯木、开大卡车、攀高以及各种比赛。

(3)健康教育:此期的健康教育主要是教会患者自我监测的方法,使患者学会在安全范围内使自己达到和保持运动处方所规定的水平,适当终止运动。同时指导患者与医生、治疗师保持联系,这样有利于医生和治疗师了解患者在家庭和社会中的各项活动,指导患者安全地完成康复训练。

(三)Ⅲ期

1.监护阶段——Ⅲ期维持期监护阶段

(1)按危险程度分组及进行康复须具备的条件见表3-5-1。

表3-5-1 冠心病维持期(监护阶段Ⅲ期)危重程度及康复条件

危险组别		特点	康复条件
Ⅰ	低危	住院时无临床症状 无心肌缺血迹象 心功能容量＞7METs 正常左室功能(LVEF＞50%) 无严重室性异位心律	尽量在医学监护下进行康复
Ⅱ	中危	ST段水平或斜型降低≥2mV 放射性核素心肌扫描,灌注缺损再充盈 左室功能中等或较佳(LVEF 35%～49%) 心绞痛发作形式改变或新近发生的心绞痛 以前或近期心肌梗死波及左室≥35% 休息时LVEF＜35% 运动负荷测验时收缩压不升或上升＜1.33kPa(10mmHg)入院后缺血性胸痛持续或反复发作历时24小时	必须在医学监护下进行康复。 应在有条件的康复机构中进行,康复活动时要有医务人员在场,同时进行心电监测
Ⅲ	高危	以上 心功能容量＜5METs,测验时伴有低血压反应或ST段下降0.1mV 住院中有充血性心力衰竭,或运动测验心率＜135次/分时ST段下降≥0.2mV 严重室性异位心律	同上

(2)运动处方

①运动方式:可采用步行、踏车或循环训练程序。

②运动强度:此期患者康复训练时运动强度宜从最大METs值的70%开始,或从运动试验最高心率的50%开始,逐渐增加,达到并稳定在70%最高心率以上。

常见运动所对应的METs值见表3-5-2。

表3-5-2 常见运动的METs值

运动项目	METs
射箭	3～4
羽毛球	4～9

运动项目	METs
篮球(练习)	3~9
仰卧、坐位上肢练习	1~2
保龄球	2~4
划船	3~8
韵律体操	3~8
舞蹈	3~7
钓鱼	2~6
高尔夫球	2~7
徒步旅行	3~7
跳绳	12
骑自行车(20.8km/h)	9
慢跑	7~15
爬山	5~10
旱冰、滑冰	5~8
滑雪	5~12
上台阶	4~8
游泳	4~8
乒乓球	3~5
网球	4~9
排球	3~6
台球	2.3

其他控制运动量的简易指标包括：

卡翁南公式：通过心率规定运动的强度简单易行，一般采用标准的卡翁南公式来

进行计算，即：运动中应达到的心率＝(HRmax － HRrest)×(0.6~0.8)＋HRrest。其中，HR_{max} 为最大心率，HR_{rest} 为静息心率。

靶心率(target heart rate,THR)：是指达最大功能的60%~70%时的心率，或称为"运动中的适宜心率"。通常以最大心率的65%~85%为靶心率，即：靶心率＝(220－年龄)×(65~85)%。年龄在50岁以上，有慢性病史的，可用公式：靶心率＝170－年龄；经常参加体育锻炼的人可用公式：靶心率＝180－年龄。

Borg自觉疲劳分级(RPE)：RPE是持续强度运动中体力水平可靠的指标，可用来评定运

动强度;在修订运动处方时,可用来调节运动强度=表中适合的运动强度应在运动后 RPE 达到 12～14 级。

③运动时间:20～50 分钟。一般采用间歇式运动,即运动数分钟后休息数分钟;随着心功能的恢复,逐渐增加运动时间减少休息时间。其中,准备活动和放松运动各占 5～15 分钟。

④运动频度:3～5 次/周。

⑤康复目标:心脏功能容量≥7METs。

（3）训练方式及程序举例

①步行训练:对于心功能容量<7METs 的患者,步行锻炼可按表 3-5-3 的程序进行。

表 3-5-3　20 周步行程序（心功能容量<7METs 时适用）

周	距离(km)	时间(分)	速度(m/min)	运动强度(%最大心率)	频度(次/周)
1～2	2.4	30	80	60～65	5
3～4	2.8	35	80	60～65	5
5～6	3.2	40	80	60～65	5
7	3.2	34	94	65～70	5
8～9	3.6	38	95	65～70	5
10～12	4.0	43	93	65～70	5
13～14	4.4	47	94	65～70	5
15～20	4.8	45	107	70～80	5

②间歇踏车训练:假设有一名患者踏车运动试验结果为:在 600KPM 7 分钟时因出现症状而终止,则其间歇踏车训练第一个月每次训练的程序如见表 3-5-4 所示

表 3-5-4　单次间歇踏车训练程序

运动分期	时间(min)	强度(KPM)	运动:休息时间(min)	重复次数(次)
热身期	3	150	2:1	1
	3	300	2:1	1
运动期	18	450	2:1	6
冷却期	3	300	2:1	1
	3	150	2:1	1

该患者第 1～7 个月的训练进度见表 3-5-5

表 3-5-5　间歇踏车训练程序

月	强度(KPM)	运动:休息时间(min)	重复次数(次)
1	450	2:1	6～9
2	450	2:1	7～10
3	450	3:2	6～9
4	450	3:2	7～10

月	强度（KPM）	运动∶休息时间(min)	重复次数(次)
5	450	4∶2	6～9
6	450	4∶2	7～10
7	600	2∶1	6～9

③循环训练程序：指轮流应用多种运动设备进行训练，如划船器、踏车、手摇功率计、二阶梯、固定跑台、肩关节运动器等。在一种设备上运动数分钟后经短暂休息再到另一种设备上运动，如此循环地进行训练。该程序的特点是根据场地及设备条件，将上肢训练、下肢训练、等张运动、等长运动结合起来，有效训练全身大肌群的运动能力并提高心肺功能。

2.非监护Ⅲ期——维持期非监护阶段

（1）康复目标

①巩固第二期康复成果。

②控制危险因素。

③改善、提高体力活动能力。

④恢复发病前的生活和工作。

（2）运动处方

①运动方式：应包括有氧运动，如步行、慢跑、游泳、骑车、划船等；力量训练，如大肌群、单侧、缓慢、全关节活动范围活动；柔韧性训练。

②运动量：700～2000kcal（相当于步行或慢跑10～32km）。

③运动强度：50％～85％ VO_{2max}，或运动试验最大 METs，或70％～85％最大心率。

④运动时间：靶强度运动维持10～60分钟，训练时间与强度成反比。

⑤运动频度：3～5天/周。

⑥为量训练采取抗阻强度40％～50％ 1RM，每节在10～30秒内重复8～15次收缩，各节间休息15～30秒，10～15节为一循环，每次训练2～3个循环，在20～25分钟内完成，每周3次。

（四）其他冠状动脉粥样硬化患者的康复

该类患者的康复训练目的是减缓、控制疾病进程，训练方法同 AMI 第四期患者。此类人群在专业医务人员的指导下可以进行适当的运动，但制定运动处方时应有严密的医学监测。医务人员在了解病情、排除运动禁忌证后，应对运动个体进行相关的详细检查并评定其运动心肺功能，根据具体情况制定有针对性的运动处方。

1.运动类型

此类人群可进行耐力运动和灵活性运动，在运动早期不推荐力量训练，后期可根据具体情况酌情增加短时间、低强度的力量训练。

2.运动强度

运动中应达到的心率按卡翁南公式［运动中应达到的心率＝（HR_{max}－HR_{rest}）×（0.6～0.8）＋HR_{rest}。其中，HR_{max}为最大心率，HR_{rest}为静息心率］计算，也可通过运动时的自觉疲劳程度来掌控,一般要求在运动中稍感疲倦即可。此外,还应考虑患者所应用的心血管药物对心率的影响。更理想的控制运动强度的指标为摄氧量或代谢当量。

3.运动持续时

一般要求每次运动的时间为 30 分钟左右,可分次完成,循序渐进。健康状况差的心脏病患者即使每天运动 3～5 分钟也有益处。

4.运动频度

每周 1～2 次。

(五)康复训练的安全问题

1.康复训练中可能出现的心脏合并症

包括:严重心律失常、肺梗死、肺水肿、不稳定性心绞痛、晕厥、急性心肌梗死和猝死。其中以严重心律失常引起的心跳骤停最多见。

国外报道 51303 例患者,5 年内进行了 2151916 小时的康复训练,发生心脏合并症仅 29 次,死亡 3 例。故只要合理安排运动量并进行适当监护,冠心病康复训练是安全的。

2.不宜进行康复训练的指征

(1)休息时心脏不适或气短。

(2)持续存在的充血性心力衰竭指征。

(3)高血压未得到纠正,血压＞24/14kPa(180/105mmHg)或低血压持续存在,血压＜12/8kPa(90/60mmHg)。

(4)心律失常持续存在或反复出现。

(5)休息时窦性心动过速。

(6)二度或三度房室传导阻滞。

(7)休息时室性早搏频发,活动后增加,药物不能控制者。

(8)室性心动过速。

(9)心室率无法控制的心房纤颤。

(10)由于严重肌肉骨骼疾病或其他限制性因素,以致不能活动者。

(11)有严重的心外疾病,如肺气肿、贫血、骨关节病、神经精神疾病等。

(12)步行不稳的高龄老人。

(13)不合作的患者。

3.应中断训练的指征

(1)活动引起心脏不适或气短。

(2)活动引起脑部症状。

(3)心动过速,心率＞110/min。

(4)活动后收缩压下降＞2.6kPa(20mmHg)。

(5)很轻用力时,ST 下降＞0.1mV,上升＞0.2mV。

(6)出现新的(包括频发室性早搏)心律失常。

4.其他注意事项

(1)衣着不要过多,鞋子要合脚。

（2）注意随身携带硝酸甘油等急救药品。

（3）清晨到中午容易发生心血管意外，应避开此段时间，也不要在餐后 1 小时内运动。

（4）训练前后检查每分钟的脉搏次数，凡出现下列任何一种情况时，应暂停该项训练：

①休息时（即训练前）脉率＞100 次/分。

②训练中，出现明显头晕、胸闷、胸痛、心悸、呼吸困难、面色苍白、冷汗等症状。

③训练中脉率＞135～140 次/分，或出现严重心律失常，或心电图监测有明显心肌缺血征象者。

④停止训练并休息 2 分钟后，每分钟脉率超过训练前 10 次以上者。

（5）康复程序个体化。

（6）坚持做好运动前的热身和运动后的整理活动，骤然大运动量训练者，60％～70％可引起室性早搏或缺血性心电改变。

（7）不要进行要求爆发力或过于剧烈的运动，尤其是竞争性强的运动；不要进行高强度的力量训练。中、重度骨质疏松患者禁忌跳绳，中、重度骨性关节炎患者应避免登山等运动。

（8）训练中感到疲倦时，不要勉强坚持。

（9）训练结束，适当休息后才可温水（不能用太热的水）淋浴。

（10）逐渐增加运动量，50 岁以上者可在 1～4 周逐步达到所需强度。

（11）停练一段时间重新开始训练时，要减量运动。

（12）生病时停练。

（13）定期到医院复诊，在专科医师指导下适当调整运动量。

（14）体育运动不能完全取代药物治疗，因此患者不应自行更改药物的使用。

第四章　高血压

第一节　原发性高血压

一、概述

原发性高血压即不明原因的血压升高,又称高血压病,占高血压人群的95％以上。无基础疾病者称为原发性高血压。高血压病是最常见的心血管疾病之一,也是导致人类死亡的常见疾病(如脑卒中、冠心病、心力衰竭等)的重要危险因素。

二、诊断

(一)症状

一般表现起病缓慢,早期可无症状或出现非特异性症状(如头晕、头痛、头胀、眼花、耳鸣、失眠、乏力等),而这些症状与血压水平之间常缺乏相关性。体检可听到主动脉瓣第二心音亢进和主动脉瓣第四心音。前者系主动脉内压力增高所致,后者则系为克服左心室心肌顺应性的降低,左心房代偿性收缩加强所致。当出现抬举性心尖搏动时,提示有左心室肥厚,多见于病程较久者。

1.缓进型高血压病

有家族史者发病年龄提前,起病多数隐匿,病情发展慢,病程长。早期患者血压波动,血压时高时正常,为脆性高血压阶段,多在劳累、精神紧张、情绪波动时易有血压升高,休息和去除上述因素后,血压可降至正常。随着病情的发展,血压可趋向持续性升高或波动幅度变小。患者的主观症状和血压升高的程度可不一致,约半数患者无明显症状,只是在体格检查或因其他疾病就医时才发现有高血压,少数患者则在发生心、脑、肾等器官的并发症时才明确高血压病的诊断。早期患者由于血压波动幅度大,可有较多症状,而在长期高血压后即使在血压水平较高时也可无明显症状。因此,无论有无症状,都应定期检测患者的血压。

(1)神经精神系统表现:头晕、头痛和头胀是高血压病常见的神经系统症状,也可有头部或颈项扳紧感。高血压直接引起的头痛多发生在早晨,位于前额、枕部或颞部。这些患者舒张压多较高,经降压药物治疗后头痛可减轻。高血压引起的头晕可为暂时性或持续性,伴有眩晕者较少,与内耳迷路血管障碍有关,经降压药物治疗后症状可减轻,但要注意有时血压下降得过多也可引起头晕。少数患者有耳鸣、乏力、失眠、工作能力下降等。

（2）心血管系统表现：高血压时心脏最先受影响的是左心室舒张功能。左心室肥厚时舒张期顺应性下降、松弛和充盈功能受影响，甚至可出现在临界高血压和临床检查没发现左心室肥厚时，这可能是由于心肌间质已有胶原组织增加之故，但此时患者可无明显临床症状。

由于高血压可促进动脉粥样硬化，部分患者可因伴有冠状动脉粥样硬化心脏病而有心绞痛、心肌梗死的表现。

（3）肾脏表现：肾血管病变的程度和血压及病程密切相关。实际上，血压未得到控制的本病患者均有肾脏的病变，但在早期可无任何临床表现。随病程的进展可先出现蛋白尿，但是在缓进型高血压病患者出现尿毒症前多数已死于心、脑血管并发症。

（4）其他表现：出现急性大动脉夹层者根据病变的部位可有剧烈的胸痛或腹痛；伴有冠状动脉粥样硬化心脏病者可有心绞痛、心肌梗死的表现；有下肢周围血管病变者可出现间歇性跛行。

2.急进型高血压

在未经治疗的原发性高血压病患者中，约1%可发展成急进型高血压，发病可较急骤，也可发病前有病程不一的缓进型高血压病。典型表现为血压显著升高，舒张压多持续在130～140mmHg或更高。男女比例约3:1，多在中青年发病，近年来此型高血压已少见，可能和早期发现轻中度高血压患者并及时有效的治疗有关。其表现基本上与缓进型高血压病相似，头痛症状明显，病情严重、发展迅速、视网膜病变和肾功能很快衰竭等。常于数月至1～2年内出现严重的心、脑、肾损害，发生脑血管意外、心力衰竭和尿毒症。并常有视物模糊或失明，视网膜可发生出血、渗出物及视神经乳头水肿。由于肾脏损害最为显著，常有持续蛋白尿，24小时尿蛋白可达3g，并可有血尿和管型尿，如不及时治疗最后多因尿毒症而死亡。

3.高血压危象

高血压危象包括高血压急症和高血压重症。高血压危象是指①加剧性的恶性高血压，舒张压常＞140mmHg，并伴有眼底乳头水肿、渗出、出血，患者可出现头痛、心悸、烦躁、出汗、恶心、呕吐、嗜睡、迷糊、失明、少尿甚至抽搐、昏迷等症状；②血压明显升高并有脑、心、肾等器官严重病变及其他紧急情况如高血压脑病、脑卒中、颅创伤、急性心肌梗死、急性心力衰竭、急性动脉夹层、急性肾炎、嗜铬细胞瘤、术后高血压、严重烧伤、子痫等。高血压脑病可发生在缓进型或急进型高血压患者，当平均血压上升到约180mmHg以上时，脑血管在血压水平变化时可自主调节舒缩状态以保持脑血流相对稳定的功能减弱甚至消失，由收缩转为扩张，过度的血流在高压状态进入脑组织导致脑水肿，患者出现剧烈头痛、头晕、恶心、呕吐、烦躁不安、脉搏多慢而有力，可有呼吸困难或减慢、视力障碍、黑矇、抽搐、意识模糊、甚至昏迷，也可出现暂时性偏瘫、失语、偏身感觉障碍等。检查可见视神经乳头水肿、脑脊液压力增高、蛋白含量增高。发作短暂者历时数分钟，长者可数小时甚至数日。高血压急症的患者应静脉给药尽快地（以分钟、小时计）将血压控制到适宜的水平。

（二）体征

（1）血压升高是本病最主要的体征。心界可向左下扩大；可闻及主动脉瓣第二音亢进，年龄大者可呈金属音，可有第四心音或主动脉收缩早期喷射音。若患者伴有靶器官受损，可有相关体征。

（2）高血压时,检查眼底可见有视网膜动脉变细、反光增强、狭窄及眼底出血、渗出等;检查颈、腹部有无血管杂音,以及颈动脉、上下肢及腹部动脉搏动情况,注意腹部有无肿块、肾脏是否增大等,这些检查有助于鉴别继发性高血压。

（3）部分患者体重明显超重,体重指数（BMI）均值升高［BMI＝体重（kg）/身高^2（m^2）］。

（三）检查

1.实验室检查

尿液检查早期可呈阴性,随后可出现 β_2-微球蛋白增高或有少量蛋白尿和红细胞;晚期可有大量蛋白尿、尿中有红细胞和管型、尿浓缩和稀释功能减退、肾小球滤过率降低、血肌酐和尿素氮增高。

2.胸部 X 线检查

后期患者并发高血压性心脏病时,有左心室增大。

3.心电图检查

早期可正常,晚期并发高血压性心脏病时可有左心室肥厚或伴劳损。

4.超声心动图检查

早期可无改变或仅见主动脉增宽,晚期并发高血压性心脏病时可有左心室肥厚、顺应性降低。

5.动态血压监测

即在 24 小时内,每隔 15 分钟或 20 分钟自动连续测量血压和心率。此项检查目前尚无统一的正常值,故并不主要用于诊断,其应用的主要目的在于①排除"白大衣性高血压":即在诊疗单位内血压升高,但在诊疗单位外血压正常。②了解血压昼夜模式:正常人血压有昼夜波动性。动态血压曲线呈双峰谷,即夜间血压最低,清晨起床后迅速上升,在上午 6～10 时及下午 4～8 时各有一高峰,继之缓慢下降。原发性高血压患者的血压昼夜模式即可与正常人相同,也可不相同,后一种情况多反映靶器官损害的程度较重。目前认为靶器官损害的程度与 24 小时动态血压参数相关而与偶测血压不相关。③了解心绞痛发作（即高血压Ⅲ期）时的心率与血压的乘积,为心绞痛分型提供依据。④评价降压药物的疗效,评价的主要指标是谷、峰比值,即服用降压药物后,最大的降压效应（血压最低值,称谷效应）与最小的降压效应（血压最高值,称峰效应）二者之间的比值应＜50％。

（四）诊断要点

（1）在非药物状态下,3 次或 3 次以上非同日多次重复血压测量均超过 140/90mmHg。动态血压监测可进一步明确诊断。

（2）既往有高血压史,即使服药后血压降至正常水平,仍可诊断高血压病。

（3）高血压病的诊断应包括:①确认高血压,即血压是否高于正常;②排除症状性高血压;③高血压分期、分级;④重要脏器心、脑、肾功能估计;⑤有无并发可影响高血压病病情发展和治疗的情况,如冠心病、高脂血症、高尿酸血症、慢性呼吸道疾病等。

（五）鉴别诊断

对突然发生明显高血压（尤其是青年人）,高血压时伴有心悸、多汗、乏力或其他一些高血压病不常见的症状,上下肢血压明显不一致,腹部腰部有血管杂音的患者应考虑继发性高血压的可能性,须作进一步的检查以鉴别。此外,也要注意与主动脉硬化、高动力循环状态、心排血量增高时所致的收缩期高血压相鉴别。高血压患者均应作尿常规、肾功能、心电图、胸部 X 线检查、超声心动图、眼底检查等以了解重要脏器的功能,除有助于诊断病情外,也有治疗的参考价值。

三、治疗

降压治疗的最终目的是降低患者心血管总体危险水平,减少靶器官的损害,进而最大程度改善患者的预后。

降压目标:我国指南建议,普通高血压患者血压降至<140/90mmHg;老年人收缩压降至<150mmHg,如能耐受,还可进一步降低;年轻人或糖尿病及肾病患者降至<130/80mmHg;糖尿病患者尿蛋白排泄量如达到 1g/24h,血压控制则应低于 125/75mmHg。将血压降低到目标水平可以显著降低心脑血管并发症的风险。但在达到上述治疗目标后,进一步降低血压是否仍能获益,尚不确定。有研究显示,将老年糖尿病患者或冠心病患者的舒张压降低到 60mmHg 以下时,可能会增加心血管事件的风险。

1.非药物治疗

主要是进行生活方式的干预。资料显示,进行生活方式干预可有效预防和控制高血压,降低心血管风险,并且可提高降压药的效果。我国指南认为血压在正常高值时,就应进行早期干预;JNC7 设定"高血压前期",也是强调早期血压控制及进行健康生活方式干预的重要性;2007 欧洲指南更是强调高血压的防治要考虑"总的心血管危险因素",说明非药物治疗的重要性及必要性。非药物治疗措施包括减轻体重,减少钠盐及脂肪摄入,多吃水果和蔬菜,限制饮酒、戒烟、减轻精神压力,适当有氧运动等。低脂饮食不仅可使血脂水平降低,还可以延缓动脉粥样硬化的进程。WHO 建议每人每日食盐量不超过 6g,建议高血压患者饮酒越少越好。目前非药物治疗已成为高血压防治必不可少的有效手段。

2.药物治疗

大量的临床试验研究证实,降压治疗的主要收益来自于降压本身,且血压降低的幅度与心血管事件的发生率直接相关。因此,进行非药物治疗的同时,还要进行药物降压治疗。其用药原则:早期、长期、联合、用药个体化。目前常用于降压的药物主要有以下 5 类,即利尿剂、β受体阻滞剂、血管紧张素转换酶抑制剂(ACEI)、血管紧张素Ⅱ受体阻滞剂(ARB)、钙拮抗剂。

(1)利尿剂:利尿剂用于高血压的治疗已有半个世纪了。多年来的临床经验证明,无论单用或联合使用都能有效降压并减少心血管事件危险,是抗高血压的常用一线药物之一。传统复方降压制剂如复方降压片、北京降压 O 号以及海捷亚等均含有利尿剂。但随着 ACEI、ARB以及长效 CCB 等新药的开发,加之长期使用利尿剂所带来的糖脂代谢异常不良反应,使利尿剂在高血压中的地位也经受过考验。2002 年发表的迄今为止规模最大的降压试验 ALLHAT显示,利尿剂氯噻酮在减少主要终点事件(致死性冠心病和非致死性心肌梗死发生率)上与CCB 氨氯地平或 ACEI 赖诺普利无差别,但在减少两个次要终点(脑卒中和联合的心血管事件)上利尿剂优于赖诺普利,而且氯噻酮组心衰发生率较氨氯地平组低 38%,较 ACEI 组低

19％,中风发生率减少 15％。利尿剂减少心衰及卒中发生率的作用在 CONVINCE 及 HYVET 试验中也得到证实。HYVET 研究显示,在收缩压 160mmHg 以上的高龄老年(80 岁)高血压患者中进行降压治疗,采用缓释吲哒帕胺 1.5mg/d 可减少脑卒中及死亡危险。但 ALLHAT 试验发现氯噻酮组的新发糖尿病的发生率为 11.6％,明显高于赖诺普利组或氨氯地平组。后来的 ASCOT-BPLA 的研究也证实,利尿剂与 β 受体阻滞剂搭配使用全因死亡率比 CCB 和 ACEI 高 11％,新发生的糖尿病的比率大于 30％,提示利尿剂与 β 受体阻滞剂合用时有更大的不良反应。

但是另外一些大规模临床试验(SHEP、STOP 和 MRC)证实,利尿剂与其他降压药一样不仅具有良好的降压效果,而且小剂量对糖、脂肪、电解质代谢无不良影响,其相关不良反应呈剂量依赖性。美国的一项近 24 万人的 42 个临床试验分析表明,小剂量利尿剂在预防心血管病方面比其他抗高血压药更为有效。基于大量的临床试验证据,JNC7 将噻嗪类利尿剂作为降压的首选药物,并提出大多数患者需首选利尿剂或以其作为联合用药的基础。我国指南及 2007 欧洲指南也将利尿剂作为一线和基础用药。适用于轻中度高血压患者、老年人单纯收缩期高血压、肥胖及高血压合并心力衰竭的患者。慎用于有糖耐量降低或糖尿病、高血脂、高尿酸、痛风以及代谢综合征的患者,特别注意不要与 β 受体阻滞剂联合使用。常用量:双氢克尿噻片 12.5～25mg/d。

(2)ACEI:ACEI 用于治疗高血压始于 20 世纪 80 年代。通过抑制 RAS、减少 Ang II 的生成及醛固酮分泌、增加缓激肽及前列腺素释放等机制降低血压。ACEI 在高血压的治疗中疗效明确,作用肯定。CAPPP 和 ALLHAT 试验发现,ACEI、利尿剂或 CCB 长期治疗能同等程度地降低主要终点事件和死亡率。BPLTTC 的汇总分析表明,使用 ACEI 治疗使高血压患者的脑卒中发生率降低 28％、冠心病事件减少 20％、心力衰竭减少 18％、主要心血管病事件减少 22％、心血管病死亡率降低 20％、总死亡率降低 18％。

大量循证医学证据也证实,ACEI 具有很好的靶器官保护作用,如 SOLVD、CONSENSUS 及 V-HeFT II 试验证实 ACEI 能显著降低心力衰竭的总死亡率。SAVE、AIRE 及 TRACE 均证实,ACEI 不仅使心肌梗死患者的死亡率显著降低且能防止心梗复发。HOPE、ANBP2 发现,ACEI 对冠心病高危人群预防干预中有重要作用。ALLHAT 试验中 ACEI 显著减少新发糖尿病风险。PROGRESS 证实,脑卒中后无论患者血压是否升高,ACEI 与利尿剂合用有益于预防脑卒中复发。BENEDICT 研究结果显示,ACEI 单独应用也能够预防和减少 2 型糖尿病时微量白蛋白尿的发生。AIPRI 及新近 ESBARI 研究均证明贝那普利对肾功能作用的很好保护作用。基于大量的循证医学证据,在 JNC7 中,ACEI 拥有心力衰竭、心肌梗死后、冠心病高危因素、糖尿病、慢性肾病、预防中风复发 6 个强适应证。研究发现,ACEI 可以与多种降压药组合使用,与利尿剂搭配可增加降压疗效,降低不良反应。ADVANCE 研究结果显示,在糖尿病患者中采用低剂量培哚普利(2～4mg)/吲达帕胺(0.625～1.25mg)复方制剂进行降压治疗,可降低大血管和微血管联合终点事件 9％。ASCOT-BPLA、INVEST 显示,ACEI 和钙拮抗剂组合使总死亡率、心血管病死亡率、脑卒中及新发生糖尿病均显著降低,被誉为最合理组合。我国指南也将其作为一线和基础降压用药。其用法注意从小剂量开始,逐渐加量以防首剂低血压。

(3)ARB：近十多年来，ARB 在心血管药物治疗领域得到迅速发展。它能阻断 RAS 的 AT1 受体，降低外周血管阻力，抑制反射性交感激活及增强水钠排泄，改善胰岛素抵抗和减少尿蛋白，其降压平稳而持久，长期应用耐受性好。在 LIFE 研究中，ARB 氯沙坦与 β 受体阻滞剂阿替洛尔降压效果相似，但前者可使高血压伴左室肥厚的患者心血管事件发生率显著降低 13％，卒中发生率降低 25％，新发糖尿病的危险进一步下降 25％。SCOPE 研究发现，老年高血压患者使用 ARB 坎地沙坦的降压效果优于对照组，同时该药显著减少非致死性卒中的发生。MOSES 证实高血压合并脑血管病史的患者，ARB 依普沙坦较尼群地平更能显著减少心血管事件和再发卒中的发生。

虽然 VALUE 试验未显示出缬沙坦用于高危高血压治疗的总体心脏预后优于氨氯地平，但发现前者比后者心力衰竭发生率显著降低 19％，新发糖尿病显著减少 23％。IRMA2 及 IDNT 提示 ARB 能降低 2 型糖尿病患者患肾病的风险，其效应与降压无关。最近的 JIKEI-HEART 研究认为，高血压合并冠心病、心衰、糖尿病等高危因素的患者加用 ARB 缬沙坦，不但增强降压效果，而且卒中发生率较对照组显著降低 40％，充分说明 ARB 在抗高血压的同时具有超越降压以外的心脑血管保护作用。鉴于 ARB 的突出表现，2007 欧洲指南指出 ARB 可广泛用于心血管病：心力衰竭、心肌梗死后、糖尿病肾病、蛋白尿/微量蛋白尿、左室肥厚、心房颤动、代谢综合征以及 ACEI 所致咳嗽。但是否 ARB 可以完全代替 ACEI 呢？有关 ARB 与 ACEI 的对照研究（ELLITE2、OPTIMAL、VAL I aNT 等）均未能证实 ARB 在高危高血压患者（MI 史）或合并心力衰竭的患者中降低终点事件方面优于 ACEI。但最近 HIJ-CREATE 结果显示，合并高血压的冠心病患者应用 ARB 与应用 ACEI 相比，两者对心血管事件的复合终点的影响相似，但前者在预防新发糖尿病及保护肾功能方面具有更多优势，推测合并高血压的冠心病患者可能更适于应用 ARB 类药物治疗。但这方面的证据目前尚不多。建议不能耐受 ACEI 者可选用 ARB。ONTARGET 试验提示，ARB 或 ACEI 等治疗心血管高危人群（冠心病、脑卒中、周围血管病、伴靶器官损害的糖尿病），可预防心血管事件的发生。

(4)CCB：CCB 用于治疗高血压已有二十多年的历史。常用的抗高血压药代表药为硝苯地平，现已发展到第三代氨氯地平。大量研究证实，CCB 的降压幅度与利尿剂、ACEI、β 受体阻滞剂及 ARB 相似。ALLHAT 试验发现，与赖诺普利组相比，氨氯地平组致死性与非致死性脑卒中发生率显著下降 23％，我国 FEVER 研究证实，CCB 与利尿剂联用可进一步降低脑卒中事件。PREVENT、CAME10T 以及 IDNT 的结果表明，氨氯地平在平均降低收缩压 5mmHg 的情况下，可使心肌梗死危险下降 31％。VALUE 与 IDNT 的研究提示氨氯地平在预防卒中及冠心病、心肌梗死方面均显著优于 ARB。虽然在预防新发糖尿病风险方面，VALUE、IDNT 及 ALLHAT 证实 CCB 不及 ARB；但在 HOT 和 ALLHAT 研究中证实，长效 CCB 在糖尿病高血压患者中应用具有很好的安全性和有效性，降压的同时能延缓或阻止肾功能损害进展。CHIEF 研究阶段报告表明，初始用小剂量氨氯地平与替米沙坦或复方阿米洛利联合治疗，可明显降低高血压患者的血压水平，高血压的控制率可达 80％左右，提示以钙通道阻断剂为基础的联合治疗方案是我国高血压患者的优化降压方案之一。另外，PREVENT、INSIGHT、BPLT、Syst-Eur 及中国几组研究也证明，CCB 对老年人、SBP、ISH、颈动脉粥样硬化、糖尿病及外周血管病均有良好效果。研究发现，在 ALLHAT 中单用 CCB 苯磺酸氨氯地平或 ACEI 赖诺普利其疗效并未优于传统药物噻嗪类利尿剂,但在 ASCO1 试验中两药联合使用时疗效却明显优于传统组合,不但显著减少了总的冠心病事件,而且大幅度减少了新发糖尿病的发生率,充分显示新药组合带来的良好收益。目前我国指南、2007 欧洲指南、JNC7 及 2006 英国成人高血压指南都将 CCB 作为一线降压药。JNC7 中 CCB 的强适应证为高血压合并冠心病的高危因素及糖尿病者。我国指南及 2007 欧洲指南中其适应证为老年高血压、单纯收缩期高血压、高血压合并心绞痛、外周血管病、颈动脉粥样硬化及妊娠等。

(5)β 受体阻滞剂:β 受体阻滞剂通过对抗交感神经系统的过度激活、减轻儿茶酚胺的心脏毒性、减慢心率、抑制 RAS 的激活等发挥降压、抗心肌重构、预防猝死的作用。多年来一直作为一线降压药物使用。随着有关 β 受体阻滞剂临床试验的开展,其临床地位也备受争议。

LIFE 研究发现,氯沙坦组比阿替洛尔组新发生的糖尿病减少 25%。在高危的糖尿病亚组中结果更为显著,氯沙坦组的主要终点比阿替洛尔组减少 24.5%,总死亡率减少 39%。在 ASCOT 试验中也证实,β 受体阻滞剂/利尿剂组合效果不及 CCB/ACEI 组合,并证明使用 β 受体阻滞剂可以显著增加新发糖尿病的风险。学术界对此也展开了一场大讨论。2006 年英国高血压协会(BHS)指南不再将 β 受体阻滞剂作为高血压患者的首选药物,将其地位从第一线降至第四线。但后来分析发现以上有关 β 受体阻滞剂研究中多选用传统药物阿替洛尔,并不能代表所有的 β 受体阻滞剂,而且不同的研究对象也会产生不同的结果。在 INVEST 中,发现患有高血压和冠心病的患者,使用 β 受体阻滞剂阿替洛尔和使用 CCB 维拉帕米其在降低死亡率,减少心梗发生以及预防中风上的效果一样,这说明,对于高血压伴有冠心病的患者,β 受体阻滞剂仍然大有作为。BPLTTC 荟萃分析显示,β 受体阻滞剂在降低血压和降低心血管危险方面与 CCB 或 ACEI 无显著差别。MAPHY 研究中,美托洛尔与利尿剂具有相同的降压疗效,且总死亡率、心源性死亡、猝死发生率美托洛尔组显著低于利尿剂组。一些大型临床研究(STOP-H、UKPDS、CAPP、STOP-2)均证实 β 受体阻滞剂治疗高血压能显著改善患者的预后。基于这些大量的荟萃分析和临床试验,2007 欧洲新指南认为 β 受体阻滞剂在高血压降压治疗中仍占有重要地位,并将 β 受体阻滞剂仍放在一线降压药物之列。我国指南也指出,β 受体阻滞剂与其他几类降压药物一样可以作为降压治疗的起始用药和维持用药。特别适用于伴有冠心病心绞痛、心肌梗死、快速心律失常、心功能不全、β 受体功能亢进等患者,但因其对脂类和糖类代谢的不良影响,不主张与利尿剂联合使用。β 受体阻滞剂使用也应从小剂量开始,逐渐加大至最大耐受量。

3.调脂治疗

我国高血压患者有 30%~50% 的患者伴有高脂血症。血清总胆固醇水平升高,对高血压病患者的冠心病危险起协同增加作用。虽然在 ALLHAT 中加用普伐他汀治疗没有显现出较大优势,但 ASCOT 研究表明,CCB(氨氯地平)组加用阿托伐他汀使冠心病事件降低了 53%,而在 β 受体阻滞剂(阿替洛尔)治疗组中,则只减少了 16%。表明氨氯地平与阿托伐他汀联用在预防冠心病事件上存在明显的协同作用,提示对伴有高血脂的高血压患者,配合调脂治疗获益更大。有人认为以 CCB 为基础加上他汀的治疗方案是最好的联合治疗方案,称其为"ASCOT 方案"。REVERSAL、IDEAL 和 ASTEROID 均证明,强化降脂可以实现动脉粥样斑块的逆转。他汀类药物除降脂外,还与其降脂外作用如抗炎、抗氧化、内皮修复等有关,它能直接抑制血管壁和肝脏中的胆固醇生成,稳定或逆转动脉粥样硬化斑块,并最终降低临床心血管事件的发生率。最近的研究试图从升高 HDL-C 角度上寻找依据,如最新发布的 ILLUMINATE 试验结果,发现胆固醇酯转移蛋白(CETP)抑制剂 Torcetrapib 虽可显著升高 HDL-C 水平,但增加总死亡率和主要心血管事件,这方面证据不多,尚需进一步积累。目前普遍认为,降压的同时给予调脂治疗是降压治疗的新策略。

4.抗血小板治疗

阿司匹林抑制血小板聚集抗血栓的特性使其在心血管疾病预防中具有重要地位。目前已常规用于冠心病二级预防。以前由于抑制血小板聚集导致脑出血的危险性增加,多年来人们一直谨慎用于高血压患者。近年来的大量临床试验证实,对于既往有心脏事件史或心血管高危患者,抗血小板治疗可降低脑卒中和心肌梗死的危险。在 HOT 试验中,小剂量阿司匹林的应用使主要的心血管事件减少 15%,心肌梗死发生危险降低 36%,且对脑卒中和致死性出血的发生率无影响。CHARISMA 结果显示:对于心血管事件高危患者(一级预防)和心血管疾病患者(二级预防),单纯阿司匹林组疗效和氯吡格雷加阿司匹林组相比主要疗效终点(心肌梗死、卒中和心血管性死亡)无显著性差异,但氯吡格雷组出血并发症发生率显著高于阿司匹林组,进一步确定阿司匹林在心血管事件一级、二级预防中长期应用的基石地位。JNC7 推荐:血压控制良好的高血压患者应该考虑使用阿司匹林。我国指南指出,小剂量阿司匹林对 50 岁以上、血清肌酐中度升高或 10 年总心血管危险≥20% 的高血压患者有益,建议对高血压伴缺血性血管病或心血管高危因素者血压控制后可给予小剂量阿司匹林。推荐 100mg/d(75～150mg)阿司匹林为长期使用的最佳剂量。

5.高血压疫苗

高血压疫苗-CYT006-Ang Qb,主要作用于血管紧张素Ⅱ。目前已进入Ⅱa 期试验。研究发现注射疫苗 14 周后,日间收缩压和舒张压下降幅度分别为 5.6mmHg 和 2.8mmHg,明显低于基线水平。收缩压整体下降幅度也显著优于安慰剂组。特别令人感兴趣的发现是高血压疫苗可有效控制晨峰血压。研究显示,高浓度组可将凌晨收缩压稳定控制在 130～140mmHg 之间,而安慰剂组该时间段收缩压则在 130～160mmHg 间变化。与降压药物相比,高血压疫苗比普通降压药更具有优势:半衰期长(123 天),可有效控制晨峰血压;每 4 月注射一次,依从性好;可有效控制血压,而降压药物只能使 1/4 的患者血压得到控制。主要不良反应表现为注射部位疼痛、皮疹或红肿等。目前研究仍在继续中。如果试验成功并最终用于临床,那么患者每年注射 2～3 次即有望控制血压,这将是高血压治疗史上具有里程碑意义的进展。

6.基因治疗

高血压是一种多基因遗传性疾病,是某些基因结构及表达异常的结果,具有家族聚集倾向且药物控制并不十分满意,所以研究者们试图从基因水平探索新的防治方法。与降压药物相比,基因治疗特异性强、降压效果稳定、持续时间长、毒副作用小,有望从根本上控制具有家族遗传倾向的高血压。

高血压基因治疗包括正义(基因转移)和反义(基因抑制)两种方式。正义基因治疗高血压是指以脂质体、腺病毒或逆转录病毒为载体,通过静脉注射或靶组织局部注射将目的基因转染到体内,使之表达相应蛋白以达到治疗高血压的目的。常用的有肾上腺髓质素基因、心房利尿肽基因、一氧化氮合酶基因、血红素加氧酶基因等。反义基因治疗是根据靶基因结构特点设计反义寡核苷酸(ASODN)分子,导入靶细胞或机体后与双链 DNA 结合形成三聚体或与 mRNA 分子结合形成 DNA RNA 和 RNA RNA 杂合体,从而封闭或抑制特定基因的复制或表达。目前 ASODN 在恶性肿瘤、病毒感染性疾病(肝炎、流感等)、某些遗传性疾病等试验治疗中已取得一定效果。反义基因主要有:I 型 AngⅡ受体基因、酪氨酸羟基酶基因、血管紧张素原基因。随着心血管分子生物学的快速发展,基因技术也将不断克服困难,最终造福于广大高血压患者。

第二节 继发性高血压

一、概述

继发性高血压在高血压中占 5%～10%,但随着诊断手段的不断提高,这一比例仍在上升;同时,继发性高血压在中重度高血压和难治性高血压中占有更大的比例;继发性高血压的识别是高血压临床诊治中最常遇到的问题之一。继发性高血压病因繁多,至少有 50 种以上的疾病可导致继发性高血压。常见的继发性高血压主要包括:肾实质性高血压、肾血管性高血压、嗜铬细胞瘤、原发性醛固酮增多症、Cushing 综合征、妊娠高血压、睡眠呼吸暂停综合征、药物引起的高血压等。由于多数继发性高血压可通过病因治疗得以根治,因此继发性高血压的识别和诊断具有重要的意义。

二、诊断

(一)症状

症状性高血压患者的临床表现主要是有关的原发系统性疾病的症状和体征,高血压仅是其中的一个症状。但有时也可由于其他症状和体征不甚显著而使高血压成为主要的临床表现。症状性高血压本身的症状、体征和临床过程,与高血压病相类似。但在不同病因的高血压中,可各有自身的特点。

(二)体征

(1)血压升高是本病最主要的体征。心界可向左下扩大;可闻及主动脉瓣第二心音亢进,年龄大者可呈金属音,可有第四心音或主动脉收缩早期喷射音。若患者伴有靶器官受损,可有相关体征。

(2)高血压时,检查眼底可见有视网膜动脉变细、反光增强、狭窄,眼底出血、渗出等;检查颈、腹部有无血管杂音,以及颈动脉、上下肢及腹部动脉搏动情况,注意腹部有无肿块、肾脏是否增大等,这些检查有助于鉴别继发性高血压。

（3）部分患者体重明显超重,体重指数均值升高。

（三）检查

1.实验室检查

（1）血常规:红细胞和血红蛋白一般无异常,急进型高血压时可有 Coombs 试验阴性的微血管性溶血性贫血,伴畸形红细胞、血液黏度增加。

（2）尿常规:早期患者尿常规正常,肾浓缩功能受损时尿比重逐渐下降,可有少量尿蛋白、红细胞,偶见管型;随肾病变进展,尿蛋白量增多,良性肾硬化者如 24 小时尿蛋白在 1g 以上时,提示预后差,红细胞和管型亦可增多,管型主要为透明和颗粒管型。

（3）肾功能:早期患者检查并无异常,肾实质受损害到一定程度时,尿素氮、肌酐开始升高:成人肌酐$>$114.3μmol/L,老年人和妊娠者$>$91.5μmol/L 时提示有肾损害,酚红排泄试验、内生肌酐清除率等可低于正常。

（4）其他检查:可见有血清总胆固醇、三酰甘油、低密度脂蛋白胆固醇增高和高密度脂蛋白胆固醇、载脂蛋白 A1 的降低;部分患者血糖升高和高尿酸血症;部分患者血浆肾素活性、血管紧张素 II 的水平升高。

2.特殊检查

（1）X 线胸部检查:可见主动脉升部、弓部纡曲延长,其升部、弓部或降部可扩张;高血压性心脏病时有左心室增大,有左心衰竭时左心室增大更明显,全心衰竭时则可左右心室都增大,并有肺淤血征象;肺水肿时则见肺间质明显充血,呈蝴蝶形模糊阴影。

（2）心电图检查:左心室肥厚时心电图可显示左心室肥大或劳损的表现,左心室舒张期顺应性下降,左心房舒张期负荷增加,可出现 P 波增宽、切凹、pV_1 的终末电势负值增大等,上述表现甚至可出现在心电图发现左心室肥大之前,可见室性早搏、心房颤动等心律失常。

（3）动态血压监测:推荐以下参考标准正常值:24 小时平均$<$130/80mmHg,白昼平均$<$135/85mmHg,夜间平均小于 125/75mmHg。正常情况下,夜间血压均值比白昼血压均值低10%～20%。

（4）超声心动图检查:目前认为,此项检查和 X 线胸部检查、心电图比较,超声心动图是诊断左心室肥厚最敏感、可靠的手段;可在二维超声定位基础上记录 M 型超声曲线或直接从二维图进行测量,室间隔和（或）心室后壁厚度$>$13mm 者为左心室肥厚。高血压病时左心室肥大多是对称性的,但有 1/3 左右以室间隔肥厚为主（室间隔和左室后壁厚度比$>$1.3）,室间隔肥厚上端常先出现,提示高血压最先影响左心室流出道。此外,超声心动图尚可观察其他心脏腔室、瓣膜和主动脉根部的情况并可进行心功能检测。左心室肥厚早期虽然心脏的整体功能如心排血量、左心室射血分数仍属正常,但已有左心室收缩期和舒张期顺应性减退,如心肌收缩最大速率（V_{max}）下降,等容舒张期延长、二尖瓣开放延迟等。出现左心衰竭后,超声心动图检查可发现左心室、左心房心腔扩大,左室壁收缩活动减弱。

（5）眼底检查:测量视网膜中心动脉压可见增高,在病情发展的不同阶段可见下列的眼底变化。Ⅰ级:视网膜小动脉普遍变细,反光增强;Ⅱ级:视网膜动脉狭窄,动脉交叉压迫;Ⅲ级:眼底出血或棉絮状渗出;Ⅳ级:出血或渗出物体有视神经乳头水肿。

（四）诊断要点

引起症状性高血压的疾病,较常见者有下列五类,诊断时必须抓住这些线索。

1.肾脏疾病

包括:①肾实质性病变,如急性和慢性肾小球肾炎、慢性肾盂肾炎、妊娠高血压综合征、先天性肾脏病变(多囊肾、马蹄肾、肾发育不全)、肾结核、肾结石、肾肿瘤、继发性肾脏病变(各种结缔组织疾病、糖尿病性肾脏病变、肾淀粉样变、放射性肾炎、创伤和泌尿道阻塞所致的肾脏病变)等;②肾血管病变,如肾动脉和肾静脉狭窄阻塞(先天性畸形、动脉粥样硬化、炎症、血栓、肾蒂扭转);③肾周围病变,如炎症、脓肿、肿瘤、创伤、出血等。肾脏疾病引起的高血压,是症状性高血压中最常见的一种,称为肾性高血压。占肾脏病的 19.6%～57.7%,占成人高血压的 2%～4%。

2.内分泌疾病

如原发性醛固酮增多症、皮质醇增多症(库欣综合征)、嗜铬细胞瘤、有高血压的肾上腺变态综合征、甲状旁腺功能亢进、垂体前叶功能亢进、绝经期综合征和女性长期口服避孕药等。内分泌疾病伴有高血压的并不少见。

3.血管病变

如主动脉缩窄、多发性大动脉炎等,主要引起上肢血压升高。

4.颅脑病变

如脑部创伤、脑瘤、脑干感染等。

5.其他

妊娠高血压综合征、红细胞增多症、高原病、药物(糖皮质激素、拟交感胺、甘草)。

（五）鉴别诊断

1.肾小球肾炎

儿童与青少年期的症状性高血压,以肾小球肾炎引起者最为常见。急性肾小球肾炎的临床表现具有特征性:发病前可有链球菌等细菌或病毒的感染史,有发热、水肿、血尿,严重者可并发心力衰竭或高血压脑病;尿检查有蛋白、红细胞和管型;血中尿素氮、肌酐水平可略增高;X 线检查可见心脏普遍增大,静脉肾盂造影常因肾小球滤过率明显降低而不显影;眼底检查视网膜动脉痉挛、水肿等。诊断一般并不困难。慢性肾小球肾炎的症状可能比较隐蔽,与高血压病的鉴别有时不易,在血压显著升高或发生肾衰竭时,就更不易与第三期高血压病以及急进型高血压病相鉴别。患者可能均有肾功能衰竭的临床表现,尿中有蛋白、红细胞和管型,并伴氮质血症和视网膜动脉硬化、出血、视神经乳头水肿等病变。如患者过去有肾小球肾炎的病史,或有反复水肿史,有较明显贫血、血浆白蛋白降低和氮质血症而视网膜病变还不明显,蛋白尿出现在高血压之前,或蛋白尿持续而血压增高不显著,静脉肾盂造影显示造影剂排泄延迟,双侧肾影缩小等情况,有利于慢性肾小球肾炎的诊断。反之,如患者有多年的高血压史后出现尿的变化,则高血压病的可能性较大。如血压长期地停留在极高水平(收缩压≥250mmHg 和(或)舒张压≥130mmHg),则以急进型高血压更为多见。

2.慢性肾盂肾炎

慢性肾盂肾炎常伴有高血压,有时临床表现如高血压病,甚至可伴高血压性心脏病。若肾脏症状不明显时,可误诊为高血压病,必须详细询问病史和详查尿常规、肾功能和尿培养等方可鉴别。本病多有尿路感染的病史,临床表现包括发热、腰酸痛、尿频、尿痛、尿中出现红细胞等,即使是发生在多年以前仍有意义。急性期和慢性活动期尿细菌培养多为阳性(菌落数>1000/mL),尿中白细胞增多(离心沉淀 10 分钟,高倍视野下有 10 个以上),也可同时有蛋白、红细胞和颗粒管型,后期尿浓缩功能差,比重可在 1.012 以下。静脉肾盂造影可显示肾盂与肾脏的瘢痕和萎缩性变化(杆状肾盂和肾轮廓扭曲),并可能发现下泌尿道有阻塞。单侧慢性肾盂肾炎病肾萎缩或排尿功能明显受损,但当膀胱中的尿主要为健侧肾所排时,则尿常规检查时可能阴性,需特别注意。

3.妊娠高血压综合征

妊娠高血压综合征与高血压病的鉴别,有时颇为困难,且两者常可同时存在。原有高血压的患者,妊娠后约 30％发生妊娠中毒症。两者的鉴别要点是:高血压患者在妊娠早期血压即已增高,过去有高血压病史,多不伴有明显的蛋白尿;妊娠高血压综合征则一般在妊娠晚期出现高血压,且逐渐增高,并伴有水肿和蛋白尿。

4.肾动脉狭窄

本病可为单侧性或双侧性。病变性质可为先天性、炎症性(在我国常为多发性大动脉炎的一部分)或动脉粥样硬化性等。后者主要见于老年人,前两者则主要见于青少年,其中炎症性者尤多见于 30 岁以下的女性。凡突然发生高血压(尤其青年或老年人),高血压呈恶性或良性高血压突然加重,以及对药物治疗无反应的高血压患者,都应怀疑本症。本病患者多呈舒张压的中、重度固定性增高,体检时约 50％患者可在上腹部或背部肋脊角处听到高音调的收缩-舒张期或连续性杂音。对怀疑本病者,可做:①静脉肾盂造影,如见一侧肾排泄造影剂迟于对侧,肾轮廓不规则或显著小于对侧(直径 1.5cm 以上),造影剂密度深于对侧或输尿管上段和肾盂有压迹(可能为扩大的输尿管动脉的压迹),提示有肾血管病变的可能;②放射性核素肾图测定,通过分析曲线血管相、实质相和排泄相,有助于判断两侧肾脏的血液供应、肾小管功能和排尿情况,从而估计有无肾缺血的存在;③腹部超声波检查;④药物(如血管紧张素转换酶抑制剂)筛选试验。对有阳性发现者,可进一步做肯定性诊断试验,即选择性肾动脉造影和分侧肾静脉血浆肾素测定。前者用以确定狭窄部位,后者通过证实患侧肾脏肾素产生增多而评定肾动脉狭窄的功能意义。分侧肾素测定如显示病侧的肾素活性为健侧 1.5 倍或以上,且健侧的肾素活性不高于下腔静脉血,可诊断本病且预测手术治愈率可达 80％～90％。测定前给予一定的激发措施,包括倾斜体位、低盐饮食或给予血管扩张剂、利尿剂或转换酶抑制剂(如测定前 24 小时口服卡托普利 25mg)可刺激患侧肾脏释放肾素。转换酶抑制剂刺激患侧肾脏分泌肾素增加的机制为降低血压和阻断血管紧张素Ⅱ对肾素释放的反馈性抑制。如不做激发或测定前未停用抑制肾素分泌的降压药(β-受体阻滞剂,交感神经抑制剂和神经节阻滞剂),可导致假阴性结果。

5.其他肾脏疾病

多囊肾患者常有家族史或家族中有中年死于尿毒症者。肾脏肿瘤和多囊肾可在肾区打到肿块,肾盂造影或超声波检查有助于明确肾脏肿块为囊性或实质性。马蹄肾和肾发育不全可通过静脉肾盂造影来发现。肾结核、肾结石和继发性肾脏病变本身的临床表现比较明显,诊断一般不难。

6.嗜铬细胞瘤

对以下高血压患者要考虑本病的可能：血压波动明显，阵发性血压增高伴有心动过速、头痛、出汗、苍白等症状，对一般降压药无反应，高血压伴有高代谢表现和体重减轻、糖代谢异常，以及对诱导麻醉和降压药治疗的升压反应。进一步的诊断需证实患者血浆或尿中儿茶酚胺或其代谢产物的浓度增高，然后经 CT、放射性核素检查或血管造影对肿瘤进行定位。前者包括 24 小时尿儿茶酚胺、3-甲氧基-4 羟基苦杏仁酸（VMA）和 3-甲氧基肾上腺素测定，对增高者可作血浆儿茶酚胺测定，测定前患者须充分休息。嗜铬细胞瘤患者的血浆儿茶酚胺水平较高血压病患者明显增高，而 VMA 水平在两种疾病可有相当大的重叠。对有一定症状而休息时血浆儿茶酚胺水平在临界状态的高血压患者，可在给予可乐定后复查血浆儿茶酚胺水平，正常人和高血压病患者的儿茶酚胺水平将下降，而嗜铬细胞瘤患者则不受影响。但对已在接受降压药治疗者应慎用，曾有报道可乐定抑制试验引起严重的低血压。大多数患者使用 CT 可对嗜铬细胞瘤作出定位诊断，约 10% 患者的嗜铬细胞瘤由于较小（直径 1.0cm 以下）或位于肾上腺外，不能用 CT 对肾上腺的检查而发现，可用 [131] 碘-间碘苯甲酸胍作嗜铬细胞瘤显像。以上两种方法检查均可有假阴性存在，因此必要时可作选择性血管造影或分侧静脉插管测定局部血浆儿茶酚胺水平，但这些方法都有一定的危险性，要严格掌握应用指征。

7.皮质醇增多症（库欣综合征）

本病除高血压外，还有向心性肥胖、面色红润、皮肤紫纹、毛发增多，以及血糖增高等临床体征，诊断一般并不困难。但本病为一组较复杂的疾病，尤其是病因多种，症状可稍不同，诊断治疗方案各异。

8.原发性醛固酮增多症

本病多见于成年女性，临床上以长期的血压增高和顽固的低血钾为特征。表现为肌无力、周期性四肢麻痹或抽搐、烦渴、多尿等。实验室检查有低血钾、高血钠、代谢性碱中毒、尿比重低而呈中性或碱性、尿中醛固酮排泄增多、血浆肾素活性低且对缺钠的反应迟钝、尿 17-酮皮质类固醇和 17-羟皮质类固醇等正常。高血压患者伴有低血钾时要考虑到本病的可能，但也要注意排除失钾性肾炎、长时间应用利尿剂引起尿排钾过多和各种原因所致的继发性醛固酮增多症。正常的血钾水平也不能排除原发性醛固酮增多症，特别是在患者饮食中限制钠盐摄入或摄钾增多的情况下。在不控制饮食的情况下所测的血浆肾素活性和血浆或尿中醛固酮水平对原发性醛固酮增多症的诊断没有帮助。给予高钠饮食 3 日后所测得的 24 小时尿中醛固酮排出量如超过 14.0μg，则可诊断本病。应用 CT 可对多数病例的病变进行定位，鉴别为增生或肿瘤。如鉴别有困难，可经皮穿刺直接由肾上腺静脉抽血测定醛固酮水平，患侧增高不到健侧两倍则提示为双侧增生，超过 3 倍者提示为腺瘤。肾上腺静脉造影对肾上腺肿瘤的定位十分精确，但有较高的腹膜后或肾上腺内出血的发生率，现已较少使用。

9.其他内分泌疾病

伴有高血压的内分泌疾病尚有多种，如先天性肾上腺皮质增生、前（腺）脑垂体功能亢进症、甲状旁腺功能亢进症、更年期综合征等。

10.主动脉缩窄

先天性主动脉缩窄或多发性大动脉炎引起的降主动脉和腹主动脉狭窄，都可引起上肢血压增高,多见于青少年。本病的特点是上肢血压高而下肢血压不高或降低,因上肢血压高于下肢而形成反常的上下肢血压差别(正常平卧位用常规血压计测定时下肢收缩压读数较上肢高2.7~5.3kPa(20~40mmHg),同时伴下肢动脉搏动减弱或消失,有冷感和乏力感。在胸背和腰部可听到收缩期血管杂音,在肩胛区、胸骨旁、腋部和中上腹部,可能有侧支循环动脉的搏动、震颤和杂音。胸部X线片可显示肋骨受侧支循环动脉侵蚀引起的切迹,主动脉造影可以确立诊断。多发性大动脉炎在引起降主动脉或腹主动脉狭窄的同时,还可以引起主动脉弓在头臂动脉分支间的狭窄或一侧上肢动脉的狭窄,这时一侧上肢血压增高,而另一侧则血压降低或测不到,应予注意。

11.颅脑病变

本类病变的神经系统表现多具有特征性,诊断一般并不困难,有时需与高血压病引起的脑血管病变相鉴别。

三、治疗

治疗原则为症状性高血压的治疗。

症状性高血压的治疗,主要是针对其原发疾病,进行病因治疗。如单侧肾脏病变、肾脏肿瘤、肾动脉狭窄、泌尿道阻塞、嗜铬细胞瘤、肾上腺皮质肿瘤或增生、主动脉缩窄、多发性大动脉炎、脑瘤和脑外伤等可行手术治疗,及时而成功的手术可使血压下降,甚至可完全根治。对原发病不能手术或术后血压仍高者,除采用其他针对病因的治疗外,对高血压可按治疗高血压病的方法进行降压治疗。α-受体阻滞剂酚苄明10~30mg(开始用小剂量逐渐增加),每日1~2次,或合并应用β-受体阻滞剂,对控制嗜铬细胞瘤所致高血压有效,可在手术准备阶段或术后使用。醛固酮拮抗剂螺内酯20~40mg,每日3次,可用于原发性醛固酮增多症手术前的准备阶段,有利于控制血压和减少钾的排泄,对术后血压仍高或不能手术者,可长期给予螺内酯控制血压。

第三节　高血压急症

一、概述

高血压急症(HE)是指原发性或继发性高血压患者,在某些诱因作用下,血压突然和显著升高(一般>180/120mmHg),同时伴有进行性心、脑、肾等重要靶器官功能不全的表现。高血压急症包括高血压脑病、颅内出血(脑出血和蛛网膜下腔出血)、脑梗死、急性心力衰竭、急性冠状动脉综合征(不稳定型心绞痛、急性非ST段抬高和ST段抬高心肌梗死)、主动脉夹层、子痫、急性肾小球肾炎、胶原血管病所致肾危象、嗜铬细胞瘤危象及围术期严重高血压等。应注意血压水平的高低与急性靶器官损害的程度并非成正比。一部分高血压急症并不伴有特别高的血压值,如并发于妊娠期或某些急性肾小球肾炎的患者,但如血压不及时控制在合理范围内会对脏器功能产生严重影响,甚至危及生命,处理过程中需要高度重视。并发急性肺水肿、主动脉夹层、心肌梗死者,即使血压仅为中度升高,也应视为高血压急症。

高血压亚急症(HU)是指血压明显升高但不伴严重临床症状及进行性靶器官损害。患者可以有血压明显升高造成的症状,如头痛、胸闷、鼻出血和烦躁不安等。相当多的患者有服药顺从性不好或治疗不足的问题。血压升高的程度不是区别高血压急症与高血压亚急症的标准,区别两者的唯一标准是有无新近发生的急性进行性靶器官损害。

广义的高血压危象(HC)包括 HE 和 HU,狭义的高血压危象等同于 HE。重症高血压的主要特征是 DBP>120mmHg 或 SBP>180mmHg。急进型或恶性高血压的特征是血压升高伴有脑病或者肾病,两者主要区别是急进型高血压视网膜病变为Ⅲ级(视网膜动脉硬化伴出血),而恶性高血压视网膜病变为Ⅳ级(视网膜动脉硬化、出血、渗出合并视盘水肿);从临床角度看,恶性高血压可看作是急进型高血压的晚期阶段,两者均可出现血压显著升高,体重下降、头痛、视网膜病变和肾功能损害等。

二、病因

多种因素如基础血压水平、靶器官受损程度及并发症、免疫因素、遗传、循环中过量的肾素-血管紧张素-醛固酮、抗利尿激素、儿茶酚胺及缺乏前列腺素和缓激肽等,参与了高血压急症的发生、发展过程。常见的原因有睡眠呼吸暂停综合征、药物导致或药物相关、慢性肾脏疾病、原发性醛固酮综合征、肾血管疾病、长期激素治疗和库欣综合征、嗜铬细胞瘤、主动脉狭窄、甲状腺或甲状旁腺疾病、应用免疫抑制剂、人类免疫缺陷等。长期不能有效控制的慢性高血压患者也可发生高血压危象。

三、病理生理

高血压急症常是某些诱因使血压急剧升高、小动脉舒缩功能障碍影响重要脏器的血液供应而产生的危机状态。最常见的是在长期原发性高血压患者中血压突然升高,占 40%～50%,其他情况包括急性肾小球肾炎、子痫、嗜铬细胞瘤、突然停用降压药物、颅脑损伤、结缔组织病、烧伤和某些药物等。神经过度紧张、急躁情绪、寒冷刺激、内分泌失调等,常加重上述变化。其发生机制主要涉及交感神经系统活性亢进和循环儿茶酚胺过多。糖皮质激素过多会引起高血压,最常见的原因为医源性糖皮质激素治疗。构成高血压急症的决定因素是血压升高的速度和是否存在并发症,而并非是单纯的血压升高程度。

四、临床表现

一般表现:起病迅速,头痛、气短、焦虑,血压显著升高,常以收缩压增高为主,常伴有自主神经功能紊乱症状,如发热、出汗、异常兴奋、皮肤潮红或面色苍白、手足发抖等。

高血压急症伴靶器官损害表现如下。

1.神经系统症状

通常有剧烈头痛,伴烦躁不安、兴奋或精神萎靡、嗜睡、木僵,严重时出现不同程度的昏迷。

脑水肿高颅压患者可出现喷射性呕吐、颈项强直、视物模糊、偏盲、黑矇，严重者可出现暂时性失明。脑实质受损可出现偏瘫、抽搐、呼吸困难和循环衰竭。

2.急性肺水肿

血压急剧升高致使急性左心室负荷过重，突然发生呼吸困难、端坐呼吸、发绀、咳嗽、咳粉红色泡沫痰，患者躁动不安，大汗淋漓，有窒息感。体征表现为心率增快，两肺布满湿啰音和哮鸣音。

3.心血管症状

血压急剧升高可导致心肌缺血，出现心前区或胸骨后疼痛，严重者发生急性心肌梗死。

4.主动脉夹层

常骤发剧烈胸腹痛，呈撕裂样或刀割样，其特点是多位于胸腹正中线处，颈动脉受累可引起头晕、晕厥、偏瘫，严重时可有意识障碍。声带和喉返神经受压可引起声音嘶哑。降主动脉夹层可压迫支气管导致呼吸困难，压迫食管可导致吞咽困难。急性剥离影响肋间动脉或脊髓根大动脉时，可发生截瘫或下半身轻瘫。降主动脉剥离累及到肾动脉可致肾功能严重受损。

5.肾脏损害

血压急剧升高，小动脉舒缩功能障碍影响肾脏血液供应，常出现血尿和蛋白尿，尿素氮和肌酐显著升高，部分患者可表现为少尿或无尿。

6.眼底改变

主要为视网膜小动脉痉挛，严重者可出现视网膜水肿，视网膜脱离或棉絮状渗出物和出血，患者可表现为视物模糊或突然失明。

7.嗜铬细胞瘤危象

极高的血压是其突出的临床表现，降压药物治疗常无效。典型三联征为头痛、心悸、多汗。血浆、尿儿茶酚胺及其代谢产物均升高，血浆去甲肾上腺素水平＞2000pg/mL，肾上腺素水平＞200pg/mL 有诊断意义。CT 是嗜铬细胞瘤目前常用的定位检查方法之一，其阳性率可达90％～97％，但对＜0.8cm 的肿瘤不易检出。

五、治疗要点

(一)治疗原则

1.及时降低血压

HE 应住院治疗，重症患者收入 ICU 病房。酌情使用有效的镇静药以消除患者恐惧心理。在严密监测血压、尿量和生命体征的情况下，视临床情况的不同，应用短效静脉降压药物。降压过程中应严密观察靶器官功能状况，如神经系统的症状和体征，胸痛是否加重等。勤测血压（每隔15～30 分钟），如仍然高于 180/120mmHg，应同时口服降压药物。

2.控制性降压

降压目标不是使血压正常，而是渐进地将血压调控至不太高的水平，最大限度地防止或减轻心、脑、肾等靶器官损害。正常情况下，血压的自动调节功能可维持流向生命器官的血流（心、脑、肾等）。例如，当平均动脉压（MAP，舒张压＋1/3 脉压）低于 60mmHg 或高达

120mmHg,脑血流量可被调节在正常范围内。然而,在慢性高血压患者,自动调节的下限可上升至 MAP 100~120mmHg,高限可达150~160mmHg。这个范围称为自动调节阈。一旦血压升高突破自动调节阈高限则会导致脑血流过度灌注,出现脑水肿;若血压下降到自动调节阈下限以下,就会出现灌注不足。老年患者和伴有脑血管疾病的患者,与慢性高血压类似,其自动调节功能也受到损害。自动调节阈的平均下限大约比休息时 MAP 低20%~25%。因此,HE 降压治疗第一目标是在初始阶段(1 小时内)MAP 的降低幅度不应超过治疗前水平的25%;然后放慢降压速度,在以后的 2~6 小时内将血压降至约 160/100~110mmHg(第二目标);若患者能很好耐受,且病情稳定,在以后24~48 小时逐步把血压降至正常水平(第三目标)。若降压后发现有重要器官缺血表现,血压降低幅度应更小,在随后的 1~2 周内再将血压逐步降至正常水平。

3.合理选择降压药

处理 HE 的降压药物,要求起效迅速,短时间内达到最大作用;作用持续时间短,停药后作用消失较快;不良反应较小。在降压过程中最好不明显影响心率、心排血量和脑血流量。

4.避免使用的药物

应注意有些降压药不适用于 HE,甚至有害。利血平肌内注射的降压作用起始较慢,如果短时间内反复注射又导致难以预测的蓄积效应,发生严重低血压;引起明显嗜睡反应,干扰对神志状态的判断。治疗开始时也不宜使用强力的利尿药,除非有心力衰竭或明显的体液容量负荷过度,因为多数 HE 时交感神经系数和 RAAS 过度激活,外周血管阻力明显增加,患者体内循环血容量减少,强力利尿是危险的。

上述降压节奏不适用于主动脉夹层与急性脑卒中的患者。

(二)不同类型 HE 的治疗原则

1.高血压脑病

高血压脑病是排除性诊断,需排除出血性和缺血性脑卒中及蛛网膜下隙出血。治疗紧急度<4 小时。降压目标:在 2~4 小时内将 DBP 降至 100~110mmHg,或将 DBP 降低 10~15mmHg。药物选择有尼卡地平、拉贝洛尔、乌拉地尔、非诺多泮、依那普利、硝普钠等。

2.脑出血

急性脑出血患者,如果 SBP>200mmHg 或 MAP>150mmHg,要考虑用持续静脉滴注给药,积极降低血压,血压的监测频率为每 5 分钟 1 次。如果 SBP>180mmHg 或 MAP>130mmHg,并有疑似颅内压升高的证据者,要考虑监测颅内压,用间断或持续的静脉给药降低血压;如没有疑似颅内压升高的证据,则考虑用间断或持续的静脉给药轻度降低血压(例如,MAP 110mmHg 或目标血压为 160/90mmHg),密切观察病情变化。药物选择乌拉地尔、非诺多泮、尼卡地平、拉贝洛尔等。

3.缺血性脑卒中

急性缺血性脑卒中溶栓前血压应控制在<185/110mmHg。急性缺血性脑卒中发病 24 小时内血压升高的患者应谨慎处理,除非 SBP≥180mmHg 或 DBP≥100mmHg 或伴有严重心功能不全、主动脉夹层、高血压脑病者,一般不予降压。降压的合理目标是 24 小时内血压降低约 15%。有高血压病史且正在服用降压药物者,如神经功能平稳,可于脑卒中后 24 小时开始

使用降压药物。药物选择有:拉贝洛尔、尼卡地平、乌拉地尔、非诺多泮、硝普钠等。口服药物可选用卡托普利或尼卡地平、尼莫地平等。

4.蛛网膜下隙出血

首期降压目标值在 25％以内,对于平时血压正常的患者维持 SBP 在 130～160mmHg,药物选择以不影响患者意识和脑血流灌注为原则,首选尼莫地平,尚可用尼卡地平、乌拉地尔、拉贝洛尔等。

5.急性冠状动脉综合征

治疗紧急度＜1 小时;其治疗目标在于降低血压、减少心肌耗氧量,但不可影响到冠脉灌注压从而减少冠脉血流量。血压控制的目标是尽快将血压降至正常。不稳定型心绞痛、非 ST 段抬高和 ST 段抬高心肌梗死的高血压患者目标血压水平一般可为＜130/80mmHg,但治疗宜个体化。如患者冠状动脉严重病变或年龄＞65 岁,DBP 尽量维持在 60mmHg 以上。对于老年高血压且伴脉压大的患者,降压治疗可导致 DBP 过低(＜60mmHg)。药物选择:硝酸甘油、艾司洛尔、拉贝洛尔、非诺多泮、尼卡地平等。开通病变血管也是非常重要的。

6.急性心力衰竭、肺水肿

治疗紧急度＜1 小时。治疗目标是减轻左心室前、后负荷,改善心肌缺血,维持足够通气,消除肺水肿。需立即降压,数分钟内使血压降低 30mmHg 或收缩压下降 10％～15％,再进一步降压治疗。可选用硝普钠、乌拉地尔、硝酸甘油等静脉用药;但药物不能增加心肌耗氧量。在应用血管扩张剂迅速降低血压的同时,配合使用强效利尿剂,尽快缓解患者的缺氧和高度呼吸困难。就心脏功能而言,应力求将血压降到正常水平。血压被控制的同时,心力衰竭亦常得到控制。广泛心肌缺血引起的急性左心衰,首选硝酸甘油。在降压的同时以吗啡 5～10mg 静脉缓注,必要时每隔 15 分钟重复一次,共 2～3 次,老年患者酌减剂量或改为肌内注射:呋塞米 20～40mg 静脉注射,2 分钟内推完,4 小时后可重复 1 次;并予吸氧等。洋地黄仅在心脏扩大或房颤伴快速心室率时应用。

7.主动脉夹层

一旦疑诊主动脉夹层,必须立即使患者血压平稳地降至正常偏低水平,治疗紧急度15～30分钟。在选用药物治疗时必须牢记,主动脉壁所受剪切力大小取决于心室搏动的力度和速率以及每搏血流量,选择的药物必须有助于降低这 3 个因素的水平。血管扩张剂加 β 受体阻滞剂是标准的治疗方法。可选用拉贝洛尔、艾司洛尔、硝普钠、尼卡地平、非诺地泮、美托洛尔、乌拉地尔等。

8.急性肾衰竭

血压一般以降至 150～160/90～100mmHg 为宜,第 1 小时使 MAP 下降 10％,第 2 小时下降 10％～15％。在 12 小时内使 MAP 下降约 25％。降压药物选择应考虑增加或不影响肾血流量,避免应用对肾有毒性的药物。静脉用药首选非诺多泮,尚可选用乌拉地尔、拉贝洛尔、尼卡地平等。口服药物首选 ACEI/ARB。病情稳定后长期联合使用降压药,将血压控制在＜130/80mmHg。

9.子痫

妊娠合并高血压的患病率占孕妇的 5％～10％,其中 70％是与妊娠有关的高血压,其余

30%在妊娠前即存在高血压。妊娠合并高血压分为慢性高血压、妊娠期高血压和先兆子痫3类。慢性高血压指的是妊娠前即证实存在或在妊娠的前20周即出现的高血压。妊娠期高血压为妊娠20周以后发生的高血压,不伴有明显蛋白尿,妊娠结束后血压可以恢复正常。先兆子痫定义为发生在妊娠20周以后的血压升高伴临床蛋白尿(24小时尿蛋白≥300mg);重度先兆子痫定义为血压≥160/110mmHg,有大量蛋白尿,并出现头痛、视力模糊、肺水肿、少尿和实验室检查异常(如血小板计数下降、转氨酶异常),常合并胎盘功能异常。

降压治疗的策略:非药物措施(限盐、富钾饮食、适当活动、情绪放松)是妊娠合并高血压安全和有效的治疗方法,应作为药物治疗的基础。妊娠期间的降压用药不宜过于积极,治疗的主要目的是保证母子安全和妊娠的顺利进行。治疗的策略、给药时间的长短及药物的选择取决于血压升高的程度,以及对血压升高所带来危害的评估。在接受非药物治疗措施以后,血压≥150/100mmHg时应开始药物治疗,治疗目标是将血压控制在130～140/80～90mmHg。

重度先兆子痫降压目标:降至正常或接近正常。当孕妇SBP>170～180mmHg或DBP>105～110mmHg时,静脉用降压药物,在分娩前保证DBP>90mmHg。常用的静脉降压药物有拉贝洛尔、硫酸镁和尼卡地平,硫酸镁是治疗严重先兆子痫的首选药物。口服药物包括β受体阻滞剂(拉贝洛尔、美托洛尔)、阿米洛利、肼屈嗪、甲基多巴或CCB等;妊娠期间禁用ACEI或ARB。硫酸镁的降压机制是神经肌肉阻滞剂,具有抑制钙离子内流的作用。用法:5g稀释至20mL,静脉缓慢推注。维持:1～2g/h或5g稀释至20mL,深部肌内注射,每4小时重复。总量:25～30g/d。对重度先兆子痫,静脉应用硫酸镁时,应密切观察血压、腱反射和不良反应,并确定终止妊娠的时机。

10.儿茶酚胺危象

见于撤除可乐定后反弹性血压升高,摄入拟交感类药物并发的高血压及嗜铬细胞瘤等。治疗紧急度<1小时;降压目标:降至正常。药物选择:酚妥拉明、尼卡地平、维拉帕米、拉贝洛尔、非诺多泮等。若选用硝普钠,一定要在补充血容量基础上应用,防止发生低血压。应避免单独运用β受体阻滞剂,原因是阻断β受体诱发的血管扩张以后,β受体缩血管活性会占优势,会导致血压进一步的升高。

11.围术期高血压

围术期高血压是指外科手术住院期间(包括手术前、手术中和手术后,一般3～4天)伴发的急性血压增高(SBP、DBP或平均动脉压超过基线20%以上)。手术后高血压常开始于术后10～20分钟,可能持续4小时。如果不及时治疗,患者易发生出血、脑卒中和心肌梗死。在围术期的过程中出现短时间血压增高,并>180/110mmHg时称为围术期高血压危象,其发生率为4%～35%。既往有高血压病史,特别是DBP>110mmHg者易发生围术期血压波动。易发生高血压的手术类型有:颈动脉、腹部主动脉、外周血管、腹腔和胸腔手术。严重高血压易发生在以下手术过程中:心脏、大血管(颈动脉内膜剥脱术、主动脉手术)、神经系统和头颈部的手术,此外还有肾脏移植以及大的创伤等(烧伤或头部创伤)。处理的关键是要判断产生血压高的原因并去除诱因(如疼痛、低氧血症、高碳酸血症、憋尿、血容量过多、血容量过低、持续呕吐及焦虑等),去除诱因后血压仍高者,要降压处理。降压治疗目的是保护靶器官功能。降压目标取决于手术前患者血压情况,一般应降至基线的10%;易出血或严重心力衰竭患者可以将血压降至更低。需严密监测患者对治疗的反应并及时调整降压药物剂量。轻中度原发性高血压且不伴代谢紊乱或心血管系统异常时,不需延期手术。3级高血压($\geq$180/110mmHg)应权衡延期手术的利弊再做决定。如在围术期出现高血压急症,通常需要静脉给予降压药物,即刻目标是在30～60分钟内使DBP降至110mmHg左右,或降低10%～15%,但不超过25%。如果患者可以耐受,应在随后的2～6小时将血压降低至160/100mmHg。主动脉夹层患者降压速度应更快,在24～48小时内将血压逐渐降至基线水平。应选用那些起效迅速,作用时间短的药物如拉贝洛尔、艾司洛尔、尼卡地平、硝酸甘油、硝普钠和非诺多泮。

(三)HE常用静脉降压药物

1.硝普钠

硝普钠是一种起效快、持续时间短的强效静脉用降压药。静脉滴注数秒内起效,作用持续仅1～2分钟,血浆半衰期3～4分钟,停止注射后血压在1～10分钟内迅速回到治疗前水平。起始剂量0.25μg/(kg·min),其后每隔5分钟增加一定剂量,直至达到血压目标值。可用剂量0.25～10μg/(kg·min)。是HE伴急性肺水肿、严重心功能衰竭、主动脉夹层的首选药物之一。但长期大剂量使用或患者存在肝、肾功能不全时,易发生氰化物中毒。硝普钠应慎用或禁用于下列情况:①高血压脑病、脑出血、蛛网膜下隙出血:因本品可通过血-脑脊液屏障使颅内压进一步增高,影响脑血流灌注,加剧上述病情,故有颅内压增高者一般不予应用。②急进型/恶性高血压、高血压伴急性肾衰竭、肾移植性高血压、HE伴严重肝功能损害等:因本品在体内与巯基结合后分解为氰化物与一氧化氮,氰化物被肝脏代谢为硫氰酸盐,全部经肾脏排出。故肝、肾功能不全患者易发生氰化物或硫氰酸盐中毒。③甲状腺功能减退和孕妇:因硫氰酸盐可抑制甲状腺对碘的摄取,加重甲状腺功能减退,且可通过胎盘诱发胎儿硫氰酸盐中毒和酸中毒。④急性冠状动脉综合征:因其对心肌供血的影响可引起冠脉窃血,增加AMI早期的死亡率。

2.硝酸甘油

为血管扩张剂,静脉滴注2～5分钟起效,停止用药作用持续时间5～10分钟,可用剂量5～100μg/min。不良反应有头痛、恶心呕吐、心动过速等。由于硝酸甘油是有效的扩静脉药物,只有在大剂量时才有扩动脉作用,能引起低血压和反射性心动过速,在脑、肾灌注存在损害时,静脉使用硝酸甘油可能有害。因此,其主要用于HE合并急性冠状动脉综合征、急性左心衰竭。

3.尼卡地平

尼卡地平是二氢吡啶类钙拮抗剂。静脉滴注5～10分钟起效,作用持续1～4小时(长时间使用后持续时间可>12小时),起始剂量为5.0mg/h(可用剂量是5～15mg/h),然后渐增加至达到预期治疗效果;也可直接用2mg静脉注射,快速控制血压后改为静脉滴注。一旦血压稳定于预期水平,一般不需要进一步调整药物剂量。不良反应有头痛,恶心、呕吐,面红,反射性心动过速等。尼卡地平能够减轻心脏和脑缺血,对有缺血症状的患者更为有利。尼卡地平治疗HE的特点是:降压作用起效迅速、效果显著、血压控制过程平稳、血压波动小;能有效保护靶器官;用量调节简便;不良反应少且症状轻微,停药后不易出现反跳,长期用药也不会产生耐药性,安全性好。与硝普钠相比降压效果近似,而其安全性及对靶器官的保护作用明显优于硝普钠,已成为 HE 首选药物之一。因其可能诱发反射性心动过速,在治疗合并冠心病的 HE 时宜加用 β 受体阻滞剂。

4.拉贝洛尔

拉贝洛尔是联合的 α 和 β 肾上腺素能受体拮抗剂,静脉用药 α 和 β 阻滞的比例为 1:7,多数在肝脏代谢,代谢产物无活性。与纯粹的 β 阻滞剂不同的是,拉贝洛尔不降低心排血量,心率多保持不变或轻微下降,可降低外周血管阻力,脑、肾和冠状动脉血流保持不变。脂溶性差,很少通过胎盘。静脉注射 2～5 分钟起效,5～15 分钟达高峰,作用持续 2～6 小时。用法:首次静脉注射 20mg,接着 20～80mg/10min 静脉注射,或者从 2mg/min 开始静脉滴注,最大累积剂量 24 小时内 300mg,达到血压目标值后改口服。不良反应有恶心、乏力,支气管痉挛,心动过缓,直立性低血压等。适用于除合并心力衰竭肺水肿以外的大多数临床类型的 HE。

5.艾司洛尔

艾司洛尔是心脏选择性的短效 β 阻滞剂,经红细胞水解,不依赖于肝、肾功能。静脉注射 60 秒内起效,作用持续 10～20 分钟。用法:首次负荷量 $500\mu g/kg$ 于 1 分钟内注射,接着 25～$50\mu g/(kg \cdot min)$ 持续静脉滴注,可以每 10～20 分钟增加 $25\mu g/(kg \cdot min)$,直至血压满意控制,最大剂量可达 $300\mu g/(kg \cdot min)$。不良反应有乏力、低血压、心动过缓、多汗等。适用于除合并心力衰竭肺水肿以外的大多数临床类型的 HE,尤其是围术期高血压。

6.酚妥拉明

酚妥拉明是一种非选择性 α 受体阻滞剂,静脉注射后 1～2 分钟内起效,作用持续 10～30 分钟,用法:每次 5～10mg 静脉注射。适用于伴有血液中儿茶酚胺过量的 HE,如嗜铬细胞瘤危象。但因其引起反射性心动过速,容易诱发心绞痛和心肌梗死,故禁用于急性冠状动脉综合征患者。不良反应有心动过速、直立性低血压、潮红、鼻塞、恶心呕吐等。

7.乌拉地尔

乌拉地尔又名压宁定。主要通过阻断突触后膜 α_1 受体而扩张血管,还可以通过激活中枢 5-羟色胺-1A 受体,降低延髓心血管调节中枢交感神经冲动发放。乌拉地尔扩张静脉的作用大于动脉,并能降低肾血管阻力,对心率无明显影响。其降压平稳,效果显著,有减轻心脏负荷、降低心肌耗氧量、改善心排血量、降低肺动脉压和增加肾血流量等优点,且安全性好,无直立性低血压、反射性心动过速等不良反应,不增加颅内压,不干扰糖、脂肪代谢。肾功能不全可以使用。适用于大多数临床类型的 HE 患者。孕妇、哺乳期禁用。用法:12.5～25mg 稀释于 20mL 生理盐水中静脉注射,监测血压变化,降压效果通常在 5 分钟内显示;若在 10 分钟内效果不够满意,可重复静脉注射,最大剂量不超过 75mg;继以 100～$400\mu g/min$ 持续静脉滴注,或者 2～$8\mu g/(kg \cdot min)$ 持续泵入,用药时间一般不超过 7 天。

(四)高血压亚急症的降压药物治疗

HU 可选用口服降压药物逐渐降低血压,在 24～48 小时内将血压降至目标值,一般无须住院治疗。通常,若无导致血压升高的并发症,患者可以重新开始使用过去的降压药物,或者增加原有药物的剂量,或者加用新的降压药物。常用的口服降压药物如下。

1.利尿剂

降压作用主要通过排钠,减少细胞外容量,降低外周血管阻力。降压起效较平稳、缓慢,持续时间相对较长,作用持久,服药 2～3 周后作用达高峰。适用于轻、中度高血压,在盐敏感性高血压、合并肥胖或糖尿病、更年期女性和老年人高血压有较强降压效应。利尿剂能增强其他降压药的疗效。利尿剂的主要不良反应是低钾血症和影响血脂、血糖、血尿酸代谢,常发生在大剂量时,因此现推荐使用小剂量。痛风患者禁用。噻嗪类常用的是氢氯噻嗪(12.5～25mg/d)和吲达帕胺(1.25～2.5mg/d)。保钾利尿剂可引起高血钾,不宜与 ACEI 或 ARB 合用,肾功能不全时禁用。袢利尿剂主要用于肾功能不全时。

2.血管紧张素转换酶抑制剂(ACEI)

降压作用主要通过抑制周围和组织的 ACE,使血管紧张素 II 生成减少,同时抑制激肽酶使缓激肽降解减少。降压起效缓慢,逐渐增强,在 3～4 周时达最大作用,限制钠盐摄入或联合使用利尿剂可使起效迅速和作用增强。ACEI 具有改善胰岛素抵抗和减少尿蛋白作用,在肥胖、糖尿病和心脏、肾脏靶器官受损的高血压患者具有相对较好的疗效,特别适用于伴有心力衰竭、心肌梗死后、糖耐量减退或糖尿病肾病的高血压患者。不良反应主要是刺激性干咳和血管性水肿。高钾血症、妊娠妇女和双侧肾动脉狭窄患者禁用。卡托普利是其代表药物,既可口服,也可舌下含服,15 分钟起效,作用持续 4～6 小时,常用剂量为每次 12.5～25mg,每日 2～3 次。其他常用的 ACEI 口服药物有:依那普利(10～40mg/d)、福辛普利(5～40mg/d)、赖诺普利(10～20mg/d)、西拉普利(2.5～5mg/d)、培哚普利(4～8mg/d)、贝那普利(10～40mg/d)等。

3.血管紧张素 II 受体阻滞剂(ARB)

降压作用主要通过阻滞组织的血管紧张素 II 受体亚型 AT$_1$,更充分有效地阻断血管紧张素 II 的水钠潴留、血管收缩与重构作用。降压作用起效缓慢,但持久而平稳,一般在 6～8 周时才达最大作用,作用持续时间能达到 24 小时以上。多数 ARB 随剂量增大降压作用增强,治疗剂量窗较宽。最大的特点是直接与药物有关的不良反应很少,不引起刺激性干咳,持续治疗的依从性高。适应证和禁忌证与 ACEI 相同。常用的有氯沙坦(50～100mg/d)、缬沙坦(80～160rog/d)、厄贝沙坦(0.15～0.3g/d)、替米沙坦(40～80mg/d)、坎地沙坦(8～16mg/d)和奥美沙坦(20～40mg/d)等。

4.β受体阻滞剂

降压作用可能是抑制中枢和周围的 RAAS,以及血流动力学自动调节机制。降压起效较迅速、强力,持续时间各种β受体阻滞剂有差异。适用于各种不同严重程度高血压,尤其是心率较快的中、青年患者或合并心绞痛患者,对老年人高血压疗效相对较差。不良反应主要有心动过缓、乏力、四肢发冷。急性心力衰竭、支气管哮喘、病窦综合征、房室传导阻滞和外周血管病患者禁用。常用的有美托洛尔(25～50mg,每日 2 次)、阿替洛尔(50～100mg,每日 1～2次)、卡维地洛(12.5～25mg,每日 1～2 次)和比索洛尔(5～20mg/d)等。

5.钙拮抗剂(CCB)

降压作用主要通过阻滞细胞外钙离子经电压依赖 L 型钙通道进入血管平滑肌细胞内,减弱兴奋-收缩耦联,降低阻力血管的收缩反应性。CCB 还能减轻血管紧张素 II 和 α$_1$ 肾上腺素能受体的缩血管效应,减少肾小管钠重吸收。CCB 降压起效迅速,降压疗效和降压幅度相对较强。除心力衰竭外 CCB 较少有治疗禁忌证。对血脂、血糖等代谢无明显影响,长期控制血压的能力和服药依从性较好。相对于其他种类降压药物,CCB 还具有以下优势:在老年患者有较好的降压疗效;高钠摄入不影响降压疗效;非甾体类抗炎药物不干扰降压作用;在嗜酒的患者也有显著降压作用;可用于合并糖尿病、冠心病或外周血管病患者;长期治疗时还具有抗动脉粥样硬化作用。主要缺点是开始治疗阶段有反射性交感活性增强,引起心率增快、面部潮红、头痛、下肢水肿等,尤其使用短效制剂时。可选用的有尼卡地平(10～20mg,每日 2～3次)、尼群地平(10mg,每日 3 次)、尼莫地平(20mg,每日 2～3 次)、拉西地平(4～6mg/d)、乐卡地平(10～20mg/d)和氨氯地平(5～10mg/d)等。硝苯地平是短效制剂,既往曾广泛用于 HU的治疗。因其可引起急剧且不可控制的低血压效应,及反射性心动过速,增加心肌耗氧,恶化心肌缺血而可能危及生命,这种严重的不良反应是不可预测的,故目前本品已不用于 HU 的治疗。

6.高血压患者药物降压治疗方案

大多数无并发症或合并症患者可以单独或者联合使用上述降压药,治疗应从小剂量开始。目前认为,2 级高血压(≥160/100mmHg)患者在开始治疗时就可以采用两种降压药联合治疗。联合治疗有利于血压较快达到目标值,减少不良反应。联合治疗应采用不同降压机制的药物。我国临床主要推荐应用优化联合治疗方案是:ACEI 或 ARB＋二氢吡啶类 CCB;ARB/ACEI＋噻嗪类利尿剂;二氢吡啶类 CCB＋噻嗪类利尿剂;二氢吡啶类 CCB＋β 受体阻滞剂。次要推荐使用的联合治疗方案是:利尿剂＋β 受体阻滞剂;α 受体阻滞剂＋β 受体阻滞剂;二氢吡啶类 CCB＋保钾利尿剂;噻嗪类利尿剂＋保钾利尿剂。三种降压药联合治疗一般必须包含利尿剂。

对于有并发症或合并症患者,降压药和治疗方案选择应该个体化:①脑血管病:可选择ARB、长效 CCB、ACEI 或利尿剂。注意从单种药物小剂量开始,再缓慢递增剂量或联合治疗。②冠心病:高血压合并稳定型心绞痛的降压治疗,应选择β受体阻滞剂、ACEI 和长效钙拮抗剂;发生过心肌梗死患者应选择 ACEI 和 β 受体阻滞剂,预防心室重构。尽可能选用长效制剂,减少血压波动,控制 24 小时血压,尤其清晨血压高峰。③心力衰竭:高血压合并无症状左心室功能不全的降压治疗,应选择 ACEI 和 β 受体阻滞剂;在有心力衰竭症状的患者,应采用利尿剂、ACEI 或 ARB 和 β 受体阻滞剂联合治疗。④慢性肾衰竭:通常需要 3 种或 3 种以上降压药方能达到目标血压。ACEI 或 ARB 在早中期能延缓肾功能恶化,但要注意在低血容量或病情晚期(血肌酐＞265.2μmol/L)有可能反而使肾功能恶化。⑤糖尿病:通常在改善生活行为基础上需要 2 种以上降压药物联合治疗。ARB 或 ACEI、长效 CCB 和小剂量利尿剂是合理的选择。ACEI 或 ARB 能有效减轻和延缓糖尿病肾病的进展,改善血糖控制。

第四节　高血压危象

一、概述

高血压危象是指血压显著升高(BP＞180/120mmHg)的同时伴有或不伴有急性或进行性

靶器官功能障碍的一组临床综合征,是各种高血压急诊的统称。对于高血压危象的定义目前国内外并不统一。早期强调血压在短期增高的程度,而近年来则更多地注重因血压增高引起的急性靶器官损害。2007 ESC/ESH 欧洲高血压指南称为高血压急症,而我国高血压防治指南(2010 修订版)及美国高血压预防、检测、评价和治疗全国联合委员会第 7 次报告(JNC7)称为高血压危象并将高血压危象分为高血压急症和高血压亚急症。二者的主要区别在于是否伴有急性或进行性靶器官损害而不在于血压水平的绝对高低。如血压升高伴有新的进行性的靶器官功能障碍则称为高血压急症,此时多数患者平均动脉血压>140mmHg 并有Ⅲ到Ⅳ级视网膜病变;如果仅有血压升高而不伴有靶器官功能损害,则称为高血压亚急症,但二者有时很难评估,难以截然分开。需要特别指出的是,对于围手术期、妊娠期妇女或某些急性肾小球肾炎儿童,即使血压中度升高,也有可能出现进行性高血压脑病或者子痫并发症;另外,舒张压>140mmHg 和(或)收缩压>220mmHg,即使没有症状也应按高血压急症对待。高血压急症要求血压在数分钟或数小时内下降以避免或最低程度减少靶器官损害;而高血压亚急症仅表现为血压水平的明显升高,没有靶器官进行性损害的证据,这类患者可以在 24 小时至数日内使血压得到控制。

二、流行病学

2002 年调查资料显示,我国约有高血压患者 1.6 亿人,高血压急诊约占 5%。而美国的高血压急症占高血压患者的 1%。另一组研究显示,在急诊室就诊的高血压急症患者可达3.4%;与亚急症相比,高血压急症多见于老年人,并具有较高的舒张压水平,有报道高血压急症的平均年龄约为 66.5 岁,并且以傍晚发病率最高。临床上以高血压亚急症更为多见,约占 60.4%。高血压急症的预后取决于靶器官损害的程度以及随后血压控制的水平。资料显示,当血压得到满意控制且患者用药依从性良好时,10 年生存率可达 70%。

三、病因

高血压危象的具体病因不明确。最常见的原因为慢性原发性高血压患者病程中突然出现血压升高。其中很多患者有不规范的治疗史或者突然停服降压药史。也有报道,多达 23%~56% 的高血压危象患者可发现继发性高血压的证据,如肾脏疾病,嗜铬细胞瘤等。导致高血压危象的常见原因有:慢性高血压急性发作、肾脏疾病、药物(可卡因等)、子痫、嗜铬细胞瘤、硬皮病等。常见的诱因有:突然停药、情绪激动、过度疲劳、气候变化、吸烟、糖尿病、内分泌功能失调、代谢异常、药物中毒、创伤等。研究发现,高血压危象有糖尿病史者 20%,而有吸烟史者则达到 25%。高盐敏感阈及女性更易发生高血压危象。另外,家族性自主神经调节异常、手术、甲状腺功能亢进、放疗等为少见的诱因。近来有研究发现,血管紧张素 DD 基因型与高血压危象的发生有关。

四、发病机制

各种高血压危象的发病机制不尽相同,某些环节还不十分清楚,可能与下列因素有关:

（一）交感神经兴奋和缩血管活性物质增加

在各种应激因素如情绪激动、寒冷等作用下,交感兴奋、肾素-血管紧张素系统激活及去甲肾上腺素、精氨酸加压素等缩血管物质分泌增加,使全身小动脉发生强烈收缩导致血压急剧上升,同时冠状动脉、肾动脉等持续性强烈痉挛产生相关靶脏器缺血、损伤。全身小动脉痉挛导致压力性多尿和循环血容量减少,反射性引起缩血管活性物质进一步激活形成病理性恶性循环。

（二）严重的血压升高时的危害

可使血管内皮受损、小动脉发生纤维素样坏死,进而造成血小板及纤维蛋白的沉积,损害了正常血管内皮的自动调节功能,另外血小板聚集、微血栓形成进一步加剧血管壁的缺血使毛细血管通透性增加,促进缩血管活性物质释放导致靶器官低灌注、缺血和功能异常表现为高血压急症。

（三）血压的自动调节机制

血压下降时血管扩张,血压升高时血管收缩,通过这种自动调节机制使平均动脉压在 $8\sim16kPa$($60\sim120mmHg$)范围内时脑血流量可维持相对恒定,但当平均动脉压超过 $24kPa$($180mmHg$),自动调节机制丧失,收缩的血管突然扩张,脑血流量过多,液体渗出,导致脑水肿和高血压脑病。

（四）其他

神经反射异常(如神经源性高血压危象)、内分泌激素水平异常(如嗜铬细胞瘤)、心血管受体功能异常(如降压药物骤停综合征)、细胞膜离子转移功能异常(如烧伤后高血压危象)等。

五、临床表现和评估

对于血压突然显著增高的患者,应通过病史、体检及实验室检查尽快查找有无靶器官急性或进行性损害及程度的证据,以鉴别高血压急症和亚急症。切记初始治疗不能因为对患者整体评价过程而延迟。

（一）病史

必须简要,包括高血压病程、既往靶器官损害、降压药物的应用、血压控制水平和服药的依从性。寻找血压异常升高的诱因是评估的另一项重要环节,其中不能忽视高血压的继发病因,尤其对于以高血压危象首诊或年轻患者。常见诱因如下:

(1)过度劳累、情绪激动、精神紧张、寒冷刺激。

(2)急慢性疼痛。

(3)嗜铬细胞瘤。

(4)肾功能不全。

(5)服用拟交感毒性药品(如可卡因等)及限制降压治疗效果的药物(如非甾体抗炎药,胃黏膜保护剂)。

(6)服药顺从性差、骤停降压药物。

（二）临床表现

临床表现包括血压的急剧升高和靶器官受损。高血压急症主要以不同靶器官受损产生的相应临床表现较突出,其中最常见的为急性肺水肿、心肌梗死/不稳定型心绞痛、缺血或出血性脑卒中,在最近的一项报道中分别占30.7%、25.1%和37.7%。高血压亚急症多见非特异性症状如头痛、鼻出血、焦躁不安、胸痛、气短等。

(三)体格检查

1.血压

尽管血压的绝对值对诊断不是必须的,但大部分高血压危象患者血压＞180/120mmHg。血压测量建议选择大小合适的袖带,测量双上肢及下肢的血压,以除外主动脉夹层。如条件允许应分别测量卧位、坐位及站立时血压以评估容量状态。

2.心血管系统

重点在寻找是否存在提示心衰肺水肿的体征,如颈静脉充盈、第三心音奔马律、肺部啰音等。

3.神经系统

评估神志、视野缺损、局部病理体征等。

4.实验室检查

常规检查包括血、尿常规,肾功能、电解质、心肌坏死标志物、脑钠肽、心电图、胸片,眼底镜检查,如临床评估提示神经系统受损应立即进行头颅CT或MRI。如患者有明显心动过速、出汗等应测定血浆儿茶酚胺水平。

六、治疗

(一)高血压急症的处理

1.治疗原则

高血压急症患者应进入急诊抢救室或重症监护病房,持续监测血压,查找和去除诱因,预防靶器官的进行性损害,降低心血管事件及死亡率。

2.药物选择及监测

用于高血压急症的理想降压药需满足:①能预期降压的强度和速度且作用强度可随时调节;②停药后作用消失较快;③不良反应小,最好在降压过程中不明显影响心率、心排血量和脑血流量。一般建议滴定使用静脉短效降压药物,常用药物见表4-4-1。

表 4-4-1 治疗高血压急症常用的静脉降压药用法及不良反应

药物	剂量	起效时间(min)	持续时间(h)	不良反应
硝普钠	$0.25\sim10\mu g/(kg \cdot min)$	立即	1~2分钟	恶心、呕吐、肌颤、硫氰酸盐中毒
硝酸甘油	从$5\sim10\mu g/min$开始,每5~10分钟增加$5\sim10\mu g/min$,直至症状控制,或血压下降	2~5	短	心动过速、头痛、呕吐、药物耐受
尼卡地平	$5\sim15mg/h$	5~10	长	心动过速、头痛、潮红

药物	剂量	起效时间(min)	持续时间(h)	不良反应
地尔硫䓬	$5\sim15\mu g/(kg\cdot min)$	$5\sim10$	长	心动过缓、房室传导阻滞
乌拉地尔	12.5~25mg 静脉推注,无效 15 分钟后可重复,之后以 $100\sim400\mu g/min$ 静脉滴注	$2\sim5$	短	头痛、头晕、心悸、恶心
拉贝洛尔	每 10 分钟缓慢静脉注射 20~80mg,或 0.5~2mg/min 静脉滴注,累计剂量<300mg/24h	$2\sim5$	长	支气管痉挛、立位低血压、心动过缓、传导阻滞
艾司洛尔	静脉注射:$250\sim500\mu g/(kg\cdot min)$;静脉滴注:$50\sim300\mu g/(kg\cdot min)$	$1\sim2$	短	低血压、恶心
美托洛尔	5mg 静脉注射,5 分钟后再静脉注射 5mg,共 15mg,之后口服	$1\sim2$	短	心动过缓,传导阻滞

　　鉴于硝普钠的严重毒性,故仅适用于肝肾功能正常且其他药物效果不佳时,需尽量缩短使用时间,且在没有动态监测条件下,不建议应用该药。目前更多选择半衰期居中且不良反应较少的乌拉地尔、尼卡地平等代替硝普钠。尼卡地平对椎动脉选择性较高,故用于伴基底动脉供血不足者,但需注意其可反射性增快心率,禁用于急性心肌炎等。拉贝洛尔适用于需同时拮抗 α 和 β 受体的状态,如主动脉夹层、妊娠合并高血压、嗜铬细胞瘤危象等,由于在降压时不减低脑血流量,也可用于高血压脑病。由于多数高血压急症存在因压力性利尿造成的循环血容量不足,治疗开始时不宜选用强力的利尿降压药,除非有心力衰竭、肾衰或明显的体液容量负荷过度。硝酸甘油主要用于合并急性肺水肿及急性冠脉综合征的高血压急症,并不常规用于其他高血压急症。酚妥拉明适用于嗜铬细胞瘤引起的高血压危象。艾司洛尔为超短效的选择性 β₁ 受体阻滞剂,适用于围手术期包括手术麻醉过程中的血压控制。短效硝苯地平因降压作用无法预计且可大量临床试验已证实可增加急性心肌梗死、死亡等风险,禁用于高血压危象。

　　用药过程中除监测血压外,还要严密观察靶器官功能状态如神经系统症状、体征的变化,确保使血压迅速下降至安全水平,又不会因过度或过快的降压导致重要器官的血流灌注不足。降压过程中如发现有重要器官的缺血表现,应适当调整降压幅度,推荐采取逐步控制性降压方案。

　　3.降压目标

　　第一目标,在头 1 小时内平均动脉压的降低幅度不超过治疗前水平的 25%。

　　第二目标,在达到第一目标后,应放慢降压速度,加用口服降压药,逐步减慢静脉给药的速度,在随后的 2~6 小时内将血压降至较安全水平,一般为 160/100mmHg。

　　第三目标,若第二目标的血压水平可耐受且临床情况稳定,在以后 24~48 小时可逐步降低血压达到正常水平。

　　对于高血压急症经静脉降压达到目标值,且靶器官功能平稳后,应考虑逐渐过渡到口服用药。为避免血压波动,口服药物与静脉用药间要有一定的重叠时间,不应等到静脉用药撤除后才开始应用。

(二)高血压亚急症的处理

高血压亚急症患者血压升高对短期预后无明显影响,而血压的突然下降反而可能会伴随严重的组织灌注不足,进一步增加心脑血管事件风险,故初始治疗应在休息并观察的前提下,逐渐给予口服降压药治疗,在24～48小时将血压缓慢降至160/100mmHg。初始治疗可在门诊或急诊室,多选用短效口服降压药物、从小剂量应用如卡托普利、拉贝洛尔。对于在急诊就诊的患者,2010年中国高血压防治指南(修订版)中强调在血压得到初步控制后,需建议患者去高血压专科门诊继续诊治。这样可避免患者在急诊就诊后仍维持原来未达标的治疗方案造成高血压亚急症反复发生(这种现象临床中并不少见)。

七、几种常见高血压急症的处理

(一)急性主动脉夹层

高血压是急性主动脉夹层形成的重要易患因素,为防止夹层的进一步扩展,无论保守治疗或手术治疗都必须首先降低血压以及左室射血速率,忌用抗凝或溶栓治疗,疼痛剧烈者可静脉使用吗啡。降压原则是在保证脏器足够灌注的前提下,迅速强力降压并维持在尽可能低的水平,一般要求在30分钟内将收缩压至少降至120mmHg,能够降至100mmHg左右则更理想,心率控制在60～80次/分。

由于血管扩张剂不能降低血流剪切力,故必须与β受体阻滞剂合用,且建议要先用于β受体阻滞剂。首选静脉给予艾司洛尔或美托洛尔等,再联用血管扩张剂硝普钠、乌拉地尔、尼卡地平或fenoldopam(多巴胺β受体激动剂),当β受体阻滞剂有禁忌时,也可以静脉使用维拉帕米或地尔硫草。此外,作为兼有α和β受体阻滞作用的拉贝洛尔,可以同时有效降低dp/dt和动脉压,对主动脉夹层的治疗效果良好,可单一用药。除积极降压治疗外对破口位于升主动脉的A型及有并发症的B型夹层均需考虑手术治疗。

(二)伴有中枢神经系统症候群的处理

1.高血压脑病

当血压突然升高超过脑血流自动调节的阈值,可以导致高灌注、出现脑水肿;随着血压的下降脑部症状往往可得到改善。高血压脑病是排除性诊断,需排除出血性和缺血性脑卒中和蛛网膜下隙出血。头颅CT、MRI检查有助鉴别诊断。治疗上需降低过高的血压,恢复脑血流的自动调节,但血压不能骤降以免引起脑缺血。一般主张在2～3小时内将平均压降低25%,24小时达160/100mmHg。可选用硝普钠、尼卡地平或乌拉地尔,拉贝洛尔静脉滴注因不减低脑血流量也较为适宜。明显高颅压者可加用甘露醇。

2.急性缺血性脑卒中

在急性缺血性脑卒中患者,血压升高可能是机体为维持脑组织血液灌注的保护性生理反应,且研究显示急性期血压升高与卒中患者的预后并不相关,相反按通常的血压正常化标准可能减少这些患者的脑血流,导致进一步的缺血损伤,所以不主张采用积极的降压措施。但血压的急剧升高又会增加缺血性卒中患者并非脑出血的风险,目前对于这些患者的最佳血压管理尚不清楚,指南建议采用个体化原则,除非:①收缩压＞220mmHg 或舒张压＞120mmHg;②伴有严重心力衰竭、主动脉夹层、高血压脑病等;③准备静脉溶栓者收缩压≥185mmHg 或舒张压≥110mmHg 时,才考虑应用降压药物。推荐首选尼卡地平、拉贝洛尔,效果不满意者可考虑使用乌拉地尔、硝普钠。多数专家认可的降压目标是 24 小时内使血压下降 10%～15%,最好不超过 20%。β受体阻滞剂可使脑血流量降低,急性期不宜使用。有报道尼莫地平用于栓塞性卒中早期未显示获益。

3.急性脑出血

急性脑出血时血压升高往往是颅内压增高情况下保证脑组织供血的代偿性反应,关于具体降压治疗方案目前仍有争论,降压可能影响脑血流量,导致低灌注或脑梗死,但持续高血压又可使脑水肿恶化。指南推荐如 SBP＞200mmHg 或 MAP＞150mmHg 时,应考虑积极降压治疗;如 SBP＞180mmHg 或 MAP＞130mmHg,可间断或持续静脉给药适度降压(靶目标血压 160/90mmHg),当存在颅内压升高证据时注意维持脑灌注压＞60～80mmHg。建议选择利尿剂、拉贝洛尔、乌拉地尔、尼卡地平等。钙离子拮抗剂能扩张脑血管、增加脑血流,但可能增高颅内压,应慎重使用。

蛛网膜下隙出血时收缩压降到 140～160mmHg 即可,具体的降压速度和力度应该是个体化的。口服尼莫地平已被批准用于蛛网膜下隙出血的早期阶段,但主要不是降压,而是预防反射性血管痉挛。

(三)急性心力衰竭、肺水肿

主要治疗方式是迅速降低心脏的前后负荷,通常采用较大剂量的髓襻利尿剂(如呋塞米、托拉塞米等)静脉注射加血管扩张剂静脉点滴。鉴于高血压危象肺水肿主要的发生机制为外周血管阻力增高,故有专家提出治疗的关键在于控制血压,并得到临床试验的验证,最近一项研究中,在高血压肺水肿患者应用乌拉地尔降压治疗的基础上分别再给予呋塞米或安慰剂,结果显示与安慰剂组相比,加用呋塞米后患者呼吸困难症状评分并未明显改善,提示在这类患者中加用利尿剂是否可进一步获益尚待探讨。降压治疗的目标值一般认为数分钟使其收缩压下降 10%～15%,血压被控制的同时,心力衰竭亦常得到控制。通常的血管扩张剂的选择包括乌拉地尔、硝普钠等,奈西利肽是较新的人工合成的重组脑钠肽,能扩张动脉、静脉、冠状动脉,降低肺毛细血管楔压,并有利钠、利尿作用,有较好的临床应用前景。广泛心肌缺血引起的急性左心衰应首选硝酸甘油。其他治疗包括:给氧和必要时行有创或无创通气治疗,使氧饱和度维持在 95%;静脉应用吗啡;伴快速房颤者静脉洋地黄类药物;利尿效果不满意者超滤治疗等。需注意当急性心力衰竭症状缓解后不要立即停止静脉滴注降压药物,以免血压再度升高病情反复,应在及时加用口服降压药后再逐渐撤除静脉降压药。

(四)急性冠脉综合征

急性冠脉综合征包括不稳定型心绞痛和 ST 段抬高及非 ST 段抬高心肌梗死,其治疗目标在于降低血压、减少心肌耗氧量,但不可影响冠脉灌注。血压控制的目标同样是使其收缩压下降 10%～15%。治疗时首选硝酸酯类药物,注意询问近 48 小时内有无磷酸二酯酶抑制剂用药史,以避免合用时发生严重的低血压情况。β受体阻滞剂可减慢心率、减少心肌耗氧,降低致颤阈,具有非常好的降压及抗心肌缺血作用,静脉制剂适用于急性心梗伴高血压患者。其他可供选择的药物包括乌拉地尔、尼卡地平、拉贝洛尔等，另外应充分重视镇痛、镇静药的使用。此外，原发病的治疗，如溶栓、血管再通治疗、抗凝等也非常重要。

（五）子痫和先兆子痫

先兆子痫主要的病理生理机制为血管痉挛及血液浓缩，故起始治疗主要包括扩容、预防癫痫发作和控制血压。目前尚无 FDA 推荐的可安全用于妊娠期的药物，但转换酶抑制剂及硝普钠因对胎儿的毒性及不利影响已被禁用。妊娠急症的处理需同时顾及母亲和胎儿的安全，首先必须积极降压，关于最佳的降压目标值目前尚无一致意见，权威机构推荐沿用美国妇产科医师学会指南建议的标准：收缩压控制应在 140～160mmHg，舒张压 90～105mmHg。为降低胎儿死亡风险除保证分娩前舒张压在 90mmHg 以上，还应注意避免血压下降过快、幅度过大，影响胎儿血供。推荐静脉使用的药物包括尼卡地平、拉贝洛尔、乌拉地尔和肼屈嗪。目前有荟萃分析表明，短效肼屈嗪易引起低血压和紧急剖宫产，而拉贝洛尔或尼卡地平有更好的安全性。利尿剂可进一步减少血容量，加重胎儿缺氧，除非存在少尿情况否则不宜使用。治疗还要兼顾预防和控制抽搐，常用药物为硫酸镁肌内注射或静脉给药，静脉注射：先予负荷量 4～6g 加入 100 液体中 15～20 分钟静脉注射，然后 1～2g/h 静脉滴注，肌内注射：2.5g/次，用药时监测患者血压、尿量、腱反射、呼吸，避免发生中毒反应。结合患者病情和产科情况，适时终止妊娠。

第五节　难治性高血压

难治性高血压又称为顽固性高血压。是指在改善生活方式的基础上，使用足够剂量且合理的 3 种降压药物（包括利尿药）后，血压仍在目标水平以上，或至少需要 4 种药物才能使血压达标（一般人群<140/90mmHg，糖尿病、冠心病和慢性肾病患者<130/80mmHg）。难治性高血压由于血压难控，对靶器官的损伤更为严重，预后更差。收缩压持续升高是难治性高血压的主要表现形式。

一、病因

（一）假性难治性高血压的常见原因

1.医患相关因素

（1）血压测量技术问题：包括使用有测量误差的电子血压计、测压方法不当，如袖带大小不合适，上臂较粗而未使用较大袖带；袖带置于有弹性阻力的衣服（毛线衣）外面；放气速度过快；听诊器体件上向下用力较大。

（2）"白大衣"效应：表现为诊室血压高而诊室外血压正常（动态血压或家庭自测血压正常），发生率在普通人群和难治性高血压人群类似，可高达 20%～30%，老年人似乎更常见。

（3）假性高血压：是指间接测压法测得的血压读数明显高于经动脉真正测得的血压读数。发生机制是由于周围动脉硬化，袖带气囊不易阻断僵硬的动脉血流。尽管血压较高，但并无靶器官损害，多见于有明显动脉硬化的老年人和大动脉炎的患者。

（4）患者依从性差：如服药怕麻烦，担心药物的不良反应；忧虑用"好药"后将来无药可用；经济上不能承受，听信不正确的舆论等。部分为发生药物不良反应而停药。

（5）生活方式改善不良：包括食盐过多、饮酒、吸烟、缺乏运动、低纤维素饮食等。摄盐过多可抵消降压药物的作用，对盐敏感性高血压更为明显。睡眠质量差造成血压升高，并且难以控制，临床上比较常见。

（6）肥胖与糖尿病：由于胰岛素抵抗、血管内皮功能紊乱、肾脏损害、药物敏感性低等原因，更易发生难治性高血压。

（7）高龄：单纯收缩性高血压比较常见，并随年龄增长而增多，更难降压。

（8）精神心理因素：伴有慢性疼痛、失眠、焦虑、忧郁等。

2.药物因素

药物引起的高血压常见，但易被忽略，临床上有许多药物可升高血压或拮抗降压药物的作用。此外，在停用某些抗高血压药物时，可引起高血压反弹导致难治性高血压。这是血压难以控制的一个较隐蔽的原因，最常见的药物有以下几种。

（1）长期口服避孕药的女性容易血压升高，口服避孕药后约5%的妇女可发生高血压，血压往往超过140/90mmHg，肥胖、年龄大、吸烟、糖尿病、高脂血症、妊娠高血压综合征、肾脏疾病史或具有高血压及心脏病家族史者，更易发生。口服避孕药引起的高血压以轻中度多见，约50%可发生持续性高血压，少数可发展成顽固性高血压，亦可引起肾脏损害。避孕药引起高血压的原因目前认为是药物中含有雌孕两种激素的缘故。一方面雌激素促进肝胆增加肾素底物分泌，血浆肾素活性升高，引起血管紧张素含量升高，促使血管收缩而血压增高；另一方面是雌二醇具有盐皮质激素的作用，可直接作用于肾小管而引起水、钠潴留使血压升高。口服避孕药引起的高血压与服用者的年龄较大、药物中所含激素的量（激素量较少者，较为安全）、口服避孕药史或高血压家族史及治疗时间长短有关；持续使用避孕药5年后，高血压发生率明显增加，故口服避孕药者，应每3~6个月测量血压一次。若需降压治疗，常选用螺内酯或噻嗪类利尿药。

（2）高血压患者合并关节炎者，服用非甾体类消炎药均可影响钠利尿并引起扩容，抑制肾脏内扩血管的前列腺素，因而对抗利尿药（如呋塞米）、血管紧张素转换酶抑制药（ACEI，尤其卡托普利）及β受体阻滞药的降压作用，并且对抗作用随着服用剂量增加而加强。

（3）非类固醇性抗炎药引起水钠潴留，增强对升压激素的血管收缩反应，能消除钙拮抗药外各种降压药的作用。

（4）拟交感胺类药物具有激动α肾上腺素能活性作用，如某些滴鼻液，抑制食欲的减肥药，长期使用可升高血压或干扰降压作用。

（5）三环类抗抑郁制剂阻滞交感神经末梢摄取，如利血平、可乐定等降压药。

（6）用于器官移植抗自身免疫的药物如环孢素刺激内皮素释放，增加肾血管阻力，减少水钠排泄。

（7）治疗晚期肾脏疾病贫血的重组人红细胞生成素能直接作用于血管，升高周围血管阻力。可选钙拮抗药为基础的多种药物组合。

（8）糖皮质激素可使水钠潴留，降低利尿药及其他药的降压作用，出现顽固性高血压，其发生率为4%~25%，应尽量减少激素用量。采用利尿药治疗有效，但应注意可能引起低血钾。

（9）用于治疗消化性溃疡的甘草酸和甘珀酸有醛固酮特点，可引起高血压、水肿和低血钾，停用后上述现象可消失。

3.其他因素

急性呼吸道感染常使血压显著升高或使高血压难以控制，可持续 1 周。环境和季节因素也显著影响血压水平，如寒冷环境血压上升幅度较大，且相对难以控制，平时所用药物不足以控制其血压，或者难以使血压达到目标水平。

（二）难治性高血压的继发原因

继发性高血压是难治性高血压的常见原因。继发性高血压主要包括高血压遗传性疾病、阻塞性睡眠呼吸暂停综合征、肾实质疾病、肾血管性高血压、原发性醛固酮增多症、嗜铬细胞瘤、慢性类固醇治疗和库欣综合征、甲状腺和甲状旁腺疾病、主动脉缩窄、颅内肿瘤等。

二、临床评估

（一）评估病史

详细了解高血压的时间、严重程度、进展情况及影响因素；以往治疗用药及其疗效和不良反应，现在用药情况；询问继发性高血压的可能线索，以及睡眠情况、打鼾和睡眠呼吸暂停情况；了解有无动脉粥样硬化或冠心病；注意有无近期呼吸道感染史。

（二）评估患者的依从性

患者对于药物治疗的依从性直接关系治疗效果，一般可根据患者服药史获得。但是，对于依从性差的患者必须讲究询问技巧，如询问时不要直截了当或带有责备口气，应该从用药的不良反应、药物的价格及其承受能力、用药的方便程度着手。

（三）体格检查

要获得准确的血压信息，必须规范血压测量。测量血压时应在合适的温度和环境下安静休息超过 5 分钟，在正确舒适的体位和姿势下测量。袖带应覆盖上臂长度 2/3，同时气囊覆盖上臂周长的 2/3 以上。每一侧至少测量 2 次，2 次之间至少间隔 1 分钟；当 2 次血压读数差＜5mmHg 时方可认为测量读数准确，取其较低的数值为血压测量值。两臂血压不等时，应采用较高一侧的血压读数。注意测量四肢血压（下肢血压只取收缩压），有助于排除主动脉缩窄及其他大动脉疾病。仔细检查颈区、锁骨下动脉区、肾区和股动脉区有无血管杂音，有助于诊断大血管疾病、肾动脉狭窄。肾区未闻及血管杂音不能排除肾动脉狭窄；胸骨左缘上部的杂音应当考虑到主动脉缩窄的可能。患者有皮肤紫纹、面颊部发红并且呈中心性肥胖，可能是库欣综合征。

（四）诊所外血压监测

动态血压有利于排除"白大衣"效应，并能观察血压变化的规律（包括夜间高血压）及对药物治疗的反应等。鼓励家庭血压监测，对识别"白大衣"效应、评价血压和判定预后也具有重要价值。

三、辅助检查

（一）实验室检查

①尿常规，结合病史可以帮助认定或排除肾实质性疾病，如肾炎和肾功能受损；②血液生

化,包括血肌酐和血浆钾、钠、镁浓度及血糖、血脂水平;③检查清晨卧位和立位血浆血管紧张素、醛固酮、血浆肾素水平,并计算血浆醛固酮/血浆肾素活性比值,以便诊断或排除原发性醛固酮增多症;④必要时检测血浆和尿液儿茶酚胺代谢产物水平,以排除嗜铬细胞瘤;⑤当高度怀疑库欣综合征时检查血浆皮质醇水平,并做地塞米松抑制试验;⑥肾脏超声检查,能提供肾脏大小和结构信息,有助于某些病因的诊断;⑦24小时尿液(乙酸防腐)检查,用于分析尿钠钾排泄、尿醛固酮排泄和计算内生肌酐清除率(必要时)。

(二)影像学检查

多排CT血管影像学检查能提供清晰可靠、接近选择性血管造影质量的图像。对于可疑肾动脉狭窄患者,如青少年高血压、女性疑为纤维肌性发育不良、老年人及粥样硬化性肾动脉狭窄的患者应进行CT肾动脉造影。对于非可疑肾动脉狭窄患者,不应该常规进行肾动脉造影检查。其他部位的CT动脉造影也有助于明确血管狭窄或结构异常的诊断。超声和MRI检查,对于肾动脉狭窄诊断敏感性差,不能作为排除诊断的依据。

四、诊断

对于难治性高血压患者的诊断,首先是要符合其诊断标准,其次是找出引起难治性高血压的病因,这也是诊断难治性高血压的重要环节。

1.筛查程序

是否为假性难治性高血压→患者服用降压药物是否规律→降压药物选择和使用是否合理→有无联用拮抗降压的药物→治疗性生活方式改变有无不良或失败→是否合并使血压增高的器质性疾病(肥胖症、糖尿病等)→有无慢性疼痛和精神心理疾病→启动继发性高血压的筛查。可简化为:识别假性高血压→分析药物原因→注意生活方式不良→重视合并的疾病(肥胖症、糖尿病等)→排除继发性高血压。

2.确定诊断

经过明确的筛查程序后,如诊室血压>140/90mmHg或糖尿病和慢性肾脏病患者血压>130/80mmHg,且患者已经使用了包括利尿药在内的3种足量降压药物血压难以达标,或需要4种或以上的降压药物才能使血压达标,方可诊断为难治性高血压。

3.专家诊治

已知和可疑的难治性高血压,需要就诊于相关专家门诊;对于治疗6个月血压仍未控制或仍不见好转者,也需要就诊高血压专家门诊,以进一步诊断和治疗。

五、治疗

(一)提高患者的依从性

加强宣教,提高患者对高血压和控制血压重要性的认识;处方尽量简单,选择长效药物;增加随访的频率;鼓励患者积极参与到血压控制中来,建议患者记录自己血压的变化;建立包括护士、药师、营养师在内的梯队治疗;根据患者个体情况及时调整治疗方案等。

（二）生活方式的改变

1.减轻体重

体重的减轻有益于降压，同时可减少患者服药的种类。有研究发现，每减轻 10kg 的体重可以降低收缩压 6mmHg，降低舒张压 4.6mmHg。

2.限制食盐的摄入

限制食盐可以降低收缩压 5～10mmHg，降低舒张压 2～6mmHg，限制食盐对非洲后裔以及老年人效果更好。2008 年 AHA 新指南给出的限制的食盐量为每 24 小时总的钠离子小于 100mmol。明确提出，若仅用食盐（氯化钠）来算，每天小于 5.855g；在计算钠离子来源时不能仅限于食盐（氯化钠），还要考虑到食物中的其他钠离子来源，例如小苏打（碳酸氢钠）。

3.控制饮酒

所有高血压患者均应控制饮酒量，每日酒精摄入量男性不应超过 25g，女性不应超过 15g。不提倡患者饮酒，如饮酒，应少量：白酒或葡萄酒（或米酒）或啤酒的量应分别少于 50mL、100mL 和 300mL。

4.增加体力活动

荟萃分析结果显示，体力活动可以降低收缩压 4mmHg，降低舒张压 3mmHg。因此建议患者在每周的多个日子中，每天活动至少 30 分钟。

5.摄食高纤维、低脂肪的食物

2008 年 AHA 指南，提倡 DASH 饮食，即富含低脂奶、高钾、高镁、高钙、低饱和脂肪酸的饮食。DASH 饮食可以降低收缩压 11.4mmHg，降低舒张压 5.5mmHg。

6.治疗继发性高血压的原发疾病

有效去除或控制继发性高血压的病因，高血压可被治愈或明显缓解。对阻塞性睡眠呼吸暂停综合征患者，多个随机试验结果提示，持续正压通气可以降低高血压患者的血压，尤其是在阻塞性睡眠呼吸暂停严重的接受高血压治疗的患者中，尤为有效；对应用药物难以控制且有肾动脉狭窄的患者，采取肾动脉血管成形术，有益于降压；嗜铬细胞瘤宜进行手术治疗；肾上腺髓质增生可选用肾上腺素 α 受体阻滞剂、β 受体阻滞剂治疗；原发性醛固酮增多症应用醛固酮拮抗剂治疗有效。

（三）药物治疗

1.药物治疗原则

停用影响血压控制的药物，尤其是非甾体抗炎药，若停用困难，则尽量减小剂量；开始应用这些药物时，要严密监测血压。同时应予多药联合治疗方案。降压药物有利尿剂、肾上腺素 β 受体阻滞剂、钙拮抗剂、血管紧张素转换酶抑制剂（ACEI）、血管紧张素 Ⅱ 受体拮抗剂（ARB）、肾上腺素 α 受体阻滞剂、中枢降压药等。降压药物联合应用时，应根据患者血压水平及是否合并有靶器官损害和其他相关疾病，选择不同作用机制的降压药物并合理组合。联合降压的原则为：①尽可能使用最低有效剂量；②联用药物中选用能增大降压效应的药物，如 3 种或 3 种以上合用时噻嗪类利尿剂不可或缺；③选用能相互减少不良反应的降压药联用；④选择能起协同降压作用的药物联合。

2.联合降压药物选择

众多的研究都证实联合 2 个不同种类的药物降压效果好。强调应用噻嗪类利尿剂,联合用药中有噻嗪类利尿剂的要比没有噻嗪类利尿剂的疗效好。至于三药联合,推荐联合药物为 ACEI 或者 ARB、钙拮抗剂和噻嗪类利尿剂。氯噻酮对于难治性高血压的降压效果优于氢氯噻嗪。中枢降压药降压作用较好,不良反应较大,目前缺乏联合治疗的循证医学证据。强血管扩张剂如米诺地尔以及肼屈嗪降压效果很强,但不良反应大,可引起心率增快和水钠潴留,因此一般需要联合 β 受体阻滞剂和利尿剂。合并其他疾病时,联合应用药物应优化组合,如冠心病或充血性心力衰竭患者建议使用 β 受体阻滞剂,合并肾脏疾病或糖尿病时 ACEI 和 ARB 类药物为首选,合并高胆固醇血症的高血压患者同时接受降压药物和他汀类药物治疗,可增强降压效果。

3.用药方法

最近的研究,指出患者若在睡前服用至少一种降压药,可以更好地控制 24 小时平均血压,尤其是降低夜间血压;夜间血压比日间血压更能预测心血管疾病风险。建议难治性高血压患者可根据 24 小时动态血压结果来调整用药时间,可使血压得到更好控制。

4.药物治疗进展

(1)盐皮质激素受体拮抗剂:难治性高血压常伴有容量潴留,并导致血压难以控制,因此常需双重联合使用利尿剂,目前推荐在原来降压基础上加用醛固酮拮抗剂。研究表明,醛固酮拮抗剂对于难治性高血压患者良好的降压效果可能不仅是其利尿剂作用,更重要的是对于肾血管紧张素醛固酮系统的抑制和其他潜在保护机制,如内皮功能保护,降低血管对儿茶酚胺的敏感性,下调血管紧张素 Ⅱ 受体,减少胶原合成,延缓动脉血管重构,调节血压调定点等生物治疗功能。螺内酯是最早使用的盐皮质激素受体拮抗剂,通过竞争性拮抗醛固酮与其受体的结合,使醛固酮的作用受到抑制。依普利酮是新问世的选择性醛固酮受体拮抗剂,由于其特异性选择作用于醛固酮受体而对其他激素无明显影响,避免了螺内酯的不良反应。阿米洛利拮抗肾远端集合管的上皮钠通道,功能上可作为间接的醛固酮受体拮抗剂使用。应用盐皮质激素受体拮抗剂时需注意监测血钾水平,防止高钾血症。

(2)选择性内皮素受体拮抗剂(ETRA):内皮素受体(ET)是由 21 个氨基酸组成的血管活性多肽,ET 是目前已知作用最强的血管收缩肽,不仅具有强大的血管收缩功能,而且能够增强血管紧张素、醛固酮分泌,降低抗利尿激素分泌,同时对神经、内分泌、心脏、肾脏、胃肠道、呼吸道和细胞分裂增殖等都有广泛影响,并参与高血压、心力衰竭、急性心肌梗死、动脉粥样硬化、脑血管痉挛等心血管疾病的发生发展过程。近年来,内皮素受体拮抗剂的抗高血压作用逐渐成为研究热点之一。达卢生坦(选择性内皮素受体拮抗剂)是一种强力的血管扩张剂,已有临床研究结果显示,与安慰剂相比,达卢生坦可使服用三种或三种以上降压药而未能达标的难治性高血压患者血压进一步降低,具有额外的肾脏保护作用,为难治性高血压的控制提供了另一种选择。

第五章　瓣膜性心脏病

第一节　二尖瓣疾病

一、二尖瓣狭窄

二尖瓣狭窄是急性风湿热引起心脏炎后所遗留的以瓣膜病变为主的心脏病,是风湿性心脏瓣膜病中最常见的类型,多见于 20～40 岁青壮年,女性较男性多见,两者比例约 2：1。

(一)病因

1.风湿性心脏病

风湿性心脏病是二尖瓣狭窄最常见的病因。近年来,由于加强了对风湿热的防治,风湿性心脏瓣膜病的发病率明显下降。一般认为,从风湿热首次发作后至少 2 年以上才会引起二尖瓣狭窄。

2.先天性发育异常

二尖瓣狭窄先天性发育异常可分为 4 种类型,见表 5-1-1。

表 5-1-1　二尖瓣狭窄先天性发育异常类型

类型	特点
交界融合型	指瓣膜交界处先天性融合或闭锁,导致瓣口狭窄,瓣膜本身基本正常
吊床型	指前后瓣叶本身相互融合,仅留小孔,腱索异常缩短,乳头肌肥大,前后乳头肌可融合成拱桥形状,二尖瓣呈吊床样
降落伞型	二尖瓣本身及其交界开口均正常,病变主要在腱索和乳头肌。左室内仅单一乳头肌,由此发出腱索与前后瓣叶相连,形成多个筛孔的锥形膜片,血液只能经筛孔流入左室腔内
漏斗型	瓣膜交界相互融合,遗留一小孔,瓣膜由短腱索连接乳头肌,致使瓣膜下陷呈漏斗状

3.二尖瓣环及环下钙化

二尖瓣环及环下钙化是老年人常见的退行性变,偶见于年轻人,随着人类平均寿命延长,本病有增多趋势。瓣环钙化可影响二尖瓣正常的启闭,可引起二尖瓣狭窄和(或)关闭不全。二尖瓣环钙化有时可累及心脏传导组织和主动脉根部,此时可引起心律失常和主动脉瓣钙化性狭窄。本病钙化程度不一,多位于二尖瓣环后部,也可出现在环前部,甚至整个环部。

4.其他罕见病因

其他罕见病因如系统性红斑狼疮、硬皮病、多发性骨髓瘤、肠源性脂肪代谢紊乱、恶性类癌瘤等。

(二)病理变化

二尖瓣狭窄病变首先发生在瓣膜交界区和瓣膜基底部,出现水肿与赘生物形成,逐渐发生瓣膜纤维化和(或)钙质沉积、瓣叶广泛增厚粘连,腱索融合缩短,瓣叶变为僵硬,导致瓣口变形与狭窄,可伴发血栓形成和血栓栓塞。

1.狭窄分型

根据病变程度,狭窄分型见表 5-1-2。

表 5-1-2　二尖瓣狭窄分型

狭窄分型	特点
隔膜型	主要为二尖瓣交界处粘连,瓣膜本身可不增厚或轻度增厚,瓣膜弹性和活动度良好,偶有腱索轻度粘连,病情多较轻
隔膜增厚型(瓣膜增厚型)	隔膜型的进一步发展,除交界处粘连外、前后瓣增厚,仅前瓣弹性和活动仍良好,后瓣活动度往往发生障碍,甚至丧失活动能力。腱索可有轻度粘连和钙化
膜漏斗型	除瓣孔狭窄外、前、后瓣叶明显增厚、粘连,前瓣大部分仍可活动。但已受到限制,后瓣多已丧失活动能力,由于常伴有腱索粘连、挛缩相融合、使瓣膜呈上口大,下口小的漏斗状改变
漏斗型	二尖瓣前后叶均明显纤维化、钙化,瓣膜活动度明显受限,弹性差,腱索和乳头肌粘连、挛缩和融合,使瓣膜僵硬而呈漏斗状,多伴有不同程度二尖瓣关闭不全

2.狭窄程度分度

正常成人二尖瓣瓣口开放时其瓣口面积为 $4\sim6m^2$,瓣孔长径为 $3.0\sim3.5cm$。当瓣口面积$<2.5cm^2$ 或瓣孔长径$<1.2cm$ 时,才会出现不同程度的临床症状。临床上根据瓣口面积缩小和瓣孔长径长度缩短的程度不同,二尖瓣狭窄程度分为以下几种,见表 5-1-3。

表 5-1-3　二尖瓣狭窄程度分度

分度	瓣口面积	瓣孔长径
轻度	$2.5\sim1.5cm^2$	$>1.2cm$
中度	$1.5\sim1.0cm^2$	$1.2\sim0.8cm$
重度	$1.0\sim0.6cm^2$	$<0.8cm$

3.病理生理变化

左心房流入左心室血流受限→左心房压升高+房室压力阶差增大→肺静脉和毛细血管压升高→肺静脉扩张+肺淤血→长期肺循环血容量超负荷→肺动脉压升高→致肺小动脉痉挛及硬化→右心室超负荷致右心室肥厚→进一步发展右心室扩张→右心衰竭→肺淤血相对缓解。

4.左心室功能

单纯二尖瓣狭窄时,左心室舒张末压和容积正常;多数患者运动时 LVEF 升高,收缩末容积降低。狭窄严重者约有 1/4 出现左心室功能障碍。

5.左心室排血量变化

多数患者静息心排血量在正常范围,运动时心排血量的增加低于正常,少数狭窄严重者静息心排血量也降低,运动时心排血量不增反降,主要为左、右心室功能受损所致。

(三)临床表现

1.症状

风湿性二尖瓣狭窄患者中约 60% 能追溯到风湿热或游走性多关节炎病史。风湿热若累及心脏,会导致心瓣膜损害,成为风湿性心瓣膜病。通常病变过程进展缓慢,从初次风湿性心脏炎到呈现二尖瓣狭窄的症状一般长达 10 年以上。

(1)呼吸困难:常为最早出现的症状,为肺淤血的表现。早期为劳力性呼吸困难,随着病情进展,可出现静息性呼吸困难、阵发性夜间呼吸困难,严重时端坐呼吸;极重者可产生急性肺水肿,咯粉红色泡沫样痰,多于劳累、情绪激动、呼吸道感染、快速心房颤动或妊娠等情况下诱发。二尖瓣狭窄时,心功能不全是由轻到重、从左心功能不全到右心功能不全的一个发展过程。随着病情进展,出现纳差、腹胀、下肢水肿等心力衰竭的症状时,由于有心排血量减少,呼吸困难等肺淤血症状反而有所减轻。

(2)咯血:可为痰中带血或大咯血。大咯血多发生在病程早期,呈发作性,常见于劳累后,与肺静脉压异常升高所致的支气管静脉曲张与破裂有关。痰中带血或血痰,与肺部感染和肺毛细血管破裂有关。咯粉红色泡沫痰,是急性肺水肿的特征。二尖瓣狭窄晚期并发肺梗死时,也可咯暗红色血痰。

(3)咳嗽:多为干咳,可咳白痰,伴呼吸道感染时转为脓痰,劳累后或夜间平卧易发,可能与支气管黏膜淤血水肿,或左心房增大压迫左主支气管有关。

(4)声音嘶哑和吞咽困难:较少见。左心房扩大和左肺动脉扩张压迫左喉返神经,可引起声音嘶哑;左心房显著扩大压迫食管,可引起吞咽困难。

2.体征

(1)心脏听诊:心尖区舒张期隆隆样杂音、拍击性第一心音亢进和二尖瓣开瓣音,是二尖瓣狭窄的听诊特征。①心尖区舒张期隆隆样杂音,是二尖瓣狭窄最具特征性的体征。典型的杂音特征是位于心尖区的舒张中晚期低调的隆隆样杂音,范围局限,呈递增性并在收缩期前增强,左侧卧位、呼吸末及活动后杂音更明显,可伴有舒张期震颤。当心率很快时杂音有时不易听清,当合并心房颤动时杂音的递增性特点不再明显。在重度狭窄患者,杂音常反而减轻,甚至消失,呈"哑铃型"二尖瓣狭窄。②心尖区第一心音亢进,呈拍击性。③二尖瓣开瓣音(OS),紧跟第二心音后,高调短促而响亮,呼气时明显,胸骨左缘 3~4 肋间至心尖内上方最清楚。开瓣音距第一二心音时限愈短,则房室间压差愈大,提示二尖瓣狭窄愈重。开瓣音距第一二心音 <0.08 秒常提示严重二尖瓣狭窄。④肺动脉瓣第二心音(P_2)亢进、分裂,提示有肺动脉高压存在;严重肺动脉高压时,在胸骨左缘 2~3 肋间可闻及高调、短促、递减型的舒张早期叹气样杂音,可沿胸骨左缘向三尖瓣区传导,深吸气时增强。严重二尖瓣狭窄时,由于肺动脉高压、右心室扩大,引起三尖瓣瓣环的扩大,造成相对性三尖瓣关闭不全。可在三尖瓣区闻及全收缩期吹风样杂音,向心尖区传导,吸气时明显。

(2)其他体征:二尖瓣面容见于重度二尖瓣狭窄的患者,患者双颧部发红,口唇轻度发绀。儿童期发病者,心前区可隆起。心脏浊音界呈梨形,于胸骨左缘 3 肋间向左扩大,提示肺动脉段和右心室增大。颈静脉搏动明显,表明存在严重肺动脉高压。左心房压力增高致肺淤血时,双肺底可出现湿啰音;右心衰竭时,出现颈静脉怒张、肝大和下肢水肿等体循环淤血的体征。

3.并发症

(1)充血性心力衰竭和急性肺水肿:充血性心力衰竭是二尖瓣狭窄的主要死亡原因。急性肺水肿是二尖瓣狭窄的严重并发症,多于劳累、情绪激动、呼吸道感染、快速心房颤动或妊娠情况下诱发,如不及时处理,往往致死。右心室衰竭为二尖瓣狭窄的晚期并发症。因右心排血量降低,呼吸困难等肺循环淤血的症状减轻,临床主要表现为体循环淤血的症状和体征。

(2)心房颤动:二尖瓣狭窄患者易于发生房性心律失常,尤其是心房颤动。有症状的二尖瓣狭窄患者30%~40%发生心房颤动。急性发生的心房颤动可能会导致血流动力学的明显变化,并诱发心力衰竭,二尖瓣狭窄的患者往往比二尖瓣关闭不全的患者表现得更明显。此外,心房颤动的患者,左心房易于形成血栓,使二尖瓣疾病患者的栓塞事件增加。

(3)栓塞:体循环栓塞出现于10%~20%的二尖瓣狭窄患者。栓塞事件可为二尖瓣狭窄的初发症状,栓子多来自扩大的左心耳伴心房颤动者,发生体循环栓塞,其中以脑梗死最常见。右心房来源的栓子可造成肺梗死。

(4)肺部感染:本病患者常有肺淤血,易合并肺部感染。出现肺部感染后往往可诱发或加重心力衰竭。

(5)亚急性感染性心内膜炎:较少见。

(四)辅助检查

1.心电图检查

轻度二尖瓣狭窄者,心电图可正常。左心房增大时,P波增宽(>0.11秒)且呈双峰形,称"二尖瓣型P波"。合并肺动脉高压时,显示右心室肥大,电轴右偏。病程后期常有心房颤动。

2.X线检查

典型的二尖瓣狭窄,表现为左心房扩大、右心室扩大、肺动脉主干突出、主动脉球缩小,后前位X线胸片的心影呈梨形,称"二尖瓣型心"。左心房明显增大时,心脏右缘在右心房之上左心房凸出形成双弓,即"双房影"。左心室一般不大。左主支气管上抬,食管可见左心房压迹。肺淤血时,肺血管影增多、增粗,中下肺可见Kerley B线。长期肺淤血后含铁血黄素沉积,双肺野可出现散在的点状阴影。

3.超声心动图检查

超声心动图检查是确诊二尖瓣狭窄的首选无创性检查,并为二尖瓣狭窄的诊断和功能评估提供定性和定量的客观依据。超声心动图检查可获得瓣口面积、跨瓣压力阶差、肺动脉压力、瓣膜形态及是否合并其他瓣膜损害等信息。M型超声示二尖瓣曲线的正常双峰消失,二尖瓣前叶EF斜率减慢,二尖瓣后叶于舒张期与前叶呈同向运动,即"城墙样改变";二维超声心动图示二尖瓣瓣膜增厚粘连、反射增强,舒张期二尖瓣口开放受限,伴左心房扩大、右心室肥大,并对二尖瓣的瓣口面积、瓣膜病变的程度等进行判断;彩色多普勒超声可探及二尖瓣狭窄舒张期湍流频谱,并对二尖瓣跨瓣压力阶差和肺动脉压力等血流动力学情况进行评估;经食管超声有利于左心耳及左心房附壁血栓的检出。

4.心导管检查

心导管检查可判断二尖瓣狭窄程度和血流动力学情况。右心导管检查可测定右心室、肺动脉及肺毛细血管楔压;穿刺心房间隔后可直接测定左心房和左心室的压力,评估舒张期跨瓣压力阶差,从而评估二尖瓣狭窄的严重程度。心导管检查不作为二尖瓣狭窄的常规检查,其主要应用于超声心动图等无创性检查不能提供准确信息时。应用指征包括:①当无创性检查所显示的二尖瓣狭窄与临床表现不符合时,行心导管检查评估二尖瓣狭窄程度和血流动力学情况;②当多普勒所测量的跨瓣压力阶差与瓣膜面积不一致时,行心导管检查评估血流动力学,同时行左室造影评估二尖瓣反流。

5.实验室检查

化验检查是辅助诊断风湿热活动的检查。主要有两类:①测定血清中链球菌抗体,如抗链球菌溶血素 O(ASO);②非特异性风湿活动性试验,如红细胞沉降率(ESR)、C 反应蛋白(CRP)等。若 ASO 升高,而 ESR 与 CRP 阴性,则表明有链球菌感染;若 3 项均阳性,则提示风湿活动;若 3 项均阴性,则多排除有风湿活动期,但并不尽如此。应该指出,这 3 种化验指标不是特异性的,必须与临床表现结合,才有诊断价值。

(五)诊断及鉴别诊断

1.诊断

心尖区有隆隆样舒张期杂音伴 X 线或心电图示左心房增大,一般可诊断二尖瓣狭窄,超声心动图检查可确诊。

风湿活动往往是临床病情不易控制的潜在因素。此外,风湿活动亦是介入和外科手术的禁忌证。有下述临床迹象之一者,应高度怀疑患者存在风湿活动的可能:①原因不明的发热,伴轻度贫血、多汗、乏力;②游走性多关节炎;③顽固性心力衰竭,对洋地黄易中毒;④原有杂音性质改变或出现新的病理性杂音;⑤新近出现各种严重心律失常;⑥心力衰竭控制后血沉反而增快;⑦换生物瓣或瓣膜球囊成形术后 1～2 年又出现较明显的瓣膜狭窄。若经诊断性抗风湿治疗后病情明显改善,就更支持风湿活动的诊断。风湿热活动的化验检查如 ASO、ESR、CRP等有助于辅助诊断。

对二尖瓣狭窄患者要进行细致的临床评估。评估要点包括:①诊断为二尖瓣狭窄的患者,评估其血流动力学异常的严重程度(压力阶差、二尖瓣面积和肺动脉压力),评估伴发的瓣膜损害和瓣膜形态,以决定是否适合经皮二尖瓣球囊成形术。②已知二尖瓣狭窄,有症状和体征患者的再评估。③当静息多普勒超声数据与临床症状和体征不一致时,应进行运动负荷超声心动图检查,评估平均压力阶差和肺动脉压力。④当经胸超声心动图检查不能提供二尖瓣狭窄患者充分的临床数据时,应做经食管超声心动图检查,评估二尖瓣的形态和血流动力学情况。⑤无创检查结果未得出结论或无创检查结果与临床表现不相符合时,应当实施心导管检查,进一步评估血流动力学,评估二尖瓣狭窄的严重程度,包括左心室造影评估二尖瓣的反流程度。

2.鉴别诊断

二尖瓣狭窄主要与出现心尖区舒张期杂音的疾病相鉴别,见表 5-1-4。

表 5-1-4　与二尖瓣狭窄相鉴别的疾病

疾病	鉴别要点
二尖瓣功能性狭窄	左向右大量分流的先天性心脏病,如室间隔缺损、动脉导管未闭等可引起二尖瓣相对狭窄。主动脉瓣关闭不全时反流血液冲击二尖瓣可引起舒张期杂音。功能性杂音比较短促,性质柔和,无开瓣音,吸入亚硝酸异戊酯后减轻,应用升压药后增强
急性风湿性心脏炎	杂音系心室扩大引起二尖瓣相对狭窄所致。此杂音出现在舒张早期,杂音柔和,音调相对固定,在风湿活动控制后可消失
左心房黏液瘤	由瘤体阻塞二尖瓣瓣口所致。杂音呈间歇性,随体位变化,有瘤体扑落音而无开瓣音,可反复发生体循环栓塞现象。超声心动图显示二尖瓣后有云雾状回声,左心房造影显示左心房内充盈缺损
三尖瓣狭窄	出现舒张期隆隆样杂音,但杂音位于胸骨左下缘,低调,吸气时增强,呼气时减弱,窦性节律时颈静脉 a 波增大。二尖瓣狭窄杂音位于心尖区,高调而粗糙,吸气时无变化或减弱

（六）治疗

1.一般治疗

(1)有风湿活动者应给予抗风湿治疗,特别重要的是预防风湿热复发,一般应坚持至患者 40 岁,甚至终身应用苄星青霉素 120 万 U,每 4 周肌内注射 1 次。

(2)预防感染性心内膜炎。

(3)无症状者避免剧烈体力活动,定期(6～12 个月)复查。

(4)呼吸困难者应减少体力活动,限制钠盐摄入,口服利尿药,避免和控制诱发急性肺水肿的因素,如急性感染、贫血等。

(5)对二尖瓣狭窄伴窦性心律者,若有劳力性症状且症状出现于快心室率时,减慢心率的药物,如 β 受体阻断药及非二氢吡啶类钙通道阻滞药可能有益,其中 β 受体阻断药可能更有效。

2.并发症治疗

(1)心力衰竭的治疗:二尖瓣狭窄患者早期易发急性肺水肿,晚期则为右心力衰竭。急性肺水肿的处理原则与急性左心衰竭所致的肺水肿相似。但应注意:①避免使用以扩张小动脉为主、减轻心脏后负荷的血管扩张药物,应选用扩张静脉系统、减轻心脏前负荷为主的硝酸酯类药物;②正性肌力药物对二尖瓣狭窄的肺水肿无益,仅在心房颤动伴快速心室率时可静脉注射毛花苷 C,以减慢心室率。

(2)心房颤动的治疗:二尖瓣狭窄伴慢性心房颤动时,治疗主要是控制心室率和抗凝,必要时可用药物或电复律治疗。控制心室率主要应用洋地黄、β 受体阻断药及非二氢吡啶类钙通道阻断剂。洋地黄对于减慢静息情况下心室率有效;β 受体阻断药或非二氢吡啶类钙通道阻滞药预防运动时心率的增加更有效。当 β 受体阻断药及非二氢吡啶类钙通道阻滞药有禁忌时,可口服胺碘酮。如无禁忌证,心房颤动者应当长期给予华法林抗凝治疗,以预防血栓形成和栓塞事件的发生。对有选择的病例(病程<1 年,左心房直径<60mm,无病态窦房结综合征和房室传导阻滞),可行电复律或药物转复,复律之前 3 周和成功复律后 4 周需服华法林抗凝。

成功复律后需长期口服Ⅰc类(如普罗帕酮)或Ⅲ类(如胺碘酮)等抗心律失常药物来维持窦律,但通常难以长期维持。

二尖瓣疾病伴快速心房颤动急性发作,如果血流动力学不稳定,应紧急实施电复律。电复律前、中、后应静脉给予肝素抗凝。与二尖瓣关闭不全相比,恢复窦性心律对于二尖瓣狭窄意义更大。因为心动过速使舒张期缩短,将进一步增大二尖瓣狭窄时的跨瓣压差和左心房压,甚至诱发急性肺水肿。血流动力学稳定者,首先考虑静脉用药控制心室率,可先静脉注射毛花苷C,效果不佳时,联合经静脉使用β受体阻断药或非二氢吡啶类钙通道阻断剂。

(3)栓塞的预防:对二尖瓣狭窄患者进行抗凝治疗可降低4～15倍栓塞事件的发生,包括体循环和肺循环的栓塞。对于二尖瓣狭窄患者,若合并心房颤动(包括阵发性、持续性或永久性心房颤动),或既往有栓塞史,或左心房血栓的患者,推荐进行口服抗凝药物治疗。

二、二尖瓣关闭不全

(一)病因和病理

收缩期二尖瓣关闭依赖二尖瓣装置(瓣叶、瓣环、腱索、乳头肌)和左心室的结构和功能的完整性,其中任何部分的异常均可致二尖瓣关闭不全。

1.瓣叶

(1)风湿性损害最为常见,占二尖瓣关闭不全的1/3,女性为多。风湿性病变使瓣膜僵硬、变性、瓣缘卷缩、连接处融合以及腱索融合缩短。

(2)二尖瓣脱垂多为二尖瓣原发性黏液性变使瓣叶宽松膨大或伴腱索过长,心脏收缩时瓣叶向上超越了瓣环水平进入左心房影响二尖瓣关闭。部分二尖瓣脱垂为其他遗传性结缔组织病(如马方综合征)的临床表现之一。

(3)感染性心内膜炎破坏瓣叶。

(4)肥厚型心肌病收缩期二尖瓣前叶向前运动导致二尖瓣关闭不全。

(5)先天性心脏病,心内膜垫缺损常合并二尖瓣前叶裂导致关闭不全。

2.瓣环扩大

(1)任何病因引起左室增大或伴左心衰竭都可造成二尖瓣环扩大而导致二尖瓣相对关闭不全。若心脏缩小,心功能改善,二尖瓣关闭不全可改善。

(2)二尖瓣环退行性变和瓣环钙化,多见于老年女性。尸检发现70岁以上女性,二尖瓣环钙化的发生率为12%。严重二尖瓣环钙化者,50%合并主动脉瓣环钙化,大约50%的二尖瓣环钙化累及传导系统,引起不同程度的房室或室内传导阻滞。

3.腱索

先天性或获得性的腱索病变,如腱索过长、断裂缩短和融合。

4.乳头肌

乳头肌的血供来自冠状动脉终末分支,冠状动脉灌注不足可引起乳头肌功能失调。若乳头肌缺血短暂,可出现短暂的二尖瓣关闭不全;若急性心肌梗死发生乳头肌坏死,则产生永久性二尖瓣关闭不全,乳头肌坏死是心肌梗死的常见并发症,而乳头肌断裂在心肌梗死的发生率低于1%,乳头肌完全断裂可发生严重致命的二尖瓣关闭不全。其他少见的疾病为先天性乳头肌畸形,如一侧乳头肌缺如,称降落伞二尖瓣综合征;罕见的乳头肌脓肿、肉芽肿、淀粉样变和结节病等。

瓣叶穿孔如发生在感染性心内膜炎时、创伤损伤二尖瓣结构或人工瓣损坏等可发生急性二尖瓣关闭不全。

(二)病理生理

1.急性

收缩期左心室射出的部分血流经关闭不全的二尖瓣口反流至左心房,与肺静脉回流至左心房的血流汇总,在舒张期充盈左心室,致左心房和左心室容量负荷骤增,左心室来不及代偿,其急性扩张能力有限,左心室舒张末压急剧上升。左心房压也急剧升高,导致肺淤血,甚至肺水肿,之后可致肺动脉高压和右心衰竭。

由于左心室扩张程度有限,即使左心室收缩正常或增加,左心室总的心搏量增加不足以代偿向左心房的反流,前向心搏量和心排血量明显减少。

2.慢性

左心室对慢性容量负荷过度的代偿为左心室舒张末期容量增大,根据Frank-Starling机制使左心室心搏量增加。加上代偿性离心性肥大,并且左心室收缩期将部分血排入低压的左心房,室壁应力下降快,利于左心室排空。因此,在代偿期左心室总的心搏量明显增加,射血分数可完全正常。二尖瓣关闭不全通过收缩期,左室完全排空来实现代偿可维持正常心搏量多年,但如果二尖瓣关闭不全持续存在并继续加重,使左室舒张末期容量进行性增加,左室功能恶化,当心排血量降低时可出现症状。

二尖瓣关闭不全时,左心房的顺应性增加,左心房扩大。在较长的代偿期,同时扩大的左心房和左心室可适应容量负荷增加,左心房压和左心室舒张末压不致明显上升,肺淤血也暂不会出现。

持续严重的过度容量负荷终致左心衰竭,左心房压和左心室舒张末压明显上升,导致肺淤血、肺动脉高压,持续肺动脉高压又必然导致右心衰竭。

因此,二尖瓣关闭不全首先累及左心房左心室,继之影响右心,最终为全心衰竭。

(三)临床表现

1.症状

(1)急性:轻度二尖瓣反流仅有轻微劳力性呼吸困难;严重反流(如乳头肌断裂)很快发生急性左心衰竭,甚至出现急性肺水肿或心源性休克。

(2)慢性:轻度二尖瓣关闭不全可终身无症状。严重反流有心排血量减少,首先出现的症状是疲乏无力,肺淤血的症状如呼吸困难出现较晚。

①风心病:从首次风湿热后,无症状期远较二尖瓣狭窄长,常超过20年。一旦出现明显症状,多已有不可逆的心功能损害。急性肺水肿和咯血较二尖瓣狭窄少见。

②二尖瓣脱垂:一般二尖瓣关闭不全较轻,多无症状,或仅有不典型胸痛、心悸、乏力、头晕、体位性晕厥和焦虑等,可能与自主神经功能紊乱有关。严重的二尖瓣关闭不全晚期出现左心衰竭。

2.体征

(1)急性:心尖搏动为高动力型。第二心音肺动脉瓣成分亢进。非扩张的左心房强有力收缩所致心尖区第四心音常可闻及。由于收缩末左房室压差减少,心尖区反流性杂音于第二心音前终止,而非全收缩期杂音,低调,呈递减型,不如慢性者响。严重反流也可出现心尖区第三心音和短促舒张期隆隆样杂音。

(2)慢性

①心尖搏动:呈高动力型,左心室增大时向左下移位。

②心音:风心病时瓣叶缩短,导致重度关闭不全时,第一心音减弱,二尖瓣脱垂和冠心病时第一心音多正常。由于左心室射血时间缩短,A_2提前,第二心音分裂增宽。严重反流时心尖区可闻及第三心音。二尖瓣脱垂时可有收缩中期喀喇音。

③心脏杂音:瓣叶挛缩所致(如风心病),有自第一心音后立即开始、与第二心音同时终止的全收缩期吹风样高调-贯型杂音,在心尖区最响。杂音可向左腋下和左肩胛下区传导。后叶异常时,如后叶脱垂、后内乳头肌功能异常、后叶腱索断裂,杂音则向胸骨左缘和心底部传导。在典型的二尖瓣脱垂为随喀喇音之后的收缩期杂音。冠心病乳头肌功能失常时可有收缩早期、中期、晚期或全收缩期杂音。腱索断裂时杂音可似海鸥鸣或乐音性。反流严重时,心尖区可闻及紧随第三心音后的短促舒张期隆隆样杂音。

(四)实验室和其他检查

1.X线检查

急性者心影正常或左心房轻度增大伴明显肺淤血,甚至肺水肿征。慢性重度反流常见左心房左心室增大,左心室衰竭时可见肺淤血和间质性肺水肿征。二尖瓣环钙化为致密而粗的C形阴影,在左侧位或右前斜位可见。

2.心电图

急性者心电图正常,窦性心动过速常见。慢性重度二尖瓣关闭不全主要为左心房增大,部分有左心室肥厚和非特异性ST-T改变,少数有心室肥厚征,心房颤动常见。

3.超声心动图

M型和二维超声心动图不能确定二尖瓣关闭不全。脉冲式多普勒超声和彩色多普勒血流显像可于二尖瓣心房侧和左心房内探及收缩期反流束,诊断二尖瓣关闭不全的敏感性几乎达到100%,且可半定量反流程度。后者测定的左心房内最大反流束面积,<4cm²为轻度、4~8cm²为中度,>8cm²为重度反流。二维超声可显示二尖瓣装置的:形态特征,如瓣叶和瓣下结构增厚、融合、缩短和钙化、瓣叶冗长脱垂、连枷样瓣叶、瓣环扩大或钙化、赘生物、左室扩大和室壁矛盾运动等,有助于明确病因。超声心动图还可提供心腔大小、心功能和合并其他瓣膜损害的资料。

4.心导管检查

心导管检查的适应证:

(1)无创检查不能确定二尖瓣反流严重程度、左心室功能或判断是否需要外科治疗时,有指征做左心室造影和血流动力学测定。

(2)无创评估显示肺动脉高压与严重二尖瓣反流不成比例时,有指征行血流动力学检查。

（3）对于判定严重二尖瓣反流程度,临床表现与无创结果不符时,有指征行左心室造影和血流动力学测定。

（4）冠状动脉疾病高危患者,施行二尖瓣修复术或二尖瓣替换术前,有指征行冠状动脉造影术。

5.放射性核素心室造影

可测定左心室收缩、舒张末容量和静息、运动时射血分数,以判断左心室收缩功能。通过左心室与右心室心搏量之比值评估反流程度,该比值>2.5提示严重反流。经注射造影剂行左心室造影,观察收缩期造影剂反流入左心房的量,为半定量反流程度的"金标准"。

（五）诊断和鉴别诊断

急性者,如突然发生呼吸困难,心尖区出现收缩期杂音,X线心影不大而肺淤血明显和有病因可寻者,如二尖瓣脱垂、感染性心内膜炎、急性心肌梗死、创伤和人工瓣脱置换术后,诊断不难。慢性者,心尖区有典型杂音伴左心房室增大,诊断可以成立,确诊有赖超声心动图。由于心尖区杂音可向胸骨左缘传导,应注意与以下情况鉴别:

（1）三尖瓣关闭不全。为全收缩期杂音,在胸骨左缘第4、5肋间最清楚,右心室显著扩大时可传导至心尖区,但不向左腋下传导。杂音在吸气时增强,常伴颈静脉收缩期搏动和肝收缩期搏动。

（2）室间隔缺损。为全收缩期杂音,在胸骨左缘第4肋间最清楚,不向腋下传导,常伴胸骨旁收缩期震颤。

（3）主、肺动脉瓣狭窄。血流通过狭窄的左或右心室流出道时,产生胸骨左缘收缩期喷射性杂音。杂音自收缩中期开始,于第二心音前终止,呈吹风样和递减型。主动脉狭窄的杂音位于胸骨右缘第2肋间;肺动脉瓣狭窄的杂音位于胸骨左缘第2肋间;肥厚型梗阻型心肌病的杂音位于胸骨左缘第3、4肋间。以上情况均有赖超声心动图确诊。

（六）并发症

心房颤动可见于3/4的慢性重度二尖瓣关闭不全患者;感染性心内膜炎较二尖瓣狭窄常见;体循环栓塞见于左心房扩大、慢性心房颤动的患者,较二尖瓣狭窄少见;心力衰竭在急性者早期即可出现,慢性者常晚期发生;二尖瓣脱垂的并发症包括感染性心内膜炎、脑栓塞、心律失常、猝死、腱索断裂、严重二尖瓣关闭不全和心力衰竭。

（七）治疗

1.急性

治疗目的是降低肺静脉压,增加心排血量和纠正病因。内科治疗一般为术前过渡措施,尽可能在床旁 Swan-Ganz 导管血流动力学监测指导下进行。静滴硝普钠通过扩张小动静脉,降低心脏前后负荷,减轻肺淤血,减少反流,增加心排血量。静脉注射利尿剂可降低前负荷。外科治疗为根本措施,视病因、病变性质、反流程度和对药物治疗的反应,采取紧急、择期或选择性手术(人工瓣膜置换术或修复术)。部分患者经药物治疗后症状可基本控制,进入慢性代偿期。

2.慢性

（1）内科治疗

①预防感染性心内膜炎;风心病者需预防风湿活动。

②无症状、心功能正常者无须特殊治疗,但应定期随访。

③心房颤动的处理同二尖瓣狭窄,但维持窦性心律不如在二尖瓣狭窄时重要。除因心房颤动导致心功能显著恶化的少数情况需恢复窦性心律外,多数只需满意控制心室率。慢性心房颤动,有体循环栓塞史、超声检查见左心房血栓者,应长期抗凝治疗。

④心力衰竭者,应限制钠盐摄入,使用利尿剂、血管紧张素转换酶抑制剂、β受体阻滞剂和洋地黄。

(2)外科治疗:为恢复瓣膜关闭完整性的根本措施。应在发生不可逆的左心室功能不全之前施行,否则术后预后不佳。

二尖瓣反流患者手术的强适应证:①有症状的急性严重二尖瓣反流患者。②慢性严重二尖瓣反流和心功能 NYHA 分级Ⅱ、Ⅲ或Ⅳ级、没有严重的左心室功能不全的患者(严重左心室功能不全定义为射血分数<0.30)和(或)收缩期末期内径>55mm 的患者。③没有症状的慢性严重二尖瓣反流,轻、中度左心室功能不全、射血分数 0.30～0.60 和(或)收缩期末期内径≥40mm 的患者。④需要外科手术的大多数严重慢性二尖瓣反流患者,建议进行二尖瓣修复术而不是二尖瓣置换术,患者应当到有二尖瓣修复经验的外科中心手术。

手术方法有瓣膜修补术和人工瓣膜置换术两种:

①瓣膜修补术:若瓣膜损坏较轻,瓣叶无钙化,瓣环有扩大,但瓣下腱索无严重增厚者可行瓣膜修复成形术。瓣膜修复术死亡率低,能获得长期临床改善,作用持久。术后发生感染性心内膜炎和血栓栓塞少,不需长期抗凝,左心室功能恢复较好。手术死亡率 1%～2%。与换瓣相比,较早和较晚期均可考虑瓣膜修补手术,但 LVEF<0.15～0.20 时亦不应行此手术。

②人工瓣膜置换术:瓣叶钙化,瓣下结构病变严重,感染性心内膜炎或合并二尖瓣狭窄者必须置换人工瓣。感染性心内膜炎感染控制不满意,或反复栓塞或合并心衰药物治疗不满意者,提倡早做换瓣手术;真菌性心内膜炎应在心衰或栓塞发生之前行换瓣手术。目前换瓣手术死亡率低于 5%。多数患者术后症状和生活质量改善,肺动脉高压减轻,心脏大小和左心室重量减少,较内科治疗存活率明显改善,但心功能改善不如二尖瓣狭窄和主动脉瓣换瓣术满意。严重左心室功能不全(LVEF<0.30～0.35)或左心室重度扩张(左心室舒张末内径 LVEDD>80mm,左心室舒张末容量指数 LVEDVI>300mL/m^2),已不宜换瓣。

(八)预后

急性严重反流伴血流动力学不稳定者,如不及时手术干预,死亡率极高。在手术治疗前的年代,慢性重度二尖瓣关闭不全确诊后内科治疗 5 年存活率 80%,10 年存活率 60%。单纯二尖瓣脱垂无明显反流,无收缩期杂音者大多预后良好;年龄>50 岁、有明显收缩期杂音和二尖瓣反流、瓣叶冗长增厚、左心房左心室增大者预后较差。

三、二尖瓣脱垂

二尖瓣脱垂(MVP)是最常见的成人先天性心脏病,在美国人群中发生率在 4%～5%。二尖瓣脱垂指的是在收缩期二尖瓣的一个或两个瓣叶向上和向后移位至左心房。虽然二尖瓣脱垂是良性的,但是也可以发生严重的并发症,包括感染性心内膜炎和重度二尖瓣关闭不全。

二尖瓣脱垂可以分为原发性、继发性或功能性。原发性二尖瓣脱垂发生在没有结缔组织病的患者，可以出现三尖瓣黏液瘤样变性，有时候主动脉瓣和肺动脉瓣也会受累。原发性二尖瓣脱垂可以伴随骨骼异常、血友病和乳腺过小。继发性二尖瓣脱垂通常发生在已知的某种结缔组织病，如马方综合征、Ehlers-Danlos 综合征、成人多囊肾、成骨不全、弹性假黄瘤。继发性二尖瓣脱垂二尖瓣结构的病理改变和原发性二尖瓣脱垂相同。功能性二尖瓣脱垂二尖瓣的解剖正常，但是不管瓣膜发生向上和向后移位，都会发生其他继发性心脏病。功能性二尖瓣脱垂的原因包括二尖瓣环的扩张和缺血性乳头肌功能障碍。在肥厚型心肌病，左心室腔太小以至于不能适应二尖瓣导致了功能性二尖瓣脱垂。在房间隔缺损的患者，左向右分流和继发于容量负荷过重的右心室腔扩张可以导致左心室变小和功能性二尖瓣脱垂。

（一）病因和发病机制

二尖瓣脱垂的病因不明。家族性二尖瓣脱垂为常染色体显性遗传，伴有不同的外显率。然而，没有单一或一组遗传异常可以引起二尖瓣脱垂。原发性和继发性二尖瓣脱垂的病理改变包括二尖瓣叶和腱索。典型的肉眼可见的病理改变包括二尖瓣叶的增厚、冗长和腱索的拉长。

尽管黏液瘤样改变可以影响二尖瓣前叶和后叶，但是后叶扇贝样改变是最常见的。二尖瓣瓣叶的组织学检查显示胶原束断裂和松质层酸性黏多糖蓄积。

（二）临床表现

二尖瓣脱垂的临床表现呈高度多样性。大部分患者是无症状的。最常见的症状是非典型性胸痛。其他与二尖瓣脱垂相关的非特异的症状包括易疲劳、心悸、头晕、呼吸困难、焦虑、麻木和刺痛。关于这些症状是不是由二尖瓣脱垂所引起的目前还没有被证实。很有可能二尖瓣脱垂最初的描述受到选择偏差的影响。随后的一些研究没有证实这些症状（如胸痛、呼吸困难和头晕）发生的频率增加。

二尖瓣脱垂通常在常规体检中发现，心脏听诊对临床诊断非常关键。二尖瓣脱垂的听诊特点是在收缩中期或收缩晚期一个或多个非喷射性喀喇音伴随或不伴随收缩晚期杂音。收缩期喀喇音是由于二尖瓣叶突入左心房，腱索的突然拉紧产生震动导致的。多个收缩期喀喇音可以产生一种搔刮音，有时候像心包摩擦音。二尖瓣脱垂时瓣叶关闭不全导致收缩晚期杂音。这个杂音典型特点是递增型杂音，并遮盖第二心音。它通常是在非喷射性喀喇音之后，但可单独出现。收缩晚期杂音通常提示轻度二尖瓣关闭不全，如果反流的程度严重，杂音可以是全收缩期的，可以听不到喀喇音。尽管杂音在收缩晚期增强，但是这与其他原因引起的二尖瓣关闭不全所产生的杂音很难区别。在二尖瓣后叶脱垂者，二尖瓣通常直接向主动脉根部反流，并且其杂音沿胸骨左缘传导至主动脉瓣区。前叶脱垂者，杂音放射至左腋下和背部。

二尖瓣脱垂是动态的，容量依赖性的，最敏感和特征性的诊断标准是依靠听诊时特殊的体位变化。对患者完整的体格检查包括仰卧位、站位和坐位来改变血流动力学和左心室容量，从而最精确的发现特征性的结果。体位改变听诊主要和改变左心室容积、心率和心肌收缩性有关。通常，减少左心室容积的方法可以使二尖瓣瓣叶在收缩期脱垂产生得更早、更突出，导致收缩期喀喇音和杂音更接近第一心音。

（三）诊断和鉴别诊断

1.诊断

当心脏听诊发现二尖瓣脱垂时,可以用经胸壁超声心动图来证实,它对于诊断二尖瓣脱垂有很重要的作用,二维和 M 型超声对发现二尖瓣脱垂都很敏感。超声心动图可以提供其他的信息,包括瓣叶脱垂的程度、二尖瓣关闭不全的严重度和二尖瓣瓣叶的厚度。心脏超声检测方法和技术的改进以及诊断标准的变化导致对其获得信息的解读的改变。与 20 年前相比,目前诊断二尖瓣脱垂的患者远远变少。然而,二尖瓣脱垂其容量依赖性的特征使诊断更困难,因为患者通常是仰卧位的。

最初 M 型超声诊断二尖瓣脱垂的标准要求收缩期二尖瓣瓣叶移动超过 CD 线。全收缩期移动 3mm 或收缩晚期移动 2mm 都足够满足二尖瓣脱垂的 M 型超声诊断标准。由于二尖瓣环在二维超声上呈鞍形,因此必须在胸骨旁长轴位才能诊断二尖瓣脱垂。胸骨旁长轴位的脱垂表现为二尖瓣瓣叶的弓形突出,超过了前、后环交接点的连线。脱垂超过该线 2mm 可以诊断二尖瓣脱垂。典型的二尖瓣脱垂表现为:瓣叶至少移位 2mm,瓣叶至少增厚 5mm。超声心动图的体征与临床表现密切相关,它可以识别一些重要的并发症,例如二尖瓣关闭不全、感染性心内膜炎,以及由于瓣叶的冗长和增厚是否需要进行手术,这些都必须集中精力在心脏超声上观察瓣膜的形态和移动的程度。如今,二尖瓣脱垂的超声心动图诊断依靠所有这些方法的结合。实时三维经胸超声心动图可快速、准确评价二尖瓣脱垂。

二尖瓣脱垂的心电图异常表现包括房性和室性心律失常、QT 间期延长、下壁导联非特异性 ST 段和 T 波改变,以及 T 波倒置。然而,一些研究显示二尖瓣脱垂患者没有一致的诊断或临床上有用的异常心电图。因此,心电图对诊断没有帮助。有心悸症状的患者进行动态心电图监测可以显示心律失常,这对于短暂的心律失常引起的症状很重要。胸片对诊断二尖瓣脱垂几乎没有作用,但对于二尖瓣关闭不全重要的血流动力学改变可以通过胸片发现左心房和左心室腔扩张和肺静脉充血的证据。

2.鉴别诊断

非喷射性收缩期喀喇音的鉴别诊断包括来自主动脉瓣和肺动脉瓣的喷射音、S_1 或 S_2 分裂和来自非瓣膜结构的喀喇音,如房间隔动脉瘤,心包音以及在气胸患者听到的喀喇音。主动脉和肺动脉的喷射音是收缩早期较高频率的声音。主动脉的喷射音用膜型听诊器听诊最清楚,其声音像 S_1 宽分裂。尽管在整个心前区都能听到这些声音,但是在二尖瓣区听诊最响,通常 S_1 喷射性喀喇音被误诊为 S_1 之后的第四心音。肺的喷射音很难和第一心音分裂相区分,但是这个响亮的、短而尖的声音在呼气相增强、吸气相消失,是一个很可靠的诊断特征。喷射性喀喇音在体位改变、前负荷变化时不容易被影响。因为喷射性喀喇音在半月瓣打开时出现,它出现在颈动脉波升支之前,而二尖瓣脱垂的非喷射性喀喇音出现在其之后。房间隔动脉瘤可出现收缩中期喀喇音。在这种情况下没有相关联的收缩晚期杂音。气胸喀喇音和二尖瓣脱垂相似,但是与心动周期没有相一致的关系,也可以发生在舒张期。正因如此,延长的连续的心脏听诊对诊断是很有帮助的。

（四）治疗和预后

1.最佳治疗

继发于二尖瓣脱垂的二尖瓣关闭不全的治疗主要是由血流动力学紊乱的程度决定的。轻度二尖瓣关闭不全的患者可以进行一年一次的体格检查随访。只有当症状加重或体格检查发现改变时再次进行超声心动图检查。无症状的中度至重度二尖瓣关闭不全的患者必须进行一年一次的体格检查和心脏超声来评估心室的收缩功能。静息左心室功能障碍（射血分数≤60%）或左心室收缩末期内径≥45mm 的患者应立刻进行瓣膜修复或置换。平均手术死亡率为 1.6%，长期研究显示大多数患者对二尖瓣修补有良好的承受力，然而，一部分患者二尖瓣关闭不全重新出现，此时通常必须行二尖瓣置换术。重度二尖瓣关闭不全和有充血性心力衰竭症状的患者用外科手术治疗效果最好。然而，重度二尖瓣关闭不全和左心室功能障碍的患者，手术也可能是禁忌证，因为一旦二尖瓣关闭不全解除了，左心室可能不能发挥其功能。

2008 年，AHA 修改了关于二尖瓣脱垂和预防感染性心内膜炎的推荐。尽管二尖瓣脱垂和二尖瓣关闭不全同时存在的患者发生感染性心内膜炎的风险增加，但是二尖瓣脱垂患者发生感染性心内膜炎的实际数量仍然非常低。此外，与先天性心脏病、人工心脏瓣膜和其他情况相比，二尖瓣脱垂伴感染性心内膜炎的患者其预后良好，现在也推荐在上述疾病预防感染性心内膜炎。最后，使用抗生素严重的不良反应的风险也不低，耐药菌株的发生也是减少不必要的抗生素使用的原因。鉴于以上原因，不再推荐二尖瓣脱垂患者预防感染性心内膜炎，甚至合并严重的二尖瓣关闭不全时也不作为推荐。

二尖瓣脱垂患者的治疗主要是保证疾病病程良好。初次诊断时推荐使用经胸超声心动图来评估瓣膜的形态、二尖瓣关闭不全的程度、左心室收缩功能和相关联的结构性心脏病。没有二尖瓣关闭不全的无症状患者可以每 2～3 年随访进行体格检查。新的杂音或症状的出现提示应再次进行超声心动图的检查。中度或重度二尖瓣关闭不全的患者应进行连续的心脏超声检查来评估左心室的收缩功能和血流动力学紊乱的程度。

2.避免治疗错误

二尖瓣脱垂患者胸痛和心悸的高发生率使诊断和治疗面临共同的挑战。一般而言，二尖瓣脱垂患者胸痛的评估与治疗与其他患者没有区别。临床医师应该避免把非典型的非心脏性胸痛归结为二尖瓣脱垂。二尖瓣脱垂患者的心悸最常由房性和室性期前收缩引起。当一个患者在临床检查时有心悸不适，标准心电图检查已足以确诊。不常出现的症状可以通过动态心电图监测来检查。这些相对简单和便宜的方法通常可以提供很有帮助的信息，也基本不需要进一步的检查。戒酒和咖啡因可以减少心悸的频率，一些研究提示二尖瓣脱垂患者在开始定期锻炼后其症状得到改善。因为大部分患者可以通过简单的良好状态达到有效的治疗，应该避免过早的开始药物治疗。然而，小剂量的 β 受体阻滞剂对症状顽固的患者有效。动态监测发现有严重的心律失常提示应进行电生理检查或抗心律失常治疗。

3.预后

大多数二尖瓣脱垂患者的临床病程和预后是良好的，其存活率与年龄、性别匹配的没有二尖瓣脱垂的人群是相似的。严重的心脏并发症的风险大约是每年 1%。很少的二尖瓣脱垂患者出现心律失常、感染性心内膜炎或严重的二尖瓣关闭不全以及并发充血性心力衰竭。出现并发症最重要的危险因子是年龄超过 45 岁、男性、二尖瓣关闭不全收缩期杂音和左心室扩张。超声心动图上预测并发症风险增加的是二尖瓣瓣叶冗长和增厚，以及显著的二尖瓣关闭不全。

进展性二尖瓣关闭不全伴左心房或左心室内径逐渐增大、心房颤动、肺动脉高压和充血性心力衰竭是最常见的严重并发症,10～15年的发生率为15%。二尖瓣脱垂患者也有发展为感染性心内膜炎的危险。

二尖瓣脱垂和心律失常之间的关系还存在争议。然而,心悸的症状通常促使一个健康的患者来就诊。在体格检查或超声心动图上可以一致诊断为二尖瓣脱垂。尽管许多研究提示二尖瓣脱垂患者发生房性期前收缩、室上性心动过速和室性期前收缩的风险增加,这些报道可能受选择偏差的影响。二尖瓣脱垂和心律失常之间的关系最可能直接和严重的二尖瓣反流有关。重度二尖瓣关闭不全的患者其室性心律失常、室性心动过速和心脏性猝死的风险增加。由二尖瓣脱垂或其他原因导致的重度二尖瓣关闭不全的风险是相同的。目前还没有足够的证据证实二尖瓣脱垂但不伴有重度二尖瓣反流的患者,其心律失常的发病率高于其他一般人群。房颤通常是进行性和严重的二尖瓣反流的并发症,但偶尔发生于轻度血流动力学紊乱的患者。

据报道,二尖瓣脱垂患者与正常组对照其感染性心内膜炎的发生率增加5倍。然而,最近的ACC/AHA关于感染性心内膜炎的指南不推荐无症状或有症状的二尖瓣脱垂患者预防性使用抗生素。

由于二尖瓣脱垂在一般人群的发病率,它可能是诱发感染性心内膜炎最常见的心脏原因。二尖瓣脱垂的患者,二尖瓣关闭不全的全收缩期杂音是发展成感染性心内膜炎最强的危险因子。在舒张期当二尖瓣不处于高度压力的情况下测得二尖瓣瓣叶增厚≥5mm时,与感染性心内膜炎风险的增加也有关系。其他感染性心内膜炎的危险因素包括老年和男性。很多年来这些因素导致推荐二尖瓣脱垂患者在某个阶段预防性使用抗生素。然而,这种并发症的绝对风险仍然很低。假设4%的人群患二尖瓣脱垂,那么每年估计1/5700的二尖瓣脱垂患者发生感染性心内膜炎。二尖瓣关闭不全实质上增加了1/1900的患者发生感染性心内膜炎的风险。如果二尖瓣脱垂患者没有二尖瓣反流的杂音,那么感染性心内膜炎的发生率不会高于普通人群。

在二尖瓣脱垂患者通常会出现二尖瓣关闭不全,因为瓣叶脱垂导致对合不充分,继而出现二尖瓣关闭不全。大多数患者只有微量或轻度的反流。然而,估计2%～7%的二尖瓣脱垂患者有严重的影响血流动力学的二尖瓣反流。前瞻性研究显示发展到重度二尖瓣关闭不全需要进行二尖瓣修复或置换的患者每年低于1%。在70岁的时候估计累积风险在男性是4%,女性是1%。血压升高可以加速二尖瓣结构的退行性改变,增加了发展到重度二尖瓣关闭不全需要手术的风险。血压控制不佳的患者也有发生由于腱索破裂而导致急性或亚急性二尖瓣关闭不全的风险。由于人群中二尖瓣脱垂的高发病率,即便很小比例的二尖瓣反流,其数量也很多。实际上,在美国,二尖瓣脱垂是用手术进行二尖瓣修复或置换来治疗二尖瓣反流最常见的原因。

第二节　主动脉瓣疾病

一、主动脉瓣狭窄

主动脉瓣狭窄是指主动脉瓣膜先天性结构异常和后天病变所致的瓣膜异常,而引起的主动脉瓣口面积减少。主动脉瓣狭窄是一种慢性进行性疾病,男性多于女性。单纯风湿性主动脉瓣狭窄罕见,常常与主动脉瓣关闭不全及二尖瓣病变合并存在,病理变化为瓣膜交界处粘连和纤维化,瓣膜的变形加重了瓣膜的损害,导致钙质沉着和进一步狭窄。

(一)病因

1.风心病

风湿性炎症导致瓣膜交界处粘连融合,瓣叶纤维化、僵硬、钙化和挛缩畸形,因而瓣口狭窄。几乎无单纯的风湿性主动脉瓣狭窄,大多伴有关闭不全和二尖瓣损害。

2.先天性畸形

(1)先天性二叶瓣畸形:为最常见的先天性主动脉瓣狭窄的病因。先天性二叶瓣畸形见于1%~2%的人群,男多于女。出生时多无交界处融合和狭窄。由于瓣叶结构的异常,即使正常的血流动力学也可引起瓣膜增厚、钙化、僵硬及瓣口狭窄,约 1/3 可发生狭窄。成年期形成椭圆或窄缝形狭窄瓣口,为成年人孤立性主动脉瓣狭窄的常见原因。主动脉瓣二叶瓣畸形易并发感染性心内膜炎,而主动脉瓣的感染性心内膜炎中,最多见的基础心脏病为二叶瓣畸形。

(2)先天性单叶瓣畸形:少见,瓣口偏心,呈圆形或泪滴状,出生时即有狭窄。如狭窄开始时轻,多在成年期进行性钙化使狭窄加重。

(3)先天性三个瓣叶狭窄:十分少见,多为三个瓣叶不等大,可能在出生时就有狭窄,也可能在中年以后瓣叶逐渐纤维化和钙化导致瓣膜狭窄。

3.退行性老年钙化性主动脉瓣狭窄

为 65 岁以上老年人单纯性主动脉狭窄的常见原因。无交界处融合,瓣叶主动脉面有钙化结节限制瓣叶活动。常伴有二尖瓣环钙化。

4.其他少见原因

大的赘生物阻塞瓣口,如真菌性感染性心内膜炎和系统性红斑狼疮、类风湿关节炎伴瓣叶结节样增厚等。

(二)病理生理

1.狭窄程度

成年人主动脉瓣口面积≥3.0cm²,当瓣口面积减少一半时,收缩期仍无明显跨瓣压差。主动脉瓣口面积≤1.0cm² 为重度狭窄,左心室收缩压明显升高,跨瓣压差显著。瓣口面积在1.0~1.5cm² 为中度狭窄,1.5~2.0cm² 为轻度狭窄(表 5-2-1)。

表 5-2-1 确定主动脉瓣狭窄程度的标准

严重程度	跨瓣膜平均压力阶差(mmHg)	主动脉瓣口面积(cm²)
轻度	<25	>1.5
中度	25~40	1.0~1.5
重度	>40	<1.0
极重度	>80	<0.7

2.病理生理变化

主动脉瓣口梗阻所引起的最早的生理反应为左心室压力增高,左心室壁张力急剧增加,而心肌缩短的速度下降。左心室舒张末期容积和压力增高,经 Frank-Starling 代偿机制,心肌收缩力增强,左心室收缩压增高,主动脉瓣口跨瓣压差增大,促进血液高速通过狭窄的瓣口。随着瓣膜口面积的减小,狭窄程度加重,左心室肥大,呈向心性肥厚,左心室游离壁和室间隔厚度增加,与此同时,左心室舒张期顺应性下降,心室僵硬,舒张末期左心室腔内径缩小。左心室排血量由左心室肥大来保持跨越主动脉瓣较大的压力阶差,这样可多年不出现左心室排血量的减少、左心室扩大或产生心力衰竭症状。长期的压力负荷加于肥大的左心室,终将导致心肌病变,使之不能保持其正常的基本收缩功能,并常伴有一定程度的心肌纤维化,最后左心室功能失常,射血分数降低。

当收缩压力阶差峰值在正常心排血量时超过 50mmHg 或平均身材的成年人的有效主动脉瓣口面积$<0.8cm^2$,即按体表面积计算为 $0.5cm^2/m^2$(约小于正常瓣口面积 1/4),一般可认为是左心室流出道严重阻碍。严重主动脉瓣狭窄引起心肌缺血,其机制为:①左心室壁增厚、心室收缩压升高(严重主动脉瓣狭窄时收缩压常达 200mmHg 以上)和射血时间延长,增加心肌耗氧量;②左心室肥厚,心肌毛细血管密度相对减少;③舒张期心腔内压力增高,压迫心内膜下冠状动脉;④左心室舒张末压升高致舒张期主动脉-左心室压差降低,冠状动脉灌注压降低。后二者减少冠状动脉血流。心肌耗氧量增加、供血减少,如加上运动负荷将导致严重心肌缺血。故主动脉瓣狭窄患者虽无冠状动脉病变,也常有心绞痛症状。

(三)临床表现

1.症状

出现时间因病因不同而异,常见的有呼吸困难、心绞痛和晕厥,为典型主动脉瓣狭窄的三联征。

(1)呼吸困难:疲乏、无力和头晕是很早期的症状。劳力性呼吸困难为晚期肺淤血引起的首发症状。轻度的左侧心力衰竭可出现气短、呼吸困难,严重者可出现夜间阵发性呼吸困难和端坐呼吸,甚或急性肺水肿,预后很差。

(2)心绞痛:见于 60% 的有症状患者。常由运动诱发,休息后缓解。随年龄增长,发作更频繁。主要由心肌肥厚心肌需氧量增加及继发于冠状血管过度受压所致的氧供减少。极少数可由瓣膜的钙质栓塞冠状动脉引起。约有 39% 的患者同时伴有冠心病,进一步加重心肌缺血。

(3)晕厥或眩晕:约 1/4 有症状的患者发生晕厥。多发生于直立、运动中、运动后即刻或身体向前弯曲时,少数在休息时发生。

2.体征

(1)心尖冲动:收缩期抬举样搏动,左侧卧位呈双重搏动(心房收缩和心室收缩)。

(2)心浊音界:心力衰竭时心浊音界左下扩大明显。

(3)主动脉瓣收缩期杂音:胸骨右缘第 2 肋间低调、粗糙、响亮的喷射性杂音,呈递增递减型,S_1 后出现,收缩中期最响,于 S_2 前结束,向颈动脉和锁骨下动脉放射,有时向胸骨下段或心尖部放射,吸入亚硝酸异戊酯后杂音可增强,常伴收缩期震颤。

(4)收缩早期喷射音:由主动脉瓣开瓣所致。先天性瓣膜病变多见,瓣膜钙化后消失。

(5)心音改变:主动脉瓣活动受限或明显钙化时 A_2 减弱或消失,可伴有 S_2 逆分裂。常闻

及 S_4，提示左心室肥厚和舒张末压升高。S_3 常出现于左心室扩大和心力衰竭患者。

（6）脉搏与脉压改变：脉搏细弱，严重狭窄或心力衰竭时收缩压下降，脉压减小。

3.并发症

（1）心力衰竭：主动脉瓣狭窄一般死于进行性心力衰竭，发生左侧心力衰竭后，自然病程明显缩短，因此终末期的右侧心力衰竭少见。

（2）心律失常：10％可发生心房颤动，致左心房压升高和心排血量明显减少，临床上迅速恶化，可致严重低血压、晕厥或肺水肿。主动脉瓣钙化侵及传导系统可致房室传导阻滞；左心室肥厚、心内膜下心肌缺血或冠状动脉栓塞可致室性心律失常。上述的两种情况均可导致晕厥，甚至猝死。

（3）心脏性猝死：占 10％～20％，猝死前常有晕厥、心绞痛或心力衰竭史。无症状者发生猝死少见，仅见于 1％～3％ 的患者。

（4）胃肠道出血：可发生于严重的主动脉瓣狭窄患者，多见于老年患者，出血为隐匿和慢性。

（5）感染性心内膜炎：不常见。年轻人的轻瓣膜畸形较老年人的钙化瓣膜狭窄发生感染性心内膜炎的危险性大。

（6）体循环栓塞：少见。脑血栓可引起卒中或短暂性脑缺血发作，为增厚的两叶式瓣病变的微血栓所致。钙化性主动脉瓣狭窄可引起各种器官的钙化栓塞，包括心脏、肾脏和大脑。视网膜中央动脉发生钙化栓塞可引起视力突然丧失。

（四）辅助检查

1.心电图检查

轻度主动脉瓣狭窄者心电图可正常。严重者心电图左心室肥厚与劳损。ST 段压低和 T 波倒置的加重提示心室肥厚在进展。左心房增大的表现多见。生动脉瓣钙化严重时，可见左前分支阻滞和其他各种程度的房室或束支传导阻滞。

2.X 线检查

X 线检查可见左心缘圆隆，心影不大或左心室轻度增大。常见主动脉狭窄后扩张和主动脉钙化。心力衰竭时左心室明显扩大，还可见左心房增大，肺动脉主干突出，肺静脉增宽及肺淤血的征象。

3.超声心动图检查

（1）二维超声心动图上可见主动脉瓣收缩期呈向心性弯形运动，并能明确先天性瓣膜畸形。

（2）M 型超声可见主动脉瓣变厚，活动幅度减小，瓣叶反射光点增强提示瓣膜钙化。主动脉根部扩张，左心室后壁和室间隔对称性肥厚。

（3）多普勒超声显示缓慢而渐减的血流通过主动脉瓣，并可计算最大跨瓣压力阶差，评估瓣膜狭窄的严重程度和左心室功能状态。

4.左心导管检查

左心导管检查可直接测定左心房、左心室和主动脉的压力。左心室收缩压增高，主动脉收缩压降低，随着主动脉瓣狭窄病情加重，此压力阶差增大，左心房收缩时压力曲线呈高大的 a

波。在下列情况时应考虑施行左心导管检查：①年轻的先天性主动脉瓣狭窄患者，虽无症状但需了解左心室流出道梗阻程度；②疑有左心室流出道梗阻而非瓣膜原因者；③欲区别主动脉瓣狭窄是否合并存在冠状动脉病变者，应同时行冠状动脉造影；④多瓣膜病变手术治疗前。

（五）诊断及鉴别诊断

1.诊断

临床上发现心底部主动脉瓣区喷射性收缩期杂音，超声心动图检查证实主动脉瓣狭窄，可明确诊断。

主动脉狭窄有以下特征：①在正常心排血量时压力阶差峰值＞50mmHg；②平均身材成年人的有效主动脉瓣口面积（按 Gorlin 公式计算）约 $0.8cm^2$，即按体表面积计算 $0.5cm^2/m^2$（小于正常瓣口面积 $3.0\sim4.0cm^2$ 的 1/4）。

2.鉴别诊断

临床上主动脉瓣狭窄应与下列情况的主动脉瓣区收缩期杂音鉴别（表 5-2-2）。

表 5-2-2　与主动脉狭窄相鉴别的疾病

疾病	鉴别要点
肥厚梗阻型心肌病	也称为特发性肥厚性主动脉瓣下狭窄（IHSS），胸骨左缘第四肋间可闻及收缩期杂音，收缩期喀喇音罕见，主动脉区第二心音正常。超声心动图显示左心室壁不对称性肥厚，室间隔明显增厚，与左心室后壁之比≥1.3，收缩期室间隔前移，左心室流出道变窄，可伴有二尖瓣前瓣叶向交移位而引起二尖瓣反流
主动脉扩张	见于各种原因如高血压，梅毒所致的主动脉扩张。可在胸骨右缘第 2 肋间闻及短促的收缩期杂音，主动脉区第二心音正常或亢进，无第二心音分裂。超声心动图可明确诊断
肺动脉瓣狭窄	可于胸骨左缘第 2 肋间闻及粗糙响亮的收缩期杂音，常伴收缩期喀喇音，肺动脉瓣区第二心音减弱并分裂，主动脉瓣区第二心音正常，右心室肥厚增大，肺动脉主干呈狭窄后扩张
三尖瓣关闭不全	胸骨左缘下端闻及高调的全收缩期杂音，吸气时同心血量增加可使杂音增强，呼气时减弱。颈静脉搏动，肝大。右心房和右心室明显扩大。超声心动图可证实诊断
二尖瓣关闭不全	心尖区全收缩期吹风样杂音，向左腋下传导；吸入亚硝酸异戊酯后杂音减弱。第一心音减弱，主动脉瓣第二心音正常，主动脉瓣无钙化

（六）治疗

1.内科治疗

内科治疗的主要目的为确定狭窄程度，观察狭窄进展情况，为有手术指征的患者选择合理手术时间。治疗措施包括以下几种。

（1）轻度主动脉瓣狭窄无症状，无须治疗，适当避免过度的体力劳动及剧烈运动，以防止晕厥、心绞痛和猝死。

（2）预防感染性心内膜炎，如为风心病合并风湿活动，应预防风湿热。

（3）无症状的轻度狭窄患者每 2 年复查 1 次，应包括超声心动图定量测定。中重度狭窄的患者应避免剧烈体力活动，每 6～12 个月复查 1 次。

（4）如有频发房性期前收缩，应予抗心律失常药物，预防心房颤动。主动脉狭窄患者不能耐受心房颤动，一旦出现，应及时转复为窦性心律。其他可导致症状或血流动力学后果的心律失常也应积极治疗。

（5）心绞痛可试用硝酸酯类药物。

（6）心力衰竭者应限制钠盐摄入，可用洋地黄类药物和小心应用利尿药。过度利尿可因低血容量致左心室舒张末压降低和心排血量减少，发生直立性低血压。不可使用作用于小动脉的血管扩张药，以防血压过低。

2.外科治疗

手术治疗的关键是解除主动脉瓣狭窄，降低跨瓣压力阶差。人工瓣膜置换术为治疗成年人主动脉狭窄的主要方法。无症状的轻、中度狭窄患者无手术指征。重度狭窄（瓣口面积＜0.75cm²或平均跨瓣压差＞50mmHg）伴心绞痛、晕厥或心力衰竭症状为手术的主要指征。无症状的重度狭窄患者，如伴有进行性心脏增大和（或）明显左心室功能不全，也应考虑手术。严重左心室功能不全、高龄、合并主动脉瓣关闭不全或冠心病，增加手术和术后晚期死亡风险，但不是手术禁忌证。有冠心病者，需同时做冠状动脉旁路移植术。术后的远期预后优于二尖瓣疾病和主动脉关闭不全的换瓣患者。

儿童和青少年的非钙化性先天性主动脉瓣严重狭窄，甚至包括无症状者，可在直视下行瓣膜交界处分离术。

3.介入治疗

经皮球囊主动脉瓣膜成形术是经皮逆行插入一根球囊导管通过狭窄的主动脉瓣，然后扩张球囊，挤压瓣叶的钙化，牵拉主动脉瓣环，从而增加瓣口面积。与经皮球囊二尖瓣成形不同，经皮主动脉瓣成形的临床应用范围局限，不能代替主动脉瓣置换术。由于球囊瓣膜成形术对高危患者在血流动力学方面只能产生轻微和短暂的益处，不能降低死亡率。仅作为一种姑息手术用于有其他严重的全身疾病而不宜实施外科手术治疗的患者。

（1）经皮球囊主动脉瓣膜成形术的适应证：①儿童和青年的先天性主动脉瓣狭窄；②由于严重主动脉瓣狭窄的心源性休克不能耐受手术者；③重度狭窄危及生命需急诊非心脏手术治疗，因有心力衰竭而具极高手术危险者可作为过渡治疗措施；④严重主动脉瓣狭窄的妊娠期妇女；⑤严重主动脉瓣狭窄拒绝手术治疗者。

（2）经皮球囊主动脉瓣膜成形术的禁忌证：①主动脉瓣狭窄伴中度以上主动脉瓣反流；②发育不良型主动脉瓣狭窄；③纤维肌性或管样主动脉瓣下狭窄；④主动脉瓣上狭窄。

二、主动脉瓣关闭不全

（一）病因和病理

由于主动脉瓣及（或）主动脉根部疾病所致。

1.急性

（1）感染性心内膜炎致主动脉瓣瓣膜穿孔或瓣周脓肿。

（2）创伤穿通或钝挫性胸部创伤致升主动脉根部、瓣叶支持结构和瓣叶破损或瓣叶急性脱垂。

（3）主动脉夹层。夹层血肿使主动脉瓣环扩大，一个瓣叶被夹层血肿压迫向下，瓣环或瓣叶被夹层血肿撕裂。通常发生于马方综合征、特发性升主动脉扩张、高血压或妊娠。

（4）人工瓣撕裂。

2.慢性

（1）主动脉瓣疾病

①风心病约 2/3 的主动脉瓣关闭不全为风心病所致。由于瓣叶纤维化、增厚和缩短，影响舒张期瓣叶边缘对合。风心病时单纯主动脉瓣关闭不全少见，常因瓣膜交界处融合伴不同程度狭窄，常合并二尖瓣损害。

②感染性心内膜炎引起感染性赘生物致瓣叶破损或穿孔，瓣叶因支持结构受损而脱垂或赘生物介于瓣叶间妨碍其闭合而引起关闭不全。即使感染已被控制，瓣膜纤维化和挛缩可继续。视损害进展的快慢不同，可表现为急性、亚急性或慢性关闭不全，为单纯性主动脉瓣关闭不全的常见病因。

③先天性畸形。包括：a.二叶主动脉瓣畸形时，由于一叶边缘有缺口或大而冗长的一叶脱垂入左心室，在儿童期出现关闭不全；成人期多由于进行性瓣叶纤维化挛缩或继发于感染性心内膜炎，引起关闭不全。b.室间隔缺损时由于无冠瓣失去支持可引起主动脉瓣关闭不全。

④主动脉瓣黏液样变性。致瓣叶舒张期脱垂入左心室。偶尔合并主动脉根部中层囊性坏死，可能为先天性原因。

⑤强直性脊柱炎。瓣叶基底部和远端边缘增厚伴瓣叶缩短。

（2）主动脉根部扩张：引起瓣环扩大，瓣叶舒张期不能对合。

①梅毒性主动脉炎。主动脉炎致主动脉根部扩张，30％发生主动脉瓣关闭不全。

②马方综合征（Marfan综合征）。为遗传性结缔组织病，通常累及骨、关节、眼、心脏和血管。典型者四肢细长，韧带和关节过伸，晶体脱位和升主动脉呈梭形瘤样扩张，后者由于中层囊性坏死所致，即中层弹力纤维变性或缺如，由黏液样物质呈囊性沉着。常伴二尖瓣脱垂。只有升主动脉瘤样扩张而无此综合征的其他表现者，称为此综合征的顿挫型。

③强直性脊柱炎升主动脉弥漫性扩张。

④特发性升主动脉扩张。

⑤严重高血压和（或）动脉粥样硬化导致升主动脉瘤。

（二）病理生理

1.急性

舒张期血流从主动脉反流入左心室，左心室同时接纳左心房充盈血流和从主动脉返回的血流，左心室容量负荷急剧增加。若反流量大，左心室的急性代偿性扩张以适应容量过度负荷的能力有限，左心室舒张压急剧上升，导致左心房压增高和肺淤血，甚至肺水肿。若舒张早期左心室压很快上升，超过左心房压，二尖瓣可能在舒张期提前关闭，有助于防止左心房压过度升高和肺水肿发生。由于急性者左心室舒张末容量仅能有限增加，即使左心室收缩功能正常或增加，并常有代偿性心动过速，心排血量仍减少。

2.慢性

左心室对慢性容量负荷过度的代偿反应为左心室舒张末容量增加，使总的左心室心搏量增加；左心室扩张，不至于因容量负荷过度而明显增加左心室舒张末压；心室重量大大增加使左心室壁厚度与心腔半径的比例不变,室壁应力维持正常。另一有利代偿机制为运动时外周阻力降低和心率增快伴舒张期缩短,使反流减轻。以上诸因素使左心室能较长期维持正常心排血量和肺静脉压无明显升高。失代偿的晚期心室收缩功能降低,直至发生左心衰竭。左心室心肌重量增加使心肌氧耗增多,主动脉舒张压低使冠状动脉血流减少,二者引起心肌缺血,促使左心室心肌收缩功能降低。

(三)临床表现

1.症状

(1)急性:轻者可无症状,重者出现急性左心衰竭和低血压。

(2)慢性:可多年无症状,甚至可耐受运动。最先的主诉为与心搏量增加有关的心悸心前区不适、头部强烈搏动感等症状。晚期始出现左心室衰竭表现。心绞痛较主动脉瓣狭窄时少见。常有体位性头晕,晕厥罕见。

2.体征

(1)急性:收缩压、舒张压和脉压正常或舒张压稍低,脉压稍增大。无明显周围血管征。心尖搏动正常。心动过速常见。二尖瓣舒张期提前关闭,致第一心音减低或消失。第二心音肺动脉瓣成分增强,第三心音常见。主动脉瓣舒张期杂音较慢性者短和调低,是由于左心室舒张压上升使主动脉与左心室间压差很快下降所致。如出现 Austin-Flint 杂音,多为舒张中期杂音。

(2)慢性

①血管。收缩压升高,舒张压降低,脉压增大。周围血管征常见,包括随心脏搏动的点头征(DeMulsset 征)、颈动脉和桡动脉扪及水冲脉、股动脉枪击音(Traube 征)、听诊器轻压股动脉闻及双期杂音(Duroziez 征)和毛细血管搏动征等。主动脉根部扩大者,在胸骨旁右第 2、3 肋间可扪及收缩期搏动。

②心尖搏动。向左下移位,呈心尖抬举性搏动。

③心音。第二心音主动脉瓣成分减弱或缺如(但梅毒性主动脉炎时常亢进);第二心音多为单一音。心底部可闻及收缩期喷射音,与左心室心搏量增多突然扩张已扩大的主动脉有关。由于舒张早期左心室快速充盈增加,心尖区常有第三心音。

④心脏杂音。主动脉瓣关闭不全的杂音为与第二心音同时开始的高调叹气样递减型舒张早期杂音,坐位并前倾和深呼气时易听到。轻度反流时,杂音限于舒张早期,音调高;中或重度反流时,杂音粗糙,为全舒张期。杂音为乐音性时,提示瓣叶脱垂、撕裂或穿孔。由主动脉瓣损害所致者,杂音在胸骨左中下缘明显;升主动脉扩张引起者,杂音在胸骨右上缘更清楚,向胸骨左缘传导。老年人的杂音有时在心尖区最响。心底部常有主动脉瓣收缩期喷射性杂音,较粗糙,强度 2/6~4/6 级,可伴有震颤,与左心室心搏量增加和主动脉根部扩大有关。重度反流者,常在心尖区听到舒张中晚期隆隆样杂音(Austin-Flint 杂音),其产生机制目前认为系严重的主动脉瓣反流使左心室舒张压快速升高,导致二尖瓣处于半关闭状态,对于快速前向跨瓣血流构成狭窄。与器质性二尖瓣狭窄的杂音鉴别要点是 Austin-Flint 杂音不伴有开瓣音、第一心音亢进和心尖区舒张期震颤。

（四）实验室和其他检查

1.X 线检查

（1）急性。心脏大小正常。除原有主动脉根部扩大或有主动脉夹层外，无主动脉扩大。常有肺淤血或肺水肿征。

（2）慢性。左心室增大，可有左心房增大。主动脉瓣损害，由于左心室心搏量增加，升主动脉继发性扩张比主动脉瓣狭窄时明显，并可累及整个主动脉弓；严重的瘤样扩张提示 Marfan 综合征或中层囊性坏死。左心衰竭时有肺淤血征。

2.心电图

急性者常见窦性心动过速和非特异性 ST-T 改变。慢性者常见左心室肥厚劳损。

3.超声心动图

M 型显示舒张期二尖瓣前叶或室间隔纤细扑动、为主动脉瓣关闭不全的可靠诊断征象，但敏感性低（43%）。急性者可见二尖瓣期前关闭，主动脉瓣舒张期纤细扑动为瓣叶破裂的特征。脉冲式多普勒和彩色多普勒血流显像在主动脉瓣的心室侧可探及全舒张期反流束，为最敏感的确定主动脉瓣反流方法，并可通过计算反流血量与搏出血量的比例，判断其严重程度。二维超声可显示瓣膜和主动脉根部的形态改变，有助于病因确定。经食管超声有利于主动脉夹层和感染性心内膜炎的诊断。

4.放射性核素心室造影

测定左心室收缩、舒张末容量和静息又运动的射血分数，判断左心室功能。根据左心室和右心室心搏量比值估测反流程度。

5.MRI 或 CT 显像

可用于估测经超声心动图诊断为主动脉扩张的患者主动脉扩张的程度，对主动脉瓣二叶化畸形和 Marfan 综合征的患者尤为适合。还可目测主动脉瓣反流血流，可靠地半定量反流程度。

6.主动脉造影

当无创技术不能确定反流程度，并考虑外科治疗时，可行选择性主动脉造影，半定量反流程度。

（五）诊断和鉴别诊断

有典型主动脉瓣关闭不全的舒张期杂音伴周围血管征，可诊断为主动脉瓣关闭不全。急性重度反流者早期出现左心室衰竭，X 线心影正常而肺淤血明显。慢性如合并主动脉瓣或二尖瓣狭窄，支持风心病诊断，超声心动图可助确诊。主动脉瓣舒张早期杂音于胸骨左缘明显时，应与 Graham-Steen 杂音鉴别。后者见于严重肺动脉高压伴肺动脉扩张所致相对性肺动脉瓣关闭不全，常有肺动脉高压体征，如胸骨左缘抬举样搏动、第二心音肺动脉瓣成分增强等。

（六）并发症

感染性心内膜炎较常见；可发生室性心律失常但心脏性猝死少见；心力衰竭在急性者出现早，慢性者于晚期始出现。

（七）治疗

1.急性

外科治疗（人工瓣膜置换术或主动脉瓣修复术）为根本措施。内科治疗一般仅为术前准备过渡措施，目的在于降低肺静脉压，增加心排血量，稳定血流动力学，应尽量在 Swan-Ganz 导管床旁血流动力学监测下进行。静滴硝普钠对降低前后负荷、改善肺淤血、减少反流量和增加排血量有益。也可酌情经静脉使用利尿剂和正性肌力药物。血流动力学不稳定者，如严重肺水肿，应即早手术。主动脉夹层即使伴轻或中度反流，也需紧急手术。活动性感染性心内膜炎患者，争取在完成 7～10 天强有力抗生素治疗后手术。创伤性或人工瓣膜功能障碍者，根据病情采取紧急或择期手术。个别患者，药物可完全控制病情，心功能代偿良好，手术可延缓。但真菌性心内膜炎所致者，无论反流轻重，几乎均需早日手术。

2.慢性

（1）内科治疗。包括：①严重主动脉瓣反流患者伴有症状或左心室功能不全，由于心脏或非心脏因素不主张施行外科手术治疗时，有指征长期应用血管扩张剂治疗。②预防感染性心内膜炎，如为风心病如有风湿活动应预防风湿热，梅毒性主动脉炎应给予一疗程青霉素治疗。③舒张压＞90mmHg 者应用降压药。④无症状的轻或中度反流者，应限制重体力活动，并每 1～2 年随访一次，应包括超声心动图检查。在有严重主动脉瓣关闭不全和左心室扩张者，即使无症状，可使用血管紧张素转换酶抑制剂，以延长无症状和心功能正常时期，推迟手术时间。⑤当外科手术被禁忌或术后左室收缩功能不全时，应用血管紧张素转换酶抑制剂，出现心衰症状时，加用利尿剂和洋地黄类药物。⑥Marfan 综合征的患者可用 β 受体阻断剂来延缓主动脉扩张的，术后仍应坚持使用，而对于主动脉严重反流的患者，β 受体阻断剂应慎用，因为长期的主动脉扩张会增加反流量。最近研究还表明，依钠普利可以延缓 Marfan 综合征患者主动脉的扩张。⑦心绞痛可用硝酸酯类药物，积极纠正心房颤动和治疗心律失常，主动脉瓣关闭-不全患者耐受这些心律失常的能力极差。⑧如有感染应及早积极控制。

（2）外科治疗：人工瓣膜置换术为严重主动脉瓣关闭不全的主要治疗方法，应在不可逆的左心室功能不全发生之前进行，而又不过早冒手术风险。无症状（呼吸困难或心绞痛）和左心室功能正常的严重反流不需手术，但需密切随访。

主动脉瓣置换术或主动脉瓣修复术的强适应证：①无论左心室收缩功能状况如何，有症状严重主动脉瓣反流患者；②慢性严重主动脉瓣反流和静息左心室收缩功能不全（射血分数＜0.50）的无症状患者；③慢性严重主动脉瓣反流患者做外科冠状动脉搭桥术或主动脉等心脏瓣膜手术时。

术后存活者大部分临床症状有明显改善，心脏减小和左心室重量减轻，左室功能有所恢复，但恢复程度不如主动脉瓣狭窄者大，术后远期存活率也低于后者。部分病例（如创伤、感染性心内膜炎所致瓣叶穿孔）可行瓣膜修复术。主动脉根部扩大者，如 Marfan 综合征，需行主动脉根部带瓣人工血管移植术。

（八）预后

急性重度主动脉瓣关闭不全如不及时手术治疗，常死于左心室衰竭。慢性者无症状期较长。重度者经确诊后内科治疗 5 年存活率为 75%，10 年存活率为 50%。症状出现后，病情迅速恶化,心绞痛 5 年内死亡率为 50%,严重左心室衰竭者 2 年内死亡率为 50%。

三、主动脉瓣反流

主动脉瓣反流可由于主动脉瓣叶和(或)主动脉壁的根部原发性病变所致。主动脉瓣反流导致心排血量减少和左心室容量负荷增加。需要区别急性和慢性主动脉瓣反流,因为这影响到可能的病因、相关疾病、预后和治疗。

(一)病因和发病机制

主动脉瓣反流的原因可以用一种或两种结构缺陷来明确分类。

1.原发性瓣膜疾病

包括风湿性心脏病、感染性心内膜炎、先天性主动脉瓣畸形(尤其是二叶式瓣膜)、钙化性瓣膜退化疾病及黏液瘤性变性。风湿性疾病以瓣叶挛缩、瘢痕形成为特征,常伴有二尖瓣病变。感染性心内膜炎引起瓣叶穿孔或连枷瓣叶,或因主动脉根部脓肿扩大而导致瓣尖和瓣环松动,从而引起主动脉瓣反流。先天性二叶式主动脉瓣在人群中的发病率为 1%～2%,其中男性多见。二叶式主动脉瓣常为主动脉瓣狭窄或狭窄-反流并存,由于变形的瓣尖结构或异常主动脉根部瓣环扩张或夹层,10% 的二叶式主动脉瓣患者可只有单纯反流。

2.主动脉根部疾病

半数有临床意义的主动脉瓣反流的原因是主动脉根部疾病。结缔组织病(比如马方综合征等)导致主动脉近端的弹性组织消失,主动脉根部扩张、易发生升主动脉夹层,引起瓣膜结构畸形和(或)破坏主动脉瓣的支持结构。长期高血压可致瓣膜变形和慢性瓣膜损害,使升主动脉扩张,引起主动脉瓣反流。

偶见的主动脉瓣反流的原因包括梅毒性主动脉炎、强直性脊柱炎、成骨不全症、系统性红斑狼疮、类风湿关节炎、银屑病性关节炎、白塞病、溃疡性结肠炎、孤立的主动脉瓣下狭窄和室间隔缺损合并主动脉瓣脱垂。

急性主动脉瓣反流的常见原因为感染性心内膜炎累及瓣叶、升主动脉夹层使正常瓣膜结构变形、外伤影响和瓣叶退行性疾病继发的自发性破裂和瓣尖脱垂。急性主动脉瓣反流也可能发生于人工瓣膜的瓣环突然撕裂和手术或球囊扩张术后。

主动脉瓣反流导致左心室容量增加,每搏排出量增加,主动脉收缩压升高,有效每搏排出量降低。左心室容量的增加导致左心室质量增加,可能会导致左心室功能失调和衰竭。左心室每搏排出量增加使收缩压升高,左心室射血时间延长。左心室收缩压升高可导致舒张时间缩短。舒张时间(心肌灌注时间)缩短、主动脉舒张压降低、有效每搏排出量减少,使心肌氧供减少。心肌耗氧增加和氧供减少引起心肌缺血,进一步损害左心室功能。

(二)临床表现

1.症状

主动脉瓣反流的临床表现与发病(急性或慢性)和左心室容量负荷引起的代偿程度有关。

急性主动脉瓣反流时,左心室突然增加大量反流的血液,左心室顺应性未改变,不能代偿性扩张,左心室舒张末期压力迅速而显著上升,左心室突然和明显地膨胀,不能耐受急性容量负荷,导致收缩功能受损,引起急性左心功能不全,故突然出现临床症状。左心室舒张末期压力迅速而显著上升,引起左心房和肺毛细血管楔压明显升高,甚至肺水肿。心排血量减少,出现窦性心动过速以试图增加心排血量。反流引起二尖瓣提早关闭,偶尔出现舒张期二尖瓣反流。由于这些改变,急性主动脉瓣反流的患者常出现严重病变,表现为心动过速、低血压、外周血管收缩和肺水肿,但是缺乏一些慢性反流导致的体征。左心室舒张末期压力升高,使冠状动脉灌注压与左心室腔内压之间的压力阶差降低,引起心内膜下心肌缺血。

慢性主动脉瓣反流可以多年没有症状。症状常进展缓慢。常见的主诉包括呼吸困难和心悸。如合并冠状动脉疾病或因为左心室肥厚减少冠状动脉血流灌注,可能发生心绞痛。随着主动脉瓣反流的发展,左心室缓慢扩大,主要为偏心性肥厚,但是后负荷增加也引起向心性肥厚。左心室缓慢扩张,左心室舒张末容积和顺应性增加。因此,在左心室扩张早期,发生收缩功能不全之前,增加的舒张末期容量与升高的舒张末压力无关。因为每搏输出量的增加维持正常的心排血量,通常不明显加快心率。增加的每搏输出量导致许多慢性主动脉瓣反流的典型阳性体征,如点头征、洪脉、枪击音等。不规则心跳导致较长间歇后的心搏量增大,此时患者偶尔出现不适。心搏量增加引起的主动脉收缩压增加和因为反流至左心室引起主动脉舒张压降低共同导致脉压增宽。运动时,全身血管阻力和舒张充盈期减少,引起每次心动周期的反流减少。随时间推移和主动脉瓣反流的恶化,超过左心室对慢性容量超负荷的代偿能力,发生左心室收缩性障碍。因为左心室射血分数降低,心室进一步扩大,开始一个恶性循环,最终导致典型的充血性心力衰竭的症状。在整个过程中,心肌纤维化促进这个不可逆的左心室功能障碍的逐渐发展。

2.体格检查

急性严重主动脉瓣反流时,收缩压正常或降低,舒张压轻度升高,脉压正常或轻度变窄,周围血管征不明显。左心室搏动正常或近于正常。因为二尖瓣提前关闭,第一心音柔和或消失,第二心音也是柔和的。由于左心室舒张早期快速充盈,第三心音常常存在。第四心音不常出现。急性主动脉瓣关闭不全时舒张早期杂音为低音调,较慢性主动脉瓣反流短促,这是由于左心室舒张压增高,主动脉和左心室的反向压力阶差急剧下降引起。收缩期杂音可能存在,但是由于心排血量的减少,常常不是特别响。AustinFlint杂音是舒张中晚期隆隆样的与二尖瓣狭窄类似的杂音,最佳听诊区在心尖部。这是由于严重主动脉瓣反流撞击二尖瓣前叶,左心室舒张期压力快速增高,引起相对性二尖瓣狭窄,当血流快速前向跨越二尖瓣瓣口时出现杂音。

慢性、代偿性主动脉瓣反流,颈动脉搏动增强。由于收缩期高血压和低的舒张压引起宽脉压,导致点头征、洪脉、枪击音等周围血管征。心尖搏动可呈有力的抬举样搏动,向左下移位。心尖部可扪及快速室性充盈波,心搏量增加,可在心底或胸骨上凹和颈动脉处扪及收缩期震颤。第一心音正常或柔和,第二心音可能是正常的、单音或矛盾分裂。可能闻及喷射性喀喇音,尤其在主动脉根部扩张的患者中。随着左心室肥大的发展,能闻及第四心音,主动脉瓣反流晚期左心室功能异常时能闻及第三心音。慢性主动脉瓣反流舒张期杂音的最佳听诊区在心底部沿着胸骨左缘,或在胸骨右侧第2肋间,坐位前倾、呼气末时较明显。如果杂音在胸骨左缘更响,反流的病因更有可能是瓣膜,如果杂音在胸骨右缘更响,则可能是主动脉根部疾病引起。当左心室开始出现功能衰竭和舒张末期压力升高,杂音再次变短。收缩期杂音可能在增加的心排血量通过畸形的主动脉瓣膜时或合并主动脉瓣狭窄时出现。一旦出现 AustinFlint 杂音,表明存在严重的主动脉瓣反流。

(三)诊断和鉴别诊断

慢性主动脉瓣反流的胸片显示左心室明显扩大(牛心症)。主动脉根部扩张的大小与反流的病因有关。失代偿期出现肺静脉充血。急性严重主动脉瓣反流,可没有明显心脏扩大,仅仅存在肺水肿。

根据主动脉瓣反流的严重程度和病程,心电图可有或无左心室肥大,可有其他非特异性发现,包括心室内传导障碍、非特异性 ST-T 改变和 PR 间期延长(尤其是病因为炎症时)。

心脏超声对评估、随访急性和慢性主动脉瓣反流及确定外科手术时机、随访有较大价值。心脏超声提供病因学、主动脉瓣反流的严重程度、伴随的心瓣膜病变以及左心室代偿状态,包括心室大小、功能和室壁厚度的相关信息。反流的严重程度能通过测量反流的宽度或横断面积与左心室流出道横断面积比、发现降主动脉全舒张期的血流反流或测定反流中期压力来半定量评估。反流容积和射血量的连续方程能定量判断严重程度。

主动脉瓣反流也能通过心导管检查评估。主动脉根部造影能基于流速和左心室显影的完全性半定量评估其严重性。左心室造影的心搏量和热稀释法或 Fick 法获得的心排血量来定量计算反流容积和反流分数。

(四)治疗和预后

1.药物治疗

血管扩张剂和正性肌力药物可用于严重心力衰竭患者在瓣膜置换术前的短期治疗。严重主动脉瓣反流和心力衰竭的患者如果有高血压,或者有外科手术禁忌,或手术后仍有左心室功能不全,可使用 ACEI/ARB 类药物。β 受体阻滞剂可减缓马方综合征患者主动脉根部扩张,减少主动脉并发症的风险,可考虑在术前或术后使用。

2.外科治疗

大多数有症状的严重主动脉瓣反流的患者需要考虑瓣膜置换,除非有其他合并疾病不能手术。手术前的左心室收缩功能是手术预后的主要决定因素。通常来说,有左心室收缩功能不全症状的患者的瓣膜置换术后存活率较保存左心室收缩功能的患者的存活率低,后者常预后良好。然而,因为后负荷增加导致的左心室收缩功能下降的患者(与因心肌收缩性下降导致的收缩功能异常的患者不同)在瓣膜置换术后能明显改善左心室功能。为获得术后左心功能和预后的改善,需要在严重左心功能不全发生前进行瓣膜置换。

术前左心功能不全或心室过度扩张的患者的心功能在换瓣术后可能没有改善或只有轻度改善,但是外科手术常能延缓进一步恶化。这些手术治疗患者的预后较单纯药物治疗的患者好,但是围术期并发症的风险更高。

无症状的严重反流患者的外科手术时机存有争议。对左心室射血分数≤50%的无症状的严重主动脉瓣反流的患者推荐手术。对没有症状的严重左心扩大(心脏超声下左心室收缩末内径>50mm 或舒张末内径>70mm),或存在不同瓣膜、主动脉、冠状动脉手术的患者,可以考虑换瓣手术。

第三节 三尖瓣和肺动脉瓣疾病

一、三尖瓣疾病

三尖瓣疾病和肺动脉瓣疾病可单独存在,但大部分是左心系统疾病引起的继发性心瓣膜损害,或继发其他全身系统性疾病。随着人口老龄化趋势的加快,心脏瓣膜退行性病变的发病率持续上升。另外,由于静脉内滥用药物(如药瘾者)、心腔内置入器械(如临时或永久起搏器)和长期深静脉导管留置人群的增加,导致右侧感染性心内膜炎发病率升高,引起右心瓣膜受损的病例也越来越多,因此越来越受到重视。

(一)三尖瓣狭窄

1.病因

三尖瓣狭窄(TS)多见于女性,最常见病因为风湿性心脏病,单独存在非常罕见,几乎均同时合并二尖瓣病变尤其是二尖瓣狭窄。其他少见病因包括先天性畸形(如三尖瓣下移畸形)、右心房肿瘤、瓣膜钙化、心内膜炎、局限性渗出性心包炎压迫三尖瓣环及继发于某些系统性疾病等(表 5-3-1)。

表 5-3-1 三尖瓣狭窄的病因

风湿性心瓣膜病
类癌综合征
心脏肿瘤
先天性(如三尖瓣闭锁、Ebstein 畸形等)
系统性红斑狼疮
Whipple 病
Fabry 病
感染性心内膜炎
心内膜心肌纤维化
心内膜弹力纤维增生症
药物治疗(如二甲麦角新碱等)
抗磷脂抗体综合征
局限性渗出性心包炎

2.病理和病理生理

三尖瓣狭窄的病理改变与二尖瓣狭窄相似,瓣膜纤维化增厚,粘连和挛缩,瓣尖边缘融合,形成一个有固定中央孔的隔膜。病变也可累及腱索和乳头肌。但三尖瓣病变的程度和范围较二尖瓣为轻,瓣膜下融合很少见,且很少有钙质沉积。

三尖瓣狭窄的血流动力学改变表现为舒张期跨三尖瓣压差吸气和运动时升高,呼气时降低。当平均跨三尖瓣压差＞5mmHg时,平均右房压升高导致体循环静脉压显著升高,出现颈静脉怒张、肝大、水肿等表现。同时血液从右心房进入右心室受阻,右室容量减少,心排血量降低。

3.临床表现

(1)症状:临床症状不典型,常被合并的疾病所掩盖,如系统性红斑狼疮,感染性心内膜炎等。其主要表现为心排血量降低引起疲乏,体循环淤血致腹胀,纳差,消瘦等。部分患者因颈静脉搏动强烈而出现颈部不适感。与二尖瓣狭窄合并存在时,因使进入肺循环的血液减少,肺淤血减轻,二尖瓣狭窄所致呼吸困难症状反而减轻。

(2)体征:①颈静脉怒张。②胸骨左下缘有三尖瓣开瓣音。③胸骨左缘第四、五肋间或剑突附近有紧随开瓣音后的,较二尖瓣狭窄杂音弱而短的舒张期隆隆样杂音,伴舒张期震颤。杂音和开瓣音均在吸气时增强,呼气时减弱。④肝大伴收缩期前搏动。⑤腹水和全身水肿。

4.辅助检查

(1)心电图检查:Ⅱ、V_1导联P波高尖,合并二尖瓣病变者P波增宽呈双峰状,无右心室肥大表现。

(2)胸部X线检查:三尖瓣狭窄的胸部X线特征是右房明显扩大、下腔静脉和奇静脉扩张所造成的以右心为主的心脏扩大,肺血管影显著减少。

(3)超声心动图检查:①二维超声显示瓣叶舒张期呈圆顶形,瓣叶增厚且活动受限,是三尖瓣狭窄的特征性改变;②M型超声检查显示瓣叶增厚,前叶EF斜率减慢,舒张期与膈瓣呈现矛盾运动;③多普勒超声可估测跨瓣压力阶差。

(4)心导管检查:右心房平均压升高,吸气时右心房和右心室舒张期压力梯度增大,注射阿托品提高心率后变化更明显。

5.诊断及鉴别诊断

(1)诊断:根据具有典型听诊表现和体循环静脉淤血而不伴肺淤血,可以诊断为三尖瓣狭窄。风心病二尖瓣狭窄者,如剑突处或胸骨左下缘有随吸气增强的舒张期隆隆样杂音,无明显右心室扩大和肺淤血,提示同时存在三尖瓣狭窄。房间隔缺损如左至右分流量大,通过三尖瓣的血流增多,可在三尖瓣区听到第三心音后短促的舒张中期隆隆样杂音。以上可经超声心动图确诊。

(2)鉴别诊断:主要与右心房黏液瘤、缩窄性心包炎相鉴别。

6.治疗

(1)内科治疗:限制钠盐摄入,明显水肿时严格限制饮水量;应用利尿药改善静脉淤血表现;控制心房颤动的心室率。

(2)外科治疗:跨三尖瓣压差＞5mmHg或瓣口面积＜2.0cm² 时,应考虑实施三尖瓣分离术、球囊成形术或瓣膜置换术。因血栓形成率高,瓣膜置换宜选用人工生物瓣。

(二)三尖瓣关闭不全

1.病因及发病机制

三尖瓣关闭不全(TR)病因根据三尖瓣结构是否正常分为功能性和器质性两大类。

(1)功能性三尖瓣关闭不全:常见。是发生在正常的瓣膜上,由于右室收缩压和(或)舒张压的升高、右心室扩大和三尖瓣环扩张而导致瓣膜关闭不全。多继发于各种心脏和肺血管疾病，如原发性肺动脉高压、二尖瓣病变、扩张性心肌病、VVI 起搏器术后等导致有心室或二尖瓣环扩张。

（2）器质性三尖瓣关闭不全：较少见，病因包括风湿性心瓣膜病、感染性心内膜炎、先天性畸形、类风湿关节炎等（表5-3-2）。这些疾病通过损伤瓣膜或使瓣环直径扩大等机制引起三尖瓣关闭不全（表5-3-3）。

表 5-3-2　　三尖瓣关闭不全的病因

功能性（常继发左心系统疾病）
风湿性心瓣膜病
感染性心内膜炎
先天性（如三尖瓣脱垂，三尖瓣下移畸形等）
类癌综合征
系统性红斑狼疮
起搏器置入
心脏创伤
原位心脏移植
心内膜心肌纤维化
抗磷脂抗体综合征
放射性治疗
食欲抑制药等药物

表 5-3-3　　不同病因引起的三尖瓣关闭不全机制

病因	瓣叶	瓣环	瓣膜嵌入部位
三尖瓣脱垂	膨大	扩大	正常
Ebstein 畸形	膨大	扩大	不正常
肺动脉/右室收缩压升高	正常	扩大	正常
乳头肌功能不全	正常	正常	正常
类癌综合征	挛缩	正常	正常
风湿热	挛缩	正常	正常
感染性心内膜炎	挛缩、穿孔	正常	正常

2.病理和病理生理

严重三尖瓣关闭不全的血流动力学特征为右室容量负荷增加，体循环高压和运动时右室心排血相应增加的能力受限，晚期出现右心室衰竭。

（1）功能性三尖瓣关闭不全：肺动脉收缩压常高于 55mmHg，当引起功能性三尖瓣关闭不全的病因得到纠正，肺动脉收缩压下降，三尖瓣关闭不全大多会减轻或消失。

（2）器质性三尖瓣关闭不全：肺动脉收缩压不高于40mmHg,当肺动脉收缩压明显增高时,要考虑同时存在着引起功能性三尖瓣关闭不全的疾病,这些患者的血流动力学异常更加显著。

3.临床表现

（1）症状：无肺动脉高压存在时,患者耐受性好,临床症状不明显。存在肺动脉高压时,右侧心力衰竭症状明显。部分患者出现颈部明显搏动感,活动时加重。左心瓣膜疾病的晚期,发生继发性三尖瓣关闭不全时,患者右侧心力衰竭症状明显,呼吸困难的症状反而减轻。

（2）体征

①血管和心脏：a.颈静脉扩张伴明显的收缩期搏动,吸气时增强,反流严重者伴颈静脉收缩期杂音和震颤;b.右心室搏动呈高动力冲击感;c.重度反流时,胸骨左下缘有第三心音,吸气时增强;d.三尖瓣关闭不全的杂音为高调、吹风样和全收缩期,在胸骨左下缘或剑突区最响,右心室显著扩大占据心尖区时,在心尖区最明显,杂音随吸气增强,当右心室衰竭,心搏量不能进一步增加时,此现象消失;e.严重反流时,通过三尖瓣血流增加,在胸骨左下缘有第三心音后的短促舒张期隆隆样杂音;f.三尖瓣脱垂有收缩期喀喇音;g.可见肝收缩期搏动。

②体循环淤血体征：见右侧心力衰竭。

4.辅助检查

（1）心电图检查：一般为非特异性的改变,常见有不完全性右束支阻滞,可见高尖的P波,V_1呈QR型,心房颤动和心房扑动常见。

（2）胸部X线检查：显示右心房、右心室增大。右心房压升高者,可见奇静脉扩张、胸腔积液及腹水引起的膈肌抬高。透视时可看到右心房收缩期搏动。

（3）超声心动图检查：超声心动图有助于三尖瓣关闭不全的病因诊断、关闭不全的严重程度以及肺动脉压力和右心室功能评估。①二维超声心动图可见右心房、右心室扩大,上下腔静脉增宽及搏动,三尖瓣活动振幅增大,收缩期前后瓣与隔瓣不能完全闭合,室间隔反常运动,瓣环扩大。②彩色多普勒血流显像可见三尖瓣口右心房侧的花色反流束。通过连续多普勒测定可以量化评估三尖瓣的舒张梯度。三尖瓣反流程度分为三级：Ⅰ级：反流束占部分右心房;Ⅱ级：反流束达右心房后壁;Ⅲ级：反流束进入腔静脉。彩色多普勒血流显像在很多正常人也可检测到无临床意义的二尖瓣反流,此时反流信号不是全收缩期,且反流束仅占右心房的小部分。

（4）心导管检查：右心室造影,对比剂明显反流进入右心房,右心房和右心室压力增高,右心房压力心室化,严重反流时会出现Kussmaul征(吸气时右心房压力不降低或反而升高)。

5.诊断及鉴别诊断

（1）诊断：根据典型杂音、左心室与左心房扩大及体静脉淤血体征容易诊断,必要时行超声心动图检查。

（2）鉴别诊断：主要与二尖瓣关闭不全、室间隔缺损、肥厚型梗阻性心肌病相鉴别。

6.治疗

（1）内科治疗：无肺动脉高压的三尖瓣关闭不全无须手术治疗。右心衰竭者限制钠盐摄入,用利尿药、洋地黄类药物和血管扩张药,控制心房颤动的心室率。

（2）外科治疗：①继发于二尖瓣或主动脉瓣疾病者，在这些瓣膜的人工瓣膜置换术时，术中探测三尖瓣反流程度，轻者不需手术，中度反流可行瓣环成形术，重者行瓣环成形术或人工瓣膜置换术；②三尖瓣下移畸形、类癌综合征、感染性心内膜炎等需做人工瓣膜置换术。

二、肺动脉瓣反流

（一）病因和发病机制

很多健康个体中存在少量肺动脉瓣反流。中度或严重的反流常继发于严重肺动脉高压（无论是原发性或继发性的）和肺动脉扩张。罕见的，还能继发于心内膜炎、类癌综合征、风湿性心脏病、外伤、马方综合征或先天性瓣膜畸形。

（二）临床表现

肺动脉瓣反流表现出的症状常是原发疾病的进展。没有严重原发病的患者常没有症状。当然，严重肺动脉瓣反流的患者最终都有右心衰竭的典型症状和体征。典型体征是胸骨左缘3～4肋间的递减型舒张期杂音，吸气时增强。如果存在明显的肺动脉高压，第二心音常有宽分裂。如果没有肺动脉高压，杂音是低调的。当肺动脉收缩压超过约55mmHg时，肺动脉瓣环扩张导致-高速反流，P_2明显，P_2后立即出现高调、吹风样、递减型的杂音，称为 Graham Steell 杂音，在胸骨左缘第2～4肋间最清晰。偶尔当通过瓣膜的血流增加时可出现递增递减型收缩期杂音，或由于同时存在三尖瓣反流而出现一个全收缩期杂音。可以出现颈静脉怒张和右心衰竭的体征。

（三）诊断

胸片和心电图常常为原发病的表现和右心室肥厚、扩大的表现。多普勒心脏超声能定量测定肺动脉瓣反流和右心室的大小和收缩性。

（四）治疗和预后

通常针对原发病治疗。很少见的情况下严重反流和进行性右心衰竭需要瓣膜手术治疗。偶尔，当其他在右心室流出道的手术（如法洛四联症）影响肺动脉瓣时，需要行瓣膜外科手术。

第四节　感染性心内膜炎

感染性心内膜炎是心脏内膜表面的微生物感染，伴赘生物的形成。赘生物为大小不等、形状不一的血小板和纤维素团块，其中含有大量的微生物和少量的炎性细胞。感染性心内膜炎多侵犯心脏瓣膜，亦可发生于间隔缺损部位、腱索或心壁内膜。发生于动静脉分流、动脉-动脉分流（如动脉导管未闭）及主动脉缩窄处的感染，虽然本质属于动脉内膜炎，但具有与感染性心内膜炎类似的临床特征，因此亦归入感染性心内膜炎范畴。

抗生素问世前，感染性心内膜炎根据自然病程分为急性和亚急性两类。急性感染性心内膜炎多由金黄色葡萄球菌、肺炎球菌、淋球菌、A族链球菌和流感杆菌等高毒力的病原菌感染所致。常侵犯正常心脏瓣膜，起病凶猛，病情发展快，迅速引起瓣膜破坏，常出现转移性感染病灶,如不予以积极有效的治疗,多于 4 周以内死亡,如能幸存,常遗留有严重的血流动力学障碍。亚急性感染性心内膜炎多由低毒力病原菌引起,如草绿色链球菌、肠球菌、表皮葡萄球菌等,常侵犯原已有病变的心脏瓣膜,对身体其他组织侵袭力弱,起病缓慢,病程较长,可迁延数周至数月。近年由于诊断水平的提高和抗生素的有效应用,感染性心内膜炎的自然病程已经改变,临床表现多种多样,二者多无明显的界限,更为可取的分类方法是按患者的类别(自体瓣膜、人工瓣膜和吸毒者等)及病原体进行分类,如人工瓣膜草绿色链球菌感染性心内膜炎,因为这种分类方法考虑到患者的治疗和预后。

一、病因

常见的感染性心内膜炎致病微生物见表 5-4-1。

表 5-4-1 常见的感染性心内膜炎致病微生物

致病微生物	NVE(%)	IDU(%)	早发 PVE(%)	晚发 PVE(%)
链球菌	60	15~25	5	35
草绿色链球菌	30~40	5~10	<5	25
牛链球菌	10	<5	<5	<5
肠球菌	10	10	<5	<5
葡萄球菌	25	50	50	30
凝固酶阳性	23	50	20	10
凝固酶阴性	<5	<5	30	20
革兰阴性需氧菌	<5	5	20	10
真菌	<5	<5	10	<5
血培养阴性	5~10	<5	<5	<5

NVE.自体瓣膜感染性心内膜炎;IDU.静脉毒品滥用;PVE.人工瓣膜感染性心内膜炎

(1)70%~75%的感染性心内膜炎患者合并心脏基础疾病。在成年患者中,二尖瓣脱垂伴反流是可能继发感染性心内膜炎的首位基础疾病。风湿性心脏病继发感染性心内膜炎的发病率逐年减少,先天性心脏病患者中有 10%~20%继发感染性心内膜炎。

(2)并非所有感染性心内膜炎均可找到明确感染来源(如口腔科治疗、经血管导管操作导致的感染或受感染的皮损)。多数病例并没有明确前驱局部感染史。

(3)自体瓣膜感染性心内膜炎

①成人自体瓣膜感染性心内膜炎最常见的致病微生物为链球菌属或葡萄球菌属(80%)。其他常见致病微生物还包括牛链球菌、肠球菌、HACEK(嗜血杆菌、放线杆菌、心杆菌属、艾肯菌属、金氏菌属)。牛链球菌常伴有结肠息肉或结肠癌,因此对于牛链球菌属引起感染性心内膜炎的患者推荐结肠内镜检查。

②在静脉毒品滥用患者中无论是否合并基础瓣膜病变,右心来源的感染性心内膜炎多由金黄色葡萄球菌感染(60%)。无论金黄色葡萄球菌的毒力如何,右心系统来源的感染性心内

膜炎较左心系统来源的感染性心内膜炎危险性低(病死率 2%～6%)。静脉毒品滥用患者当中最常见受累瓣膜为三尖瓣(60%～70%),其次为二尖瓣(30%～40%)和主动脉瓣(5%～10%)。其中约有 20%的患者可有多瓣膜受累。静脉毒品滥用患者合并三尖瓣受累的感染性心内膜炎患者可有 75%患有肺动脉菌栓栓塞。

③铜绿假单胞菌引起的感染性心内膜炎瓣膜损害严重,且抗生素治疗效果欠佳,故通常需要外科手术干预。

④肠球菌引起的感染性心内膜炎发生率逐年增加。仅对于近期接受过泌尿生殖系统或产科手术治疗的患者才考虑诊断肠球菌引起的感染性心内膜炎,这些患者可不伴有基础心脏疾病。

⑤肠杆菌科的其他菌属(如大肠埃希菌、沙门菌、克雷伯菌、肠杆菌、变形杆菌、沙雷菌、枸橼酸杆菌、志贺菌及鼠疫耶尔森菌等)引起的感染性心内膜炎病例罕见。

⑥自体瓣膜感染性心内膜炎有 1%～3%由肺炎链球菌引起,Osler 三联征即表现为肺炎链球菌引起的感染性心内膜炎、肺炎和脑膜炎。酗酒者易患肺炎链球菌引起的感染性心内膜炎,且其病死率较高(30%～50%)。

⑦先天性心脏病中,二叶式主动脉瓣畸形、动脉导管未闭、室间隔缺损、主动脉缩窄和法洛四联症易合并感染性心内膜炎,目前尚无证据表明房间隔缺损会增加感染性心内膜炎风险。

⑧路邓葡萄球菌是一种罕见但具有高度侵袭性的引起感染性心内膜炎的致病微生物。它是一种凝固酶阴性葡萄球菌,不同于普通凝固酶阴性葡萄球菌之处在于其高侵袭性,常累及自体瓣膜。路邓葡萄球菌引起的感染性心内膜炎如果不尽早外科治疗,其并发症发生率和病死率都较高。

(4)人工瓣膜感染性心内膜炎占感染性心内膜炎的 10%～20%。瓣膜置换术后的半年后感染性心内膜炎发生风险最高,且机械瓣膜和生物瓣膜在感染性心内膜炎发生率上并无明显差异。近期研究发现主动脉瓣和二尖瓣处的人工瓣膜发生感染性心内膜炎的风险亦无明显差异。

①早发人工瓣膜感染性心内膜炎指的是心脏瓣膜置换术后 2 个月内发生的感染性心内膜炎,其多与术中污染或院内感染相关。引起早发人工瓣膜感染性心内膜炎的病原微生物中最常见的是凝固酶阴性葡萄球菌(约占 30%),其次为金黄葡萄球菌。

②心脏瓣膜置换术 2 个月以后发生的感染性心内膜炎,即晚发人工瓣膜感染性心内膜炎,常见致病微生物为链球菌属、金黄色葡萄球菌及肠球菌。凝固酶阴性葡萄球菌引起的感染性心内膜炎在这一阶段发生的感染性心内膜炎中仅占不到 20%。除此之外,有 10%～15%的晚发人工瓣膜感染性心内膜炎由真菌引起,这部分病例病死率较高。在 1965—1995 年报道的 270 例真菌引起的感染性心内膜炎中,135 例(约 50%)为人工瓣膜感染性心内膜炎。这部分患者多不伴明显的真菌血症症状,其诊断难点在于真菌血培养阳性比例低,治疗难点在于即使采用了积极抗真菌药物治疗之后的数月至数年内仍然存在感染性心内膜炎进展的风险。棒状杆菌属及其他棒状细菌(类白喉棒状杆菌)也是瓣膜术后 1 年内引起感染性心内膜炎的重要致病微生物(约占 5%),尽管类白喉棒状杆菌是血培养中常见的污染菌,但其在多次血培养中反复阳性时仍不能忽视。

（5）随着起搏器和体内除颤器置入的患者逐渐增加，发生于起搏器和体内除颤器的感染性心内膜炎也逐年增加，其发生率波动在 0.2％～7％。起搏器或体内除颤器置入术后常见的发生感染性心内膜炎的部位包括起搏器或体内除颤器囊袋、电极、瓣膜或非瓣膜性心内膜。

①起搏器/体内除颤器相关心内膜炎多发生于术后 1～2 个月，可能与术中细菌直接定植相关，术后 1～2 个月后可见囊袋内器械被一层薄膜组织覆盖，最终器械被腐蚀破坏。此外，感染还可能累及电极、心内膜。除金黄色葡萄球菌外，其他致病微生物少见远隔病灶血行转移造成的起搏器/体内除颤器相关心内膜炎。

②大多数器械相关心内膜炎多由葡萄球菌属（金黄色葡萄球菌和凝固酶阴性葡萄球菌）引起。约 90％的早期器械相关感染性心内膜炎由凝固酶阴性葡萄球菌引起，而在引起晚发器械相关感染性心内膜炎的致病微生物中金黄色葡萄球菌和凝固酶阴性葡萄球菌约各占 50％。革兰阴性杆菌、肠球菌及真菌引起的器械相关感染性心内膜炎少见。

（6）血培养阴性的感染性心内膜炎约占 10％。血培养阴性感染性心内膜炎是指三次抽取血培养化验均为阴性的感染性心内膜炎患者。感染性心内膜炎血培养阴性可能的原因有：①致病微生物为生长条件复杂的细菌或真菌；②采用了不当的微生物检测方法；③抽取血培养前曾行抗感染治疗。既往抗感染治疗是血培养阴性感染性心内膜炎的最常见原因。最常见引起血培养阴性感染性心内膜炎的致病微生物包括真菌、HACEK 族菌、厌氧菌、军团菌属、鹦鹉热衣原体、立克次体、布鲁菌属、巴尔通体、Tropherymawhipplei 菌及营养缺陷的链球菌属。汉氏巴尔通体是一种猫抓伤后发生亚急性感染性心内膜炎的罕见致病微生物。伯纳特立克次体是引起 Q 热的致病微生物，同时常易感染合并基础瓣膜病的自体瓣膜或人工瓣膜。Tropherymawhipplei 是 Whipple's 病的病原体，可以通过镜检发现 PAS 染色阳性的巨噬细胞或聚合酶链反应（PCR）明确诊断。非细菌性感染性心内膜炎（如利-萨心内膜炎即播散性红斑狼疮合并疣状心内膜炎、消耗性心内膜炎及抗磷脂综合征）也属于血培养阴性感染性心内膜炎。

（7）真菌性心内膜炎（白念球菌属及曲霉菌属）的发生多见于人工瓣膜置换术后、心内或血管内器械置入术后、免疫抑制状态或静脉毒品滥用者。引起真菌性感染性心内膜炎最常见的为白念球菌属，组织胞浆菌属及曲霉菌属亦可见。真菌性感染性心内膜炎常表现为巨大赘生物，可累及瓣周结构，甚至可在大血管内形成菌栓，故需要积极外科治疗。

二、临床表现

1.全身感染征象

从菌血症到临床症状产生，平均潜伏期约 1 周，多数患者在 2 周以内。急性感染性心内膜炎起病急骤，伴高热、寒战等严重毒性反应。亚急性感染性心内膜炎起病多隐匿，症状无特异性，常表现为全身不适、乏力、食欲不振、恶心、呕吐，常伴有头、胸、背和四肢等部位肌肉和关节的疼痛，亦可多关节受累，单个的关节症状和一侧的肌肉疼痛常是早期表现之一，是重要的诊断线索。几乎所有患者伴有发热，多<39.4℃，常呈弛张热型，午后与傍晚较高，常伴寒战和盗汗。如给予有效的抗生素治疗，90％患者体温在 2 周内降至正常，如体温持续不降，则可能与金黄色葡萄球菌感染有关。已应用过抗生素、糖皮质激素以及并发充血性心力衰竭、肾衰竭、

脑出血、部分老年和极度衰弱患者可无发热。

2.心脏改变

(1)心脏杂音:85%以上的患者可闻及器质性心脏杂音,是由于基础心脏病和(或)感染性心内膜炎的瓣膜损害引起的瓣膜关闭不全所致,典型的杂音变化和新出现的杂音已不常见,主要见于急性金黄色葡萄球菌感染性心内膜炎。右心感染性心内膜炎和心室游离壁的感染性心内膜炎可无杂音,一旦发生杂音改变,90%以上会发展至充血性心力衰竭。

(2)心力衰竭:充血性心力衰竭在 IE 患者的发生率逐渐增多,约 2/3IE 发生心衰,是 IE 的主要死亡原因。

(3)心律失常:约半数可出现一过性房室传导阻滞,可偶有束支传导阻滞、房室分离,多发生于主动脉瓣周围感染或心肌脓肿时。

3.动脉栓塞现象

栓塞仅次于充血性心力衰竭的另一主要并发症,约 1/4～1/2 的患者存在一个或多个部位栓塞,常见的栓塞是脑动脉栓塞、股动脉栓塞、肺动脉栓塞、脾动脉栓塞、肠系膜动脉栓塞、冠状动脉栓塞、肾动脉栓塞、眼动脉栓塞等,可出现相应的临床表现。

4.周围体征

目前临床上少见,但常是诊断的重要依据。

(1)瘀点:见于 20%～40% 的病例,可出现于任何部位,口腔、结膜、腭黏膜、颊黏膜和锁骨以上皮肤常见,成群或单个出现,初为红色,后转为褐色,持续数天,因毛细血管微栓塞或细菌毒素使毛细血管脆性增加而出血所致。缺乏特异性,因这种瘀点亦可见于败血症、血液病、心脏手术后或肾功能不全的患者。

(2)线状出血:见于 5%～10% 的患者,在指(趾)甲下表现为裂隙状出血性损害,不达到甲床边缘,初始红色,后变为暗红色,棕色或黑色,线状或火焰状,有压痛,可能因指(趾)甲下毛细血管栓塞所致,缺乏特异性。

(3)Roth 斑:发生率不足 5%,为视网膜上卵圆形的出血点,中心苍白,为视网膜微血管栓塞所致,亦见于严重贫血等血液病和结缔组织疾病患者。

(4)Osler 小结:见于 10%～25% 的亚急性和不足 10% 的急性感染性心内膜炎患者,直径 2～15mm,紫红色,隆起的痛性小结节,多见于指(趾)腹,亦可见于足底、手掌大小鱼际和前臂等处,常多发。该小结是由于免疫复合物沉积或细菌性栓子栓塞所致,持续数小时到数天,Osler 小结的出现强烈提示感染性心内膜炎,但也见于系统性红斑狼疮、溶血性贫血、淋球菌感染、伤寒、淋巴瘤等疾病。

(5)Janeway 结:少见,多发生于急性特别是金黄色葡萄球菌感染性心内膜炎,为小的(直径 1～4mm)无痛性的,扁平结节状红斑,与 Osler 小结不同,压之可褪色,多见于手掌与足底,与脓毒性栓塞有关。可持续数天,在严重贫血、白血病或结缔组织疾病的患者也可见到。

5.其他征象

(1)脾大:以前见于 25%～60% 的患者,尤其是病程较长的亚急性感染性心内膜炎。由于感染的慢性刺激引起单核-吞噬细胞系统增殖所致。近年,由于患者大多可以得到及时有效的治疗,临床上已不多见。

（2）贫血：多见于病程较长的亚急性感染性心内膜炎患者，为正色素正红细胞性贫血。

（3）杵状指：发生率少于 5％。

（4）骨骼肌症状：有半数病例可出现关节痛、肌肉痛和剧烈背痛，与局部炎症无关。

6.并发症

IE 可并发充血性心力衰竭、心律失常、全身动脉栓塞、心肌脓肿、瓣周脓肿、化脓性心包炎、菌性动脉瘤（真菌性最常见）癫痫、脑膜炎、脑脓肿、肾脓肿、肾小球肾炎、间质性肾炎、脾脓肿等，均出现相应的临床表现。

7.几种特殊类型的 IE

（1）右心 IE：近年来由于静脉吸毒者增加，右心 IE 亦日渐增多。致病菌金黄色葡萄球菌最多，其次是草绿色链球菌、白色念珠菌等。除有一般 IE 的全身症状外，还有肺部炎症或多发性脓肿的表现。体检双肺有湿啰音，三尖瓣可闻及 2/6～3/6 级收缩期杂音，室壁 IE 无杂音。

Robbin 提出诊断右心 IE 的标准是 2 个主要指标：发热、三尖瓣或肺动脉瓣发现赘生物。加上 3 个次要指标：①多次血培养阳性；②化脓性肺梗死；③三尖瓣或肺动脉瓣关闭不全杂音。

右心 IE 的预后比左心 IE 好，一般不需外科手术治疗。

（2）人工瓣心内膜炎（PVE）：PVE 是一个可怕的疾病，病死率 50％左右，但发生率不高。早期 PVE（术后 2 个月以内）病原菌主要是葡萄球菌（表皮葡萄球菌、金黄色葡萄球菌）多于链球菌；后期 PVE（术后 2 个月以后）病原菌链球菌多于葡萄球菌。临床表现与天然瓣膜 IE 相似，特点是瓣周脓肿、心肌脓肿发生率较高，皮肤病损较少见。

（3）真菌性 IE：约 50％发生于心脏手术后。致病菌多为白念珠菌、组织胞浆菌和曲霉菌属。临床表现与一般 IE 相同，特点是起病急骤，栓塞发生率高，病死率高。真菌 IE 诊断较困难，关键是对此病的警惕性。

三、实验室检查

（一）血液化验

（1）实验室检查常表现为非特异性急性炎症表现，包括轻度白细胞增多、正细胞正色素性贫血及血小板计数轻度增加或减少。其他化验异常还可能包括红细胞沉降率增快，C 反应蛋白、类风湿因子增高，伴或不伴高球蛋白血症。感染性心内膜炎还可能引起性病或莱姆病血清学试验假阳性。

（2）若出现免疫复合物相关肾小球肾炎或药物毒性相关的肾损伤，则可能出现补体下降、血尿素氮和肌酐升高。

（3）血培养是感染性心内膜炎诊断和治疗的必要检查。但若患者临床表现为典型急性起病，暴发型感染可能短时间内致死，故治疗应在起病 2～3 小时开始。在近期的报道中，尽管采用了最先进的检测方法，仍有 2％～7％的感染性心内膜炎血培养为阴性。

①如果临床允许，应在开始经验性抗生素治疗前在三处不同部位抽取三份血培养标本。每份血培养标本至少应包含 40mL 静脉血，应分别送检需氧菌培养及厌氧菌培养。HACEK 族菌应常规送检，对于免疫抑制状态等可能真菌性感染性心内膜炎患者亦应送检真菌血培养。

②血管内感染会导致来源于赘生物的持续性菌血症。因此无须等到体温峰值或寒战时才抽取血培养。

③若高度怀疑血培养阴性感染性心内膜炎或培养困难病原体引起的感染性心内膜炎,应注意可能需要加强培养基的配置或延长潜伏期后再行抽取血培养。如 HACEK 族菌需要延长至 21 天潜伏期后再行抽取血培养。常见的血培养阴性感染性心内膜炎的致病微生物包括伯纳特立克次体、巴尔通体、Tropheryma whipplei 菌、HACEK 族菌、布鲁菌属、军团菌、支原体、分枝杆菌和真菌。其中布鲁菌属、军团菌属、立克次体和鹦鹉热可以通过血清学检查提示感染。培养困难病原体亦可通过瓣膜活检标本 PCR 检测技术诊断。虽然 PCR 不需要培养基,但需要获取瓣膜活检标本。近期有研究表明 PCR 检测在诊断血培养无法诊断的感染性心内膜炎中可实现 41% 敏感性和 100% 特异性。这部分 PCR 检测结果将来可能用于血培养阴性感染性心内膜炎患者的经验性治疗方案的选择。

④对于血培养提示凝固酶阴性葡萄球菌阳性的患者应特别注意。路邓葡萄球菌是一种罕见的引起感染性心内膜炎的凝固酶阴性葡萄球菌。与其他凝固酶阴性葡萄球菌不同,路邓葡萄球菌多累及自体瓣膜,侵袭性强,常易引起脓肿,若不及时外科治疗,致死率很高。因此对于高度可疑感染性心内膜炎的患者,若血培养提示凝固酶阴性葡萄球菌阳性,不应简单认为是杂菌污染,而应进一步明确菌种。

(二)组织学检查

瓣膜切除后进行组织学检查是感染性心内膜炎诊断的金标准。组织学检查可表现为瓣膜炎症、赘生物形成,伴或不伴特异致病微生物。通过对赘生物进行特殊染色或免疫学检查可以明确病原学,并指导抗感染治疗方案的制定。对于血培养阴性的感染性心内膜炎(如 Q 热、巴尔通体、Tropheryma whipplei 菌等)组织学检查的作用尤为重要。心脏内科医师、心脏外科医师、病理科医师、微生物学专家之间的配合有助于更早更准确的诊断感染性心内膜炎。

(三)尿液分析

尿液分析多可见镜下血尿伴或不伴蛋白尿。

(四)心电图

对于所有可疑感染性心内膜炎的患者应进行基线心电图检查并随诊心电图变化。

(1)心电图可以通过发现 P-R 间期延长、完全传导阻滞等异常提示感染向心肌内蔓延,尤其对于人工瓣膜感染性心内膜炎患者有重要提示意义。新发房室传导阻滞可能提示脓肿形成,其敏感性为 42%,特异性为 77%。

(2)罕有赘生物脱落引起栓塞造成心肌梗死。

(五)其他

胸部 X 线检查可以提示充血性心功能不全或胸腔积液等征象。右心系统的感染性心内膜炎可因多发肺部菌栓栓塞而在胸部 X 线片中表现为非特异性浸润性改变。

四、影像学检查

1.超声心动图

超声心动图在感染性心内膜炎的诊断和治疗中都起着重要的作用。超声心动图的主要作用在于发现瓣膜赘生物,并对其位置、特点及对心功能的影响进行观察。赘生物除了可能形成于瓣膜表面,亦可在高速血流或湍流冲击心脏内膜部位形成。超声心动图的局限性在于可能难以分辨赘生物与其他非感染性软组织。

(1)所有可疑感染性心内膜炎的患者均应接受治疗前经胸超声心动图检查,检查目的包括:明确是否合并基础心脏病变,明确赘生物的位置和大小,评估并发症情况(如主动脉周环状脓肿形成)。经胸超声心动图对于赘生物的识别敏感性较低(29%～63%),但特异性接近100%。若通过经胸超声心动观察瓣膜的形态和功能大致正常,感染性心内膜炎的可能性亦较低。有报道约96%的经胸超声心动图正常患者经食管超声心动图亦表现为阴性结果。

(2)经食管超声心动图增加了感染性心内膜炎诊断的准确性。若患者高度可疑感染性心内膜炎且经胸超声心动图检查无阳性发现,尤其是经胸超声心动图图像质量欠佳时,应完善对赘生物敏感性更高的经食管超声心动图检查。经食管超声心动图适合于观察心脏后部结构、脓肿、瘘管、瓣周漏、小体积赘生物、右心结构、心脏内置入器械表面情况、瓣叶穿孔和人工瓣膜情况。其中,其对于瓣周脓肿、瘘管及人工瓣膜瓣周漏的观察对于治疗策略的选择有重要意义。术中经食管超声心动可以用于评价手术干预是否成功,或用于评价修复性手术的潜在可能。术后经食管超声心动图可用于留取术后基线资料方便随访时对比。尽管多数患者应首选经胸超声心动作为初次检查,但对于合并金黄色葡萄球菌血症、人工瓣膜置换术后、既往感染性心内膜炎病史、经胸超声检查受限、由已知常见感染性心内膜炎致病微生物引起的菌血症患者应首选经食管超声心动图作为初次检查。

①经食管超声心动图未见阳性结果的患者感染性心内膜炎可能性低,但不能完全排除诊断。经食管超声心动图的阴性预测值>90%,但对于感染性心内膜炎早期或赘生物较小的患者可能发生假阴性结果。如果临床高度可以感染性心内膜炎应考虑复查经食管超声心动图。显然,经食管超声心动图的阴性结果并不能推翻临床高度可疑的人工瓣膜感染性心内膜炎诊断。

②经食管超声心动图对于心肌脓肿诊断的敏感度(87%)高于经胸超声心动图(28%)。瓣周脓肿是感染性心内膜炎严重的并发症且需要外科手术干预,故应尽早准确识别瓣周脓肿。

③对于人工瓣膜感染性心内膜炎,尤其是主动脉瓣和二尖瓣置换术后的人工瓣膜感染性心内膜炎,经食管超声心动图可以减少人工瓣膜声影对诊断的影响,故其诊断敏感度(82%)高于经胸超声心动图(36%)。对于人工瓣膜感染性心内膜炎或起搏器相关感染性心内膜炎高度可疑且经胸超声心动图未见阳性结果的患者应完善经食管超声心动图。

(3)真菌性感染性心内膜炎较细菌性感染性心内膜炎常形成更大的赘生物,反之 Q 热引起的感染性心内膜炎常不伴赘生物形成。应注意鉴别黏液瘤、乳头状弹力纤维瘤、类风湿结节、瓣膜退行性变、兰伯赘生物及非细菌性感染性心内膜炎。必要时需结合临床鉴别影像学表现。

(4)有 Meta 研究表明,赘生物体积较大时(>10mm)患者发生栓塞风险较赘生物较小或不可见时增加 3 倍。当感染性心内膜炎合并赘生物脱落或瓣外结构受累时,心功能不全、栓塞及需要瓣膜置换手术治疗的风险相应增加。此外,若患者接受恰当治疗过程中赘生物体积增加,其需要外科手术治疗风险增加。

(5)对于可疑起搏器或除颤器相关感染性心内膜炎的患者应完善经食管超声心动图。经胸超声心动图识别瓣膜或电极赘生物的敏感度仅有 30%，而经食管超声心动图敏感度可高达 90%。

2.心导管检查

对于感染性心内膜炎合并阻塞性冠状动脉性心脏病的患者，左心导管和选择性冠脉造影检查优于心脏外科手术。破裂人工瓣膜的异常摇摆运动可在透视下被观测。对于主动脉瓣受累的感染性心内膜炎患者应避免不必要的冠脉造影或左心造影，以避免赘生物脱落引起栓塞。

3.中枢神经系统影像学检查

对于合并中枢神经系统并发症（如脑栓塞、颅内出血或细菌性动脉瘤）或持续性头痛的患者应完善头颅 CT、磁共振、脑血管造影等检查。

4.全身影像学检查

CT 或磁共振可用于检测转移性感染灶。CT 检查随着其检查清晰度增加其诊断价值逐渐提高。磁共振受限于其瞬时分辨率，目前对于感染性心内膜炎的心脏内检查仍没有得到较好的应用。

五、诊断和鉴别诊断

（一）诊断

1994 年以来，Duke 标准是对可疑 IE 患者进行分层的最持久的诊断策略，将 IE 患者分为"确诊"，"可疑"或"排除"。这个标准已经经过改良，包括了一些新的诊断方法。尽管改良的 Duke 标准（表 5-4-2）可以提供一个主要的诊断概要，它仍不能取代临床的判断。

表 5-4-2　感染性心内膜炎的诊断（改良 Duke 标准）

确诊的感染性心内膜炎

　病理学标准

　　细菌感染：赘生物，或栓塞的赘生物或心脏内脓肿，进行培养证实

　　病理改变：赘生物或心脏内脓肿，经组织学检查发现活动性心内膜炎

　临床标准，见下列的特殊定义

　　2 项主要标准

　　或 1 项主要标准加 3 项次要标准

　　或 5 项次要标准

可能为感染性心内膜炎

　1 项主要标准加上 1 项次要标准或 3 项次要标准

排除标准

　心内膜炎的表现符合其他肯定的诊断

　或心内膜炎表现在抗菌治疗 4 天或 4 天内完全缓解

　或在抗生素治疗后 4 天或 4 天内，无手术或尸检的感染性心内膜炎的病理学证据

感染性心内膜炎的诊断标准

主要标准

血培养阳性

2 次不同的血培养有感染性心内膜炎的典型细菌

草绿色链球菌、牛链球菌、HACEK 菌或金黄色葡萄球菌或社区获得性肠球菌而无原发病灶或持续血培养阳性,定义为重获与感染性心内膜炎相一致的细菌来自:血培养(≥2 次)抽血时间相隔 12 小时以上,或所有 3 次,或最多 4 次或 4 次以上的不同血培养,首次与最后一次抽血时间至少相隔 1 小时以上

伯纳特立克次体单次血培养阳性或抗 Ⅰ 期 IgG 抗体滴度＞1:800

内膜受累的依据

超声心动图阳性(人工瓣膜性心内膜炎或有并发症的感染性心内膜炎建议用经食管超声心动图)

振动的心内团块,处于瓣膜或支持结构上,或在反流喷射路线上,或在植入的材料上,而缺乏其他的解剖学解释

或脓肿

或人工瓣膜新的部位开裂

新的瓣膜反流(增强或改变了原先不很明显的杂音)

次要标准

易患因素,易患心脏疾病或静脉内药物滥用

发热≥38℃(100.4°F)

血管现象:主要动脉栓塞、化脓性栓塞、真菌性动脉瘤、颅内出血、结膜出血、Janeway 结节

免疫现象:肾小球肾炎、Osler 结节、Roth 斑点、类风湿因子

细菌学依据:血培养阳性但不符合前述主要标准*或与感染性心内膜炎一致的活动性细菌感染的血清学证据

注:*,不包括凝固酶阴性的葡萄球菌和不致感染性心内膜炎细菌的一次阳性培养

1.微生物学首要的确诊试验

该试验是必须在观察的第 1 个 24 小时内至少进行 3 次常规血培养。如果患者在之前几周内接受过抗生素治疗的必须进行更多的培养。几乎 50% 血培养阴性的 IE 是由于培养前接受过抗生素治疗。微生物,如 HACEK 组(嗜血杆菌属、伴放线杆菌属、人心杆菌属、埃肯菌属和金氏杆菌属)和布鲁杆菌属生长缓慢并需要延长培养时间(4 周)。一些微生物需要特殊的培养技术或培养基(如军团杆菌属)。用传统微生物学方法难以鉴定的微生物现在可以使用基因测序的方法。超过 50% 的真菌性心内膜炎其血培养结果是阴性的。血清学研究对于诊断 Q 热、布鲁杆菌病、军团杆菌病和鹦鹉热越来越有必要,现在也作为可以替代阳性血培养结果的一种诊断方法。

2.特殊的病原体

(1)葡萄球菌性心内膜炎:葡萄球菌是目前 IE 最常见的病因,特别是金黄色葡萄球菌自体瓣膜 IE。耐甲氧西林金黄色葡萄球菌感染的比例也在增加。金黄色葡萄球菌感染典型的暴

发过程是心肌和瓣环脓肿以及同时存在广泛迁移的感染。30%的患者有神经系统表现。由耐苯唑西林金黄色葡萄球菌引起的 IE 特别普遍存在于静脉吸毒或医院内感染的患者。凝固酶阴性葡萄球菌是人工瓣膜心内膜炎的主要原因。右心感染 IE 在静脉吸毒者更多见,它对苯唑西林可以敏感或耐药。

(2)链球菌性心内膜炎:链球菌是目前 IE 的第二大常见致病因子,草绿色链球菌是最常见的亚组。其治愈率超过 90%,但是大约 30%的病例发生并发症。对于 IE 致病菌的报道国内外观点不一,我国今年的一篇医学文献报道,目前主要致病菌仍是草绿色链球菌。

肺炎链球菌 IE 比较少见,通常会累及主动脉瓣。它通常有一个暴发的过程,并常伴随瓣周脓肿、心包炎和并发的脑膜炎。青霉素耐药在逐渐增加。瓣膜置换术对预防早死也许有益。

咽峡炎链球菌有传播和形成脓肿的特性,相比其他 a-溶血性链球菌需要更长的治疗时间。牛链球菌 IE 应该及时评价有无结肠恶性肿瘤。

由营养变异链球菌导致的 IE 典型表现是发病时无痛,和原先基础心脏病有关。微生物学检测需要特殊的培养基。全身性血栓形成和频繁的再发是本病治疗的难点。

(3)肠球菌性心内膜炎:粪肠球菌和屎肠球菌 IE 通常影响泌尿生殖道手术后的老年男性或产科手术后的年轻女性。典型的外周表现不常见。在三级医院肠球菌感染的青霉素耐药率在迅速增长。

(4)革兰阴性菌心内膜炎:静脉吸毒、人工瓣膜和肝硬化的患者患革兰阴性菌心内膜炎的风险增加。充血性心力衰竭很常见。

①沙门氏菌通常累及异常瓣膜,与瓣膜的严重损害、心房血栓、心肌炎和心包炎有关系。抗菌治疗 7～10 天后必须进行瓣膜置换。

②假单胞菌 IE 几乎只出现在静脉吸毒者,通常影响正常瓣膜。血栓、不能清除瓣膜细菌、神经系统并发症、瓣环环状脓肿、脾脓肿、菌血症复发和逐渐加重的心力衰竭都很常见。累及左心者推荐早期外科手术。

③淋球菌很少引起 IE,典型的表现是一个无痛的过程,累及主动脉瓣、大的赘生物、瓣环脓肿、充血性心力衰竭和肾炎。

(5)HACEK 心内膜炎:5%～10%的自体瓣膜 IE 是由 HACEK 组的革兰阴性杆菌引起的,很难治疗,需要 3 周或更长的时间隔离。HACEK 心内膜炎在牙齿感染或静脉注射毒品其注射器污染唾液者更常见。

(6)真菌性心内膜炎:念珠菌和曲霉菌是真菌性 IE 最常见的病因。念珠菌属在留置中心静脉导管或接受静脉营养的人群更常见。两者均可见于人工瓣膜者。其他念珠菌属、近平滑假丝酵母菌和热带假丝酵母菌是静脉吸毒者的主要病因。曲霉菌 IE 的血培养结果通常是阴性的。通常需要外科手术及抗真菌治疗,尤其是人工瓣膜者。通常需要终生的抗真菌治疗。

(7)血培养阴性心内膜炎:血培养阴性 IE 是常见的。原因包括近期抗微生物治疗、难养微生物生长缓慢,如 HACEK 组、真菌、立克次体属、细胞内寄生物如巴尔通体或衣原体属和非感染性心内膜炎。

(8)人工瓣膜心内膜炎(PVE):更换瓣膜后患者发生 PVE 的概率达到 10%。早期 PVE(植入瓣膜后 60 天内)通常是由手术期间瓣膜污染导致的。晚期 PVE(60 天后)主要是由短暂性菌血症导致的。其临床表现和自体瓣膜心内膜炎相似,然而,新出现的杂音或变化的杂音更常见。持续血培养阳性和超声心动图上瓣膜功能障碍是其标志。推荐使用经食管超声心动图来诊断和评估并发症,如瓣周脓肿和关闭不全。在术后第 1 年内凝固酶阴性葡萄球菌是 PVE的主要病因,1 年后,其病原体和自体瓣膜心内膜炎相似。积极的治疗是必需的。利福平和庆大霉素可以加入萘夫西林或苯唑西林治疗甲氧西林敏感的金黄色葡萄球菌,或加入万古霉素治疗耐甲氧西林金黄色葡萄球菌。对于培养阴性的 PVE,应该使用万古霉素和庆大霉素来扩大杀菌的范围。

(二)鉴别诊断

几乎所有细菌、真菌、分枝杆菌、病毒、寄生虫或螺旋体感染引起的严重的播散性疾病在某些特征方面与 IE 相似。一些结缔组织或自身免疫性疾病和血液系统的恶性肿瘤也可以与 IE相似。通过微生物学家和心脏病学家的专业知识,在疾病早期可以确诊,使临床医师对潜在的并发症提高警觉,并采取治疗干预。相反,阴性的超声心动图结果允许更迅速地做其他诊断方面的研究。

六、治疗

由于感染性心内膜炎的疾病复杂性,由心脏内科医师、心脏外科医师、病理科医师、感染疾病专科医师共同组成团队来进行诊断和治疗决策的制定是非常必要的。有效的治疗方案包括正确识别致病微生物、对有效抗感染治疗方案的确立、对感染性心内膜炎心脏内病理过程的理解、心脏外科手术指征的把握及心脏外并发症的治疗。

(一)药物治疗

(1)治疗原则:针对致病微生物制定抗感染治疗方案,方案的选择应与感染疾病专科医师商讨后确定。对抗生素效果的评价包括抑制微生物生长的最小抑菌浓度、杀灭致病微生物的最小灭菌浓度及体外能够杀灭 99.9% 菌种的患者最高血清杀菌滴度。当致病微生物为罕见微生物或抗感染治疗方案为罕见抗感染药物,或抗感染治疗不成功时,血清杀菌滴度显得尤为重要。最小抑菌浓度和最小杀菌浓度并不常规测定,但近期推荐的抗感染治疗方案是基于以上数据制定的。

①β 内酰胺类药物(如青霉素)联合氨基糖苷类药物可对于链球菌感染性心内膜炎起协同治疗作用,且对于小部分葡萄球菌感染性心内膜炎也可起到一定治疗作用。而由于肠球菌对氨基糖苷类药物抵抗,从而导致了肠球菌感染性心内膜炎对最优治疗方案反应欠佳。

②对于葡萄球菌引起的人工瓣膜感染性心内膜炎最优治疗方案推荐多药联合。利福平对于杀灭葡萄球菌有着特殊的效果。但葡萄球菌对利福平有效的基因具有较高的变异性。因此当大规模人群使用利福平治疗葡萄球菌感染时利福平抵抗型葡萄球菌会显著增加。通常在开始利福平治疗前可先进行 3～5 天抗葡萄球菌药物治疗。多药联合方案(两种抗葡萄球菌药物联合利福平)可有效减少利福平抵抗。

③当应用氨基糖苷类药物或万古霉素时应注意肾功能情况。应根据肾功能情况调整氨基糖苷类及万古霉素用量。万古霉素用量不应超过 2g/24 小时,若有特殊情况则需密切监测血

药浓度。

④抗凝治疗并不能预防感染性心内膜炎相关的栓塞。且青霉素药物联合肝素治疗会增加致死性颅内出血的发生风险。治疗人工瓣膜感染性心内膜炎过程中华法林用药依旧安全。

（2）在病原学检查和药敏试验结果尚未明确之前，尤其是合并血流动力学不稳时，常常需要经验性药物治疗。有时经验性药物治疗也可以作为试验性治疗从而协助明确疾病诊断。经验性治疗抗感染药物应覆盖常见病原体，包括葡萄球菌（包括甲氧西林敏感型和耐甲氧西林型）、链球菌和肠球菌。万古霉素联合庆大霉素是自体瓣膜感染性心内膜炎的首选经验性治疗方案，若为人工瓣膜感染性心内膜炎则可在上述药物基础上加用利福平。一旦病原学检查和药敏试验结果明确，则抗感染治疗抗菌谱应尽量缩窄。除非临床或流行病学特点提示某种特殊病原体感染，否则血培养阴性感染性心内膜炎治疗方案亦按照经验性治疗方案执行。

（3）当凝固酶阴性葡萄球菌引起的人工瓣膜感染性心内膜炎开始治疗时需按照治疗耐甲氧西林葡萄球菌制定治疗方案，直到病原学检测明确除外耐甲氧西林葡萄球菌感染。

（4）对于罕见病原体引起的感染性心内膜炎的治疗。伯纳特立克次体引起的感染性心内膜炎需要强力霉素联合利福平，磺胺甲基异噁唑-甲氧苄氨嘧啶或喹诺酮类药物治疗至少3年，且若伴有人工瓣膜受累、心功能不全或难治性感染，则需要外科手术干预。布鲁菌感染性心内膜炎则通常需要外科手术干预，术后强力霉素联合链霉素或庆大霉素治疗8周至10个月。铜绿假单胞菌感染性心内膜炎需要哌拉西林联合妥布霉素抗感染治疗，若有左心系统受累则需要手术干预。

（5）真菌性感染性心内膜炎。若明确诊断真菌引起的感染性心内膜炎，则需要药物联合手术治疗。

①抗真菌治疗的核心在于两性霉素B联合或不联合氟胞嘧啶。

a.两性霉素B常规剂量为 $0.7\sim1.0mg/(kg\cdot d)$，用法为溶入5％葡萄糖溶液后2～4小时输注完毕。对于曲霉菌感染引起的人工瓣膜感染性心内膜炎两性霉素B剂量可加至 $1.0\sim1.5mg/(kg\cdot d)$。

b.两性霉素B主要不良反应为肾功能损伤，采用脂质体两性霉素B可减少肾毒性。

c.氟胞嘧啶主要不良反应为骨髓抑制，故治疗过程中需检测氟胞嘧啶血药浓度。

②由于抗真菌药物很难真正进入赘生物内部，1～2周抗真菌治疗后需要手术治疗。几乎所有真菌性感染性心内膜炎均需要行瓣膜置换术。

③术后推荐长期口服抑菌药物（如氟康唑、伊曲康唑）以预防复发。

（二）手术治疗

有25％～30％的急性期感染性心内膜炎患者存在手术指征，急性期后有20％～40％感染性心内膜炎患者存在手术指征。抗感染治疗联合瓣膜置换术及心内成形术较单用抗感染治疗可以增加生存率，减少复发和再次入院，减少感染性心内膜炎相关死亡率。

（1）感染性心内膜炎手术的基本原则包括感染组织清创治疗、清除不能存活的组织、受累区域重建，以及修复瓣膜对合。外科手术的指征包括由于瓣膜功能异常引起的难治性心力衰竭、金黄色葡萄球菌引起的自体或人工瓣膜感染性心内膜炎、不能控制的感染、抗感染治疗不能控制的瓣周感染蔓延、多数的真菌性感染性心内膜炎、多数的人工瓣膜感染性心内膜炎及脓肿形成。有争议的手术指征还包括全身多处栓塞或单发栓塞伴巨大参与赘生物。上述手术适应证都不是绝对适应证,需要在实施手术前充分评估手术获益和风险(表 5-4-3)。

表 5-4-3　ACC/AHA 指南:感染性心内膜炎的手术治疗

Ⅰ类推荐

急性自体瓣膜感染性心内膜炎表现为瓣膜狭窄或反流导致心功能不全

急性自体瓣膜感染性心内膜炎表现为二尖瓣反流或主动脉瓣反流导致影响血流动力学的左心室舒张末压增加或左心房压力增加

由真菌或其他对抗感染治疗抵抗的病原体引起的自体瓣膜感染性心内膜炎

自体瓣膜感染性心内膜炎合并心脏传导阻滞、主动脉或瓣周脓肿形成或损毁性穿透性病变形成

人工瓣膜感染性心内膜炎伴心功能不全

人工瓣膜感染性心内膜炎伴超声或透视发现的人工瓣膜裂口

人工瓣膜感染性心内膜炎伴阻塞加重或瓣膜反流加重

人工瓣膜感染性心内膜炎伴脓肿形成等并发症发生

Ⅱa 类推荐

自体瓣膜感染性心内膜炎伴＞10mm 的活动赘生物,伴或不伴栓塞发生

人工瓣膜感染性心内膜炎在规范抗感染治疗中仍表现为持续的菌血症或新发栓塞

人工瓣膜感染性心内膜炎出现再次感染

(2)90%感染性心内膜炎患者死于充血性心功能不全,故充血性心功能不全(纽约心功能分级Ⅲ～Ⅳ级)是感染性心内膜炎手术治疗的最强适应证。即使患者已出现心力衰竭相关并发症(如急性肾功能不全),手术治疗后患者仍可明显获益。对于威胁生命的心功能不全乃至心源性休克的患者,只要患者有术后恢复的可能,都不应拖延手术时机。

(3)人工瓣膜感染性心内膜炎通常需要药物联合外科手术治疗。

(4)伴有中枢神经系统梗死或出血的患者。术前患者需用大量肝素以支持体外循环,故应高度警惕其出现中枢神经系统梗死或出血。多个研究报道近期有感染性心内膜炎神经系统并发症发生的患者,术后出现神经系统异常甚至死亡的风险显著升高。血流动力学不稳情况下最优治疗方案和新发脑栓塞引起的卒中并未纳入随机临床研究中。尽可能在发生脑缺血性卒中至少 4 天后,最好 10 天后行择期手术,发生脑出血后 21 天行择期手术。但对于再发脑梗死高危的患者,尽管近期发生卒中仍有尽早手术的指征。若细菌性动脉瘤诊断明确,则手术时机应重新考虑,且任何在术后需要抗凝治疗的人工器械应避免置入。术前应对破裂的细菌性动脉瘤进行切除或栓塞治疗。

(5)由金黄色葡萄球菌引起的迁移性感染灶,应尽量予以切除。

(6)感染性心内膜炎术后最佳抗感染时间尚不明确。

①对于抗感染治疗后血培养阴性,由抗生素抵抗病原体引起的自体瓣膜感染性心内膜炎,术前术后抗感染治疗时间应用足疗程。

②对于术中培养阳性的患者,术后抗感染治疗应用足疗程。

③对于人工瓣膜感染性心内膜炎患者,抗感染治疗应自置入器械发现病原微生物起用足

疗程。

（三）其他

对于起搏器或体内除颤器置入术后感染性心内膜炎患者的最优治疗方案在文献中尚有争议，尤其在于是否移除置入器械的问题尚无统一结论。

（1）由于整个器械均被感染，故保留器械的治疗成功率较低。多数研究建议完整器械移除联合抗感染治疗应作为最优治疗方案。

（2）抗感染治疗的最佳方案和疗程在文献中亦没有统一结论。既往治疗经验中延长静脉应用抗生素时间是必要的。

（3）再次置入起搏器或体内除颤器的时机是另一个关键问题。原则上应谨慎地延长再次置入起搏器或体内除颤器前充分抗感染治疗的时间，以尽可能根除病原体并抑制其再次生长，避免再次感染新置入器械。有研究表明移除体内器械平均 7 天后（5～25 天）可成功再次置入起搏器或体内除颤器。

七、并发症

（1）表 5-4-4 列举了感染性心内膜炎的并发症。

表 5-4-4　感染性心内膜炎的并发症

心脏内并发症
充血性心功能不全（首要致死原因）
脓肿形成（心包、环主动脉或心肌内）
传导异常
冠脉栓塞
细菌性动脉瘤
瓣膜反流
瓣膜狭窄
人工瓣膜裂口
室间隔穿孔
心脏外并发症
系统性栓塞（卒中、肾梗死、脾梗死或肢体缺血）
细菌性动脉瘤
脓肿形成
免疫复合物沉积（肾小球肾炎）

（2）瓣环脓肿形成多见于人工机械瓣或生物瓣置入术后感染性心内膜炎，亦可偶见于严重的自体瓣膜感染性心内膜炎。瓣环脓肿形成可感染瓣膜植入术中所用缝线，严重时可能形成瓣膜裂口。人工瓣膜感染性心内膜炎患者新出现瓣周漏需要引起警惕。脓肿形成的危险因素包括持续发热、充血性心功能不全、毒品静脉滥用史、人工瓣膜感染性心内膜炎及强毒力致病

微生物引起的感染性心内膜炎。

八、治疗效果

尽管抗感染治疗过程中赘生物体积减小提示抗感染治疗有效,亦可能于微生物学痊愈后赘生物大小仍未见明显变化。抗感染治疗过程中赘生物体积逐渐增大提示抗感染治疗失败,并构成外科手术治疗的相对适应证。

(1)治疗感染性心内膜炎过程中可抽取血培养以明确病原体被消灭情况。

(2)通常在成功的抗感染治疗后 3～7 天时患者出现热退。稽留热或回归热可能见于下列情况:治疗失败,药物热,继发院内感染,心脏内或心脏外脓肿形成。通常若患者开始治疗后 7 天仍有持续发热或 1 周后抽取血培养仍为持续阳性,应警惕治疗失败的可能。

(3)若患者在治疗后 4 周内再次出现发热并通过血培养证实,则诊断为感染性心内膜炎复发。6％～15％的患者在经过抗感染联合手术治疗后出现复发。

(4)抗感染治疗 1～2 周后栓塞发生风险迅速下降。赘生物直径＞10mm 或金黄色葡萄球菌及白念珠菌感染引起的感染性心内膜炎栓塞风险较高。

(5)多数感染性心内膜炎患者药物治疗有效,但仍有 25％～33％患者需要手术治疗。

九、预后

预后取决于下列因素:致病微生物的毒力,患者基础健康状况,瓣膜结构,感染持续时间及伴或不伴充血性心功能不全。感染性心内膜炎的全因病死率为 20％～30％。早发人工瓣膜感染性心内膜炎病死率(40％～80％)显著高于晚发人工瓣膜感染性心内膜炎病死率(20％～40％)。人工瓣膜感染性心内膜炎手术治疗后 5 年生存率可高达 54％～87％。金黄色葡萄球菌引起的感染性心内膜炎近年来病死率由 50％～60％降至 15％～30％。表 5-4-5 中罗列的因素一旦发生应及早开始积极治疗。

表 5-4-5　感染性心内膜炎的不良预后因素

充血性心功能不全(为主要不良预后因素)
非链球菌致病微生物
主动脉瓣受累
人工瓣膜感染
高龄
脓肿形成
HIV 患者 CD4 计数＜200 细胞/mm³
未及时诊断
中枢神经系统或冠脉栓塞
再发感染性心内膜炎

对于评估感染性心内膜炎预后及手术治疗效果的风险评分需求愈发迫切,阻碍这一模型

构建的主要因素在于在已发表的数据中个体因素对于预测预后价值的矛盾性。这种差别可能与其中部分因素受时间影响相关。有报道通过研究时间影响危险因素,在患者住院前和住院中进行风险评分从而构造评价预后的模型,结果导致死亡率增加的因素包括:年龄,充血性心力衰竭,低血小板计数,肌酐高,严重的栓塞事件,这一结果与以前的研究相一致。最近还有研究通过胸外科学会的数据库试图开发手术死亡风险评分系统。虽然一些研究试图找出评估风险的最重要的预测因素,但标准化的风险评分模型仍未建立。

十、预 防

AHA 感染性心内膜炎指南中仅对于接受口腔科操作和手术操作的高危患者预防性使用抗生素(表 5-4-6,表 5-4-7)。研究表明相对于口腔科操作,感染性心内膜炎的发生与使用牙线或用牙刷清洁牙齿这类日常行为的关系更为密切,且缺乏证据表明预防性使用抗生素能有效预防口腔、消化道及泌尿道相关医疗操作引发感染性心内膜炎的危险。AHA 指南推荐的标准处理流程是对有感染性心内膜炎危险因素的患者进行告知,并为其佩戴标注了预防性使用抗生素标准的卡片,忽略此流程可能引发医疗纠纷。最近有研究指出,一份标注了感染性心内膜炎风险及预防性需要的超声心动图,可以更好地辅助医务人员遵照 AHA 的指南开展医疗活动。

表 5-4-6　感染性心内膜炎不良预后高危基础心脏情况

推荐感染性心内膜炎预防措施
人工心脏瓣膜
既往感染性心内膜炎
先天性心脏病
未治疗的发绀型先天性心脏病
经过治疗的先天性心脏病,但修补部位处或附近仍有残余缺损
人工补片植入术治疗先天性心脏病后 6 个月内
心脏移植术后受者新发心脏瓣膜病

表 5-4-7　口腔科或外科治疗前感染性心内膜炎预防措施

仅推荐表 5-4-6 中罗列的高危患者于下列治疗前采取预防措施
口咽治疗前
口腔科对牙龈组织、根尖周区域进行操作,或穿通口腔黏膜的操作
扁桃体或腺样体切除术
呼吸系统治疗前
包括气道切开在内的有创操作
其他操作
于受感染皮肤或骨骼肌组织部位进行的治疗

(1)在决定是否预防性使用抗生素时需要考虑两个因素:是否存在高危瓣膜损害(表 5-4-6)和接受何种医疗操作(表 5-4-7)。人工瓣膜置入术后、既往患感染性心内膜炎、心脏移植术

后心脏瓣膜病及某些先天性心脏病患者推荐预防性使用抗生素(表 5-4-6)。而在二尖瓣脱垂、风湿性心脏病、二叶式主动脉瓣畸形、钙化性主动脉瓣狭窄、房间隔缺损、室间隔缺损患者则不常规推荐预防性使用抗生素。

(2)对于接受高危口腔科操作时预防性使用抗生素主要针对的菌群是草绿色链球菌。对消化道及泌尿道的相关医疗操作预防性使用抗生素主要针对的菌群是肠球菌。

(3)基于耐药肠球菌种类越来越多的现状,且缺乏证据表明消化道及泌尿道的相关医疗操作可以导致感染性心内膜炎,因此不在消化道及泌尿道的相关医疗操作前常规预防性使用抗生素。

(4)目前循证医学证据表明,相较于避免牙科治疗和预防性应用抗生素,对于感染性心内膜炎高危患者预防感染性心内膜炎更有效的措施是保持良好的口腔卫生习惯和定期进行口腔护理。

(5)高危感染性心内膜炎患者在接受诸如切开或活检这类呼吸道相关侵入性操作(如扁桃体切除术或腺体增生切除术)时,推荐针对草绿色链球菌预防性使用抗生素。阴道分娩或子宫切除术前不推荐常规预防性使用抗生素。

(6)涉及感染组织的切开引流及相关操作可能会引发菌血症。对于非口腔的软组织感染,预防性抗生素使用推荐青霉素或一代头孢菌素。

(7)人工瓣膜置换术或其他假体材料置入的心脏手术患者主要针对金黄色葡萄球菌预防性使用抗生素。常规推荐一代头孢菌素,且需要根据当地医院抗生素敏感试验结果随时调整。术前即给予与一次预防性抗生素治疗,如果手术时间长应重复给药,但重复给药不超过 48 小时。需要接受心脏手术的患者术前要接受口腔评价并完成针对口腔疾病的治疗。

(8)心脏移植术后的患者由于需要持续口服免疫抑制药物及存在瓣膜功能不全风险,故存在中等感染性心内膜炎风险。

(9)所有接受人工瓣膜置入的患者推荐针对肺炎链球菌预防性使用抗生素。

第六章 心肌病

第一节 原发性心肌病

一、扩张型心肌病

扩张型心肌病(DCM)是一类既有遗传又有非遗传原因造成的复合型心肌病,以左心室、右心室或双腔扩大和收缩功能障碍等为基本特征。扩张型心肌病常导致左心室收缩功能降低、进行性心力衰竭、室性和室上性心律失常、血栓栓塞和猝死,是导致心力衰竭的最常见原因之一。

(一)病因及分类

1.特发性扩张型心肌病

病因不明。需要排除有原发病的扩张型心肌病。

2.家族遗传性扩张型心肌病

有 30%～50%扩张型心肌病有基因突变和家族遗传背景,部分原因不明。可能与下列因素有关。

(1)除家族史外,尚无临床或组织病理学标准来对家族性和非家族性的患者进行鉴别。一些散发的病例实际上是基因突变所致,能遗传给后代。

(2)由于疾病表型,与年龄相关的外显率,或没有进行认真全面的家族史调查,易导致一些家族性病例被误诊为散发病例。

(3)在遗传上的高度异质性,即同一家族的不同基因突变可导致相同的临床表型,同一家族的相同基因突变也可能导致不同的临床表型。除了患者的生活方式和环境因素可导致临床表型变异外,修饰基因可能也起到了重要作用。

3.继发性扩张型心肌病

由其他疾病、免疫或环境等因素引起。常见以下类型。

(1)缺血性心肌病。

(2)感染性或免疫性扩张型心肌病:病毒性心肌炎可演变为扩张型心肌病,约 1/5 的患者在扩张型心肌病发生前患过严重的流感综合征,并在部分患者心肌活检标本中检测到病毒颗粒,同时发现柯萨奇病毒抗体的滴度明显升高。最常见病原体有柯萨奇病毒、流感病毒、腺病毒、巨细胞病毒、人类免疫缺陷病毒等,也有细菌、真菌、立克次体和寄生虫。

（3）中毒性扩张型心肌病：长时间暴露于有毒环境，如酒精性、化学治疗药物、放射性、微量元素缺乏等，可致扩张型心肌病。

（4）围生期心肌病：发生于妊娠最后 1 个月或产后 5 个月内，原因不明。

（5）部分遗传性疾病：见于多种神经肌肉疾病，如 Duchenne 肌肉萎缩症、Backer 征等均可累及心脏而出现扩张型心肌病。

（6）自身免疫性心肌病：系统性红斑狼疮、胶原血管病等可引起扩张型心肌病。

（7）代谢内分泌性和营养性疾病：嗜铬细胞瘤、甲状腺疾病、硒缺乏、淀粉样变性、糖原贮积症等，也可导致扩张型心肌病。

（二）发病机制

1.扩张型心肌病的发生与持续性病毒感染和自身免疫有关

扩张型心肌病的发生与持续性病毒感染和自身免疫反应有关，并且以病毒感染，尤其是柯萨奇 B 病毒引发病毒性心肌炎最终转化为扩张型心肌病关系最为密切。病毒持续感染对心肌组织的持续损害及其诱导免疫介导心肌损伤可能是扩张型心肌病重要致病原因与发病机制，抗心肌抗体，如抗 ANT 抗体、抗 β_1-受体抗体、抗肌球蛋白重链（MHC）抗体和抗胆碱-2（M_2）受体抗体等已被公认为是其免疫学标志物。

2.扩张型心肌病常呈家族性发病趋势

扩张型心肌病常呈家族性发病趋势。不同的基因产生突变和同一基因突变都可以引起扩张型心肌病并伴随不同的临床表型，表现为单纯扩张型心肌病或合并电生理异常如三度房室传导阻滞（AVB），发病可能与环境因素和病毒感染等因素有关。在扩张型心肌病的家系中，采用候选基因筛查和连锁分析已定位了 26 个染色体位点与该病相关，并从中成功找出 22 个致病基因。不伴有和伴有传导障碍和（或）骨骼肌病变的致病基因的位点不同。与扩张型心肌病相关的人类白细胞抗原（HLA）的多态性被认为是扩张型心肌病发生发展的独立危险因素。研究表明，在扩张型心肌病患者中，$HLA-B_{27}$、$HLA-A_2$、$HLA-DR_4$、$HLA-DQ_4$、$HLA-DQW_4$、$HLA-DQ_8$ 等表达增多，而 $HLA\sim DRW_6$ 表达明显降低，反映了特定个体的易感性。

3.能量代谢障碍

能量代谢障碍是不可忽视的因素，有报道心肌病患者的心肌线粒体 DNA 缺失和突变，其编译相应的氧化还原酶的结构和功能异常，可引起心肌细胞内钙超载和氧自由基增多而导致线粒体损伤，从而影响氧化磷酸化过程，出现心肌细胞结构异常和功能障碍。

4.其他可能的因素

（1）交感神经系统的异常可引起扩张型心肌病，通过 β 受体兴奋收缩偶联的 G-蛋白系统信号传输抑制的增强而导致心肌收缩功能的减退。

（2）RAAS 在扩张型心肌病的心肌重构中发挥了重要作用。

（3）内分泌异常、化学或毒素作用、心肌能量代谢障碍、冠状动脉微血管痉挛等，可造成心肌细胞坏死、纤维化，也可能是致病因素。

（三）病理

扩张型心肌病的发生与发展过程实际上是心肌重构的过程。主要病理改变为心肌细胞减少，间质增生，心内膜增厚及纤维化，心腔扩大并常伴有附壁血栓形成。心肌纤维化使心肌收缩力减弱,LVEF降低,收缩末容积增大,舒张末压增高,静脉系统淤血。晚期由于肺小动脉病变和反复发生栓塞而出现肺动脉高压,使右心衰竭更为严重。心肌纤维化病变累及传导系统及心肌重构引起的离子通道异常,常发生多种类型的心律失常,表现为房性和(或)室性心律失常与传导系统异常同时存在。

心脏解剖和显微结构发生明显的改变。心脏重量增加,外观上心肌呈灰白色而松弛。心房、心室均有扩大,左心室、右心室扩大明显,有时以一侧心室扩大为主,其中以左心室为主的扩大多见。心肌显微镜检查缺乏特异性,可见到心肌纤维肥大,细胞核固缩、变性或消失,细胞质内有空泡形成。纤维组织增多,主要表现为间质胶原纤维增多,或局灶性心肌纤维被纤维组织替代。电镜下,心肌细胞线粒体数目增多,线粒体脊部分或全部消失,肌浆网状结构扩张和糖原增多。

(四)临床分期

临床分期有助于针对扩张型心肌病的病因和病理生理状态进行治疗,将扩张型心肌病分为3期。

(1)早期:仅仅是心脏结构的改变,超声心动图显示心脏扩大,收缩功能下降,但无心力衰竭的临床表现。

(2)中期:超声心动图显示心脏扩大,LVEF降低并有心力衰竭的临床表现。

(3)晚期:超声心动图显示心脏扩大,LVEF明显降低并有顽固性终末期心力衰竭的临床表现。

(五)临床表现

本病起病缓慢,可在任何年龄发病,但以30~50岁为多见,家族遗传性扩张型心肌病发病年龄更早。有些患者在历时数月甚至数年一直没有症状,但却有左室扩张,在以后发生症状或查体时证实心脏增大,临床上才得以确认扩张型心肌病。

1.症状

劳累后心慌、气短、乏力、咳嗽、胸闷、心悸等症状,进一步发展为夜间阵发性呼吸困难。出现心力衰竭时,水肿从下肢向上发展,可有各类的心律失常,甚至严重复杂性心律失常,可以是致死原因。由于心腔内血栓形成,一旦脱落,可发生周围器官的栓塞。如有心房纤颤,更易发生。

2.体征

Brandenburg将扩张型心肌病的病程分为以下三个阶段。

(1)无症状期:体检常正常,X线检查心脏可轻度增大,心电图有非特异性改变,超声心动图测量左心室舒张末期内径为5.0~6.5cm,射血分数为40%~50%。

(2)有症状期:体检有舒张早期奔马律,超声心动图测量左室舒张末期内径为6.5~7.5cm,射血分数为20%~40%。

(3)病情晚期:常有肝大、水肿、腹水等充血性心力衰竭的表现。病程长短不一,有的可相对稳定,反复心力衰竭达数年至十余年;有的心力衰竭进行性加重在短期内死亡。

(六)辅助检查

1.心电图检查

复杂多样而缺乏特异性。①左心室扩大、右心室扩大或左右心室同时扩大,可有左心房扩大、右心房扩大或左右心房同时扩大;②QRS 低电压,ST 段压低或 T 波低平或倒置;③病理性 Q 波见于少数病例,但提示病情较重,病死率明显高于无病理性 Q 波者;④可见多种类型的心律失常,以室性心律失常、心房颤动、AVB 及束支传导阻滞多见。

2.X 线检查

心脏扩大为突出表现,以左心室扩大为主,伴以右心室扩大,也可有左心房及右心房扩大。心力衰竭时扩大明显,心力衰竭控制后,心脏扩大减轻,心力衰竭再次加重时,心脏再次扩大,呈"手风琴效应"。心脏搏动幅度普遍减弱,病变早期可出现节段性运动异常。主动脉正常,肺动脉轻度扩张,肺淤血较轻。

3.超声心动图检查

左心室明显扩大,左心室流出道扩张,室间隔及左心室后壁搏动幅度减弱,二者搏动幅度之和低于 13mm。病变早期可有节段性运动减弱,二尖瓣前后叶搏动幅度减弱。二尖瓣开口小,二尖瓣叶可有轻度增厚。右心室及双心房均可扩大,心力衰竭时二尖瓣可呈类城墙样改变,心力衰竭控制后恢复双峰。

4.心脏 CT 检查

(1)左心室游离壁、室间隔均变薄,左心腔明显扩张,可使室间隔向右心室突出而出现右心室流出道梗阻(Bernheirn 综合征);少数情况下以右心室和右心房扩大为主。

(2)心腔内可见附壁血栓形成。

(3)左心室重量和容量增加。

(4)可显示心包积液、胸腔积液或肺栓塞征象。

5.心脏 MRI 检查

表现为左心室容积扩大,左心室壁厚度正常或变薄,但均匀一致,左心室重量增加,左心室短轴缩短速率(FS)降低。心室壁信号强度在 T_1 加权像后可有异常高信号,显示心肌退化、坏死与纤维化。由于定量准确,重复性好,可用于临床治疗效果的评价。

6.放射性核素显像

放射性核素心肌灌注显影,主要表现有心腔扩大,尤其两侧心室扩大,心肌显影呈弥漫性稀疏,但无局限性缺损区,心室壁搏动幅度减弱,射血分数降低。放射性核素心肌灌注显影不但可用于诊断,也可用于同缺血性心肌病相鉴别。

7.心导管及造影检查

左心导管检查可发现左心室舒张末期压升高,右心导管检查可见右心房压、右心室压、肺动脉压和肺毛细血管楔嵌压增高。左心室造影可见左心室明显扩大,弥漫性运动减弱,并可测得左心室射血分数明显降低。

8.心内膜心肌活检

心肌细胞肥大、变性、间质纤维化等,对扩张型心肌病诊断无特异性,但有助于与特异性心肌疾病和急性心肌炎鉴别诊断。用心内膜活检标本进行多聚酶链式反应或原位杂交,有助于感染病因的诊断或进行特异性细胞异常的基因分析。

9.免疫学检查

(1)检测抗心肌抗体,如抗 ANT 抗体、抗 β_1 受体抗体、抗肌球蛋白重链抗体和抗胆碱-2

受体抗体等,对诊断张型心肌病具有较高的敏感性和特异性。

(2)检测 T 淋巴细胞亚群和细胞因子,如 IL-1、1L-2、IL-6、IFN-γ、TNF-α 等,可了解患者的免疫调节功能。

(3)检测 HLA 表型,能了解患者的免疫基因和遗传易感性。

(七)诊断及鉴别诊断

1.诊断

临床上主要以超声心动图作为诊断依据,X 线胸片、心脏放射性核素及 CT 有助于诊断,磁共振检查对于某些心脏局限性肥厚患者具有临床确诊价值。

(1)扩张型心肌病的诊断标准

①临床表现:心脏扩大,心室收缩功能减退伴或不伴有充血性力衰竭和心律失常,可发生栓塞和猝死等并发症。

②心脏扩大:X 线检查显示心胸比例>0.5,超声心动图检查显示全心扩大,尤以左心扩大显著。常用左心室舒张末内径(LVEDd)>50mm(女性)和>55mm(男性)作为标准。更为科学的是 LVEDd>2.7cm/m²[体表面积(平方米)=0.0061×身高(cm)+0.0128×体重(kg)-0.1529]。

③心室收缩功能减退:超声心动图检测室壁运动弥散性减弱,左心室射血分数(LVEF)≤45%,或左心室短轴缩短速率(Fs)<25%。

(2)扩张型心肌病的排除标准

冠心病(冠状动脉主干及主要分支狭窄>50%),心脏瓣膜病,长期饮酒史(WHO 规定女性>40g/d,男性>80g/d,饮酒史>5 年),心动过速性心肌病,心包疾病,先天性心脏病,肺心病,神经肌肉疾病,以及其他系统性疾病。

(3)特发性扩张型心肌病的诊断:符合扩张型心肌病的诊断标准,排除任何引起心肌损害的其他证据。有条件的单位除了临床分类诊断外,应尽可能进行病因诊断。

(4)家族遗传性扩张型心肌病的诊断:符合扩张型心肌病的诊断标准,家族性发病是依据在一个家系中包括先证者在内有≥2 个的扩张型心肌病患者,或在扩张型心肌病患者的一级亲属中有不明原因的 35 岁以下猝死者。

2.鉴别诊断

中青年患者出现心脏扩大、心室收缩功能障碍和多种类型的心律失常,应考虑到扩张型心肌病的可能。诊断时应当与以下疾病鉴别。

(1)缺血性心肌病:若既往无心绞痛或心肌梗死病史,与扩张型心肌病常难以区别,并且扩张型心肌病也可有 Q 波与心绞痛。以下临床特点可提示缺血性心肌病:①多发于中年以上的患者,有冠心病的危险因素;②常表现为左心功能不全,一般不累及右心室;③具有典型缺血性ST-T 段改变,室壁活动呈节段性异常。冠状动脉造影可确诊。

(2)风湿性心脏病:二尖瓣区常闻及舒张期杂音,主动脉瓣区闻及收缩期杂音,一般无三尖瓣区杂音,而心肌病以二尖瓣、三尖瓣收缩期杂音为主,不伴有舒张期杂音。风湿性心脏病的心脏杂音在心力衰竭时减轻,心力衰竭控制后增强,扩张型心肌病与此相反。扩张型心肌病常有左、右心腔同时扩大,而风湿性心脏病常以左心房、左心室或右心室扩大为主,与瓣膜损害部位相关。超声心动图有助于诊断和鉴别诊断。

（3）高血压性心脏病：多发生于老年人，有长期高血压病史，而且血压往往控制不良，常表现为左心室、左心房扩大，较少累及右心室和右心房，临床上不难鉴别。

（4）心包积液：①有引起心包积液原发病的表现；②心界向双侧扩大呈烧瓶样改变，心尖冲动明显减弱或消失，第一心音遥远，可有心脏压塞表现，如颈静脉怒张、血压下降和奇脉，常无心脏杂音和奔马律；③心电图有心包积液的动态序列表现，但无心脏肥大、异常 Q 波及各种复杂的心律失常；④X 线示心脏双侧正常弓弧消失，其外形随体位变化而变化，心脏搏动明显减弱；⑤超声心动图易于鉴别心包积液或心肌病。

（5）左心室致密化不全：为少见的先天性心脏病，有家族发病倾向，临床特征包括左心室扩大、收缩与舒张功能障碍，伴或不伴有右心室受累，受累的心室腔内显示多发异常粗大的肌小梁和交错深陷的隐窝。病理检查发现从心底到心尖部致密化心肌逐渐变薄，心尖最薄处几乎无致密化心肌组织。病理切片发现病变部位心内膜为增厚的纤维组织并有炎症细胞浸润，内层非致密化心肌肌束粗大紊乱，外层致密化心肌肌束及细胞核形态基本正常。扩张型心肌病患者的左心室腔内无丰富的肌小梁和交织成网状的隐窝，超声心动图检查具有重要的鉴别价值。

（6）病毒性心肌炎：①常在上呼吸道感染或腹泻等病毒感染后 1～3 周发病，急性期表现为心脏轻中度扩大、第一心音减弱、奔马律、心力衰竭；②心电图有严重心律失常和心肌受损改变；③急性期有心肌酶谱升高或肌钙蛋白阳性；④病毒性心肌炎病程<6 个月；⑤病毒学检查、抗病毒血清学检查有助于诊断。

（7）全身性疾病伴发心肌病：系统性红斑狼疮、硬皮病、血色病、淀粉样变性、糖原贮积症、神经肌肉疾病等都可继发心肌病，但均具有原发病的相应表现，较易鉴别。

（八）治疗

扩张型心肌病治疗的目标是纠正心力衰竭、控制心律失常、防治栓塞并发症和保护心肌的代偿能力。

1.病因治疗

对于不明原因的扩张型心肌病患者，要积极寻找病因，排除其他任何引起心肌疾病的病因。同时针对病因进行治疗。目前，基因治疗和免疫学治疗尚处于探索和研究阶段。

2.心力衰竭的治疗

将扩张型心肌病分为 3 个阶段，即早期阶段、中期阶段、晚期阶段。要针对不同阶段积极进行心力衰竭的药物干预。

（1）早期阶段：扩张型心肌病早期仅仅是心脏结构的改变，超声心动图显示心脏扩大、收缩功能损害，但无心力衰竭的临床表现。此阶段应积极地进行早期药物干预治疗，包括 β 受体阻滞药、血管紧张素转换酶抑制药（ACEI），可减少心肌损伤和延缓病变发展。家族性扩张型心肌病由于存在与代谢酶相关的缺陷，可应用心肌能量代谢药，如辅酶 Q_{10}、辅酶 A、ATP、肌苷、环磷腺苷、极化液、1,6-二磷酸果糖、磷酸肌酸、曲美他嗪等。

（2）中期阶段：超声心动图检查显示心脏扩大、LVEF 降低并有心力衰竭的临床表现。应当按照中华医学会心血管病学分会《慢性收缩性心力衰竭治疗建议》进行治疗。

①液体潴留的患者应限制盐的摄入并合理使用利尿药。利尿药通常从小剂量开始,如呋塞米每日 20mg 或氢氯噻嗪每日 25mg,并逐渐增加剂量直至尿量增加,体重每日减轻 0.5～1kg。

②所有无禁忌证者应积极使用 ACEI,不能耐受者使用血管紧张素受体拮抗药(ARB),治疗前应注意利尿药已维持在最合适的剂量,ACEI 或 ARB 从很小剂量开始,逐渐递增,直至达到目标剂量。

③所有病情稳定、LVEF<40%的患者应使用 β 受体阻滞药,目前有证据用于心力衰竭的 β 受体阻滞药是卡维地洛、美托洛尔和比索洛尔,应在 ACEI 和利尿药的基础上加用 β 受体阻滞药(无液体潴留、干体重),需从小剂量开始,患者能耐受则每 2～4 周将剂量加倍,以达到静息心率不小于 55 次为目标剂量或最大耐受量。

④在有中、重度心力衰竭表现又无肾功能严重受损的患者可使用螺内酯、地高辛。

⑤有心律失常导致心脏性猝死发生风险的患者可针对性选择抗心律失常药物治疗(如胺碘酮等)。

(3)晚期阶段:扩张型心肌病晚期的超声心动图显示心脏扩大、LVEF 明显降低并有顽固性终末期心力衰竭的临床表现。此阶段在上述利尿药、ACEI/ARB、地高辛等药物治疗基础上,可考虑短期应用 cAMP 正性肌力药物 3～5 天,推荐剂量为多巴酚丁胺 2～5μg/(kg·min),磷酸二酯酶抑制药米力农 50μg 负荷量,继以 0.375～0.750μg/(kg·min)。药物不能改善症状者建议考虑心脏移植等非药物治疗方案。

3.改善心肌代谢

家族性扩张型心肌病由于存在与代谢相关酶缺陷,可应用能量代谢药改善心肌代谢紊乱。辅酶 Q_{10} 参与氧化磷酸化及能量的生成过程,并有抗氧自由基及膜稳定的作用,临床用法为辅酶 Q_{10} 片 10mg,每日 3 次。曲美他嗪通过抑制游离脂肪酸 β 氧化,促进葡萄糖氧化,利用有限的氧,产生更多 ATP,优化缺血心肌能量代谢作用,有助于心肌功能的改善,可以试用于缺血性心肌病,曲美他嗪片 20mg,口服,每日 3 次。

4.心脏再同步化治疗

大约 1/3 LVEF 降低和 NYHA 心功能Ⅲ至Ⅳ级的心力衰竭 DCM 患者 QRS 增宽>120 毫秒,提示心室收缩不同步。心室收缩不同步可以导致心力衰竭病死率增加,而通过双腔起搏器同步刺激左、右心室即 CRT,能纠正不同步收缩、改善心脏功能和血流动力学而不增加氧耗,并使衰竭心脏产生适应性生化改变,改善严重心力衰竭患者的症状、提高 6 分钟步行能力和显著提高 DCM 患者的生活质量。LVEF<35%、NYHA 心功能Ⅲ～Ⅳ级、QRS 间期>120 毫秒伴右室内传导阻滞的严重心力衰竭患者是 CRT 治疗的适应证。

二、肥厚型心肌病

(一)概述

公认的肥厚型心肌病(HCM)的定义是左心室肥大但心室腔不扩张,且无其他能引起心肌肥厚的心脏疾病或系统性疾病。有许多疾病可导致左心室壁增厚,包括长期存在的高血压、主动脉瓣狭窄、浸润性心肌病、运动员的心脏、淀粉样变、线粒体疾病、Fabry 疾病、Friedreich 共济失调、Danon 疾病和 Pompe 疾病(表 6-1-1)。但是,一些非侵入性的检查结果和体征如重度高血压病史及严重主动脉瓣狭窄等,都可协助鉴别这些疾病。其他一些疾病也可以因累及多器官而得到鉴别(如 Danon 病的骨骼肌无力)。HCM 有一系列的异常表现,包括基因突变、明显的左心室壁增厚(>25mm)、左心室流出道(LVOT)梗阻和(或)二尖瓣收缩期前向运动(SAM)。

表 6-1-1 左心室增厚的鉴别诊断

长期高血压
运动员心脏
主动脉瓣狭窄
淀粉样变
线粒体疾病
Fabry 病
Friedreich 共济失调
Danon 病
Noonan 综合征
Pompe 病

尽管 HCM 有许多其他的名称(如特发性肥厚型主动脉瓣下的狭窄、肥厚型梗阻性心肌病和主动脉瓣下肌性狭窄),但世界卫生组织(WHO)推荐使用 HCM 这个名称。HCM 之所以是首选的术语,是因为它并不总伴随着流出道梗阻(大概只占 25% 的病例)。

(二)临床表现

1.自然病史

(1)HCM 的组织学特点包括细胞排列的紊乱、细胞结构的瓦解和纤维化。最常累及的心室部位依次是室间隔、心尖和心室中部。有 1/3 的患者,室壁增厚仅局限于一个部位。正是由于在性状表达及临床表现上,形态学及组织学的特点多有差别,致使难以预测 HCM 自然病史的特征。

(2)HCM 的患病率大约是 1/500,有家族聚集倾向。HCM 是最常见的遗传性心血管疾病。进行超声心电图时,有 0.5% 的受检者无意中被发现有 HCM。在 <35 岁的年轻运动员中,HCM 是猝死的主要病因。

2.体征和症状

(1)心力衰竭:心力衰竭症状包括呼吸困难、劳力性呼吸困难、阵发性夜间呼吸困难和疲乏等,大多数是由舒张功能不全所致的左心室舒张压升高及动态性左心室流出道梗阻。

①心跳加速、前负荷减少、舒张充盈时间缩短、左心室流出道梗阻加剧(如运动和快速性心律失常)或顺应性降低(如缺血)会加重以上的症状。

②5%～10% 的 HCM 患者心室进行性变薄而心腔逐步扩大,进展为严重的左心室收缩功能不全。

（2）心肌缺血：心肌缺血在梗阻性和非梗阻性 HCM 患者中都可发生。

①临床及心电图表现与没有患 HCM 的患者的缺血综合征相类似。在铊灌注研究、快速心房起搏及正电子成像术中，可证明缺血的存在。

②心外膜动脉阻塞在 HCM 中较为少见，但胶原在血管内膜及中膜沉积所致的血管增厚及小血管病变，可能是缺血的病理生理机制。以下因素可促进这种情况的发生。

a.对血管舒张药不敏感的小血管冠状动脉疾病。

b.心室舒张时间延迟及左心室流出道梗阻所致的心肌壁张力升高。

c.毛细血管与心肌纤维比值的下降。

d.冠状动脉灌注压下降。

（3）晕厥和先兆晕厥：这类症状通常是因心排血量不足引起脑灌注减少导致的。运动或心律失常时多见。

（4）猝死：HCM 的年死亡率是 1%。大多数死亡是骤然而至或始料未及的。

①并非所有 HCM 患者发生猝死的概率都是一样的。22% 的患者猝死时并无症状。猝死多发于较大的儿童和年轻的成年人；10 岁以内的儿童很少会发生猝死。约有 60% 的患者为静息时发生猝死；其他的猝死是在剧烈运动后发生。

②心律失常和缺血可促进低血压、舒张期充盈时间下降和流出道梗阻逐步进展，直至死亡。

（三）体格检查

1.视诊

颈静脉的视诊如若发现明显的 a 波，这提示有心室肥大及缺乏顺应性。心前区搏动可由并发肺动脉高压而引发的右心室搏动加强引起。

2.触诊

（1）通常情况下，心尖冲动外移和弥散。左心室肥大可引发收缩期前心尖冲动和可触及的第四心音（S_4）。心尖有时可有"三重搏动"，第三重的搏动是因为收缩晚期左心室外向膨隆。

（2）颈动脉搏动被描述为典型的双峰脉。高动力性左心室引起了迅速的颈动脉搏动波，而在此波之后，会有第二个峰。主动脉瓣固定性狭窄和主动脉瓣下固定性狭窄时颈动脉的搏动振幅及搏动会延迟，与此不同。

3.听诊

（1）S_1（第一心音）往往正常，且位于 S_4 后。

（2）S_2（第二心音）可以是正常的，也可因严重的流出道梗阻而致射血时间延长引发逆分裂。

（3）在胸骨左缘可闻及高调的、递增递减性的收缩期杂音。其可放射至胸骨下缘但不能到达颈部血管或腋区。

①杂音的一个重要特点是随着心脏负荷的变化，其强度及持续时间都会发生变化。静脉回流增多时，杂音减弱且持续时间变短。当心室充盈不足或收缩力增强时，杂音会变得粗糙且时间延长。

a.并发的二尖瓣关闭不全可以被鉴别开来，因为其是全收缩期吹风样的杂音，且可以放射至腋区。

b.约10％的HCM患者可闻及有舒张早期柔和的、递减性的杂音,其原因是主动脉瓣环偏斜。

②有一些影响前负荷和后负荷的试验,在诊断HCM和鉴别其他收缩期杂音时可起到帮助作用(表6-1-2)。

表6-1-2 鉴别HCM和主动脉瓣狭窄杂音的试验

试验	生理作用	HCM	AS	MR
Valsalva和直立	VR、SVR和CO减少	↑	↓	↓
蹲坐与双手紧握	VR、SVR和CO增加	↓	↑	↑
亚硝酸异戊酯	VR增加	↑	↑	↓
	SVR和LV容积减少			
苯肾上腺素	SVR和VR增加	↓	↑	↑
期前收缩	LV容积减少	↑	↓	不变
Valsalva的呼气	LV容积增加	↓	↑	不变

VR.静脉回流;SVR.体循环血管阻力;CO.心排量;LV.左心室

(四)HCM的遗传学

作为一种常染色体显性遗传病,家族性HCM是由基因突变引起的;这些基因表达了肌节蛋白相关蛋白或肌节蛋白的不同成分。到目前为止,已发现超过1400种不同的突变可引起HCM,这些突变至少存在于8个基因中(表6-1-3)。多元分析提示,这些基因亚型在表型上没有本质上的区别。

携带HCM基因型不一定就意味着个体有HCM的表型特征,因为不同人的基因外显率不一样。环境因素和修饰基因都会决定个体是否有HCM的表型。

表6-1-3 HCM的分子遗传学

基因	蛋白	该基因的突变引起的HCM的比例(%)
MYH7	肌球蛋白重链	40
MYBPC3	结合蛋白C	40
TNNT2	肌钙蛋白T	5
TNNI3	肌钙蛋白I	5
TPM1	原肌球蛋白1	2
ACTC1	肌动蛋白α	不详
MYL2	调节性肌球蛋白2	不详
MYL3	肌球蛋白轻多肽	1

与没携带明确的致病突变的患者相比,有携带的患者出现心血管源性的死亡、非致死性的卒中和进展到NYHA功能Ⅲ级或Ⅳ级的风险会增加。

（五）诊断检查

1.心电图（ECG）

尽管大多数患者有心电图上的异常表现,但并不具有特异性。这些异常表现与疾病的严重程度和肥大的类型并不相关。HCM常见的心电图表现见表6-1-4。

表 6-1-4　肥厚型心肌病的心电图特征

左心房和右心房扩大的证据
下侧壁导联有 Q 波
心前区导联有巨大倒置波的诊断条件(与日本人变异型有关)
心电轴左偏
PR 间期短

2.超声心动图

因为敏感度高且风险低的原因,超声心动图是首选的诊断方法。另外,超声还可以帮助明确梗阻位置。同时可通过仔细地检查评估是否有继发性的心肌肥厚(主动脉瓣狭窄和主动脉瓣下狭窄、高血压和浸润性疾病等)。

(1)M 型和二维超声心动图:鉴于室间隔厚度在心脏性猝死中危险分层的作用,应对肥厚的程度进行仔细地评估。HCM 的 M 型和二维超声心动图特征如表 6-1-5 所示。

表 6-1-5　肥厚型心肌病的超声心动图特征

不对称的房间隔肥厚(>13mm)
收缩期二尖瓣前向运动
左心室腔减小
室间隔运动减弱
主动脉瓣的提早关闭
静态压力阶差>30mmHg
激发压力阶差>50mmHg
后壁运动正常或增强
舒张中期二尖瓣关闭率的减少
二尖瓣脱垂反流
舒张期左心室壁的最大的厚度>15mm

(2)多普勒超声:多普勒超声可用于识别与量化左心室流出道动态性梗阻和该病对各种处理的反应。

①大概 1/4 的 HCM 患者有主动脉与流出道的静息性压力阶差;其他患者仅有激发性压力阶差。

②肥厚型心肌病的诊断以静息时瞬间峰值阶差>30mmHg 为基础。阶差的大小与二尖瓣叶 SAM 时能否和室间隔接触和接触的持续时间直接相关。接触的时间越早和越长,压力阶差越高。

a.如果怀疑患者有隐匿性梗阻,可以通过减少左心室前负荷或加强收缩力的药物(亚硝酸异戊酯、异丙肾上腺素和多巴酚丁胺)或试验(Valsalva 试验和运动)等来诱导梗阻和因梗阻而产生的阶差。

b.尽管流出道梗阻的临床意义一直有争论,但通过外科或药物等技术来改善梗阻可让许多患者获益。因此,借助超声来识别 HCM 和梗阻性 HCM 十分重要。

③二尖瓣反流(MR)的识别:超声对 MR 的评估及对瓣膜异常的识别,在 HCM 患者处理中的药物和外科策略有相当大的作用。

a.约 60% 的 HCM 患者二尖瓣有结构性异常,包括瓣叶面积增大、瓣叶过长和乳头肌异常直接插入二尖瓣前叶。

b.如果不存在瓣叶的异常,MR 的程度与梗阻的严重度及瓣叶接合点的缺失直接相关。

(3)磁共振成像(MRI):在评估 HCM 时,MRI 有良好的分辨率、无射线、固有对比、三维成像和组织特征化等优点。其缺点有费用高、检查时间长及需排除不能接受磁共振检查的患者(如置入型心律转复除颤器或起搏器)。

①超声遗漏的左心肥大可以通过 MRI 检测出来,对于病变位于左心室游离壁的前侧壁和基底部的更是如此。

②HCM 患者常可见心肌瘢痕,MRI 钆对比剂的延迟超增强技术可以检测出这种病变。有一些小规模研究提示,在该类病人群体中,超增强的量可能是 SCD 的一个预测因子。

③对于 MR、SAM、乳头肌异常和舒张功能不全,MRI 有更高的检出率。

④可用于鉴别因 Fabry 病和淀粉样变等可以引起左心室肥大的疾病。

(4)心导管检查术:心导管检查术主要用于肌切除术前或二尖瓣手术前明确冠状动脉的解剖及评估缺血的症状。

①冠状动脉正常的患者,可能有典型的缺血症状。这些症状可能提示有心肌桥、收缩期相狭窄、冠状动脉血流储备下降或心外膜血管收缩性反流。

②左心室造影术通常提示心室肥厚、室间隔明显突出、收缩期心室腔几乎完全消失、SAM 和 MR。如果肥大仅局限于心尖部,心室腔可有铲状表现。

(六)处置的策略

1.首选治疗

有效的治疗不但应该预防和处理由舒张性和收缩性功能不全、心律失常、缺血、失败的药物治疗引起的心力衰竭,而且可以预防猝死。根据 HCM 患者的临床表现与病情进展,要相应地采用不同的策略。

2.药物治疗

尽管从未在临床试验中被证明有降低死亡率的效果,β 受体阻滞药对于梗阻型及非梗阻的 HCM 都是一线药物。

(1)β 受体阻滞药可以改善症状和运动耐受力。卡维地洛和拉贝洛尔等具有 α 受体阻滞作用的 β 受体阻滞药,因有扩张血管的不良反应,可能不应该成为一线治疗药物。

β 受体阻滞药的作用机制是通过其负性变力和变时作用而抑制交感神经的激活。β 受体阻滞药通过降低心肌的需氧量和增加舒张期充盈压,可分别缓解心绞痛的症状和左心室流出道梗阻引起的不良作用。

（2）钙拮抗药（CCBs）被认为是 HCM 的二线药物。CCBs 也可缓解 HCM 患者常见的症状，适用于对 β 受体阻滞药不耐受或 β 受体阻滞药治疗无效的患者。

①CCBs 有负性变力、降低心率和血压的作用。尽管可能以升高左心室舒张末压为代价，但 CCBs 通过改善快速充盈而对心脏舒张功能有益。这种有利作用可能仅局限于维拉帕米和地尔硫䓬等非二氢吡啶类 CCBs（表 6-1-6）。相反，二氢吡啶类的 CCBs 禁用于 HCM 患者。

②因为 CCBs 对血管的扩张作用而引起的血流动力学变化难以预测，要慎用于有流出道梗阻和肺动脉压升高的患者。

表 6-1-6　肥厚型心肌病的药物治疗

药物	标准剂量*（mg/d）
β 受体阻滞药	
美托洛尔	50～200
阿替洛尔	50～100
钙通道拮抗药	
维拉帕米	120～360
地尔硫䓬	120～360
抗心律失常药	
丙吡胺	400～1200
胺碘酮	200～400
索他洛尔	160～320

* 如无不良反应，对有持续症状的患者可加大剂量

（3）丙吡胺作为 Ⅰa 类抗心律失常药物，有时可取代 β 受体阻滞药和 CCBs 进行治疗或作为它们的辅助用药。丙吡胺可用于有明显流出道梗阻或心律失常的患者，因为它既有强大负性变力作用，又有抑制室性和室上性心律失常的功效。丙吡胺潜在的缺点有抗胆碱能作用、在肝肾功能不全的患者中蓄积、有可能增强心房颤动患者房室结的传导性和随时间血流动力学作用减弱等。也正是因为这些明显的不良反应，丙吡胺多用于已择期进行外科心肌切除术或乙醇消融术的有明显症状的患者。

（4）应避免使用二氢吡啶类 CCBs（如硝苯地平和氨氯地平）、血管紧张素转化酶和血管紧张素受体阻滞药等药物，因为这些药物可引起外周血管扩张，进而降低左心室的充盈压和加重流出道的梗阻。

（5）应当慎用利尿药，因为高充盈压对于僵硬的心室而言很有必要。过度的利尿可能减小左心室腔容积和加重梗阻。

（6）应当避免使用地高辛，因为其正性肌力作用有可能加重 LVOT 的梗阻程度。

（7）苯肾上腺素是一种缩血管的纯粹的 α 受体拮抗药。假如有静脉注射无反应的难治性低血压，可用该药。因为去甲肾上腺素、多巴胺和多巴酚丁胺等血管加压药有正性肌力作用，使用时可诱发 LVOT 梗阻，不应使用这类药物。

3.非药物治疗

非药物治疗是针对那些已采用最佳的药物治疗策略但仍有症状的患者。对于有严重症状的非梗阻性 HCM 患者,心脏移植是唯一的选择。然而,有些梗阻性 HCM 患者,在最佳药物治疗后仍有症状且有静息性或隐匿性的压力阶差($\geqslant$50mmHg),可考虑进行室间隔心肌切除术或室间隔乙醇化学消融术。对于年轻的患者,若压力阶差>75mmHg 且手术风险小,即使尚无症状,也应考虑进行室间隔心肌切除术。

(1)室间隔心肌切除术用于治疗 HCM 已有 50 多年。该手术适用于由 LVOT 梗阻引起的药物难治的进展性功能不全的患者。

如果是由有经验的外科医师进行的手术,室间隔心肌切除术是最为明确的有效治疗方法,其手术死亡率<1%～2%。该手术可有效地降低 90%患者的压力阶差,并且大多数患者的症状可得到长期缓解。扩大 LVOT 可减轻 SAM、MR、左心室收缩期和舒张末压力、左心房压力和静息性压力阶差。Mayo 诊所 Ommen 等 2005 年发表的一项回顾性研究提示,与未进行手术的梗阻性 HCM 患者相比,行室间隔心肌切除术的患者 SCD 发病率下降且存活率明显升高。事实上,对于无梗阻的患者,行手术与否并不影响存活率。

(2)室间隔酒精化学消融术是室间隔心肌切除术的备选,其本质上是室间隔的控制性梗死。由于该方法产生并发症(如完全性的传导阻滞和高度广泛的心肌梗死)的风险比心肌切除术的高,一般只用于不适用做外科心肌切除术的患者。尚无随机试验评估心肌切除术和室间隔消融两者的优劣。

①技巧:在心导管室,通过左主干用导丝探及第一和(或)第二室间隔穿支。将血管成形器置于室间隔穿支的近端部分以分隔血管。将超声对比剂打进已插管的穿支以确定梗死危险区域。注入 1～4mL 的纯酒精,让由已插管的室间隔穿支供血的室间隔心肌发生梗死。为了预防和处理短暂传导异常的发生,多数中心通常会在消融前置入临时右心起搏装置。

②结果:对于大多数患者而言,LVOT 的压力阶差会立即明显下降。一般认为压力阶差反应有三相:立即的下降(因为顿抑)、早期复升和术后 3 个月持续下降(因为重构)。大多数患者在初期症状即有良好的缓解。该方法的并发症包括高度房室传导阻滞、冠状动脉夹层、大面积前壁心肌梗死、心包炎、因梗死而形成的瘢痕所引起的电不稳定性。Jensen 等的研究结果提示,在 279 例患者中施行的 313 次室间隔酒精消融,其引起的死亡率仅有 0.6%,但 20%的患者需要置入起搏器。

(3)双腔起搏的使用一开始被认为其能通过改变室间隔收缩的时间以减轻症状,但许多研究并未证实其有长期的获益。对于不适合进行室间隔切除扩容术的有耐药症状的患者,才考虑用双腔起搏。

(4)特殊处理的注意事项

①心房颤动在 1/3 的 HCM 患者中出现,可产生恶劣的影响。心房颤动既减少了充盈的时间也导致心房收缩的消失。由于 HCM 患者的心室是僵硬的,以上两个改变可引起急性的血流动力学失代偿和肺水肿。由于所有出现 HCM 相关的心房颤动(阵发性的或永久性)的患者血栓栓塞的风险升高,强烈建议进行抗凝治疗。因为 HCM 患者中心房颤动会增加发病率和死亡率,应采取积极的措施以维持窦性心律。

a.急性心房颤动：心房颤动急性发作时最好的处理方法是立即用经食管超声进行复律。目前尚无预防复发的相关证据，但2006年ACC/AHA处理心房颤动患者的指南中建议使用丙吡胺和胺碘酮。由于仅有少量的安全性证据，其他像多菲利特、索他洛尔和决奈达隆等Ⅲ类药物，只用于已安装ICD的患者。

b.慢性心房颤动：如果心率能被β受体阻滞药或钙拮抗药控制，则患者能够很好地耐受慢性心房颤动。

c.迷宫手术或射频消融术：如果患者不能耐受心房颤动和窦性心律不能维持，可选择对房室结进行消融并置入双腔起搏器。也可考虑导管消融术或同时进行外科的心肌切除术（即迷宫手术）等其他方法。

②猝死的危险分层是HCM管理中较有挑战性的方面，特别是在一级预防中。目前已确定的危险分层的因素包括有心搏骤停史、持续性室性心动过速、动态心电图见反复或持续时间较长的非持续性心动过速、左心室壁厚度＞30mm、有猝死家族史、运动时血压不变或有所下降和晕厥。其他的危险因子（例如MRI钆对比剂延迟增强显示瘢痕负担）仍在危险分层中的作用有待评估。目前，预防SCD的唯一有效的方法是ICD。

a.置入ICD有一些并发症，包括感染、不适当地放电、导联折断及发电器电力耗竭等。ICD的置入是高度个性化的治疗选择。由于ICD在年轻患者体内放置的时间更长，选择置入ICD时要考虑到设备相关的并发症风险会更高。

b.对于那些从猝死事件抢救回来的、有持续性室性心律失常或有多个猝死的危险因子的患者，强烈建议置入ICD。

c.要置入ICD进行一级预防时，很难挑选患者。明尼那不勒斯心脏研究所基金会的一项回顾性研究纳入了因存在极度的左心室肥大、有50岁以下亲人因HCM猝死的家族史、动态心电图有非持续性的室性心律失常表现或先前难以解释的晕厥（非神经心源性的）等SCD危险因素而置入ICD的患者，在评估ICD适当的干预发生率后，该研究得出具备以上4个因素中的一个，即应考虑置入ICD。但值得注意的是，此研究中并无对照组。

三、限制型心肌病

限制型心肌病（RCM）是一种以心肌僵硬度升高导致以舒张功能严重受损为主要特征的心肌病，可不伴有心肌的肥厚。患者心脏的收缩功能大多正常或仅有轻度受损，而舒张功能多表现为限制性舒张功能障碍。本病包括多发生在热带的心内膜纤维化（EMF）及大多发生在温带的嗜酸性粒细胞心肌病，本病在我国非常少见。

（一）病因和发病机制

限制型心肌病的病因尚未清楚，可能与营养失调、食物中5-羟色胺中毒、感染过敏以及自身免疫有关。在热带地区心内膜心肌纤维化是最常见的病因，而在其他地域，心肌淀粉样变性则是最常见的病因之一，此外还有结节病、嗜酸性粒细胞增多症、化疗或放疗的心肌损害及由肌节蛋白基因突变导致的特发性心肌病等。家族性限制型心肌病常以常染色体显性遗传为特征，部分家族与肌钙蛋白Ⅰ基因突变有关；而另一些家族，则与结蛋白基因突变有关。

1.非浸润性原因

在非浸润性限制型心肌病中,有心肌心内膜纤维化与 Loffler 心内膜炎两种,前者见于热带,后者见于温带。心脏外观轻度或中度增大,心内膜显著纤维化与增厚,以心室流入道与心尖为主要部位,房室瓣也可被波及,纤维化可深入心肌内。附壁血栓易形成。心室腔缩小。心肌心内膜也可有钙化。

特发性限制型心肌病常与斑点状的心内膜心肌纤维化相关。常见于成人,也可见于儿童,在成人 5 年生存率约为 64%,而在儿童的死亡率较高。这种患者心功能大多是 NYHA Ⅲ~Ⅳ级,与正常的心室相比心房往往显得不成比例的增大,二维超声心动图上心室运动大多正常且室壁厚度正常。组织学检查大多无特异性发现,可能有一些退行性改变,如心肌细胞肥大、排列紊乱和间质纤维化。如果病理检查发现有心肌细胞排列紊乱,应注意除外肥厚型心肌病。

2.渗出性原因

淀粉样变性是限制型心肌病最常见的病因。心肌淀粉样变性是由异常蛋白沉积于心肌间质,引起以限制型心肌病为主要表现形式的心脏疾病。淀粉样蛋白在 HE 染色时呈粉染物,刚果红染色偏光显微镜下显示苹果绿的双折射。电镜下,淀粉样纤维呈不分支状,直径 7.5~10nm 左右。光镜下观察,淀粉样蛋白在外观上与电镜下观察相同,但实际上淀粉样蛋白有多种不同来源,据此可将淀粉样变性分为 AL 型淀粉样变性、ATTR 型淀粉样变性、老年性淀粉样变性、继发性淀粉样变性等。早期确诊心肌淀粉样变性至关重要,因为一旦患者出现临床症状,则病情进展迅速且结局很差,出现心力衰竭的患者中位生存期小于 6 个月,延误诊断、错误诊断均可能使患者错失最佳治疗时机。

结节病是一种多系统的,以器官和组织肉芽肿样病变为特征的疾病。病因尚不完全清楚。结节病主要发生于肺组织和淋巴结,也可累及心、脾、肝、腮腺等。病变可累及心脏的任何部位,包括心包、心肌和心内膜,以心肌最为常见。左心室游离壁和室间隔最常被累及,右心室和心房也较常被累及。临床上部分患者表现为限制型心肌病或扩张型心肌病。

3.心内膜心肌原因

心内膜心肌纤维化(EMF),又称 Becker 病,是一种原因不明的地方性限制型心肌病,根据病变部位不同分为右心室型、左心室型、混合型三种。此病好发于非洲热带地区,尤其多见于乌干达和尼日利亚,我国较少见。目前,EMF 病因尚不明确,可能与营养不良、感染及免疫有关。

4.其他原因

限制型心肌病不常见的病因包括某些遗传性疾病。其中最突出的为 Fabry 病。Fabry 病是性连锁隐性遗传病,基因缺失位于 Xq22,可导致 α 半乳糖苷酶 A 不足并致全身性细胞溶酶体内糖鞘脂积聚,常见于血管内皮和平滑肌细胞、心、肾、皮肤和中枢神经系统。其他的遗传性疾病,如 Gaucher 病等是限制型心肌病的少见病因。

限制型心肌病的发病机制至今仍不清楚,可能与多种因素有关,如病毒感染心内膜、营养不良、自身免疫等。近年研究认为嗜酸性粒细胞与此类心肌病关系密切。在心脏病变出现前常有嗜酸性粒细胞增多,这种嗜酸性粒细胞具有空泡和脱颗粒的形态学异常,嗜酸性粒细胞颗粒溶解、氧化代谢增高,并释放出具有细胞毒性的蛋白,主要是阳离子蛋白,可损伤心肌细胞,并作用于肌浆膜和线粒体呼吸链中的酶成分,心内膜心肌损伤程度取决于嗜酸性粒细胞向心内膜心肌浸润的严重程度和持续时间。此外,这种脱颗粒中释放的阳离子蛋白还可影响凝血系统,易形成附壁血栓。也可损伤内皮细胞,抑制内皮细胞生长。嗜酸性粒细胞浸润心肌引起心肌炎,炎症的分布主要局限于内层,可由心肌内微循环的重新排列来解释。因此相继进入坏死和血栓形成期,最终进入愈合和纤维化期。关于嗜酸性粒细胞向心肌内浸润及引起嗜酸性粒细胞脱颗粒的原因尚不清楚,可能是某些特殊致病因子,如病毒、寄生虫等感染,而这些因子与心肌组织具有相同的抗原簇,诱发自身免疫反应,引起限制型心肌病。

(二)临床表现

病变可局限于左心室、右心室或双心室同时受累。由于病变部位不同而有不同的临床表现。

1.右心室病变所致症状和体征

①主要症状:起病缓慢,腹胀、腹腔积液。由于肝充血、肿大或由于腹腔积液致腹壁紧张而腹痛。劳力性呼吸困难及阵发性夜间呼吸困难,均可由于放腹腔积液而缓解,说明呼吸困难主要由腹腔积液引起。心前区不适感,出于排血量降低而感无力,劳动力下降,半数有轻度咳嗽、咳痰。②主要体征:心尖搏动减弱,心界轻度或中度扩大。第一心音减弱。胸骨左下缘吹风性收缩期杂音。可闻及第三心音。下肢水肿与腹腔积液不相称,腹腔积液量大而下肢水肿较轻。用利尿剂后下肢水肿减轻或消失,而腹腔积液往往持续存在,颈静脉怒张明显。

2.左心室病变所致症状和体征

①主要症状:心慌、气短。②主要体征:心尖部吹风样收缩期杂音,少数心尖部有收缩期细震颤。当肺血管阻力增加时,出现肺动脉高压的表现。

3.双侧心室病变所致症状和体征

表现为右心室及左心室心内膜心肌纤维化的综合征象,但主要表现为右心室病变的症状及体征,少数患者突出表现为心律失常,多为房性心律失常,可导致右心房极度扩大,甚至虚脱、死亡,也有患者以慢性复发性大量心包积液为主要表现,常误诊为单纯心包疾病。

4.实验室及其他检查

(1)心电图:P波常高尖,QRS波可呈低电压,ST段和T波改变常见,可出现期前收缩和束支传导阻滞等心律失常,约50%的患者可发生心房颤动。

(2)X线检查:心脏扩大,右心房或左心房扩大明显,伴有心包积液时心影明显增大,可见心内膜钙化。易侵及右心室,左心室受累时常可见肺淤血。

(3)超声心动图:是诊断限制型心肌病最重要的检查手段。二维超声心动图上其特点是心房增大,而心室大小正常或者减小;淀粉样变性患者超声心动图表现为室壁明显增厚,回声增强。部分患者可以表现为巨大心房,而患者可能并没有房颤等其他可能导致心房增大的原因。血流多普勒和组织多普勒技术可以更为精细的评估限制性舒张功能障碍。限制型心肌病典型的多普勒征象如下:①二尖瓣(M)和三尖瓣(T)血流:E峰升高(M>1m/s,T>0.7m/s);A峰降低(M<0.5m/s,T<0.3m/s);E/A≥2.0;EDT<160毫秒;IVRT<70毫秒。②肺静脉和肝静脉血流:收缩期速度低于舒张期速度;吸气时肝静脉舒张期逆向血流增加;肺静脉逆向血流速度和持续时间增加。③二尖瓣环间隔部组织多普勒显像:收缩期速度下降;舒张早期速度

下降。

（4）心导管检查：心室的舒张末期压逐渐上升，造成下陷后平台波型，在左心室为主者肺动脉压可增高，在右心室为主者右心房压高，右心房压力曲线中显著的 V 波取代 a 波。限制型心肌病患者左、右心室舒张压差值常超过 5mmHg，右心室舒张末压<1/3 右心室收缩压，右心室收缩压常>50mmHg。左心室造影可见心内膜肥厚及心室腔缩小，心尖部钝角化，并有附壁血栓及二尖瓣关闭不全。左心室外形光滑但僵硬，心室收缩功能基本正常。

（5）心内膜心肌活检：心内膜心肌活检在限制型心肌病的诊断中有重要作用，可显示浸润性或心内膜心肌疾病。根据心内膜心肌病变的不同阶段，可有坏死、血栓形成、纤维化三种病理改变。心内膜可附有血栓，血栓内偶有嗜酸性粒细胞；心内膜可呈炎症、坏死、肉芽肿、纤维化等多种改变；心肌细胞可发生变性坏死，并可伴间质性纤维化改变。

（6）CT 和磁共振：是鉴别限制型心肌病和缩窄性心包炎最准确的无创伤性检查手段。正常心包厚度通常<3mm，>6mm 表明心包增厚，结合临床评估可得到缩窄性心包炎的诊断。限制型心肌病者心包不增厚，但是需注意约 18% 的缩窄性心包炎患者的心包厚度正常，此时心脏 MRI 可以通过观察室间隔是否存在随呼吸的运动异常来协助诊断。此外，心脏 MRI 结合钆显像显示的早期强化有助于诊断心肌淀粉样变性；心脏 MRI 可以显示铁在心肌的浸润，有助于诊断血色病引起的限制型心肌病，还可显示心肌纤维化。

（7）放射性核素心室造影：右心型限制型心肌病造影的特点为：①右心房明显扩大伴核素滞留；②右心室向左移位，其心尖部显示不清，左心室位于右心室的左后方，右心室流出道增宽，右心室位相延迟，右心功能降低；③肺部显像较差，肺部核素通过时间延迟；④左心室位相及功能一般在正常范围。

（8）血常规检查：血中嗜酸性粒细胞增多。

（三）诊断和鉴别诊断

限制型心肌病目前还没有统一的诊断标准，欧洲心脏学会（ESC）2008 年对于心肌病的分类标准中，对于限制型心肌病有如下定义：患者心室表现为限制性舒张功能障碍，而一侧或两侧心室的舒张末期及收缩末期容积正常或减小，室壁厚度正常；并需除外缺血性心肌病、瓣膜性心脏病、心包疾病和先天性心脏病。诊断要点：①心室腔和收缩功能正常或接近正常；②舒张功能障碍，心室压力曲线呈舒张早期快速下陷，而中晚期升高，呈平台状；③特征性病理改变，如心内膜心肌纤维化、嗜酸性粒细胞增多性心内膜炎、心脏淀粉样变和硬皮病等。

本病应与以下疾病鉴别：

1.缩窄性心包炎

缩窄性心包炎（CP）是指心脏被致密厚实的纤维化或钙化心包所包围，使心室舒张期充盈受限而产生一系列循环障碍的病征。CP 与 RCM 两者为不同病因导致心室扩张受限，心室充盈受限和舒张期容量下降引发几乎相同的临床表现，仅从临床表现上无法有效将两者区分开。然而两者的治疗又截然不同，CP 可以早期施行心包切除术以避免疾病进一步发展，RCM 无特效防治手段，治疗主要是控制心功能衰竭，且预后不良，一旦误行手术，反而加重病情。表 6-1-7 显示了限制型心肌病与缩窄性心包炎的鉴别要点。

表 6-1-7　限制型心肌病与缩窄性心包炎的鉴别要点

鉴别要点	限制型心肌病	缩窄性心包炎
病史	多发生在热带或潮湿地区,有病毒或寄生虫感染	结核性或化脓性
心脏听诊	二尖瓣和三尖瓣关闭不全杂音,S_3 奔马律	心包叩击音
X 线胸片	心内膜钙化,心影普大,肺淤血常见,亦可见肺血少	心包钙化,心影正常或轻度增大,肺纹理减少
超声心动图	心内膜增厚,有房室瓣反流	包增厚,无房室瓣反流
CT	心内膜增厚、钙化	心包增厚
MRI	心房内血液滞留症	心包增厚
心导管检查		
PCWP	＞RAP	＝RAP
RVSP	＞50mmHg	＜50mmHg
RVEDP/RVSP	＜0.33	＞0.33
RVEDP/LVEDP 差值	＞5mmHg	＜5mmHg
心肌活检	异常	正常或非特异性心肌肥大
核素扫描	心影增大,心尖显示不清,右心室流出道增宽,右心房扩大,放射性排空延迟	心影与心腔不大

2.肥厚型心肌病

肥厚型心肌病时心室肌可呈对称性或非对称性增厚,心室舒张期顺应性降低,舒张压升高,患者常出现呼吸困难、胸痛、晕厥。梗阻性肥厚型心肌病者可闻及收缩中晚期喷射性杂音,常伴震颤。杂音的强弱与药物和体位有关。超声心动图示病变主要累及室间隔。本病无限制型心肌病特有的舒张早期快速充盈和舒张中晚期缓慢充盈的特点,有助于鉴别。

3.缺血性心肌病

常无特征性杂音,多有异常 Q 波;超声心动图示室间隔不增厚;服用硝酸甘油等扩血管药物后胸痛等症状消失或缓解;冠状动脉造影或多排螺旋 CT 等特定检查有助于确诊。

4.高血压性心肌肥厚

多有高血压史,年龄偏大;超声心动图示室壁肥厚多为向心性对称性,以左心受累和左心功能不全为特征,而限制型心肌病则常以慢性右心衰竭表现更为突出。

(四)治疗和预后

对于有明确继发因素的限制型心肌病,首先应治疗其原发病。疾病早期有嗜酸性粒细胞增多症者应积极治疗,因嗜酸性粒细胞可能是本病的始动因素。推荐用糖皮质激素,如泼尼松和羟基脲。

针对限制型心肌病本身的治疗,目前尚缺乏非常有效的手段。本病常表现为心力衰竭,目前仍以对症治疗为主。值得注意的是,以心室舒张功能障碍为主,除快速房颤外,使用洋地黄似无帮助。

　　利尿治疗是缓解患者心力衰竭症状的重要手段,适当的使用利尿剂可以改善患者的生活质量和活动耐量,但需要注意以下问题:①限制型心肌病患者由于心肌僵硬度增加,左心前负荷的细小变化可能引起血压的较大变化。建议首先保证体循环血压,即使患者有心力衰竭的症状,也不要因为过度利尿而影响血压,过度利尿的后果除了影响血压和器官灌注外,可能会反射性兴奋交感神经而出现各种恶性心律失常,甚至引起猝死。②利尿剂仅是一种对症治疗,不能改善患者的长期预后。③由于限制型心肌病患者本身即可出现各种恶性心律失常,在使用利尿剂时应密切监测电解质平衡。

　　β受体阻滞剂尽管在其他心肌病中的使用越来越多,但是在限制型心肌病治疗中的作用并不肯定。使用β受体阻滞剂可能有助于减少这类患者出现恶性心律失常的风险。

　　控制后负荷的治疗在一些存在轻度射血分数下降或者中、重度二尖瓣反流的限制型心肌病患者中可能有用,但对于仅仅表现为限制性舒张功能障碍的患者作用并不肯定。

　　钙拮抗剂可能改善心室顺应性,但尚缺乏有力证据。应强调使用抗凝剂,尤其是对已有附壁血栓和(或)已发生栓塞者。

　　外科手术切除附壁血栓、剥除纤维化的心内膜、置换二尖瓣和(或)三尖瓣已用于临床。手术死亡率约为20%,5年存活率为60%。在存活者中70%~80%心功能可望得以改善。

　　对于限制型心肌病有几点值得重视:①明确限制型心肌病诊断,因缩窄性心包炎患者可得益于心包切除术、肥厚型心肌病患者有其他治疗选择、终末期肝病患者可行肝移植;②限制型心肌病的治疗选择主要依靠其病因,故应明确其具体病因;③密切观察以防低血压及肾功能的恶化;④对于终末期限制型心肌病患者,充分与家属沟通,做好治疗选择。

　　限制型心肌病患者预后较差。在儿童患者中,疾病常进行性加重,诊断后2年的生存率仅为50%。即使患者心力衰竭症状并不严重,也会发生心律失常、卒中甚至猝死。既往胸痛或者晕厥症状是发生猝死的危险因素,而与是否存在心力衰竭症状无关。在另一项关于成人限制型心肌病患者预后的研究中,在平均68个月的随访中,50%的患者死亡,68%的死亡患者死于心血管因素,男性、年龄、心功能和左心房前后径>60mm是死亡的独立危险因素。

四、致心律失常性右心室心肌病

　　致心律失常性右室心肌病(ARVC)是一种以心律失常、心力衰竭及心源性猝死为主要表现的非炎性非冠状动脉心肌疾病,主要表现为右心室功能与结构异常,以右室心肌被纤维脂肪组织进行性替代为特征,多为常染色体显性遗传。

(一)病因

　　本病多见于家族性发病,为常染色体显性遗传。有9种不同的染色体显性遗传与本病相关,确定5种基因突变与致心律失常性右室心肌病发病有关(表6-1-8),包括心肌雷诺丁受体基因、desmoplakin(致心律失常性右室心肌病8)、plakophilin(致心律失常性右室心肌病9)、盘状球蛋白及β型转化生长因子(TGFβ-3,致心律失常性右室心肌病9)。

表 6-1-8　致心律失常性右室心肌病突变位点及基因

ARVC 类型	染色体定位	基因
ARVC1	14q23-24	TGF-3
ARVC2	1q42-43	RYR-2
ARVC3	14q12-22	
ARVC4	2q32.1-32.3	
ARVC5	3p23	
ARVC6	10p12-14	
ARVC7	10q22.3	
ARVC8	6p24	desmoplakin
ARVC9	12p11	plakophilin-2
Naxons diseas	17q21	plakoglobin

（二）发病机制

仅根据目前已知的致心律失常性右室心肌病基因突变尚不能完全解释致心律失常性右室心肌病发病机制。目前有多种理论解释其发病机制，包括基因发育不良、炎症反应及细胞凋亡理论等。

1.心肌发育不良理论

心肌萎缩从出生时即可出现并呈进行性进展。病变开始于心内膜、中膜，最后累及心外膜，从而导致右心室室壁变薄，可为局灶性或弥散性。这是目前比较公认的致心律失常性右室心肌病发病机制。

2.炎症反应理论

炎症反应可能在致心律失常性右室心肌病发病中起到较大作用，致心律失常性右室心肌病中炎症浸润的检出率达 65％，患者心肌细胞存在散在或弥散性炎症细胞浸润，纤维脂质浸润可能是慢性心肌炎症的修复现象。病毒类型多为肠道病毒、腺病毒、巨细胞病毒、丙型肝炎病毒、细小病毒 B19。

3.细胞凋亡理论

心肌细胞损伤与凋亡有密切关系。在致心律失常性右室心肌病中至少部分心肌细胞和成纤维细胞发生凋亡，并导致具有特征性的病理改变，即心肌萎缩、缺失。凋亡过程并非由心肌缺血引起。

（三）病理

1.典型病理改变

不同的致病基因导致不同类型的 ARVC，但有相似的组织和电生理改变。典型的病理变化为透壁的脂肪或纤维脂肪组织替代右心室心肌。脂肪或纤维脂肪组织主要位于心外膜和心室肌，主要集中于右心室流出道、心尖或前下壁，即所谓的"发育不良三角区"，而心内膜结构正常。病变脂肪组织呈条索状或片块状浸润，穿插入心肌层。孤立的脂肪浸润较为罕见。病理表现主要分为单纯脂肪组织和纤维脂肪组织。由于右心室心肌中存在着无传导特性的脂肪和纤维脂肪组织,从而易与邻近的正常心肌之间产生折返现象,致使室性心动过速反复发作。同时由于右心室心肌薄弱,导致右心室形态异常和收缩功能降低,引起右心衰竭的临床表现。右心室室壁可以出现瘤样扩张或膨胀、瘢痕及室壁变薄等异常,右心室可呈球形扩大。

2.ARVC 累及左心室

虽然 ARVC 主要累及右心室,但也会有与年龄呈正相关的左心室受累。病变通常限于左心室后外侧游离壁,室间隔受累较少。一般为局灶性和室壁瘤形成,也可表现为左心室扩大和收缩力降低。

(四)临床表现

1.病程分期

临床表现与右心室病变范围有关,病程可分为 4 个时期,见表 6-1-9。

表 6-1-9　ARVC 病程分期

病程分期	临床表现
隐匿期	少数患者在常规 X 线检查时发现右心室扩大。有些患者右心室结构仅有轻微改变,室性心律失常可以存在或不存在,突发心源性猝死可能是其首发表现,多见于剧烈活动或竞争性体育比赛的年轻人群
心律失常期	以右心室折返性室性心动过速多见,反复晕厥或猝死为首发征象。心律失常患者可诉心悸、胸闷、头晕。少数病例有窦结功能障碍、房室传导阻滞和室内传导阻滞等心律失常。症状性右室心律失常可以导致猝死,同时伴有明显的右心室结构功能异常
右心功能障碍期	多见于右心室病变广泛者。由于进行性及迁延性心肌病变导致症状进一步加重,而左心室功能相对正常。临床表现为颈静脉怒张,肝颈静脉回流征阳性,淤血性肝大,下垂性水肿和浆膜腔积液等体循环淤血征象
终末期	由于累及左心室,导致双室泵功能衰竭,终末期患者易与双室扩大的 DCM 相混淆。左心室受累与年龄、心律失常事件及临床出现的心力衰竭相关。病理研究证实,大多数患者均存在不同程度左心室内脂质纤维的浸润现象

2.体征

ARVC 的主要体征为右心室增大,部分病例出现肺动脉瓣听诊区 S_2 固定性分裂、相对性三尖瓣关闭不全收缩期杂音、右心室性 S_3。

(五)辅助检查

1.心电图检查

(1)除极异常的心电图表现:①不完全性右束支传导阻滞/完全性右束支传导阻滞;②无右束支传导阻滞患者右胸导联(V_1、V_2、V_3)QRS 波群增宽,超过 110 毫秒,此项标准由于具有较高的特异性,已作为主要诊断标准之一;③胸导联 R 波降低,出现率较低;④部分患者常规心电图右胸导联的 QRS 波群终末部分可以出现 epsilon 波,是由部分右心室纤维延迟激活形成,使用高倍放大及校正技术心电图可以在 75% 的患者中记录到 epsilon 波。

(2)复极异常的表现:右胸导联(V_1、V_2、V_3)出现倒置的 T 波,且与右束支传导阻滞无关(多见于 12 岁以上患者)。

2.超声心动图检查

二维超声作为疑似患者的筛查手段,对小的局限性病变特异性和敏感性较低,对中度以上的病变效果最佳。通过测量三尖瓣环流速定量评估右心室功能可增加二维超声诊断的敏感性。对疑似病例需要反复多次检查,除右心室局部运动异常、局限性扩张及瘤样膨出提示有致心律失常性右室心肌病的可能,右心室流出道增宽(＞30mm)在诊断中具有较高的敏感性和特异性。三维超声成像可以立体显示心脏的空间形态,更为直观地观察病变的部位和形态,因而有助于发现极小的异常,提高早期诊断率。

3.心脏 CT 检查

较早并广泛用于 ARVC 的诊断,可显示右心室流出道扩张、室壁厚薄程度、舒张期膨隆及左心室、右心室游离壁心肌的脂质浸润,能够准确描述诊断标准中各种形态及功能异常。但在诊断 ARVC 中也有局限性:对于脂质浸润特别是孤立性脂肪组织的判断需谨慎,50％以上的健康老年人也可出现类似表现;对微小室壁运动异常的判定较为困难;存在心律失常如频发室性期前收缩时可使图像质量降低。因此,影像检查结果正常时并不能完全排除 ARVC。多排 CT 比电子束 CT 空间清晰度更高,可以减少移动伪差。

4.心脏 MRI 检查

可发现轻微和局灶性的病变,是临床可疑及早期阶段的 ARVC 患者检查和随访的最佳手段。MRI 检查能很好显示节段性右心室室壁运动及形态学异常,能对扩张的右心室进行量化,能提供组织的特性如显示取代心肌的脂肪组织及纤维组织信号,因此 MRI 检查被认为是现今诊断 ARVC 的金标准。心脏 MRI 能更好地对病例连续评估,对于无症状患者的亲属(高危人群)也可作前瞻性评价。与超声心动图检查相比,MRI 检查不受声窗的限制。与心脏 CT 相比,心脏 MRI 检查避免了电离辐射,更适合定期随访及家族筛查。心脏 MRI 检查在较大程度上可替代右心室造影,成为 ARVC 的常规检查。

5.心内膜心肌活检

心内膜心肌活检的病理结果对 ARVC 具有确诊价值,检测的敏感性为 67％,特异性为 92％。活检结果敏感性较低的原因:活检取样常在少有病变累及的室间隔,病变常累及的右心室游离壁。因右心室活检易引起穿孔和心包压塞而不常采用,并且活检取样常不宜采集到小的脂肪纤维组织。右心室心内膜心肌活检诊断 ARVC 的标准应满足心肌组织＜59％、脂肪组织＞31％及纤维组织＞22％,主要原因是排除肥胖和老年人出现类似于 ARVC 的病理改变,避免由此而导致的误诊。

6.心内电生理检测

心内电生理检查可用于检测心律失常发生机制、形态特征、诱发与终止条件及对心律失常起源病灶进行精确定位,对明确诊断、选择治疗方式有重要价值。但心内电生理检查不是诊断 ARVC 的常规检查。程序性心室刺激对 ARVC 的风险评估并无价值,在诱发室性心动过速的患者中,50％以上置入 ICD 的患者在 3 年的随访中未电击治疗,而未诱发室性心动过速的患者置入 ICD 的正确电击比例与可诱发室性心动过速者相同。

7.基因检查

基因筛查并非是金标准,发现基因突变并不能完全预测预后或确诊 ARVC,因为有些致病基因携带者可能终身不发病,尤其是错义突变者。但是基因筛查相对于临床诊断有很好的时效性,可以在发病前或发生严重临床事件前及时采取预防措施降低猝死率。建议先筛查桥粒成分基因。首先筛查比例最高的 PKP-2,然后再筛查 DSG-2 或 DSP,再次是筛查相对比较罕见的基因型 DSC-2、盘状球蛋白。

(六)诊断及鉴别诊断

1.诊断

早期诊断标准由于致心律失常性右室心肌病临床表现无特异性,早期可能仅有右心室的轻度改变,影像学检查也常无异常发现,并且没有单一检查可确诊致心律失常性右室心肌病,因而给早期诊断带来困难。目前主要基于心脏结构、组织形态学改变、心电图特征、心律失常类型和遗传基因突变等方面进行诊断。

(1)1994 年国际专家组致心律失常性右室心肌病诊断标准:当满足以下 2 项主要标准,或 1 项主要标准和 2 项次要标准,或 4 项次要标准,即可诊断致心律失常性右室心肌病(表 6-1-10)。

表 6-1-10　1994 年国际专家组致心律失常性右室心肌病诊断标准

诊断内容	主要标准	次要标准
家族史	家族成员尸检或手术中证实的致心律失常性右室心肌病患者	可疑的致心律失常性右室心肌病导致过早(年龄<35 岁)死亡家族史,或家族史(符合目前诊断标准的临床诊断)
心电图除极/传导异常	Epsilon 波或右胸前导联(V_1、V_2、V_3)QRS 波增宽(>110 毫秒)	信号平均心电图上晚电位阳性
心电图复极异常	无	年龄>12 岁,右胸前导联(V_2 或 V_2)T 波倒置而无右束支传导阻滞(RBBB)
心律失常	无	12 导联心电图、24 小时动态心电图监测及运动试验中证实的持续性或非持续性左束支传导阻滞型室性心动过速,或者频发室性期前收缩(24 小时动态心电图监测>1000 次/24 小时)
整体或局部功能障碍和结构改变	右心室严重扩张或射血分数降低,无或轻度左心室受累;局部右心室室壁瘤(伴舒张期膨出的无运动或运动减低区);右心室严重的节段性扩张	整个右心室的轻度扩张或射血分数降低,左心室正常;右心室轻度节段性扩张;右心室局部运动减低
室壁组织学特征	心内膜心肌活检心肌纤维、脂肪替代	无

(2)2002 年国际专家组家族性致心律失常性右室心肌病诊断标准:致心律失常性右室心肌病一级亲属具有下列条件之一可以诊断家族性致心律失常性右室心肌病。

①心电图:胸前导联(V_2 或 V_3)T 波倒置。

②信号平均心电图:心室晚电位阳性。

③心律失常:在心电图、Holter 监测或运动试验中出现左束支传导阻滞型室性心动过速,或 24 小时室性期前收缩>200 次/分。

④右心室结构或功能异常:整个右心室轻度扩张和(或)射血分数减低,左心室正常,或右心室轻度节段性扩张,或右心室局部运动减低。

(3)2006 年修正的致心律失常性右室心肌病诊断标准:具有以下 2 项主要指标,或 1 项主要指标+2 项次要指标,或 4 项次要指标,即可诊断(表 6-1-11)。

表 6-1-11　2006 年修正的致心律失常性右室心肌病诊断标准

诊断内容	主要指标	次要指标
心律失常	单形性左束支传导阻滞型室性心动过速	频发室性期前收缩、心动过速(或传导阻滞)导致的晕厥、室上性心动过速、多形性室性心动过速
心电图	为 Epsilon 波、右胸导联 S 波升支≥55 毫秒、右胸导联 QRS 延长:QRS 时程($V_1+V_2+V_3$)1($V_4+V_5+V_6$)≥1.2	V_1、V_2、V_3 导联 T 波倒置,ST 段自发性抬高
心室造影	右心室局部无运动、运动减低或室壁瘤	无
家族史	尸检或心内膜心肌活检证实家族中有致心律失常性右室心肌病患者	临床检查发现家族中有致心律失常性右室心肌病患者,家族中有不明原因的年龄<35 岁的死亡病例
心内膜心肌活检	残留心肌细胞<45%,纤维脂肪组织取代心肌细胞	残留心肌细胞为 45%~70%,纤维脂肪组织取代心肌细胞

2.鉴别诊断

(1)高度疑似致心律失常性右室心肌病的临床情况:①家族中有年轻猝死者;②有室性心律失常及晕厥的青年人;③有室性心律失常及心力衰竭的青年人;④有心律失常及家族猝死史的青年人,心电图出现右室 V_1、V_2、V_3 导联除极异常者;⑤有右心室起源心律失常的成年人也要考虑到 AVRC 的可能,结合 12 导联心电图中 Epsilon 波和右胸导联 QRS 间期延长可提高诊断敏感性和特异性,有助于致心律失常性右室心肌病的筛选和诊断。

(2)特发性右心室流出道室性心动过速:①与致心律失常性右室心肌病的相似点为多发于青年男性,运动时诱发。②与致心律失常性右室心肌病的不同点为无家族猝死史,多数预后良好,很少晕厥、猝死;心电图无 V_1、V_2、V_3 导联 T 波倒置,右胸导联 S 波<55 毫秒;信号平均心电图、超声心动图及心脏 MRI 检查正常。

(3)Brugada 综合征:与致心律失常性右室心肌病的相似点为多发于青壮年男性,反复发作,V_1、V_2、V_3 导联 ST 段抬高,T 波倒置,致命性室性心动过速、心室颤动。与致心律失常性右室心肌病的不同点为多见于东南亚地区,常于睡眠中发作,心电图 ST 段穹窿样抬高,可见 J 波,超声心动图与心脏组织学检查无异常。

(4)特发性心室颤动:与致心律失常性右室心肌病的相似点为多发于男性,年龄<40 岁者可发生晕厥和猝死。心电图检查显示 V_1、V_2、V_3 导联 ST 段抬高,多形性室性心动过速或心

室颤动。与致心律失常性右室心肌病的不同点为无情绪或运动诱因,40%～60%伴有 J 波,发作前室性期前收缩联律间期短。超声心动图及心脏 MRI 检查无心脏形态异常。

（5）扩张型心肌病:左心室功能障碍为主,左心室扩大明显,影像学检查无脂肪组织浸润、室壁瘤和节段性扩张、局限性室壁运动减弱等。结合病史及病程进展较易鉴别。

（七）危险性分层评估

主要是评估 ARVC 患者心源性猝死的危险度。以下情况属于高危情况:①既往有心源性猝死事件的发生;②存在晕厥或者记录到伴有血流动力学障碍的室性心动过速;③QRS 波离散度增加;④经超声心动图或心脏 MRI 证实的严重右心室扩张;⑤累及左心室,如局限性左心室运动异常或扩张伴有收缩功能障碍;⑥疾病早期即有明显症状,特别是有晕厥先兆症状者。对高危患者应当密切随访并予以治疗。关于相关检查指标在 ARVC 危险分层中的价值,不少研究表明,心室晚电位、右心室流入道内径增大、右心室射血分数低是高危 ARVC 的主要预测指标;T 波倒置也是 ARVC 的特征性心电图表现,T 波超过 V_1～V_3 导联提示左心室受累的可能性,可能在 ARVC 的危险分层中具有较大作用,但无论 T 波倒置是否超过 V_1、V_2、V_3 导联,均可能与高危 AVRC 相关。

（八）治疗

1.基础治疗

劳累是 ARVC 患者出现恶性室性心律失常、猝死的重要促发因素。一旦诊断为 AVRC,应当避免剧烈运动尤其是竞技性体育运动,限制运动可显著降低 ARVC 患者的猝死率。目前主要是针对右心衰竭进行治疗,发生心律失常可根据心律失常类型选择抗心律失常药物。

（1）抗心力衰竭治疗:对有孤立性右心衰竭或者表现为全心衰竭的患者,治疗与一般心力衰竭相同,包括使用利尿药、ACEI 或 ARB、正性肌力药物及抗凝治疗等。

（2）抗心律失常治疗:主要目的在于消除症状,如频发室性期前收缩导致的反复性心悸。药物选择主要是根据临床经验。室性心律失常常由交感神经兴奋引起,β 受体阻滞药减少猝死危险已被证实。如果 β 受体阻滞药无效,可以选用或联用胺碘酮。索他洛尔治疗室性心律失常效果较好,或许优于胺碘酮及 β 受体阻滞药,但需要监测 Q-T 间期。目前单独使用索他洛尔或联合使用胺碘酮和 β 受体阻滞药是最有效的治疗方案,能够控制并预防室性心动过速复发。少数患者可能需要Ⅰ类抗心律失常药物或联用药物。

（3）抗凝治疗:致心律失常性右室心肌病合并心房颤动、显著心室扩大或心室室壁瘤者需要长期抗凝治疗。

2.特殊治疗

（1）置入 ICD:是目前唯一明确的有效预防心源性猝死的有效措施。对于发生过持续性室性心动过速或心室颤动的致心律失常性右室心肌病患者,应当置入 ICD(推荐类型Ⅰ类);对存在广泛病变、阳性家族史或不明原因的晕厥患者,考虑置入 ICD(推荐类型Ⅱa 类)。

（2）射频消融治疗:射频消融用于治疗室性心动过速,成功率<50%,且易复发或形成新的室性心动过速,不作为首选,仅作为姑息性治疗或 ICD 的辅助治疗。

（3）外科手术:对于右心病变弥散、不能耐受 ICD 或射频消融治疗的情况下,可选择右心室分离术。不过由于术后电兴奋无法下传至右心室,容易出现右心衰竭。也有实施右心室局部病变切除术、心内膜电灼剥离术的报道,但效果难以肯定。

(4)心脏移植:作为各种临床治疗措施无效后的选择,存在着供体困难及排异反应等问题。

第二节　特异性心肌病

特异性心肌病是指伴有特异性心脏病或特异性系统性疾病的心肌疾病。多数特异性心肌病有心室扩张和因心肌病变所产生的各种心律失常或传导障碍,其临床表现类似扩张型心肌病。

一、酒精性心肌病

(一)概述

长期且每日大量饮酒,出现酒精依赖者,可呈现酷似扩张型心肌病的表现,称为酒精性心肌病。该病多见于成年男性。如果一位 70kg 重的成年人,每日饮白酒 120mL,饮用 10 年,即可以发生心肌病。酒精性心肌病的预后主要取决于心脏病变的程度、心功能损害的严重性以及患者能否完全戒酒等。在发病后仍继续饮酒者,4 年后的死亡率高达 57%。戒酒者在 4 年之后的病死率为 6%。有报道完全戒酒者 10 年后的存活率为 100%。

(二)临床表现

1.胸痛、心悸,甚者晕厥

主要与心律失常有关,其中窦性心动过速、心房颤动较常见。

2.劳力性或夜间阵发性呼吸困难

心力衰竭时肺淤血所致。

3.疲倦、乏力

由心功能不全、心排出量减少引起。

4.右心衰竭症状

当心力衰竭持续较长时间,或反复发生心功能不全,可出现右心衰竭症状,如腹胀、胃胀痛、腹泻、少尿、水肿等。

5.肺动脉及体循环动脉栓塞症状

较常见,有时可能为本病最早的临床表现。体循环动脉栓塞可以来源于左心室及左心房的附壁血栓。静脉系统可发生血栓性静脉炎。

(三)诊断要点

(1)长期且每日大量饮酒史。

(2)有或无上述症状。

(3)X 线示心影扩大,心胸比>55%。

(4)心电图左心室肥大多见,可伴各型心律失常。

(5)超声心动图或左心室造影示心室腔扩大,射血分数降低。

（四）治疗方案及原则

1.戒酒

2.内科治疗

心功能不全时,应采取降低心脏负荷(如卧床休息、低盐饮食、应用血管扩张剂与利尿剂等)及加强心肌收缩力的措施(如应用多巴胺、多巴酚丁胺、洋地黄制剂与磷酸二酯酶抑制剂等)。对快速性及缓慢性心律失常做相应的处理。

二、围生期心肌病

（一）概述

围生期心肌病(PPCM)是指在妊娠末期 3 个月以及分娩后 6 个月内首次出现的一组与妊娠分娩有关的心肌疾病。围生期心肌病的病因目前尚未明确。

（二）临床表现

1.劳力性呼吸困难、夜间阵发性呼吸困难

为心力衰竭的临床表现。

2.胸痛

心前区疼痛有时与心绞痛相类似。

3.心悸

多为心律失常,以房性与室性期前收缩及室上性心动过速最多见。在快速性心律失常中,阵发性或持续性心房颤动较常见,VT 少见。

4.咳嗽、咯血

约见于 25％的病例,主要由于肺梗死所致。

5.动脉栓塞症状

约见于 25％～40％的病例。可以发生肺动脉及其他动脉栓塞,如脑、肾及下肢等动脉栓塞。

（三）诊断要点

(1)妊娠末期 3 个月以及分娩后 6 个月。

(2)有或无上述症状。

(3)心电图异常,心脏轻度扩大。

(4)超声心动图发现轻度左心功能受损。

（四）治疗要点及原则

(1)安静、增加营养、服用维生素类药物。

(2)针对心力衰竭,可使用洋地黄、利尿药和血管扩张剂等。

(3)心律失常的治疗。偶发房性与室性期前收缩可不予处理。多发、多源室性期前收缩可能为 VT 的先兆,应及时处理。对于一些快速性心律失常,如心房扑动或颤动、房性或室上性心动过速等,应及时控制。

(4)对栓塞病例应使用抗凝剂。

（5）采取避孕或绝育措施预防复发。

三、药物性心肌病

（一）概述

药物性心肌病（DICM）是指接受某些药物治疗的患者由于药物对心肌的毒性作用，引起心肌损害，产生心肌肥厚和心脏扩大的心肌病变。能引起心肌损害的药物包括：①抗生素类，如四环素、青霉素、博来霉素，磺胺和蒽环类等；②抗癌药物如多柔比星和柔红霉素等；③抗精神病药物如奋乃静、氯丙嗪、三氟拉嗪和氟哌啶醇等；④三环类抗抑郁类药如氯米帕明、曲米帕明和多虑平等；⑤血管活性药物如肾上腺素、异丙肾上腺素和5-羟色胺等；⑥心血管药物中的奎尼丁、洋地黄和利血平等；⑦砷、锑、酒精、一氧化碳、蛇毒和汞等毒性物质；⑧避孕药、甲基多巴和对乙酰氨基酚等。导致药物性心脏病的易患因素主要有：原发基础心脏病有无及心脏的功能状态，以及是否合并有肝、肾等重要脏器的功能损害。心脏功能越差，发生药物性心脏病的机会越大，病变也越严重。其次，患者的体质虚弱，免疫功能低下易于患病。年龄过大、过小或特异体质也是高危因素之一。此外，多种药物联合应用，化疗药物联合应用，化疗并用放射治疗，尤其是胸部放射，药物的过量或长期应用均可使心脏受损的机会增加，具有上述情况者，一旦发生药物性心脏病，其病情多较严重，预后也不好。

（二）临床表现

药物心肌病临床表现主要有各种心律失常、室内传导阻滞、ST-T改变、急慢性心功能不全等，类似扩张型心肌病或非梗阻性心肌病的症状。

（三）诊断要点

（1）用药前无明确心脏病史和临床证据，用药后出现新的心律失常、心脏扩大和心力衰竭等征象。

（2）药物治疗过程中或治疗后短期内出现有意义的心律失常或其他心电图异常，并有心脏扩大和充血性心力衰竭，可排除扩张型心肌病、非梗阻性肥厚型心肌病等其他心脏病者，临床上可拟诊相应性药物性心肌病。

（3）对于仅有提示心肌损害的心电图或心律改变且心脏症状较轻者，可拟诊药物性心肌改变。

（4）心内膜心肌活检有助于确定诊断。

（四）治疗方案及原则

已确诊为药物性心肌病时必须：

（1）立即停用相应药物，包括可疑致心肌损害的药物。

（2）治疗心律失常和心功能不全。必要时进行心电与血流动力学监护。因药物治疗过程中所致的心律失常，不宜用奎尼丁、普鲁卡因胺治疗，可使用多巴胺或苯妥英钠。三环类抗抑郁药物所致心律失常使用利多卡因治疗，或输入碳酸氢钠碱化血液以加强药物与血浆蛋白结合，减少组织利用。锂盐所致窦房阻滞时禁用洋地黄，因后者将加重阻滞并引起心动过速。有充血性心力衰竭者可用强心利尿剂和血管扩张剂治疗。对过敏性心肌炎可采用糖皮质激素治疗。

（3）使用辅酶 Q_{10}、肌苷、三磷腺苷、维生素 B_1、维生素 B_6 和二磷酸果糖等药物，以改善心肌能量代谢。

四、缺血性心肌病

缺血性心肌病（ICM）为冠状动脉病变特别是粥样硬化病变引起心肌供氧和需氧不平衡而导致的心肌细胞变性、坏死、心肌纤维化及心肌瘢痕形成，出现心脏僵硬、心脏扩大，逐步发展为以心力衰竭和心律失常为主要表现的临床综合征。

（一）病因及发病机制

缺血性心肌病主要由冠状动脉粥样硬化性狭窄、闭塞、痉挛和毛细血管的病变引起。主要发病机制如下。

（1）慢性缺氧、缺血导致心肌细胞逐渐凋亡，心肌细胞数量减少，存活心肌细胞代偿性肥大。

（2）冠状动脉急性闭塞导致心肌细胞坏死、室壁运动异常。

（3）心肌发生纤维化、纤维瘢痕形成。

（4）心肌细胞之间基质异常，特别是胶原沉积。病理变化的结果为：①室壁张力异常和僵硬度增高，影响心肌舒张功能，主要为左心室舒张功能不全；②病情进一步发展，心脏逐渐扩大，出现收缩功能不全；③可伴发多种心律失常，容易发生心源性晕厥，甚至猝死。患者的心功能状态和临床症状受多种因素的影响，包括冠状动脉病变的程度、心肌缺血的范围、心肌的存活性、心肌梗死后左心室重构的程度及其他重要的临床因素。

（二）临床表现

心肌缺血和心肌梗死或坏死对心室的不同作用，使缺血性心肌病具有各种不同的临床表现。根据患者的不同表现，可以将缺血性心肌病划分为充血型缺血性心肌病和限制型缺血性心肌病。

1.充血型缺血性心肌病

充血型缺血性心肌病占缺血性心肌病的绝大部分，以左心室扩大为主，严重者双心室均扩大。此病的临床特点是以心绞痛、心力衰竭和心律失常为主要临床表现。患者有心绞痛或心肌梗死的病史，但有些老年患者从一开始就可能没有心绞痛和心肌梗死的病史。心力衰竭的表现多逐渐发生，症状呈进行性进展，由劳力性呼吸困难发展至夜间阵发性呼吸困难及端坐呼吸，常有倦怠和乏力，周围性水肿和腹水出现较晚。此类患者可出现各种心律失常，心律失常一旦出现，常持续存在，其中以室性期前收缩、心房颤动、病态窦房结综合征、房室传导阻滞多见。由于心脏扩大、心房颤动，心腔内易形成附壁血栓，故缺血性心肌病患者发生心力衰竭时血栓和栓塞较常见。

2.限制型缺血性心肌病

限制型缺血性心肌病少数患者的临床表现主要以左心室舒张功能异常为主，而心肌收缩功能正常或轻度异常，心脏大小可以正常但左心室常有异常的压力-容量关系，类似于限制性心肌病的症状和体征,故被称为限制型缺血性心肌病或硬心综合征。患者常有劳力性呼吸困难和心绞痛,并因此使活动受限。即使在急性心肌梗死期间,有一部分患者虽然发生了肺淤血或肺水肿,却可以有接近正常的左心室射血分数,说明这些患者的心功能异常是以舒张期心功能障碍为主。

(三)辅助检查

1.心电图检查

主要表现为左心室肥大、ST 段压低、T 波改变、异常 Q 波及各种心律失常,如窦性心动过速、房性期前收缩、室性期前收缩、室性心动过速、心房颤动及心脏传导阻滞等,且出现 ST-T 改变的导联,常按病变冠状动脉支配区域分布,具有定位诊断价值。

2.胸部 X 线检查

充血型缺血性心肌病患者胸部 X 线检查可显示心脏全心扩大或左心室扩大征象,可有肺淤血、肺间质水肿、肺泡水肿和胸腔积液等。限制型缺血性心肌病 X 线胸片有肺间质水肿、肺淤血及胸腔积液,心脏多不大,也无心腔扩张,有时可见冠状动脉和主动脉钙化。

3.心脏超声检查

充血型缺血性心肌病可见心脏普遍性扩大,常以左心室扩大为主,收缩末期和舒张末期容量增加,左心室射血分数下降,室壁呈多节段性运动减弱、消失或僵硬,有时可见到心腔内附壁血栓形成。限制型缺血性心肌病超声心动图常表现为舒张受限,心室肌呈普遍性轻度收缩力减弱,无室壁瘤局部室壁运动障碍。

4.放射性核素心肌显影

^{201}Tl 心肌显像示灌注缺损,如发现固定性灌注缺损超过左心室壁的 40%,高度提示缺血性心肌病。

5.冠状动脉造影

可确立对本病的诊断。它既可判断冠状动脉狭窄的程度和受损的部位,也可明确有无其他冠状动脉疾病。患者常有多支血管病变狭窄在 70% 以上。

6.心导管检查

左室舒张末压、左房压和肺动脉楔嵌压增高,左室射血分数显著降低,左室腔扩大和多节段、多区域性室壁运动障碍。冠状动脉造影常有多支冠状动脉病变。

(四)诊断及鉴别诊断

1.诊断

既往有心绞痛或心肌梗死病史是缺血性心肌病重要的诊断线索。可根据临床查体及各种辅助检查对有下列表现者进行诊断:①心脏有明显扩大,以左心室扩大为主;②超声心动图有心功能不全征象;③冠状动脉造影发现多支冠状动脉狭窄病变。但是必须除外由冠心病和心肌梗死后引起的乳头肌功能不全、室间隔穿孔及由孤立的室壁瘤等原因导致心脏血流动力学紊乱引起的心力衰竭和心脏扩大。

2.鉴别诊断

(1)扩张型心肌病:老年人缺血性心肌病与扩张性心肌病在心力衰竭时很难鉴别,两者之间有很多相似之处,但是充血型缺血性心肌病的发病基础是冠心病,与病因未明的扩张型心肌病有本质上的不同。因此,有冠心病危险因素的存在,如糖尿病、高血脂、高血压、肥胖等,特别是有心绞痛或心肌梗死病史者,有利于充血型缺血性心肌病的诊断。

(2)甲状腺功能减低性心脏病:临床上多有明显的甲状腺功能减退的表现,如怕冷、表情淡漠、动作迟缓、毛发稀疏并有黏液性水肿,可有劳累后呼吸困难、乏力和心绞痛,心脏浊音界扩大,心尖冲动弥散,心音低弱。心电图示窦性心动过缓,P波和QRS波群低电压,T波在多导联中低平或倒置,累及传导系统时可引起束支传导阻滞或房室传导阻滞。超声心动图提示心脏扩大、搏动减弱,常有心包积液。

(3)高血压性心脏病:高血压是冠心病的主要危险因素,老年患者常同时合并有高血压和冠心病,可出现心绞痛、心肌梗死等症状,晚期可出现心力衰竭。但在缺血性心肌病时血压增高者少见,多数正常或偏低。原发性高血压的心脏损害主要与血压持续升高加重左心室后负荷,导致心肌肥厚,继之可引起心脏扩大和反复心衰发作有关。

(五)预防

预防缺血性心肌病的关键是预防心肌缺血的发作和心肌梗死的发生。预防措施包括:①控制动脉粥样硬化可逆性的危险因素;②稳定斑块和保护血管内皮,合理使用他汀类药物和ACEI;③预防和治疗心肌缺血发作,合理选用硝酸酯类药物、钙离子通道拮抗药,以及β受体阻滞药;④抗血小板治疗,降低心肌梗死发生率;⑤适时进行血管重建治疗,改善心肌缺血,避免心肌细胞损伤和坏死。

(六)治疗

1.药物治疗

限制型缺血性心肌病的治疗重点是应用改善心脏舒张功能的药物,可用硝酸酯类、β受体阻滞药和钙离子通道拮抗药来治疗,也可考虑对合适病例施行手术治疗。该类患者不宜使用洋地黄和拟交感胺类正性肌力药物。

在控制冠心病易患因素的基础上,给予硝酸酯类药物、β受体阻滞药缓解心绞痛,改善心肌缺血症状。以心力衰竭为主要表现,应给予利尿药、血管紧张素转换酶抑制药(ACEI)或血管紧张素受体拮抗药(ARB)、醛固酮受体拮抗药。对所有缺血性心肌病患者,除非有禁忌证或不能耐受,均应无限期终身使用ACEI,应用从小剂量开始,逐渐递增至最大耐受量或靶剂量。必要时予正性肌力药(洋地黄)以控制心力衰竭,病情较稳定者应尽早给予β受体阻滞药,从小剂量开始。合并心房颤动的患者应长期抗凝治疗,合并室性或室上性心律失常患者,胺碘酮、β受体阻滞药应用较多,胺碘酮负性肌力作用较小,对室性心律失常治疗效果好,但与安慰剂相比,不降低患者病死率。

2.冠状动脉介入治疗

因缺血性心肌病患者冠状动脉病变多为累及多支血管的弥漫性病变,并且左心室功能差,大多数患者不宜接受冠状动脉介入治疗(PCI)。如冠状动脉造影发现2支血管病变伴左前降支近端严重次全狭窄(≥95%)和左心室功能损害;显著冠状动脉病变患者出现下列情况:药物不能稳定病情,复发的自发性或低水平的心绞痛或心肌缺血,心肌缺血合并充血性心力衰竭症状和第三心音奔马律,新发的或恶化的二尖瓣反流,或明确的ECG变化,可行PCI治疗。

第三节　心肌炎

一、概述

心肌炎是指心肌局限性或弥漫性的急性或慢性炎症病变。其病因可分为感染性和非感染性两大类,前者包括病毒(柯萨奇病毒、腺病毒、细小病毒和 HIV 等),细菌(白喉、脑膜炎双球菌、鹦鹉热和链球菌等),螺旋体,立克次体(斑疹伤寒、洛矶山斑疹热等),真菌(曲菌病、念珠菌病等)和寄生虫(锥虫病、弓形虫病等);后者包括:毒素和药物(可卡因、白介素-2 等),惠普尔病(肠源性脂肪代谢障碍),巨细胞心肌炎,对药物的超敏反应(抗生素、磺胺类药物、抗惊厥药和抗炎药)。

典型的心肌炎包括活跃期,治疗期和痊愈期。特征性的病理表现为炎性细胞的浸润导致间质水肿和局部病灶心肌坏死,以及最终替代性纤维变性。这些病理过程会导致电生理不稳定从而诱发室性快速型心律失常。在一些病例中,病毒性心肌炎(频繁发作的亚临床型)可以触发自身免疫反应,导致心肌细胞支架裂解,最终导致扩张型心肌病和左心衰竭。

心肌炎的临床表现各种各样,胸痛、劳力性呼吸困难、疲劳、晕厥、心悸、室性快速型心律失常和传导异常、急性充血性心力衰竭、心源性休克联合左室扩张和(或)节断性室壁运动异常、心电图 ST-T 段改变都应怀疑心肌炎的可能,可通过组织病理学、组织化学和分子生物学技术来明确诊断。

临床怀疑心肌炎时,心内膜心肌活检发现炎性(白细胞)浸润和坏死(达拉斯心肌炎诊断标准)可以明确诊断,但是也可能出现不敏感和假阴性的组织学结果,心肌炎活检的领域因分子生物学分析(包括 DNA-RNA 提取和病毒基因组 PCR 扩增)而得到扩展。德国的 Schultheiss 等发现典型心肌炎表现的患者中有很明显一部分心肌活检只表现为病毒基因的存在,而不是如达拉斯标准要求的典型的炎性细胞浸润。

(一)流行病学

心肌炎的病原在不断改变,过去全球范围的病原通常是肠道病毒,如最常见的柯萨奇病毒,而现在已经被更为广泛的病毒谱所取代,包括腺病毒、细小病毒和巨细胞病毒等。不同的区域在病原上有着显著的差异。

2005 年欧洲的 Kuhl 和 Schultheiss 研究 245 名扩张型心肌病患者活检结果发现 51.4% 为细小病毒 B19,21.6% 为人疱疹病毒 6,9.4% 为肠病毒,1.6% 为腺病毒。值得注意的是,有证据显示 27.3% 为多重感染。然而,2003 年 Bowles 和 Towbin 利用 PCR 技术分析 624 名患者活检组织,发现病毒感染阳性率为 38%(239/624),其中 22.8% 为腺病毒,13.6% 为肠病毒,只有 1% 为细小病毒。这些患者更年轻,主要分布在北美,其病毒谱与欧洲患者的明显不同。2005 年日本学者发现肥厚型心肌病与丙肝病毒的发病明显相关,这些心肌病患者血清和心肌组织中均可以检出 HCV 抗体和病毒基因。我国以柯萨奇 B 组(CVB)最常见,约占 50%,尤以 CVB3 最常见。2000 年某医科大学报告病毒性心肌炎 116 例,其中 CVB3 所致 51 例

(43.9％),流感病毒 15 例(12.9％),腺病毒 8 例(6.9％),麻疹病毒 7 例(6.0％),EB 病毒 3 例(2.6％),巨细胞病毒(CMV)3 例(2.6％),疱疹病毒 2 例(1.7％)。2003 年青岛儿童医院报告 98 例病毒性心肌炎,用荧光定量 PCR 法检测病毒病原,CVB3 阳性 52.1％,CMV 阳性 29.6％,其余 17 例为其他病毒感染。在非洲等国家,扩张型心肌病的常见病因仍然是查加斯病,一种由锥虫属寄生虫引起的感染性心肌炎。因此,心肌炎的病原谱体现出了地域差异,也显示了心肌炎是遗传和环境相互作用的结果。

(二)病因和发病机制

目前对于病毒性心肌炎的认识源于鼠的肠病毒心肌炎模型,这种疾病表现了病毒和宿主相互作用的关系。心肌炎可以分为三个阶段:第一期为病毒期,第二期为免疫反应期(包括先天性和获得性免疫),第三期为心脏重构期。

病毒性心肌炎的初期,致病病毒通过细胞表面的病毒受体入侵易感宿主,病毒通过血液和淋巴最终到达心肌(例如柯萨奇病毒最先入侵淋巴器官,如扁桃腺),病毒在巨噬细胞、T 淋巴细胞和 B 淋巴细胞等免疫细胞内增殖,通过宿主免疫系统的活化到达真正的靶器官(例如 CVB3 的靶器官是心脏和胰脏)。一旦病毒侵入心肌细胞,即以独特的受体或受体复合物形式进入靶细胞。例如,柯萨奇病毒的受体(包括柯萨奇/腺病毒受体(CAR))附着复合受体 DAF 或 CD55。

肠病毒结合 CAR 复合物,因而在心肌炎中柯萨奇病毒和腺病毒的感染率较高。CAR 是免疫球蛋白超家族的一员,是特异性表达在心肌、大脑和肠道上的一种紧密连接蛋白。通过激活这种受体复合物,柯萨奇病毒的负链 RNA 进入细胞,并逆转录为信息链,为病毒 RNA 复制提供模板,RNA 编码大量多聚蛋白,包括自身分裂酶和重要的病毒衣壳蛋白亚基 VPI-VP4。在缺乏足够免疫防御的易感宿主内过多的病毒复制会导致急性心肌损害甚至引起患者死亡。

病毒通过受体进入宿主也会激活信号传导系统(包括酪氨酸激酶 p56,Fyn,和 Ab1)。这些信号因子的激活使细胞骨架重构从而使更多的病毒进入,同时,这些信号因子介导 p56 和 Fyn 依赖性的 T 细胞活化。心脏组织的损害和炎性反应还可以上调 CAR,并使宿主对柯萨奇病毒的易感性增强。

虽然病毒的侵入可触发免疫活化,但是免疫系统活化的作用是一把双刃剑:一方面,活化的免疫系统可清除感染病毒的细胞以控制感染;另一方面,如果这种清除反应过度,则会导致心肌组织损害。病毒有一套精确的系统去逃避宿主的免疫监视,如分子拟态,在免疫细胞内增殖和上调自身的受体,它们可以在肌细胞中存活数月到数年。

病毒的持续感染使宿主长期暴露于抗原刺激,引起慢性免疫活化,最终导致慢性心肌炎。病毒感染心肌细胞后,将自身的基因导入心肌细胞中,并调控心肌细胞骨架重构,这一过程与扩张型心肌病的发生发展有直接联系。研究证实肠病毒蛋白酶 2A 可以直接裂解心肌细胞外基层,导致肌细胞重构进而发展为扩张型心肌病。

心脏重构会明显影响心脏的结构和功能,并可能导致两种不同的结局:痊愈或扩张型心肌病。病毒可以直接进入上皮细胞和肌细胞,并且通过与细胞的相互作用影响宿主蛋白质合成和信号传导途径,导致细胞肥大甚至死亡,病毒也可以改变心肌细胞骨架结构导致扩张型心肌病。

炎性反应导致细胞因子释放,细胞因子能使基质金属蛋白酶活化从而消化心脏的间质胶原和弹性骨架。实际上,胶原蛋白酶和弹性酶家族的基质金属蛋白酶可以导致心脏重构和功能障碍并引起强烈的炎症反应。近来,有研究发现基质金属蛋白酶家族(包括尿激酶型纤维蛋白酶原激活剂)可引起心肌炎症反应,并最终导致扩张型心肌病。此外,活化的细胞因子(例如转化生长因子-β)可以激活 Smad 信号途径导致病理性纤维变性,最终导致扩张型心肌病或肥厚性心肌病,引起心脏收缩和舒张功能障碍,进而发展为心衰。干预病毒增殖和炎性反应可以改变纤维变性的结局,最近有研究发现给予干扰素治疗不仅可以减少机体的病毒量,而且可以阻止纤维变性。

(三)临床表现

心肌炎的临床表现多种多样,诊断和分类比较困难。临床表现可以为无自觉症状,仅心电图或超声心动图异常,也可以是有症状的心脏功能障碍:心律失常、心力衰竭及心源性休克等。社区病毒暴发或流行性感冒期间通常可观察到短暂的心电图或超声心动图异常,但是大部分患者无心脏症状或无长期后遗症。典型的心肌炎在年龄上有两个高峰,急性表现多出现在幼童和青少年,相反,成年人的症状更为隐匿,且常发展为扩张型心肌病和心衰。Felker 等人发现,成年人新发的扩张性心肌病有 9%~16%符合达拉斯标准(Dallas 标准),被诊断为典型心肌炎。这种不同年龄导致的差异可能与免疫系统的成熟度有关:年轻患者对抗原会有过度的反应,而年长的患者对抗原的反应则可以表现为免疫耐受、慢性免疫反应或免疫失调,进而诱发自身免疫。

心肌炎患者的临床症状没有特异性,年轻的患者最普遍的主诉是胸痛和疲劳。心功能异常的患者可能初始表现为心衰、呼吸困难或疲劳。一些患者会出现室上性或室性心律不齐,表现为心悸、晕厥前期和晕厥。大部分暴发性心肌炎患者会表现为心源性休克和顽固性心律失常。一些患者会表现为全身症状,如发热或病毒感染前驱症状,然而这对于诊断是不可靠的。

(四)辅助检查

1.心肌酶学检查

严重的心肌炎炎性细胞浸润和细胞因子活化可导致心肌损害,病毒也可直接介导心肌细胞死亡。因此在急性心肌炎或慢性心肌炎进展时能检测到漏出的心肌酶,例如肌酸激酶(CK)或肌钙蛋白。大部分病例中,酶的漏出相对较少,实验室对 CK 和同工酶 CK-MB 的检测也不太灵敏(8%),但对肌钙蛋白有较高的灵敏度,所以测定肌钙蛋白对诊断心肌炎有一定的意义,但要排除心肌梗死。例如,当血清肌钙蛋白 T(TnT)大于 0.1 时,灵敏度可以从 34%提高到 53%,对肌钙蛋白 I 的检测也得到了类似的结论,其他的生物学标记物,如细胞因子、补体、抗病毒抗体和抗心脏抗体,也有一定的临床意义。

2.心电图

心肌损害在心电图上表现依赖于炎症损害的部位和范围,主要为 T 波倒置、ST 段低平、过早搏动和束支传导阻滞。

3.超声心动图

超声心动图可用于患者局部心室功能异常的早期诊断。心肌炎心室重构的超声心动图表现包括心室扩张、局部肥大和局部室壁活动异常,但是不能与局部心肌缺血或梗死相鉴别。如果排除了相应部位的冠脉疾病,或随访发现心室功能恢复正常,则有助于诊断心肌炎。回顾分析 42 例活检确诊为心肌炎的患者,发现 69％有心室功能异常,但是心室扩张的出现具有不确定性。新的技术(如组织特定性和组织多普勒显像)可能会提高心肌炎诊断的精确性,然而超声心动图在随访患者病情变化、评估心室功能和观察对治疗的反应等方面仍是至关重要的。超声心动图有助于鉴别暴发性心肌炎和普通心肌炎,因为前者舒张期容积增大较少,室间隔厚度增加明显,而后者心室扩张的表现更明显。

4.放射性核素显像

铟-111 标记的抗肌球蛋白抗体成像原理是,肌细胞因免疫反应或病毒损害失去细胞膜完整性使标记了铟-111 的抗肌球蛋白抗体与细胞内肌球蛋白结合而成像。该成像有较高的敏感性(83％),但是特异性较低(53％)。在心肌活检阳性的非心室扩张心肌炎患者中,抗肌凝蛋白抗体核素显像也有较高的阳性率,也是无创筛选心肌炎较可靠的方法。

5.核磁共振成像

碳-13 核磁共振光谱学成像(CMR)是心肌炎新的核磁共振影像学诊断方法。CMR 成像诊断心肌炎的原理是根据组织含水量和体液动力学改变来鉴别组织结构,CMR 成像还可以显示整个心肌层,因此可以很好地探测心肌炎损害的具体部位。此外,细胞外的造影剂钆-DTPA 可分布于炎症和瘢痕组织从而与正常组织相区别。根据心肌活检或病史诊断的心肌炎发现 CMR 成像诊断心肌炎的敏感性为 84％,特异性为 74％。核磁共振成像结合造影剂钆-DTPA 可以提高心肌炎诊断的敏感性和特异性,机制尚不清楚,考虑与在愈合过程中胶原束沉积并暂时与钆-DTPA 结合而延迟其清除相关。合并局部室壁运动异常时可以在 CMR 监视下进行心脏活检,Mahrholt 等人在 CMR 指引下对 32 位疑似心肌炎的患者进行心脏活检,发现阳性率和阴性预测率分别为 71％和 100％,此外该研究还发现外侧壁是最常见的病变部位,而非以前认为的中隔。这种方法相对无创,故在患者的后续治疗中可以重复使用以监测疗效。

6.心肌活检

心肌活检包括组织学诊断和分子生物学诊断。

(1)组织学诊断:Dallas 诊断标准是目前诊断心肌炎的权威组织病理学标准,它要求有炎症浸润和相关的心肌坏死或损害的证据,同时没有缺血表现;可疑心肌炎要求有不很强烈的炎症细胞浸润,心肌细胞没有光学显微镜下可见的结构破坏。尽管它诊断心肌炎不敏感,但是它仍然是确诊心肌炎的金标准。导致 Dallas 标准的敏感性低的原因很多:①心肌炎病变局限,而标准的心肌活检组织仅为 30mg,易漏取。②核磁共振影像学仅显示外侧壁的早期心肌炎炎症,而标准的心肌活检却是在心内膜。心内膜活检会有抽样错误。③病理学专家读片的差异。最近 American College of Cardiology/American Heart Association(ACC/AHA)心衰治疗指南提出心内膜活检为Ⅱb 类证据。心肌活检仍可以用于急性进展性心肌病常规治疗无效,或病因不明的心肌病伴随进展性传导阻滞,或危及生命的室性心律失常等的病因诊断,也可以用于全身性疾病导致左室功能异常并出现心血管症状和体征的检查,但是不能作为疑似心肌炎的常规检查。

(2)分子生物学诊断:由于传统的 Dallas 标准是从病理学角度分析活检组织,相对比较局限,分子生物学技术的发展可以在同样的活检组织中检测病毒染色体和炎症活性,提高了鉴别病毒性心肌炎的能力,增加了活检作为诊断技术的敏感性。

分子生物学检测病毒染色体的技术包括样本基因原位杂交(寻找病毒基因)和多重 PCR 扩增(提高发现病毒的能力)。研究发现病毒基因组与炎性细胞的出现完全没有相关性,说明心肌炎可以由病毒引发,也可由宿主的免疫反应引发,各自独立的导致疾病发生。

(五)诊断

传统上心肌炎的诊断依靠经典的达拉斯标准,然而因为炎症侵入心肌的局限性,及该种诊断方法的有创性导致了它的灵敏性不高,所以心肌炎的发病率可能远高于目前认识的水平。高度疑似的临床表现,实验室检查和新的显像方法可能有助于明确诊断而不必完全依靠活检。

如果符合下面两项标准则可怀疑心肌炎,如果符合下面三项及以上标准则高度怀疑:①临床症状;②心脏结构/功能异常或者心肌损害但无局部冠脉缺血;③局部造影显像延迟或者 CMR 成像 T_2 信号增强;④在心肌活检病理切片中发现炎性细胞浸润或病毒染色体阳性。当然,对于心肌炎而言心肌活检仍然是最特异性的诊断方法。

心肌炎扩展诊断标准

1.临床症状

临床症状包括心衰、发热、病毒前驱症状、疲劳、劳力性呼吸困难、胸痛、心悸、晕厥前期或晕厥等。

2.心脏结构/功能异常但无局部冠脉缺血

(1)超声心动图证据,局部室壁运动异常,心脏扩张,局部心肌肥厚。

(2)肌钙蛋白>0.1ng/mL。

(3)铟-111 抗肌凝蛋白抗体闪烁显像阳性。

(4)冠脉造影正常或无可逆的局部缺血。

3.心脏核磁共振影像学

(1)心脏下一加权早期信号增强显像。

(2)钆-DTPA 延迟显像。

4.心肌活检-病理或分子生物学诊断

(1)病理发现与 Dallas 标准一致。

(2)PCR 或原位杂交发现病毒染色体。

二、急性病毒性心肌炎

(一)概述

心肌炎是心肌的炎症性疾病,可分为感染性和非感染性两大类。前者由病毒、细菌、螺旋体、立克次体、真菌、原虫、蠕虫等感染所致,后者的病因包括药物、毒物、放射、结缔组织病、血管炎、结节病等。起病急缓不定,少数呈暴发性导致急性泵衰竭或猝死。病程多有自限性,但也可进展为扩张型心肌病。在各种心肌炎中,以感染性心肌炎多见,其中又以病毒性心肌炎为最常见。

病毒性心肌炎是指嗜心肌性病毒感染引起的、以心肌及其间质非特异性炎症为主,伴有心肌细胞变性、溶解或坏死病变的心肌炎症,病变可累及心脏起搏和传导系统,亦可累及心包膜。各种病毒均可引起心肌炎,但临床上主要是由柯萨奇病毒 B 组 1~5 型和 A 组 1、4、9、16 和 23 型病毒,其次是埃可病毒和腺病毒。

病毒性心肌炎病程各阶段的时间划分比较困难。一般认为,病程在 3 个月以内定为急性期,病程 3 个月至 1 年为恢复期,1 年以上为慢性期。患者在急性期可因严重心律失常、心力衰竭和心源性休克而死亡。部分患者经过数周至数月后病情可趋稳定,但可留有一定程度的心脏扩大、心功能减退、伴或不伴有心律失常或心电图异常等,经久不愈,形成慢性心肌炎,临床上很难与扩张型心肌病鉴别。部分患者病情进行性发展,心腔扩大和心力衰竭致死。也有少数心腔扩大,而无心力衰竭的临床表现,持续数月至数年后,未经治疗,心功能改善并保持稳定。其中一部分患者可能再度病情恶化,预后不佳。成人病毒性心肌炎的临床表现大多较新生儿和儿童病毒性心肌炎为轻,急性期死亡率低,大部分病例预后良好。

(二)诊断要点

1.临床表现特点

病情轻重取决于病变部位、范围及程度,差异甚大。轻者可无症状,重者可致急性心力衰竭、严重心律失常,甚至猝死。老幼均可发病,但以年轻人较易发病。男多于女。

(1)病毒感染表现:多数病例在发病前 1~3 周有病毒感染前驱症状,如发热、咽痛、全身倦怠感和肌肉酸痛,或恶心、呕吐等消化道症状。部分病例上述症状轻微,常被忽略。少数患者心脏症状与病毒感染症状同时出现。

(2)心脏受累表现:患者有心悸、胸闷、心前区隐痛、呼吸困难等症状。临床上诊断的心肌炎中,90%左右以心律失常为主诉或为首见症状,其中少数患者可由此而发生昏厥或阿-斯综合征。极少数患者起病后发展迅速,出现心力衰竭或心源性休克。体检可见:①心律失常:极常见,各种心律失常均可出现,以房性与室性期前收缩最常见,约 50%的患者期前收缩为心肌炎的唯一体征;其次为房室传导阻滞(AVB)。②心脏扩大:轻症不明显,重症心浊音界扩大,心脏扩大显著反映心肌炎广泛而严重。③心率改变:持续性心动过速或过缓,心动过速与体温多不成比例。④心音改变:心尖区第一心音减弱,重症者可出现奔马律;并发心包炎者可闻及心包摩擦音。⑤杂音:心尖区可能有收缩期吹风样杂音或舒张期杂音,前者为发热、贫血、心腔扩大所致,后者系因左室扩大造成的相对性二尖瓣狭窄所致。杂音响度均不超过 3 级。病情好转后即消失。

2.辅助检查

①心电图检查:对心肌炎诊断的敏感性高,但特异性低,往往呈一过性。最常见的心电图变化是 ST 段改变和 T 波异常,但也常出现房性、特别是室性心律失常(如室性期前收缩)。可见房室传导阻滞(AVB),以一度 AVB 多见,也可见二度和三度 AVB。有时伴有室内传导阻滞,多表明病变广泛。多数 AVB 为暂时性,经 1~3 周后消失,但少数病例可长期存在,需要安装永久起搏器。偶尔可见异常 Q 波。某些病例酷似心肌梗死心电图。此外,心室肥大、QT 间期延长、低电压等改变也可出现。②心肌损伤标志物:可有 CK-MB 及肌钙蛋白 T 或 I 升高。③非特异性炎症指标:血沉加快、CRP 升高。④超声心动图检查:可有心腔扩大或室壁活

动异常等。⑤心脏磁共振(CMR):对心肌炎诊断有较大价值。典型表现为钆延迟增强扫描可见心肌片状强化。⑥病毒血清学检测:仅对病因有提示作用,不能作为诊断依据。确诊有赖于心内膜、心肌或心包组织内病毒、病毒抗原、病毒基因片段或病毒蛋白的检出。⑦心内膜心肌活检(EMB):主要用于病情急重、治疗反应差、原因不明的患者。

3.临床分型

根据临床症状、疾病病程以及转归,病毒性心肌炎可以分为以下几型。

(1)亚临床型心肌炎:病毒感染后多无明确的自觉症状,或仅有轻度不适感,患者常常不到医院就诊。心电图检查可发现 ST-T 改变或房性期前收缩、室性期前收缩、一度 AVB 等,而 X 线、超声心动图等各项辅助检查正常。数周或数月后,这些非持异性心电图改变自行消失。

(2)轻症自限型心肌炎:病毒感染后 1～3 周可有轻度心前区不适、心悸、胸闷,心电图可有不明原因的心动过速或出现 ST-T 改变、各种期前收缩、不同程度的传导阻滞、心肌损伤标记物如肌钙蛋白呈一过性升高,其他辅助检查也无异常。经休息和适当治疗可于 1～2 个月逐渐恢复正常。

(3)隐匿进展型心肌炎:病毒感染后的心肌损害和心电图异常往往为一过性,数年后逐渐出现心脏扩大、左室射血分数下降甚至心力衰竭,最终表现为扩张型心肌病。

(4)慢性迁延性心肌炎:有明确的病毒性心肌炎史,未得到适当治疗,病情迁延反复,呈慢性过程。部分患者病情进行性发展,心脏扩大,心力衰竭加重,数年后死亡。

(5)急性重症心肌炎:病毒感染后 1～2 周内出现胸痛、气短、心悸等症状,以及心动过速、房性和室性奔马律、心力衰竭、心脏扩大等体征,甚至出现心源性休克。心电图可表现为 T 波深倒置,房性或室性心动过速,高度 AVB。此型患者病情凶险,可在数日或数周内死于心力衰竭或严重心律失常。部分患者发病与急性冠状动脉综合征极其相似。

(6)猝死型心肌炎:该型临床少见,在儿童及青少年中发生率相对较高。患者可无明显前驱症状,在正常活动或活动量增加时突然发生心脏骤停,经尸检证实为急性病毒性心肌炎。其死亡原因推测可能与病毒侵害心脏传导系统或心肌大面积急性坏死造成的严重房室传导阻滞或心室颤动有关。

4.诊断注意事项

病毒性心肌炎的诊断主要为临床诊断。根据典型的前驱病毒感染史、相应的临床表现及体征、心电图、心肌损伤标志物检查或超声心动图、CMR 显示的心肌损伤证据,应考虑此诊断。确诊有赖于 EMB。在考虑病毒性心肌炎诊断时,应除外 β 受体功能亢进、甲状腺功能亢进症、二尖瓣脱垂综合征及影响心肌的其他疾病,如风湿性心肌炎、中毒性心肌炎、冠心病、结缔组织病、代谢性疾病以及克山病(克山病地区)等。

(三)治疗要点

1.一般治疗

急性期应尽早卧床休息,有严重心律失常、心力衰竭的患者,休息 3 个月以上(卧床休息 1 个月),6 个月内不参加体力劳动。无心脏形态功能改变者,休息半月,3 个月内不参加重体力活动。对于是运动员的患者,应在 6 个月的恢复期内禁止各项运动,直到心脏大小和功能恢复正常。进易消化和富含维生素和蛋白质的食物。

2.抗病毒治疗

在病程早期,如确定有病毒感染,可考虑抗病毒治疗。可用利巴韦林,或干扰素等。

3.抗菌治疗

因为细菌感染往往是诱发病毒感染的条件因子,而病毒感染后又常继发细菌感染,所以在治疗初期多主张常规应用抗生素如青霉素防治细菌感染。

4.促进心肌营养和代谢

①大剂量维生素 C(5～15g/d)静滴,具有抗病毒、促进心肌代谢、加速心肌修复的有益作用。连用 2～4 周。②极化液(GIK)疗法:氯化钾 1～1.5g、胰岛素 8～12U 加入 10％葡萄糖液 500mL 内静滴,每日 1 次,10～14 天为 1 疗程。可加用 25％硫酸镁 5～10mL 静滴,或用门冬氨酸钾镁替代氯化钾,组成“强化极化液”,疗效可能更佳。③其他药物:黄芪 20～40mL 加入 10％葡萄糖注射液 500mL 中静脉滴注,每日 1 次。牛磺酸 2g,每日 3 次。其他药物有能量合剂、维生素 B 及 B$_{12}$、细胞色素 C、辅酶 Q$_{10}$、肌苷、丹参等,均可选用。

5.肾上腺皮质激素

目前不主张早期使用肾上腺皮质激素,但对有 AVB、难治性心力衰竭、重症患者或考虑有自身免疫的情况下则可慎用。

6.对症治疗

心力衰竭时可按常规使用利尿剂、血管扩张剂、血管紧张素转换酶抑制剂等,而洋地黄的用量要偏小,可酌情选用快速型制剂如毛花苷丙。对顽固性心力衰竭患者可选用多巴酚丁胺、米力农等非洋地黄类正性肌力药物。心律失常时根据情况选择抗心律失常药物。对于室性期前收缩、房颤等快速性心律失常可选用 β-受体阻滞剂、胺碘酮等。持续性室性心动过速、心室扑动、心室颤动时,首选直流电复律或除颤。对于高度房室传导阻滞,尤其是有脑供血不足甚或有阿-斯综合征发作者,应及时安装临时起搏器。

三、特殊类型心肌炎

(一)暴发性心肌炎

发生不频繁,患者可以表现为严重的急性心衰和心源性休克同时伴随其他病原学表现。通常包括中毒表现、低血压、低心输出量,需要高剂量血管加压药支持或心室辅助装置。在一项研究中,147 例心肌炎患者中有 14 例(10.2％)表现出暴发症状,严重心室功能不良三联征,但是左室扩张程度低。心内膜心肌活检显示有多个炎症和坏死中心,与临床表现的严重性并不相符。其机制可能与高浓度的细胞因子产物有关,导致明显的可逆性心脏抑制。随访观察发现,暴发性心肌炎患者的存活率为 93％,而急性心肌炎只有 45％。说明给予心肌炎患者积极的支持治疗争取最大程度的恢复是十分重要的。

1.诊断

暴发性心肌炎的主要临床表现为心源性休克和循环衰竭。血清中肌钙蛋白增高和随时间而改变的心电图表现是暴发性心肌炎的重要诊断指标,血清肌钙蛋白持续降低提示患者病情趋于稳定,而心电图出现宽大的 QRS 波和频发室性心律失常提示心肌炎可能演变成暴发性。

暴发性心肌炎的患者超声心动图表现为随时间的改变左心室射血分数降低,室壁向心性增厚和室壁运动减低。不能通过组织学方法来诊断暴发性心肌炎。在危重的情况下,必须持续地用超声心动图和 Swan-Ganz 导管插入来评价血流动力学。

2.治疗

处理急性暴发性心肌炎的重点是防止血流动力学的紊乱,并帮助患者过渡到自然痊愈的过程。循环辅助设备如:主动脉内气囊泵(IABP)、经皮肺动脉支持(PCPS)和左心室辅助装置,可用于存在潜在致命性心律失常和低心输出量的患者。但在使用心脏辅助设备时应该注意以下几点:①装置的选择和时间的设定;②辅助容积的设定;③防止并发症。难治的患者可使用免疫抑制剂治疗。当暴发性心肌炎的患者心功能紊乱或心脏传导阻滞的症状和体征 3～4 天无改善时,可使用大剂量的皮质类固醇或大剂量的免疫球蛋白。

(二)巨细胞性心肌炎

巨细胞性心肌炎是一种罕见的心肌炎性疾病,发病机制尚不清楚。GCM 主要临床表现有充血性心力衰竭、顽固性室性心律失常、高度房室传导阻滞、心源性休克、猝死等。GCM 常呈急性起病,临床过程进展迅速,多在数日至数月内导致死亡。

1.诊断与鉴别诊断

GCM 的确诊根据为心内膜心肌活检。具有特征性的多核巨细胞是 GCM 区别于其他类型心肌炎的最具特征性的组织病理学表现。多核巨细胞来源于组织细胞/巨噬细胞,直径40～50µm,胞浆量多,典型者细胞核通常在 20 个以上。GCM 主要与心脏结节病相鉴别,后者的心肌组织中也可多见多核巨细胞,但结节病为肉芽肿性炎症,心肌组织中应有典型的肉芽肿形成,多核巨细胞应为肉芽肿的一部分。

2.治疗

GCM 的治疗主要包括三方面:①支持治疗,包括控制心力衰竭、心律失常、血栓栓塞等。②免疫抑制剂治疗,包括糖皮质激素、硫唑嘌呤、环孢素 A 以及 T 淋巴细胞单克隆抗体等。③心脏移植,对多数 GCM 患者而言,目前效果最为肯定的治疗是心脏移植,但 GCM 患者心脏移植的疗效较其他心脏疾病患者差,且移植的心脏仍有发生 GCM 可能性。

GCM 患者预后极差,平均生存时间仅 5.5 个月。

(三)慢性活动性心肌炎

慢性活动性心肌炎好发于成年人,其病因尚不明确,初期多为隐匿性,很难确诊。患者表现为较轻的心功能不全,如疲劳或呼吸困难。心肌活检可能表现为急性心肌炎,但是大部分仅仅是边界性或全身的慢性肌病改变如纤维病变和心肌数量下降。当过度纤维病变时一些还可以进展为舒张期功能障碍,类似于限制型心肌病。慢性活动性心肌炎的治疗重点是缓解症状,例如治疗心衰和心律失常等。有报道指出慢性心肌炎的治疗应根据其病因(如病毒感染或自身免疫等)选择方案,但免疫抑制剂的疗效并未得到证实。

第七章　心包疾病

第一节　急性心包炎

一、概述

急性心包炎是心包脏层和壁层的急性炎症,包括病毒感染、细菌感染、结核、风湿、自身免疫、理化因素及其他各种病因均可引起,急性非特异性心包炎无明确的感染病源,可能与病毒感染或感染后诱发的自身免疫反应有关。急性期常表现为纤维蛋白渗出性炎症,继之可出现心包渗液。

二、病因

我国过去常见病因为风湿热、结核及细菌感染,现在病毒感染、肿瘤、尿毒症性及心肌梗死后心包炎发病率逐渐增多。常规诊断试验不能明确为何种特殊病因者,称为急性非特异性心包炎,推测大多数也为病毒感染所致,常为自限性,其他类型心包炎根据病因的不同,转归各异。急性心包炎病因具体见表 7-1-1。

表 7-1-1　急性心包炎的病因

非特异性心包炎(特发性)	通过目前检查手段不能明确为何种特殊病因者
感染性	病毒性:如柯萨奇病毒、艾柯病毒、EB 病毒、流感病毒、巨细胞病毒、脊髓灰质炎病毒、水痘病毒、乙型肝炎病毒、HIV
	细菌性:如结核杆菌、肺炎球菌、葡萄球菌、链球菌、脑膜炎双球菌、淋球菌、土拉菌病、嗜肺军团菌、嗜血杆菌
	真菌性:如组织胞质菌、放线菌、奴卡菌、念珠菌、酵母菌、球孢子菌、曲霉菌
	其他病原:如立克次体、螺旋体、支原体、衣原体、阿米巴原虫、包囊虫、弓形虫感染
肿瘤性	原发性:如间皮瘤、肉瘤
	继发性:如肺癌、乳腺癌、黑素瘤、多发性骨髓瘤、白血病和淋巴瘤转移
自身免疫-炎症性	风湿热及其他结缔组织病、如 SLE、类风湿关节炎等
	心肌梗死后早期(24～72 小时)

非特异性心包炎（特发性）	通过目前检查手段不能明确为何种特殊病因者
	心肌梗死后后期（Dressler 综合征）
	心脏切开、胸廓切开后的后期、创伤后期
	药物引起，如普鲁卡因胺、异烟肼、环孢素
内分泌或代谢性疾病	甲状腺功能减退症、肾上腺皮质功能减退、糖尿病性、尿毒症性、痛风性、乳糜性、胆固醇性等
物理因素	如创伤或心包切开后综合征等
	乳腺癌、霍奇金病等放射治疗后
	介入性诊疗操作相关
邻近器官疾病	如心肌梗死后综合征、主动脉夹层、肺炎、胸膜炎、肺栓塞

三、病理生理

急性心包炎根据病理变化，可以分为纤维蛋白性或干性心包炎及有渗液的心包炎。病理改变主要包括炎性浸润、渗液积聚、瘢痕形成等三大过程。渗液可为浆液纤维蛋白性、浆液血性、出血性、化脓性；急性纤维蛋白性心包炎，在心包的壁层和脏层上出现由纤维蛋白、白细胞及少许内皮细胞组成的渗出物，这种渗出物可以局限于一处，或满布于整个心脏的表面，使心包表面粗糙，在心脏活动时可产生特征性的心包摩擦音。随着炎症的发展，渗出物逐渐增多，渗出物中液体增加，则转为浆液纤维蛋白性渗液，当炎症渗出过程超过机体吸收过程时，则渗液积聚于心包腔的低凹部位，然后充塞心包空间，形成心包积液，量可由 100mL 至 2000～3000mL，为黄而清的液体，渗液多可在 2～3 周被吸收。结核性心包炎，常产生大量的浆液纤维蛋白性或浆液血性渗出液。渗液存在的时间可长达数月。化脓性心包炎的渗液含有大量的中性粒细胞，呈稠厚的脓液。当心包渗液过快，或心包积液过多，超出心包扩展的代偿能力时，则产生典型的心包填塞综合征。当炎症过程逐渐由修复过程替代后，则积液逐渐吸收，心包遗留局灶性或弥漫性纤维增生。结缔组织增生严重者造成心包粘连、心包缩窄。

急性纤维蛋白性心包炎不影响血流动力学，而渗出性心包炎则有血流动力学变化。正常心脏的心输出量与心室充盈程度成正比，而心室的充盈度又受静脉压与心室舒张压的压力差的影响。当心包积液，心包内压力增高时，引起心室内舒张压力升高，使静脉压与心室舒张压力阶差减小，回心血量减少，心输出量降低。

四、临床表现

除系统性红斑狼疮引起者外，其他原因引起的急性心包炎发病率男性明显高于女性，成年人较儿童多见。其临床症状和体征因病因不同而异，轻者无症状或症状轻微，常被原发病的症状掩盖；症状明显者如出现胸痛才引起重视。

（一）症状

1.胸痛

常位于心前区或胸骨后，偶可位于上腹部，可放射到颈、左肩、左臂及左肩胛骨，性质多尖锐呈锐痛，也可呈闷痛或压榨样，常因咳嗽、深呼吸、变换体位或吞咽而加重，坐位前倾时减轻。

2.呼吸困难

为心包炎伴心包积液时最突出的症状。

3.全身症状

原发病因的非心脏表现，如发热、乏力、食欲缺乏、消瘦等。

4.心脏压塞

渗出性心包炎，如心包积液大量积聚或短时间内快速积聚，则可发生心脏压塞，产生相应症状，如显著气促、心悸、大汗淋漓、肢端冰凉、严重者出现意识恍惚、休克等。

（二）体征

1.心包摩擦音

急性纤维蛋白性心包炎的典型体征，是一种搔抓样的粗糙高频声音，往往盖过心音且较心音更贴近于耳。典型者包含与心室收缩、早期心室充盈、心房收缩相一致的3个成分，但大多为心室收缩、舒张相一致的双相性摩擦音；位于心前区，以胸骨左缘第3、4肋间坐位前倾、深吸气时最为明显。心包摩擦音本身变化快，短时间内可消失或重现，需反复听诊。此外，若积液增多致使脏、壁层心包完全分开时，则心包摩擦音消失；经治疗后积液吸收减少时可能重现。

2.心包积液

心浊音界向两侧增大且皆为绝对浊音区；心尖冲动弱且位于心浊音界内侧或不能扪及；心音低钝遥远；大量积液时可有 Ewart 征（左肩胛骨下叩诊浊音、因左肺受压而闻及支气管呼吸音）；大量积液影响静脉回流产生体循环淤血体征（颈静脉怒张、肝大、腹水、下肢水肿）。

3.心脏压塞

若积液积聚迅速，仅150～200mL 积液即可使心包内压上升至20～30mmHg 而产生急性心脏压塞，表现为心动过速、动脉血压下降而脉压变小、静脉压明显升高，严重者发生急性循环衰竭、休克；若大量积液但经过较缓慢积聚过程，可产生亚急性或慢性心脏压塞，突出表现为体循环淤血、颈静脉怒张、静脉压升高和奇脉。

五、辅助检查

（一）实验室检查

1.炎性标记物

白细胞计数（WBC）、红细胞沉降率（ESR）、C反应蛋白（CRP）可增高。

2.心肌受累标记物

磷酸肌酸激酶同工酶（CK-MB）、TnI 可轻、中度升高，如血清 CK-MB、TnI 明显升高提示心外膜下浅层心肌受累。

3.病因学检查

抗核抗体、结核菌素纯蛋白衍生物(PPD)皮肤试验、HIV 血清免疫学、血培养。

(二)心电图检查

急性心包炎表现为继发于心外膜下心肌炎症损伤的心电图特异性 ST-T 改变。其表现通常分为四期(表 7-1-2)。

表 7-1-2　急性心包炎心电图表现

临床分期	心电图表现
Ⅰ 期	为早期变化,ST 段普遍呈凹面向下抬高(前壁＋下壁＋侧壁),P-R 段与 P 波方向偏离,T 波直立,可持续数小时至数日
Ⅱ 期	ST 段随后逐渐下降到等电位线上,T 波渐变低平或倒置,持续 2 天至 2 周不等
Ⅲ 期	T 波全面倒置,各导联上的 T 波演变可能不尽一致
Ⅳ 期	T 波最后可恢复正常,心电图恢复至病前状态,时间历时数周至 3 月不等

(三)X 线检查

急性心包炎早期心影可正常,当心包渗液超过 250mL 时,可出现心影增大,右侧心膈角变钝,心缘的正常轮廓消失,心影呈烧瓶状,随体位改变而移动。心尖冲动减弱或消失,心影增大而肺野清晰,有助于与心力衰竭鉴别。心包积液逐渐增多时,短期内心脏检查发现心影增大,常为早期的诊断线索。部分伴胸腔积液,多见于左侧。

(四)超声心动图检查

超声心动图检查中,纤维蛋白性心包炎时可能无异常发现,也可显示不同程度的心包积液,少量(生理性)心包液体仅仅于心室收缩期在后壁可见;渗液量＞250mL 于前后心包处均可显示液性暗区;大量积液时于左房后可见液体暗区;可显示心包填塞的特征,最主要表现为舒张期右室前壁受压塌陷、局限性左心房塌陷。超声心动图是急性心包炎一项基本检查,可监测心包积液,筛查并存的心脏病或心包病变。

(五)MRI 检查或 CT 检查

MRI 能够清晰显示心包积液的容量和分布情况,并可初步分辨积液的性质。如非出血性渗液多为低强度信号;尿毒症、创伤性、结核性积液含蛋白和细胞较多,可见中或高强度信号。CT 检查显示心包增厚＞5mm 可确立诊断。若既无心包积液,又无心包增厚,则应考虑限制型心肌病。

(六)心包穿刺及心包镜检查

适用于诊断困难或有心包压塞征象者。对渗液做涂片、培养或寻找病理细胞,有助于病因诊断。结核性心包积液表现为:有 1/3 的患者心包积液中可找到结核杆菌;测定腺苷脱氨基酶(ADA)活性≥30U/L,具有高度的特异性;聚合酶链反应(PCR)阳性。抽液后再注入空气100～150mL 并进行 X 线摄片,以了解心包的厚度、心包面是否规则(与肿瘤区别)、心脏大小和形态等。若心包积液反复发生应进行心包活检和细菌学检查。凡心包积液需要手术引流者,可先行心包镜检查,直接观察心包,在可疑区域实施心包活检,以提高病因诊断的准确性。

六、诊断及鉴别诊断

（一）诊断

1.临床诊断

（1）心前区听诊闻及心包摩擦音或检查确定有心包积液，心包炎的诊断即可成立，需进一步查明病因。

（2）在有可能并发心包炎的疾病过程中，如出现胸痛、呼吸困难、心动过速和原因不明的体静脉淤血或心影扩大，应考虑心包炎伴有积液的可能。

（3）患者确诊为心包炎，伴有奇脉、血压下降，甚至休克，应考虑到心包压塞的可能，及时进行床旁超声心动图检查。

（4）确立急性心包炎的诊断后，随之要明确病因，以便有效治疗。

（5）病程＜1周的急性心包炎一般不要做过多检查，但病程＞1周的急性心包炎需要进行下列检查以明确病因：痰找抗酸杆菌、结核菌素试验、ASO、类风湿因子、抗核抗体、抗DNA抗体、HIV抗体、病毒抗体检测（如柯萨奇病毒、流感病毒、艾柯病毒）等。对持续积液和复发者实施心包穿刺与抽液培养。

（6）特异性心包炎需要排除其他病因后方可诊断。

2.合并心肌炎的诊断线索

从临床症状、体征、心电图和影像学检查等方面，常难以判定急性心包炎是否合并心肌炎，但心肌损伤标记物常能提供是否合并心肌炎的诊断线索。35%～50%的患者在急性心包炎时肌钙蛋白升高，升高的程度与ST段抬高的幅度相关，为心外膜下心肌受损所致，但与预后无关。肌钙蛋白一般于2周内恢复正常，如持续升高≥2周，常提示合并心肌炎。因此，在诊疗过程中应反复监测，特别是监测2周后的肌钙蛋白。CK-MB对心包炎合并心肌炎的诊断有帮助，应当与肌钙蛋白同时监测。但肌酸激酶、转氨酶、乳酸脱氢酶及其同工酶等对心肌炎的诊断价值不大，无须检测。

（二）鉴别诊断

1.急性心包炎与引起胸痛和（或）类似心电图改变的其他疾病鉴别

（1）心绞痛：急性心包炎有心绞痛的类似表现，但不同之处是随体位变动而胸痛减轻或加重，含化硝酸甘油不缓解，心电图表现为大多数导联ST段抬高，超声心动图发现心包积液时即可确诊。

（2）AMI：特发性和病毒性心包炎的胸痛常较剧烈，与AMI极为相似。但AMI多见于中老年人，无上呼吸道感染史而有心绞痛病史，胸痛不随体位改变，ST段抬高不累及广泛的导联，心肌损伤标记物异常一般＜2周。需要注意的是，AMI早期可伴发急性心包炎，而心包炎的症状常被AMI掩盖；晚期并发的心包炎需排除心肌梗死后综合征。

（3）主动脉夹层：胸痛剧烈而不随体位变动，心电图和心肌损伤标志物正常，超声心动图和CT检查有助于鉴别。但主动脉夹层早期可破溃入心包腔引起心包压塞，或血液缓慢渗入心包腔引起亚急性心包炎。

（4）肺梗死：常有深静脉血栓形成的危险因素（如长期卧床或肢体制动），胸痛突发且伴有严重的呼吸困难、低氧血症，可有咯血和发绀，心电图检查显示 $S_I Q_{\text{III}} T_{\text{III}}$、D-二聚体测定＞$500\mu g/L$ 有助于鉴别。

（5）急腹症：急性心包炎的疼痛如果表现在腹部时，应详细询问病史与体格检查，避免误诊为急腹症。

（6）大量心包积液：应与引起心脏明显扩大的扩张型心肌病等鉴别，超声心动图检查是最强的证据。

2.不同病因类型心包炎之间的鉴别

不同病因类型心包炎之间的鉴别见表 7-1-3。

表 7-1-3　不同病因类型心包炎的鉴别诊断

	风湿性	结核性	化脓性	急性非特异性	肿瘤性
病史	起病前 1~2 周常有上呼吸道感染，伴其他风湿病的表现，为全心炎的一部分	常伴有原发性结核病灶，或与其他浆膜腔结核同时存在	常有原发的感染病灶，伴明显的毒血症表现	起病前 1~2 周常有上呼吸道感染，起病多急骤，可复发	转移肿瘤多见，并可见于淋巴瘤及白血病
发热	多数为不规则的轻度或中度发热	低热或常不显著	高热	持续发热，为稽留热或弛张热	常无
胸痛	常有	常无	常有	常极为剧烈	少有
心包摩擦音	常有	少有	常有	明显，出现早	常无
心脏杂音	常伴有显著杂音	无	无	无	正常或轻度增高
抗链球菌溶血素"O"滴定数	常增高	正常	正常或增高	正常或增高	阴性
白细胞计数	中度增高	正常或轻度增高	明显增高	正常或增高	一般中量
血培养	阴性	阴性	可阳性	阴性	常为浆液性
心包渗液量	较少	常大量	较多	淋巴细胞较多	常大量
性质	多为草黄色	多为血性	脓性	无	血性
ADA 活性	＜30U/L	≥30U/L	＜30U/L	糖皮质激素	≥30U/L
细胞分类	中性粒细胞占多数	淋巴细胞较多	中性粒细胞占多数	淋巴细胞占多数	可见肿瘤细胞
细菌	无	有时找到结核杆菌	能找到化脓性细菌	无	无

	风湿性	结核性	化脓性	急性非特异性	肿瘤性
心包腔空气注入术	心脏增大	心脏不大	心脏不大	心脏常增大	心脏不大
治疗	抗风湿病药物	抗结核药	抗生素	糖皮质激素	抗肿瘤治疗

七、治疗

急性心包炎的治疗包括对原发疾病的病因治疗、解除心脏压塞和对症治疗。患者必须住院观察,卧床休息,胸痛时给予镇静剂、阿司匹林、布洛芬,必要时可使用吗啡类药物。

(一)非特异性(特发性)心包炎的治疗

病程常具有自限性,但少数患者反复发作。目前尚无特殊的治疗方法,主要是减轻炎症反应,解除疼痛。

1.非甾体类解热镇痛抗炎药(NSAIDs)

一般疗程为2周。

2.麻醉类止痛药

NSAIDs效果不佳者,应用麻醉类止痛药辅助治疗。

3.糖皮质激素

NSAIDs效果不佳者,短暂应用糖皮质激素,泼尼松40~60mg/d,2~3日,1~3周减量至0。

4.复发和反复发作的心包炎

给予第二个2周疗程的NSAIDs或糖皮质激素或试用秋水仙碱疗法(0.5~1mg/d或首次予负荷量2~3mg,口服,疗程至少1年,缓慢减量至停药)。顽固性复发性心包炎可考虑外科心包切除术。

(二)感染性心包炎的治疗

1.病毒性心包炎

心包积液或心包活检是确诊的必要条件,主要依据PCR或原位杂交技术。血浆抗体滴度可提示病毒性心包炎,但不能确诊病毒性心包炎。治疗推荐使用干扰素或免疫球蛋白,原则上禁用糖皮质激素。

2.结核性心包炎

早期,足量和全程抗结核治疗。对于有严重中毒症状的患者,酌情选用糖皮质激素。常选用泼尼松,起始剂量为15~30mg/d,根据病情逐渐加量,至症状明显改善后,每周递减5~10mg/d,疗程一般6~8周。大量心包积液出现压塞症状时,及时穿刺抽液,如渗液继续产生或有心包缩窄的表现时,应尽早实施心包切开术或心包切除术。

3.化脓性心包炎

选用足量有效的抗生素,并反复心包抽液及注入抗生素。感染控制后,再继续使用抗生素至少2周。如抗感染治疗疗效不佳,需要尽早实施心包切开引流术,以防止发展成为缩窄性心包炎。若引流时发现心包增厚,应考虑实施广泛的心包切除术。

4.真菌性心包炎

多见于免疫功能低下的患者,心包液涂片与培养可明确诊断,血浆抗真菌抗体测定有助于诊断。组织胞质菌病合并心包炎宜使用非固醇类抗炎药;诺卡菌感染可用磺胺药物;放线菌病使用包括青霉素在内的三联抗生素治疗。

(三)肿瘤性心包炎的治疗

转移性心包肿瘤比原发性心包肿瘤要多 40 倍,间皮瘤是最常见的原发肿瘤,迄今无法根治。常见的继发性心包肿瘤病因为肺癌、乳腺癌、淋巴瘤、白血病与恶性黑素瘤。恶性心包积液可以是全身肿瘤的最早表现且可无症状,但心包积液量＞500mL 时,可有呼吸困难、咳嗽、胸痛、气急、颈静脉怒张等心包压塞症状。必须注意的是,约 2/3 的恶性心包渗液由放疗引起,故应常规做心包积液检查以进一步诊断。

治疗原则:①全身性抗肿瘤治疗,可预防约 67％的心包积液复发;②心包穿刺的目的是确立诊断或缓解症状;③心包内滴注细胞增殖抑制药或致硬化药物;④大量心包积液者应实施引流;⑤继发于肺癌者,心包腔内注射顺铂最有效;乳腺癌引起者噻替哌最有效;⑥使用四环素作为硬化剂可控制 85％患者的恶性心包渗液,不良反应有发热、胸痛与房性心律失常等,使用硬化剂注射的长期存活患者,心包缩窄发生率很高;⑦放疗对放射敏感的肿瘤如淋巴瘤、白血病等有效率高达 93％,但可诱发心肌炎与心包炎;⑧经皮球囊心包切开术可创造胸膜-心包直接通道,使液体引流到胸膜间隙,适用于大量恶性心包积液与复发性心包压塞者。

(四)自身免疫性疾病伴心包炎的治疗

诊断标准:心包积液淋巴细胞计数与单核细胞计数＞5×10^9/L(自身反应性淋巴细胞)或在心包积液中出现针对心肌组织的抗体(自身免疫介导)。同时排除病毒、结核、细菌、支原体、衣原体等感染,以及肿瘤、尿毒症或全身性、代谢性疾病引起的心包炎。

治疗原则:以治疗原发病为主,应用糖皮质激素和免疫抑制药效果较好,常需要糖皮质激素冲击治疗。大量心包积液引起压塞症状时,实施心包穿刺抽液或心包切开引流。心包腔内注射氟羟泼尼松龙治疗高度有效,且不良反应少。

(五)肾衰竭伴心包炎的治疗

肾衰竭是心包炎的常见病因,约 20％的患者可产生大量心包积液。临床上分为尿毒症性心包炎和透析相关性心包炎。前者见于进展性的急性或慢性肾衰竭,后者见于 13％接受持续性透析的患者,亦偶见于腹膜透析不充分和(或)液体严重潴留的患者。大多数无症状,仅少数有胸膜性胸痛与发热,因伴有自主神经功能障碍,当合并心包压塞时仅表现为低血压而无心率明显增快,心电图检查无典型 ST-T 段改变,这是由于心肌无炎症反应所致。如果尿毒症患者出现典型心包炎的心电图改变,应考虑合并心包感染。肾衰竭合并心包炎的患者,血液透析时应避免使用肝素,并注意防治低钾血症、低磷血症。施行强化透析治疗可使心包积液迅速吸收,必要时可换用腹膜透析(不需肝素)。心包压塞或顽固性大量积液可进行心包引流并向心包腔内注射氟羟泼尼松龙 50mg,每 6 小时 1 次,共治疗 2～3 日。当血液透析难以控制心包炎的病情发展,尤其是合并严重感染及存在大量积液时,应当考虑心包切除术,成功率＞90％,复发率极低。

（六）其他类型的心包炎和心包积液

1.药物性心包炎

患者发生急性心包炎时，应当审视原有的治疗方案，停用可能引起心包炎的可疑药物。对于急性心包炎患者，应尽量避免使用抗凝药（如华法林与肝素类），因可引起心包内出血，甚至发生致命性的心包压塞，但继发于 AMI 与合并心房颤动者除外。

2.放射性心包炎

可发生于照射后即时或数月、数年之后，个别人潜伏期长达 15～20 年。可导致心包缩窄，但不伴钙化。治疗原则同其他心包炎，约 20％演变为缩窄性心包炎而需做心包切除，但术后 5 年存活率仅 10％左右，多与心肌存在严重弥散性纤维化有关。

3.心包切开术后综合征

一般发生于心脏、心包损伤后数天或数月，与心肌梗死后综合征一样均与免疫反应有关。心脏移植后也有 21％的患者发生心包积液。可能由于术前多已使用抗凝药，故瓣膜手术比冠状动脉旁路手术（CABG）更多发生心包压塞。术后有心包积液者若使用华法林，则心包内出血的风险明显升高，而未心包引流者危险性更大。治疗主要使用非固醇类抗炎药或秋水仙碱。顽固性病例可心包腔内注射糖皮质激素。

4.乳糜心包

CT 检查与淋巴管造影结合，可定位胸导管的部位并显示淋巴管与心包的连接部位。心胸手术后的乳糜心包可用心包穿刺与进食中链三酰甘油治疗；内科治疗失败者可施行心包-腹膜开窗术；对胸导管路径能精确定位者，可在横膈上进行结扎与切除。

第二节　心包积液

一、概述

心包积液是心包炎症（如结核、细菌、病毒等）的表现，也存在于多种导致心包损害的疾病，如恶性肿瘤浸润、心包切开、尿毒症、甲状腺机能减退等。心包积液是心脏病学中的相对常见疾病，且其临床鉴别和治疗均较为复杂，值得高度重视。心包积液可使心包压力显著升高，影响心脏充盈，产生心输出量下降，此时即为心脏压塞。心脏压塞是否产生决定于液体积聚的速度和量。心脏穿孔常很快产生心脏压塞，而其积液量常常不是很多，甲减患者慢性积聚大量液体反而可不产生压塞。心脏压塞危及患者生命，必须立即进行处理。

二、临床表现

心包积液的临床表现与积液的量和积聚的速度有直接关系。少量的和偶发的积液很少引起症状，缓慢积聚的大量积液也可没有症状，心包可以容纳 1～2L 液体而无显著的心包内压升高的临床表现。但进一步增多的积液最终导致呼吸困难、咳嗽、胸闷、吞咽困难、恶心呕吐、腹胀、水肿等表现。而快速增长的积液即使是中量也可引起心包内压的升高和威胁生命的心脏压塞。

结核性心包积液常常隐匿起病,表现为非特异性系统症状,如发热、盗汗、疲乏、体重减轻等,咳嗽、胸痛、气促也非常常见。严重的急性心包炎的胸痛少见。由于慢性心脏受压,可产生右心衰竭的一系列表现。急性心脏压塞患者可能胸闷不适、呼吸困难、焦虑不安、大汗淋漓,以致休克、循环衰竭,甚至意识障碍以致死亡。体检常有心动过速、血压下降、脉压变小。发生较慢的心脏压塞常有静脉压升高的表现,如颈静脉怒张、奇脉,具有一定的特异性。

体检心脏向两侧扩大,心尖搏动减弱,心音低而遥远,可出现 Ewart 征。由于心包液压迫,可出现收缩压下降,而舒张压变化不大,脉压变小,也可出现奇脉。大量积液可出现颈静脉怒张、肝肿大和下肢水肿。心脏压塞的诊断主要依据临床和超声检查。Fowler 总结了多普勒超声心动图的诊断心包填塞的证据,包括:①右心塌陷,包括右房压缩和右室舒张期塌陷;②心室腔径或二尖瓣及三尖瓣血流速度随呼吸的异常变化;③下腔静脉扩张,且不随呼吸塌陷;④左室舒张期塌陷;⑤心脏摆动。

三、辅助检查

心电图检查可完全正常,大量积液可出现低电压及电交替。胸片可见心影增大,典型者称烧瓶状或球形,但肺野清晰。需要与真正的心脏扩大相鉴别。

超声心动图发现心包间液性暗区是诊断心包积液最简单和最准确的方法。有时心脏超声可发现心脏摆动。心脏 CT 和 MRI 也是检测心包积液的敏感方法。

心包穿刺抽液进行化验是明确心包积液病因的最关键方法。主要通过常规、生化、细胞学、酶学、细菌学、分子生物学等检查手段确定积液病因。首先要确定积液为漏出液还是渗出液。对渗出液,可以为炎性积液,也可以为恶性积液。恶性积液常为血性,可见肿瘤细胞,常常乳酸脱氢酶显著升高,癌胚抗原、铁蛋白亦可显著升高,而腺苷脱氨酶显著升高时见于结核。其他原因引起的心包积液也有其相关的生化、细胞学、酶学特征。80%的结核性心包积液为血性积液,但血性积液也见于肿瘤性心包积液等病因。心包积液常规行寻找结核杆菌,但阳性率很低,结核菌培养可提高阳性率,但需要 3～6 周后才能确定。结核菌素试验(PPD)阳性并不意味着结核菌的现在感染,可能为既往感染或卡介苗接种的结果。但 PPD 强阳性或 PPD 由阴性转为阳性,说明新近有结核菌的感染。

腺苷脱氨酶(ADA)是新近被广泛研究和应用的结核感染的特异性酶。常以心包液 ADA>40U/L 为结核感染的标准,其敏感性和特异性可达 90%。

除了 ADA,胸水干扰素 γ 也是一项有用的指标,结核性积液中其水平显著升高,但这一现象还需大规模试验证实。

结核菌 DNA 片段 PCR 法测定也有一定意义,但假阳性较高。另外,结核抗体测定意义有限。

四、治疗

心包积液需要针对病因进行治疗,若积液较多,多数患者需要穿刺引流,以明确诊断,减轻症状，但具体治疗措施和方案涉及多个方面。

穿刺引流是急性心包填塞治疗的关键，即使引流出少量液体也常常使心包内压显著下降，缓解患者症状。最常用的是剑突下心包穿刺术，也常用心尖处心包穿刺术，最好在超声引导下进行。多数情况下需要同时置管，以便持续引流。至于心包积液的病因学治疗措施同急性心包炎的处理。

抗结核化疗可显著改善结核性心包炎的预后，在抗结核问世以前，结核性心包炎的死亡率为 80％～90％，现已降到 8％～17％。抗结核治疗方案与肺结核相同，初始两月为包含异烟肼、利福平、吡嗪酰胺、乙胺丁醇在内四联用药，继之为包含异烟肼和利福平的 6 个月疗程。

抗结核治疗的同时是否需要使用皮质激素，Strang 的随机临床研究表明，使用皮质激素较安慰剂组可减少再次心包穿刺术，但总体死亡率相似。根据现有资料，并不推荐所有结核性心包积液的患者使用皮质激素，除非是重症复发性结核性心包积液。另外，对于抗结核治疗可否减少慢性不明原因心包积液的患者形成缩窄性心包炎，Dwivedi 在印度进行的临床试验表明，抗结核治疗不能预防缩窄性心包炎的发生，也不影响其临床过程。

第三节　缩窄性心包炎

一、概述

缩窄性心包炎继发于急性心包炎，是指心脏被致密厚实的纤维化或钙化心包所包裹，使心室舒张充盈受限而产生一系列循环障碍的疾病。

目前，我国结核性心包炎引起的缩窄性心包炎仍最常见，其次由急性非特异性心包炎、化脓性心包炎和创伤性心包炎演变而来。

缩窄性心包炎是在急性心包炎症之后，心包发生瘢痕粘连和钙质沉着，可为弥散性，也可为局灶性，长期缩窄可导致心肌萎缩。纤维化或钙化的心包限制了心脏各腔室的充盈，在心室舒张早期，即快速充盈期血流能迅速地流入心室，然而在心室舒张的中晚期心室的扩张突然受到心包限制，血流充盈受阻，心室内压力迅速上升。此时在颈静脉波上可见明显的"Y"倾斜的突然回升，同时流入心室而突然受到限制的血流，冲击心室壁和形成漩涡而产生的震动，使在听诊时可闻及舒张早期额外音——心包叩击音。由于心室舒张期容量固定，心搏量降低并保持固定，只有通过代偿性心率加速，才能维持偏低的心排出量。当增加体力活动时，由于心率不能进一步加速，心排出量不能适应身体的需要，临床上就出现呼吸困难和血压下降。在心包缩窄的后期，因为心肌的萎缩影响心脏的收缩功能，心输出量减少更为显著。这些患者的左室功能往往是正常的，心力衰竭症状以全身表现为主而没有肺淤血发生。

二、病因

缩窄性心包炎继发于急性心包炎，我国仍以结核性最为常见，其次由急性非特异性、化脓性和创伤性（包括手术后）心包炎演变而来。近年来，特发性、尿毒症性、系统性红斑狼疮性心包炎也可引起缩窄性心包炎，肿瘤性、放射性和心脏直视手术引起缩窄性心包炎者在逐年增多。

三、病理

缩窄性心包炎的心脏外形一般在正常范围或偶有缩小，心包病变常累及心外膜下心肌，严重时导致心肌萎缩、纤维变性、脂肪浸润和钙化。心包脏层和壁层广泛粘连，心包增厚一般为0.3～0.5cm，心包腔有时被纤维组织完全填塞成为一个纤维瘢痕组织外壳，常伴有钙化。在多数患者中，瘢痕组织主要由致密的纤维组织构成，呈斑点状或片状玻璃样变性，而无提示原发病变的特征性病理改变。有些患者心包内找到结核性或化脓性的肉芽组织则可提供病因诊断依据。

四、病理生理

典型的缩窄性心包炎由于心包失去弹性而由坚硬的纤维组织代替，形成一个大小固定的心脏外壳压迫心脏，限制了所有心腔的舒张期充盈量而使静脉压升高。由于心包呈匀称性缩窄，四个心腔的舒张压同等升高，相当于肺小动脉楔嵌压。加之静脉压升高，在心室舒张早期，血液异常迅速地流入心室，然而在心室舒张的中晚期心室扩张突然受到失去弹性的心包的限制，充盈受阻，心室腔内压力迅速上升。实际上缩窄性心包炎心室的全部充盈在舒张早期完成，这种左和右心室舒张期充盈的异常表现在心导管所证实的压力曲线上是呈一具有特征性的左右心室压力曲线，即所谓开方根号样压力曲线。

在呼吸时，胸腔压力变化不能传到心包腔和心腔内。因此，当吸气时，大静脉和右房压不下降，由静脉进入右房的血液不增加，这与正常人及心脏压塞时的情况相反。由于心室充盈异常，静脉压升高，心排量下降，代偿性心率加快；当增加体力活动时，心率不能进一步加速，心排量不能适应身体需要，临床上出现呼吸困难和血压下降；同时肾脏水钠潴留，进一步增加静脉压，临床上则出现肝大、下肢水肿、腹水和胸腔积液等。

五、临床表现

（一）症状

表现为：①体循环淤血症状：腹胀、肝区疼痛，食欲缺乏，水肿。②肺静脉压升高所致症状：咳嗽、活动性气促，甚至端坐呼吸。③慢性低心排血量症状：严重乏力、肌肉失用性萎缩、恶病质。④其他可能发生的临床情况：心绞痛样胸痛、一过性缺血发作和晕厥等。

（二）体征

表现为：①颈静脉怒张，并 Kussmaul 征（一）。②动脉收缩压正常或降低、脉压变小，可有奇脉。③心脏体检可见心尖冲动不明显，心浊音界不大、心率增快、心音减低，S_2 宽分裂、可闻及心包叩击音，系舒张早期的额外心音，呈拍击样性质，胸骨左缘或心尖部最易听到，反映心室充盈早期突然终止。可能闻及二尖瓣反流杂音。④腹部体检可见：肝大并可触及与颈静脉搏动一致的肝搏动、腹水征（＋）。⑤下肢凹陷性水肿、上肢和上身肌肉消瘦、恶病质。⑥继发肝功能不全或心源性肝硬化者可能出现黄疸、肝掌、蜘蛛痣。

六、辅助检查

（一）实验室检查

可有轻度贫血。病程较长者因肝淤血常有肝功能损害，血浆蛋白尤其是清蛋白生成减少。腹水和胸腔积液常为漏出液。

（二）心电图检查

心电图常表现为 QRS 波低电压、T 波平坦或倒置，两者同时存在是诊断缩窄性心包炎的强力佐证。心电图的改变常可提示心肌受累的范围和程度。50％左右的 P 波增宽有切迹，少于半数患者有心房颤动，而房室传导阻滞及室内束支阻滞较少见。有广泛心包钙化时可见宽的 Q 波。约 5％患者由于心包瘢痕累及右室流出道致右室肥厚伴电轴右偏。

（三）X 线胸片

①心影偏小、正常或因合并心包积液而增大；②左右心缘变直、主动脉弓小而右上纵隔增宽（上腔静脉扩张）；③有时可见心包钙化，偶尔出现胸腔积液。

（四）超声心动图

①可见心包膜明显增厚或粘连，回声增强；②左心室游离壁舒张中晚期运动呈平直外形；③二尖瓣早期快速关闭；④肺动脉瓣提前开放；⑤室间隔运动异常及心室舒张末期内径缩小。

（五）左右心导管检查

①RA、PCWP、RV 舒张压、LV 舒张压均升高且达到一相同或相近水平，约 20mmHg，左右心充盈压相差很少超过 3～5mmHg。②右房压力曲线。X 倾斜保留，显著的 Y 倾斜、a 和 V 波高度大致相同，导致形成 M 或 W 型形态。③LV、RV 舒张期压力曲线呈"下陷-高平原"波形，又称"平方根"征。④肺动脉、RV 收缩压常中度升高，范围在 30～45mmHg。⑤每搏量下降、代偿性心动过速，心排血量仍能维持；在无广泛心肌受累时，LVEF 正常或仅轻度减低。

七、诊断及鉴别诊断

（一）诊断

(1)具有急性心包炎的病史，数月或 1～2 年逐渐出现右心衰竭症状。

(2)具有体静脉淤血临床表现，而无显著的心脏扩大或心脏瓣膜杂音。

(3)具有右侧心力衰竭表现，同时闻及心包叩击音或扪及奇脉。

(4)具有右心衰竭表现，Kussmaul 征显著，腹水首先出现且较重，而下肢水肿较轻。

(5)具有右心衰竭表现，心电图检查显示 QRS 波低电压（尤其是肢体导联）并伴有 T 波低平或倒置。

(6)具有右心衰竭表现，同时发现心包钙化影像。超声心动图检查常能明确诊断，个别诊断困难者需做心脏 CT 或 MRI 检查，必要时实施心导管检查，心内膜心肌和心包活组织检查有利于明确病因。诊断时应注意排除引起右心衰竭的其他疾病，特别是限制型心肌病、浸润型心肌病等。

（二）鉴别诊断

（1）与各种原因右心衰竭和大量腹水相鉴别,后者如肝硬化、肾病综合征、结核性腹膜炎、恶性肿瘤等所致大量腹水。

（2）缩窄性心包炎与限制型心肌病的临床表现极其相似,鉴别常很困难。由于缩窄性心包炎外科治疗效果确切,若能及时手术,预后往往较好。然而限制型心肌病尚无有效的治疗方法,临床上呈进行性发展,预后不良,因此必须加以鉴别(表 7-3-1)。

表 7-3-1　缩窄性心包炎与限制型心肌病的鉴别诊断

特征	缩窄性心包炎	限制型心肌病
心包叩击音	存在	不存在
心室壁厚度	正常	常增加
室间隔"反跳"	存在	不存在
心包厚度	增加	正常
静脉压波形显著的 Y 倾斜	存在	不一定
左右心室充盈压相同	存在	左室充盈压较右室至少高 3～5mmHg
心室充盈压＞25mmHg	极少,多在 20mmHg 左右	常见
啼动脉收缩压＞60mmHg	不存在,常为中度升高（30～45mmHg）	常见
心室压力波形"平方根"征	存在	不一定
左右心压力和血流呼吸变异	显著(呼吸变异增加＞25%)	正常(呼吸变异增加＜10%)

八、治疗

缩窄性心包炎的治疗主要是外科手术治疗,即心包剥离术或心包切除术。手术宜在病程相对早期施行;病程过久,患者营养及一般情况不佳,心肌常有萎缩和纤维变性,即使心包剥离成功,但因心肌不健全,而影响手术效果,甚至因变性心肌不能适应进入心脏血流的增加而发生心力衰竭。内科治疗只能作为减轻患者痛苦及手术前准备的措施。

（一）外科治疗

1.手术指征

（1）心脏进行性受压而单纯心包积液不能解释。

（2）心包积液吸收的过程中心脏受压征象越来越明显。

（3）心包腔注气术时发现壁层心包显著增厚。

（4）MRI 检查显示心包增厚和缩窄。

2.注意事项

（1）术前患者若合并心包感染,应在感染基本控制后尽早进行手术。

（2）结核性心包炎患者应在结核活动完全控制 1 年后实施手术,如心脏受压症状明显加剧,也应在积极抗结核治疗前提下进行手术。如有右心房血栓形成,手术中一并去除。

(3)手术期严防心脏负荷过重,包括:①严格控制输液量和输液速度;②绝对卧床休息;③避免精神刺激;④防治心肌缺血和心律失常;⑤纠正贫血。

(4)因萎缩心肌恢复较慢,手术疗效常在4～6个月才逐渐出现,因此应当以休息为主,切忌劳累和活动过度,建议在专业医师的指导下进行康复治疗。

(二)内科治疗

(1)利尿药加限盐以缓解液体潴留和外周水肿,但水肿最终会变为难治性。

(2)窦性心动过速为代偿性机制,避免应用β受体阻滞药。

(3)房颤伴快速心室率:地高辛为首选,并应在β受体阻滞药和钙离子通道拮抗药应用之前使用,总体上心室率在80～90次/分。

第八章 先天性心血管疾病

第一节 房间隔缺损

一、概述

房间隔缺损（ASD）是指原始心房间隔在发生、吸收和融合过程中出现异常，左右心房之间仍残留未闭的房间孔（ASD可分为原发孔型和继发孔型）。ASD是最常见的先天性心脏病之一，占先天性心脏病的10%～20%。

二、分型及病理生理

1.病理分型

根据缺损部位分为4型。

（1）中央型：又称卵圆孔型，最为常见，位于房间隔中央。

（2）下腔型：位于房间隔的后下方，缺损的下方是下腔静脉入口的延续，左心房后壁构成缺损的后缘。

（3）上腔型：又称静脉窦型。位于房间隔后上方，缺损与上腔静脉入口没有明显的界限，此型常合并右肺静脉引流异常。

（4）混合型：同时兼有上述两种以上类型的巨大缺损。

2.病理生理

（1）左心房水平血流是左→右分流。

（2）右心负荷增加。

（3）晚期肺动脉高压形成及右→左分流，临床出现发绀，形成艾森曼格综合征。

三、诊断要点

1.病史和症状

（1）自幼易感冒，反复发作上呼吸道感染和肺炎。

（2）青年后，逐渐出现劳累性心慌、气促、易疲乏。

（3）一般到20岁以后，因肺动脉压力升高致右室肥厚、顺应性下降，左向右分流减少，甚至出现右向左分流，可出现发绀。

2.体征

(1)心尖搏动左移,心前区可扪及右室收缩抬举感。

(2)胸骨左缘2、3肋间可听到Ⅱ～Ⅲ级吸风样收缩期杂音,肺动脉区第二音亢进、分裂。

(3)三尖瓣区有时可听到相对性舒张期杂音。

3.辅助检查

(1)心电图主要表现为电轴右偏,不完全性或完全性右束支传导阻滞,或右心室肥厚。

(2)X线表现为右房、右室及肺动脉干均扩大,主动脉弓缩小,肺纹理增多(肺充血),透视下可见肺门"舞蹈"征。

(3)超声心动图可示房间隔中断,右心房空量负荷增加。彩色多普勒血流显像对缺损部位的分流可清晰地显示。

(4)如怀疑畸形复杂,或合并肺动脉高压的患者,可行右心导管检查,必要时行右心造影帮助确诊。

4.鉴别诊断

(1)原发孔缺损:除有右束支传导阻滞外,尚有Ⅰ度A-VB电轴左偏,aVF主波向下。

(2)肺静脉畸形引流:常合并房缺,临床上症状较单纯ASD重。

(3)单纯肺动脉瓣狭窄:肺动脉瓣区可闻及收缩期喷射样杂音,P_2降低,X线片显示肺血少,UCG可明确诊断。

四、房间隔缺损的治疗手段及评价

一般而言,只要房间隔缺损有明显分流(Qp/Qs>1.5或者出现右心室扩张),都应给予及时的干预。但是如果出现以下情况,则不需要或者不能够关闭房间隔缺损:①房间隔缺损较小<10mm,且分流量也较小的患者,此类患者需要定期进行监测及评估;②明确的晚期肺动脉高压,肺血管阻力>8U/m^2,合并右向左分流;③妊娠患者诊断房缺应于分娩后6个月进行手术治疗;④出现严重的左心功能降低,也不适合立即行手术。

目前治疗房间隔缺损的方式有内科介入治疗及外科治疗。

(一)内科介入治疗

通过股静脉通路,通过特殊的输送装置,将房间隔封堵器放置于房间隔上,从而达到消除分流的作用。但经导管内科封堵治疗仅适合于部分原发孔型缺损且直径较小并且有很好边界的缺损,而对于静脉窦型、原发孔型房间隔缺损,以及一些较大的且边界不良的继发孔型缺损,或合并其他心内畸形的患者,外科治疗仍是唯一有效的治疗方式。同样,也有研究证实,接受介入治疗的患者远期可能发生封堵器脱落、移位,对心内组织结构的磨损等严重并发症,长期的随访至关重要。

随着外科治疗水平的日新月异,外科治疗的方法也变得更为丰富,除了传统的经正中胸骨体外循环下心内直视手术,一些新的技术如体外循环微创外科手术(腔镜辅助经侧胸小切口房缺修补或机器人手术等)也开始作为常规的治疗手段,同样,我国一些心血管中心采用不停搏经胸外科微创房间隔封堵术的方法,通过右胸肋间隙切口,暴露左心房,在三维食道超声引导下,通过输送系统,将封堵器放置于房间隔上从而关闭封堵,也取得了不错的效果。与内科介入封堵相比,其优点主要在于易于准确调整封堵器位置,无需 X 线引导,适合于一些较大边界较差的原发孔房间隔缺损的患者。

(二)外科治疗

1.外科解剖

尽管在形态学上右心房构成了单一的腔室,但它是由 2 个部分组成的:静脉窦部和心房体部,静脉窦部略呈水平,其实为上下腔静脉的延续,窦房结位于上腔静脉入口处静脉窦部和心房体部的交界区域,其容易受到在右心房上外科操作的损伤。与内壁光滑的静脉窦部形成对比的是,心耳侧壁有诸如梳状的肌肉结构。静脉窦部上方的内侧壁中央为卵圆窝,而在前内侧心房壁后方为主动脉根部,此区域无冠窦和右冠窦与心房毗邻。三尖瓣位于右心房内的前下方,三尖瓣环跨过膜性室间隔将其分为心室间部位及心房间部。传导束就位于该区域心室部附近的区域。

2.手术方式,并发症预防及预后

所有类型的房间隔缺损均可以使用胸骨正中切口(或低位正中切口及乳房下右胸切口),对于不同类型的房间隔缺损,体外循环的静脉插管策略也有所不同,对于静脉窦性房缺选择上腔静脉直角插管能够更大程度的帮助暴露缺损。如果对于小切口及机器人微创手术,通常采用股动静脉插管(或是股动脉+切口内上下腔静脉插管)的插管方式,但由于是右心手术,在主动脉阻断时必须对上下腔静脉进行阻断,其操作难度较传统的开胸手术高。建立体外循环后,应仔细探查房间隔缺损位置,大小,肺静脉引流情况以及三尖瓣功能。应避免损伤窦房结,主动脉根部结构,并防止肺静脉狭窄,对于较小的房间隔缺损可采取直接缝合的方式,应缝合房间隔两侧较厚的心内膜组织,对于较大的房间隔缺损,应采用补片修补的方式以分担潜在张力。对于静脉窦型房缺合并右上肺静脉异位引流,依据其肺静脉的粗细,开口的位置选择不同的手术方式:①对于肺静脉异位开口于右心房上部并距离缺损较近的患者,可以采用补片在关闭缺损时,直接将肺静脉隔入左心室。②如果肺静脉异位开口于上腔静脉内且距离缺损位置较远,且肺静脉较细,流量较低,可不行处理,但如肺静脉粗大,流量大,则应采用针对肺静脉异位引流的特殊手术方式完成外科修复。目前,房间隔缺损外科治疗已经成为一种极为安全的手术,其远期预后也较为良好。

第二节　室间隔缺损

一、概述

室间隔缺损(VSD)是指左、右心室间隔异常的沟通,并造成血流动力学的变化。其中包括先天性心脏病室间隔缺损、外伤性心脏穿透伤和急性心肌梗死后室间隔穿孔。发病率及自然病程单纯性 VSD 在先天性心血管畸形占 23.1%,居第 2 位。其自然病程为:①VSD 较小,经

缺损的左向右分流量较少,一般不致引起右心室肺动脉高压;②VSD 较大,左向右分流量大,则左心室负荷加重,致使左心室逐渐肥大;长期较大的左向右分流可引起肺血管梗阻性病变、肺动脉高压,以致右心室负荷也加重,最后引起右心室肥大。在严重肺动脉高压时,可造成右向左分流,患者出现发绀,称为 Eisenmenger 综合征,最终可导致心力衰竭。

二、病理生理及分型

1.病理生理

VSD 的病理生理改变,视心内自左向右分流及其分流量的多少而定。分流不但直接加重心肌负荷,导致心肌肥厚,并可引起肺血管的病变影响分流量,甚至造成反向分流。VSD 的血流动力学改变与缺损的大小有关。缺损小,分流量亦少,可无功能上的紊乱;中等大小的 VSD 有明显的左向右分流,肺动脉压正常或轻度升高,发展成中、重度肺动脉高压者较少;大型 VSD,左向右的分流量虽然较大,但肺动脉阻力增高并不显著,称为动力性肺动脉高压。

2.分型

VSD 一般分为漏斗部、膜部、窦部、小梁化部和左心室右心房间缺损等 5 型:

Ⅰ型:缺损位于圆锥间隔的下部。

Ⅱ型:缺损位于圆锥间隔中部的融合线上,室上嵴的中部,与肺动脉瓣和间隔膜部之间,被肌肉组织分开。

Ⅲ型:缺损位于圆锥间隔的上部,肺动脉瓣之下,缺损远端边缘由肺动脉瓣后交界和动脉干间隔形成。

Ⅳ型:圆锥间隔缺如,此时主动脉与右心室侧壁直接相连。

Ⅴ型:缺损位于圆锥间隔与肌部间隔之间,呈卵圆形,其横径与连接线一致,较少见。

(1)膜部间隔缺损:位于膜部,呈圆形,其边缘常有三尖瓣到达右心室窦部或圆锥部的腱索附着。圆锥间隔发育完整将主动脉根部与右心室侧壁隔开。有的附着腱索较紧密,几乎将缺损覆盖,形成近似膜部间隔瘤。

(2)窦部间隔缺损:窦部间隔与膜部间隔、圆锥间隔和小梁化部间隔相邻,缺损可由于窦部间隔本身发育,以及与相邻间隔连接处发育异常而形成,有以下 5 种类型:

Ⅰ型:窦部合并膜部缺损,形态上与膜部缺损相似,但缺损大,圆形或长形,位于圆锥乳头肌水平。

Ⅱ型:窦部间隔缺如,常合并膜部间隔缺如,缺损大,类似房室管畸形之缺损,但左心室底部的发育正常。

Ⅲ型:窦部间隔与小梁化部间隔交界处的缺损,常呈卵圆形,其长轴与左心室纵轴垂直。

Ⅳ型:窦部间隔本身的缺损,大小不一,膜部间隔完整,缺损与膜部间隔有肌嵴分开,房室束位于缺损之前方及上方。

Ⅴ型:缺损位于窦部间隔与圆锥间隔交界处,膜部间隔完整,与漏斗部缺损Ⅴ型极相似,位于圆锥乳头肌的下方。

(3)小梁化部室间隔缺损:位于房室束的前下方,大小不一,单发或多发。

（4）左心室右心房间缺损（即左心室右心房通道）：位于室间隔膜部，介于左心室与右心房之间。缺损分为三尖瓣上、三尖瓣环和三尖瓣下缺损 3 类。

三、诊断要点

1.症状

缺损<0.5mm 分流量较少者，一般无明显症状，只是在查体时有心脏杂音；分流量较大者，常有活动后气急和心悸，反复出现肺部感染与充血性心力衰竭症状；大型缺损者，肺部感染和充血性心力衰竭症状明显，二者互为因果，病情发展快，随着肺动脉阻力增高，气急、心悸更为明显，并可有咯血症状。

2.体征

一般无发绀。大型 VSD 者脉搏较细小。艾森曼格综合征者，出现中央性发绀，并伴有杵状指（趾）。分流量较大的患者，胸骨向前突起。根据 VSD 的类型，在心底部和心前区的不同部位触及收缩期震颤，听到响亮的全收缩期杂音，P_2 亢进。

3.辅助检查

（1）X 线检查：①缺损小、分流量少者，心脏和大血管的形态正常；②缺损中等、分流量大者，显示左心室扩大，肺动脉突出，肺纹理增多；③大型 VSD 伴肺动脉重度高压者，肺动脉段凸出更为显著，部分呈瘤样扩张，肺门血管亦相应明显扩张，有时呈"残根样"，肺野外带血管纹理变细、扭曲，整个扩大的心影反而有缩小的趋势。

（2）心电图检查：心电图的改变与 VSD 的大小、肺血管阻力的高低、右心室压力增高的程度以及左心室负荷过高的程度有关。心电图可正常或左心室肥厚、双心室肥厚或右心室肥厚。此外部分病例可有 T 波改变。

（3）超声心动图检查表现为左心房及左心室的内径和左心室容量负荷增加。彩色多普勒可以比较灵敏地显示缺损的位置、大小及血流速度，可根据肺动脉的血液速度粗略计算肺动脉压力。

（4）心导管检查及心血管造影

①右心室水平可有左向右分流：小型 VSD 分流量很小，有时难以确定；中到大 VSD 右心室水平血氧含量升高，超过右心房平均血氧含量 1 容积以上或 3%饱和度以上，或右心室内 3 个标本的血含氧量差异在 0.6 容积以上，诊断方可成立。

②可测定右心室压力及肺动脉压力，计算肺血管阻力，正常肺总阻力为 200～300dyn・s・cm^{-5}；肺小动脉阻力正常为 75～120dyn・s・cm^{-5}。

③有时导管通过缺损进入左心室，由此可以诊断 VSD 的存在。一般 VSD 不需行心血管造影，有以下情况可行心血管造影：a.合并重度肺动脉高压需同其他左向右分流或复杂的畸形鉴别时；b.或临床及 X 线片不典型需与二尖瓣关闭不全或左心室流出道肌肉肥厚型狭窄相鉴别时；c.VSD 虽已明确，但怀疑有其他畸形尚存时。

以选择性左心室造影最为可靠，其表现为：a.左心室充盈后右心室立即显影；b.根据右心室显影的密度，分流药柱喷射的方向，以及右心室显影确定最早部位，可判断分流量及缺损的解剖类型。

4.鉴别诊断

(1)主动脉瓣狭窄(AS):杂音在主动脉瓣区最响,呈短促喷射性特点,与VSD典型的全收缩期杂音不同,并可听到收缩期喀喇音及第1心音分裂。另外,AS患者的肺血正常,心电图为左心室肥厚而无右心室变化。

(2)肺动脉瓣狭窄(PS):亦呈全收缩期杂音,但P_2减弱,肺血减少,心电图为右心室肥厚,心导管检查心室水平无分流,右心室与肺动脉间有显著的压力差。

(3)房间隔缺损(ASD):在胸骨左缘第2肋间闻及收缩期杂音,Ⅱ~Ⅲ级伴P_2分裂,常无震颤,可与VSD区别。X线表现右心增大;心电图V_3R及V_1呈rSR型;心导管检查导管常能通过缺损进入左心房,并在心房水平证实有左向右分流。

(4)动脉导管未闭(PDA):VSD合并主动脉瓣脱垂和关闭不全,易与PDA混淆。PDA伴有肺动脉高压时,与高位VSD鉴别较困难。诊断时需特别注意,较可靠的方法是左心室或动脉逆行造影。

四、室间隔缺损的治疗

一般来说,婴幼儿时期对于有症状的室间隔缺损应当进行积极治疗,一些分流量较小(Qp/Qs<1.5)且没有临床症状的室间隔缺损可以不进行积极干预,但需保持定期随访观察,而对于出现并发症,诸如瓣膜反流,心功能不全等,合并感染性心内膜炎等情况,应该采取积极的内外科治疗方式。对于不同类型的室间隔缺损其治疗方案也有所不同,近年来,随着内外科技术的飞速发展以及围术期管理理念的进步,对不同类型的缺损采用更为个体化的治疗方案已经成为未来治疗该类疾病的一种趋势。

(一)室间隔缺损介入治疗

内科经导管介入封堵是一种微创的治疗室间隔缺损的方式,其可以避免体外循环,外科切口的损伤,已被运用于治疗部分膜周部以及肌部室间隔缺损,由于采用封堵器对室间隔进行封闭,所以需要室缺具有较小的直径,良好的边界,以及较好的解剖位置从而便于导管通路的建立(并不适合较大及某些特殊类型的室缺,如干下型及心尖肌部缺损的治疗)。但内科介入封堵也伴随着其特有的并发症,除了残余分流,封堵器移位脱落,导致瓣膜反流等并发症之外,大规模研究已经证实对于膜周部缺损封堵,远期严重的三度传导阻滞的发生率高达3%~5%。

(二)室间隔缺损外科治疗,并发症及预后

如前所述室间隔解剖相对复杂,对于不同类型的室间隔缺损其手术方案的制订也会不尽相同。目前外科仍是治疗室间隔缺损的主要方式,传统的外科手术方式包括,胸骨正中切口体外循环下行室间隔缺损修补。近年来,经右胸切口胸腔镜辅助微创手术、机器人辅助室间隔修补手术及经胸微创室间隔封堵术,已经在国内的一些心血管中心开展,这些技术提供了新的微创治疗方法,取得了较好的效果,其适应范围、近期并发症及远期疗效有待进一步临床研究。

行膜周部室间隔缺损外科手术时,由于此类缺损靠近传导通路,准确的了解此区域的外科解剖有助于在手术中避免损伤传导组织。房室结通常位于Koch三角的顶端(图8-2-1),Koch

三角的边界为三尖瓣隔瓣瓣环、Todaro 腱膜以及作为基底部的冠状静脉窦。几乎所有的膜周部位缺损都适合采用经心房入路,心脏停搏后于心房做一纵行或斜行切口,牵开切口边缘,从而暴露三尖瓣及 Koch 三角。外科暴露膜周部室间隔缺损的方式有两种:①采用 5-0 缝线牵拉三尖瓣瓣下腱索;②游离三尖瓣隔瓣改善暴露。较小的缺损可采用直接缝合的方式,对于较大的缺损应使用补片进行修补,可使用 5-0 双头半圆针,沿室间隔缺损肌肉肌缘 12 点钟位置开始缝合,并按照顺时针或逆时针方向完成缝合,缝合过程中应当注意避免损伤主动脉瓣膜(室间隔缺损 9～11 点钟方向)及传导束(室间隔缺损 3～6 点钟方向),连续缝合至传导束区域后应浅缝靠近缺损边缘发白的心内膜组织,或者在离开缺损下缘 3～5mm 外放置缝线,如果室间隔缺损的肌肉缘非常脆弱,抑或室间隔缺损暴露不佳,则需要采用单针加垫的多个间断缝合来代替连续缝合的技术。

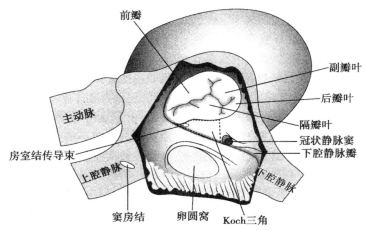

图 8-2-1　膜周部室间隔缺损外科解剖

　　膜周部室间隔缺损最重要的结构即是 Koch 三角,房室结位于 Koch 三角顶端,在行膜周部室间隔缺损修补术时,应尽量避免损伤该区域,从而避免传导阻滞

　　对于漏斗部室间隔缺损的外科修补,由于其位置较高,通常采用经肺动脉及右心室切口作为外科入路,如果存在严重的主动脉瓣膜关闭不全,在闭合室间隔缺损之前应于主动脉做一切口,进行主动脉瓣成形手术,从而保证心肌停搏液灌注。在关闭缺损时,应尽量避免损伤主动脉及肺动脉瓣膜。对于此类缺损,我国的学者创新性的使用经胸封堵技术,在超声引导下置入特殊设计的偏心封堵器,在封堵缺损的同时最大可能地避免了干扰主动脉瓣膜的功能,一些前期的研究也得到了令人鼓舞的结果。

　　外科治疗肌部位室间隔缺损,尤其是对于心尖部及多发肌部缺损极具挑战性。肌性室间隔缺损具有完全的肌肉边缘,可发生在肌肉室间隔的任何位置。因为右心室内有较多排列错综复杂的网状肌小梁结构,外科探查及暴露往往比较困难,术后残余分流的发生较多。为了帮助外科显露,根据其所处的位置,可经右心室切口进行修补,对于靠近心尖部的室间隔缺损,更可采用左心室心尖部切口进行修补,但是由于行经心室切口出现术后心功能不全的概率较高,此种手术路径并不作为常规术式使用。有学者提出,运用内科微创介入封堵联合外科修补的杂交治疗技术,可以避免为改善暴露切开右心室,有效缩短体外循环辅助时间,提高手术成功率并降低围术期风险。同样,近些年来,国内一些学者采用术中直视下封堵;也有在经食道超声引导下经胸封堵技术,在不停搏的情况下,通过右心室表面的穿刺点,将封堵器释放在室间隔缺损处,早期经验显示,外科封堵技术对婴幼儿无血管通路限制,操作成功率更高,伞盘释放位置更为准确。使用该方法,不仅可以对外科暴露困难的单纯肌部缺损进行有效治疗,更可以结合外科手术对多发肌部缺损进行一站式的外科杂交治疗(外科修补容易显露的缺损/对于心尖部难以显露进行经胸封堵治疗)。

室间隔缺损外科治疗围术期并发症主要取决于患者的年龄,肺血管阻力,缺损的种类,以及是否出现残余分流等。数据显示,目前对于单发的室间隔缺损(不合并肺动脉高压),外科修补术的围术期死亡率仅约 1%(大于 1 岁),对于小于 1 岁的患者,围术期风险则较高(报道的死亡率约 2.5%甚至更高)。对于多发肌部室间隔缺损,单纯的外科手术风险同样较高(约 7%左右),其主要是由于大量分流导致的右心室重构,肺动脉压力升高,为改善暴露行心室切开所导致的心功能不全,以及较高的残余分流发生率等因素所致,近些年来,由于杂交技术的广泛应用,联合不停搏封堵技术及传统外科手术,能够显著地降低该类患者的围术期风险,提高手术成功率。室间隔缺损外科修补术具有较好的远期效果,其远期可能的并发症包括三度房室传导阻滞(<1%),残余分流,以及持续性肺动脉压力升高等,但发生概率均较低。

第三节　法洛四联症

一、概述

法洛四联症(TOF)是根据 Fallot 所提出的 4 种病理解剖:①肺动脉流出道狭窄;②高位室间隔缺损;③主动脉骑跨(右移);④右心室肥厚诊断的。是一种常见的先天性心脏病,约占先天性心血管畸形的 12%～14%,发绀型心脏畸形中占 50%～90%。本病的平均死亡年龄为12 岁,严重病例多在 2 岁内死亡。其预后主要取决于肺动脉口梗阻的程度、侧支循环的数量以及右向左的分流量。

二、发病机制

(1)法洛四联症是属于圆锥动脉干的心脏畸形,其主要发生障碍是胚胎 5～6 周时圆锥动脉干产生反向转支。结果主动脉瓣保持胚胎位置,位于肺动脉瓣的右侧。另外,远侧圆锥隔亦保持胚胎时未反向转动的方向,即壁束止于圆锥前壁。当近侧圆锥吸收和未反向转支的远侧圆锥隔套入心内时,则右心室流出道小于左侧而产生阻塞。在此阻塞的基础上,圆锥肌肉肥厚又加重原有的阻塞。

(2)法洛四联症的病理生理完全取决于它的特征性肺动脉狭窄和室间隔缺损两种畸形相互影响及其后果。其主要表现为两心室收缩压高峰相等、心内分流和肺动脉血流减少等,以及慢性低氧血症而致的红细胞增多症和肺部侧支循环增粗等。

（3）两心室收缩压相等是法洛四联症血流动力学的主要特征。

三、诊断要点

1.症状

法洛四联症的临床表现,在很大程度上取决于肺动脉狭窄的程度,狭窄程度愈重则临床表现也愈重。

（1）发绀:是法洛四联症的主要症状,病变严重时出生时出现发绀且逐年加重,出现肺部侧枝循环丰富时发绀可减轻。

（2）呼吸困难和活动能力差:多数在出生后6个月开始出现,有时产生发绀加重缺氧发作,出现晕厥,有时甚至昏迷抽搐致命。

（3）蹲踞:是法洛四联症的特征性姿态,成人罕见。

（4）法洛四联症的并发症:在低氧发作时,因脑低氧可产生脑损害（如脑脓肿、脑静脉血栓形成、脑栓塞）。此外,尚可发生亚急性细菌性心内膜炎和肺结核等。

2.体征

患者生长发育迟缓,肌肉和皮下组织松软。常有杵状指、趾,多在发绀出现后1～2年发生,逐渐加重,严重程度与低氧有关。心脏检查:多数患者心前区无畸形,心尖搏动弥散、增强。胸骨左缘2或3、4肋间可听到Ⅲ～Ⅴ级喷射性收缩期杂音,有时伴有震颤,肺动脉区第2心音明显减低甚至消失。

3.辅助检查

（1）实验室检查:①红细胞计数、血红蛋白和红细胞比容升高,并与发绀轻重成比例;②动脉血氧饱和度下降;③严重发绀患者血小板计数和纤维蛋白原明显减少,有时凝血、凝血酶原时间延长;④尿蛋白有时阳性,多见于成人法洛四联症,特别是有高血压者。

（2）心电图检查:均为电轴右偏或右心室肥厚,P波高大表示右心房肥大,20%有不完全性右束支传导阻滞。

（3）X线检查:后前位胸片示"靴形心",肺血管纹理细小,心腰部凹陷。

（4）超声心动图检查:可显示主动脉骑跨,室间隔缺损,并能测量肺动脉主干及左、右肺动脉的内径,左心室的大小及左心室的功能等。

（5）心导管和选择性右心室造影:导管检查可测定两心室收缩压相等,可排除小室间隔缺损合并漏斗部狭窄或单纯肺动脉瓣狭窄。肺动脉与右心室的压力曲线可以确定右心室流出道梗阻的部位和有无肺动脉瓣狭窄。

选择性右心室造影可显示右心室流出道的解剖、主动脉骑跨的程度、室间膈缺损的位置及大小。

（6）磁共振及UFCT检查:显示主动脉骑跨、室间隔缺损的位置和肺动脉及右心室流出道狭窄的情况,对诊断有一定帮助。

4.鉴别诊断

（1）室间隔缺损和肺动脉狭窄:在无发绀型四联症的患者中,易被误诊为室间隔缺损或单纯肺动脉瓣狭窄,应注意鉴别。

(2)法洛三联症:①出现发绀较晚,杵状指、趾较轻;②蹲踞较少见;③胸骨左缘第2肋间有喷射性收缩期杂音,时限较长而响亮,伴有震颤;④X线表现除右心室增大外,右心房明显增大,肺血正常或减少;⑤心电图表现右束支传导阻滞,并常见有巨大P波等特点。

(3)右室双出口:主动脉及肺动脉均起源于右心室,室间隔缺损是左心室血流的唯一出路,心血管造影示主动脉和肺动脉在同一冠状水平面及主动脉口在右心室等特点。

(4)Eisenmenger综合征:与法洛四联症不同点在于发绀出现较晚、较轻。X线周围血管细小而肺门血管突出。心导管检查,肺动脉压明显升高,肺阻力增大,而法洛四联症则肺动脉压力较低。

(5)永存动脉干:①出生后即有发绀;②肺动脉区第二心音增强,心前区可闻及双期杂音,但不连续;③X线检查,其主动脉结在锁骨水平以上,而法洛四联症的主动脉结在锁骨下。

四、临床分级

1.轻症

(1)发育可。

(2)发绀、杵状指轻微。

(3)偶尔蹲踞,活动轻度受限。

(4)血红蛋白<17g%。

(5)血氧饱和度>85%。

(6)主动脉骑跨<25%。

(7)肺动脉发育正常。

2.中症

(1)发育较差。

(2)有明显发绀、杵状指。

(3)经常蹲踞,活动明显受限。

(4)血红蛋白17%～20%。

(5)血氧饱和度70%～85%。

(6)主动脉骑跨25%～50%。

(7)肺动脉轻度发育不全。

3.重度

(1)发育差。

(2)明显发绀、杵状指。

(3)频繁蹲踞,活动更明显受限。

(4)血红蛋白>20g%。

(5)血氧饱和度<70%。

(6)主动脉骑跨>50%。

（7）肺动脉发育差。

五、手术的演变及各种术式的评价

尽管 TOF 早就可以得到临床诊断，但直到 20 世纪 40 年代，仍没有什么好的治疗方法。心脏内科医生 Taussig 与外科医生 Blalock 的合作，在 1944 年，Blalock 为一个 TOF 婴儿动手术，首创了锁骨下动脉和肺动脉之间的 BT 分流手术。这项开创性的外科技术为新生儿心脏手术开启了一个新的时代。其后逐渐出现了从降主动脉到左肺动脉的 Potts 分流、从上腔静脉到右肺动脉的 Glenn 分流，以及从升主动脉到右肺动脉的 Waterston 分流。

Scott 于 1954 年首次进行了 TOF 心脏直视手术。不到半年，Lillehei 使用控制性交叉循环，第一次成功进行了 TOF 根治手术。第二年，随着 Gibbons 的体外循环的到来，确立了心脏手术的另一个历史时代。从那时起，外科技术与心肌保护取得许多进展，TOF 治疗也取得了巨大进步。

（一）手术指征的争议

TOF 是一种进展性的心脏畸形，大多数患儿需要外科手术治疗。外科根治最佳的手术年龄仍存在争议，但多数学者主张早期根治手术，理由是：①能促进肺动脉和肺实质的发育；②避免了体肺分流术给左室带来的容量负担，保护了左室功能；③避免了体肺分流不当造成肺血管病的危险；④心内畸形早期得到矫治，避免了右室肥厚，避免了肺动脉血栓形成、脑脓肿、脑血栓及心内膜炎等并发症；⑤避免了右室内纤维组织增生，术后严重心律失常发生率明显降低；⑥促进心脏以外器官发育；⑦避免二次手术的危险，减轻家属心理和经济负担。

现在大多数的外科医生建议 TOF 一期根治，目前结果很好。新生儿 TOF 应用前列腺素维持动脉导管开放，发绀可以得到控制，大大减少了 TOF 的紧急手术。对危重发绀缺氧婴儿，外科医生现在有足够的时间来评估患者的解剖并进行一期根治手术，而不必采用主动脉-肺动脉分流术。

TOF 一期根治，避免了长时间的右心室流出道梗阻和继发的右室肥厚、长期的发绀和侧支血管形成。一期法洛四联症 TOF 根治的风险因素包括：冠状动脉异常、极低体重儿、肺动脉细小、多发室缺、合并多种心内畸形。

（二）药物治疗

手术是法洛四联症（TOF）发绀型患者最有效的治疗。药物治疗的主要是为手术做准备。大多数婴儿有足够高的氧饱和度，通常可进行择期手术。新生儿急性缺氧发作时，除了吸氧和静脉注射吗啡之外，将他们放成胸膝体位，可能是有用的。重度缺氧发作时，可静脉注射心得安（普萘洛尔），减轻右心室流出道漏斗部的肌肉痉挛，增加肺血流量。逐渐加重的低氧血症和缺氧发作是 TOF 早期手术的指征。无症状的 TOF 患儿不需要任何特殊药物治疗。

（三）外科治疗

TOF 的早期手术的风险因素包括以下内容：低出生体重儿、肺动脉闭锁、合并复杂畸形、以前多次手术、肺动脉瓣缺如综合征、低龄、高龄、严重肺动脉瓣环发育不良、肺动脉及其分支发育不良、右心室/左心室收缩压比值高、多发室缺、合并其他心脏畸形等。

1.姑息手术

姑息手术的目标是,不依赖动脉导管,增加肺血流量,使肺动脉生长,为手术根治创造机会。有时,婴儿肺动脉闭锁或 LAD 冠状动脉横跨右心室流出道,无法建立跨肺动脉瓣环的右心室-肺动脉通道,而可能需要放置外管道。

虽然可以使用人工管道,肺动脉极其细小婴幼儿或许不适合在婴儿期一期根治。这些婴儿需要的是姑息而不是根治手术。姑息手术有各种类型,但目前首选的是 Blalock-Taussig 分流术。

Potts 分流术会引起肺血流量不断增加,而且在根治手术时,拆除分流难度大,现已放弃。Waterston 分流术有时还用,但也存在肺动脉血流过大的问题。这种分流方法还会造成右肺动脉狭窄,通常根治手术时,需要进行右肺动脉成形。由于会造成之后的根治手术困难,Glenn 分流术也已经不再使用。

鉴于上述各种分流术存在的问题,改良 BlaIock-Taussig 分流术,即在锁骨下动脉和肺动脉之间使用 Gore-Tex 人工血管连接,是目前首选的方法。Blalock-Taussig 分流术具有以下优点:①保留了的锁骨下动脉;②双侧均适合使用;③明显减轻发绀;④根治手术易于控制和关闭分流管道;⑤良好的通畅率;⑥降低医源性体肺动脉损伤的发生率。

根据各家报道,改良 Blalock-Taussig 分流术的死亡率小于 1%。然而,改良 Blalock-Taussig 分流术也有一些并发症,包括术侧手臂发育不良、指端坏疽、膈神经损伤和肺动脉狭窄。

姑息分流术的效果,会因患者手术年龄和分流手术类型而不同。

其他类型的姑息手术,目前已经很少使用。这其中包括非体外循环下右心室流出道补片扩大术。这种手术可能会损害肺动脉瓣,造成心包重度粘连,肺动脉血流量过多会导致充血性心力衰竭;因此,这种手术仅限于 TOF 婴儿合并肺动脉闭锁和(或)肺动脉发育不全的治疗。

在新生儿危重患者中,如果存在多个医疗问题,可通过导管球囊进行肺动脉瓣切开,以增加血氧饱和度,从而避免急诊姑息手术。但是,在新生儿中,这种操作有引起肺动脉穿孔的风险。最近一项研究表明,在有症状的新生儿 TOF 患者中,进行分流手术或根治手术,其死亡率和结果相近。

2.根治手术

一期根治是 TOF 最理想的治疗方式,通常在体外循环下进行。手术的目的是修补室间隔缺损,切除漏斗部狭窄区的肌束,消除右室流出道梗阻。在体外循环转机前,以往手术放置的主-肺分流管要先游离出来并拆除。之后,患者在体外循环下接受手术,其他的合并畸形如房间隔缺损或卵圆孔未闭,也同期修补关闭。

3.术后处理

所有婴幼儿心内直视手术后都转入儿童重症监护病房。术后必须密切观察血流动力学指标,等心脏和呼吸功能稳定后再去除气管插管和呼吸机。需要保持适当的心排量和心房起搏,来维持体循环的末梢灌注。患者应每天称重,来指导出入液体量。心脏传导阻滞患者应该安置临时的房室起搏器。如果 5～6 天后还不能回复正常传导,患者可能需要植入永久心脏起搏器。

第四节　动脉导管未闭

一、概述

动脉导管未闭（PDA）是最常见先天性心脏病之一，占心血管畸形的 15％～21％，居第 2 位，女性多见，男女之比为 1∶2～1∶3。动脉导管是由胚胎左侧第 6 主动脉弓形成，连接于主动脉峡部和肺动脉分叉处。是胎儿时期赖以生存的生理性血流通道，通常在出生后 2～3 周永久性闭合，如未能闭合即为动脉导管未闭。在动脉导管未闭中，约 9％～14％合并其他先天性心脏大血管畸形。

二、分型及病理生理

1.分型

（1）管状型：导管长度超过宽度，两端直径相等，此型最常见，成人病例多属此型。

（2）漏斗型：导管的主动脉端直径较粗而其肺动脉端较细，就如漏斗。

（3）窗型：导管很短，呈现主动脉与肺动脉间直接吻合状态。

（4）动脉瘤型：导管本身呈现动态瘤样扩大，此型极为罕见。

2.病理生理

（1）肺动脉水平左向右分流：不论在收缩期或舒张期，主动脉压力总比肺动脉高。血液连续地"左向右分流"，临床上产生连续性杂音，分流量的大小取决于导管的粗细及肺循环阻力。

（2）左心室负荷增加：体循环血量减少→左心室代偿性作功增加；肺循环血量增加→回心血量增多→左心室容量负荷增加；这两个因素导致左心室肥厚、扩大。甚至左心衰竭。

（3）肺动脉高压：肺动脉高压始因肺循环血流增加而为动力性，后因肺血管的继发性改变而发展成器质性。当肺动脉压力接近或超过主动脉压力时即可产生双向或右向左分流，成为 Eisenmenger 综合征（肺动脉高压右向左分流综合征）。

（4）右心室负荷增加：肺动脉压力增高，造成右心室后负荷增加，引起右心室肥厚、扩张、甚至衰竭。

（5）在某些先天性心血管疾病如大动脉转位、肺动脉闭锁等，未闭血管可起代偿作用。

三、诊断要点

1.症状

分流量很大的 PDA，在婴儿时期即可出现反复肺部感染，呼吸困难，体重不增加。代偿良好的 PDA，很少有明显的自觉症状。

2.体征

（1）连续性杂音：胸骨左缘第 2 肋间可闻及双期连续性、机械性杂音。并向左锁骨上窝传导。

（2）震颤：胸骨左缘第2肋间可触及收缩期震颤，并可伸展至舒张期。

（3）周围血管征：由于舒张压降低，脉压增宽，引起水冲脉。四肢动脉枪击音，毛细血管搏动。

3.辅助检查

（1）心脏X线检查：双肺充血，左心室增大，主动脉结大，肺动脉段凸。X线透视可见肺门舞蹈征。

（2）心电图：左心室肥大和左心房增大，严重时可出现双心室肥厚，甚至仅为右心室肥厚。

（3）超声心电图：肺动脉分叉处与降主动脉峡部之间可见一血流通道。

（4）右心导管及升主动脉造影检查：有创检查一般用于不典型或肺动脉压较高的 PDA 患者。

①右心导管：肺动脉内血氧含量比右心室高 0.05（0.5 容积％），右心导管经过动脉导管进入降主动脉。

②升主动脉造影：主动脉、肺动脉同时显影，并可见动脉导管。

4.鉴别诊断

（1）主动脉-肺动脉间隔缺损：杂音位置较低，右心导管在肺动脉根部出现压力突然升高，血氧含量明显增加，升主动脉造影显示主动脉与肺动脉同时显影。

（2）主动脉窦瘤破裂：突发胸痛史，病程进展迅速易致心衰。杂音位置较低；超声心动图可见扩张的主动脉窦，并突入心腔；升主动脉造影可见升主动脉与窦瘤破入之心腔同时显影。

（3）冠状动脉瘘：杂音位置低，表浅，舒张期较收缩期响；超声心动图可见异常扩大的冠状静脉窦，升主动脉造影可见扩张的冠状动脉及瘘入相应的心腔同时显影。

（4）室间隔缺损合并主动脉瓣关闭不全：杂音不连续，超声心动图示室水平分流，升主动脉造影示左右心室同时显影。

四、手术适应证及禁忌证

1.手术适应证

除部分直径较细（0.3～0.8cm）的 PDA 患者可行介入性治疗外，多数患者一经确诊均应手术治疗。理想的手术年龄是 3～7 岁。

（1）小于 1 岁婴儿，一般只有当出现心力衰竭时才考虑手术治疗。

（2）成人 PDA，只要肺血管的继发性改变是可逆的，尚有左向右分流者均可手术。

（3）合并心内膜炎者，需抗感染治疗 3 个月后才宜手术。少数感染不能控制，特别是出现假性动脉瘤或细菌性赘生物脱落，反复发生动脉栓塞者应及时手术。

2.手术禁忌证

（1）合并严重的肺动脉高压，已形成右向左分流为主，临床上出现分离性发绀的患者。

（2）在复杂先天性心脏病中，PDA 作为代偿性通道，如法洛四联症、主动脉弓中断等，在复杂先天性心脏病根治手术前，PDA 不能单独闭合。

五、动脉导管未闭的治疗

（一）治疗指征的选择

对于有临床症状的动脉导管未闭的患者（无论是儿童抑或成人），都应积极的行手术治疗（内科介入封堵或外科修补），但如果怀疑合并肺动脉压力增高，应行心导管检查评估肺动脉压力及肺血管阻力情况，如果肺血管阻力 $>8U/m^2$，则应行进一步的肺活检以明确肺血管发育情况，研究显示，此类患者如果关闭动脉导管分流后，将导致肺动脉压力陡然增高，从而导致低心排及右心衰竭等情况。对于较小的无临床症状的动脉导管未闭，其治疗的指征仍然存在争议，但如果出现诸如心内膜炎症、动脉导管血管瘤等并发症，应积极的采用外科的方式进行治疗。

（二）内科治疗

内科主要采取对症治疗的方式，如利尿，强心，控制心脏前负荷等，如出现心律失常，则使用抗心律失常的药物。而对于出现肺动脉高压失去手术机会的患者，可以使用 PGI_2，钙通道受体阻断药，内皮素阻断药的药物缓解肺动脉高压。近些年来，随着内科介入方法的不断进步，有很大一部分的动脉导管未闭都可以采用微创介入封堵的方式进行很好的治疗，该方法通过股动脉或股静脉通路，将封堵器（或弹簧圈等）放入动脉导管内，从而消除分流。目前的临床证据显示，其远期发生残余分流的概率仅约 5%，但仍存在血管损伤，封堵器移位，栓塞等并发症。

（三）外科手术治疗

虽然相比内科介入治疗，传统外科手术的创伤及并发症发生率均较高，但对于一些较大的或者解剖形态特殊，合并心内膜炎的动脉导管未闭，或患儿在新生儿期不易行内科封堵治疗时，仍然需要外科手术的方式闭合导管。

（四）手术方式，并发症及预后

经左胸小切口能够很好地暴露动脉管，已成为经典的手术入路；也有学者采用腋下切口进行动脉导管的暴露，同样随着技术的进步，采用微创腔镜下动脉导管结扎术，也能大大减少对患者的创伤。如果动脉导管内口较大，抑或钙化严重无法进行结扎，则需采用正中接口，于体外循环下缝合动脉导管的内口（或补片缝合）。经典的手术入路需游离动脉导管，应避免用直角钳直接分离导管的后方；导管较粗大时可经降主动脉的后方游离导管。解剖主动脉时，应注意避免损伤肋间动脉，明确迷走及喉返神经的位置，以免损伤。闭合动脉导管时麻醉医师应充分降低血压，以降低导管破裂的风险。结扎方式有：直接结扎，金属夹子钳夹，血管钳阻断后直接缝合。在此过程中，应尽量避免损伤大血管结构，避免肺动脉狭窄及肺部损伤。目前已有研究显示，外科动脉导管结扎/修补术后，发生残余反流的比例 $<5\%$，手术死亡率从 $0\%\sim2\%$ 不等（平均约 0.5%），术后主要并发症包括了出血，气胸，感染等，但发生率均较低。同样动脉导管未闭的远期预后也十分良好。

第九章　正常心电图及常见疾病的心电图表现

第一节　正常心电图

一、心电图的测量方法

心电图记录纸上有粗细两种纵线和横线。横线代表时间,纵线代表电压。细线间距为1mm,粗线距离为5mm。纵横交错组成许多大小方格。通常记录纸的滑行速度为25mm/s,每一小横格为0.04秒,每一大横格(5小格)为0.20秒。每一小纵格为0.1mV,每一大纵格为0.5mV,通常定准电压为1mV(10小格,图9-1-1)。

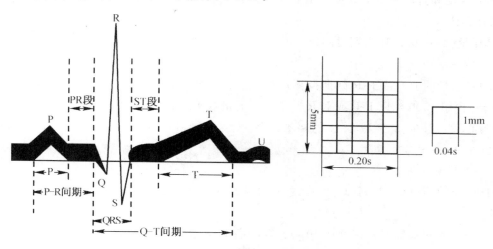

图 9-1-1　心电图的测量方法

有时走纸速度为50～100mm/s。临床上可根据需要调整定准电压增长至2mV,或减低至0.5mV。如心电图振幅高电压可增至2mV,若振幅过高,电压可减至0.5mV。

测量心电图时应注意,定准电压和纸速是否符合标准。测量正向波的振幅,应从等电位线的上缘量至波顶;测量负向波时应从等电位的下缘量至波底。等电位线以 T-P 段为标准,电位等于 0。以 P-R 段做等电位线相对不准确,因为心房负极波(Ta)常与 P-R 段融合,致使其向下偏移。在测量各间期应选择振幅高大、波形清楚的导联(图9-1-2)。

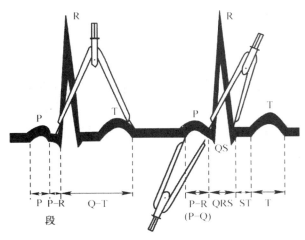

图 9-1-2　心电图各波时限测量方法

二、心率的测量

1.查表法

用双角规和直尺测量 P-P 或 R-R 间期的时间,将测得秒数乘以 100,再从表中查出心率。

2.计算法

(1)测量 P-P 或 R-R 间期时间(s);再用 60 除以该数值,即为心率。

例:心率＝60/P-P 或 R-R

(2)将测量的 P-P 或 R-R 间期换算成格数(0.04 秒为 1 格),同时将 60 秒也换算成格数(1500 格)再用 1500 除以 P-P 或 R-R 间期所占的格数则为心率。

即:心率＝1500/P-P 或 R-R 的格数。例如:某患者 P-P 间期等于 25 个小格。心率＝1500/25＝60/min。

3.若心律明显失常

(1)应连续测量 8～10 个 P-P(f-f 或 F-F)或 R-R 间期,取其平均值,分别计算出心房率和心室率。

(2)如房率和室率不一致时,应分别计算心房率与心室率,连续测量 6 秒内 f 波及 R 波的数目,再乘以 10,可分别计算出心房率和心室率。

三、正常心电图各波间期的形态、时间及电压

正常心电图(图 9-1-3)包括以下部分:

1.P 波

代表心房除极向量,额面指向左下方,角度为 45°～50°,与 II 导联平行,故 P II 波形较为清晰,正常 P 波形态直立,偶呈低平、倒置或双向等。P 波时限为 0.08～0.11 秒。振幅在肢体导联上应＜0.25mV,在胸导联上应＜0.20mV(图 9-1-4)。

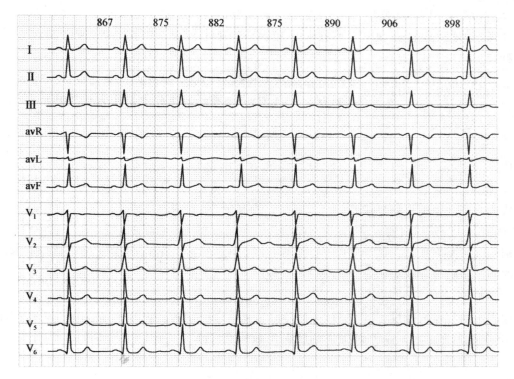

图 9-1-3 正常心电图

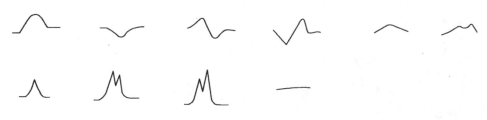

图 9-1-4 P 波的各种形态

2.Ta 波

代表心房的复极波,正常与 P 波的方向相反,常重叠于 P-R 段,QRS 或 ST 段中不易辨认,并使其下移。正常 Ta 波时限为 0.15～0.45 秒,平均为 0.30 秒,Ta 波的临床意义尚未肯定,但有助于辨别心脏传导阻滞时 P 波的变化。

3.P-R 间期及 P-R 段

P-R(P-Q)间期代表窦房结经过心房、房室结到达房室束的总时间。正常成人 P-R 间期为 0.12～0.20 秒。但 P-R 间期受年龄和心率的变化略有差异,心率快时,P-R 间期较小,反之较长。

P-R 段,代表激动通过房室结及房室束的总时间。P-R 段形态呈一等电位线。

在正常情况下,P-R 段与 P 波时间保持一定的比例关系。

$$P/P\text{-}R \text{ 段} = 1.0 \sim 1.6$$

4.QRS 波群

代表左右心室除极过程的总时间。正常 Q 波在 0.03～0.04 秒,QRS 间期为 0.06～0.10

秒,平均 0.08 秒。胸导联略增宽,小儿较成年人略窄,多在 0.045~0.09 秒。QRS 波群的形态呈多种形态,取决于额面和水平面在肢导和胸导联轴上投影。正常 QRS 波时间在 0.06~0.10 秒。

室壁激动时间(VAT):心电图上是指从 QRS 波群到 R 波顶点垂线之间距离。正常人 VAT_{V1}<0.03 秒,VAT_{V5}<0.05 秒(女性 0.045 秒),室壁激动时间通常作为心室肥大的诊断条件之一。

5.J 点

代表 QRS 结束与 ST 段交接处。通常 J 点在等电位上,上下偏移<1mm。

6.ST 段

代表心室除极结束到复极开始一段时间。故测量 ST 段应在 J 点后 0.06~0.08 秒开始计算,以确定 ST 段偏移幅度。ST 段正常时限为 0.05~0.15 秒,正常 ST 段应位于等电位线上,但个别情况可略高或低。肢导联中 ST 段可上移 1mm,偶达 1.5mm,仍属正常。胸导联 ST 段上移的幅度常较肢导联为明显。在 V_1~V_3 导联可达 3mm,V_1~V_6 可达 1mm。

7.T 波

代表两侧心室复极过程 T 波形态有多种,呈直立、低平倒置、双向等。正常 T 波的方向多与 QRS 主波方向一致。以 R 波为主的导联 T 波直立 T/R>1/10(图 9-1-5)。

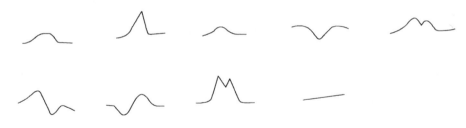

图 9-1-5　波的各种形态

8.Q-T 间期

从 QRS 起点至 T 波终点的距离,表示心室除极到复极所需要的时间。Q-T 间期与心率的关系,Q-T 间期愈短,心率愈快,反之则心率愈慢。测量正常 Q-T 间期用公式 $Q\text{-}T = K\sqrt{R\text{-}R}$,其中 K 为常数,男性 0.37,女性 0.40。

Q-T 间期缩短临床见于洋地黄作用和血钙过高等。Q-T 间期延长见于电解质紊乱引起的低钾血症、Q-T 延长综合征、慢性心肌缺血、药物作用等。

9.U 波

正常 U 波较低,在心电图上不显著,胸导联较清晰。U 波的形态与 T 波基本相同。时限为 0.20 秒,电压 0.5~1.5mV。U 波增高可见于冠心病心肌缺血。

高血压病以及心力衰竭,还可见于低钾血症及胺碘酮、奎尼丁过量等。

四、影响正常心电图波形的生理因素

心电图是反映心脏除极和复极的电位差,心电图波形的变化,主要取决于心脏本身的改变。但一些生理因素,也可导致心电图波形发生改变。

1.神经因素

人体的一切活动,都是在中枢神经的控制下完成的。所以心脏的除极和复极过程必然受中枢神经的影响。实验证明,通过各种条件反射的方式,可以引起心电图的相应改变。

交感神经兴奋时,可引起心率增加,P-R 及 Q-T 间期缩短、P 波及 T 波增大;迷走神经兴奋时则常引起相反的结果,即心率减慢、P-R 及 Q-T 间期延长、P 波及 T 波降低。若压迫眼球或颈动脉窦,也可通过迷走神经反射,出现与上述影响相同的心电图。

2.年龄

小儿由于解剖生理不同于成年人,故其心电图也与成年人有所差异。老年人与一般成年人的心电图也有区别。老年人在心血管系统较常见的变化是心肌萎缩和血管硬化,心电图上常显示 P 波低平,P-R 及 QRS 间期延长。在标准导联中出现 Q 波的较青年及中年人多,QRS电轴多左偏。在 V_4,V_5,V_6 常有 ST 及 T 波降低。可能与老年人潜在的冠状动脉供血不足有关,故不轻易做出诊断,结合临床进一步检查确定。

3.体型

肥胖体型者膈肌位置较高,心脏常趋向横位并伴有逆钟向转位,故 QRS 平均电轴偏左。因体胖者皮下脂肪丰满,胸壁较厚,显示 QRS 低电压。反之,瘦长体型者膈肌位置偏低,心脏多呈垂直及顺钟向转位,心电图上平均电轴偏右。若胸壁较薄,则各波电压多较一般体型者高。

4.体位

心脏在胸腔中的位置可因体位的变化而发生移动,同时也改变心电向量环在各导联轴上投影的方向。坐位和立位时,心脏较垂直,Ⅱ,Ⅲ,V_2,V_3,V_4,ST 中段多轻微下移,而 T 波多低平或倒置。左侧卧位时心脏左移,心电轴左偏,胸部各导联的探查电极相对右移,致 R 波振幅减低、S波加深。右侧卧位时情况相反,使胸导联上的 R 波振幅较平卧位时增高而 S 波变浅。

通常描记心电图时均取平卧位,但在严重心力衰竭或其他特殊情况下,患者不能平卧而被迫采取坐位或其他特殊体位时,必须考虑到上述因素的影响,在心电图上加以注明,以免发生误诊。在一些病理情况下,如纵隔心包炎、广泛胸膜粘连,由于心脏与周围组织固定,心脏并不随体位的变化而发生移动。在心电图上表现为心电轴及胸导联中波形固定,以此可作为诊断上的参考。另外在气胸、胸腔积液、肺不张、肺切除等,由于纵隔移位,心电图往往伴有相应的图形改变,也需加以注意。

5.呼吸

呼吸动作对心电图波形的影响很大,以深呼吸时更为显著。与下述原因有关。

(1)心脏位置的变动,深吸气时膈肌下降,肺充血量增加,心脏趋于垂直。深呼气时膈肌上升,心脏转向横位,伴随着心脏在胸腔中位置的变化,P,QRS,T 向量环在各导联轴上的投影部位也发生改变。

(2)肺组织导电的改变,吸气时肺组织膨胀,充气量增加,电阻加大,使传导至胸壁上的电压降低,故波幅变小。呼气时则正相反,因此波幅增大。

(3)心室充血量的变化,吸气时右心室回心血量增加,呼气时左心室充血量增加。根据电学上短路传导原理,可知心腔内充血量越多,短路传导越显著,在胸壁上记录的波形越低。

(4)自主神经张力变化,吸气时可使交感神经张力增高,心率增加,传导速度增快;呼气时使迷走神经张力增强,心率减慢,传导速度减慢。

6.性别

女性在生理解剖上因心脏大小(平均较男性小 10%～15%)及乳房的发育的影响,P-R 及 QRS 间期较男性短,QRS 及 T 波电压较男性低。

7.运动

运动时,由于交感神经兴奋,儿茶酚胺分泌增加,心脏在胸腔中的位置发生改变,及其他因素的影响,P,QRS,T 波的电压常较运动前增大,P-R,Q-T 间期多较运动前缩短,且常出现 ST 段轻度下移。

8.饮食

进食后可使 T 波略减低,Q-T 间期轻度延长,心率稍加快,尤其在饭后 1 小时较明显,2 小时内恢复原状。可能与餐后血清及心肌内钾含量暂时降低有关。

9.妊娠

在妊娠晚期,由于膈肌升高时,心脏在胸腔中的位置发生改变,使 QRS 向量环及 QRS 波群发生相应改变,在Ⅲ导联常出现 Q 波,必须结合临床与下壁心肌梗死进行鉴别。这种 Q 波在分娩后可迅速变小或消失。

五、影响正常心电图的技术因素

1.定准电压

为便于心电图的测量及前后对比,在每次描记心电图前,必须精确地定准电压。即外加 1mV 电压使描笔恰好摆动 10mV(特殊情况下可使描笔移动 5mm 或 20mm)。如<10mm,描出图形波幅较实际小,反之则大。这两种情况,均可造成分析上的错误。

2.皮肤阻力及电极阻力

人体的皮肤电阻很高,在放置电极板前,必须使用良好的导电糊或导电胶涂擦局部皮肤,使导电糊易于渗入皮内,从而减低皮肤的电阻。肢体上安放电极板的部位,应选择在两侧腕关节上方 3～4cm 及两下肢内踝上方 5～6cm 处。电极板应与皮肤紧密接触,松紧适度。在描记胸导联时,若遇有体格消瘦者尤其应注意。每次描记结束,宜用温水洗净并擦干电极板,勿使其上有残存的导电糊,以免发生腐蚀而增加电极阻力。当皮肤阻力或电极阻力增加时,将影响心电图波形的振幅,使其较实际的波幅低。

3.阻尼

为消除电流计的弦线或线圈在心电流中断后的连续振荡,从而防止心电波的变形失真,在心电图机内均有特殊装置,称为阻尼。理想的阻尼应是与心电流的断续完全和谐,刚好能抵消电流计本身的振荡运动。否则,即为阻尼不足或阻尼过度,二者均可造成波形失真而影响诊断。如图 9-1-6 所示:①为阻尼适当,描得的方形波四角锐利,无圆钝曲折;②为阻尼不足,可见方形波的上升及降落开始处均有小的曲折,说明电流计本身仍有连续的振荡运动;③为阻尼过度,波形圆钝,上升及降落均较延缓。

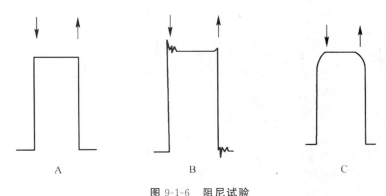

图 9-1-6　阻尼试验

A.正常阻尼;B.阻尼过小;C.阻尼过大

4.交流电干扰(图 9-1-7C)

表现在心电图上呈规律性每秒 50 次(国内用交流电一般是每秒 50 周)的细小波纹。发生交流电干扰的常见原因有以下几种。

(1)附近有交流电设备,如 X 线机、电疗机、电动机、电吸引器、电风扇、电冰箱等。

(2)患者身体与金属物件接触。如在坐位录取心电图,常为两脚着地而未予绝缘。

(3)心电图机的地线接触不良。

(4)心电图机与其他金属物接触。

(5)导线线端折断或半断。

(6)电极板不洁生锈。

(7)电极板松脱离开皮肤。

5.肌肉震颤(图 9-1-7A)

在情绪紧张、精神失常、寒冷、甲状腺功能亢进症、脑出血或帕金林病等情况下,均可因骨骼肌的肌肉震颤而使心电图受到干扰,其中以情绪紧张引起者最为常见。表现为不规则的细小波纹,易误认为心房颤动。因此,在描记之前,应先让患者静卧几分钟,使全身肌肉松弛。在冬季应注意保暖,避免寒战。同时应向患者进行适当的解释,以消除对心电图检查的误解。

6.导联线松脱和断离(图 9-1-7B)

会使描记的心电图在一段时间内无波形出现,很易误认为窦性静止或窦房阻滞。若导线使用日久或保护不善,往往使导联线铜丝折断或半断,造成时而接触,时而断离,因此描出的心电图可时有时无。凡遇有上述情况,必须及时检查电极板连接是否牢固,有无松脱,导联线的线端有无铜丝脱落、折断等情况,并及时做好相应处理。

7.心电图基线不稳(图 9-1-7D)

描记心电图时,若患者躁动不安、身体移动或过度呼吸,则必然出现基线上下摆动或突然升降,往往遮盖了 ST-T 的正确判断。在遇有基线不稳时,应仔细检查电极板与皮肤接触有无过松或过紧;电极板是否生锈腐蚀影响导电;导电糊涂擦有无过多或过少;导联线是否牵拉过紧;患者有无过快呼吸、情绪紧张等。此外,若心电图机内部干电池电源耗竭或交流电电源不稳,亦可使基线上下摆动。

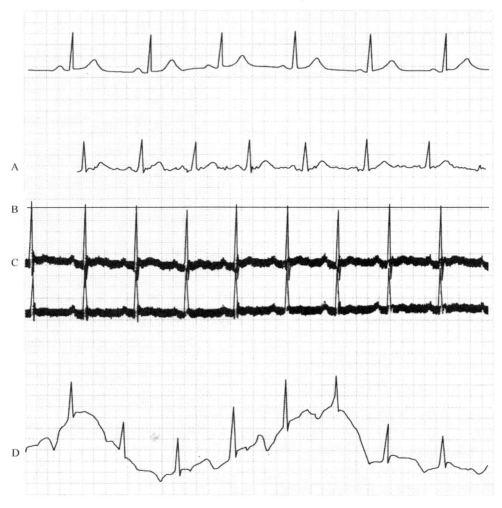

图 9-1-7　交流电干扰及其他干扰导致的伪差
正常心电图、肌肉震颤、交流电干扰、呼吸过度导致的基线漂移

8.导联线连接错误

常见的是左右上肢导联线连接颠倒,描记出的 6 个肢体导联心电图图形酷似右位心,即Ⅰ颠倒,Ⅱ与Ⅲ互换,avR 与 avL 互换,avR 正常。但观察胸导联中的图形,并无右位心的特征性改变。还应注意下列几种可能发生的差错。

(1)左手与左足连接颠倒:Ⅰ实际为Ⅱ,Ⅱ实际为Ⅰ,Ⅲ颠倒,avR 正常,avL 与 avF 交错。

(2)右手与左足连接错误:Ⅰ实际为颠倒的Ⅲ,Ⅱ颠倒,Ⅲ实际为颠倒的Ⅰ,avR 与 avF 交错,avL 正常。

(3)左手与左足连接错误,左足线错接于右手,右手线错接于左手:Ⅰ实际为Ⅲ,Ⅱ实际为颠倒的Ⅰ,Ⅲ实际为颠倒的Ⅱ,avR 实际为 avL,avL 实际为 avF,avF 实际为 avR。

第二节　动态心电图

一、概论

动态心电图（AECG；DCG）是指连续记录 24 小时或更长时间的心电图。1961 年由美国学者 Holter 发明，故又称为"Holter"。AECG 可以检测和分析心律失常和 ST 段改变，也可以对更为复杂的 R-R 间期和包括晚电位、QT 离散度和 T 波改变的 QRS-T 形态进行分析。是重要的无创性心血管病检查技术。

二、适应证

临床上主要应用于捕捉一过性心脏病变，做定性和定量分析。主要对心律失常分析；心肌缺血分析；心率变异性分析；起搏信号分析。

三、设备

（一）基本结构

1.记录系统

包括导联线和记录器。导联线一端与固定在受检者身上的电极相连，另一端与记录器连接。记录器目前多是固态式，佩戴在受检者身上，能精确地连续同步记录和储存 24 小时或更长时间的两通道或三通道心电信号。

2.回放分析系统

主要由计算机系统和心电分析软件组成。回放系统能自动对记录器记录到的心电信号进行分析。分析人员通过人机对话对计算机分析的心电图资料进行检查、判定、修改和编辑、打印出异常心电图图例以及有关的数据和图表，作出诊断报告。

（二）种类

AECG 记录仪有两种，持续监测仪和间断记录仪。

1.持续监测仪

24～48 小时连续监测。

2.间断记录仪

有循环记录仪和事件记录仪两种类型。可长期监测（数周到数月），提供短暂的、简短的数据来发现发生频率较低的事件。循环记录仪适合于症状十分短暂，或症状仅为短暂乏力，可以马上触发记录仪并记录储存心电图的患者。事件记录仪，佩戴在患者身上，并在事件发生时由患者触发。它不是适用于意识丧失或意识几乎丧失的心律失常患者，而是适用于症状发生频率低、不严重但持续存在的心律失常患者。

四、导联选择

导联的选择应根据不同的检测目的而定,常用导联及电极放置表 9-2-1。

表 9-2-1　动态心电图双极导联位置

导联	正极	负极
模拟 V_1(CM1)	右第 4 肋间胸骨旁 2.5cm 处	右锁骨下窝中 1/3 处
模拟 V_2(CM2)	左第 4 肋间胸骨旁 2.5cm 处	右锁骨下窝中 1/3 处
模拟 V_5(CM5)	左第 5 肋间腋前线	右锁骨下窝中 1/3 处
模拟 aVF(MaVF)	左腋前线肋缘	右锁骨下窝中 1/3 处

注:无干电极在右锁骨下窝外 1/3 处,或右胸第 5 肋间腋前线或胸骨下段中部。

五、分析内容

1.正常 Holter 表现

尚无统一标准,影响因素多,变异大,需综合分析。

成人 24 小时平均心率:59～87 次/分;最高心率:活动时可达 180 次/分,随年龄增加而降低;最低心率:睡眠中多＞40 次/分,运动员可更低。可见一过性窦缓:某一时间内 HR＜60 次/分;持续性窦缓:24 小时总心搏数＜86400 次;一过性窦速:某一时间内 HR＞100 次/分;持续性窦速:24 小时总心搏数＞140000 次。常有窦性心律不齐出现;偶见窦性停搏:时长多为 1.5～2.0 秒,睡眠中。如＞2.0 秒常是异常。运动员时长＞2 秒的占 37.1％。室上性心律失常:50％～75％正常人可有,随年龄增长。以房早为多,一般房早＜100 次/24 小时或 1 次/1000 心搏。短阵,偶发的室上速,房颤、房扑少见。室性心律失常:50％的正常人可见,随年龄增多。一般频率＜100 次/24 小时,1 次/1000 心搏,≤5 次/小时。频率＞10 次/1000 次心搏多为非生理性。单发为多。传导阻滞:主要是 AVB,2％～8％,多为一度、二度Ⅰ型;短暂,多在睡眠中。儿童多,老人少。运动员更多,可有房室分离,逸搏等。ST-T 变化:活动后常发生上斜型压低,发生率可高达 30％。水平型、下斜型压低少见。ST 段抬高发生率可达 25％,呈凹面向上。T 波可低平,双向。

2.心律失常诊断及评价标准

(1)窦房结功能不全诊断:一般情况 24 小时窦性心搏总数为 10 万次,≤8 万次、最慢心率≤40 次/分持续 1 分钟以上、最快心率≤90 次/分、出现窦房阻滞、窦性停搏＞3 秒,或快速心律失常发作终止时窦性停搏＞2 秒,提示窦房结功能不全。

(2)室性心律失常的评价:正常人室性期前收缩≤100 次/24 小时,或 5 次/小时,超过此数只能说明有心脏电活动异常,是否属病理性应综合临床资料判断。室性期前收缩达到 Lown 法分级 3 级以下多有临床意义(表 9-2-2)。

表 9-2-2 Lown 室性心律失常分级

分级	心电图特点	分级	心电图特点
0	无室性期前收缩	4A	连续的(成对)室性期前收缩
1	单形,偶发,室性期前收缩 30 次/小时	4B	连续≥3 次的室性期前收缩(短阵室速)
2	单形,频发,室性期前收缩≥30 次/小时	5	RonT 型室性期前收缩
3	频发,多形性室性期前收缩		

(3)室性心律失常药物疗效评价疗效评价:常采用 ESVEN 标准。用药后达以下标准者判定有效:室性期前收缩减少≥70%;成对室性期前收缩减少≥80%;短阵室速减少≥90%,连续 15 次以上的室速及运动时连续 5 次以上的室速消失。

(4)抗心律失常药物所致心律失常作用:用药后心律失常恶化定义为平均每小时的室早数较用药前增加 4 倍;成对室性期前收缩和(或)室速较用药前增加 10 倍;用药后新出现的持续性室速;原有的室速心率明显加快;停用抗心律失常药物后,加重的心律失常逐渐消失。

3.缺血分析

Holter 是诊断日常生活引发心肌缺血的唯一方法,可对心肌缺血进行综合评估,对不同阶段的冠心病患者诊断和治疗都有指导作用。

缺血的诊断依赖于一系列的心电图改变,即"三个一"标准:ST 段压低至少 1mm(0.1mV),发作持续时间至少 1 分钟,两次发作间隔至少 1 分钟,在此期间 ST 段回到基线。指南推荐的发作间隔时间为 5 分钟;如果原来已存在 ST 段下移,则要在 ST 段已降低的基础上,ST 段水平型或下斜型再降低≥1mm。

(1)排除条件:在"三个一"的基础上,①ST 段降低前的 10 个 R 波平均幅度高于 ST 段降低最显著时的 R 波幅度的 20%;可能体位改变引起;②突然发生的 ST 段下斜型下移;可能伪差或体位改变;③伴随 P-Q 段降低的 ST 段下移;常因心动过速引起。

(2)Holter 检测缺血的条件:窦性心律,基线 ST 段偏移≤0.1mV,形态为上斜型,T 波直立。ST 段平坦或伴随 T 波倒置仍可判断,但应避开下斜型或铲挖状 ST 段;监控导联 R 波高度≥10mm;监测导联不应有≥0.04 秒的 Q 波或明显的基线 ST 段改变;右束支传导阻滞时 ST 段偏移是可以判断的,特别是在左胸导联。

12 导联心电图示左室肥厚、预激综合征、左束支传导阻滞或非特异性室内传导延迟≥0.10 秒者,不适用 AECG 检测缺血。

4.心率变异性

心率变异性(HRV)是指逐次窦性心动周期之间的微小变异,反映心脏自主神经系统的功能状态。测量方法:静息短时测量法(5 分钟);动态长程测量法(24 小时)。分析方法:时域分析法、频域分析法和非线性分析法。推荐 24 小时 HRV 检测采用时域分析指标,5 分钟静息 HRV 分析采用频域分析指标。

(1)时域分析:对连续记录的正常窦性心搏,按时间或心搏顺序排列的 R-R 间期的数值,进行数理统计学分析的方法。24 小时 R-R 间期标准差(SDNN)＜50 毫秒,三角指数＜15,心率变异性明显降低;SDNN＜100 毫秒,三角指数＜20,心率变异性轻度降低。HRV 降低为交感神经张力增高,可降低室颤阈,属不利因素;HRV升高为副交感神经张力增高,提高室颤阈,属保护因素。大多数人认为SDNN、SDANN等时域指标<50毫秒,为HRV显著减低,病死率大大增加。

(2)频域分析:对心率变异的速度和幅度进行心率功率谱的分析。分为超低频功率,频段≤0.003Hz;极低频功率,频段0.003～0.04Hz;低频功率,频段0.04～0.15Hz;高频功率,频段0.15～0.4Hz。高频功率与迷走神经传出活动有关,受呼吸影响。低频功率与血管压力感受性反射作用有关,由交感神经和迷走神经共同介导的心率波动形成。极低频和超低频的生理意义尚不清楚。

六、注意事项

患者佩戴记录器检测过程中需作好日志,按时间记录其活动状态和有关症状。完整的生活日志对于正确分析动态心电图资料具有重要价值。

监测过程中,患者的体位、活动、情绪、睡眠等因素的影响,对动态心电图检测到的某些结果,尤其是ST-T的改变,还应结合病史、症状及其他临床资料综合分析,以作出正确的诊断。

由于导联的限制,尚不能反映某些异常心电改变的全貌,分析时应结合常规12导联心电图检查等。

第三节　心电图运动试验

一、概论

运动试验即心电图运动负荷试验。是通过一定负荷量的生理运动,增加心肌耗氧量,诱发心肌缺血,是目前诊断冠心病最常用的无创性诊断技术。方法包括二级梯运动试验、踏车运动试验和平板运动试验。

1.二级梯运动试验

以秒表计时,用节拍器调节登梯速度,患者上下登走每级22.86cm高的二级梯,往返登梯3分钟,然后描记运动后0、2、4、6分钟的心电图。此法负荷量小、敏感性较差、假阴性率高,现基本淘汰。

2.踏车运动试验

受试者在特制的自行车功量计上以等量递增负荷进行踏车,以1级开始至8级,每级运动2～3分钟,运动中连续测量心电图和血压。

3.平板运动试验

受试者在带有能自动调节坡度和转速的活动平板仪上行走,按预先设计的运动方案,规定在一定的时间提高的坡度和速度。根据患者的情况(即年龄、心率),做亚极量和极量分级运动试验,运动中连续心电图监护,间断记录血压。极量运动试验:逐级增加运动量,达到高水平运动量时氧耗量也达到最大,继续增加运动量,氧耗量不再增加,此时的运动量为极量运动。极量运动试验的目标心率(次/分)＝220－年龄;亚极量运动试验:达到极量运动心率的85％～90％的负荷量,临床大多采用亚极量运动试验。亚极量运动试验目标心率(次/分)＝195－年龄。

二、适应证和禁忌证

对于心电图显示预激综合征、起搏心律、左束支传导阻滞而难以进行心电图分析,或 ST 段压低＞1mm 需要进行影像学检查的患者,不属于下述范畴。

1.适应证

(1)冠心病的辅助检查,对不典型胸痛或可疑冠心病患者进行鉴别诊断。

(2)对冠心病患者危险分层,估计冠状动脉狭窄的严重程度,筛选高危患者以便进行手术治疗。

(3)评定心功能,测定冠心病患者心脏功能和运动耐量,以便合理地安排患者的生活和劳动强度,为康复训练提供依据。

(4)冠心病患者药物或介入手术治疗效果前后对比。

(5)心肌梗死患者预后评估。

(6)特殊人群(飞行员、宇航员、航海员等)体格检查。

(7)其他:如进行冠心病易患人群流行病学筛查。

2.禁忌证

(1)绝对禁忌证

①急性心肌梗死或心肌梗死合并室壁瘤。

②高危不稳定心绞痛(5 天内反复发作)。

③未控制的、伴有血流动力学障碍的心律失常。

④有症状的严重主动脉瓣狭窄。

⑤未控制的有症状的心力衰竭。

⑥急性肺动脉栓塞或肺梗死。

⑦急性心肌炎、心内膜炎或心包炎。

⑧急性主动脉夹层。

⑨严重的高血压[收缩压＞24.0～26.7kPa(180～200mmHg)及(或)舒张压＞14.7kPa(110mmHg)]或低血压。

⑩急性或严重非心源性疾病。

⑪严重的运动能力障碍。

⑫患者拒绝检查。

(2)相对禁忌证

①冠状动脉左主干狭窄。

②中、重度狭窄的心脏瓣膜病。

③电解质紊乱。

④肥厚梗阻性心肌病及其他形式的流出道梗阻。

⑤导致不能充分运动的身心障碍：肢体残疾、体弱及活动不便者。

⑥快速性或缓慢性心律失常。

⑦妊娠、贫血、甲状腺功能亢进症、肺气肿及患有其他严重疾病者。

⑧酒后、止痛药、镇静药、雌激素等药物作用时。

三、活动平板试验方法

1.准备工作

（1）配齐各种急救药品和器材、除颤器、氧气；配备有经验的医师或技师。

（2）向患者作详细的解释工作，说明检查的必要性和危险性、检查过程、检查的安全性，同时也不排除意外的发生，签署知情同意书；应让患者了解运动负荷试验设备的工作特性及运动的方式等。

（3）详细询问病史、体检及 12 导联心电图，鉴别有无运动试验的禁忌证；患者术前 2 小时禁食，禁烟酒。

（4）术前停用相关药物至少 3～4 个半衰期。

2.试验方法

近年研究表明，达到最大耗氧值的最佳运动时间为 8～12 分钟，延长运动时间并不能增加诊断准确性。

试验前描记受检者卧位和立位 12 导联心电图并测量血压作为对照。运动中通过监视器对心率、心律及 ST-T 改变进行监测，并按预定的方案每 3 分钟记录心电图和测量血压一次。在达到预期亚极量负荷后，使预期最大心率保持 1～2 分钟再终止运动。运动终止后，每 2 分钟记录 1 次心电图，一般至少观察 6 分钟。如果 6 分钟后 ST 段缺血性改变仍未恢复到运动前图形，应继续观察至恢复。20 世纪 70 年代 Bruce 提出个体目标心率概念，经典的 Bruce 运动方案和 Bruce 修订方案见表 9-3-1 和表 9-3-2。对年龄较大者亦选用 Bruce 修订方案。

表 9-3-1 经典 Bruce 方案分级标准

级别	时间（min）	速度（km/h）	坡度（°）
1	3	2.7	10
2	3	4.0	12
3	3	5.4	14
4	3	6.7	16
5	3	8.0	18
6	3	8.8	20
7	3	9.6	22

3.试验终止指标

（1）绝对指标：①患者要求停止；②出现典型心绞痛；③急性心肌梗死；④ST 段水平型或下斜型压低≥2mm；⑤在无梗死性 Q 波的导联（除外 V_1 或 aVR）上出现 ST 段抬高≥1.0mm；

⑥运动负荷增加而收缩压比基础值下降＞1.33kPa(10mmHg)，并伴有其他缺血证据；⑦严重的心律失常：室性心动过速、心室扑动、心室颤动；⑧明显症状及体征：极度体力衰竭、发绀、面色苍白、皮肤湿冷、共济失调、眩晕或晕厥前兆、缺血性跛行等。

表 9-3-2　Bruce 修订方案分级标准

级别	时间（min）	速度（km/h）	坡度（°）
1	3	2.7	0
2	3	2.7	5
3	3	2.7	10
4	3	4.0	12
5	3	5.4	14
6	3	6.7	16
7	3	8.0	18

（2）相对指标：①运动负荷增加而收缩压比基础值下降≥1.33kPa(10mmHg)，但没有其他缺血表现；②显著高血压：SBP＞29.3kPa(220mmHg)和（或）DBP＞14.7kPa(110mmHg)；③频发室性期前收缩：多源或成对；④阵发性室上性心律失常；⑤出现室内传导延缓；⑥胸痛加重。

四、结果判读

1.运动试验阳性标准

（1）运动中出现典型的心绞痛。

（2）运动中或运动后以 R 波为主的导联 J 点后 80 毫秒处 ST 段下斜型或水平型下移较运动前≥0.1mV，持续时间＞1 分钟。

（3）运动中或运动后 ST 段弓背向上抬高≥0.1mV。

2.运动试验可疑阳性标准

（1）运动中或运动后以 R 波为主的导联 J 点后 80 毫秒处 ST 段下斜型或水平型下移较运动前增加 0.05～0.1mV，持续时间＞1 分钟。

（2）运动中或运动后以 R 波为主的导联，ST 段上斜型压低在 J 点后 60 毫秒处≥0.15mV或 ST 段斜率＜1mV/s，持续时间≥1 分钟。

（3）U 波倒置。

（4）出现严重心律失常，如室速、房室传导阻滞、窦房传导阻滞、束支传导阻滞等。

（5）T 波变为倒置或双向。

（6）运动中收缩压较运动前或前一级运动时下降≥1.33kPa(10mmHg)。

3.影响运动试验结果的因素

（1）地高辛：运动试验时可产生异常 ST 段反应。检查前须停药 2 周，以减轻药物对复极的作用。

（2）左心室肥大伴复极异常：使运动试验特异性降低，但敏感性不受影响。因此，运动试验仍有价值。

（3）休息时 ST 段压低：无论是否是冠状动脉缺血性心脏病患者,已证实休息时 ST 段压低是一个预测心脏事件的重要指标。研究显示,休息时 ST 段压低者急性冠状动脉综合征的发生率是无休息时 ST 段压低者的两倍。

（4）左束支传导阻滞：运动试验诱导的 ST 段压低常常伴有左束支传导阻滞,不提示心肌缺血。有左束支传导阻滞时,不存在 ST 段压低多少即有诊断意义的标准。

（5）右束支传导阻滞：运动试验诱导的 ST 段压低常常伴有右束支传导阻滞($V_1 \sim V_3$ 导联）,与心肌缺血无关。但是,在左胸导联（V_5、V_6）或下壁导联（Ⅱ 和 aVF）,右束支传导阻滞的存在并不降低运动试验对心肌缺血的敏感性、特异性或预测价值。

（6）β 受体阻滞剂：尽管 β 受体阻滞剂对运动最大心率有明显的作用,但对可能的冠状动脉缺血性心脏病评价并无显著影响。

（7）心房复极：心房复极波方向与 T 波方向相反,并可以延伸到 ST 段和 T 波。运动期间,过大的心房复极波会产生非缺血性 ST 段下斜型压低。这种假阳性运动试验出现在较高的峰值运动心率时,无运动诱导的胸痛,下壁导联 P-R 段明显压低。

第四节　冠状动脉供血不足的心电图表现

引起冠状动脉供血不足的病因有多种,其中冠状动脉粥样硬化占 90% 左右。其他病因较少见,约占 10%。如冠状动脉栓塞、肿瘤、夹层动脉瘤、冠状动脉炎,先天性冠状动脉畸形、外伤、较长时间的心脏停搏等。

冠状动脉供血不足有急性与慢性之分。急性冠状动脉供血不足时,临床上多有心绞痛,偶可无症状,心电图可出现一过性缺血性改变或心律失常。慢性冠状动脉供血不足者,平时心电图即可能显示心肌缺血的改变。

一、急性冠状动脉供血不足

（一）心电图改变

急性冠状动脉供血不足发病是突然的,在有症状的患者表现为心绞痛,或在运动及心电图负荷试验中诱发急性心肌缺血,伴有或不伴有心绞痛。急性冠状动脉供血不足发作前后的心电图可以是正常或基本正常,也可以在慢性冠状动脉供血不足的基础上发生。

1.损伤型 ST 段改变

急性冠状动脉供血不足时,心电图上出现一过性损伤型 ST 段移位,缺血因素解除以后,心电图迅速恢复原状（图 9-4-1）。

（1）ST 段下降：急性心内膜下心肌缺血或损伤,可引起 ST 段下降。其形态呈水平型、下斜型及低垂型,下降的幅度大于 0.10mV,持续时间大于 1 分钟,QX/QT≥50%,R-ST 夹角≥90°。原有 ST 段下降者,在原有基础上再下降大于 0.10mV。原有 ST 段抬高者,急性冠状动脉供血不足时,ST 段可暂时回至基线,或下降的幅度大于 0.10mV。ST 段下降可以单独出现,也可以伴有 T、U、QRS 波群改变。根据 ST 段下降的导联,可以推测出心内膜下心肌损伤的部位。ST 段下降至少出现在 2 个或 2 个以上相邻的导联上。因心肌缺血损伤大多发生于左心室前壁、心尖部及下壁心内膜处,故 ST 段下降多见于 $V_4 \sim V_6$ 及 Ⅱ、Ⅲ、aVF 导联。急性前间壁心内膜下心肌损伤,$V_1 \sim V_3$ 导联 ST 段下降多在 0.20mV 左右。急性前壁内膜下心肌损伤,$V_3 \sim V_5$ 导联 ST 段下降,多数以 V_4 导联下降最显著,可在 0.10~0.50mV。急性前侧壁心内膜下心肌损伤,$V_4 \sim V_6$ 或 V_5、V_6 导联 ST 段下降多在 0.10~0.30mV。急性高侧壁心肌损伤,Ⅰ、aVL 导联 ST 段下降多在 0.10~0.20mV。急性广泛前壁心内膜下心肌损伤,$V_1 \sim V_6$ 或 Ⅰ、aVL 导联 ST 段下降。急性下壁心内膜下心肌损伤,Ⅱ、Ⅲ、aVF 导联 ST 段下降,ST 段下降的幅度为 Ⅲ>aVF>Ⅱ,Ⅲ 导联可达0.30mV,Ⅱ 导联多在 0.10~0.20mV。急性后壁心内膜下心肌损伤,$V_7 \sim V_9$ 导联 ST 下降,对应导联 $V_1 \sim V_3$ 的 ST 段轻度抬高。一般将 ST 段下降的幅度>0.20mV 者列为心肌缺血的强指征。冠状动脉造影多显示有多支严重的冠状动脉病变。因此,ST 段下降的程度越显著,提示内膜下心肌损伤的程度越重。

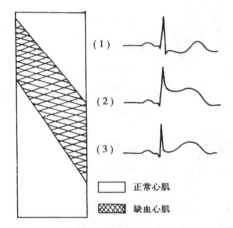

图 9-4-1　急性心肌缺血程度与 ST 段改变

(1)心内膜下心肌缺血,ST 段下降,呈水平型或下斜型;(2)透壁性心肌缺血,ST 段显著抬高;(3)心外膜下心肌缺血,ST 段轻度抬高

　　Holter 监测结果表明,缺血性 ST 段下降时,核素心肌显像示[201]铊心肌灌注缺损,左心室造影发现缺血区心肌收缩功能减低。由此证明,一过性缺血性 ST 段改变,是反映急性冠状动脉供血不足最可靠的指标之一。Holter 监测是捕捉急性冠状动脉机能的有效、实用、可靠、无创的检查方法。它可以记录到一定时间内心肌缺血的次数,每阵缺血持续的时间,缺血的程度及心肌缺血总负荷(ST 段下降幅度×缺血总时间=心肌缺血总负荷。单位是 mm·min。心脏负荷试验也是检测急性冠状动脉供血不足最常用的检查方法。活动平板运动试验显示,急性冠状动脉供血不足多发生于运动量接近于极限状态及运动结束 2~10 分钟以内,历时 3~10 分钟,超过 10 分钟少见。经休息或含服硝酸甘油后,心绞痛症状及缺血性 ST 段改变迅速消失。

　　(2)ST 段抬高:急性冠状动脉供血不足引起 ST 段抬高的同时有心绞痛发作,见于变异型心绞痛及自发性心绞痛。ST 段抬高的程度在 0.20~1.0mV,症状缓解以后,ST 段立即回至基线。

原有 ST 段抬高者,变异型心绞痛发作时,ST 段可进一步显著抬高;原有 ST 段下降者,可出现伪性改善,即 ST 段暂时回至基线。

ST 段抬高不太多见,它是穿壁心肌损伤的表现,冠状动脉造影显示相关的某一支冠状动脉几乎闭塞或完全闭塞,如闭塞的冠状动脉不能短时间内开放,则可发展成为急性心肌梗死。ST 段抬高的同时常伴有 T 波高耸,QRS 时间延长及振幅增大,室性心律失常和心脏电交替等。

ST 段抬高有时也可伴有 T 波倒置或正负双向,ST 段呈凸面向上,与急性心肌梗死充分发展期的图形相类似。

2.T 波动态改变

急性冠状动脉供血不全引起的缺血性 T 波改变呈一过性,缺血因素缓解以后,T 波恢复原状(图 9-4-2)。

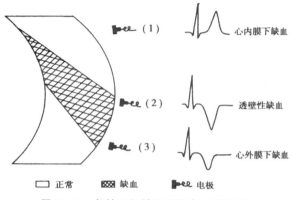

图 9-4-2 急性心肌缺血程度与 T 波改变

(1)心内膜下心肌缺血,T 波直立高尖;(2)透壁性心肌缺血,T 波对称性深倒置;(3)心外膜下心肌缺血,T 波倒置

(1)急性心内膜下心肌缺血:急性心内膜下心肌缺血发作时,缺血部位的导联上 T 波增高、变尖,两肢对称,基底部变窄,可伴有 Q-T 间期缩短。

(2)急性心外膜下心肌缺血:缺血区的导联 T 波倒置,呈冠状 T 波。原为 T 波倒置者,T 波倒置进一步增深。

(3)急性穿壁性心肌缺血:在缺血部位的导联上 T 波倒置进一步增深,可伴有 Q-T 间期延长。

3.一过性 U 波改变

急性冠状动脉供血不足可引起 U 波一过性变化。急性冠状动脉供血不足引起的 U 波改变有:①U 波倒置;②U 波直立,振幅增大,时间增宽,有时 U 波振幅大于 T 波。U 波倒置相对多见,既可单独出现,也可与 ST 段和 T 波异常改变伴随出现。部分左心室前壁急性缺血可出现 U 波直立,常伴有心率增快或心动周期缩短。U 波变化与 ST 段和 T 波改变一样,通常为一过性,随着缺血缓解而恢复正常或恢复到缺血发作前状态。关于 U 波的产生机制尚未完全阐明。

4.一过性心肌梗死图形

少数急性冠状动脉供血不足的患者,因心肌遭受到了严重的缺血性损害,可暂时丧失除极能力,出现急性心肌梗死波形,在梗死区的导联上出现异常 q 或 Q 波。但此时处于电静止状态下的心室肌仍处于可逆阶段,反映透壁性缺血后一部分心肌发生顿抑,此时血液中提示心肌坏死的血清心肌标记物并不升高。随着心肌缺血的缓解,异常 Q 波数分钟至数小时后消失,少数患者的异常 Q 波可持续长达数日。急性冠状动脉供血不足形成的异常 Q 波可以为 q、Q 或 QS 形,出现在有 ST 段改变的导联或有 ST 段改变的部分导联。

5.一过性心律失常

急性冠状动脉供血不足导致的心肌缺血性损伤可引起多种心律失常。主要有:

(1)窦性心律失常:出现一过性窦性心动过速、窦性心动过缓、窦性停搏、窦房传导阻滞。

(2)期前收缩:可有房性期前收缩及室性期前收缩。期前收缩可为单形性、多形性及多源性。

(3)室性心动过速:多数为单形性室性心动过速,心室率多在 150 次/分左右,R-R 间期可匀齐,也可明显不规则,多由 3~7 个室性 QRS 波群构成,常由成对室性期前收缩诱发。其他类型的室性心动过速比较少见,如多源性、多形性及扭转型室性心动过速,常由 RonT 现象的室性期前收缩诱发。Q-T 间期缩短时发生的 RonT 现象,诱发的室性心动过速频率较快,可达 180~260 次/分。此型室性心动过速因心室率过快,持续 10 毫秒以上者,可引起晕厥,即阿-斯综合征。在 Q-T 间期延长基础上发生 RonT 现象室性期前收缩诱发的室性心动过速,基本心律多为缓慢心律失常及房室传导阻滞,可用起搏法治疗。将起搏频率调至 70 次/分左右时,随着 Q-T 间期的缩短,心室肌非同步复极化现象趋向一致,从而终止激动折返,室性心动过速亦即消失。

(4)房室传导阻滞及束支传导阻滞:一度房室传导阻滞比较常见,表现为暂时性 P-R 间期延长。二度房室传导阻滞中以Ⅰ型多见,Ⅱ型少见,多见于下壁心肌梗死。由前壁心肌缺血引起的二度Ⅱ型房室传导阻滞,可发展成为高度、几乎完全或完全性房室传导阻滞。三度房室传导阻滞少见,可有一过性左、右束支传导阻滞及其分支传导阻滞。

(5)其他心律失常:常见有房性心动过速、心房扑动、心房颤动等(图 9-4-3)。

室性快速性心律失常最为常见,急性 ST 段抬高和严重 ST 段下移的心肌缺血均可伴发频发室性期前收缩、短阵性或持续室性心动过速。急性缺血引起的正常心肌、缺血心肌和损伤心肌之间的电流差异,以及复极离散程度的不均一性的增加是室性心律失常发生的重要基质和电生理机制。

(二)急性冠状动脉供血不足的向量图改变

1.ST 向量改变

正常情况下,心室除极所形成的 QRS 向量环,一般是闭合的。心肌损伤以后,QRS 环不再闭合,出现 ST 向量。ST 向量投影在某些导联轴负侧,出现 ST 段下降;投影在某些导联轴正侧,则 ST 段抬高。

2.T 向量改变

正常 T 环最大向量方位与 QRS 最大向量的方向保持一致。但心室某一部位缺血时,该部位心室复极程度发生了改变,最大 T 环向量背离缺血区,在缺血区的导联上 T 波倒置。例如,左心室穿壁心肌缺血时,T 向量背离左心前导联,投影在该导联轴的负侧,出现深而倒置的

T 波。如果是心内膜下心肌缺血,复极程度没有发生明显改变,缺血区心肌复极时间延迟,并且不受对侧部位心室复极的影响,可产生一个方向不变而明显增大的 T 波。如左心室前壁内膜下心肌缺血,在横面上,向前的 T 环增大,投影在前壁导联轴正侧,出现高大 T 波。

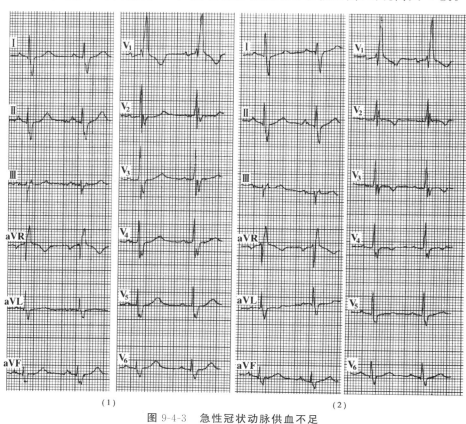

(1)　　　　　　　　　　　　　　　　(2)

图 9-4-3　急性冠状动脉供血不足

　　女性,64 岁,冠心病,心房颤动。(1)V_4～V_6 导联 ST 段下降 0.05～0.15mV,T 波倒置;(2)心绞痛发作时,T 波倒置增深

二、慢性冠状动脉供血不足

　　慢性冠状动脉供血不足是冠状动脉粥样硬化性心脏病的一个重要病理生理过程。由于冠状动脉粥样硬化病变缓慢稳定的发展一,使心脏长期处于慢性缺血过程中,在静息状态下往往不出现临床症状,心电图的改变往往也缺乏特异性和敏感性,因此,仅依靠心电图的异常改变是难以做出慢性冠状动脉供血不足的正确诊断。但如能仔细分析心电图,观察其异常改变的变化特点,尚可得到一些诊断线索和需要作进一步检查的依据。慢性冠状动脉供血不足的心电图特点综合如下:

(一)慢性冠状动脉供血不足的心电图改变

　　多数慢性冠状动脉供血不足患者,在静息状态下心电图可有某些异常改变。持续存在的慢性心肌缺血,心电图可表现为长期的慢性改变(图 9-4-4)。

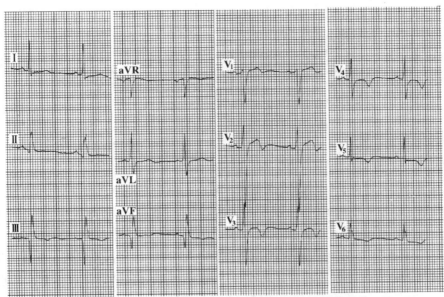

图 9-4-4 陈旧性下壁心肌梗死,慢性冠状动脉供血不足

男性,68 岁,心肌梗死后心绞痛。Ⅱ、Ⅲ、aVF 导联仍保留有下壁心肌梗死的 q 及 Q 波,V_2 导联 T 波双向,V_3～V_6 导联 T 波倒置,为前壁及侧壁供血不足。冠状动脉造影显示右冠状动脉闭塞,左冠状动脉前降支狭窄 75%

1.缺血性 T 波改变

慢性冠状动脉供血不足引起的心肌缺血可表现在任何部位的导联,但临床上以左心前及肢体导联上的 T 波改变为多见。

(1)$T_{V_1}>T_{V_5}$ 或 $T_{V_1}>T_{V_6}$:正常人 V_1 导联中的 T 波可以倒置,也可以直立,但 T 波振幅往往比 V_5、V_6 小。如果 $T_{V_1}>T_{V_5}$ 或 $T_{V_1}>T_{V_6}$ 即被不少作者视为异常,甚至有学者根据这一现象诊断为慢性冠状动脉供血不足。我们观察到 $T_{V_1}>T_{V_5}$ 或 $T_{V_1}>T_{V_6}$ 现象不少见,在冠心病患者,它是冠心状动脉供血不足最早期的心电图表现。多数患者冠状动脉造影显示左冠状动脉前降支有明显狭窄(>75%),或左冠状动脉旋支有明显狭窄。活动平板运动试验亦多显示前壁及前侧壁缺血改变,与常规心电图对照分析可以看出 V_4～V_6 导联 T 波有明显的变化,如时而直立、时而低平或平坦等。其他病因引起的 $T_{V_1}>T_{V_5}$ 或 $T_{V_1}>T_{V_6}$ 现象,有高血压病、肥厚型心肌病、心肌炎、电解质紊乱、自主神经功能紊乱及少数正常人。临床上在判定 $T_{V_1}>$ T_{V_5} 或 $T_{V_1}>T_{V_6}$ 的意义时,应密切结合病史、冠状动脉造影、心脏负荷运动试验心电图、超声心动图、核素心肌显像等资料,方能做出正确的结论。且不可仅根据心电图上这一项改变来诊断慢性冠状动脉供血不足。

(2)T 波低平:以 R 波为主的导联上,T 波振幅小于 1/10R 波者,称为 T 波低平。单纯 T 波低平出现于 V_5、V_6 导联的意义较大,但应除外非心血管病变引起的 T 波改变。如果 V_1 导联 T 波是直立的,V_2、V_3 导联 T 波不应低平。Ⅲ、aVF 导联 T 波倒置时,Ⅱ 导联 T 波低平者也属于异常情况。

(3)T 波双向:T 波先直立后倒置者,称为正负双向 T 波。过去认为正负双向 T 波的意义没有负正双向重要,突际上正负双向 T 波的重要性与负正双向一样。急性心肌梗死衍变过程的早期阶段,最显著的心电图改变就是 T 波由直立转为正负双向。双向 T 波仅出现于缺血区的导联。如伴有 ST 段抬高,则抬高的 ST 段呈弓背向上。但在无明确心绞痛而心电图上又无 ST 段下斜或水平型下降者,即使出现正负或负正双向 T 波改变,也不能盲目做出慢性冠状动脉供血不足的心电图诊断。

T 波先负后正者,称为负正双向型 T 波。如伴有 ST 段下降,则下降的 ST 段呈下斜型。负正双向 T 波除见于慢性冠状动脉供血不足外,还可见于洋地黄影响、左心室肥厚、束支传导阻滞、预激综合征等。如为慢性冠状动脉供血不足,多伴有 Q-T 间期正常或延长。若系洋地黄药物影响,则 ST 段呈鱼钩状,Q-T 间期缩短。

(4)T 波倒置:典型慢性冠状动脉供血不足的心电图改变是缺血性 T 波倒置,是心外膜下心肌缺血和穿壁性心肌缺血的表现,具有以下特点:①倒置 T 波两肢对称,基底部变窄,波底变尖,呈冠状 T 波;②能定位诊断:如冠状 T 波出现于前壁或下壁导联上,分别代表前壁或下壁心肌缺血;③有动态变化:将患者多次记录的心电图作对照分析,可以看出倒置 T 波时深时浅。若 T 波倒置持续多年而无明显变化者,不一定是慢性冠状动脉供血不足的表现,可见于肥厚型心肌病等。持续性 T 波倒置的慢性冠状动脉供血不足患者,冠状动脉造影多显示相关部位的冠状动脉弥漫性或节段性严重狭窄(管径<85%～95%)。而又尚未建立起丰富的侧支循环者,在休息状态下已显示出明显的心肌缺血,活动平板运动试验,往往未达到目标心率,便出现明显的缺血性 ST 段改变,运动核素试验显示心肌缺血改变。

2.ST 段下降

慢性冠状动脉供血不足时,ST 段常呈水平型或下斜型下降 0.10～0.30mV,但很少超过 0.3mV。ST 段下降是内膜下心肌损伤的标志,下降的 ST 段可有明显的动态变化,即下降的程度时轻时重。

3.ST 段平直延长

有的慢性冠状动脉供血不足,心电图上不出现缺血性 ST 段移位及 T 波改变,仅表现为 ST 段平直延长,此时的 T 波多低平。

4.Q-T 间期延长

部分冠状动脉供血不足的患者,可出现复极时间延长,表现为 ST 段延长,T 波增宽,导致 Q-T 间期明显延长。

5.U 波倒置

U 波倒置见于左心室面导联上,可为慢性冠状动脉供血不足唯一的心电图表现。

6.PtfV$_1$ 的负值增大

PtfV$_1$ 负值≤−0.03(mm·s)。其原因可能与左心房压力增高、传导延缓、心房肌缺血等有关。

7.心律失常

慢性冠状动脉供血不足引起的心律失常有房性期前收缩、室性期前收缩、房性心动过速、心房扑动、心房颤动、房内传导延迟、房室传导阻滞、室内束支及其分支传导阻滞等,但缺乏特异性。

（二）慢性冠状动脉供血不足的心向量图改变

正常 T 环运转方向一般与 QRS 环的运转方向一致，慢性冠状动脉供血不足者，T 环可出现相反方向的运转，尤以横面改变最明显。T 环向前向右的向量增大，投影在 V_1、V_2 导联轴正侧，出现增高的 T 波，因最大 T 环几乎垂直于 V_5、V_6 导联轴，故 V_5、V_6 导联的 T 波可低平、平坦、双向或倒置。如果 QRS 环未能闭合，将出现 ST 向量，引起 ST 段下降。慢性冠状动脉供血不足的心向量图特点为：

（1）T 环短小，即 T/QRS＜1/4。

（2）T 环转向异常（正常 T 环的转向为离心支有慢、快、慢和回心支快的规律，环是展开的），转向异常的诊断意义较大，因而若横面 T 环有转向异常，其价值等于两项阳性。

（3）T 环长宽比例＜2.5（3 个面均异常）。

（4）T 环方位异常，即 R-T 夹角增大（额面＞40°、横面＞60°、右侧面＞120°）。

出现上述 4 项中 1 项为"大致正常"，2 项为"提示心肌缺血"，3 项以上为"心肌缺血"。诊断时应排除继发性 T 向量改变（图 9-4-5）。

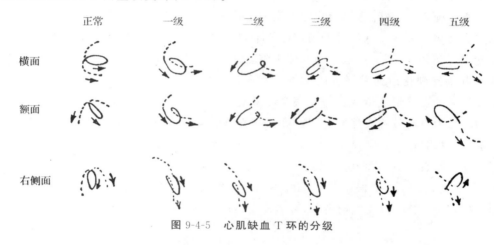

图 9-4-5　心肌缺血 T 环的分级

三、心绞痛

心绞痛是由于心肌供氧和需氧不平衡所致的心肌缺血缺氧。在心绞痛病患者中，由冠状动脉粥样硬化引起的占 90%，其他病因有主动脉瓣狭窄和关闭不全、左心室肥厚、心肌病、贫血及甲状腺功能亢进等。正常人冠状动脉有很大的血流储备量，当剧烈运动心率加快时，冠状动脉阻力下降，冠状动脉血流量可增加 5～6 倍；当心外膜大的冠状动脉狭窄＞50% 时，血流量阻力增加，冠状动脉最大血流储备量开始下降。当心脏负荷加重及心肌耗氧量增加超过小动脉的扩张储备能力时，即可诱发相对的心肌缺血，发作心绞痛。冠状动脉严重狭窄达 90% 左右时，小的冠状动脉血流量不再随阻力的进一步降低增而增加，开始影响静息血流量，即使是轻微活动，甚至在安静状态下及卧床休息时也可发生心肌缺血，诱发心绞痛。冠状动脉狭窄部位的血管突然发生痉挛，使狭窄部位的血管管腔突然变细或闭塞，导致心肌缺血，是发生心绞痛的又一重要因素。

典型心绞痛的部位在胸骨后，可放射至上腹部、左上肢、颈部、左肩部等。每次发作的疼痛程度可有轻有重,但疼痛的性质大致相同,表现为紧缩和压迫样感觉,常伴有焦虑或恐惧感。心绞痛常由体力劳动、运动、情绪激动所诱发。疼痛发生于活动时,休息后可很快消失。饱餐、大量饮酒和吸烟、排便等也可诱发心绞痛。在寒冷季节心绞痛发生率较高。卧位型心绞痛发生于卧床休息或睡眠时,坐起后症状缓解。自发型心绞痛多在无任何诱因情况下发生。心绞痛呈阵发性发作,每次持续时间 3～5 分钟,一般不超过 15 分钟。变异型心绞痛每次发作持续时间差异很大,短者几十秒者,长者可超过 20 分钟。经休息或口含硝酸甘油可迅速缓解症状。

(一)劳力型心绞痛

当冠状动脉狭窄超过 50% 以上时,冠状动脉循环的最大血流储备力开始下降;并随管腔阻塞的不断加重而呈进行性下降,如狭窄程度大于 75%,一旦运动、激动等因素所致的心肌耗氧量的增加超过狭窄的冠状动脉代偿供血能力时,可发生心肌缺血和劳力型心绞痛。

1.初发劳力型心绞痛

初发劳力型心绞痛是指心绞痛病程度在 1 个月以内,半数患者可于休息或睡眠中发病,但多发生于重体力劳动和激动等情况下。患者多较年轻,在发病的头 1 个月内约有 10% 的患者发生急性心肌梗死,多数经适当治疗后转变为稳定劳力型心绞痛。初发劳力型心绞痛患者冠状动脉造影大多有冠状动脉严重的固定性狭窄,单支病变多见,多累及左冠状动脉前降支,其次为双支血管病变,三支或左冠状动脉主干阻塞性病变的发生率较低。发生心绞痛的原因有:①冠状动脉粥样硬化迅速发展或内皮下滋养血管破裂出血,使原已狭窄的部位进一步加重;②斑块破裂新的血栓形成造成血管不完全性阻塞;③斑块处血管痉挛,导致该处血管不完全性阻塞。初发劳力型心绞痛发作时,常规 12 导联心电图上显示缺血性 ST 段下降,T 波低平、双向或倒置,有时出现 U 波倒置(图 9-4-6)。心绞痛症状缓解后,上述改变消失。活动平板运动试验可为阳性。Holter 监测可记录到有症状及无症状心肌缺血。缺血损伤的部位多在左心室内膜下,主要表现为 ST 段下降。一般不出现穿壁性心肌损伤,不出现损伤型 ST 段抬高。一旦出现损伤型 ST 段持续性抬高者,可迅速发展成为急性心肌梗死。

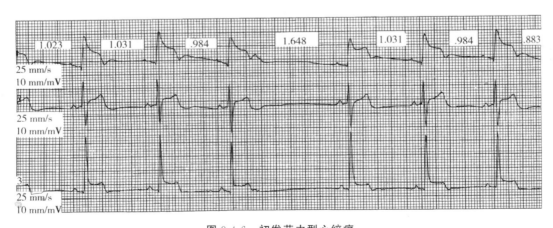

图 9-4-6　初发劳力型心绞痛
心绞痛发作时,ST 段明显抬高,T 波正负双向

2.稳定劳力型心绞痛

稳定劳力型心绞痛临床很常见,心绞痛由劳力或情绪激动诱发,发作持续时间和程度相对

固定,可经休息或口含硝酸甘油而迅速缓解,病程稳定在 1 个月以上。稳定劳力型心绞痛患者冠状动脉造影均有至少一支较大的冠状动脉狭窄＞75%,多支病变比单支病变多见。如冠状动脉血管病变弥散,狭窄程度大于 90%,可有良好的侧支循环建立。稳定劳力型心绞痛患者的疼痛阈值常在一定范围内波动,冠状动脉狭窄的程度越重,疼痛阈值的波动幅度越大。心绞痛发作时,ST 段立即呈缺血型下降,伴有或不伴有 T 波低平、双向或倒置(图 9-4-7)。原有 ST 段下降者,心绞痛发作时又进一步下降。一般心率略偏快。缺血改善后,ST 段又回至原位。Holter 监测结果显示,心肌缺血持续的时间多在 10 分钟左右。活动平板运动试验及核素扫描显示心肌缺血。

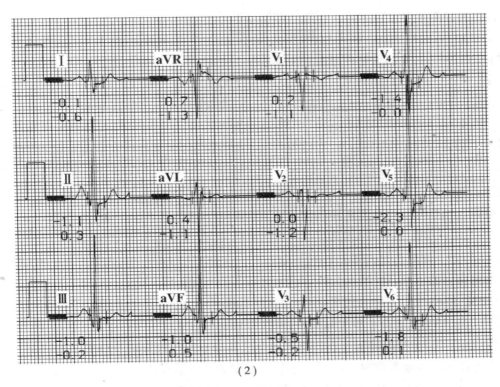

（2）

图 9-4-7　稳定劳力型心绞痛

（1）无心绞痛发作时心电图大致正常;(2)于活动手板运动试验中发作心绞痛,心电图表现为 $V_3 \sim V_6$ 导联 ST 段水平或下斜型下降达 0.05～0.23mV

　　3.恶化劳力型心绞痛

　　稳定劳力型心绞痛患者短期内发作频繁、程度加重、持续时间延长。心绞痛发作诱发因素亦发生明显变化,称为恶化劳力型心绞痛。恶化劳力型心绞痛患者冠状动脉造影多显示有多支或左冠状动脉主干病变,狭窄程度多在 90% 以上。心绞痛发作突然加重多由斑块迅速增大使血管狭窄达到几乎闭塞的境地,或因斑块下滋养血管破裂或内皮下血管破裂出血压迫管腔,或由于斑块处形成了新的血栓使管腔显著变细,也可能是血管参与了收缩而使血管管腔明显变窄。恶化劳力型心绞痛发作时,常出现 ST 段显著下降,症状缓解以后有时可见 T 波双向或倒置。无心肌酶学升高。活动平板运动试验显示强阳性。运动试验结束以后,ST 段下降持续的时间延长,或出现延迟的缺血性 ST 段及 T 波改变。此型心绞痛患者有随时发生急性心肌梗死的危险性,应行冠状动脉造影术,行 PTCA、冠状动脉斑块旋磨、旋切或冠状动脉架桥术。

4.卧位型心绞痛

卧位型心绞痛属重症劳力型心绞痛的一种类型。心绞痛发生于卧位,发作时患者往往立即坐起或站立,症状可得到部分缓解。患者多有陈旧性心肌梗死和高血压病史。冠状动脉造影多为多支弥散性病变,一组资料提示冠状动脉造影左主干病变占 23%,三支病变占 96%。主要冠状动脉狭窄的程度在 50%~74%者占 13.9%,75%~88%者占 7.6%,90%~99%者占 41.8%,100%阻塞者占 36.7%。Holter 监测结果显示,卧位型心绞痛发作时平均心率偏快,血压进一步增高,尤以血压升高为显著,ST 段显著下降,多显示前侧壁、心尖部心肌缺血。左心室舒张功能不全是大多数卧位型心绞痛发作的主要诱因,心绞痛发作与心肌耗氧量增加有明确的关系。

(二)自发型和混合型心绞痛

1.自发型心绞痛

自发型心绞痛的发作与心肌耗氧的增加无明显关系,主要是由于一过性冠状动脉痉挛和收缩,以及其他动力性阻塞因素造成一过性心肌缺血。自发型心绞痛可在静息时发作,也可在一般活动时发生。自发型心绞痛发作时出现暂时性 ST 段改变:①ST 段呈损伤型抬高,如在某一支冠状动脉发生完全闭塞性痉挛,即可造成穿壁性心肌损伤,心电图上表现为 ST 段弓背向上型抬高。②ST 段下降,多见于心内膜下心肌损伤,往往是由于冠状动脉某支血管发生痉挛,但多为完全性的管腔闭塞。Yasue 报告过 38 次有 ST 段抬高和 26 次有 ST 段下降的痉挛性心绞痛患者的冠状动脉造影资料,在 38 次 ST 段抬高的心绞痛中,29 次呈暂时性完全阻塞(管腔阻塞达 100%),8 次为几乎完全阻塞(血管狭窄 99%),1 次因出现痉挛而引起广泛狭窄 60%~90%。ST 段抬高的程度越严重,冠状动脉狭窄的程度越重。在 26 次心绞痛发作伴 ST 段下降者中,76.9%造影显示有一支冠状动脉主要分支是不完全阻塞性痉挛。在某一支冠状动脉完全阻塞心绞痛发作时 ST 段下降者中,侧支循环是丰富的,或阻塞的血管属主支的一个小分支。可见自发型心绞痛和变异型心绞痛主要是损伤程度上的差别。变异型心绞痛是因冠状动脉痉挛致管腔完全或几乎完全闭塞造成穿壁性心肌损伤;自发型绞痛则主要因不完全阻塞性痉挛引起心内膜下心肌损伤。在每次心绞痛发作时,由于冠状动脉痉挛所致狭窄的程度不同,两种心绞痛可以互相转变。Holter 监测表明,除心绞痛发作伴有 ST 段抬高以外,有时也出现 ST 段下降,或 ST 段先有下降,以后出现抬高。

2.变异型心绞痛

变异型心绞痛属自发型心绞痛的一种类型。它的发作与心肌耗氧量增加无明显关系,冠状动脉痉挛是引起变异型心绞痛的重要原因。引发冠状动脉痉挛的原因很多而且又复杂,其中:①神经因素:病变部位的血管对刺激的敏感增强,交感神经兴奋性增高释放的去甲肾上腺素可通过兴奋α-受体而诱发病变部位的冠状动脉痉挛,迷走神经兴奋则可通过毒蕈碱受体的直接作用诱发冠状动脉痉挛。②体液因素的影响:变异型心绞痛多发生于后半夜及清晨,因此时全身的代谢率低,氢离子浓度降低,钙离子更多地进入心脏血管细胞内,增加了冠状动脉的张力,引起冠状动脉痉挛。另外,镁离子缺乏也可诱发冠状动脉痉挛。③动脉粥样硬化的病变部位血管内皮细胞数量减少,前列腺素生成减少,导致局部血管张力增高,因而冠状动脉易发生痉挛或收缩。④冠状动脉粥样硬化部位与血管痉挛密切相关,其血管内皮损伤是冠状动脉痉挛最重要的诱发因素。

变异型心绞痛的临床发作特点:①心绞痛多发生于午休、后半夜睡眠及清晨,也可发生在休息及一般日常活动时。②发作常呈周期性,几乎都在每天的同一时辰发生。③清晨易发作,临床观察清晨起床后大便、洗漱时易发作,但在同等活动量的下午则不易诱发。④运动亦可诱发变异型心绞痛,过去强调运动不能诱发变异型心绞痛,目前对此已有异议。Waters 曾对 13 例有变异型心绞痛发作而无冠状动脉狭窄者进行心电图负荷试验,结果 7 例发生心绞痛伴 ST 段抬高。⑤每阵变异型心绞痛发作持续时间与管腔缩窄的程度相并行。同一患者中,冠状动脉痉挛引起血管缩窄的程度不同,同一部位的导联上可出现 ST 段下降及抬高两种图形。在冠状动脉有明显病变的患者中,以左冠状动脉前降支痉挛的发生率最高,其次为右冠状动脉、左旋支、对角支和后降支。无明显冠状动脉病变的患者,右冠状动脉痉挛的发生率高于左前降支。单支冠状动脉血管多处发生痉挛较为多见,多支冠状动脉同时痉挛者较少见。痉挛可由血管的某一处转移至另一处,也可由某一支血管转移至另一支血管,小分支血管的痉挛只引起一个或两个导联上发生 ST 段改变。大的主要分支冠状动脉痉挛可引起多个导联上的 ST 段改变。变异型心绞痛发作时的心电图特征性改变差异很大,短者几十秒钟,长者可达 20～30 分钟,半数以上持续时间在 5 分钟左右(图 9-4-8)。⑥无痛性 ST 段抬高也不少见。⑦口含硝酸甘油可迅速缓解变异型心绞痛。

冠状动脉造影所见,冠状动脉痉挛发生于有狭窄病变的冠状动脉,占变异型心绞痛的 70%,冠状动脉造影完全正常的变异型心绞痛占 20%。约 90% 的患者冠状动脉痉挛发生于冠状动脉粥样硬化的部位。冠状动脉痉挛可表现为非闭塞性和闭塞性痉挛,前者造成心内膜下心肌缺血 ST 段下降,后者造成穿壁性心肌损伤伴损伤型 ST 段抬高,此为变异型心绞痛的特征性改变。ST 段抬高的幅度与冠状动脉痉挛的关系有以下几种:①发作时 ST 段立即呈损伤型抬高,对应导联 ST 段下降,疼痛缓解以后 ST 段迅速回至基线。原有 ST 段下降者,疼痛发作时 ST 段可暂时回至基线,出现伪改善;原有 ST 段抬高者,疼痛发作时可进一步明显抬高。②T 波增高、变尖,此种较为常见,较 ST 段抬高更敏感。③出现急性损伤阻滞图形,即 R 波振幅增高,QRS 时间增宽,室壁激动时间延长。④冠状动脉痉挛性闭塞时间长者,可发生急性心肌梗死。⑤心脏电交替,常见的有 QRS、ST、T 或 Q-T 间期电交替。⑥变异型心绞痛发作时常伴发各种心律失常,前壁缺血损伤时多出现频发单源或多源室性期前收缩、房性期前收缩、短阵室性心动过速、束支传导阻滞等。下壁缺血损伤可出现窦性心动过缓、窦房传导阻滞、窦性停搏、房室传导阻滞、交界性逸搏及交界性逸搏心律等缓慢性心律失常。在冠状动脉痉挛闭塞时发生的闭塞性心律失常来势凶险,如有 RonT 现象,室性期前收缩可引发心室颤动。痉挛解除后冠状动脉再通又出现再灌注性心律失常,以加速的室性逸搏心律最具有特征性,但一般较少引发心室颤动。

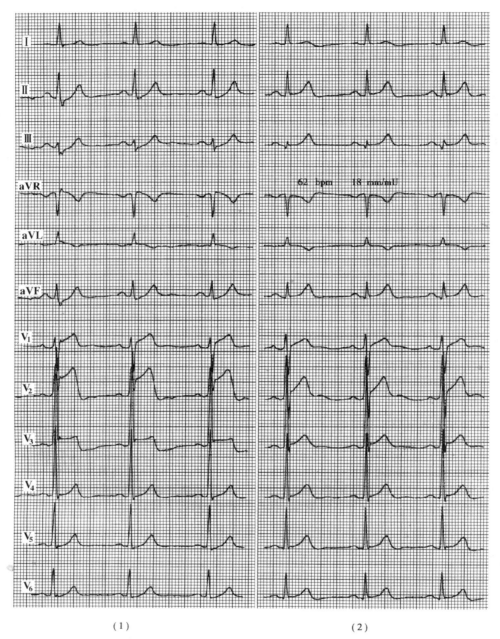

图 9-4-8 变异型心绞痛发作时的心电图表现一例

（1）心绞痛发作时；（2）心绞痛缓解后

四、无症状性心肌缺血

冠状动脉粥样硬化性心脏病的临床类型除常见的心绞痛、心肌梗死、心律失常、心源性休克和猝死等以外，还有近年来才被引起重视的无症状（无痛）性心肌缺血（SMI）。SMI 患者通常有以下几种情况，即心电图负荷试验出现缺血性 ST-T 改变，而无心绞痛症状；冠状动脉造影证实有一支以上冠状动脉或其较大的分支有明显狭窄，而不伴有各种类型的心绞痛；或者有无症状性心肌梗死，或虽有心绞痛发作，但同时又有无症状心肌缺血。不少学者主张将 SMI 分以三型：①Ⅰ型见于完全无症状的人群；②Ⅱ型为心肌梗死伴发 SMI；③Ⅲ型有心绞痛又伴有 SMI。

在完全无症状的中年人群中，无症状心肌缺血的检出率约为 5%。在心肌梗死患者中，SMI 的发生率约为 25%，但有一组报告 173 例急性心肌梗死于发病后 2 周发现心肌缺血者 40 例（23%），其中 96% 为 SMI。在心绞痛患者中，稳定型心绞痛患者 SMI 的检出率约占日常生活中心肌缺血的 24%～82%，其发生率比有症状心肌缺血高出 4～8 倍。有报告 423 例患者共发作 2583 次心肌缺血中，SMI 占 72%。在不稳定型心绞痛患者中，SMI 的发生率占 90%。

心肌缺血发作伴有心绞痛，但也确实有部分冠心病患者心肌缺血发作时无任何症状，对此常有许多不同解释。如有的学者认为：①心肌缺血的程度较轻，未能达到疼痛阈值；②痛觉神经受损，不能感受到一定程度的疼痛；③心脏的疼痛阈值改变，即疼痛阈值升高；④心绞痛是在心肌缺血最后才出现的一种临床现象。新近的研究发现，心肌缺血以后最先引起心肌舒张功能异常，继之心肌收缩功能障碍，随后左心室充盈压上升，心电图改变，最后才出现心绞痛。实验研究发现，心肌缺血过程中有一个无症状期，从供氧到需氧不平衡的发生到临床可以观察到心肌缺血发作需要经过一段时间，称为缺血空隙。不同患者或在同一患者中，缺血空隙有长有短，因此，有人缺血可以发生心绞痛，胸痛出现于 ST 段移位之后；而有人心肌缺血时无明显的心绞痛症状。

在 Holter 监测过程中，于 ST 段下降时行 201 铊灌注扫描，心肌显影呈明显缺损，运动核素射血分数测定显示左心室功能异常，正电子断层显像心肌充盈缺损，这些改变都是心肌缺血的有力证据。因此，Holter 监测日常生活当中的心肌缺血，具有无创、可重复、准确、实用等优点，是研究心肌缺血较好的方法之一，尤其能较好地监测到无症状（无痛）性心肌缺血发作的次数和缺血的程度与范围。但并非 Holter 监测时每一次 ST 段的改变都缘于心肌缺血，判断时应仔细分析：①心肌缺血的 Holter 监测诊断标准是 $1 \times 1 \times 1$：即心肌缺血时，ST 段呈水平型或下斜型下降 ≥ 1mm（自 J 点后 80mm 处算起），持续时间 1 分钟以上，在心肌缺血型 ST 段回至基线 1 分钟以后再次下降，为另一次心肌缺血的发作。②SMI 存在昼夜节奏的变化：若将一日划分四个时段，上午 6～12 时，SMI 发作频率最高，占 24 小时发作总数的 55%；而 0～6 时发作频率最低，仅占 9%；约 75% 的心肌缺血发作是在轻微体力或脑力活动、饱餐、工作和会客时。SMI 发作时心率略偏快，不过夜间发作时心率不一定增快。③SMI 发作频率的变异：Holter 监测结果显示，SMI 在每日、每周和每月之间都有很大变异，说明心肌缺血发作有时频繁，有时则相对缓解。Holter 监测时间越长，心肌缺血可能检出的机会越多。④SMI 发作持续时间：一组 36 例稳定型心绞痛患者，Holter 监测共 415 天，发生心肌缺血 1882 次，其中 75% 为 SMI，24 小时之内发作次数为 0～23（4.5±5.1）次，发作总时间为 0～793 分钟（67±87）分钟。SMI 和有症状心肌缺血平均持续时间分别为 15.1 分钟和 14.3 分钟。目前部分 Holter 仪器还能计算出心肌缺血总负荷，即缺血性 ST 段下降的程度（mm）× 缺血总时间（分钟）。⑤SMI 与运动试验和冠状动脉造影密切相关：SMI 患者行踏车试验和平板运动试验，与 Holter 监测的阳性符合率达 96%，与冠状动脉造影结果比较，Holter 检出冠心病的敏感性为 81%、特异性为 85%、阳性预测值为 91%;多支冠状动脉病变者 SMI 发作频率较高,病变程度与 ST 段下降程度密切相关。

第五节　急性心肌梗死的心电图表现

一、概述

心肌梗死是持久而严重的心肌急性缺血,所引起的部分心肌坏死,伴有心功能障碍。

1.病理变化

心肌梗死大多数是由于冠状动脉粥样硬化所致,原因是狭窄的冠状动脉管壁发生血栓或冠状动脉痉挛,堵塞了动脉血流,患者可在几小时至几天内较重,持续时间较长的心绞痛发作,最后显示心绞痛症状和心电图的改变。该处心肌因持续缺血产生坏死,显微镜下 6 小时出现组织病理改变。心肌梗死完全愈合需 5～8 周,瘢痕广泛者可形成室壁瘤。透壁性心肌梗死有时可引起心肌破裂、室间隔穿孔、乳头肌断裂。

2.好发部位

(1)左冠状动脉前降支的上 1/3 闭塞,这支动脉发生闭塞的机会最多。梗死部位多位于左心室、左右心室交界处以及心尖部位。

(2)右冠状动脉胸肋面段前 1/2,或其后降支闭塞,发生率仅次于前降支。可能损坏房室结引起房室传导阻滞。引起右心室后下壁及心室中隔后部的梗死并可损伤房室结。

(3)左回旋支闭塞较少见。

二、心肌梗死心电图发生原理

急性心肌梗死是由于冠状动脉突然闭塞造成的,根据心肌血液供应的受损程度可分为缺血、损伤、坏死 3 种表现,引起心电图相应的改变。

(一)缺血性改变

心肌供血不足时首先表现为心肌缺氧,有氧代谢降低,能量供应减少,细胞内离子的丢失,导致心肌复极时间延长,若心肌缺血发生于心内膜,由于 T 向量背离缺血区,T 波呈对称性直立;若发生于心外膜,复极程序反常,T 波呈对称性倒置。

心电图表现为 Q-T 间期延长直立的 T 波转变为倒置的 T 波,QRS 波群无改变,如缺血改善,T 波重新恢复直立,心电图改变的特点是:

(1)缺血损伤仅影响心肌的复极过程。

(2)该损害是暂时性的,可以恢复,病理检查证实,并无组织学上的改变。

(3)除了短暂的缺血以外,轻微损伤或物理、化学性刺激,也能发生这样的改变。

(二)损伤性 ST 段改变

心肌缺血时间逐渐延长程度逐渐加重,心电图出现 ST-T 段损伤性改变。原因可能是心肌除极大部分呈负电位时,小部分损伤心肌不进行除极,仍为正常电位,产生与受损区同向 ST 向量,表现为 ST 段抬高。

心肌梗死的急性期,在病理性 Q 波出现的导联上显示 ST 段抬高,为损伤型 ST 段抬高,这是急性心肌梗死诊断的重要条件。损伤型 ST 段抬高于心肌损伤后即刻出现,且迅速达高峰。异常 Q 波出现之后,抬高的 ST 段逐渐下降,最后恢复基线,演变过程达数日及数周。若抬高的 ST 段 3～6 个月不能回至基线,形成室壁瘤,发病早期(3～12 小时内)适应溶栓或急诊介入治疗,而非 ST 段抬高的心肌梗死不易溶栓。

ST 段抬高与 R 和 T 波融合形成"单向曲线",当心肌重新获得血液供应时,心电图的改变又逐渐按顺序恢复,先是 ST 段缓缓降至基线,然后 T 波经过一个缺血型的倒置过程再恢复到原先的直立状态,心电图又恢复正常,心电图改变有以下特点。

(1)心肌的除极过程仍然没有显著改变,QRS 波形与基础心电图相同。

(2)心肌的缺血损伤虽比上述为重,但仍是可以恢复的。

(三)坏死性 Q 波形成(图 9-5-1)

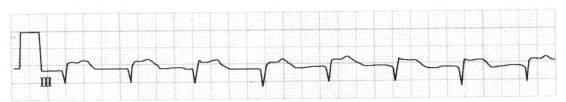

图 9-5-1 坏死性 Q 波

更进一步的缺血导致细胞变性、坏死。由此引起该部位动作电位的丧失,使其相反方向的向量环相对增大,心电图上表现心肌坏死部位的导联上出现病理性 Q 波。一般 Q 波电压应大于同导联 R/4 波,时间≥0.04 秒。

原有高的 R 波消失而变成 QS 型,这种改变在心电图学中称为坏死型改变,此阶段 ST 段及 T 波仍能恢复正常,但坏死的心肌不能复活。QRS 不能恢复到原来的形态。心电图改变有以下特点。

(1)心肌的除极过程和复极过程都受到影响。

(2)心肌已有组织学上的坏死,即使把损伤刺激除去,心肌也不能恢复到原来状态。

(3)任何产生缺血型、损伤型的刺激,若程度再严重时,便产生心肌组织的坏死,在心电图上便反映为坏死型改变。

实验证明,在急性心肌梗死早期,根据心肌受损害的程度可分为 3 个阶段及区域:①在最中央的区域受损害程度最严重,称为坏死区;②在坏死区周围,心肌细胞缺血较严重,称为损伤区;③在最外面的区域,距离较坏死区较远的心肌损伤较轻,称为缺血区。

三、急性心肌梗死再灌注治疗与心电图改变

心电图的改变对急性心肌梗死的再灌注治疗和评价疗效有着很大的临床意义。急性心肌梗死早期冠状动脉通道可以使梗死范围缩小、心功能改善,病死率降低。一般临床上在急性心

肌梗死发生后 6～12 小时进行再灌注治疗,效果好,但以 3 小时内为佳。急性心肌梗死后,患者出现剧烈心前区疼痛,心电图异常,心肌酶的增高。因心肌酶增高需要一定的时间,所以心电图诊断早期急性心肌梗死是最可靠最重要的依据。并且根据心电图的改变,可推测出闭塞血管部位。

实践证实,溶栓治疗适用于 ST 段抬高的急性心肌梗死,而对非 ST 段抬高者(非 Q 波性心肌梗死)不合适,ST 段抬高越明显的患者溶栓效果越好,另外,对大面积心肌梗死较小面积溶栓效果好,降低死亡率明显。

急性心肌梗死就诊患者中有 15％左右的人,心电图没有典型改变,只有剧烈的心前区疼痛、憋胀、大汗等,这时应高度怀疑有急性心肌梗死的可能,嘱咐患者应做冠状动脉造影、心脏B 超、心肌核素等。以尽早诊断,及时治疗。

四、急性心肌梗死的分期及演变过程

急性心肌梗死的心电图的演变过程对临床诊断治疗有着重要的意义。分期目前尚未统一标准,一般分为 4 期(图 9-5-2)。

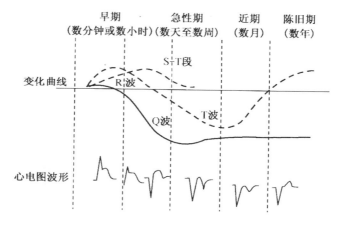

图 9-5-2　急性心肌梗死的图形演变

1.超急性期

常见于心肌梗死发生后数分钟或数小时,心电图表现,T 波振幅增高,可能为心内膜下缺血,细胞内的 K^+ 外逸产生的。又因损伤的心外膜提早复极,这时 T 波变的高尖。之后面对梗死部位的导联出现 ST 段抬高,背对梗死部位的导联出现 ST 段压低,该期并无 Q 波发生,若积极给予适当的溶栓治疗效果较好。

2.急性期

心肌梗死进一步发展为心肌坏死、缺血、损伤,心电图上表现为病理性 Q 波,ST 段抬高呈单向曲线,直至完全恢复到等电位线,缺血型 T 波倒置由浅入深,此期一般持续 3～6 周,是患者危险期(图 9-5-3)。

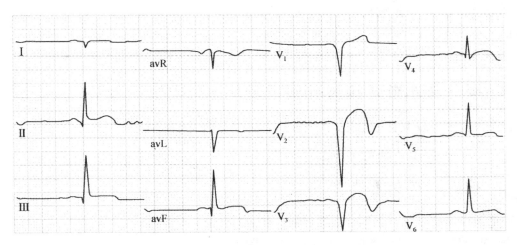

图 9-5-3　急性心肌梗死心电图（下壁、后壁）

3.恢复期

此期一般出现在梗死后的 6 周至 6 个月，抬高的 ST 段回至等电位线，T 波倒置由深变浅，坏死性 Q 波或 QS 波缩小或持续存在，如抬高的 ST 段，6 个月以上，不回到等电位线，考虑为心室壁瘤可能，应结合临床，尤其是 B 超诊断（图 9-5-4）。

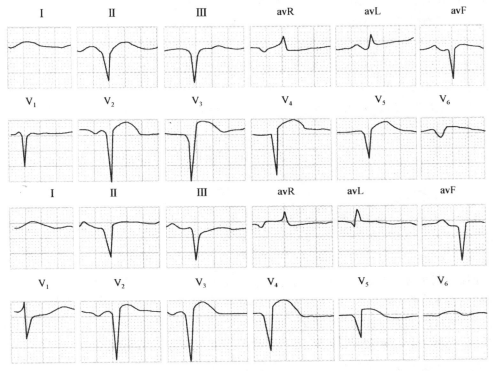

图 9-5-4　心室壁瘤心电图

4.陈旧期（愈合期）

此期出现在心肌梗死后的 6 个月之后，ST 段和 T 波已完全恢复。少数患者可能因慢性冠状动脉供血不足,有缺血性 T 波改变,Q 波因梗死范围小,瘢痕组织收缩,或梗死区域弥散,异常向量相互抵消,Q 波缩小。或因梗死病变范围过小,抢救及时,建立了良好的侧支循环,可使 Q 波完全消失。

五、心肌梗死的定位及心电图诊断

因心肌组织来源于不同冠状动脉的血液供应,因此,临床上心肌梗死的发生部位常有明显的区域性,一般以 Q 波出现的心电图导联为判定依据。

六、特殊心肌梗死的特征

心电图表现只占 20％。因为心肌梗死心电图的改变受诸多因素的影响,如心肌损伤的程度、梗死的分期、病变部位、探查电极的位置、传导障碍以及其他心脏以外的因素,从而引起各种不典型心电图改变。

1.不典型的坏死型 QRS 改变

(1)原有坏死型 Q 波消失。

(2)有胚胎 r 波,占时约 0.01 秒。

(3)出现 q 波振幅＜1/4R,占时＜0.04 秒。

(4)R 波逐渐降低。

(5)V_1～V3 导联 R 波增高,增宽。

2.心电图仪表现为急性心肌梗死 ST-T 改变

(1)急性心肌梗死的早期,仅出现 ST 段抬高与 T 波高尖,24 小时内出现梗死的图形。

(2)不出现坏死型 Q 波及 QS 型,仅表现为 ST 显著压低的心内膜下心肌梗死。

(3)以 R 波为主的室性期前收缩,ST 段成弓背向上抬高,T 波倒置低谷变尖。

(4)机制:①早期血栓堵塞;②冠状动脉严重痉挛;③心肌耗氧量突然显著增加;④侧支循环的建立。

3.临床延迟出现典型心肌梗死心电图改变

据统计梗死面积＞$2cm^2$ 者,85％以上的患者心电图有改变,面积为 0.5～$2cm^2$ 者仅有 45％左右的患者,心电图呈梗死改变。

4.常规心电图显示心肌梗死改变

必须加做附加导联如:后壁 V_7～V_9,右室心肌梗死,V_{3R},V_{4R},V_{5R},V_1～V_6 高位肋间,未能显示梗死图形。

5.始终不出现心肌梗死心电图改变

局灶性或包绕性心内膜下心肌梗死,仅出现 QRS 低电压和间期增宽等表现。

6.心肌梗死被并发症所掩盖

(1)室颤型。

(2)传导阻滞型。

(3)心脑卒中型。

（4）血栓栓塞型。

年龄在 60 岁以上呈典型心肌梗死发病者逐渐减少。多为不典型发作，常以头痛、腹痛、背痛或咽痛就诊，易被误诊或漏诊。应引起心电工作者及临床医师的注意。

七、非梗死性 Q 波急性心肌梗死的心电图诊断

异常 Q 波并不是心肌梗死的代名词，因此，当心电图的导联上出现异常 Q 波时，应注意与非梗死性疾病相鉴别，若 Ⅱ，Ⅲ，avF 导联中，单独以 Ⅲ 导联出现 Q 波，一般不诊断，必须结合Ⅱ，avF 导联，方可诊断陈旧下壁心肌梗死。但除外预激综合征、肺部疾患。

Ⅰ，avL，V_5，V_6 导联出现 Q 波，诊断侧壁心肌梗死时，应注意除外间隔支 Q 波、电轴右偏造成 avL 导联出现较宽的 Q 波。

V_1，V_2 导联出现 Q 波或 QS 波，诊断前间壁心肌梗死时，应除外电极安放位置不准确、心脏转位、左、右室肥大、左、右束支传导阻滞、严重肺气肿等，只有 V_1，V_2 导联出现 q 波时，方可诊断为前间壁心肌梗死。

八、冠心病与心律失常

冠心病患者由于心肌细胞缺血，可发生各种类型的心律失常，如：房性心律失常、室性心律失常、房室传导阻滞等。心室颤动是由于心肌梗死后，严重的心肌缺血导致心功能不全所引起。最常见的为室性心律失常，也是导致冠心病患者死亡的主要原因。

1.急性期、亚急性期和慢性期心肌缺血与室性心律失常的关系

冠状动脉闭塞与室性心动过速及心室颤动有密切的关系。是由于缺血部位心肌动作电位的变化，引起了早期室性心律失常，即：室性心动过速、心室颤动。当冠状动脉闭塞后 48 小时内心律失常逐渐减少，称为晚期心律失常，另外心室颤动发生前，抽取缺血部位心肌回流的静脉血发现血 K^+ 浓度明显增高，提示 K^+ 与缺血性室性心律失常也有密切的关系。经电生理证实得到了进一步的认识，当心肌梗死发生后 3～7 天，易诱发出室性心律失常或室性心动过速，这是由于梗死部位残存活的心肌发生折返而引起，称为亚急性期和慢性期。

2.再灌注心律失常关系

经冠状动脉造影观察到，再灌注室性心律失常的发生率很高，严重程度与冠状动脉缺血的时间有关，缺血时间在 5 分钟内，出现心室颤动的机会很少，占 10% 以下，在 30 分钟达高峰约占 70%，但在 1 小时以上再灌注时，心室颤动的发生率则减少。

第六节　先天性心脏病的心电图表现

一、房间隔缺损

房间隔缺损是最常见的先天性心脏血管畸形。新生儿在解剖学上分为原发孔和继发孔缺

损(表 9-6-1)。血液在心房水平从左到右分流,导致右心室充盈扩张;舒张期负荷加重。青年人一般不出现肺动脉高压,由于左向右分流发生在病程的晚期,因为右室顺应性减退左向右的分流减少甚至出现右向左的分流,造成肺动脉高压,引起右室收缩期负荷过重。

继发孔缺损心电图特点:

(1)缺损较小的患者,心电图可表现为正常或大致正常。

(2)右束支传导阻滞,其中以不完全性右束支传导阻滞占多数。

(3)心电轴多呈右偏在+90°~180°范围内。

(4)右心室肥厚或不完全右束支阻滞合并右室肥厚。

(5)右心房肥大,早期可有轻度 P-R 间期延长,晚期由于肺动脉高压心电图可出现房颤。

表 9-6-1　原发孔缺损与继发孔缺损鉴别

	原发孔	继发孔
心电轴左偏	80%~100%患者出现	−60°~140°,类似左前分支阻滞
P-R 间期延长	多见	少见
左心室肥厚改变	70%可有	一般无

二、室间隔缺损

室间隔缺损分为先天性和后天性两种,后天性主要是由感染性心内膜炎、急性心机梗死,导致室间隔穿孔以及外伤性室间隔破裂造成。血液在收缩期由左向右的分流,以分流量的多少与缺损的大小、左右室之间的压力和肺动脉压的高低有关。

根据缺损部位的大小心电图表现可分为:

(1)缺损较小者心电图表现正常。见于双室负荷过重不明显者。

(2)中度缺损者心电图表现左心室肥厚,V_5,V_6 导联 R 波增高,Q 波加深伴 ST-T 改变,室壁激动时间增宽,见于肺动脉压和右室中度升高者。

(3)缺损较大者心电图表现双室肥厚,左室高电压伴 T 波倒置或 Q_{V_5},V_6 明显,见于右心室及肺动脉压重度升高者。

(4)缺损过大伴肺动脉重度患者心电图表现右心室肥厚。

(5)部分患者可出现左心房肥大、一度房室传导阻滞、房性心律失常及不完全性右束支传导阻滞。

三、动脉导管未闭

动脉导管未闭是主动脉与肺动脉间分流的先天性血管疾病,临床上以 1 岁以后尚未关闭,称为动脉导管未闭。多见于婴儿时期,男性多于女性比值为 3∶1。血液由左向右分流,使血流途径部位因血量增多,容量负荷增加,出现左房左室增大和主动脉扩张。随着病情的发展引起肺动脉高压,造成右心室增大。其心电图有以下表现:

1.动脉导管未闭、肺动脉正常或轻度增高患者

心电图表现大致正常或轻度心电轴左偏伴左心室肥大,部分 P 波增宽显示左心房肥大,提示左心室舒张期负荷过重。

2.动脉导管未闭伴中度肺动脉高压患者

心电图除左心室肥厚扩张外,伴有右心室肥大表现,提示右心室收缩期负荷过重。

3.动脉导管未闭伴有显著肺动脉高压患者

心电图表现为双侧心室同时肥厚,尤以右心室肥厚更明显。

4.动脉导管未闭心电轴偏移、轻度肺动脉高压患者

心电轴左偏约 45°,中度约为 68°,重度为 100°。

四、肺 动 脉 狭 窄

肺动脉瓣狭窄(图 9-6-1)是指肺动脉开口过小,开口处 3 个瓣叶交界融合形成锥形或圆形向肺动脉瓣突出,中间留狭小出口 2～3mm。老年人,因肺动脉退行性变形成小赘生物向管腔内突出,有时伴有钙化造成瓣口狭窄。血流动力学影响是右室压力负荷过重和排血受阻。中度狭窄血流动力学无明显影响。严重狭窄患者右室排血受阻,血流量减少,即使在安静状态下也可造成脑供血不足引起晕厥。另外,由于右心室负荷过重过久,必然导致右心室肥厚,晚期扩张若代偿失调可发生右心衰竭。其心电图表现如下:

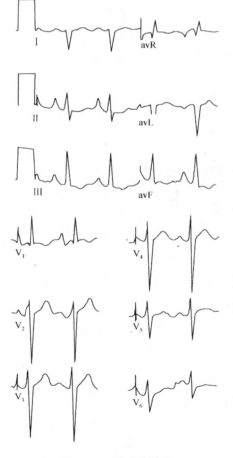

图 9-6-1　肺动脉狭窄

1.肺动脉狭窄较轻患者

右室压力轻度增高患者,心电图大致正常,少数患者可有心电轴轻度右偏。

2.肺动脉狭窄中度

右心室收缩压中度增高者,心电图显示电轴右偏,右胸导联 R 波增高呈现明显的右心室肥大和右心房肥大扩张,Ⅱ、ⅢavF 导联 P 波高尖,V_1 导联 P 波双向,T 波直立。

3.肺动脉狭窄重度

右心室收缩压极度增高者,心电轴明显右偏,右心室肥大明显伴 ST 段压低、T 波低平、双向形成 S_1、$S_Ⅱ$、$S_Ⅲ$ 综合征,avRR/Q$>$1,V_5、V_6 导联 q 波消失。

五、法洛四联症

法洛四联症(图 9-6-2)是小儿常见的发绀型先天性心脏病血管畸形,包括室间隔缺损、肺动脉狭窄、主动脉骑跨、右心室肥厚等,其中以室间隔缺损和一定程度肺动脉口狭窄为主要病变,共同特征为右心室肥厚,血流动力学改变是左向右分流。狭窄严重时出现右向左分流,临床出现发绀。其心电图表现如下:

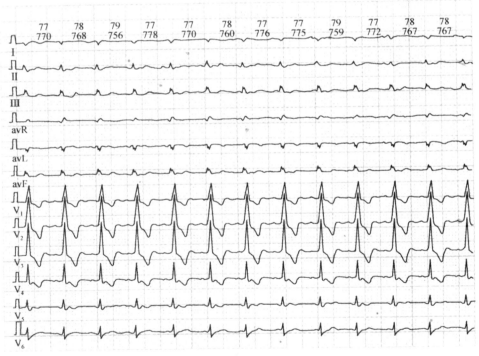

图 9-6-2　法洛四联症

(1)电轴显著右偏 120°～150°。

(2)右心室肥厚 V_1 导联呈 R 或 RS 型,V_5、V_6 呈 RS 或 rS 型,avR 呈 qR 型,R/Q$>$1。

(3)双心室肥厚合并左心室大可能系侧支循环丰富,室间隔分流或动脉导管未闭。

(4)右心房扩大,扩大程度与发绀有关,发绀愈严重右心房扩大愈明显。

(5)V_1 导联出现 rsR′模式,部分患者不能排除室上嵴后除极或室内传导阻滞的可能。

（6）与法洛三联症鉴别点 T_{V_1} 倒置，其余胸导联 T 波直立。

六、Ebstain 畸形（三尖瓣下移）

三尖瓣下移，临床上较少见的先天性心脏畸形。右心功能异常与三尖瓣畸形、房化右室部分、功能性右室或泵血右室有关。血流动力学改变在心房水平产生右向左分流，临床上出现发绀。另外，希氏束中有异常分支到房化的右室可能引起不协调收缩，易引起心律失常和心室颤动而死亡。其心电图表现如下：

（1）右心房肥大。

（2）P-R 间期延长。

（3）75％～90％患者完全性或不完全性右束支传导阻滞，胸导联 R 波振幅异常低小。

（4）窦性心律相对缓慢，1/3 以上患者反复发生阵发性室上性心动过速、心房扑动、心房颤动、房性或室性期前收缩。

（5）有 20％～25％患者出现 B 型预激。

（6）右室肥大。

七、右位心

右位心（图 9-6-3）指心脏大部分位于右侧胸腔，心尖部指向右前下方，为一种心脏解剖位置变异。其心房、心室和大血管的位置与正常心脏解剖关系呈镜中映像。心尖向右，左心室在右前位，右心室在左后位，上下腔静脉在左侧，主动脉弓在右侧。

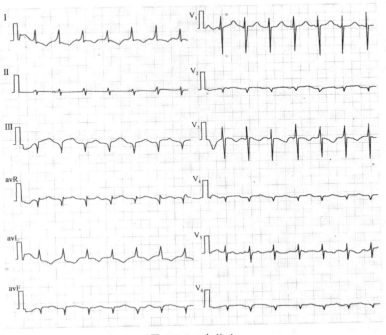

图 9-6-3　右位心

心电图特点如下：

(1)典型的Ⅰ导联 P 波倒置,avR 导联 P 波直立,相当于Ⅰ导联左右手接反。

(2)avR 和 avL 导联图形互换,avL 导联 P,QRS,T 波一般向下。

(3)avF 导联图形基本不变,因左右下肢电位差相同。

(4)Ⅱ,Ⅲ导联图形与正常时互换。

(5)导 $V_1 \sim V_5$ R 波振幅逐渐减低,而 S 波逐渐加深。R_{V_2},R_{V_3},R_{V_5} 图形同正常人 V_1,V_3,V_5 导联的图形。

总之,诊断右位心时,首先应考虑是否有技术性错误,左右手是否接反、心室肥大、心肌缺血等,都可出现同样的心电图改变。这时应加做左右手接反心电图校正。另外,房室交界区心律时,Ⅰ导联 P 波也会倒置,但 QRS 及 T 波为直立,这与右位心是有区别的。

第七节 后天性心脏病的心电图表现

一、风湿性心脏病

风湿性心脏病(简称风心病)是常见的后天性心脏病之一。其中单纯二尖瓣病变占 46.7%,二尖瓣合并主动脉瓣病变占 34.5%,单纯主动脉瓣病变占 48.5%,三尖瓣病变占 12.2%,单纯性肺动脉瓣病变极为少见。风心病的血流动力学变化是根据瓣膜病变的类型、程度及病程的长短不同而各异,从而导致心电图的不同改变,但有时可见不同的瓣膜病变出现相同的心电图表现。例如瓣膜病合并其他疾病如高血压、肺气肿等,或使用某些心脏药物如洋地黄、奎尼丁等也可使原有的心电图发生改变。

(一)急性风湿性心脏炎

急性风湿性心脏炎是风湿热急性发作损害全心脏,包括心肌、心内膜、心包及心脏起搏传导系统的后果,其心电图可出现如下改变(图 9-7-1):

(1)房室传导阻滞:房室传导阻滞是急性风湿性心脏病心电图的重要改变,以一度和二度房室传导阻滞多见,据统计占 26%。偶见三度房室传导阻滞并伴心源性脑缺氧综合征(阿-斯综合片)。

(2)窦性心动过速,房性和室性期前收缩,偶有心房颤动。

(3)多数患者心电图 ST-T 改变,如心肌损害严重则可出现 QRS 波幅度减低或出现异常 Q

(4)合并急性心包炎时,心电图亦可出现多导联 QRS 波群低电压并伴有 ST 段抬高。

(5)Q-T 间期延长或 T 波改变。

(二)二尖瓣狭窄

二尖瓣狭窄是风湿性心脏炎侵犯二尖瓣瓣膜遗留的后果。其病理改变为瓣膜交界处粘连融合形成隔膜型狭窄,瓣膜逐渐增厚变硬,甚至钙化。病情发展一般需要 2～10 年,病变进一步加重后,腱索和乳头肌亦可受到侵犯,使之相互粘连缩短,致使瓣膜活动进一步受限。正常成人二尖瓣口面积为 $4\sim6cm^2$。狭窄的二尖瓣使舒张期左心室充盈受阻,左心房压力增高,容积增大,产生左心房肥厚。由于左心房压力增高,继而使肺循环压力亦增高,加重了右心室负荷,引起右心室肥厚。左心室由于充盈不足,一般无增大。根据以上血流动力学的变化,心电图可发生以下改变:

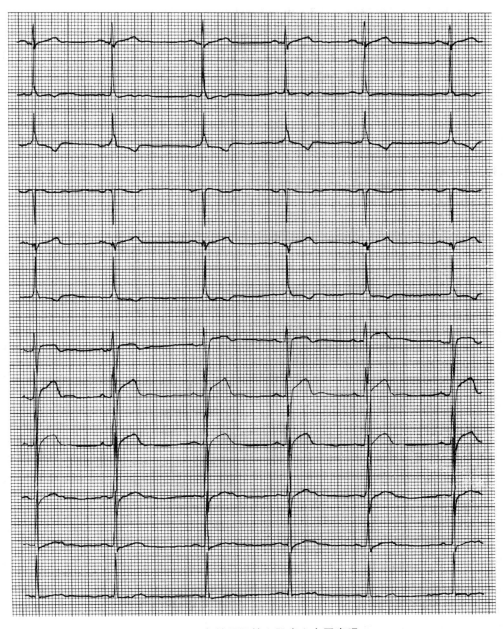

图 9-7-1 急性风湿性心肌炎心电图表现

女性,8 岁,儿童急性风湿性心肌炎。Ⅰ、aVL、V_5、V_6 导联 ST 段轻度下降,Ⅱ、aVF、V_5、V_6 导联 T 波倒置,V_3 导联 T 波双向。Ⅰ、aVL 呈 qR 型,Ⅱ、Ⅲ、aVF 呈 rS 型,$S_Ⅲ>S_Ⅱ$

轻度二尖瓣狭窄患者,心电图可正常。

重度或晚期二尖瓣狭窄者,心电图可发生如下改变:

1.P 波改变

由于左心房肥厚或扩张,影响了房间束的传导,从而使左心房除极较正常延缓,故 P 波增宽,时间>0.11 毫秒,呈双峰型;后峰高于前峰,两峰间距大于 0.04 毫秒;因为此改变多见于二尖瓣狭窄者,故亦称"二尖瓣型 P 波"。由于左心房扩大,使 P 波电轴的方向偏向左方,故二尖瓣型 P 波在 Ⅰ、Ⅱ、aVL、aVF 导联显示最为明显,V_1 导联 P 波也常呈双向改变,负向部分增宽加深,Ptf-V_1≤0.02(mm·s),P 波电压常大于 0.2mV。当出现肺动脉高压后,右心房亦可因之肥厚扩大,P 波电压常大于 0.2mV。

值得注意的是,二尖瓣型 P 波并非二尖瓣狭窄所独具,与左心房肥厚亦不同义。因为在其他疾病中,如某些先天性心脏病、缩窄性心包炎、左心室负荷增重等,也有类似的 P 波改变(图 9-7-2)。

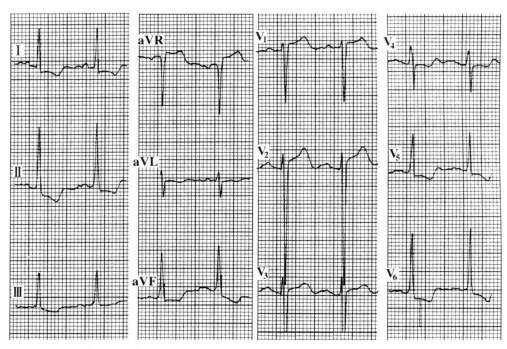

图 9-7-2 风心病二尖瓣狭窄

$P_{Ⅱ}$ 增宽有切迹

2.右心室肥厚

二尖瓣狭窄出现肺动脉高压后,造成右心室收缩期负荷增重,继而发生右心室肥厚与扩张。二尖瓣狭窄的右心室肥厚图形,不如先天性心脏病致右心室肥厚的图形那样突出,一般左胸导联 R/S>1,已很有诊断价值,故在 V1 导联呈 Rs、rsR′或 qR 型,R′很少超过 1.0mV。V5 导联呈 RS 型,S 波增深,有时可呈 rS 型,R/S<1。

3.心电轴右偏

其偏移的程度与右心室肥厚及扩张的轻重呈正比。

4.ST-T 改变

$V_1 \sim V_3$ 导联 ST 段下降，T 波低平、倒置，提示右心室肥厚劳损。

5.心律失常

有 30%～50%病例并发心房颤动，其房颤波的波幅与冠心病房颤的波幅相比，前者波幅较粗大，可超过 0.3mV，后者波幅较细小。少数可合并不同程度的房室传导阻滞，尤其是在使用洋地黄、奎尼丁等药物的情况下或者在风湿病活动时。

（三）二尖瓣关闭不全

单纯风湿性心瓣膜病二尖瓣关闭不全比较少见，多与二尖瓣狭窄并存。由于二尖瓣于收缩期不能正常关闭，其左心室部分血液反流至左心房，使左心房容量增多，压力升高，继而左心房扩大。由于左心室舒张期同时接受肺循环血液及收缩期反流至左心房的血液使左心室容量负荷增重，可导致左心室肥厚。其心电图表现为：

（1）轻度二尖瓣关闭病例，心电图多在正常范围，或仅有轻度心电轴左偏及 P 波出现切迹。

（2）中度关闭不全者，可显示心电轴左偏、左心室肥厚及左心房扩大，同时伴有 ST-T 的相应改变。

（3）重度关闭不全或合并二尖瓣狭窄，可出现双侧心室肥厚。当关闭不全合并狭窄时，心室肥厚图形取决于狭窄和关闭不全的不同"比重"。若病变以狭窄为主，多显示右心室肥厚；若病变以关闭不全为主，多表现左心室肥厚；若狭窄与关闭不全病变均严重，可出现双侧心室肥厚；如两侧心室壁电动力互相抵消，心电图反而会出现正常或近似正常图形。

（4）常见出现心房颤动、心房扑动、房性期前收缩和室性期前收缩。

（5）少数病例伴有不完全性束支传导阻滞。

（四）主动脉瓣狭窄及关闭不全

主动脉瓣狭窄可使左心室收缩期负荷过重，主动脉瓣关闭不全则使左心室舒张期负荷增重。其心电图主要表现为左心室肥厚及心电轴左偏。

（1）左心室肥厚是主动脉瓣狭窄和关闭不全两者的共同特点。主动脉瓣狭窄者，Ⅰ、aVL、V_5、V_6 导联 R 波显著增高，伴有 ST 段下移及 T 波倒置或双向，V_1、V_2 导联 S 波增深，偶呈 QS 波形。主动脉瓣关闭不全者，除 Ⅰ、aVL、V_5、V_6 导联 R 波增高外，其 Q 波也异常增深，ST 段抬高及 T 波高耸。重症病例可出现 ST 段下降及 T 波倒置，常伴有左束支传导阻滞图形改变。

（2）多有心电轴左偏，但晚期患者可伴有右心室肥厚，心电轴可转为右偏或正常。

（3）部分病例可出现心房颤动、束支传导阻滞及房室传导阻滞等。

（五）联合瓣膜病

在风湿性心脏病中，两个或两个以上瓣膜损害的情况相当常见，以二尖瓣狭窄合并主动脉瓣病变最为常见，其次为二尖瓣狭窄合并三尖瓣病变，合并肺动脉病变者极为少见。

1.二尖瓣狭窄合并主动脉关闭不全

其心电图改变为：

（1）P 波改变：Ⅰ、Ⅱ、aVL 导联 P 波呈双峰，时间延长，提示左心房扩大。

(2)QRS 波群及电轴改变：取决于各瓣膜病变程度及病程时间。仅以二尖瓣狭窄为主的早期病变，心电图上仅有单纯心电轴右偏及右心室肥厚，其 V_1 导联 R 波电压增高，R/S>1。病变较严重者可出现左心室肥厚及双侧心室肥厚图形，V_1 及 V_6 导联 R 波均明显增高，但电轴右偏，个别病例也可出现近似正常范围的心电图。

2.二尖瓣狭窄合并主动脉瓣狭窄

由于二尖瓣狭窄引起左心室肥厚及右心室收缩期负荷过重，而主动脉瓣狭窄则引起左心室收缩期负荷增重，其心电图可出现二尖瓣型 P 波，多见于Ⅰ、Ⅱ、aVL、aVF、aVR 导联，同时左心室肥厚或程度不等的两侧心室肥厚。部分病例可合并多种心律失常，如房性期前收缩、心房颤动或室性期前收缩等。

3.二尖瓣关闭不全合并主动脉瓣关闭不全

二尖瓣和主动脉瓣关闭不全均可造成左心室的舒张期负荷过重，故对左心室的影响较其他联合瓣膜病更为严重。心电图表现为左心房、左心室肥厚扩大，V_5 导联的室壁激动时间延长及 ST 段下降，T 波倒置，心电轴左偏。

4.二尖瓣关闭不全合并主动脉瓣狭窄

二尖瓣关闭不全及主动脉瓣狭窄两者血液动力改变效应相加，使左心室舒张期及收缩期负荷增重，前者可造成左心室扩张，后者可使左心室发生向心性肥厚。由于主动脉瓣狭窄，左心室排血阻力增加，使左心室压力增高，继而加重二尖瓣关闭不全的血液回流，使左心房压力明显增高，引起明显的左心房扩张，心电图表现为二尖瓣型 P 波、左心室壁激动时间延长等。

（六）三尖瓣狭窄及关闭不全

三尖瓣狭窄较少见，常与其他瓣膜病变合并存在。三尖瓣狭窄者由于舒张期血液由右心房进入右心室不畅，使右心房压力增高，容积扩大，心电图表现为右心房肥厚；如合并三尖瓣关闭不全，则可伴有右心室肥厚。可见Ⅱ、Ⅲ、aVF 导联 P 波异常增高或尖耸，常伴有不完全性右束支传导阻滞，V_1 导联呈 rSR′ 型。本病多合并房颤，如合并二尖瓣或主动脉瓣病变，常伴有左心房及左心室肥厚的图形。

三尖瓣关闭不全多继发于右心室容量负荷增重所致的三尖瓣瓣环扩张，或细菌性心内膜炎所致的三尖瓣损害。由于右心房同时接受回心血及右心室反流血量，故使右心房扩大，心电图表现为：

(1)Ⅱ、Ⅲ、aVF、V_1、V_2 导联 P 波高耸。

(2)V1 导联呈 rSR′ 型，R′ 电压异常增高，伴有 ST-T 改变，提示右心室肥厚及右束支传导阻滞；另外，V_1 导联亦偶见 qR 型。

二、肺源性心脏病

（一）急性肺源性心脏病

急性肺源性心脏病是大块或广泛的肺动脉栓塞，使肺动脉突然大部阻塞，导致心排血量降低，引起右心室急剧扩张和急性右心衰竭，甚至休克的疾病，又称急性肺栓塞。

急性肺栓塞诊断困难，误诊、漏诊率通常在 70%～80%。早在 1935 年 McGinn 和 White

首先报道了肺栓塞的心电图所见,并发现急性肺源性心脏病经典的 $S_I Q_{III} T_{III}$ 图形。

1.心电学异常的机制

急性肺栓塞心电图改变的基础是栓子机械堵塞肺动脉,导致肺动脉压突然升高,急性右心室扩张和右心功能不良,右心室排血量下降;左心室前负荷减少,心室间隔左移,左心室充盈不足,心搏量下降,血压降低,冠状动脉灌注减少,引发心肌缺血、缺氧,甚至出现小灶性心肌坏死。同时,神经体液激活(5-羟色胺、儿茶酚胺等)和肺动脉机械受体牵拉刺激,亦导致肺动脉压突然升高。典型心电图改变多由大块肺栓塞引起,心电图不典型者由非大块肺栓塞引起,或同时存在其他心血管疾病,或受药物治疗的影响。

2.心电图改变

心电图表现为出急性右心衰竭及广泛心肌缺血的改变。

(1)窦性心动过速:是最常见的心律失常,心率通常在 100~125 次/分。心率加快与心排出量生理需要增加有关。

(2)典型的 $S_I Q_{III} T_{III}$ 图形:是急性肺栓塞常见而重要的心电图改变,其发生率 15%~25%,但不是确诊性图形。其特点是 I 导联出现 S 波或 S 波变深,III 导联出现 Q 波和 T 波倒置(图 9-7-3)。也可扩展到 aVF 导联,也可合并下壁 ST 段轻度抬高。$S_I Q_3 T_3$ 图形的出现反映急性右心室扩张,QRS 初始向量向右上偏移。也有作者提出,$S_I Q_{III} T_{III}$ 图形的短期现象可能是继发于左后分支缺血,一过性左后分支阻滞。$S_I Q_{III} T_{III}$ 图形诊断肺栓塞的敏感性约为50%。该图形通常持续时间不长,多在肺栓塞后 2 周内消失,也有持续时间较长者。

(3)右束支阻滞:分为完全性或不完全性右束支阻滞,发生率各家报道不一,低至 6%,高达 67%。有时右束支阻滞程度较轻,不表现在 V_1 导联上,而出现在 V_3R、V_4R 或 V_5R 导联上。与肺栓塞有关的右束支阻滞经常是一过性的(随右心血流动力学好转、恢复而消失),也可持续数月以上,新发生的右束支阻滞是肺动脉主干完全堵塞的标志。

(4)QRS 电轴:急性肺栓塞患者典型的 QRS 电轴多为右偏,可以呈现左偏或不可测电轴变化。

(5)P 波高电压:通常在病后数小时出现,随病情缓解而消失。表现在 II、III、aVF 导联 P波直立、高尖,大于 0.25mV。其发生可能源于右心房肥厚或右心房扩大。

(6)其他 S 波改变:有 $S_I S_{II} S_{III}$ 征(3S 征),发生率约为 25%,系急性右心室扩张,额面平均向量指向右上象限所致。 I 和 aVL 导联 R/S 值>1 或 aVR 导联的 R 波变宽(70%),或 V_1、V_3R、V_5R 导联的 S 波切迹、错折、粗钝、变宽(50%),结合病情动态观察也有助于诊断。

(7)ST-T 改变:急性肺栓塞心电图既可出现 ST 段下降(33%),也可出现 ST 段抬高(11%)。ST 段下降可出现在前壁、下壁和侧壁各导联,其发机制与肺栓塞引起的冠状动脉痉挛或心肌缺血有关。ST 段抬高多小于 1mm,常出现在 $S_I Q_{III} T_{III}$ 形时的下壁导联。胸前导联T 波倒置是急性肺栓塞最常见的改变之一(40%~68%)。T 波倒置多出现在 V_1~V_3 导联(50%),多呈对称性,倒置的深度不等,也可扩展到 V_4、V_5 导联(13.6%)。Ferrari 等发现,胸前导联 T 波倒置患者 Miller 指数(评估肺栓塞程度的方法)多在 50% 以上(90% 患者),肺动脉平均压多大于 30mmHg(81% 患者),并可作为评价疗效的指标(如溶栓治疗)。关于急性肺栓塞 T 波倒置的机制尚不清楚,有人认为是由于急性右心室扩张导致严重的右心室缺血或儿茶酚胺-组织胺引起的心肌缺血所致;也有人认为是左束支阻滞引起的心脏记忆现象,或心外膜与心肌 M 区和心内膜与心肌 M 区间相反压力阶差(跨室壁复极离散度)所造成。Kosuge 等研究了急性肺栓塞心电图 T 波倒置的预后意义,认为 T 波倒置的导联数可能是有效且简单的预测急性肺栓塞早期并发症增加的危险因子。

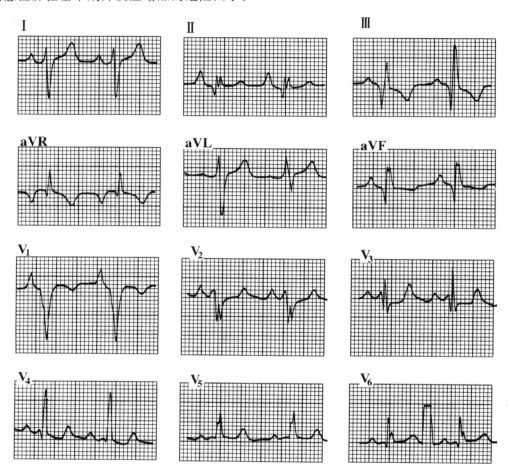

图 9-7-3　急性肺源性心脏病心电图表现

男性,60 岁,急性肺栓塞患者。心电图示心电轴右偏,Ⅰ 呈 rS 型,Ⅱ、Ⅲ、aVF 呈 QR 型,TⅢ 倒置,aVR 导联 R 波增高。V₁ 呈 Qs 型,V₂ 呈 rS 型。Ⅱ、V₁ 导联 R 波振幅显著增高

(8)其他改变:此外,尚有一些少见的图形变化,如:①顺钟向转位;②低电压;③V₁ 导联上 R 波振幅大于 S 波振幅;④V₁ 导联呈 QR 形;⑤Ⅲ 导联 ST 段抬高;⑥右侧胸前导联"ST 段抬高;⑦一度房室阻滞;⑧酷似心肌梗死图形;⑨左束支阻滞、左心室肥厚等。

(9)心律失常:常出现房性心动过速,心房颤动等。

Sreeram 等复习 49 例住院肺栓塞并发肺动脉高压的患者,提出符合以下 3 条或 3 条以上者可能有肺栓塞:①完全性或不完全性右束支阻滞伴 V1 导联 ST 段抬高或 T 波倒置;②Ⅰ、aVL 导联 S 波振幅>1.5mm;③胸前 QRS 波移行,左移至 V₅ 导联;④Ⅲ、aVF 导联出现 Q 波,但 Ⅱ 导联缺如;⑤QRS 电轴右偏或不可测电轴;⑥肢体导联低电压,QRS<5mm;⑦Ⅲ、aVF

或 $V_2 \sim V_4$ 导联 T 波倒置。

肺栓塞最易误诊的疾病是冠心病,国内程显声教授总结以下诸点对两者的鉴别可能有帮助。

(1)提高对肺栓塞的诊断意识,绝不能再认为在我国肺栓塞是一少见疾病。

(2)要注意寻找肺栓塞发生的诱因,70%以上的患者是有诱因可查的。

(3)仔细鉴别"胸闷"是劳力性心绞痛,抑或劳力性呼吸困难;胸痛是缺血性心绞痛,抑或胸膜性疼痛。

(4)注意检查颈静脉,重症肺栓塞患者常可发现颈静脉充盈,而冠心病则少见。

(5)认真询问和检查双下肢深静脉血栓形成或血栓性静脉炎的病史和体征。

(6)肺栓塞患者胸部 X 线平片 72% 提示有肺栓塞征象,如区域性肺血减少,肺血分布不匀,或有肺阴影、胸腔积液等,而冠心病胸部 X 线平片多数正常,有心功能不良者,可显示肺淤血改变,与肺血减少或分布不匀不同。

(7)肺栓塞超声心动图显示右心室、右心房扩大,心室间隔左移,左心室内径缩小,肺动脉压升高,与以左心室病变为主的冠心病截然不同。

(8)动脉血气检查,症状性肺栓塞患者多有二氧化碳分压($PaCO_2$)下降,pH 升高,氧分压(PaO_2)下降或正常,$P_{(A-a)}O_2$ 增加,而冠心病除非合并肺淤血,一般血气正常。当初步排除冠心病,疑及肺栓塞时,再进一步做肺栓塞的确诊性检查。

有学者强调指出,肺栓塞是一较难识别的疾病,诊断比较困难,确诊的方法有赖于肺动脉造影、CT 肺动脉造影、磁共振肺动脉造影、核素肺显像等。而心电图检查是一柄"双刃剑",为使其成为对肺栓塞诊断有用的工具,在提高对肺栓塞诊断意识的基础上,对心电图的解释必须紧密结合病情和其他实验室检查所见,进行全面分析,综合判断,走出肺栓塞心电图诊断的误区,提高心电图诊断价值。

(二)慢性肺源性心脏病

慢性肺源性心脏病(简称肺心病),多由慢性支气管炎、阻塞性肺气肿所致的肺循环阻力增加,肺动脉高压,进而引起右心室肥厚,右心室扩大,甚至右心室衰竭。由于长期肺气肿影响使膈肌下降,心脏在胸腔中的位置趋向垂直,并呈顺钟向转位,心脏的前面大部分或全部被肺组织所掩盖。由于以上心脏器质性改变和肺气肿及胸廓与心脏解剖位置的改变,可使心电图发生一系列具有特征性的改变(图 9-7-4):

1.P 波的改变

Ⅱ、Ⅲ、aVF 导联 P 波高尖,振幅≥0.22mV,即所谓肺型 P 波,通常 P 波不增宽且无切迹。PⅢ>PⅠ,aVR 导联 P 波倒置,可见 Ta 波,在Ⅱ导联尤为显著,倒置的 Ta 波可使 P-R 段甚至 ST 段降低。P 电轴右偏+80°左右。有人指出,P 波起始数,即 V1 导联 P 波正向部分的振幅(mm)×宽度(s)≥0.03(mm·s),常提示右心房扩大。

2.QRS 波群改变

(1)电轴右偏≥+90°。

(2)Ⅰ导联深 S 波,Ⅲ导联 R 波增高或有 Q 波,极度右偏时可出现 SⅠ、SⅡ、SⅢ(即Ⅰ、Ⅱ、Ⅲ导联出现较深大的 S 波)图形。aVR 导联呈 QR 或 RS 型。

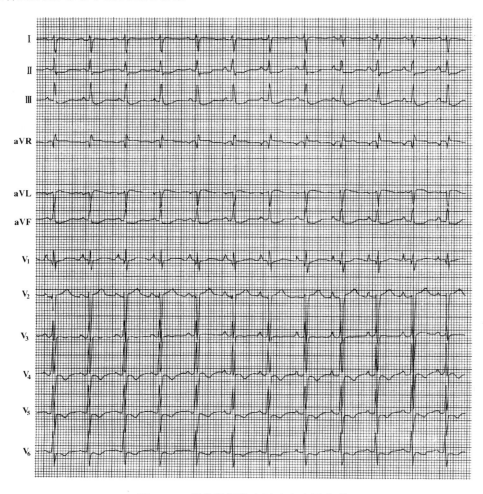

图 9-7-4　慢性肺源性心脏病心电图表现

图例所示肺型 P 波，右心室肥厚合并完全性右束支传导阻滞

(3)V$_1$ 导联可呈 RS 型，其 R 波＞0.5mV，R/S≥1；V$_5$ 呈 RS 型，R/S≤1。V$_1$ 导联也可呈 rSR′型，室壁激动时间＞0.03 毫秒，QRS 时间＜0.12 毫秒（呈不全性束支传导阻滞图形）。另外，亦可表现为 V$_1$～V$_6$ 呈 rS 型，心脏显著顺钟向转位。

3.肢体导联低电压

4.T 波改变Ⅱ、Ⅲ、aVF 及右胸导联 T 波倒置

三、高血压及高血压心脏病

高血压是一种常见的临床综合征，80％～90％为原发性高血压，其余为症状性高血压（亦称继发性高血压）。由于血压长期升高使左心室收缩负荷加重，久而久之，左心室因代偿而逐渐发生肥厚及扩张。

通常左心室首先发生向心性肥厚，病理表现为心肌纤维肥大，间质纤维组织增生。随着病程进展，左心室逐渐扩张，左心室舒张末期压力亦增高，心功能逐渐失去代偿而出现左心衰竭。

部分病例由于左心衰竭进而导致肺动脉高压,右心室因而亦逐渐肥厚扩大,最终发生右心衰竭而临床出现全心衰竭的征象。高血压的心电图主要改变有:

(1)左心室肥厚及劳损。

(2)心室受累时可出现双侧心室肥厚及劳损。

(3)心律失常,如心房颤动,房性或室性期前收缩,房室或束支传导阻滞。

(4)出现 P 波增宽或切迹,V_1 导联 P 波终末电势(Ptf-V_1)值增大。

四、心内膜炎

心内膜炎可分为非细菌性与细菌性两大类。前者主要是风湿病、胶原病等所引起的瓣膜或心内膜赘生物,后者是细菌等微生物直接感染而产生的心内膜炎。感染性心内膜炎大多发生在原有心瓣膜病、先天性心血管畸形或置换人工瓣膜的患者,通常侵犯一个或多个心瓣膜,以主动脉瓣和二尖瓣多见,肺动脉瓣和三尖瓣极少见。其心电图改变取决于原有的心脏病心瓣膜受累后血流动力学改变所造成的影响,并无特异性改变;如无并发症的感染性心内膜炎,心电图可仅有原基础心脏病的心电图改变。如感染性心内膜炎累及主动脉瓣或二尖瓣,或病变及赘生物压迫侵蚀心室间隔等,可引起各种期前收缩、房室传导阻滞及束支传导阻滞,甚至出现类似心肌梗死图形;感染性心内膜炎赘生物脱落,亦可造成冠状动脉栓塞而发生心肌梗死。

五、二尖瓣脱垂

二尖瓣脱垂主要是由于瓣叶、腱索、瓣环、左心房、乳头肌和左心室之间的协调功能受影响,或某些病变累及上述解剖成分所致。有人报道,二尖瓣脱垂的发生还可能与右心室舒张期负荷过重所致室间隔变形而使后乳肌发生移位有关,如房间隔缺损等。

二尖瓣脱垂通常伴有二尖瓣关闭不全,二尖瓣区可闻及收缩期喀喇音及收缩期杂音,心电图亦可出现相应的改变。

二尖瓣脱垂的心电图改变通常无特异性,无症状的二尖瓣脱垂患者其心电图多属正常,相当一部分有症状和少数有症状的患者心电图可有异常改变,主要表现为:

(一)T 波异常

Ⅱ、Ⅲ、aVF 和 $V_4 \sim V_6$ 导联 T 波呈双向或倒置,并伴有 ST 轻度抬高或降低,T 波形态可多变,可随体位变化而变化,也可自行改变。吸入亚硝酸异戊酯可使这类 T 波及 ST 段异常加重,这可能与加重了瓣叶脱垂的程度而增加乳头肌的张力有关。

(二)Q-T 间期延长

一般认为二尖瓣脱垂与 Q-T 间期延长无关。但有学者统计一组二尖瓣脱垂患者,其 Q-T 间期延长的发生率高达 91%,对照组仅为 5%。在 Q-T 间期明显延长的患者中,心律失常的发生率为 72%,而 Q-T 延长程度较轻者,心律失常的发生率仅为 22.6%。

(三)心律失常

二尖瓣脱垂的患者,心律失常比较常见,通常有房性、室性期前收缩,室上性和室性心动过速,窦房、房室及心室内传导障碍。心律失常与二尖瓣脱垂程度,与 ST-T 的异常改变及 Q-T 延长无明显关系。

对于二尖瓣脱垂患者发生心律失常的原因至今尚不清楚,可能与以下几种因素有关:①可能存在的原发性心肌病变;②继发于二尖瓣脱垂的乳头肌张力增加,可造成心肌缺血甚至引起小血管病变;③二尖瓣脱垂患者可能会发生冠状动脉痉挛,造成心肌缺血;④肾上腺素能作用增强,已有作者报道部分二尖瓣脱垂患者中儿茶酚胺浓度较高;⑤部分患者可见 Q-T 延长,可能是发生心律失常的基础;⑥二尖瓣关闭不全所致的左心室扩大。

室上性心律失常的发生可能与下列因素有关:①二尖瓣脱垂对左心房壁产生一种机械性张力(牵拉),可导致房性心律失常;②部分患者合并房室旁路,可产生折返性心律失常;③二尖瓣脱垂引起二尖瓣关闭不全所造成的左心房扩大,也可成为房性心律失常的基础;④脱垂的瓣膜本身就可使左心房成为一个异位激动的发源地。

第十章　心血管疾病诊治技术

第一节　选择性冠状动脉造影术

一、概念

冠状动脉造影(CAG)导管选择性插入冠状动脉开口,注射造影剂显示冠状动脉解剖走行及病变。

二、适应证

冠状动脉造影是诊断冠状动脉粥样硬化性心脏病(冠心病)的一种常用而且有效的方法。选择性冠状动脉造影就是利用血管造影机,通过特制定型的心导管经皮穿刺入上肢的桡动脉或下肢股动脉,至升主动脉根部,然后探寻左或右冠状动脉口插入,注入造影剂,使冠状动脉显影。冠状动脉造影可以清楚地将整个左或右冠状动脉的主干及其分支的血管腔显示出来,可以评价冠状动脉血管的走行、数量和畸形,了解血管有无狭窄病灶存在,对病变部位、范围、严重程度、血管壁的情况、狭窄病变的特点(包括动脉内壁脂肪的沉积、血栓形成、内膜撕裂、痉挛或心肌桥)、冠状动脉血流等进行评价,另外还包括对冠状动脉侧支血管存在与否及其程度进行评价。这是一种较为安全可靠的有创诊断技术,现已广泛应用于临床,被认为是诊断冠心病的"金标准"。但近年来,冠状动脉内超声显像技术(IVUS)、光学干涉断层成像技术(OCT)等逐步在临床应用,发现部分在冠状动脉造影中显示正常的血管段存在内膜增厚或斑块,但由于IVUS等检查费用较为昂贵,操作较为复杂,现在并没有作为常规检查手段。冠状动脉造影术是十分安全的评价冠状动脉的手术方法。

目前临床上冠状动脉造影主要用于下述3种情况:①冠心病诊断不确定和不能通过无创检查有足够的理由排除冠心病的患者,判断冠状动脉病变是否存在并对其进行评价,同时可以兼顾左心功能评价;②评价不同形式的治疗,决定治疗方案(介入、手术或内科治疗);③评价冠状动脉搭桥术和介入治疗后的效果与冠状动脉粥样硬化的进展和转归,并可以进行长期随访和预后评价。

(一)已知或怀疑冠心病的情况

冠状动脉粥样硬化是一个缓慢的进程,临床上经历一个漫长而且不明显的发展历程。临床上患者是否患有冠心病要通过心绞痛和心肌梗死等临床表现来判断,而确诊需要冠状动脉造影证实,或者患者曾经发生过诊断明确的心肌梗死。临床上可疑冠心病意味着患者的症状或其他临床特点有冠心病的可能性及其有关的后果,但是并没有得到客观的证实。

对不明原因的胸痛,无创性检查不能确诊,临床怀疑冠心病;无症状但疑有冠心病,在高危职业(如飞行员、汽车司机、警察、运动员及消防队员等)工作或医疗保险需要;已知或可疑缺血性心脏病;陈旧性心肌梗死(病理性 Q 波)、心力衰竭症状、复杂室性心律失常、原发性心脏骤停复苏成功、诊断不明心脏杂音;或者高血压、糖尿病、异常心电图,应首先采用多普勒超声心动图以测定静息时左心室收缩和舒张功能、瓣膜或心包异常。必要时,使用核素或磁共振心肌显像加药物激发试验或冠状动脉 CT 血管造影(CTA),后者可作为中高危患者冠状动脉造影的替代。

缺血性心脏病患者发生心力衰竭症状和体征时应评估是否需要行冠状动脉造影,以进行风险分层。对某些已接受无创性测定的患者,如测定结果和临床特征提示可能存在严重冠状动脉病变时或益处大于风险时,应推荐冠状动脉造影。对左心室功能减低(LVEF<50%)或无创性检查提示中度风险或预后信息不明确的无症状缺血性心脏病患者,冠状动脉造影也是合理的。对因心绞痛而生活质量不满意、左心功能尚可(LVEF>50%)、无创性检查提示中度风险的无症状缺血性心脏病患者也可行冠状动脉造影。

(二)稳定性冠状动脉疾病

2013 年 ESC 稳定性冠状动脉疾病管理指南中对稳定性冠状动脉疾病的人群范畴进行了新的定义,不仅包括了慢性稳定性劳累型心绞痛患者,同时也包括以往已有冠心病或新近发生休息时心绞痛但经治疗后症状消失、需定期随访的稳定患者(低危不稳定型心绞痛、变异型心绞痛、微血管性心绞痛)以及可疑的无症状缺血性心脏病患者(有"缺血相当"症状,如气急、左心室功能不全)。

该指南强调了对可疑缺血性心脏病患者进行临床和心电图负荷试验以及影像学评估和风险分层的重要性。在对所有胸痛患者进行实验室检查以前,均应采集完整的病史、体格检查和静息时心电图,以测定缺血性心脏病的可能性。对能运动的稳定性冠心病患者,推荐标准运动试验。

如静息心电图异常且影响运动试验结果分析时(如左束支阻滞或心室起搏心律),或对不能运动者,则可应用冠状动脉 CTA 或药物负荷核素心肌显像、超声心动图或心脏磁共振显像等。对猝死或致命性心律失常的无症状性心肌缺血患者,应根据临床特征、无创性检查结果作出冠状动脉造影的决定。

稳定性冠状动脉疾病冠状动脉造影的推荐:

1.Ⅰ类推荐

(1)存在严重稳定型心绞痛(CCS3 级)症状且临床特点提示高危的患者,特别是对药物治疗反应不佳的患者(证据等级 C)。

(2)无症状或症状轻微,但是无创评价提示高危,可能需要血运重建的患者(证据等级 C)。

(3)对于存在间歇性发作的静息状态下胸痛和 ST 段改变,且服用硝酸酯类和(或)钙拮抗剂后缓解的患者,建议行冠状动脉造影以明确潜在的冠状动脉病变范围(证据等级 C)。

2.Ⅱa类推荐

（1）对于无创检查结论不明确或者相互矛盾的情况需要应用冠状动脉造影对患者进行进一步的危险分层（证据等级C）。

（2）对于可采用冠状动脉CTA进行事件危险分层的患者，应考虑到可能会高估严重钙化阶段的狭窄程度，对于中高度PTP（验前概率）患者尤其如此。在对症状极少/无症状的患者行冠状动脉造影前，可能有必要增加负荷影像学检查（证据等级C）。

（3）无法进行负荷影像学检查，左心室射血分数（LVEF）＜50%，具有典型心绞痛的患者（证据等级C）。

（三）不稳定型心绞痛/非ST段抬同型心肌梗死

不稳定型心绞痛的临床描述包括：①静息发作的心绞痛（通常持续时间＞20分钟）；②新近发生的心绞痛（2个月内），CCS分级3级以上；③近期加重的心绞痛（2个月内）CCS分级增加1级以上或CCS分级3级以上。

2014年美国ACC/AHA指南推荐：可疑ACS的患者应该根据ACS的可能性和不良预后进行危险分层，决定住院的必要性并指导治疗方案的选择（ⅠB）

不稳定型心绞痛/非ST段抬高型心肌梗死早期介入治疗的选择原则：

1.紧急手术（2小时内进行）

反复发作的顽固性心绞痛，伴有心力衰竭的症状和体征或进行性二尖瓣反流加重，血流动力学不稳定，强化药物治疗后静息状态或轻微活动即可诱发的反复发作的心绞痛。

2.早期手术（24小时内进行）

没有上述症状，GRACE评分＞140分，一过性的TNT或TNI升高，新发的或可能新发的ST段压低。

3.延迟手术（25～72小时内进行）

没有上述症状，合并糖尿病；肾功能不全[eGFR＜60mL/(min·1.73m^2)]，左心室收缩功能减低（EF＜40%），早期的梗死后心绞痛，PCI术后6个月内，既往曾行CABG术，GRACE评分109～140分，TIMI评分＞2分。

2014年美国ACC/AHA指南对于不稳定型心绞痛/非ST段抬高型心肌梗死早期介入治疗建议：

1.Ⅰ类推荐

（1）顽固性心绞痛、血流动力学或心电活动不稳定的NSTE-ACS患者（无严重合并症和手术禁忌证）建议紧急介入手术（行诊断性造影，如果适合可进行再血管化治疗）（证据等级A）。

（2）最初病情稳定，合并临床事件风险增高的NSTE-ACS患者建议早期介入手术（行诊断性造影，如果适合可进行再血管化治疗）（证据等级B）。

2.Ⅱa类推荐

最初病情稳定的高危NSTE-ACS患者，可以进行早期介入手术（24小时以内），优于延迟介入手术（25～72小时）。对于非中/高危的患者，可以行延迟介入手术（25～72小时）（证据等级B）。

3.Ⅱb 类推荐

最初病情稳定,合并临床事件风险增高的 NSTE-ACS 患者可以考虑行缺血指导下的治疗(证据等级 B)。

根据患者优先和临床医师的因素,对于最初病情稳定的患者(没有严重的合并症或禁忌证)可以考虑进行缺血干预策略(证据等级 C)。

4.Ⅲ 类推荐

早期介入策略(准备行再血管化治疗的诊断性造影)在下列患者中不推荐:

(1)严重的合并疾病(如肝功能不全、肾功能不全、呼吸衰竭、肿瘤),再血管化和合并疾病的风险高于再血管化的收益(证据等级 C)。

(2)伴随急性胸痛、肌钙蛋白阴性、ACS 可能性低的患者,特别是女性(证据等级 B)。

(四)急性 ST 段抬高型心肌梗死

1.急性心肌梗死发病

(1)Ⅰ 类推荐

①对症状发作 12 小时内的 STEMI 患者,所有适合的患者应进行再灌注治疗(证据等级 A)。

②急诊经皮冠状动脉内介入治疗(PCI)可由有经验的术者快速进行,建议急诊 PCI 为再灌注疗法(证据等级 A)。

③对 STEMI 转运的筛选策略,当首次医疗接触(FMC)至介入治疗的时间为 90 分钟或更短,建议直接转至可行 PCI 的医院,行急诊 PCI(证据等级 B)。

④STEMI 患者最初就诊于或被转运到不能行 PCI 的医院,当 FMC 至介入治疗的时间为 120 分钟或更短,建议立即转至可行 PCI 的医院行急诊 PCI(证据等级 B)。

⑤院外心脏骤停复苏的患者,起初心电图显示 STEMI,当需要冠状动脉造影和 PCI 时应该立即实施(证据等级 B)。

(2)Ⅱa 类推荐:发病 12～24 小时的 STEMI 患者,临床和(或)心电图显示进行性缺血,再灌注治疗是合理的,这些患者急诊 PCI 是首选的治疗策略(证据等级 B)。

2.纤溶治疗后 STEMI 患者转运至可行 PCI 的医院行冠状动脉造影

(1)Ⅰ 类推荐:STEMI 患者病情恶化进展为心源性休克或急性严重心力衰竭患者,无论心肌梗死发病后延误多长时间,病情合适建议立即转运可行 PCI 的医院行冠状动脉造影(证据等级 B)。

(2)Ⅱa 类推荐

①纤溶再灌注治疗后证据显示失败或再闭塞的 STEMI 患者,紧急转运至可行 PCI 的医院行冠状动脉造影是合理的(证据等级 B)。

②STEMI 患者接受纤溶治疗,即使血流动力学稳定以及临床证据再灌注成功,转运至可行 PCI 的医院行冠状动脉造影也是合理的。在接收医院如果可以进行冠状动脉造影,理想是 24 小时内,但不应在纤溶治疗后最初 2～3 小时内进行(证据等级 B)。

3.延期有创治疗

冠状动脉造影在早期接受溶栓治疗或未接受再灌注治疗患者中的运用:

（1）Ⅰ类推荐：准备行再血管化治疗，STEMI 患者合并下列任意一项，应进行心导管检查和冠状动脉造影，就诊后病情恶化为心源性休克或急性严重心力衰竭患者（证据等级 B），出院前无创性心肌缺血评估为中到高危发现（证据等级 B）或者住院期间休息状态下或轻微活动后诱发心肌缺血（证据等级 C）。

（2）Ⅱa 类推荐

①证据显示纤溶治疗后再灌注失败或再次闭塞患者，有行延期 PCI 的指征，在接诊医院有条件的情况下应尽快进行（证据等级 B）。

②对于成功溶栓治疗后病情平稳的 ST 段抬高型心肌梗死患者，其显著狭窄的闭塞动脉有行延期 PCI 治疗指征。出院前冠状动脉造影是合理的。在接诊医院有条件的情况下应尽早进行冠状动脉造影，24 小时内最佳，但应避免在溶栓后的最初 2～3 小时内（证据等级 B）。

（3）Ⅱb 类推荐：对于病情平稳的 ST 段抬高型心肌梗死患者，发病 24 小时后，对显著狭窄的梗死动脉的延期 PCI 是介入治疗的一部分（证据等级 B）。

4.出院前非梗死相关动脉的 PCI 治疗

（1）Ⅰ类推荐：对于具自发性心肌缺血症状的患者，非急诊 PCI 治疗，进行分次单独的非梗死相关动脉的 PCI 治疗（证据等级 C）。

（2）Ⅱa 类推荐：无创性检查心肌缺血评估为中到高危风险，非急诊 PCI 治疗，进行分次单独的非梗死相关动脉的 PCI 治疗（证据等级 B）。

（五）血运重建后复发

1.手术后早期缺血和移植失败

（1）Ⅰ类推荐

①下列患者推荐冠状动脉造影：缺血症状和（或）生物标志物异常升高提示围术期心肌梗死，缺血性心电图改变提示大面积心肌缺血风险，新出现的室壁运动异常，血流动力学不稳定（证据等级 C）。

②通过心脏团队临时会诊，以及依据血运重建的可行性、缺血风险的面积、伴发病和临床情况，制订决策再次进行 CABG 或 PCI（证据等级 C）。

（2）Ⅱa 类推荐

①CABG 后出现早期缺血的患者，如果技术可行应该考虑 PCI，优于再次外科手术（证据等级 C）。

②如果进行 PCI，应该考虑自身冠状动脉血管或内乳动脉桥血管的血运重建，而不是闭塞或病变严重的大隐静脉桥血管（证据等级 C）。

2.病变的进展和晚期移植血管功能障碍

（1）Ⅰ类推荐

①即使药物治疗仍出现严重症状或广泛心肌缺血的患者，如果技术可行适应于再次血运重建治疗（证据等级 B）。

②如果有内乳动脉可用，是再次 CABG 桥血管的选择（证据等级 B）。

③推荐药物洗脱支架用于大隐静脉桥血管的 PCI（证据等级 A）。

④如果技术可行，大隐静脉桥血管的 PCI 推荐使用远端保护装置（证据等级 B）。

（2）Ⅱa 类推荐

①如果技术可行，应该首先选择 PCI，而非再次 CABG（证据等级 C）。

②如果技术可行，PCI 应该首选搭桥的自身动脉（证据等级 C）。

③如果患者没有通畅的内乳动脉桥血管至前降支，则再次 CABG 应该考虑（证据等级 B）。

（3）Ⅱb 类推荐

①病变和解剖不适合进行 PCI 血运重建的患者，可以考虑再次 CABG（证据等级 C）。

②内乳动脉移植血管通畅的患者，如果技术可行可以考虑 PCI（证据等级 C）。

3.再狭窄

（1）Ⅰ类推荐

①如果技术可行，推荐再次 PCI（证据等级 C）。

②推荐 DES 用于支架内再狭窄的治疗（BMS 或 DES 内再狭窄）（证据等级 A）。

③推荐药物涂层球囊用于支架内再狭窄的治疗（BMS 或 DES 内再狭窄）（证据等级 A）。

（2）Ⅱa 类推荐：为查明再狭窄的支架相关机制问题，应该进行血管内超声（IVUS）和（或）光学相干断层扫描（OCT）检查（证据等级 C）。

4.支架血栓

（1）Ⅰ类推荐

①推荐急诊 PCI 恢复支架和血管的再通以及心肌的再灌注（证据等级 C）。

②推荐双联抗血小板治疗使用强效的 P2Y12 抑制剂（普拉格雷或替格瑞洛），优于氯吡格雷（证据等级 C）。

（2）Ⅱa 类推荐

①应该考虑辅助血栓抽吸和高压球囊扩张（证据等级 C）。

②为查明血栓的支架相关机制问题，应该进行 IVUS 和（或）OCT 检查（证据等级 C）。

（六）心肌血运重建治疗后患者随访和管理策略

1.无症状患者

（1）Ⅱa 类推荐：特殊亚组患者（安全至关重要的职业，如飞行员、驾驶员、潜水员）和竞技运动员、从事娱乐活动需氧量大者、猝死复苏者、不完全血运重建或血运重建不理想者、血运重建过程中发生并发症者、糖尿病患者、多支血管病变和残余的中间病变者或无症状心肌缺血患者，应该考虑早期影像学检查（证据等级 C）。

（2）Ⅱb 类推荐

①PCI 后 2 年以上以及 CABG 后 5 年以上，可以考虑常规负荷试验（证据等级 C）。

②无论有无症状，高危 PCI（如无保护左主干狭窄）后可以考虑晚期（3～12 个月）复查冠状动脉造影（证据等级 C）。

2.有症状患者

Ⅰ类推荐

（1）负荷试验低危患者（见无症状特殊亚组患者），推荐加强药物治疗和生活方式改变（证据等级 C）。

（2）负荷试验中高危患者（低负荷时心肌缺血、早期缺血发作、多部位严重室壁运动异常，或可逆性灌注缺损），推荐冠状动脉造影（证据等级 C）。

（七）非心脏手术

非心脏手术的患者中一些老年患者可能会合并冠心病，他们术后的一些并发症直接与心肌缺血或心肌梗死相关，所以在手术前应对其冠状动脉情况进行评价。需要进行冠状动脉造影的几种情况：

（1）无创试验结果证实为预后不良的高危患者。

（2）对适当的药物治疗没有反应的心绞痛患者。

（3）接受中到高危的非心脏手术的不稳定型心绞痛患者，同时考虑接受手术的危险度。

（八）心脏瓣膜病

1. Ⅰ类推荐

（1）严重瓣膜性心脏病合并下列情况，瓣膜手术前推荐行冠状动脉造影：既往冠心病史、可疑心肌缺血、左心室功能障碍、40 岁以上男性和绝经后女性、≥1 项冠心病心血管风险因素（证据等级 C）。

（2）评价继发性二尖瓣反流推荐冠状动脉造影（证据等级 C）。

2. Ⅱa 类推荐

严重瓣膜性心脏病但冠心病可能性低的患者，传统的冠状动脉造影技术不可行或高危，瓣膜手术前应该考虑进行 CT 冠状动脉血管造影（证据等级 C）。

三、禁忌证

（1）除了有行为和责任能力的患者拒绝该项检查及拒绝签署知情同意书外，无绝对禁忌证。

（2）冠状动脉造影的相对禁忌证主要有以下几种（表 10-1-1）。

表 10-1-1　冠状动脉造影禁忌证

1.发热	9.造影剂过敏
2.尚未治愈的感染	10.严重外周血管疾病导管无法通过者
3.严重贫血（血红蛋白<80g/L）	11.由于心理或全身疾病无法配合者
4.严重电解质紊乱	12.预期寿命不足 1 年的各类晚期患者
5.活动性出血	13.严重凝血功能障碍
6.活动期脑卒中	14.不能控制的严重心力衰竭或心律失常
7.急慢性肾功能衰竭	15.感染性心内膜炎
8.严重、尚未控制的高血压	16.洋地黄中毒

四、冠状动脉造影的血管径路

冠状动脉造影常采用的血管径路主要为股动脉和桡动脉，少数患者也可通过尺动脉或肱动脉径路完成。

（一）股动脉径路

1.股动脉穿刺点选择

股动脉和股静脉穿行于腹股沟韧带之下，股骨头和耻骨上支之上。股神经在最外侧，股动脉居中，股静脉在最内侧（图 10-1-1）。穿刺点应在腹股沟韧带下 2～3cm，过高可能造成腹膜后血肿。穿刺过低，导丝可能于股动脉在股骨头的弯曲处受阻，而且在术后因没有"骨性平台"而止血困难。切不可把腹股沟皱褶当做韧带，肥胖患者的皱褶低于韧带，而较瘦者的皱褶可高于韧带。在穿刺前先摸准韧带的位置，并肯定在穿刺点下有较硬的"骨性平台"，以便拔管后压迫止血。

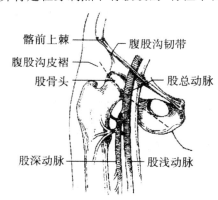

图 10-1-1　股动脉解剖示意图

2.股动脉穿刺的方法和步骤

（1）局部麻醉：常用 1％利多卡因局部麻醉。在注射麻药前要回抽，以免麻药直接注入血管内。

（2）股动脉穿刺：术者用左手示指和中指触摸股动脉的搏动最强点及股动脉的走向，穿刺时针头与皮肤成角 30°～45°，缓慢进针直到有股动脉搏动的感觉，继续进针穿过股动脉，退出针芯，缓慢退穿刺针，见到鲜红血液喷出，说明针已在股动脉内，固定穿刺针，送进导丝，推送导丝不能有任何阻力。如阻力发生在股动脉内应退出导丝，此时不再有血液回流，说明穿刺针已在股动脉外，如过深可稍退，过浅应稍进，直到有喷射状血液流出。如阻力发生在髂动脉内，问题多为髂动脉扭曲或狭窄所致，可在透视下送导丝，确保方向正确，旋转送导丝常能通过扭曲血管，如血管扭曲严重可尝试更换超滑导丝，多数能成功。

（3）送入动脉鞘：确认导丝在血管内，撤出穿刺针，沿导丝送入动脉鞘，送动脉鞘时应缓慢而有力，边送边转动动脉鞘，鞘管进入股动脉应有落空感。插入鞘管后退出导丝及扩张管，鞘管用肝素盐水冲洗。

（二）桡动脉路径

1.桡动脉穿刺的特点

从桡动脉路径行冠状动脉造影的优点是创伤小，血管并发症较少，患者术后不需长时间卧床；缺点是桡动脉管径小，容易痉挛，穿刺相对较难。经桡动脉路径的禁忌证包括：①Allen 试验阴性（表明掌弓循环差）；②雷诺现象；③桡动脉作为备用桥血管或透析用血管。

2.桡动脉穿刺的方法和步骤

（1）手臂外展，手腕过伸，以充分显露桡动脉。

（2）1%利多卡因局部麻醉后，选择腕横纹近端2～3cm桡动脉搏动最明显处进针。

（3）穿刺针与皮肤成30°，针斜面朝上，进针方向与桡动脉走行一致。

（4）见喷血后送入导丝，退出穿刺针。如使用Terumo公司的桡动脉穿刺套装包，当带鞘穿刺针见回血后，继续向前推送穿透桡动脉，随后撤出针芯，缓慢回撤塑料套管见针芯喷血后送入导丝。

（5）用手术刀尖切开穿刺点皮肤2～3mm，沿导引钢丝插入桡动脉扩张鞘管。

（6）经桡动脉鞘内注入硝酸甘油200μg，以防血管痉挛；注入肝素3000～5000U以减少血栓形成和发生桡动脉闭塞的可能性。

五、冠状动脉解剖及冠状动脉造影投照体位

（一）冠状动脉解剖

详见图10-1-2。

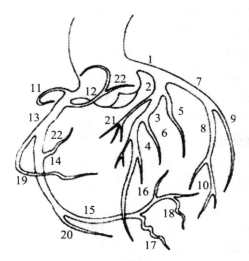

图10-1-2 冠状动脉解剖图

注：1.左主干；2.前降支近段；3.前降支中段；4.前降支远段；5.第一对角支；6.第二对角支；7.回旋支近段；8.回旋支远段；9.钝缘支；10.后降支；11.窦房结动脉；12.圆锥支；13.右冠状动脉近段；14.右冠状动脉中段；15.右冠状动脉远段；16.房室结动脉；17.后降支；18.左心室支；19.右心室支；20.锐缘支；21.室间隔支；22.左心房支。

1.左冠状动脉（LCA）

（1）左主干（LMCA）：起源于主动脉根部左冠窦上部的中央，向左或后伸展，长度5～40mm，然后分为左前降支和左回旋支，有时可发出第三支血管，即中间支。

（2）前降支（LAD）：沿肺动脉前行至前间沟，下行至心尖或绕过心尖。其主要分支包括：①间隔支动脉：室间隔穿支：几乎成直角发出，第一间隔支较粗大，越接近心尖部越细小，且与前降支成角越锐利。②对角支：成锐角发出，位于左心室表面，一般有2～6支，相互平行，自近端至心尖，逐渐变细小。偶然一支粗大的对角支可与前降支相似或更粗大。

（3）左回旋支（LCX）：绕向后于左心耳下到达左房室沟。其分支包括：钝缘支1～4支，绝

大多数情况下第一钝缘支较粗大,其分支后的左回旋支明显变细。约10%的回旋支到达后室间沟,下行至心尖,称为后降支。回旋支尚发出分支供应房室结,50%的窦房结动脉分支来源于左回旋支,还可发出左心房支提供大多数心房血供。

2.右冠状动脉(RCA)

起源于主动脉根部右冠窦中部,也可发自近主动脉瓣或右冠窦-主动脉交接处。下行至右房室沟,绝大多数以一支传导血管至后室间沟。其分支包括:①圆锥支:为第一分支,约半数发自于右冠状动脉开口前方1～2cm处,沿右心室圆锥部到达肺动脉瓣。②窦房结动脉:约50%的心脏窦房结动脉,起源于右冠状动脉近端右上方,与圆锥支径路相反。以后分支常成直角发出,供应右心室前侧壁或右心房。③锐缘支:较粗大,行向心尖,供应室间隔。④远端分为2支:后降支:于室间沟内下行至心尖;左室后支:进入心肌呈U型,然后下行至心尖时发出1～2分支供应左心室后部。

3.冠状动脉旁路血管解剖

冠状动脉旁路血管的开口位置随着术者和患者的不同有较大的差异,因此旁路血管造影术前必须熟悉旁路血管的数量、行程和旁路移植术的手术类型。从主动脉至右冠状动脉远端或后降支的大隐静脉桥血管位于主动脉的右前侧壁,距右冠状动脉窦上方大约2cm处。至前降支的大血管位于主动脉前壁,距左冠窦上方大约4cm处。至钝缘支的大隐静脉桥血管位于主动脉左前侧壁,距左冠窦上方5～6cm处。左内乳动脉起源于左锁骨下动脉,距左锁骨下动脉大约10cm处向下发出左内乳动脉。

(二)冠状动脉投照体位

投照体位的选择原则上是以最少的体位,最小的X线量能达到最满意的影像效果,在造影时一定要把病变看清楚为原则(图10-1-3)。

1.左冠状动脉

左冠状动脉造影投照体位常用4～6个,依次选择①左足位,又称为蜘蛛位(左前斜45°+足30°),主要显示左主干,前降支的近段及开口和回旋支开口。主要的目的是充分显示前三叉口的分支情况;②左肩位(左前斜45°+头30°),主要显示左主干开口,前降支中远段,对角支开口,回旋支中远段;③正位+头30°,主要显示左冠状动脉前降支的中远段,及对角支和间隔支及开口处;④右肩位(右前斜30°+头30°),主要显示前降支的近中段及近段的分支;⑤右足位,又称为肝位(右前斜30°+足30°),主要显示左主干,前降支近段和回旋支及其分支。

2.右冠状动脉

投照体位常用:①左前斜位(左前斜45°),可显示右冠状动脉近端中段及远端;②右前斜位(右前斜30°),可显示右冠状动脉的近端及中段;③正位+头30°,可将右冠状动脉的后降支后侧支充分展开。

六、冠状动脉造影术前准备

(1)向患者说明术中需与医生配合的事项,向患者及家属阐明受益与风险,术中可能出现的并发症,签署手术知情同意书。

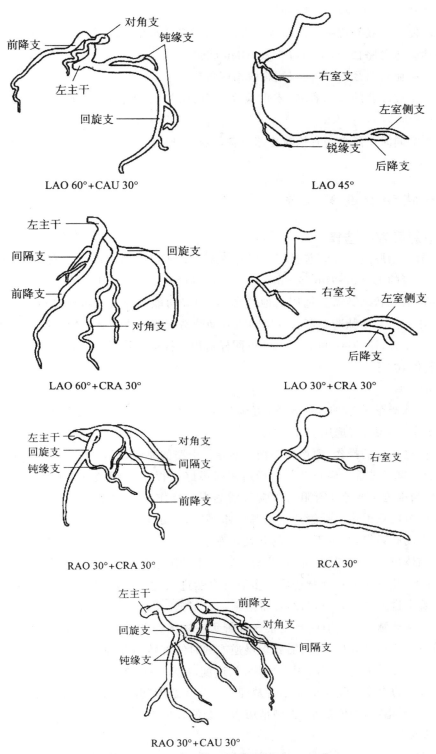

图 10-1-3 冠状动脉常用造影体位示意图

注:LAO:左前斜;RAO:右前斜;CRA:头位;CAU:足位。

（2）除药物外，术前应禁食8小时。

（3）肾功能不全或对比剂肾病高危患者，术前应充分水化，建议使用等渗对比剂。

（4）桡动脉血管路径的，术前需要做Allen试验。

（5）股动脉血管路径的，术前双侧腹股沟区备皮。

（6）全面掌握患者的临床资料，术前应完善血、尿常规、大便隐血，肝、肾功能，出、凝血时间，血糖，电解质，HbsAg等检查。

（7）导管室同时还需必备有抢救复苏设备，包括心脏除颤仪、呼吸机、主动脉内气囊反搏及各种必备的抢救药品。

七、冠状动脉造影操作

（一）造影导管的选择

常用的冠状动脉造影导管包括：Judkins左右（JL，JR）和Amplatz左右（AL，AR）造影导管。型号有左冠的JL3.5～JL6，Amplatz L1～3，右冠的JR3.5～JR6，Amplatz R1～3。另外少数开口异常的冠状动脉需要选用其他造影管，如多功能造影管。桥血管造影可选用JR或多功能管。左右内乳动脉造影可选专用的内乳动脉造影管。桡动脉造影选用适用桡动脉的左右冠状动脉共用管，Judkins和Amplatz也同样适用于桡动脉路径的造影。

（二）操作技巧

1.左冠状动脉

左冠状动脉造影首选JL4.0导管，可满足绝大部分患者。一般身材或女性较瘦可选用JL3.5。主动脉增宽者，可选用JL4.5或JL5.0。

所有的推进导管的操作，要严格遵循J型导丝引路的原则，即导丝在前，导管在后，无阻力前进，特别避免盲目进管。经桡动脉路径造影时最好全程在X线透视下推进导丝；经股动脉路径造影时，当推进J型导丝有阻力时应X线透视下操作，导丝可能进入肾动脉或其他分支，适当调整导丝方向后前进。导管达主动脉弓水平时，一定要在X线下操作，尽量避免导管反复进入头臂干动脉系统，减少不必要的并发症发生。

常用投照体位是左前斜45°体位，当导丝达升主动脉水平时，固定导丝，推送导管达主动脉根部，撤除导丝，此时左冠状动脉造影管多数可自然进入左冠开口，将导管连接好压力监测系统。如造影管未进入左冠开口，可缓慢推进或回拉导管，当发现管尖明显的跳动向前时，提示导管进入左冠状动脉口内。有时反复推送导管无法进入冠状动脉开口内时，可适当手推少量造影剂明确左冠状动脉开口位置，需要缓慢逆或顺时针旋转导管，使导管尖端指向并进入左冠状动脉开口。注意手推造影剂时用力要均匀、适度，用量一般在6～8mL，用量的多少取决于冠状动脉血管床的大小。使病变显示清楚即可。注入造影剂的力度还与导管尖端的稳定性有密切关系，管尖不稳定，力度要小，否则稍用力将会使管尖移位。

2.右冠状动脉

导丝与导管的推送过程与左冠状动脉造影一样，右冠造影时导管不会自然到位，将导管送至主动脉右冠窦底后撤出导丝，轻轻顺时针方向转动导管，同时回撤，可使导管尖端插入右冠状动脉内。注意转动导管时要轻、慢,多数情况下导管旋转 180 度后即可到位。

右冠状动脉开口变异较为常见,造影有时导管不易到位,可根据需要更换合适的导管。如右冠状动脉开口于左冠窦或升主动脉前壁者,选用 3DRCA 导管或 AL1 等。如导管仍无法到达右冠开口可先行非选择性升主动脉造影,确定右冠开口位置后再选择合适的导管尝试。

3.桥血管造影

(1)大隐静脉桥血管造影:可选用 JR4,Amplatz 导管,多功能管或专用的移植血管的造影管(LCB,RCB)完成。右冠状动脉桥血管常取左前斜 45°体位,通常在右冠状动脉开口上方,回撤并转动导管通常可顺利进入桥血管。主动脉至前降支和回旋支的静脉桥血管在右前斜 30°时导管比较容易进入。造影管送入升主动脉根部,回撤导管并顺时针转动,导管常可顺利进入桥血管开口。

(2)乳内动脉:左乳内动脉造影常选用 JR4 或乳内动脉专用造影管,通过导丝和导管配合前进,将导管送入左锁骨下动脉中远端,退出导丝后,轻轻逆时针转动旋转导管使其头端朝下,再将导管轻轻回撤,回撤时可边退导管边注射少量造影剂,确定导管尖端插入左乳内动脉内后再做造影,造影时助手要注意边造影边将造影床向上移动,以便看清左内乳动脉全程,特别是其与前降支的吻合口。右乳内动脉造影通常选用 JR4 或乳内动脉专用造影管,方法类似左乳内动脉造影,要注意的是避免导管进入右颈总动脉。

八、常见病变

1.狭窄

冠状动脉狭窄的评估通常通过冠状动脉造影时肉眼观察,也可通过量化冠状动脉造影(QCA)、冠状动脉内超声(IVUS)、光学相干断层扫描技术(OCT)、压力导丝测定血液储备等来评估。肉眼评估多用直径减少百分比来描述,即血管狭窄段与"正常"血管的百分比,如直径减少 1/2 即狭窄 50%,直径减少 9/10 即狭窄 90%,血流中断即为完全闭塞。

2.钙化

冠状动脉钙化病变是指钙质在冠状动脉管壁组织或粥样硬化斑块内沉积,X 线透视下呈高密度影像,其分布与冠状动脉走行一致,其亮度和大小反映了钙化的严重程度。

3.扩张

指冠状动脉局限性或弥漫性扩张,超过邻近正常节段的 1.5 倍。一般将局限性扩张称为冠状动脉瘤样扩张。

4.痉挛

指各种原因所致的冠状动脉一过性收缩,引起血管狭窄或完全性闭塞,多为造影导管刺激所致,与真性狭窄的鉴别方法为冠状动脉内注射硝酸甘油 $100\sim200\mu g$,$1\sim2$ 分钟后再造影狭窄会变轻或消失。

5.夹层

指冠状动脉内膜发生撕裂,血液进入冠状动脉壁内造成血管夹层,影响冠状动脉血流。可分为自发性冠状动脉夹层和医源性夹层,自发性夹层少见,医源性多为冠心病介入治疗时操作器械损伤所致。

6.血栓

常见于急性冠状动脉综合征患者,造影时表现为冠状动脉内"毛玻璃样改变"或出现充盈缺损。冠状动脉造影对较小的血栓识别敏感性较低。

7.心肌桥

指冠状动脉或其分支的某个节段被心肌所包绕,该段心肌称为心肌桥,该段冠状动脉称为壁冠状动脉。造影时可见心脏收缩期时该段血管受压明显,在舒张期时恢复正常。心肌桥仅见于前降支中段。

8.冠状动脉瘘

多为先天性,是指冠状动脉与任一心腔或大血管之间形成异常通道。冠状动脉造影时可见与其相通的心腔或血管显影。与其异常相通心脏或血管的发生率高低依次为右室、右房、肺动脉、冠状静脉窦、左房、左室。

9.溃疡

多发生在急性冠状动脉综合征患者中,造影表现为"龛影"。

10.冠状动脉起源异常

可以是左冠状动脉起源于右冠窦;右冠状动脉起源于左冠窦;左冠状动脉起源于肺动脉等。

九、术后处理

(1)股动脉造影一般在停用肝素后 2 小时拔管,徒手压迫股动脉穿刺口止血的时间不应少于 15 分钟。压迫 15 分钟后需加压包扎伤口,沙袋压迫 6 小时,患者卧床患肢制动 24 小时。使用股动脉血管缝合器 Perclose 或血管封堵器 Angioseal 的患者可术后即刻拔除动脉鞘管,弹力绷带垫纱布后加压包扎,术后需要卧床患肢制动4～6 小时。注意出血、血肿、假性动脉瘤、动静脉瘘等并发症,定期观察足背动脉搏动。

术后拔管后压迫止血有时可能发生血管迷走反应,发生原因多为疼痛刺激、情绪紧张、血容量不足等,使胆碱能神经的张力突然增强,导致内脏及肌肉内大量小血管强烈反射性扩张,表现为心率减慢、血压下降。处理方法为立即静脉注射阿托品 1mg,并输液扩容。症状无好转可加升压药(多巴胺、阿拉明)。

(2)桡动脉造影术后可以即刻拔管,使用桡动脉压迫器或自制加压包扎穿刺伤口,嘱患者手腕部制动,2～3 小时后稍微松解包扎的力度,6～12 小时后除包扎装置。

(3)术后严密观察伤口情况,监测血压、心率及心电图。鼓励患者多饮水,以尽快排出造影剂。

十、冠状动脉造影的并发症及防治

(一)穿刺局部并发症

穿刺局部并发症包括出血、血肿、假性动脉瘤、动静脉瘘、腹膜后血肿、桡动脉闭塞、骨筋膜间室综合征等。

1.出血、血肿

股动脉路径时出血和血肿较为常见,术后穿刺口仍有出血或血肿有增大趋势的需要重新压迫止血后包扎。小的血肿一般可以自行吸收;大的血肿可能造成血流动力学不稳定,需要及时补液或输血。

桡动脉路径时局部出血可以是穿刺点局部也可以是远离穿刺点的部位。穿刺点局部血肿的原因多为多次反复穿刺操作桡动脉所致。桡动脉血管的分支较多,扭曲和变异的发生率较高,当推送导丝时易进入桡动脉的细小分支致其损伤,或推送导丝、导管时过弯时粗暴操作引起桡动脉损伤导致前臂血肿。当出现前臂血肿时应积极处理,停用抗凝药物;给予局部加压包扎,可应用血压计的裙带加压包扎,血压计充气至收缩压水平,间隔 1 小时定期放气 5~10 分钟减压,循环多次;也可使用冰袋局部冷敷,使血管收缩、血流减慢。

2.假性动脉瘤

指周围组织的血肿与动脉有异常沟通,动脉血流入瘤腔。发生原因通常为反复多次穿刺未及时压迫或压迫止血不当。听诊可闻及瘤体的血管杂音,多普勒可以明确诊断。处理方法为在瘤体血流入口局部压迫 20~30 分钟后加压包扎,局部制动 24 小时。小的假性动脉瘤多可消失,瘤体较大的需要重复压迫、包扎和制动。如压迫无效也可采取超声引导下瘤体内注射凝血酶的方法封闭瘤体,效果较好。

3.动-静脉瘘

形成是因为穿刺针同时穿透动脉和静脉并使两者之间产生一个通道。动-静脉瘘的发生率较低。局部听诊可闻及连续性吹风样血管杂音。动-静脉瘘处理较为复杂,较小的动静脉瘘可在瘘口局部压迫 1 小时左右后加压包扎,局部制动 24~48 小时,多数可闭合。较大的动-静脉瘘局部压迫法往往无效,需外科手术处理,也有通过弹簧圈或带膜支架闭合动-静脉瘘的报道。

4.腹膜后血肿

是最严重的局部并发症。通常是因为经股动脉穿刺点过高,在腹股沟韧带以上,穿透了动脉前后壁造成出血或血肿上延至腹膜后引起腹膜后间隙积血。腹膜后出血常出血量较大,而且早期不容易发现。当患者出现血压下降,排除血管迷走反射时应考虑腹膜后血肿可能。血常规:血红蛋白明显下降,腹部超声可帮助诊断。当诊断为腹膜后血肿应立即停抗凝药,给予升压药物的同时加强补液,及时输血。

避免穿刺并发症的发生最重要的是规范、准确地股动脉穿刺操作。穿刺点太低易进表浅股动脉,导致导丝进入失败;穿刺点太高可能导致腹膜后血肿;反复多次穿刺易导致局部出血形成血肿或假性动脉瘤。

5.桡动脉闭塞

可能是桡动脉细、血管内膜损伤、桡动脉血栓形成、术后止血过度压迫等原因有关。术前 Allen 试验正常者桡动脉闭塞后多没有症状,可不予特殊处理,部分患者术后桡动脉可以自行再通。

6.前臂骨筋膜间室综合征

指前臂骨筋膜间室内容物(通常是血液)增加,压力增高压迫桡动脉,导致前臂肌肉与正中神经发生进行性缺血、坏死而出现的临床综合征。是经桡动脉入路的严重并发症。

病因包括反复穿刺造成桡动脉损伤、推送导丝时进入桡动脉的细小分支致其损伤、推送导丝导管时粗暴操作引起桡动脉损伤、凝血机制不良、肝素用量过多等等,导致大量渗血进入筋膜间室所致。

早期确诊和及时治疗至关重要。表现为前臂掌侧肿胀、剧烈疼痛,继而手指感觉减退,屈指力量减弱等。处理方法:①停用肝素等抗凝药物;②压迫止血,制动;③高渗液脱水,50％硫酸镁持续冷敷;④经以上保守治疗无效或患者出现患肢皮肤苍白、感觉异常、运动障碍时及时请骨科医师会诊,考虑采取筋膜间室切开减张术。

(二)栓塞

1.空气栓塞

较为常见,多是由于造影系统未充分排气所致。预防空气栓塞,导管在使用前应用肝素盐水冲洗。导管进入主动脉撤回导引钢丝后应使用注射器回抽,使导管排尽气体。

2.血栓栓塞

多为肝素用量不够致导管内形成血栓,血栓脱落造成栓塞。预防血栓栓塞的发生,造影前应充分肝素化。

3.动脉粥样硬化斑块栓塞

由于主动脉动脉粥样硬化斑块形成,当操作器械不当时可使斑块脱落导致栓塞。预防动脉粥样硬化斑块栓塞的方法是操作时导丝在前,导管在后,轻柔推送导丝和导管,遇到阻力必须停下来,在X线透视下改变方向后再试,切忌暴力操作。

(三)冠状动脉开口夹层

冠状动脉开口夹层多是由于操作不当所致,如造影导管与冠状动脉同轴性不好的情况下用力注射造影剂致开口夹层。预防的方法是造影时密切观察压力变化,压力明显下降提示导管嵌顿,应重新调整导管尖端的方向与之同轴。

十一、冠状动脉造影术中的注意事项

(1)所有的推进导管的操作,要严格遵循J型导丝引路的原则,即导丝在前,导管在后,无阻力前进。切忌盲目用力。

(2)导管插入冠状动脉口切勿过深,以避免阻塞冠状动脉发生室颤或心肌梗死。插管时应注意观察心电图和压力曲线变化,如压力过低或波形圆钝提示插管过深,应迅速后退。

(3)插管前后均用肝素液冲洗导管及导引钢丝,每次注药后均用肝素盐水冲洗导管,钢丝拔出后应浸泡在肝素盐水内。

(4)造影过程中应有专人监测动脉压力和心电图,发现压力变化或心律失常及时处理。造影时出现心动过缓可静脉注射阿托品。对术前有明显缓慢性心律失常,左心功能显著减退或急性下壁心肌梗塞行急诊冠造时,应预防性安置心脏临时起搏导管。

(5)造影中有心绞痛或冠状动脉痉挛时应于冠状动脉内注射硝酸甘油 0.2mg。

（6）在注射造影剂前，必须保证整个造影系统中充分排气，以防止空气栓塞。

（7）术中应注意急性心肌梗死、栓塞、动脉夹层、严重心律失常、心室颤动、造影剂过敏反应等严重并发症。冠状动脉左主干病变，重度三支病变，左心功能严重减低，严重心律失常以及急性心肌梗死患者为冠状动脉造影的高危因素。

第二节　经皮冠状动脉介入治疗围术期的处理

目前，选择性手术的心肌梗死或急诊冠状动脉旁路移植手术的发生率<1%。而且，对许多高危和并发症患者及复杂病变行 PCI 治疗。药物洗脱支架的临床应用，使 PCI 后再狭窄发生率和靶病变再次血运重建率显著降低。但近年来人们对围术期的正确处理越来越重视，认识到对 PCI 术前和术后正确的抗栓（尤其是抗血小板）治疗能进一步提高 PCI 的安全性（特别是防止药物洗脱支架术后晚期血栓形成并发症）；他汀类药物的应用除了调脂外，尚具抗感染作用，PCI 术前应用可减低心肌操作相关血栓形成，长期他汀类药物治疗能防止动脉粥样硬化的进程，甚至可消退斑块。血糖水平和糖尿病的有效控制也逐渐成为 PCI 围术期总处理策略中的重要组成部分，对提高 PCI 的整体疗效具有重要的意义。最近，在 PCI 围术期造影剂肾病方面也进行了多个临床随机试验，对预防心血管造影和 PCI 相关的造影剂肾病并发症具有一定的指导意义。

一、PCI 相关的血栓形成及治疗

（一）PCI 相关血栓形成

PCI 时，由于环囊扩张导管对斑块掠夺、内皮损伤，使血小板黏附、聚集、激活，释放活性物质，触发凝血系统，导致血栓形成。20 世纪 90 年代中期，应用冠状动脉内支架术以及联合使用阿司匹林和噻氯匹定，使亚急性血栓形成的发生率降至 1.5% 以下。氯吡格雷和血小板 Ⅱb/Ⅲa 受体阻滞药。例如应用替罗非班，使血栓形成发生率进一步降低，急性冠状动脉综合征 PCI 安全性得到保证。急诊 PCI 已成为急性 ST 段抬高心肌梗死患者的首选方法，且临床预后较溶栓治疗明显改善。

血栓形成增加 PCI 的风险，包括冠状动脉远端栓塞引起慢血流或无再流；急性支架内血栓性阻塞，围术期心肌梗死或死亡。EPIC 研究显示，30 天严重心脏事件（MACE）和术后完全阻塞的发生率在无血栓组分别为 7.6% 和<1%，在可能血栓组为 11% 和 3.6%，在血栓组为 13% 和 2.5%。

支架内血栓形成的原因较多，包括术前血小板计数增高、抗血小板治疗遗忘或用药剂量不足。术中某些操作技术问题也可导致血栓形成，例如病变桥头不全、支架扩张不满意等。冠状动脉内照射治疗和药物洗脱支架术后内皮化不全，以及过早停药也可造成支架内血栓形成。其他因素有，血栓性病变、支架术后慢血流、心功能减退、术后出血并发症。因此，支架内血栓形成涉及患者及病变特征、药物治疗、支架工艺、操作技术等多个因素的相互作用。

（二）围术期抗栓治疗

1.阿司匹林

阿司匹林是 PCI 时抗血小板治疗的基础，但单独应用不足以充分抗栓。目前主张，急诊 PCI 前给予 300mg 负荷剂量，但 PCI 术后长期治疗则 100mg 维持量即可。阿司匹林的常见不良反应包括胃肠道出血、皮疹。阿司匹林抵抗发生率为 19.2%，但受某些临床因素的影响（如代谢综合征和药物联合使用等），且估价方法有待进一步完善。阿司匹林抵抗使心肌梗死的危险性增高。

2.氯吡格雷

氯吡格雷与阿司匹林联合治疗已成为 PCI 的常规用药。其除明显抑制血小板聚集外，也减低心血管事件相关的炎症标志物表达。PCI-CURE 研究包括 2658 例非 ST 段抬高患者，其中 1313 例接受氯吡格雷治疗，1345 例安慰剂。经 30 天以上治疗后，心脏事件发生率下降 31%。两组的严重出血并发症无显著差异。CREDO 研究中，氯吡格雷组 1053 例，安慰剂组 1063 组，各例 PCI 后抗血小板治疗 1 年以上。观察 28 天死亡、心肌梗死、急诊 TVR 和 1 年的死亡、心肌梗死和卒中发生率。结果显示，与安慰剂组比较，氯吡格雷组的 28 天死亡、心肌梗死和急诊 TVR 发生率降低 36.6%，1 年死亡、心肌梗死和卒中发生率降低 27%。氯吡格雷的临床疗效可能与剂量有关。PCI 术前使用负荷剂量氯吡格雷（300～600mg）有效降低急性和亚急性血栓形成，Grubel 等发现，氯吡格雷 600mg 较 300mg 更明显抑制血小板聚集，联合应用血小板 IIb/IIIa 抑制药依替巴肽可进一步降低血小板聚集。ARMYDA-2 研究比较了 PCI 后 4～8 小时不同氯吡格雷负荷剂量的作用，发现接受 600mg 负荷剂量患者 PCI 围术期心肌梗死发生率较接受 300mg 者显著减低复合一级终点，心肌梗死降低。

氯吡格雷 600mg 的抗血小板作用呈时间依赖性，服用 2 小时后达到充分抗血小板。Hochholzer 等对 1001 例患者在服用 600mg 氯吡格雷前和导管室内不同时间测定血小板聚集，发现服药 2 小时后血小板聚集充分抑制，提示氯吡格雷的负荷剂量经 2 小时后才发生作用，这些在治疗急性冠状动脉综合征时尤应注意。

PCI 术后长期氯吡格雷治疗可显著降低 MACE 及再次 PCI 和急诊冠状动脉旁路术。

氯吡格雷抵抗发生率为 4.8%～11.4%，其临床意义最近得到重视。Gurbel 等对 20 例发生支架内亚急性血栓形成患者进行血小板研究，并与 100 例年龄匹配的无血栓形成对照者比较。发现与对照者比较，前者在 $5\mu mol/LADP$ 时存在不完全 P2Y12 受体抑制，血小板聚集增高。在另一个 192 例患者的研究中，ADP 诱导的血小板反应性能预测 PCI 后缺血事件的发生，其中血栓长度最佳。以往的研究指出，增加剂量可能减低氯吡格雷抵抗的发生。对 60 例患者的随机研究发现，600mg 氯吡格雷负荷剂量 4 小时血浆代谢活性产物浓度较 300mg 时明显增高，血小板聚集显著减低，提示氯吡格雷的吸收有一定的限度。

3.血小板 IIb/IIIa 受体阻滞药

以往大量的随机、双盲、对照研究（EPILOG，CAPTURE，EPISTENT，ES-PRIT 等）证明，血小板 IIb/IIIa 受体阻滞药能降低 PCI 术后 30 天死亡和心肌梗死发生率。为此，2004 年 AHA/ACC 和 ESC 的专家共识是，对 PCI 者应阿司匹林联合氯吡格雷治疗，或加用 tirofiban/eptifibatide。ISAR-REACT2 研究包括 2022 例非 ST 段抬高急性冠状动脉综合征行 PCI 患者,发现术前 500mg 阿司匹林和 600 氯吡格雷负荷剂量术中加用血小板Ⅱb/Ⅲa 受体阻滞药后使死亡、心肌梗死和急诊靶血管再次血运重建的一级终点发生率降低,且并不增加出血并发症。最近,对 93 例高危急性冠状动脉综合征行 PCI 的患者研究显示,血小板Ⅱb/Ⅲa 受体阻滞药上游(CCu 内)给药较下游(导管室)内治疗 PCI 前和后心肌组织灌注改善,troponin 减低。我们最近对急性心肌梗死急诊 PCI 治疗研究结果也证明,在患者到达急诊室后立即静脉应用 tirofiban 较导管操作开始时用药更能获得梗死相关动脉开通率,心肌组织血液灌注近期临床预后改善。ACCP 对中、高危非 ST 段抬高急性冠状动脉综合征的早期治疗推荐应用阿司匹林和肝素,加用 eptifibatide 或 tirofiban。对那些已明确冠状动脉解剖并于 24 小时内行 PCI 的患者,也可用阿昔单抗。

(三)抗凝治疗

普通肝素已广泛应用于 PCI 的抗凝治疗。TI-MI11B 和 ESSENCEE 研究显示,低分子肝素较普通肝素能显著降低急性冠状动脉综合征者 1 个月死亡、心肌梗死和急诊冠状动脉血运重建率。sLenestrand 等回顾分析 6 万余例非 ST 段抬高急性冠状动脉综合征患者的临床治疗情况,发现低分子肝素加 PCI 的 30 天(2.2%)和 1 年病死率(4.3%)较其他治疗方式明显降低。进一步分析 SYNERGY 研究中 6138 例一致性抗凝治疗患者(其中 2440 例随机前未抗凝治疗,3698 例随机前后的抗凝治疗相同)的疗效,发现低分子肝素组的 30 天死亡和心肌梗死硬终点(12.3%)显著低于普通肝素组(15.9%),TIMI 严重出血发生率分别为 9.3% 和 7.9%($P=0.05$)。CRUSADE 研究也有类似的结果。为此,AHA/ACC 对非 ST 段抬高急性冠状动脉综合征的治疗推荐是,在抗血小板治疗的基础上短期使用普通肝素,优于不用肝素;根据体重调整普通肝素剂量。急性期,低分子肝素治疗优于普通肝素;低分子肝素治疗不需常规监测 APTT。应用血小板Ⅱb/Ⅲa 阻滞药者,低分子肝素安全性优于普通肝素。如果冠状动脉干预需延迟,可考虑延长低分子肝素的治疗,后者作为血运重建的桥梁。最近,ISAR-COOL 研究比较了非 ST 段抬高急性冠状动脉综合征患者用药物稳定(86 小时后)或即刻(2.5 小时)PCI 的疗效,发现前者的 30 天死亡和心肌梗死发生率(11.6%)明显低于后者(5.9%)。鉴于这些研究发现,最近欧洲心脏病协会制定了 2005 年非 ST 段抬高急性冠状动脉综合征的治疗指南。

ExTRACT-TIM125 研究为 75 岁以上急性心肌梗死患者低分子肝素与溶栓药物的联合应用提供了确实的证据。与普通肝素组比较,依诺肝素组主要终点 30 天死亡和心肌梗死发生率降低,次要终点(死亡、心肌梗死和心肌缺血导致紧急血运重建)也明显降低。严重出血和轻微出血的发生率增高,但脑出血无差异,包括死亡、心肌梗死和致残性卒中的净获益,依诺肝素组较优。

STEEPLE 研究是第一个 PCI 术中应用低分子肝素与普通肝素比较的大规模临床试验,结果显示依诺肝素组严重出血减少 57%。该研究证实了 PCI 术中应用低分子肝素的合理性。在 PCI 中依诺肝素与 tirefiban 或埃替非巴肽联合应用是安全的,有报道在 PCI 术中应用达肝素与阿昔单抗联合应用获有益结果。PCI 术后继续应用低分子肝素并不能显著减少早期心肌缺血事件发生,因此对成功且无并发症的 PCI,术后无需常规低分子肝素治疗。

最近,ACUITY 研究表明,单用直接凝血酶抑制药比伐罗定其一级终点与肝素和血小板

Ⅱb/Ⅲa阻滞药联合应用时相似,出血并发症明显降低。

(四)PCI时血栓形成的处理

PCI时,如冠状动脉内(尤其在左前降支或回旋支近端)存在血栓,一般不要操之过急。通常在抗凝治疗后3～5天,再行介入治疗,安全性大。PCI术中血栓的处理包括导管抽吸,即对冠脉近端(尤其是右冠状动脉)的严重血栓直接用5F导管深插或应用血栓抽吸导管,将血栓抽出。也可用导管技术使血栓尽量位于冠状动脉的远端,以及去除血栓(Ex-cisor,Rheolytic和Angioget系统)。对静脉桥血管行PCI时,通常使用远端保护装置,减少慢血流和无复流的发生;溶栓和抗凝以及使用血小板Ⅱb/Ⅲa阻滞药,我们通常在PCI发生冠状动脉内血栓形成或无复流时,自冠状动脉内直接注入tirofiban,并继以静脉滴注维持,收到显著临床疗效。

ROBUST试验研究了冠状动脉内溶栓治疗静脉桥血栓形成。多中心登记107例患者,低剂量尿激酶静脉桥内溶栓(10万U/h,输注24小时)。排除标准为年龄>75岁,24小时内心肌梗死,静脉桥直接闭塞。该研究中,估计30%患者静脉桥闭塞>1个月。结果显示,69%患者达到初始通畅;17% CK升高;5% Q波心肌梗死。卒中3%;需输血事件发生率为19%。住院病死率6.5%;随访期再阻塞发生率为60%。

药物洗脱支架内亚急性血栓形成的处理策略是,如TIMIⅡ级血流,则首选抗栓治疗;如血管闭塞,则应尽快开通靶血管,恢复TIMI血流,挽救心肌。如条件许可,则冠状动脉或静脉内应用血小板Ⅱb/Ⅲa受体阻滞药。如有较大的血栓,可考虑应用抽吸导管,抽吸出较大的血栓,避免无再流现象。当怀疑亚急性血栓形成可能与支架未充分贴壁有关时,可用短球囊再次高压扩张。如亚急性血栓形成可能为支架近或远端内膜撕裂、支架未完全覆盖病变所致,可再次置入支架。如冠状动脉支架狭窄或夹层已适当处理,但仍TI-MI血流Ⅲ级以下,提示微小血栓阻塞远端灌注血管。如明确存在阿司匹林或氯吡格雷抵抗,可首选血小板Ⅱb/Ⅲa受体阻滞药。

(五)新抗栓剂的研究

新的thinopyridine P2Y12受体拮抗药prasugrel的血小板抑制作用已在正常健康人中得到验证。负荷剂量(60mg)4小时后的血小板聚集抑制作用强于300mg氯吡格雷(78%：32%)。每天10～20mg,2天后抑制血小板聚集达60%～70%。每天5mg,10天后抑制血小板聚集高于75mg氯吡格雷。最近,对350例急诊或选择性PCI患者,比较了芬达肝素磺达肝癸钠与普通肝素的作用。出血发生率在普通肝素为7.7%,在芬达肝素2.5mg时为3.4%,5.0mg时为9.6%。MACE在普通肝素与芬达肝素时相同(6%)。PCI 6～12小时后凝血标记分析,芬达肝素较普通肝素更易阻止血栓形成。新近,OASIS-5研究包括2万余例急性冠状动脉综合征患者,在应用阿司匹林、氯吡格雷和必要时静脉血小板Ⅱb/Ⅲa受体阻滞药后,随机分成芬达肝素(2.5mg,每天1次)和依诺肝素(1mg/kg,每天2次)。尽管两组9天的死亡、心肌梗死和难治性心肌缺血无显著差异,但芬达肝素的严重出血并发症明显减少。30天时,芬达肝素组的病死率显著降低($P=0.022$),严重出血并发症减少($P<0.0001$)。6个月时,芬达肝素组的病死率和(或)心肌梗死发生率也较依诺肝素组显著降低,出血并发症减少。对PCI患者的亚组分析显示,芬达肝素组的血管穿刺部位并发症(假性动脉瘤和大血肿)显著减少,死亡、心肌梗死和严重出血总的发生率在芬达肝素组(8.1%)也显著低于普通肝素组

[10.1%（$P<0.001$）]，即使是发病 24 小时的最初 PCI 治疗时。总之，用芬达肝素替代依诺肝素，每治疗 1000 例急性冠状动脉综合征患者，减少 10 例死亡或心肌梗死，4 例脑卒中，25 例严重出血。OASIS-5 研究明显地证明，在治疗急性冠状动脉综合征患者时，芬达肝素应是优先选用的抗凝药。

（六）晚期支架内血栓形成的预防

随着药物洗脱支架应用的日益普及，再狭窄的问题正在逐步得到解决。2006 年，ESC 会议上荟萃分析报道和 BASKET-LATE 研究 18 个月随访结果公布，显示以死亡和心肌梗死为终点事件者药物洗脱支架的临床疗效较普通金属裸支架为差，提示盲目地用药物洗脱支架替代普通金属裸支架是不可取的。但最近对一系列 SIRIUS 和 TAXUS 研究的综合分析发现，在 On-label 应用指征时，无论在支架内血栓形成发生率和死亡及心肌梗死发生率等方面均无显著性差异，提示药物洗脱支架的安全性仍是可信赖的。但应该指出，药物洗脱支架的晚期或极晚期血栓形成发生率则明显高于普通金属裸支架。

目前认为，晚期支架内血栓形成的发生率<1%，但一旦发生，其危害性很大，为 20%～45% 发生死亡、心肌梗死。支架内血栓形成与多种危险因素有关，其中是停用抗血小板药物（尤其是氯吡格雷）药。其他相关因素还包括其他疾病（如糖尿病、慢性肾功能不全、心力衰竭）、冠状动脉病变（多支血管病变、长病变、分叉等复杂病变）、PCI 操作因素（冠状动脉严重撕裂、无复流、支架贴壁不良或断裂等）。

为了安全起见，AHA/ACC 和 ESC 均对指南作了修订，建议在当前第一代药物洗脱支架术后阿司匹林和氯吡格雷联合应用至少 12 个月。如果 12 个月内做外科手术的患者，宜选择普通金属裸支架，或择期手术推迟到一个妥善的抗血小板治疗疗程结束后。如需要暂时停药（例如冠状动脉搭桥术），则一般仅需停用氯吡格雷 5～7 天，且在术后尽快恢复正常治疗。特别应该指出的是，在给患者决定药物洗脱支架前，一定要调查清楚患者是否能耐受长期联合应用阿司匹林和氯吡格雷治疗，否则应选择普通金属裸支架。今后的研究方向是在保持药物洗脱支架降低再狭窄的良好临床疗效的基础上，开发新一代的药物洗脱支架。在减少晚期支架内血栓形成方面，研制生物相容性极佳的或可降解（吸收）的涂层；尝试将雷帕霉素或紫杉醇等与促进内皮愈合的药物相结合，或与抗炎症药物和（或）与抗血小板药物相结合，甚至可吸收的新型药物洗脱支架，这将成为将来的研究领域。

（七）PCI 围术期出血问题

由于许多高危冠心病患者和复杂冠状动脉病变接受 PCI 治疗，同时多种抗栓药的联合应用，使 PCI 术后出血发生率增高，引起并发症和死亡。对 1991—2000 年单中心 1 万例以上接受 PCI 治疗的患者的回顾性分析发现，严重出血发生率为5.4%，这些患者的住院期病死率增加 3.5 倍。同样，对 GRACE 研究中 2.4 万例以上的急性冠状动脉综合征患者分析显示，5.5% PCI 患者发生严重出血，且住院期病死率明显增高。同时，PCI 后出血使住院时间延长，费用增大。

许多研究报道了与 PCI 后严重出血相关的临床和手术操作因素，包括年龄、女性、肾功能不全、糖尿病、心力衰竭、应用多种抗栓药物及其剂量、溶栓疗法、介入治疗策略、机械性再灌注或血运重建等。在过去的 5 年中，已非常明确急性冠状动脉综合征早期出血并发症对预后产生严重不良影响,增加病死率、心肌梗死率和卒中发生率。与无出血患者比较,出血者的 30 天死亡、心肌梗死和卒中发生率增加 4～5 倍。

出血使预后不佳的机制是多方面的,包括血流动力学障碍、失血和低血压引起肾上腺素高反应状态所致的心肌缺血加重、炎症反应加剧。出血也使抗栓治疗过早停用,产生血栓形成的危险。同时,荟萃分析发现,需要输血的急性冠状动脉综合征患者 30 天死亡危险性较非输血者增加 3～4 倍。这是由于库血缺乏 2,3-二磷酸甘油酸盐和氧化亚氮,使组织水平释氧减低,加重心肌缺血。同时,输血可引起全身血管收缩,对预后产生不良作用。出血引起的贫血也预测缺血的危险性(基础血红蛋白与缺血事件发生率呈 J 形关系)。贫血使心肌供氧减低、心率增快(心肌需氧增加),加重病情的发展。

以往对非 ST 段抬高急性冠状动脉综合征的大规模研究结果显示,减低 9 天出血危险性对 30 天和 6 个月的死亡、心肌梗死和卒中发生率。因此,许多作者认为,预防出血与预防缺血一样重要。出血与缺血的危险因素有明显的重叠,因此对这些患者进行危险分层和治疗选择时作同样仔细的考虑(尤其是双联或三联抗栓治疗及其剂量),特别是老年或肾功能不全患者。

Nikolsky 等提出预后危险积分系统,以总体评价不同危险因素对发生严重出血并发症的作用,依此将患者分成出血并发症低危、中危和高危组。该系统可用于检出 PCI 后出血的极高危人群,有利于 PCI 术后对其密切和长期的观察。但是,现有的积分系统主要依据经股动脉途径的 PCI 操作和特定的选择人群,因此,经桡动脉 PCI 和临床"真实世界"患者的情况如何,还有待进一步研究。

二、造影剂肾病的防治

冠心病和慢性肾功能不全均是目前严重危害人类健康的慢性疾病,而且两者间的关系密不可分。慢性肾病时,由于血流动力学、代谢和血凝异常及炎症等因素,使心血管疾病发生率增高。在慢性肾病患者的死亡原因中,心血管疾病较肾衰竭明显增多。Go 等对 112 万人的研究发现,患有中度以上肾功能不全[肾小球滤过率(GFR)＜60mL/min]的患者 14.9% 合并冠心病,6.8% 并发脑血管疾病,7.1% 存在心功能不全。Framingham 研究中更发现慢性肾功能不全患者高达 64%。Anavekar 等发现 14527 例急性心肌梗死患者中,33.6% 并发肾功能不全。近年来,心血管造影[包括 CT 血管造影(CTA)]和 PCI 的数量明显增加,使造影剂引起的肾病发生率明显增高,后者表现为应用造影剂后产生肾功能急性障碍。造影剂肾病也是医院内获得的肾衰竭的主要原因(11%)。对慢性肾病患者行心血管造影和 PCI 时,应根据临床情况综合考虑造影剂类型、用量等因素,并在术前和术后做好防治工作。

(一)发生造影剂肾病的相关因素

1.临床因素

基础肾功能状态是发生造影剂肾病的最重要的因素。根据美国肾基金会分级,当 GFR＜60mL/min 时,则为中至重度肾衰竭,即慢性肾病 3 或 4 期。中度或重度肾功能减退患者发生造影剂肾病的危险性显著增高。

高龄患者通常存在不同程度的肾功能减退,这些可能与动脉粥样硬化、肾小球率过率降低有关。值得注意的是,老年人一般体重减低,因此,临床上需以 GFR 估价肾功能状态,而单纯用血清肌酐水平则常常过高估计肾功能。

糖尿病通常引起体内糖、脂和蛋白的明显代谢障碍,糖基化终末产物(例如糖化血红蛋白和糖化白蛋白)损伤肾血管和肾小球基底膜,使肾小球滤过率减低,最终导致糖尿病肾病。以往的研究发现,糖尿病(尤其并发慢性肾病时)是发生造影剂肾病的独立危险因素。

其他临床因素包括患者的血容量情况(机体脱水使造影剂肾病发生率增高)。同时应用对肾有毒性的药物(例如某些抗生素或镇痛药等),也可促使造影剂肾病的发生。

2.造影剂相关因素

以往的研究证明,动脉内给予造影剂较该药静脉应用更易发生肾损害。同时,造影剂肾病的发生与剂量有明显的关系。我们的研究发现,心血管造影或 PCI 时不管应用何种造影剂,当造影剂用量＞100mL 时,发生造影剂肾病的危险性增大。最近,Laskey 等发现,在非选择的人群,造影剂用量/GFR 比值＞3.7 是一个显著和独立的预测 PCI 后早期血清肌酐异常增高的因素。

目前,对慢性肾病患者 PCI 时选用何种造影剂较为安全尚有争论。根据其渗透压与血浆的关系,可将临床上现有的造影剂分为高渗、低渗(相对于高渗造影剂而言,但仍高于血浆渗透压)和等渗造影剂。以往小规模的 NEPHRIC 研究显示,在 129 例糖尿病伴慢性肾病患者中,非离子型等渗造影剂(威视派克)较低渗造影剂(碘必乐)的肾毒性减小。McCullough 等对 16 个研究报告的 2727 例患者比较了等渗造影剂和低渗造影剂的作用,发现前者的术后肌酐增高幅度较后者为低,尤其对慢性肾病或慢性肾病合并糖尿病者。在 RECOVER 研究中,300 例中至重度肾功能减退者(GFR＜60mL/min)随机接受等渗(威视派克)或低渗造影剂,前者的造影剂肾病发生率显著低于后者(7.9%：17.0%,$P=0.021$)。但最近,ICON 单中心研究和 CARE 多中心研究显示,慢性中至重度肾衰竭患者动脉应用这两种造影剂后血清肌酐增高＞0.5mg/dL 的发生率无显著性差异。我们对连续 1500 余例心血管造影/PCI 患者进行分析,发现等渗造影剂威视派克应用确是减少造影剂肾病的独立预测因素。

(二)造影剂肾病的预防

从现有的大量工临床研究证据,我们可能得到某些有益的启示。慢性肾病发生率均在增高,同时其与心血管疾病存在密切的内在联系。"心病者查肾,肾病者关心"应成为临床医生关注的问题。在心血管造影/PCI 日益普遍开展的情形下,临床医生更应注意对造影剂肾病的防治。对老年(特别是高龄)、糖尿病、以往肾功能减低者,在手术操作期间应尽量减少造影剂用量,优先选用等渗造影剂。

术前仔细的肾功能评估、避免同时应用对肾有毒性的药物、补充足够的容量(水化),有利于造影剂肾病的预防。对已发生造影剂肾病的患者,术后需积极治疗(包括水化、碱化、透析疗法),以防止肾功能的进一步恶化。

三、PCI 后预防冠状动脉粥样硬化的发展

PCI 围手术期间相当一部分患者发生心脏事件(死亡、心肌梗死、再次血运重建)。介入治

疗后 5 年随访中无心脏事件生存率仅为 50％左右。以往许多临床试验研究了多种药物对改善介入疗效的作用,鉴于他汀类药物的多种治疗机制(稳定动脉粥样斑块、抵抗炎性因子,改善内皮功能,抑制血栓形成等),其在 PCI 后二级预防中的作用开始受到关注,并发挥益处。

(一)他汀类药物改善 PCI 术后预后

早期的非随机临床研究证明,他汀类药物能有效降低 PCI 围术期心脏不良事件(包括术中和术后急性心肌梗死、猝死、靶血管重建术等)。有学者随访 5052 例 PCI 后的冠心病患者,发现早期接受他汀类药物治疗的患者较对照组术后 30 天病死率明显降低,同时 6 个月的生存率明显升高。Albei 等指出他汀类药物可明显降低 PCI 术后患者 1 年的病死率(2.6％:5.6％)。Herrmann 等测定 296 例 PCI 患者的术后的 CK 值,发现术前应用他汀类药物的患者,术后 CK 值升高不明显,说明术前应用他汀类药物能有效稳定动脉粥样斑块,保护目标血管,避免 PCI 术中发生非 Q 波心肌梗死。ARMYDA-1 研究测定了阿托伐他汀对减少 PCI 患者心肌损伤的作用。对 153 例患者随机分成阿托伐他汀组(40mg/d×7 天)和安慰剂治疗组,观察围术期心肌梗死(CK-MB 增高大于正常上限 2 倍)发生率。结果显示,阿托伐他汀组心肌梗死发生率明显低于安慰剂组(5％:18％,$P=0.025$)。因此,PCI 术前应用他汀类药物可提高 PCI 术后患者的生存率,预防严重不良事件的发生。Hteeschen 等比较应用他汀类药物和中途停用他汀类药物的作用,发现他汀类药物能有效降低 PCI 术后 1 个月的心脏不良事件,且中途停药后心脏不良事件发生率较安慰剂组明显升高。

LIPS 研究是至今唯一测定他汀类药物对 PCI 临床疗效的随机对照研究。其结果显示,介入治疗后应用氟伐他汀能有效控制冠心病患者血清低密度脂蛋白胆固醇(LDL-C)浓度在 100mg/L 以下,同时长期应用氟伐他汀能有效降低 PCI 术后严重心脏不良事件的危险度达 22％,降低严重心脏不良事件发生率达19.9％。且糖尿病或多支血管、复杂病变的患者收益更为明显。

(二)他汀类与 PCI 术后再狭窄

PCI 术后再狭窄的机制包括早期弹性回缩,血管内膜增生,附壁血栓形成及动脉几何形态变化(重塑)。PCI 造成对血管壁的机械损伤,血小板聚集,组织因子释放,凝血途径激活,血栓形成,使炎性因子浸润,导致血管内膜增生。研究表明,他汀类药物除有效调脂外,还可通过抑制 TNF-a,IL-1B 和 IL-6 等炎性因子,对炎症反应、血栓形成、内皮及血管平滑肌细胞进行调节。但以往大规模临床试验如:PREDICT,FLARE,LRT 等的结果表明,大剂量普伐他汀、氟伐他汀、洛伐他汀等均不能防止 PTCA 术后再狭窄发生。支架置入术后支架内及支架两端发生再狭窄与多种因素有关,但血管平滑肌细胞的炎性增生是其重要原因。支架术前应用大剂量他汀类药物能否抑制支架内及支架两端血管发生再狭窄尚无定论。Walter 等随访 258 例支架术前和术后应用他汀类药物的患者,发现服用他汀类药物者 6 个月后靶血管节段的管径减小程度较安慰剂组少。同时有德国学者报道,在糖尿病合并冠心病患者中早期应用他汀类药物能在一定程度上预防支架内再狭窄。而 Buneh 则提出了相反的意见,认为他汀类药物对支架术后再狭窄无作用。但以上三组试验的样本量均较小,且非随机双盲。大剂量他汀类药物能否防止支架内再狭窄有待大规模临床试验验证。

（三）他汀类药稳定和消退动脉粥样斑块

动脉粥样硬化是一个慢性炎症过程，累及机体的整个动脉系统。PCI 仅仅解除局部冠状动脉狭窄，但不能阻断动脉粥样硬化的进程。最近 Glaser 等对非 ST 段抬高 ACS 患者 PCI 后冠状动脉造影随访发现，每年约 7% 患者出现新的病变。而且，新粥样斑块病变的发生率与原冠状动脉病变血管支数相关。我们以往的研究显示，这些新发生的冠状动脉病变在引起心肌缺血症状复发和心脏事件中具重要的作用。鉴于非 ST 段抬高 ACS 的发病机制，控制冠心病易患因素、稳定动脉粥样斑块、防止血栓形成是二级预防的关键。

大规模临床研究结果显示，他汀类降脂药物可使动脉粥样硬化斑块减小或消退，从而使急性冠状动脉综合征患者急性发作的危险性明显减低，提示他汀类降脂药物使不稳定斑块变成稳定斑块。他汀类降脂药物可能通过多个作用环节对急性冠状动脉综合征患者产生有益作用。首先，该类降脂药物可通过直接或间接作用改善内皮功能。动物实验证明，降低血浆胆固醇可提高内皮功能。他汀类药物可激活内皮源性 NO 合成酶和内皮依赖性冠状动脉扩张。此外，动物实验和临床试验均证明，他汀类药物能减少动脉粥样斑块中炎性细胞，减轻斑块的炎症反应和增加斑块的稳定性。

在 PROVE-IT 研究中 4162 例急性冠状动脉综合征患者在住院 10 天内随机每天接受 40mg 普伐他汀和 80mg 阿托伐他汀，随访 24 个月。治疗期间，大剂量阿托伐他汀使 LDL 显著降低（62mg/dL 比普伐他汀 95mg/dL，$P<0.001$），全因死亡或主要心血管事件一级复合终点发生率进一步降低 16%。而且，临床事件的降低见于治疗的早期（30 天时两条曲线即明显分离）。这些结果使 ATPⅢ指南对极高危患者的治疗推荐意见发生改变，将 LDL 胆固醇治疗目标定为 <1.82mmol/L（70mg/dL）。在 A-to-Z 研究的 Z 期，4487 例急性冠状动脉综合征患者随机接受早期他汀治疗（辛伐他汀 40mg/d，1 个月后改为 80mg/d）或延迟保守他汀治疗（包括饮食控制＋安慰剂，4 个月后改为辛伐他汀 20mg/d，持续 2 年）。1 个月时，平均 LDL 胆固醇水平在 40mg 辛伐他汀组为 1.77mmol/L（68mg/dL），安慰剂组为 3.17mmol/L（122mg/dL）；8 个月时，平均 LDL 胆固醇水平在 20mg 和 80mg 辛伐他汀组分别为 2mmol/L（77mg/dL）和 1.64mmol/L（63mg/dL）。强化他汀治疗组心血管死亡、非致死性心肌梗死、再入院、卒中的综合一级终点较延迟保守组显著降低（14.4%：16.7%）。尽管最初 4 个月时无明显差异，但 4 个月后大剂量辛伐他汀组的一级终点显著降低 25%。

PROVEIT-TIMI-22 和 A-to-Z 试验的发现得到了 REVERSAL 血管内超声研究的支持，后者显示，502 例慢性稳定型冠状动脉疾病患者动脉粥样硬化发展在经 80mg 阿托伐他汀治疗后较 40mg 普伐他汀延缓。ESTABLISH 研究应用一系列血管内超声检查发现，非 ST 段抬高 ACS 患者 20mg 阿托伐他汀治疗后使非罪犯病变的斑块容积较安慰剂明显降低。同样，用主动脉磁共振显像也显示斑块逆转和反向重构的表现；而且斑块逆转与 20～80mg 辛伐他汀治疗后 LDL 减低的程度密切相关。

目前，除病理学检查直接评价斑块的质和量外，还可利用多种技术对动脉粥样斑块进行定量测定以及对斑块的性质进行估价，包括血管内超声显像（直接测定冠脉斑块体积）、颈动脉 B 型超声［测定颈动脉中层厚度（IMT）］、血管镜（斑块的特性估价）、磁共振显像、近红外光谱分析、光学相干断层扫描、[18]FDG-PET 等。以往的研究证明，他汀类药物能显著降低 LDL-C 和抗炎症,稳定和消退动脉粥样斑块。ASTEROID 研究显示,瑞舒伐他汀 40mg/d 治疗,2 年后冠状动脉粥样斑块容积明显减小。REVERSAL 研究发现,阿托伐他汀 80mg 治疗后,冠状动脉粥样斑块容积与基线相比无增加。阿托伐他汀治疗使颈动脉斑块显著逆转。

临床研究表明,动脉粥样硬化斑块稳定性对心血管事件的发生和患者的预后起着十分重要的作用。但是,目前对斑块稳定性的估价尚缺乏敏感而有效的工具,血清学检查仅提供机体的总体炎症状态,而对局部冠脉斑块的稳定性估价缺乏特异性。CTA,MRI 和虚拟组织学血管内超声检查等技术的应用,有望进一步提高不稳定、易损斑块的检出率。

(四)他汀类药物改善 POI 疗效的作用机制

目前,已知他汀类药物除能显著降低血清 LDL-C 外,还有抵抗炎性因子,改善内皮功能,抑制血栓形成,防止斑块破裂等多方面的作用。

他汀类药物通过抑制肝内合成胆固醇的限速酶 3-羟基甲基戊二酸辅酶 A,减少内源性胆固醇合成。同时,使外源性胆固醇与 LDL 受体结合,转运至肝,从而使血清 LDL-C 降低。有学者以往的研究发现,PCI 后长期他汀类药物治疗明显减缓动脉粥样硬化速度,减少靶血管以外的血管节段后期发生新病变,并防止原有病变的进行性发展和降低 PCI 术后严重心脏不良事件的发生。

Zasscells 等认为,粥样斑块周围温度升高为炎性因子浸润斑块的结果,提示斑块处于不稳定状态。Stefanadis 等提出他汀类药物能降低粥样斑块周围温度,稳定动脉粥样斑块。Lekakis 等通过测量冠心病患者的桡动脉增量指数来反映血管弹性,发现他汀类药物能降低冠心病患者桡动脉增量指数($19.1：24$,$P<0.05$),改善血管弹性及内皮功能,减缓血管粥样硬化速度。

以往大量研究表明,粥样斑块的发展与炎性因子浸润有密切关系。C-反应蛋白(CRP)能反映体内组织损伤和炎症活动。血清 CRP$>20mg/L$ 为冠心病发病的高危因素。Gaspardone 报道,PCI 术后 CRP 正常的患者预后良好,且在 1 年的随访中严重心脏不良事件的发生率较 CRP 升高组患者降低,CRP 可作为 PCI 术后发生严重心脏不良事件的独立预测因素。多项大型临床试验均表明,他汀类药物除调脂作用外,还可显著降低冠心病患者血清 CRP 值。Walter 等发现,通过调脂治疗,CRP 升高的患者支架术后 1 年的心脏不良事件(包括术中和术后急性心肌梗死、猝死、靶血管血运重建术等)明显降低。而 CRP 正常的患者则减低不明显。Kontsiopoulotl 等研究证明,应用他汀类药物的冠心病患者血清炎症因子如 IL-6($7.0：5.9$),TNF-a($3.4：2.7$),sVCAM-1($5.85：4.90$)较安慰剂组明显降低。

Stephen 等发现,PCI 术后血清 CK 值升高为预后不良的表现,CK 值升高 5 倍的患者较血清 CK 正常的患者 PCI 术后 4 个月内的病死率增加 7 倍。Herrmann 等研究表明,术前应用他汀类药物能有效防止 PCI 术后 CK 值升高,降低 PCI 术中非 Q 波心肌梗死的发生。

其他研究证明,他汀类药物还有增加氧化亚氮(NO)的释放,抑制纤溶酶原激活剂抑制因子-1(PAI-1)的释放,减少斑块内巨噬细胞浸润、抑制金属蛋白酶对纤维帽的破坏,抑制粒细胞和血管内皮的相互作用,从而起到改善内皮功能,抑制血栓形成,防止斑块破裂的作用。

（五）他汀类药物的应用策略

1.PCI 术前早期应用他汀类药物

越来越多的临床试验表明,术前早期应用他汀类药物能有效稳定斑块,保护靶血管,以及降低 PCI 术后严重不良事件的发生率。Kruk 等比较了 82 例术前应用他汀类药物及 86 例术后应用他汀类药物的冠心病患者,发现术前应用他汀类药物的患者术后靶血管重建术（9%：20%,P=0.038）及严重心脏不良事件（12%：31% P=0.003）均较术后应用他汀类药物的冠心病患者明显降低。术前应用他汀类药物是降低术后严重心脏不良事件发生的独立预测因素。Hterrmann 等发现术前应用他汀类药物的患者,术后 CK 值升高不明显,说明术前应用他汀类药物能防止 PCI 术中非 Q 波心肌梗死的发生。AR-MY-DA-1 研究的结果也充分证实了这一点。

2.PCI 术后长期应用他汀类药物

尽管非随机临床研究表明他汀类药物能有效降低 PCI 术后 6 个月至 1 年心脏不良事件,但 LIPS 试验指出,PCI 术后严重心脏不良事件的降低主要发生于长期服用氟伐他汀 1 年后。1 年内氟伐他汀组和安慰剂组之间 PCI 术后心脏不良事件的发生率无差异。

Heeschen 等比较了应用他汀类药物、中途停药及服用安慰剂的 PCI 术后患者,发现中途停用他汀类药物后心脏不良事件发生率较长期服用他汀组明显升高,且高于安慰剂组。因此,PCI 后无论血脂高低,均应接受他汀类药物治疗,并长期坚持服药,防止中途停药。

3.高危患者更需尽早服用

流行病学调查估计糖尿病患者与冠心病患者有相似的心肌梗死发生率。糖尿病患者冠状动脉狭窄发生率较高,且多支血管病变、弥漫性 C 型病变增多。LIPS 研究表明,早期应用氟伐他汀的糖尿病合并冠心病患者,PCI 后严重心脏不良事件的危险性下降幅度较无糖尿病组（47%：17%）明显增大。同时经他汀类药物治疗后多支血管病变组患者发生心脏事件的危险性较单支血管病变组（34%：14.9%）减少更显著。这些提示高危患者（糖尿病,多支血管患者）更能从早期他汀类药物的应用中得益,这些患者无论从预防心肌梗死到减少 PCI 术后不良事件发生等均应积极接受调脂治疗。

最近,ARMYDA-ACS 研究测定了他汀药物（阿托伐他汀）对急性冠脉综合征患者 PCI 的有益作用。191 例计划 48 小时内行 PCI 的急性冠状动脉综合征患者随机分为阿托伐他汀组（40~80mg/d）和安慰剂组（术前 12 小时）,发现阿托伐他汀治疗组患者的一级终点（死亡、心肌梗死和紧急血运重建发生率）明显改善,不良事件发生率下降 88%。

目前,对他汀类药物稳定动脉粥样斑块、抵抗炎性因子,改善内皮功能,抑制血栓形成,防止斑块破裂等方面的研究已取得一定进展,尽管其确切机制仍有待阐明。对于接受介入治疗的冠心病患者无论其血脂基线水平如何,均应在术前早期、术后长期应用他汀类药物治疗。高危患者（如糖尿病或多支血管病变）更应积极进行调脂治疗。随着对他汀类药物研究的不断深入,他汀类药物作为抗冠状动脉粥样硬化药物必将具有更广阔的应用前景。

四、他汀类药物与氯吡格雷的相互作用

氯吡格雷是一种前体药物,需要经过肝细胞色素 P_{450} 氧化活化才能成为有效成分,与血小

板表面 ADP 受体中的 P2Y12 亚基竞争性结合,发挥其抗血小板作用,有效预防血栓性心脏不良事件的发生。而多数他汀类药物(如氟伐他汀、阿托伐他汀、辛伐他汀等)也都需要经过肝细胞色素 P_{450} 代谢才能灭活排出体外。两类药物之间是否存在相互作用,从而影响氯吡格雷的抗血小板作用一直是人们争论的问题,至今尚未有结论。

MITRAPLUS 试验对 1576 例急性冠状动脉综合征的研究发现,氯吡格雷联合他汀类药物能显著性降低急性冠状动脉综合征患者 2 年病死率(约 42.9%)、死亡和卒中联合终点事件发生率(约 38.1%),并且他汀类药物对氯吡格雷的抗血小板作用无明显影响。PRONTO 研究也指出,他汀类药物的使用(阿托伐他汀、普伐他汀、氟伐他汀及洛伐他汀等)对氯吡格雷的抗血小板作用无显著影响。与单独使用氯吡格雷相比,氯吡格雷联合他汀类药物服用后 2 天/5 天 5flmol ADP 诱导的血小板聚集力及血小板/内皮细胞黏附分子-1 的表达均无显著性差异。IN-TERACTION 研究通过对 75 例患者 19 项血小板特异性指标的检测(ADP 诱导的血小板聚集力、G 蛋白耦联的凝血酶受体活化酶-1 等)也证实,他汀类药物联合氯吡格雷与单独用氯吡格雷两者血小板活性及功能均无显著性差异。但 Lau 等研究却发现,与普伐他汀相比,阿托伐他汀显著降低氯吡格雷的抗血小板作用(达 67.4%),并且这种作用与阿托伐他汀的使用剂量呈正相关性,40mg 阿托伐他汀联合氯吡格雷治疗相对于单独使用氯吡格雷显著增加 ADP 诱导的血小板聚集力达 162%。Piorkowski 等研究同样证实他汀类药物(特别是阿托伐他汀)显著性降低氯吡格雷的抗血小板作用。

我们最近对连续 1000 余例患者进行了研究,结果表明,他汀类药物(普伐他汀、氟伐他汀和阿托伐他汀)对氯吡格雷的抗血小板作用无显著性影响,无论是经细胞色素 P_{450} 3A4 代谢的阿托伐他汀或部分经细胞色素 P_{450} 3A4 代谢的氟伐他汀或不经细胞色素 P_{450} 代谢的普伐他汀。但从不同浓度 ADP 诱导的血小板聚集力来看,与对照组相比,氟伐他汀对氯吡格雷的抗血小板作用影响最明显,阿托伐他汀其次,普伐他汀最弱。其原因与他汀类药物各自相对不同的代谢途径有关。氯吡格雷主要经肝细胞色素 P_{450} 3A4 氧化活化,同时氯吡格雷本身也是肝细胞色素 P_{450} 2C9 的抑制药。而氟伐他汀主要通过肝细胞色素 P_{450} 2C9 代谢,部分经肝细胞色素 P_{450} 3A4 代谢。当氟伐他汀与氯吡格雷联合使用时,氟伐他汀血药浓度的升高使经细胞色素 P_{450} 3A4 代谢增加,同时由于氯吡格雷的应用使细胞色素 P_{450} 2C9 活性明显受限,使氟伐他汀代谢的主要途径从肝细胞色素 P_{450} 2C9 转变为细胞色素 P_{450} 3A4,从而使氯吡格雷的氧化活化明显受抑制。而阿托伐他汀在人体血液中是以活性酸的形式存在,其对细胞色素 P_{450} 3A4 的亲和力较弱,对氯吡格雷的抗血小板作用影响较小。但阿托伐他汀在体内经过一系列复杂的酶链反应转换为内酯形式后,其对细胞色素 P_{450} 3A4 的亲和力远远大于活性酸的形式,能有效抑制约 90% 的氯吡格雷经细胞色素 P_{450} 3A4 氧化活化,从而明显影响氯吡格雷的抗血小板作用。而普伐他汀则不经过细胞色素 P_{450} 3A4 代谢的水溶性药物,所以其对氯吡格雷的抗血小板作用影响最小。

我们通过 4 种不同 ADP 浓度诱导的 3 个不同时间点的血小板聚集力较详尽的评价了他汀类药物对氯吡格雷抗血小板作用的影响,研究结果提示,他汀类药物并不干扰该剂量时血小板抑制作用,10 μmol ADP 诱导的血小板聚集力可能是评价氯吡格雷抗血小板作用和氯吡格雷抵抗的最佳浓度,但其真实的临床应用价值有待进一步的随机配对研究证实。

总之,为了进一步提高 PCI 的总体疗效,我们应对患者做整体的治疗关注。除了明确指征、改进操作、正确处理并发症外,还必须对围术期的有关问题做认真的处理,其中包括抗栓药物的正确使用、造影剂肾病的预防和冠脉病变发展的延缓和斑块消退等。只有这样,才使 PCI 患者的临床预后得到真正的改善。

最近的研究指出,急性冠脉综合征早期的出血并发症对近期和远期预后产生明显的影响,30 天死亡、心肌梗死、卒中危险性增加 4~5 倍。

第三节　经皮冠状动脉介入治疗

我国自 1984 年成功进行了第一例 PTCA 后,20 多年来,冠心病介入诊治已在全国范围内普遍开展,病例数从 20 世纪 90 年代初的每年不足千例发展到目前的每年超过 10 万例,介入的技术水平也随着临床经验的不断积累以及介入器材的不断改进而飞速发展,临床适应证的范围也随着理论及技术的发展而不断拓宽。一支具有扎实心血管疾病专业理论和丰富临床诊治经验,同时具有高超冠心病介入治疗经验的医师队伍已经建立,我国冠心病介入诊治水平已经达到国际先进水平。

一、冠状动脉介入治疗指南与适应证、禁忌证

(一)无症状心肌缺血或 CCS Ⅰ～Ⅱ级心绞痛

1.适应证

(1)在一支或两支冠状动脉存在一处及一处以上的适宜介入治疗的病变,预计手术成功率高而并发症及病死率低;病变血管负责中至大面积存活心肌的血供或非介入检查提示中至重度缺血(推荐等级Ⅱa,B类证据)。

(2)PCI 术后再狭窄,病变血管负责中至大面积存活心肌的血供或非介入检查结果提示高危(推荐等级ⅡA,C类证据)。

(3)左主干病变(狭窄>50%)应行血运重建但不适宜行冠状动脉搭桥术(CABG)(推荐等级Ⅱa,B类证据)。

(4)PCI 在两或三支血管病变且前降支近段明显狭窄,如行 CABG,仅需一根动脉桥的正在接受治疗的糖尿患者或左心室功能不全患者中的应用,目前尚无定论(推荐等级Ⅱb,B类证据)。

(5)PCI 可能适用于非前降支近段病变、病变血管负责中等面积存活心肌的血供且非介入检查提示缺血(推荐等级Ⅱb,C类证据)。

2.禁忌证

如果患者达不到上述Ⅱ级证据等级或符合下述情况中的一种或以上,则不适宜接受 PCI 术。

(1)只有小面积的缺血心肌(推荐等级Ⅲ,C类证据)。

（2）缺乏客观缺血证据（推荐等级Ⅲ,C 类证据）。

（3）预测病变扩张成功率低（推荐等级Ⅲ,C 类证据）。

（4）症状轻微不像心肌缺血（推荐等级Ⅲ,C 类证据）。

（5）伴有高并发症率、高病死率的危险因素（推荐等级Ⅲ,C 类证据）。

（6）适宜行 CABG 的左主干病变（推荐等级Ⅲ,C 类证据）。

（7）狭窄程度＜50％的病变（推荐等级Ⅲ,C 类证据）。

（二）CCSⅢ级心绞痛

1.适应证

（1）单支或多支血管病变正在接受药物治疗,在一支及以上的血管上存在着一处及以上的适宜行介入治疗的病变,预测手术成功率高而并发症及病死率低（推荐等级Ⅱa,B 类证据）。

（2）单支或多支血管病变正在接受药物治疗合并局限静脉桥血管病变或多处狭窄不适宜再次行外科手术（推荐等级Ⅱa,C 类证据）。

（3）单支或多支血管病变正在接受药物治疗,预测对一处或更多的病变进行扩张的成功率不是很高时,可以考虑行 PCI 治疗（推荐等级Ⅱb,B 类证据）。

（4）对于非介入检查没有缺血的证据或正在接受药物治疗的两或三支血管病变其前降支近段存在明显病变且并发糖尿病或左室功能不全（推荐等级Ⅱb,B 类证据）。

2.禁忌证

未经药物治疗的一支或多支血管病变,没有客观检查提示心肌损伤或缺血或存在下述情况的一种以上,不宜行介入治疗。

（1）仅存在小面积的处于危险的心肌（推荐等级Ⅲ,C 类证据）。

（2）根据所有证据或病变形态预测成功率较低（推荐等级Ⅲ,C 类证据）。

（3）预测手术相关的并发症率及病死率高（推荐等级Ⅲ,C 类证据）。

（4）＜50％的狭窄（推荐等级Ⅲ,C 类证据）。

（5）左主干病变适宜行 CABG（推荐等级Ⅲ,C 类证据）。

（三）不稳定性心绞痛及非 ST 段抬高患者

患者如果没有严重的伴发疾病且冠状动脉病变适宜行 PCI 治疗,应早期行 PCI 治疗。

1.适应证

（1）经强化抗缺血治疗后仍反复发作心肌缺血（推荐等级Ⅰ,A 类证据）。

（2）肌钙蛋白水平升高（推荐等级Ⅰ,A 类证据）。

（3）新出现的 ST 段压低（推荐等级Ⅰ,A 类证据）。

（4）心力衰竭症状或新出现的及加重的二尖瓣反流（推荐等级Ⅰ,A 类证据）。

（5）左心室收缩功能降低（推荐等级Ⅰ,A 类证据）。

（6）血流动力学不稳定（推荐等级Ⅰ,A 类证据）。

（7）持续性的室性心动过速（推荐等级Ⅰ,A 类证据）。

（8）6 个月内曾接受 PCI 治疗（推荐等级Ⅰ,A 类证据）。

（9）既往曾接受 CABG（推荐等级Ⅰ,A 类证据）。

（10）单支或多支血管病变正在接受药物治疗并发局灶性静脉桥血管病变或多处狭窄不适

宜在此行外科手术治疗,可行 PCI(推荐等级Ⅱa,C 类证据)。

(11)对于非高危不稳定性心绞痛及非 ST 段抬高患者,其冠脉病变适宜行 PCI 且无 PCI 禁忌证,可行 PCI(推荐等级Ⅱa,B 类证据)。

(12)左主干狭窄>50%应行血运重建但不适宜 CABG(推荐等级Ⅱa,B 类证据)。

(13)非高危患者单支或多支血管病变正在接受药物治疗其一处或多处病变扩张成功率较低(推荐等级Ⅱb,B 类证据)。

(14)正在接受药物治疗的 2 或 3 只血管病变并发前降支近段明显病变且为正在接受治疗的糖尿患者或左心室功能不全的患者(推荐等级Ⅱb,B 类证据)。

2.禁忌证

非高危患者单支或多支血管病变没有接受药物治疗,或并发存在以下情况中的一种,不宜行 PCI。

(1)仅存在小面积的处于危险的心肌(推荐等级Ⅲ,C 类证据)。

(2)根据所有证据或病变形态预测成功率较低(推荐等级Ⅲ,C 类证据)。

(3)PCI 相关的并发症及死亡风险高(推荐等级Ⅲ,C 类证据)。

(4)<50%狭窄病变(推荐等级Ⅲ,C 类证据)。

(5)显著的左主干病变适宜行 CABG(推荐等级Ⅲ,B 类证据)。

(四)ST 段抬高急性心肌梗死患者

1.适应证

(1)ST 段抬高急性心肌梗死患者或新出现的左束支传导阻滞急性心肌梗死患者,症状发作 12 小时之内就诊,90 分钟之内可以实施球囊扩张,操作医生经验丰富(每年独立完成 75 例 PCI,最好有至少 11 例的 ST 段抬高急性心肌梗死直接 PCI 经验),应该接受直接 PCI。直接 PCI 应该有经验丰富的介入治疗团队及较好的实验室条件(每年至少 200 例 PCI,其中至少 36 例直接 PCI)以及心脏外科的支持(推荐等级Ⅰ,A 类证据)。

(2)上述患者应该尽早接受直接 PCI,控制"就诊至球囊时间"于 90 分钟之内(推荐等级Ⅰ,B 类证据)。

(3)75 岁以下 ST 段抬高急性心肌梗死患者或新出现的左束支传导阻滞急性心肌梗死患者 36 小时内出现心源性休克、适宜行血运重建治疗且在心源性休克出现的 18 小时之内,应该接受直接 PCI 治疗,除非患者本身不接受或存在禁忌证、不适宜行进一步介入干预(推荐等级Ⅰ,A 类证据)。

(4)急性心肌梗死患者出现严重充血性心力衰竭、肺水肿(Killip 分级Ⅲ级)、症状出现在 12 小时之内,应接受直接 PCI。"就诊至球囊时间"应尽可能缩短至 90 分钟之内(推荐等级Ⅰ,B 类证据)。

(5)75 岁以上 ST 段抬高急性心肌梗死患者或新出现的左束支传导阻滞急性心肌梗死患者 36 小时内出现心源性休克、适宜行血运重建治疗且在心源性休克出现的 18 小时之内,可以考虑直接 PCI。患者应既往功能状态良好、适宜并同意接受介入治疗(推荐等级Ⅱa,B 类证据)。

(6)急性心肌梗死患者发病 12~24 小时,并发下述情况中的一种或以上,可以考虑行直接

PCI：①严重充血性心力衰竭（推荐等级Ⅱa,C类证据）；②血流动力学或心电不稳定（推荐等级Ⅱa,C类证据）；③存在持续性缺血推荐（推荐等级Ⅱa,C类证据）。

（7）适于行溶栓治疗的患者是否会从一位每年PCI病例少于75例或直接PCI少于11例的介入医生实施的直接PCI获益，目前尚无推荐。（推荐等级Ⅱb,C证据）

2.禁忌证

（1）如果患者血流动力学稳定，不应该在直接PCI时对非梗死相关血管行PCI治疗（推荐等级Ⅲ,C类证据）。

（2）ST段抬高急性心肌梗死患者发病12小时以上、无症状且血流动力学及心电稳定，不宜行直接PCI（推荐等级Ⅲ,C类证据）。

二、术前准备与评估

患者自身的临床因素及病变特点决定着手术成功率及并发症率，术前应对上述因素进行认真评估。

1.一般评估

（1）病史：详细询问心绞痛史、心肌梗死史、PCI史、CABG史、其他心脏病史、糖尿病、高血压、高脂血症、脑血管病史、肝肾疾病史、肺病史、其他手术史、药物过敏史特别是造影剂过敏史。

（2）症状：详细询问心绞痛发作的诱因、程度、频率、持续时间、缓解方式、最近2～3个月的进展情况及有无劳力性喘憋、夜间阵发性呼吸困难等心功能不全症状。

（3）体征：注意体温、血压、心脏大小、心音强弱、心率及心律、肺内啰音、颈静脉充盈情况、有无肝脾及腹水、有无双下肢水肿。另外，应仔细检查外周血管搏动情况，拟行桡动脉穿刺者应行Allen试验。

2.辅助检查

（1）心功能检查：超声心动图检查可以明确心脏的大小、瓣膜情况、室壁运动、心脏收缩及舒张功能。

（2）缺血与存活心肌的评价

①心电图：症状发作时与症状缓解后心电图的对比有助于缺血及缺血部位的诊断。

②24小时动态心电图检查：有助于捕捉到缺血发作时心电图改变以及无症状性心肌缺血。

③心电图运动试验：有助于缺血及缺血部位的诊断。

④放射性核素心肌灌注显像：有助于明确心肌梗死的部位及范围及心肌缺血的部位及范围。

⑤负荷超声心动图：有助于评估是否存在可诱发的心肌缺血及其部位和严重程度。

⑥^{18}F脱氧葡萄糖代谢试验：有助于存活心肌及范围的评价。

⑦磁共振心肌灌注显像：有助于评估心肌缺血及部位。

（3）其他重要脏器功能：血清谷丙转氨酶、谷草转氨酶有助于肝功能的评价；尿素氮、血肌酐有助于肾功能的评价,老年人需行肌酐清除率检查或根据公式推算肾小球滤过率(EGFR)以更准确地反映肾功能。

(4)其他:血、尿、粪三大常规及血电解质及出凝血功能检查,注意有无感染、贫血、血小板减少、尿路感染或出血、消化道感染或出血、电解质紊乱、凝血功能障碍等情况。

3.病变形态与分类

更新的 ACC/AHA 按照有无 C 型病变,将病变分为高危(至少一处 C 型病变)及非高危(C 型病变诊断标准,高危病变(C 型病变)特征弥漫,长度>2cm,近段极度扭曲,极度成角,角度>90°,>3 个月的慢性闭塞病变和(或)桥侧支形成,无法保护重要的侧支,退化的静脉桥伴脆弱病变。最近,心血管造影与干预学会(SCAI)提出了一种新的病变分类方法。该分类方法按照是否存在 C 型病变以及血管开通/闭塞情况将病变分为 4 型。

(1)Ⅰ型病变:预测成功率高而危险性低,不符合 C 型病变标准,血管为开通的。

(2)Ⅱ型病变:符合 AHA/ACCC 型病变标准的任意一项,弥漫,长度>2cm,近端极度扭曲、极度成角,角度>90°,>3 个月的慢性闭塞病变和(或)桥侧支形成、退化的静脉桥伴脆弱病变,血管为开通的。

(3)Ⅲ型病变:不符合 C 型病变的标准,血管为闭塞的。

(4)Ⅳ型病变:符合 AHA/ACCC 型病变标准的任意一项,弥漫,长度>2cm,近端极度扭曲、极度成角,角度>90°,>3 个月的慢性闭塞病变和(或)桥侧支形成、退化的静脉桥伴脆弱病变,血管为闭塞的。将此种分类方法应用于 ACC 国家心血管数据登记中显示,该分类方法比以往 ACC/AHA 的病变分类方法可以更好地预测成功率与并发症率。

4.术前准备

(1)知情同意:作为一种有创性检查、治疗手段,PCI 前介入医生需与主管医生、患者及其家属讨论介入治疗、CABG 及药物治疗的优劣,并阐明受益与风险,包括手术中、术后可能出现的各种并发症,以征得患者同意,并签署知情同意书。

(2)术前 1 天晚服用 300mg 氯吡格雷,如患者已连续服用氯吡格雷(75mg/d)3 天以上,可以不再加用负荷剂量的氯吡格雷。

(3)除了药物外,午夜后禁食、水;如果手术安排在下午,可以让患者早晨进食少量食物。

(4)正在使用肝素或低分子肝素患者,手术当日上午停用 1 次。

(5)糖尿病患者如安排在上午手术,则手术当日晨停用降糖药物及胰岛素。正在服用二甲双胍者需连续 48 小时停用该药。

(6)肾功能不全患者术前需充分水化。方法:静脉滴注晶体液 6～12 小时(每小时 100～150mL),并发左室功能不全者酌情给予利尿药。建议患者使用对肾功能影响相对小等渗或低渗造影剂。

(7)过敏体质或既往曾对造影剂过敏者建议术前 3 天开始服用泼尼松 30mg/d 或术前给予地塞米松 5mg。

(8)双侧腹股沟区备皮,拟行桡动脉穿刺者同时行双上肢备皮。

三、手术过程

（一）穿刺置鞘

1.经股动脉路径

（1）方法：选择搏动最强侧的股动脉作为血管入路。如果两侧腹股沟处搏动相当，那么选择外周血管搏动最好的那一侧。如果股动脉在1周内曾被穿刺过，应使用对侧股动脉。穿刺点应选择在股横纹下方约2cm处，股动脉搏动正下方。穿刺点过高可能使穿刺针穿透腹股沟韧带，术后无法止血。穿刺点过低，则因股动脉进入收肌管位置较深，穿刺不易成功，且有动脉分支，另有股静脉走行于股动脉下方，容易造成动静脉瘘。

采用2%利多卡因局部浸润麻醉，穿刺针与皮肤成30°～45°，中空穿刺针斜面向上进针，当持针手感觉到明显的动脉搏动时，即可刺破血管，见搏动性血流从穿刺针流出，缓慢送入导引钢丝，退出穿刺针，肝素盐水纱布擦拭导引钢丝，沿导引钢丝送入动脉鞘。肝素盐水冲洗鞘管。

（2）优点：技术容易掌握；动脉内径大、可根据需要置入较大鞘管。

（3）缺点：压迫止血较为困难；患者需平卧较长时间；易出现局部血肿、假性动脉瘤及动静脉瘘及腹膜后血肿；尽管有闭合设备，但价格较为昂贵且对部分患者效果差。

2.经桡动脉路径

（1）方法：手臂自然外展，手腕保持过伸位，穿刺前首先摸清桡动脉的走行，选择桡动脉搏动最强、走行直的部位穿刺。一般选择桡骨茎突近端1cm处。如果该部位桡动脉纡曲，应向近端移1～2cm。给予2%利多卡因浸润麻醉，注意麻药不宜过多，以免影响对桡动脉搏动的触摸。刀刃朝上切开皮肤。采用21号穿刺针进行穿刺，进针的方向应与桡动脉走行保持一致，角度为30°～60°，可以在桡动脉壁的上方直接穿刺前壁或穿透桡动脉，再缓慢退针至针尾部有血液喷出。注意尽可能第一针成功，反复穿刺会引起桡动脉发生痉挛，使穿刺更为困难。如果穿刺部位出现血肿，需按压5分钟或更长时间，再次穿刺需要在前一次穿刺部位的近心端1～2cm。穿刺成功后送入25cm的0.019in直导丝，若导丝不能插入，可能系钢丝顶在动脉的对侧壁，稍微后撤穿刺针即可，有时需将穿刺针稍微旋转，还可在直导丝的头端做一个小"J"形弯。其他导致导丝送入困难的原因还有血管弯曲、痉挛、桡动脉闭塞或狭窄、钢丝进入小的血管分支、肱动脉发出桡动脉的起源异常或钢丝进入血管内膜引起夹层等。在这些情况下，可以经穿刺针注入少许造影剂以查明原因，或换用亲水涂层的超滑导丝，或经穿刺针给予血管扩张药。推送导丝的动作应轻柔，一旦遇到阻力，应在透视下操作直到导丝超过尺骨鹰嘴水平。导丝成功置入后，送入11cm5F或6F鞘管。

（2）优点：压迫止血容易、患者不需要长期卧床、无须闭合设备。

（3）缺点：操作较复杂、血管内径较小不宜插入较大的鞘管而限制了某些操作、血管易发生痉挛而使送入器械失败、血管损伤可以导致无脉症。

（4）适应证与禁忌证

适应证：①桡动脉搏动好，Allen试验阳性；②腹主动脉以下的血管病变（髂动脉、股动脉),如严重狭窄或闭塞、血管重度扭曲、夹层等,使不能选择股动脉路径;③服用华法林等抗凝药物,经桡动脉路径可以减少出血并发症;④患者不能平卧或不能很好配合者。

禁忌证:①绝对禁忌证包括穿刺侧无桡动脉搏动;Allen试验阴性,提示掌弓侧支循环不好;穿刺侧存在肾透析用的动静脉短路。②相对禁忌证包括桡动脉搏动差或细小,尤其是小个老年妇女;既往有大血管异常的病史(如锁骨下动脉异常);用6F或7F鞘管不能完成的治疗;不能用右桡动脉行右位心冠状动脉造影或左内乳动脉的介入治疗,也不能用左桡动脉行右内乳动脉的介入治疗。

3.肱动脉路径

(1)方法:聚维酮碘消毒肘窝处皮肤,仔细触摸肱动脉搏动,在肘横线上方肱动脉经过处皮下注射2%利多卡因浸润麻醉后做皮肤切口,采用改良Seldinger或微穿刺技术将穿刺针送入血管腔,见血液从穿刺针尾部流出后,送入导丝及鞘管。一般来说,6～8F鞘管均很容易置入。

(2)优缺点与经桡动脉路径相似。

(二)置入导引导管

将指引导管套在0.035in导丝上,尾端经短连接管、"Y"形连接管与高压三通板及环柄注射器连接并冲洗。在0.035in导丝导引下,推送指引导管至冠状窦底,撤出导丝,放出指引导管内气泡,拧紧尾端螺纹。经环柄注射器回吸,确认无气泡后推入少许造影剂。观察压力图形,确定指引导管顶端位置、导管有无打折、是否顶壁。调节指引导管进入冠状动脉开口,注意压力图形,如压力图形异常,应注意导管与冠脉的同轴性并注意除外冠状动脉开口处病变。推入少许造影剂明确指引导管到位。

(三)导引导丝的准备及送入

(1)导引导丝的准备:在从导丝外保护圈抽出导丝前,应经保护圈尾部冲洗导丝。抽出导丝,穿入持针器,用针头对导丝头端进行塑形,塑形的角度及半径依血管发出的角度及血管的内径而定。

(2)导引导丝的送入:将塑好形的导丝顶端退回到持针器内,拧松指引导管尾部螺纹,插入持针器,拧紧指引导管尾部螺纹。缓慢推送导引导丝至估计即将出指引导管处,X线透视下继续推送导丝进入冠状动脉,降丝调节器套在导丝尾部,边旋转边推送导丝,间断注入少许造影剂,以确认导丝在正常的路径内。导丝到位后,退下导丝调节器、持针器,用湿纱布擦拭导丝。

(四)评价冠状动脉病变及血流的新技术

对于患者有明确缺血证据(如典型心绞痛症状、负荷试验阳性或者临床表现为急性冠状动脉综合征)而冠状动脉造影结果仅显示为临界病变的情况或者特定部位(如左主干)的病变,需要对冠状动脉病变和(或)冠状动脉内血流进行进一步的评价,以决定治疗策略。帮助判断是否需要进行介入治疗、预测置入支架的长度和直径以及判断治疗后支架贴壁情况等。

1.冠状动脉血管内超声(rvUS)

将IVUS导管尾端与驱动马达相连,充分冲洗后经导引导丝将IVUS导管送至靶病变远端,手动或自动匀速回撤导管并记录超声影像,分析斑块的病理学特点,应用软件进行测量最小管腔面积、面积狭窄百分比以及参考血管直径等参数。一般认为最小管腔面积$\leqslant 4mm^2$的病变需要治疗。

2.光学相干断层扫描(OCT)

与 IVUS 相比分辨率更高,但是对深部组织显像较差。沿 0.014in 指引钢丝将 OCT 导管送至靶病变以远,经灌注腔注入硝酸甘油后充盈球囊阻断血流,持续生理盐水灌注,回撤导管、观察病变并记录分析影像。应用软件进行测量最小管腔面积、面积狭窄百分比等参数。

3.冠状动脉内压力测定

将 0.014in 压力导丝送至靶病变远端,回撤,测定并记录冠状动脉压力。计算血流储备分数 FFR。正常血管的 FFR 值应为 1;如果 FFR<0.75,通常认为心外膜血管的狭窄病变有血流动力学意义。

(五)球囊扩张病变及支架置入

首先,经球囊外保护圈尾部冲洗球囊,抽出球囊,经球囊头部冲洗球囊。球囊尾部与带有用生理盐水1:1稀释的造影剂的压力泵连接,吸负压。将导丝穿入球囊导管,待导丝由球囊导管近段穿出后,由助手帮助固定导丝,术者继续推送球囊至导丝穿出处完全进入指引导管内,由术者自己一手固定导丝、一手推送球囊。注入少许造影剂或行造影确定球囊位置。确定球囊定位准确后,在 X 线透视下,开始加压,逐渐加压至病变消失。加压时间一般持续 10~30秒,由于病变反应的差异,加压时间可以由术者依经验而定。加压过程中应注意患者症状、压力及心电图改变。扩张结束后造影评价扩张结果,并判断病变血管大小及病变长度以利于选择合适尺寸的支架。支架置入过程与球囊类似。释放支架时,应根据支架囊的命名压及病变情况决定扩张压力大小及充气时间。对于无成角、钙化以及严重狭窄等复杂病变特征的病变,可不必预先球囊扩张病变而直接置入支架。对于支架置入后造影显示支架贴壁不良的病变,需要应用比支架短一些的等直径或稍大直径的非顺应性球囊进行后扩张。

(六)治疗即刻效果评价

支架覆盖病变后,需要多体位造影充分评价支架置入部位的准确性、支架贴壁情况以及远端 TI-MI 血流、局部有无内膜撕裂等并发症。也可应用 IVUS,OCT 以及压力导丝判断支架置入后效果。

四、手术成功标准

1.造影成功标准

在支架使用前,单纯球囊扩张后管腔狭窄<50%、TIMI 血流 3 级即被认为成功;使用支架后,管腔狭窄<20%被认为成功。

2.手术成功标准

成功的 PCI 手术成功标准应该是在达到造影成功标准的同时,住院期间不出现并发症(如死亡、心肌梗死、急诊 CABG)。

3.临床成功标准

短期的临床成功是指在达到解剖学及手术成功标准的同时,患者在术后没有缺血的表现和症状。长期的临床成功是指患者术后 6 个月以上持续没有心肌缺血的表现和症状。

五、PCI并发症与防治

(一)冠状动脉痉挛

1.多体位造影

除外夹层与血栓。

2.血管扩张药物

冠状动脉内注射硝酸甘油(200～300μg)对多数患者有效,对于使用硝酸酯无效的患者,冠状动脉内注射维拉帕米(100μg/min,最大剂量1.0～1.5mg)地尔硫䓬(0.5～2.5mg静脉注射1分钟以上,最大剂量5～10mg)可能有效。

3.介入器械的撤出

若病变内痉挛较明显,应保留导引导丝,同时使用硝酸甘油。若痉挛发生在靶病变以远,可能需要部分或完全撤出导引导丝,以使痉挛得到缓解。

4.再次球囊扩张或支架术

如果在使用硝酸酯与钙拮抗药后病变内痉挛仍然存在,采用适当大小的球囊进行延时(2～5分钟)低压(1～4atm)扩张往往有效。绝大多数血管痉挛经硝酸酯与再次PT-CA后能得到逆转,"顽固性"痉挛应考虑存在夹层,后者往往需要支架治疗。多数顽固性痉挛存在夹层,支架能成功处理顽固性痉挛,但必须在其他措施无效时使用。

(二)夹层与急性闭塞

1.冠状动脉夹层

处理原则:对于小的内膜撕裂(残余狭窄<30%,长度<10mm,血流正常),因其早期缺血与再狭窄的发生率较低,一般不需要进一步处理或特别药物治疗。严重夹层可导致急性闭塞,应置入支架。

2.冠状动脉急性闭塞

处理原则:一旦发生急性闭塞,首先应准确评估患者状态,以便采取正确措施。稳定的血流动力学状态有助于查找闭塞原因、采取正确对策。对于心动过缓的患者,可静脉注射阿托品或行临时起搏。对于血压降低的患者,可静脉注射缩血管药物、紧急IABP等。

评价导致急性闭塞的原因至关重要。对于血流动力学稳定的患者,应立即冠状动脉内注射硝酸甘油100～200μg,逆转可能存在的冠脉痉挛。同时,应立即测量ACT,使ACT保持在300秒以上。重新插入导丝或球囊导管,查看闭塞血管是否开通。最后,可使用血管内超声(IVUS)进行深入评价。

在明确急性闭塞原因后,可采取药物治疗、再次PCI和急诊CABG。

①药物治疗:对于痉挛或血栓所致的急性闭塞,可使用药物治疗,但其疗效不确切。若血压允许,可冠状动脉内注射硝酸甘油。对于存在血栓的患者,可冠状动脉内使用溶栓剂,但溶栓治疗可能阻止血管内膜片与所在管壁的黏附,不应常规使用。原发性血栓导致的血管闭塞较为少见,治疗方法包括冠状动脉内溶栓、局部给药、血栓切吸、再次PTCA及支架、连续冠状动脉内超选择性输注尿激酶等,其最佳治疗方式未明。"补救性"使用阿昔单抗也存在争议。

对于小动脉栓塞伴有无再流等现象的患者,冠状动脉内注射维拉帕米或尼可地尔往往有效。"补救性"给予阿昔单抗对于 PTCA 后夹层或血栓是否有益存在争议。

②再次 PCI:对于血流动力学不稳定的患者,应立即再次球囊扩张,可考虑使用灌注球囊,必要时可置入支架。使用较大(>0.5mm)球囊进行延时扩张可能使夹层片或血栓贴附于血管壁,而置入支架则还能减轻弹性回缩与痉挛。对于 IVUS 明确的导致急性闭塞的较大夹层片,可使用定向旋切(DCA)切除夹层片。对于壁内血肿导致的急性闭塞,在闭塞段置入支架或球囊扩张可导致壁内血肿向远段扩展。日本有学者建议,若在血肿远段存在合适的边支血管,可将硬导丝插入血肿,并向边支走行,然后在边支重新进入真腔,从而达到减压效果。该方法因有一定技术难度和风险,不宜常规使用。

③急诊 CABG:对于药物和再次 PCI 处理无效或血流动力学急剧恶化的患者,应考虑行急诊 CABG。然而,在等待 CABG 前,仍应采取一切措施维持血流动力学。

(三)慢血流与无再流

冠状动脉介入术后,在无夹层、血栓或痉挛或严重残余狭窄的情况下,即刻出现急性冠状动脉血流减少的现象称为无再流或慢血流。通常将 TIMI 0 级称为无再流,TIMI 1 级称为慢血流。也有将 TIMI 0～1 级称为无再流,而将 TIMI 2 级称为慢血流。根据不同定义,其发生率为范围较大(0.6%～42%)。

1.血管扩张药物

冠状动脉内注射硝酸甘油的血管痉挛,并且不耽误进一步治疗或增加危险,若血流动力学许可,所有患者均应常规使用。冠状动脉内注射钙拮抗药在无再流的处理中最为重要,冠状动脉内注射维拉帕米(浓度 0.25mg/mL,每次注射 0.25～0.5mg总量 1.0～1.5mg)或地尔硫草(0.5～2.5mg 弹丸注射,总量 5～10mg)能使 65%～95%的无再流得到逆转。一般要求通过球囊的中心腔或输注导管给药,以保证药物有效灌注远端血管床,而使用导引导管给药则无法使药物到达远端血管。注射时应密切监测心率和血压。尽管传导阻滞的发生率较低,仍应备用临时起搏。无再流导致的低血压不是冠状动脉内注射钙拮抗药的禁忌证,必要时可采用药物(升压药、正性肌力药)或 IABP 维持全身循环。日本学者 Fujii 等认为,冠状动脉内注射尼可地尔(每次 1mg)或硝普钠(浓度 10μg/dL,每次 30～100μg,范围 100～700μg)有效,注射时应监测血压。Sdringola 等研究显示,大隐静脉桥 PCI 前预防性使用腺苷不能减少慢血流/无再流,可能与其半衰期较短有关。而一旦发生慢血流/无再流,反复多次冠状动脉内弹丸注射腺苷(3mg 腺苷+盐水 500mL,每次 4mL 或 24μg,≥5 次)能使 91%慢血流/无再流得到逆转,而注射 5 次以下仅能使 33%的患者得到逆转。Skelding 等的研究显示,冠状动脉内注射稀释肾上腺素(每次 50～200μg)能使 69%的患者。恢复 TI-MI3 级血流。其他罂粟碱、甘露醇以及抗氧化剂如超氧化物歧化酶(SOD)、别嘌醇等的疗效均有待于证实。

2.除外冠状动脉夹层

应进行多体位造影证实。对于无再流病变应慎用支架,因为远端血流不良能增加支架内血栓风险。

3.GPⅡb/Ⅲa 抑制药

能否预防或处理无再流存在争议。EPIC 试验表明,阿昔单抗能降低静脉桥病变远端栓塞的发生率,但不能改善最终 TIMI 血流。

4.处理远端栓塞

经上述处理后仍然存在无再流的患者,尤其是因含栓病变而接受介入治疗的患者,可以考虑冠脉内溶栓治疗。部分研究显示,溶栓治疗处理无再流无效,因而应仔细权衡其利弊得失。

5.解除微血管阻塞

快速、中度用力地向冠状动脉内注射盐水、新鲜血液或对比剂可能有助于解除由于受损内皮细胞、红细胞、中性粒细胞或血栓导致的血管阻塞。

6.升高冠状动脉灌注压

尽管 IABP 能提高冠状动脉灌注压,促进血管活性物质的清除,限制梗死面积,但并不能逆转无再流。

7.冠状动脉旁路移植术(CABG)

由于无再流时心外膜血管开通,冠状动脉血流阻塞发生在毛细血管水平,因而 CABG 无效。

8.其他

对于部分经导管室各种处理依然无效的患者,可插入 IABP 并转入监护病房,监测酶学变化,并行左心室功能无创检测。

(四)冠状动脉穿孔

处理原则:PCI 术中冠状动脉穿孔的具体处理原则依分型、部位等而异。

1.一般处理

一旦发现冠状动脉穿孔,应立即呼叫相关人员协助抢救,准备心包穿刺、临时起搏和封堵器械,并酌情考虑心脏外科后备等。在确保导引导管和导丝稳定的基础上,立即采用灌注或常规球囊延时堵闭,防止发生严重心脏压塞。

2.逆转抗血栓治疗

冠状动脉穿孔后是否应立即逆转肝素的抗凝作用、停用抗血小板药物还缺乏统一认识。部分学者认为,所有游离穿孔患者均应使用鱼精蛋白对抗肝素。Satler 等则认为,是否需要逆转抗凝取决于是否存在持续性心包渗血与心脏压塞,应结合具体情况处理。有研究显示,使用血小板Ⅱb/Ⅲa 抑制药的患者一旦发生冠状动脉穿孔,其心脏压塞发生率更高,其死亡风险增加 2 倍。为此,使用阿昔单抗的患者可以考虑输注血小板(6~10U)逆转其抗血小板作用,但依替非巴肽(eptifibatide,商品名 tirofiban)的作用则无法解除。

对于已置入支架且血流通畅的患者,逆转肝素作用或停用抗血小板药物(阿司匹林、氯吡格雷等)可能增加急性或亚急性支架血栓风险。应综合权衡利弊,决定是否使用鱼精蛋白。若考虑保守成功的可能性较大,为预防支架血栓,不宜轻易停用阿司匹林与氯吡格雷等。

3.心脏压塞的处理

冠状动脉穿孔后一旦出现低血压,超声心电图发现心包腔积液或呼吸相位性右侧心腔压迫应考虑心脏压塞。X 线透视指引对比剂指示下剑突下心包穿刺迅速可靠。如出血量大,可在补充胶体或晶体液体的基础上,将部分从心包抽出的血液直接经股静脉补入体内。Gunning 等的资料显示,54%的穿孔呈良性改变,经保守治疗后无严重血流动力学后果,46%

因严重心包渗出需要引流。Ⅱ型与Ⅲ型穿孔可导致心包积血甚至心脏压塞(17%~24%),部分患者甚至在自身冠状动脉和心室或相邻冠状静脉之间形成瘘管。由于多数静脉桥血管位于心包腔外,大隐静脉桥穿孔一般不会导致心脏压塞,但往往迅速导致胸腔与纵隔血肿,休克乃至死亡。

4.穿孔的处理

对于延时球囊扩张等常规方法堵闭失败的穿孔,若条件允许,可考虑经导管堵闭。

(1)普通支架:在穿孔部位置入非带膜支架疗效不确切。理论上,置入常规支架后能导致局部血管壁伸展,阻止血管收缩闭合,一般不推荐使用。

(2)自体血管移植物覆盖支架:自体血管移植物可为动脉或静脉,一般取自体桡动脉、肘前静脉、头静脉、隐静脉或手静脉,缝合固定在管状支架上,然后通过经皮方法释放在穿孔部位,从而达到类似带膜支架的效果。尽管存在生物相容性好和内皮化迅速等优点,但由于存在操作费时、手术创伤较大、需要大腔指引导管等缺点,目前已被带膜支架取代。

5.栓塞疗法

对于支配较少存活心肌或直径较小的小血管或远段血管、接近完全闭塞病变的血管或无外科手术条件时,可以考虑采用栓塞疗法,可采用微弹簧圈栓塞、聚乙烯醇(PVA)、自体预凝血液、明胶海绵和凝血酶等。弹簧圈适于永久性堵闭较大血管,尤其是使用阿昔单抗的患者。自体预凝血液注射简单易行,但有可能导致一过性血管闭塞和迟发性出血。明胶海绵适于暂时堵闭小血管,其血流往往在3~4周恢复,而PVA颗粒和凝血酶则导致永久性血管闭塞。

6.急诊冠状动脉旁路术

外科手术适于穿孔较大、合并严重缺血、血流动力学不稳定或经非手术处理无效的患者。如果可能,应在准备手术的同时放置灌注球囊导管并持续低压扩张,并间断通过中央孔用肝素盐水冲洗远端,防止凝血块产生,保持远端血管通畅。然而,存在活动性出血的患者接受手术治疗的风险也较高。即便是置入带膜支架后成功闭合的患者,若因穿孔血管或其边支或其他存在严重病变的血管存在持续性进展性心肌缺血,仍应考虑急诊冠状动脉旁路移植术。此外,冠状动脉穿孔的高压射流还可能导致心肌夹层和心外膜下血肿,从而引起多个心肌节段运动异常,此时也可能需要急诊手术。对于原支架节段存在较大分支(如较大间隔支或对角支)的穿孔血管,简单的结扎和(或)搭桥手术可能损失边支导致心肌梗死,若在切开血管、移除支架、剥离内膜、闭合穿孔的基础上行搭桥术则能保全分支,从而达到理想的搭桥效果。有学者建议,当巨大穿孔导致严重心肌缺血、导引导丝无法通过或采用以上策略后依然存在活动性出血时,急诊手术是唯一的治疗选项。手术应尽可能在灌注球囊保护下进行。

7.造影随访

研究显示,冠状动脉穿孔后10分钟到3个月,局部可形成假性动脉瘤。为筛选可能的假性动脉瘤,对于保守治疗成功的Ⅱ型或Ⅲ型穿孔患者,最好在出院前复查造影。对于冠状动脉穿孔后形成的较大的假性动脉瘤,可采用带膜支架封堵或手术切除。

(五)PTOA 失败后急诊搭桥

急诊搭桥的适应证与禁忌证:2004 年 ACC/AHA 建议,以下患者应考虑急诊 CABG:①PCI 失败伴进展性缺血、供应大量心肌的血管有闭塞风险的患者(Ⅰ/B);②PCI 失败伴血流动力学不稳定的患者(Ⅰ/B);③PCI 失败、关键解剖部位遗留异物的患者(Ⅱa/C);④PCI 失败、先前未行开胸手术、凝血系统功能障碍的患者纠正血流动力学不稳定(Ⅱa/C)。

以下患者不宜行急诊 CABG:①PCI 失败后无心肌缺血的患者(Ⅲ/C);②PCI 失败但靶病变不适合 CABG 或伴无再流的患者(Ⅲ/C);③伴有持续性胸痛但血流动力学稳定、仅有小范围心肌受累的患者;④心外膜冠状动脉成功开通,但微血管灌注失败的患者;⑤PCI 失败、但曾行开胸手术且伴有凝血系统功能障碍和血流动力学不稳定的患者(Ⅱb/C)。

(六)全身系统并发症

冠状动脉介入治疗的全身系统并发症可涉及多个系统,但其发生率并不高,神经系统并发症包括心脏栓塞(血栓、钙化、赘生物)、空气栓塞、颈动脉或主动脉栓塞、脑出血等。血液系统并发症包括药物(肝素)诱发的血小板减少症(HIT)、GPⅡb/Ⅲa 抑制药诱发的血小板减少、血栓性血小板减少性紫癜(TTP)、药物诱发的中性粒细胞减少症等。

由于药物洗脱支架的广泛应用,越来越多的复杂冠状动脉病变患者接受了介入治疗,对比剂的剂量相应增加,因此,对比剂肾病的发生率正受到广大医生与患者的关注。

PCI 后肾功能不全的原因较多,部分患者为一过性表现,对治疗反应良好,部分患者也可能恶化为少尿性肾衰竭,并可伴有容量超负荷、电解质与酸碱平衡紊乱与尿毒症。最常见的表现为,PCI 后 2～5 天出现少尿和血清肌酐升高。早期识别、正确诊断与及时干预可以防止其恶化为肾衰竭。

1.对比剂肾病(CIN)定义

目前一般较为认同欧洲泌尿生殖放射协会的标准,即注射对比剂 3 天内血清肌酐升高 44.2μmol/L(0.5mg/dL)或较基线值升高 25%,排除其他原因导致的肾功能恶化。早期认为对比剂诱发。肾功能不全的机制为直接与间接减少肾血流灌注、直接损伤肾小管以及高敏反应导致管腔阻塞等。然而,现已发现,肾髓质在缺血损伤时极易受损,对比剂导致髓质血管强烈收缩是导致对比剂肾病的最主要原因。

2.CIN 的主要危险因素

包括基础肾功能异常、糖尿病、对比剂用量过大(>200mL)、有效血容量偏低、使用肾毒性药物、高龄、充血性心力衰竭、24 小时内急性心肌梗死、大量蛋白尿、多发性骨髓瘤肾损害、外周血管病等。

3.预防与处理

主要措施如下。

(1)纠正危险因素:如纠正心力衰竭、补足血容量、避免使用肾毒性药物如非甾体抗炎药等。PRINCE 试验发现,使用强力利尿(尿量>150mL/h)使肾衰竭的发生率略有降低。使用袢利尿药不能防止对比剂肾病,预防性使用呋塞米可因容量耗竭反而引起。肾功能恶化。甘露醇的疗效存在争议。

(2)充分水化:所有患者均应充分水化。有危险因素的患者,建议在 PCI 前6～12 小时开始补液,直至 PCI 后 24 小时[静脉补液速度 1～2mL/(kg·h)]。一般使用等张盐水,也可使用半张盐水或等张的碳酸氢钠溶液。存在左心室功能不全者应进行血流动力学检测(肺动脉导管),以指导补液,预防肺水肿。

（3）对比剂类型与用量：尽可能选用等渗非离子型造影剂如碘克沙醇等，尽可能减少用量（总量控制在 5mL/kg）。

（4）药物治疗：包括腺苷拮抗药氨茶碱或茶碱、多巴胺受体拮抗药非诺多泮、钙拮抗药、前列腺素 E_1 及 N-乙酰半胱氨酸、维生素 C 等，N-乙酰半胱氨酸在高危或不能水化的患者有一定效果外，其他药物还有待于进一步评价。

（5）血液净化：对于严重 CIN 导致急性肾衰竭，应考虑血液透析或血液滤过。

（七）外周血管并发症

外周血管并发症主要指与血管穿刺有关的并发症，穿刺部位的并发症可延长患者的住院时间，增加医疗费用以及围术期的病死率等，血管穿刺部位常见的并发症包括严重出血、假性动脉瘤、动静脉瘘、血栓性闭塞、动脉穿孔、夹层等。血管穿刺导致的出血可表现为腹膜后出血、局部血肿或外出血等。穿刺部位血管并发症的发生率在非复杂冠状动脉病变 PCI 时为 3%～5%，而复杂病变 PCI 其发生率可高达10%～14%。

股动脉穿刺部位血管并发症的预测因素包括女性，低体重或超重患者、高龄，未控制的高血压，同一部位再次穿刺，高强度的抗凝，较大型号的血管鞘以及同时使用静脉鞘等。

第四节　导管消融治疗

一、房室结折返性心动过速

房室结折返性心动过速（AVNRT）是最常见的阵发性室上性心动过速之一，传统观点认为 AVNRT 是由房室结内功能纵向分离的双径路之间的折返形成，现代电生理标测与射频消融实践均证实典型（慢-快型）AVNRT 的折返环不是局限在房室结内，而是由房室结、心房与房室结之间位于不同部位的两条径路（快径路和慢径路）及这两条径路之间的心房组织构成。经快径路逆行传导时最早心房激动点在 Tadaro 腱（TT）心房侧希氏束后下区域，经慢径路逆行传导时最早心房激动点在房室结下 Koch 三角及三尖瓣环与冠状静脉窦口之间。射频消融治疗 AVNRT 具有成功率高、复发率低和并发症少等优点，目前已成为有症状的 AVNRT 患者的主要治疗方法。虽然选择性消融房室结快径路或慢径路均能中断房室结折返，达到根治心动过速的目的，但临床经验证实，房室结慢径路消融是最安全和有效的消融方式。快径路消融（改良快径路或阻断快径路）已不再应用于临床。

（一）房室交界区的解剖和电生理

1.房室交界区的解剖

房室结是一个纺锤形的致密网状组织，位于房间隔近三尖瓣环处前方，其解剖界限位于 Koch 三角内。Koch 三角是由前上方的 Todaro 腱、后方的冠状静脉窦口、下方的三尖瓣隔瓣附着缘围成。真房室亦即本位房室结（AVN），位于膜部间隔，位于 Koch 三角的前上角，它穿过中心纤维体形成希氏束。组织学上，心房和心室连接区存在三个移行区，分别位于浅表层、深层和后下层,各层由特异的细胞束组成,从不同的部位连接真房室结。浅表束与真房室结的前上方相连,后下束从冠状静脉窦口部与真房室结的后部和下部相连,深束将左心房间隔与真房室结的深部相连。真房室结长 5～7mm,宽 2～5mm。Koch 三角长(17±3)mm(自冠状静脉窦的边缘至中心纤维体),高(13±3)mm。右前斜位时希氏束近端和冠状静脉窦口的距离是(25.9±7.9)mm,而成功消融慢径路的位置平均离希氏束 13mm。

2.房室结的电生理机制

(1)房室结双径路:房室之间的传导存在功能不同的两种径路,房室结双径路可能是因为房室结解剖上或功能上的传导分离造成的,快径路(β径路)传导时间短而不应期长,慢径路(α径路)传导时间长(至少比快径路长 50 毫秒)但不应期短。按心房早搏的配对间期和房室传导时间做一个曲线。在正常房室结,随着心房早搏刺激的配对间期(A_1A_2)逐步提前,房室传导时间进行性延长。在具有房室结双径路者,随着 A_1A_2 的逐步缩短,房室传导时间也逐渐延长,但当 A_1A_2 在某一点缩短 10 毫秒时,房室传导可突然显著延长大于 50 毫秒。房室传导时间的突然延长,反映了传导从快径路到慢径路的转换。在 AVNRT 患者,利用单个心房早搏刺激(期前刺激),房室结双径路的检出率为 50%～90%,在无 AVNRT 者,房室结双径路的检出率为 5%～10%。房室结双径路是一良性的电生理现象,它反映了房室之间电传导的纵向分离。一条径路上的单向阻滞使冲动沿另一条径路下传,下传的冲动再逆向折回原先前向受阻的径路,这就构成了折返。

(2)房室结折返的形成机制

①典型 AVNRT:又称慢快型,是 AVNRT 中最为常见的一种,占 90%。由于快径路的不应期较长,一个适时的房性早搏在快径路受阻,只能沿慢径路缓慢地前向传导,当冲动传导至慢径路下端时,快径路已获足够的时间恢复兴奋性,此时冲动又沿快径路逆向传导至心房产生心房回波。冲动再次兴奋心房后,如慢径路已脱离前向不应期则又沿慢径路前向传导,如此周而复始产生 AVNRT。

慢快型 AVNRT 折返环路,激动顺序依次是:快径路-房间隔-左心房-左房后间隔-冠状静脉窦-低位右房间隔(Koch 三角)-慢径路(房室结)-快径路,因此在低位右房间隔消融可成功阻断或改良慢径路。少部分慢快型 AVNRT 慢径路同时起自左后间隔或冠状静脉窦口上缘,因此须在这两个部位消融。典型 AVNRT 在做心内电生理检查时具有如下特征:a.房室传导跳跃现象,即心房期前刺激的配对间期以每 10 毫秒递减时,AH 间期突然跳跃延长或缩短大于50 毫秒,这可见于约 2/3 的患者;b.由于典型 AVNRT 的逆传通过快径路,因此逆行心房激动呈向心性,即最早心房激动位于希氏束处;c.心动过速时 VA 间期在希氏束电图上小于 60 毫秒,在高位右房记录图上小于 90 毫秒;d.心动过速时于希氏束不应期内引入室性期前刺激,心房不被激动;在脱离希氏束不应期后引入室性期前刺激,心房可被逆向激动,其逆向激动顺序与 AVNRT 时相同;e.心动过速时心房与心室之间多数呈 1∶1 关系,少数情况下两者可呈 2∶1、文氏型传导或完全分离关系。

②慢慢型:快径路和慢径路之间存在着传导速度和不应期介于快、慢径路之间的中间径路。中间径路的电生理特性与快、慢径路之间的离散程度较大,反映在房室传导曲线上出现两次跳跃或多次跳跃,这也正是三径路和多径路的诊断标准。慢慢型 AVNRT 即以一条慢径路

为前传支,另一条电生理特性不同的慢径路为逆传支构成的折返,而快径路则作为"旁观者",这可能与快径路没有逆传功能或逆传不应期较长有关。

③非典型 AVNRT:又称快慢型或少见型,约占 AVNRT 的 10%,其前向传导通过快径路,逆向传导通过慢径路。非典型 AVNRT 的产生是由于快径路的不应期短,慢径路的不应期长,当心房期前刺激时,冲动首先受阻于慢径路而沿快径路下传;或者由于快径路的逆向不应期长,慢径路的逆向不应期短,引入适时的心室期前刺激逆向受阻于快径路,只能逆向地循慢径路传导,如果此时快径路和慢径路的电生理特性符合折返条件,则导致非典型 AVNRT 的发生。非典型 AVNRT 具有如下电生理特征:可出现室房传导跳跃现象,心动过速的诱发依赖于某一 VA 间期,心动过速时的逆向心房激动顺序呈向心性,但最早心房激动位于冠状静脉窦口或附近,心动过速时 VA>AV,心动过速时在希氏束不应期内引入心室期前刺激,心房不被提前激动。当希氏束脱离不应期后引入心室期前刺激心房可被激动,但心房激动顺序不改变。

(二)AVNRT 的心电图特征

AVNRT 在心电图上表现为节律规则的窄 QRS 波心动过速,频率通常在 140～240 次/分。AVNRT 每次发作时其心室率的频率不同,心动过速发作常突发突止。典型 AVNRT,逆行 P 波与 QRS 波非常接近,P 波通常隐没在 QRS 波中,但也可在 QRS 波略前或略偏后。V_1 导联出现假性 r′ 波,或 Ⅱ、Ⅲ、aVF 导联出现假性 s 波高度提示典型 AVNRT。在非典型 AVNRT 时,RP 间期长于 PR 间期,P 波在 Ⅱ、Ⅲ、aVF 导联呈倒置状。

窦性心律时很难显示房室结双径路现象,下列征象提示双径路的存在:①突然和持续的 PR 间期延长,PR 交替;②单一室上性刺激经快、慢径路同时传导所致的双重心室反应。

(三)AVNRT 的心电生理检查

心电生理检查前必须常规停用抗心律失常药物至少 5 个半衰期以上,以便术中诱发心动过速,并对消融前的房室传导功能做出客观评价。术前给予适当镇静药物,术中使用 1%～2% 的利多卡因局麻。按 Seldinger 法常规置入 6F4 极导管至高位右房、右心室和希氏束、10 极冠状静脉窦电极至冠状静脉窦电极。

1.右心室递增起搏

此时注意观察逆行心房的激动顺序、VA 间期和 HA 间期。初始的起搏周期通常略短于窦性心律的起搏周期,以确保心室起搏能够夺获,以后逐渐以 10～20 毫秒递减,直至出现 2∶1 室房阻滞。在右室递增刺激过程中,室房传导可以表现为四种形式:①最常见的为经过快径路的快速 VA 传导,当起搏周期递减到一定程度出现室房分离;②VA 首先由快径路传导,当起搏周期递减至某一周期时,VA 突然跳跃改经慢径路传导,此后 VA 进一步延长直至出现室房阻滞;③另有部分患者,VA 传导主要经慢径路,这些患者易诱发出非典型 AVNRT,当静脉滴注异丙肾上腺素改善快径路传导后,典型 AVNRT 也可被诱发出来;④极少数患者,基础状态不出现 VA 1∶1 传导,当静脉滴注异丙肾上腺素后才可出现 VA 1∶1 传导。

2.心室程序刺激

即心室 S_1S_2 刺激,此时 S_1 刺激由 8 个脉冲组成,其周期略短于窦性节律的周期,以确保心室起搏能够夺获,S_2 刺激每次缩短 10～20 毫秒。在一些病例,随着 S_1S_2 的逐渐缩短,VA

间期逐渐延长,这是由于希氏-浦肯野系统或房室结的递减传导所致。在有些病例,当 S_1S_2 达到某一值时,VA 突然延长,这是由于传导由快径路转向了慢径路,或者是由于逆向的希氏束激动由右束支径路转向左束支径路,在后者,VA 的突然延长往往短于 50 毫秒。

3.心房递增刺激

高位右心房增频刺激可明确房室传导功能和诱发 AVNRT。根据患者基础心率不同,起始刺激的 S_1S_1 周期可用 500 或 400 毫秒,每次发放 8～10 个 S_1 刺激,逐次缩短 S_1S_1 周期,直至诱发 AVNRT 或出现房室文氏传导。多数患者,随着起搏周期的缩短(10 毫秒),AH 间期会逐渐延长并突然大于 50 毫秒的跳跃,此时常伴有心房回波或诱发 AVNRT。其他一些病例,可出现 AH 间期逐渐延长而不出现跳跃,直至房室阻滞。多数患者 S_1S_1 刺激可诱发 AVNRT,诱发 AVNRT 的刺激周期常等于或短于心动过速的周期,能重复诱发 AVNRT 的 S_1S_1 周期可作为慢径路消融后评价疗效的重要指标。S_1S_1 刺激过程中,当 S_1S_1 周期缩短达一定程度时,常出现不典型的文氏型 AV 传导,AH 间期的延长幅度较大,部分患者伴有心房回波,这种现象在成功消融慢径路后消失,比较消融前后 AV 传导的特点也是评价疗效的指标。部分患者虽有典型的 AVNRT 病史和心电图记录,但是在消融手术中不能诱发出 AVNRT,此时观察 S_1S_1 刺激时 PR/RR 比值对消融和评价疗效有重要参考价值。S_1S_1 心房刺激达维持 1∶1 AV 传导的最短刺激周期时,PR/RR 比值均大于 1,而消融阻断房室结慢径路后测量 PR/RR 比值均小于 1,认为快速心房刺激达维持 AV 1∶1 传导的最短刺激周期时测量 PR/RR 比值是评价慢径路消融疗效简单可靠的指标,尤其适用于那些难以重复诱发 AVNRT 或心房早搏刺激没有 DAVNP 患者的疗效评价。

4.心房程序刺激(S_1S_2)

大多数患者快径路有效不应期在 300 毫秒左右,亦即 S_1S_2 周期缩短至 300 毫秒时可发生快径路阻滞而从慢径路传导。有些患者在行心房程序电刺激时不出现双径路现象:如快径路和慢径路的传导时间相似;快径路和慢径路的不应期相似;心房刺激部位的功能不应期长,冲动未能下传到房室传导区;两条径路在同一方向只能单一传导,如前传只能经慢径路传导,逆传只能经快径路传导。少数患者可出现房室传导的多次跳跃,反映了房室结多径路的存在。部分患者 AVNRT 不能诱发,此时必须给予异丙肾上腺素静脉滴注。异丙肾上腺素一般从 $1\mu g/min$ 开始,逐渐调整使窦性心律上升 20%～30%,这可使慢径路的传导时间与快径路的不应期相互匹配构成折返,从而使 AVNRT 易于诱发。阿托品的作用类似于异丙肾上腺素,也可使 AVNRT 的诱发率增加。

非典型(即快慢型)AVNRT 与后间隔慢旁路参与的房室折返性心动过速以及房性心动过速的鉴别:①在右室心尖部和右室基底部行心室刺激时观察 VA 间期变化,当刺激从右室心尖部移向基底部时,在间隔旁路者表现为 VA 缩短,而 AVNRT 者或正常室房传导者 VA 趋于延长;②窦性心律时于希氏束旁行电刺激,间歇夺获希氏束者提示逆传经房室结,不夺获希氏束者提示逆传经间隔旁路;③以短于心动过速周期 10～20 毫秒的周期行心室刺激拖带心动过速,在 AVNRT 者心房逆行激动顺序不变,而在房性心动过速者心房逆行激动顺序与心动过速时明显不同;④心室期前刺激未能逆传至心房,但可使心动过速终止者,则能排除房性心动过速。

心动过速周期 320 毫秒,希氏束部位逆行心房激动最早,希氏束部位记录呈 HAV 关系,VA 间期 0,HA 间期 50 毫秒,AH 间期 270 毫秒,符合典型 AVNRT。希氏束部位记录的顺序是呈 HAV 或 HVA,可通过 3 种方法判断:①根据 V 波起始部形态判断:一般情况下心动过速时心室激动顺序和窦性心律时相同,因此心动过速时局部 V 波形态不变,如果 V 波起始部变形,说明是 A 波,因此局部激动顺序应该是 HAV,否则可能是 HVA;②根据 H 波与其后局部激动的间期判断:如果心动过速时该间期短于窦性心律时,则说明 V 波起始部有 A 波,局部激动顺序应该是 HAV;③根据移动希氏束部位电极导管时局部电图的动态变化判断:向心房侧回撤时 VA 或 AV 起始部振幅增大而终末部振幅减小;向心室侧推送时 VA 或 AV 起始部振幅减小而终末部振幅增大,据此可判断 A 波在 V 波之前。

E 靶点:窦性心律时标测消融电极(ABL)在希氏束与冠状静脉窦口中 1/3 区域记录呈小 A 大 V,A 波振幅小而碎,是最理想的靶点图。

F 消融:出现快速交界心律在图 E 靶点处消融出现快速交界心律,频率 180 次/分,停止消融即刻恢复窦性心律。

G 消融:消融点自希氏束与冠状静脉窦 E1 中点移至下 1/3 段,放电过程中出现较慢的交界心律,无 VA 阻滞,连续放电 90 秒,消融成功。

(四)房室结折返性心动过速的射频消融治疗

房室结折返性心动过速的射频消融治疗方法包括:改良快径路和改良慢径路。20 世纪 90 年代多采用改良快径路的方法,手术成功率可高达 90%,但其最严重的并发症是房室传导阻滞,需要安装永久性起搏器治疗,其发生率高达 2%~21%。消融房室结慢径路相对安全,远期随访心动过速的复发率较低,因此目前多采用改良慢径路的方法。

1.消融慢径路的方法

经心内电生理检查明确为 AVNRT 后,方可进行消融慢径路。慢径路消融不是通过激动顺序标测来选择消融靶点,而是根据影像部位和局部电图特征决定消融部位。通过影像解剖标志来选择消融靶点,将希氏束和冠状静脉窦口间的三尖瓣环分成后、中、前三个解剖区域。采用右前斜位使消融导管心腔内部分能充分显示。常采用 RAO 30°靶点位置在希氏束与冠状静脉窦口中点偏下,部分患者位于冠状静脉窦下方(10%~15%)或在左后间隔部(1%)。合并永存左上腔静脉畸形时靶点位于巨大冠状静脉窦口的上后缘。靶点图特征:双极心内膜电图呈碎、宽、小的 A 波和大 V 波,A/V<1/4;射频放电首先从冠状静脉窦口下缘的水平开始,逐点由下向上,但至多不能超过希氏束电位记录处。每当有效放电后,诱发 AVNRT 以判断消融是否成功。如心动过速仍能被诱发则重复上述消融过程。该方法消融慢径路的成功率高达 97%,且房室阻滞的发生率极低。根据影像判断消融靶点的同时,利用心内电图指导慢径路消融。标测心内电位最好在窦性心律时,因为此时心房电图和心室电图容易辨认。消融导管先越过三尖瓣,逐渐后撤至记录到希氏束电位,再将顶端电极轻轻弯向下后方,同时轻轻后撤导管并轻度顺钟向旋转导管,使得导管顶端紧贴三尖瓣环,近靠冠状静脉窦口的上方。靶图的标准为 A∶V 比例<1,尽可能有慢电位出现。慢电位有两种类型:一种是紧跟心房电图起始部的尖锐、高频电位;另一种是多挫的心房电图。

临床上常用影像解剖法和心内电图法结合起来指导慢径路改良。该方法将位于希氏束和冠状静脉窦口间紧靠三尖瓣环的心房组织分成后、中、前3个区域,消融导管首先在后区和中区标测,如有必要也可于前区标测。确定消融靶点的标准是A:V比例小于0.5,尽可能标测到慢电位。确定消融靶点后在持续心电监护下于窦性心律时行射频消融。在放电开始后的最初5秒内如无交界性心律出现,则可轻轻后撤导管2~3mm后,再行消融,如有交界性心律出现则在该部位继续放电,直至交界性心律消失。有效放电结束后诱发AVNRT,如AVNRT仍能诱发则继续上述操作,直至AVNRT不再被诱发。大多数成功靶点分布于冠状静脉窦口上方或相当于冠状静脉窦口水平。射频能量一般控制在20~30W,持续60秒;如用温控导管则温度预置在60℃,消融时间60秒。放电过程出现加速性交界性节律提示消融有效,不出现交界性节律常常预示放电无效,但并非成功靶点的特异性指标,其在非成功靶点处的出现率为65%,试放电时间不应超过15秒。放电15秒后无交界心律者应重新标测。但即使出现一次交界心律,则仍应继续放电30~60秒。放电方法有时间递增法、能量递增法和固定能量连续放电等方法,通常情况下采用固定能量连续放电法。

2.消融慢径路中房室阻滞的先兆

放电过程中交界心律逐渐减少是消融成功的间接指标,慢径路消融出现加速性交界性心律时应密切注意室房传导情况,出现加速性交界性心律时若有室房阻滞往往是房室阻滞的先兆,必须立即终止放电。

这些先兆包括快速交界心律、交界心律伴VA阻滞、PR间期延长,消融过程中消融电极向上移位会导致安全有效的放电过程中出现房室传导阻滞先兆:①过快的快速交界心律:交界心律频率(>150次/分)提示消融部位邻近快径路或希氏束,易发生VA阻滞,应立即停止放电,并在偏低部位标测与消融;②VA阻滞:是指交界心律VA间期明显延长或A波脱落。交界心律是消融有效的表现,是消融慢径路后激动同时沿希氏束下传和经快径路逆传所致,VA阻滞说明消融慢径路的同时阻断了快径路,因此这种心电表现是发生房室阻滞的前兆,出现VA阻滞后应立即停止放电,以避免造成不可逆性损伤。部分病例即使在远离房室结和希氏束的较低位置消融也易造成VA阻滞,如果在多次放电中反复出现VA阻滞,而停止放电后房室传导完全正常,可逐渐延长每次放电时间至消融成功。

3.消融成功的标准

(1)房室结前传跳跃现象消失,并且不能诱发AVNRT(可不用异丙肾上腺素)。

(2)房室结前传跳跃现象未消失,但是用异丙肾上腺素后仍不能诱发AVNRT。

(3)无一度以上的房室传导阻滞。

以上消融方法绝大多数患者均能消融成功,但仍有2%~4%的患者在右侧反复消融仍不能成功,对此种情况,近年来有报道可在左侧房室结连接部消融后取得成功。对心脏结构正常的患者,可通过两种方法进入左侧连接部,即逆动脉途径及穿房间隔途径。进入左室后在左侧中或后间隔寻找靶点,靶点图的辨认及消融与右侧慢径消融类似。以上情况提示部分折返环并非局限于Koch三角,进一步显示了折返环构成及局部组织的复杂性。对于AVNRT患者,如果右侧慢径多次消融均不成功,可尝试左侧消融,但需小心操作,以免将左侧His束电位误认为慢径电位。

二、房室折返性心动过速

房室折返性心动过速（AVRT）是房室旁路直接参与的折返性心动过速。房室旁路是心脏房室环先天性发育异常，房室结外连接心房和心室肌，表现为"全或无"的传导，即传导时间不随期前刺激的提前而延长。旁路具有前向或逆向传导性能或兼而有之，具有前向传导功能旁路称为显性旁路，心电图上表现为心室预激图形，如仅有逆向传导功能则称为隐匿性旁路。根据冲动在房室结-希普系统呈前向或逆向传导，AVRT 又分为顺向型和逆向型。阻断旁路，AVRT 则不再发生，这是导管消融治疗 AVRT 的理论基础。由于导管消融治疗 AVRT 的平均成功率达 97% 以上，因此已成为根治旁路的首选方案。

AVRT 的导管消融是一项综合技术，包括血管穿刺和心腔内导管操作、电生理检查、旁路标测定位和消融。

（一）心内电生理检查

电生理检查的目的是为了证实旁路的存在和确定其传导特点以及在心律失常中的作用，指导消融位置和评价消融效果。建议常规经静脉放置高位右心房、希氏束、冠状静脉窦和右心室心尖部电极导管，并记录这些部位的腔内电图，然后分别进行心室和心房的刺激，观察激动传导的特点。X 线的投照体位一般选择左前斜 45° 和右前斜 30°。

1.心室刺激与室房传导

心室 S1S2 程序刺激时，V2A2 不随 S1S2 的缩短而延长，VA 间期保持恒定。心动过速时 A 波滞后于 V 波，以略短于心动过速周长的心室起搏拖带夺获心房后呈 A-V 激动顺序，且在希氏束不应期内发放心室刺激，使 A 波提前或滞后，或无逆传 A 波而终止心动过速，提示房室旁路参与逆向传导。经旁路逆传的心房激动顺序通常有以下几种情况：①冠状静脉窦中端或远端激动最早，提示左侧游离壁旁路；②高位右心房激动最早，提示右侧游离壁旁路；③希氏束激动最早，提示右侧靠前旁路或间隔旁路；④冠状静脉窦口激动最早，提示后间隔旁路。

2.心房刺激与房室传导

心房刺激有助于判断旁路或房室结的前传功能和特点，同时邻近旁路部位刺激可使有前传功能旁路的预激波更为明显，但须注意避免诱发心房颤动。

（二）旁路的标测和定位

房室旁路的标测即是在房室环上寻找经旁路传导的心房或心室的最早激动部位，一般有三种方法：

1.窦性心律或心房起搏下标测

适用于显性旁路的标测。双极和单极标测相结合，在房室环上寻找最早心室激动部位。窦性心律下心室预激图形明显者，直接标测即可，如预激图形较小或不明显，可采用不同的频率或不同的部位来起搏心房使预激明朗化，然后再进行标测。一般要求 V 波较体表预激波提前 20 毫秒以上。

2.心室起搏下标测

适用于有逆传功能旁路的标测。在房室环上寻找最早心房激动部位。心室起搏时逆传 A

波可能埋在 V 波的终末部而不易辨认,也可能因房室结逆传功能较好而经房室结逆传,需仔细甄别。

3.心动过速下标测

该方法最为可靠,适用于所有 AVRT 的旁路标测。顺向型 AVRT 在房室环上寻找最早心房激动部位,逆向型寻找最早心室激动部位。

确定了旁路在房室环的横向位置后,再操纵消融导管稳定贴靠在房室环上。消融导管记录的心内电图 A 波和 V 波的波幅高大、稳定,表示导管与心脏组织接触紧密。当消融导管同时记录到 A 波和 V 波,则表示在房室环上,但两者的最佳比例在不同部位有不同的要求。心室侧好的靶点图为小 A 波大 V 波,强调要有比较明显的 A 波,一般 A 波大于 1/5V 波,但在前后侧壁及后间隔旁路的标测中,该部位记录的 A 波极小。心房侧好的靶点图为 A 波和 V 波等大或接近。

左前斜 X 线投照下,三尖瓣环呈圆形,以时钟表盘表示其分区。希氏束导管顶端为 12～1 点,冠状静脉窦口的位置为 5 点。右侧旁路分区:①右前间隔旁路,12～1 点处;②右中间隔旁路,3 点处;③右后间隔旁路,4～6 点处;④右后侧壁旁路,6～8 点处;⑤右侧壁旁路,8～10 点处;⑥右前侧壁旁路,10～12 点处。左侧旁路以时钟分区已较少用到,后前位 X 线投照下,分为三个位置:①左后间隔旁路,位于冠状静脉窦口向左 1.5cm 以内;②左后侧壁旁路,距冠状静脉窦口 1.5～3cm;③左侧壁旁路,距冠状静脉窦口 3～5cm;④左前侧壁旁路,距冠状静脉窦口 5cm 以上。

(三)旁路消融

1.消融导管及其配件的选择

右侧旁路消融选用加硬大弯导管,左心室扩大的左侧旁路消融选择大弯导管,左后间隔或左心室较小的左侧旁路消融选用小弯导管,其余选择中弯导管。为了提高消融导管的稳定性,消融右侧旁路时可加用 SRO 的 Swartz 鞘。

2.消融途径

(1)左侧旁路消融途径:①经股动脉逆行法:经股动脉逆行推送消融导管跨过主动脉瓣至左心室,以冠状静脉窦为标识,钩挂至二尖瓣环下心室侧,或消融导管跨过二尖瓣环,顶端贴靠至二尖瓣环心房侧。②经房间隔二尖瓣环途径:经股静脉穿刺房间隔植入 Swartz 鞘,循此推送消融导管至左心房,顶端贴靠在二尖瓣环心房侧。该方法尤其适合小儿或高龄患者。

(2)右侧旁路消融途径:经腔静脉至右心房三尖瓣环途径。

3.射频输出方式、能量大小及消融时间

输出方式有两种:功率控制和温度控制。前者每次放电的输出功率一般依据术者的经验来选择,心室侧一般为 25W,心房侧 30～50W。温度控制一般预设温度为60～70℃,功率 30～100W。确定靶点图后试放电,如 10 秒内阻断旁路,则继续巩固放电至 60～90 秒。如试放电 10 秒不能阻断旁路,则重新精确标测消融。

4.消融终点

(1)显性旁路:体表心电图 δ 波消失、QRS 波恢复正常,心腔内标测部位 AV 间期恢复正常。

（2）隐匿性旁路：心室起搏 VA 向心性逆传伴递减，或 VA 分离。

（四）各种旁路的导管消融

1.左侧游离壁旁路

一般选择主动脉逆行法。在充分肝素化后，推送消融导管至主动脉弓，弯曲导管顶端并推送至主动脉瓣上，顺时针旋转导管，右前斜 30°下使导管的弯曲与透视显像平面平行，推送导管跨过主动脉瓣进入左心室。轻轻伸直导管，逆时针旋转并稍后撤导管使之靠近脊柱并指向二尖瓣环，弯曲导管顶端钩住瓣环，旋转导管至感兴趣部位，或导管进入左心室后，保持弯曲，逆时针旋转使顶端指向后方，回钩进入左心房，顺时针旋转，略伸直并缓慢后撤导管至消融部位。如主动脉逆行途径操作困难，可改用经房间隔二尖瓣环途径。穿刺房间隔成功后，植入 Swartz 鞘，并充分肝素化，经鞘推送导管至拟消融部位。对于上述两种方法消融失败病例，并考虑心外膜旁路时，可试行冠状静脉窦内消融。

2.右侧游离壁旁路

消融导管于三尖瓣环心房侧逐点标测，可借助钩挂经上腔静脉放置的冠状静脉窦电极或 Swartz 鞘支撑来增加导管的稳定性。对于定位困难的病例，亦可借助沿三尖瓣环放置的 20 极 Halo 导管来标测。由于三尖瓣环独特的解剖学特点，使得导管不容易固定、导管顶端冷却过快，加之存在多旁路及罕见旁路的可能，消融右侧游离壁旁路较左侧游离壁更具挑战性。

3.后间隔旁路

后间隔区域解剖结构和房室旁路的分布较为复杂。外科手术发现，大部分后间隔房室旁路是由右心房.左心室纤维组成，因此该部位的旁路多数可通过右心房途径消融成功，但部分仍必须通过左心途径才能成功消融。右后间隔采用左前斜 45°X 线投照体位，左后间隔右前斜 30°。该位置旁路邻近房室结慢径区域，消融时需提高警惕。

4.前间隔和中间隔旁路

该部位邻近希氏束和房室结，标测消融时应格外小心。显性旁路可在窦性心律或心动过速下标测，隐匿性旁路必须在心动过速下标测，消融时最好在窦性心律下消融，从低功率开始，视具体情况逐渐增加功率直至消融成功。消融时出现交界区心律、房室传导延缓或导管移位，应立即停止放电。

5.慢旁路

具有传导缓慢、递减性传导特点的旁路。Mahaim 纤维是单向前传的慢旁路，可参与逆向型房室折返性心动过速。PJRT 慢旁路仅能单向逆传，参与顺向型房室折返性心动过速。慢旁路的导管消融的关键在于标测，由于旁路传导缓慢，靶点图上并不一定表现为 AV 融合，这时主要依靠提前激动的 V 波或 A 波来判断。

6.多旁路

多旁路的定义是以外科手术中或导管标测时确定的旁路与旁路之间的距离为依据，目前以旁路之间相隔 1～3cm 作为定义多旁路的标准。以下现象可为诊断多旁路提供线索：①对于显性旁路，窦性心律、房性期前收缩、心房起搏或预激性心动过速时心电图 QRS 波呈多种形态；②顺向型或逆向型 AVRT 发作时心室起搏，逆传心房激动顺序不同；③射频消融术后或注射腺苷后出现新的心电图预激图形或逆传心房激动顺序发生变化。多旁路的常见组合是右侧游离壁与后间隔,其次是左侧和右侧游离壁,以及左侧游离壁双旁路或多旁路。多旁路的消融并无特殊性,重点在于避免漏诊,因此强调每次消融后应进行仔细的电生理检查来排查。

三、心房颤动

(一)概述

心房颤动(AF)是一种临床常见的心律失常。随年龄的增加其发病率逐渐升高,在40岁约为0.1%,80岁或以上约为10%。单源冲动假说是房颤的主要电生理机制之一,异位兴奋灶以极快频率持续发放冲动。使心房肌的不应期、传导速度及传导途径处于经常变化的状态,从而诱发AF,这种AF又称为局灶性AF。目前对局灶性AF提出两种机制:一种是病灶发出房性期前收缩或房速及AF,同时参与AF的发动与维持,即局灶驱动。这种AF的心电图不像房速那么规则,但相对较规则,频率较房速快;另一种是病灶发放出短阵触发的心动过速,诱发出AF,但不参与AF的维持,即局灶触发。这种AF的心电图表现与典型AF相似。许多研究发现右心房、左心房、冠状静脉窦、上腔静脉或Marshall静脉处灶性放电可以引发AF,但95%的触发AF灶位于肺静脉,而且上肺静脉尤其是左上肺静脉是灶性、孤立性、阵发性AF最常见的放电部位,通过导管消融技术毁损或隔离这些触发点,可以对房颤达到根治性治疗。

房颤的电生理基础:肺静脉中存在心肌袖是房颤的电生理基础,且上肺静脉心肌袖最宽,上肺静脉间的心房壁比下肺静脉间的心房壁厚,括约肌样组织和心肌袖发育在上肺静脉内较好。越靠近心肌袖的远端,纤维结缔组织越多而心肌细胞越少,纤维组织增多造成肺静脉内传导速度不均一,为微折返创造了条件,有利于AF的发生。近左心房处的肺静脉由纵向、横向以及环形的肌纤维环绕。1997年,Jais等在对阵发性AF患者进行标测时,在右肺静脉与右心房后壁连接处记录到一个特殊的电活动,此电活动由两部分组成,起始部是一个相对较低、较小的电位,其后是一个振幅高、波峰尖锐的电位。后来的研究者在肺静脉内记录到更典型的双电位,并将高尖电位称为尖峰电位或肺静脉电位。第一个电位代表心房肌的电活动,第二个电位代表肺静脉的电活动。尖峰电位的特点是:激动时间短,波峰尖锐,振幅高。当起源于肺静脉的局灶兴奋性增高时,尖峰电位可跃至心房电位之前,随着尖峰电位的周期进行性缩短,启动AF发生。

肺静脉肌袖细胞发出多个连续尖峰电位的机制可能涉及自律性增高、触发活动和折返。局部异位兴奋灶除可通过局灶触发和局灶驱动机制发动,或维持AF外,肺静脉及心房电重构导致的折返激动在阵发性AF的维持中也起着重要作用。左心房肺静脉开口或开口内1~4cm处,异位兴奋灶发生率占90%以上,其中约2/3以上在左或右上肺静脉。

(二)心房颤动的导管消融适应证

除瓣膜病房颤外,几乎所有类型的房颤,包括阵发性房颤、持续性房颤和永久性房颤都可通过介入的方式进行射频消融治疗,但不同类型的房颤效果差别很大,持续性房颤、永久性房颤和持续时间较长(>24小时)的阵发性房颤效果要低于典型发作的阵发性房颤。

1.阵发性房颤是消融治疗的最佳适应证

目前国内外进行的房颤导管消融治疗的多中心临床研究入选的患者也是以阵发性房颤患

者为主,占 90% 以上。符合以下条件的阵发性房颤可考虑选择导管消融治疗:①房颤发作频繁或 24 小时动态心电图有频发房早(>700 次);②发作频繁、症状明显且多种药物治疗无效,或不能耐受抗心律失常药物;③既往有栓塞或脑卒中病史者,或房颤发作时血流动力学明显紊乱;④如左心房内有血栓,需先行抗凝治疗,待左心房内血栓消失后再行消融治疗;⑤无显著左心房扩大(左心房前后径<4.5cm);⑥无严重左心室功能不全;⑦无严重器质性心脏疾病,如严重瓣膜疾病、重度肺动脉高压;⑧不合并甲状腺疾病;⑨年龄小于 70 岁。初发房颤首选药物或电复律治疗,一般不考虑射频消融治疗。

2.持续性房颤和永久性房颤的消融治疗

关于持续性房颤和永久性房颤是否适合介入治疗还存在争议,应严格掌握适应证。符合以下条件可考虑导管消融治疗:①年龄小于 60 岁,对生活质量影响大,根据 AFFIRM 试验结果适于接受恢复窦性心律者;②药物或电复律困难,或即使成功后亦难以维持者;③心室率难以控制,有潜在或已出现心动过速心肌病者;④有脑卒中史或华法林抗凝禁忌者是强烈适应证;⑤无显著左心房扩大(左心房前后径<4.5cm);⑥无严重左心室功能不全;⑦无严重器质性心脏疾病,如严重瓣膜疾病、重度肺动脉高压;⑧不合并甲状腺疾病。

(三)术前准备

1.常规准备

行血常规、尿、便常规和肝、肾功能、出、凝血时间等化验检查;应拍 X 线胸片,经胸超声心动图检查;经食管超声心动图检查了解有无左心房血栓;除外甲状腺功能亢进、瓣膜病等有明确病因的房颤。消融术前 3~5 天停用华法林并改为低分子肝素皮下注射,不需停用抗心律失常药物。心房明显扩大(直径>55mm)、左心房内血栓、心力衰竭未得到控制以及有严重心脏病的房颤患者不宜进行大静脉电隔离;术前作碘过敏试验、备皮、禁食等;向患者详细解释手术疗效和危险性,在手术协议书签字。

2.器械准备

①手术器械:包括温控大头消融导管或冷盐水灌注消融导管、环形标测导管、房间隔穿刺针、穿刺鞘、长交换导丝;②射频仪:采用普通温控导管进行消融,预设温度 50℃,功率 30W。如采用冷盐水灌注导管进行消融,预设温度 40~45℃,功率 30W;③多导生理记录仪记录通道排列顺序:体表心电图 I、II、aVF、V₁ 导联,环状标测导管和冠状静脉窦导管的电极由近端至远端排列,消融导管的电极远端至近端排列;④冷盐水灌注电极的连接:在冷盐水灌注消融导管的尾端侧孔,通过三通管与流量泵相连。放电时通过流量泵快速(1000mL/h)给予冷盐水,从而为消融导管的远端电极降温。在标测时以低流量(2mL/min)冷盐水持续输注,以保持灌注通路的畅通。流量泵中的液体为低浓度肝素盐水(500U/500mL)。放电结束 5 秒后关闭高压流量系统。

(四)常规标测系统指导下肺静脉电隔离

包括标测指导下的肺静脉节段性消融电隔离术和通过特殊导管(如超声球囊导管和环形冷冻导管)进行肺静脉开口环状消融电隔离术等两种方法。

1.导管的放置体位

经股静脉途径放置右心室电极;经锁骨下静脉或颈内静脉途径放置冠状静脉窦电极。靠近开口部并尽可能与静脉长轴垂直放置环状标测电极。不同的肺静脉导管其操作和特殊性,标测和消融左上和左下肺静脉时,左前斜位 40°～60° 有助于判断电极的深浅,右前斜位 30°～45° 有助于确定消融电极导管与静脉口和环状标测导管之间的关系。右下肺静脉标测和消融时,右前斜位有助于确定消融电极导管的深浅,而左前斜位可以用来估计导管与静脉口之间的关系。腔静脉几乎与心脏垂直,正位下造影即可以清楚显示其大小和与心房连接部位的位置。

2.心内电生理检查及标测

多采用双极记录的方法,在窦性心律和心房不同部位起搏时,根据从心房向静脉内的电传导和静脉电位的激动顺序确定消融靶点,即位于静脉电位最早激动和最短心房和静脉电位间期处,消融部位应接近肺静脉开口处。

①窦性心律标测:只要在窦性心律下即可以清楚显示静脉电位的激动顺序,即可在窦性心律下标测。上腔静脉和右上肺静脉常在窦性心律下进行标测和消融。

②心房起搏下标测:左心房及左心耳的电位幅度和时限都大于左侧肺静脉电位,窦性心律时左肺静脉电位淹没在心房电位中,因此需要行冠状静脉窦远端或左心耳刺激使左肺静脉电位从心房电位中分离出来。右肺静脉电位通常无须心房起搏即可清晰识别。

③房颤标测:首先对静脉电位幅度大、频率的部位进行消融,该处的静脉电位变小至消失后再依次对其他部位消融,直至标测导管记录到的静脉电位全部消失,再消融另外一根静脉。另一种方法是根据房颤心律下可间断记录到的相对有序的肺静脉电活动的激动顺序进行消融。消融过程中房颤可能自行终止,但也可能仍然存在。后者,在全部肺静脉消融结束后须进行直流电转律,然后在窦性心律下重新评估消融效果,如仍有残留的心房和静脉电连接则进行补充消融。

3.靶静脉的判断

术中有频发房性早搏、房速和房颤是确定靶静脉的前提,通过分析心律失常初始部分的心内电图的激动顺序、心房和静脉不同部位的激动传导关系、电隔离效果等直接或间接证据,可以较准确地判断房颤与某一静脉的关系。当心房内电活动规律时,静脉内电活动频率快于心房电活动且相对规则,同时心房激动符合从该大静脉传出的激动顺序规律;在规律的房性心律失常时,静脉内电活动与心房呈 1∶1 关系,但静脉内肌袖的电活动明显较体表心电图心房波提前,同时心房激动符合从该大静脉传出的激动顺序规律;心内标测证实房性心律失常(多为典型房扑和房颤)发生前的心房电活动符合大静脉驱动机制;静脉与心房间成功电隔离可终止心律失常发作。有明确的靶静脉是否还需要隔离其他静脉目前尚无定论。近来的资料表明多数患者存在多个靶静脉,随患者年龄的增高、房颤病史的延长、心房直径的增大,房颤更多是由多根肺静脉诱发,而且在不同时段内的房颤可能与不同肺静脉有关,肺静脉间也可能存在交叉传导等关系。

4.电隔离方法

对左肺静脉,首先在 X 线左前斜位 45° 判断消融导管进入肺静脉的深度,在右前斜位 30° 下判断消融导管与环状电极的关系。对右上肺静脉,在 X 线左前斜位 45° 判断消融导管的深度,在正位或右前斜位 30°,必要时在一定的头侧角度下进行消融导管的精细位置操作。对右下肺静脉,在 X 线右前斜位 45° 判断消融导管的深度,在左前斜位 45° 判断导管的具体位置。

对于上腔静脉(SVC)在 X 线正位(必要时呈一定的头侧角度)下操作消融导管。选择消融导管在窦性心律或心房起搏下记录到最提前的静脉肌袖电位处为放电的靶点。

5.隔离成功标准

①窦性心律和心房起搏时大静脉内的静脉电位完全消失;②大静脉内仍可记录到或快或慢的电活动,但这种电活动与心房内电活动分离或大静脉内刺激夺获静脉肌袖后的大静脉电位与心房内电活动分离;③在达到上述两个终点之一后观察 30 分钟或以上,肺静脉向心房的电传导未恢复。

6.术后处理和随访

所有患者术后均应进行抗凝治疗,术后当天晚上可开始服用华法林,并继续应用华法林进行抗凝治疗 3 个月,同时在术后华法林未起效时给予低分子肝素 5000U,2 次/日,皮下注射。术后抗凝治疗的持续时间取决于患者房颤的发生情况及有无肺静脉狭窄。如果仍有房颤发生,并计划进行再次消融治疗,抗凝治疗应一直持续到下次手术前。对于房颤仍继续发作,但不计划再次行射频导管消融术的患者,抗凝治疗的原则与房颤患者的抗凝治疗一样,即取决于其是否伴有血栓栓塞的高危因素。对于术后出现严重肺静脉狭窄(>75%管径)的患者,为减少肺静脉血栓形成的风险,建议持续抗凝治疗直至狭窄解除。随访期间,原则上应停用除 β 受体阻滞剂以外的抗心律失常药物,但如果房颤病史长、发作频繁、持续时间长、心房大的病例,术后可常规服用Ⅲ类抗心律失常药物 1~3 个月,以后如果没有房颤发作可停药。对于术后短时间内仍有房颤发作的患者,应观察 3 个月,再决定是否需要进行再次消融治疗,因术后短时间内复发的房颤,有部分病例在 3 个月内可逐渐消失。对于术后有气短、多汗、乏力和不明原因咯血的患者,应行肺静脉 CT 或 MRI 检查,排除肺静脉狭窄的可能。

(五)三维电解剖系统指导下的肺静脉电隔离术

三维电解剖系统指导下的肺静脉电隔离术主要是基于外科迷宫手术的左心房线性消融。目前临床上常用的三维标测系统主要包括 NavX 和 CARTO 系统。三维标测系统指导下的左心房线性消融主要包括以下几条消融径线:①左、右肺静脉外的环形消融线;②左心房后壁顶部径线,用于连接两个肺静脉环形消融线;③左下肺静脉至二尖瓣环连线。该消融策略的终点是消融径线的连续完整,后者通过 CARTO 系统或 NavX 系统的电压标测和激动标测来完成。

在房颤的消融中,肺静脉隔离仍然是最重要的,对于肺静脉隔离后仍然存在房颤或能诱发出房颤的患者,进行左心房基质改良能够进一步提高效果(阵发性房颤 1 年不用抗心律失常药者达 87%)。三维标测系统指导下左心房线性消融术治疗房颤的机制:如相对的肺静脉电隔离作用、肺静脉外局灶的消融、肺静脉开口周围折返环路被消融以及去迷走神经治疗等。使用该消融方法进行消融时理论上肺静脉狭窄的风险相对较小。

四、心房扑动

(一)概述

从 1992 年 Feld 首次报道射频消融治疗右心房峡部依赖性房扑(简称峡部依赖性房扑、典型房扑)以来,该方法即被证明是安全、有效的。典型房扑围绕三尖瓣环折返,其缓慢传导区位于三尖瓣环与下腔静脉口之间的峡部,线性消融达完全性双向阻滞即可阻止房扑的发生,成功率达 95% 以上,复发率低于 5%。非典型房扑是指不依赖于三尖瓣环与下腔静脉口之间峡部缓慢传导的房扑,导管消融成功率相对较低。此类房扑必须在心动过速下行电生理标测,明确其关键峡部并行线性消融以阻止心动过速的发生。随着三维标测系统的发展,此类房扑的导管消融成功率明显提高,在有经验的中心可达 90% 以上。

(二)峡部依赖性房扑的导管消融

1.电极导管的放置和电生理检查

常规放置冠状静脉窦(CS)电极导管。在没有三维标测系统的情况下,为了明确诊断,有时需要沿三尖瓣环放置 20 极 Halo 导管和希氏束电极导管;在有经验的中心,峡部依赖性房扑诊断明确后,可不常规放置这些电极导管。Halo 导管沿右心房游离壁放置,因界嵴后方的心房肌不参与折返环,所以整个 Halo 导管都应放在界嵴前方(图 10-4-1)。

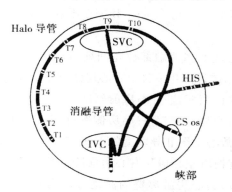

图 10-4-1　峡部依赖性房扑的导管消融

术中为窦性心律者,于冠状静脉窦口行 600 毫秒周长起搏,记录起搏心律的右心房激动顺序和最晚激动部位,测量 H1-2 电极处起搏信号到 A 波的间期(SAH1-2 间期);于右心房下侧壁(H1-2)行 600 毫秒周长起搏,记录起搏心律的右心房激动顺序,测量 CS9-10 电极处起搏信号到 A 波的间期(SAH1-2 间期)。此时不需心房刺激诱发房扑。房扑心律者,观察分析右心房激动方向和顺序以判断是逆钟向或顺钟向房扑。

2.消融方法

主要采用解剖影像指导下的右心房峡部线性消融。取右前斜 45° 体位,经股静脉送消融导管入右心室后向下弯曲至三尖瓣环底部。再取左前斜 45° 体位,回撤消融导管至 CS 窦口下方的三尖瓣环处,可以记录到小 A 波大 V 波,以此处作为消融径线的起点。放电消融时,局部心房波逐渐变小直至变成双电位。在放电过程中逐点回撤消融导管至下腔静脉,每次回撤约 3～4mm。消融导管顶端撤到下腔静脉的标志是心房电位消失。在消融导管回撤过程中,如果在某一部位导管远端跳动较明显,多提示局部心内膜不平整,应调整消融导管远端的弯度使其与心内膜贴靠紧密,以免消融损伤不连续。

右心房峡部实际包括"后位峡部"和"间隔峡部"。目前普遍采用的消融径线是三尖瓣环-下腔静脉之间的后位峡部。如果该处消融失败,可以选择三尖瓣环-欧氏嵴之间的间隔峡部进行消融。

3.消融成功终点

房扑心律下消融,有效放电过程中可见房扑终止。采用消融终止房扑和不再诱发作为消融终点或成功标准,术中成功率较高,复发率却高达10%～40%。目前普遍采用的消融成功终点为右心房峡部完全性双向阻滞。具体检测方法:消融后分别起搏刺激消融径线两侧的右心房(冠状静脉窦口和右心房下侧壁),通过Halo导管、希氏束和冠状静脉窦电极导管标测起搏时右心房激动顺序和传导时间。①CS窦口起搏右心房激动顺序呈现逆时针单一方向;与消融前相比,右心房最晚激动部位在H1-2电极处,并且SAH1-2间期明显延长,表明峡部存在逆向性传导阻滞;②右心房下侧壁起搏,右心房激动顺序呈顺时针单一方向,冠状静脉窦口处的右心房为最晚激动部位,其心房波应晚于希氏束的心房波;与消融前相比,右心房内的传导时间(SAcs间期)明显延长,表明峡部存在前向性传导阻滞。有时峡部不完全性阻滞的右心房激动顺序可类似于峡部完全性阻滞,尤其是在CS窦口起搏刺激时,因此术中需要仔细标测右心房下侧壁的激动才能予以区别。此外,起搏频率亦不宜过快,以免产生频率依赖性峡部传导阻滞。

心电图Ⅱ导联P波形态改变和消融部位宽间期双电位亦是判定峡部完全性阻滞的可靠标志。峡部阻断之前CS窦口起搏,几乎整个右心房激动呈自下而上的顺序,即右心房间隔部位的激动方向为CS窦口-希氏束部位-右心房前侧壁,同时激动经峡部传至右心房下侧壁,右心房游离壁的激动方向为右心房下侧壁-右心房侧壁-右心房前侧壁;而左心房则是由冠状静脉近端向远端的方向激动,故心电图Ⅱ导联上的P波表现为完全负向波形。消融导致峡部完全性逆向阻滞后,CS窦口起搏时左心房和右心房间隔部位的激动过程保持不变;但因激动不能经峡部传至右心房下侧壁,右心房游离壁的激动方向为右心房前侧壁-右心房侧壁-右心房下侧壁。右心房游离壁由上而下的延迟激动导致心电图Ⅱ导联P波后半部形成正向波。消融后进行消融部位的双电位标测,峡部达双向阻滞时放置于消融径线上的消融电极可全程记录到明显的双电位;冠状静脉窦口起搏时,双电位的第二个心房波(A$_2$波)晚于Halo导管远端电极处的心房激动(AH1-2);右心房下侧壁起搏时,A$_2$波晚于CS窦口处的心房激动。

4.射频消融导管的选择和能量的设定

常规使用冷盐水灌注电极导管,心脏较大患者可选用大弯消融电极导管。必要时可选用长鞘管以增加消融导管稳定性、缩短曝光和手术时间。消融时,盐水灌注速度一般设置为17～21mL/min,温度设置为43℃,输出能量为30～45W,每点消融约30秒。

(三)非峡部依赖性房扑的导管消融

非峡部依赖性房扑较峡部依赖性房扑少见,其消融难度较大。多数右心房非峡部依赖性房扑患者既往行先天性心脏病修补术。心房激动电位和拖带技术可以确定低电压区和折返环路解剖障碍部位,即缓慢传导区。消融成功与否,关键在于消融径线的选择及其与心内重要组织结构(如房室结)的位置关系。大多数病例以线性消融关键峡部或折返环的最狭窄部位为目标。应用三维标测系统(如CARTO,EnSite)可以更好地确定折返路径并协助完成消融径线。

(四)先天性心脏病修补术后房扑的导管消融

先天性心脏病修补术后非峡部依赖性房扑的射频消融更具挑战性。如房扑患者既往曾有先天性心脏病手术史,则应怀疑为非峡部依赖性房扑,建议到有经验的中心诊治。手术报告可以提供一些重要的信息,如手术切口位置及确定折返环路的线索。一个患者可以存在多个折返环路,包括典型房扑和非右心房峡部依赖性房扑。此外,折返环路之间可以相互转换,使得消融"正确"径线更为困难,如非峡部依赖性房扑,在消融右心房峡部失败后才能明确诊断。

研究表明房缺修补术所致的右心房手术切口,是成人损伤相关折返性房扑的最常见原因。该类房扑多围绕右心房低位侧壁瘢痕折返,沿瘢痕下缘至下腔静脉口或瘢痕上缘至上腔静脉口之间线性消融常可阻断折返环。

(五)左心房房扑的导管消融

大折返性房扑也可发生在左心房,但较右心房房扑要少见得多。其折返环包括二尖瓣、肺静脉瘢痕、左心房后壁、冠状静脉窦和左心房间隔。明确和消融关键峡部对于阻断折返环是必需的。然而,成功消融左心房房扑相对较困难。

随着房颤肺静脉电隔离治疗的发展,医源性左心房房扑逐渐增多。此类房扑多围绕环肺静脉的瘢痕折返。选择性阻断其传导径路即可消融成功。但常规方法很难找到折返环的确切位置,或不能明确其关键峡部。应用三维标测系统可以清楚显示心动过速的折返径路和关键峡部,增加此类房扑的消融成功率。

(六)伴有典型房扑的房颤的导管消融

有文献报道,房颤患者中约30%合并典型房扑。对于伴有典型房扑的房颤患者,在肺静脉电隔离的基础上行右心房峡部消融仍未达成共识。目前多数中心对于此类患者采取肺静脉电隔离＋右心房峡部线性消融策略。对所有行肺静脉电隔离的房颤常规行右心房峡部消融是不提倡的。

(七)房扑导管消融的并发症

房扑导管消融的并发症较少见。主要包括股静脉穿刺相关并发症,以及心包穿孔、心脏压塞和血栓栓塞。发生三度房室阻滞的风险很低,主要发生于间隔峡部消融。此外,也有发生冠状动脉闭塞、严重三尖瓣反流的报道。

(八)新型导管消融方法

房扑射频消融时可以引起部分患者的不适。随着冷冻技术的发展,冷冻消融逐渐用于心律失常的临床治疗。有文献报道,常规方法消融失败的房扑患者冷冻消融有效。峡部依赖性房扑冷冻消融的近期和远期效果甚至与射频消融相当。然而,由于目前研究的病例数较少,冷冻消融治疗房扑仍需大样本量临床试验来进一步评价。

第五节　心脏起搏治疗

一、心脏起搏概述

心脏起搏器是一种以发放电脉冲,刺激心脏收缩,模拟心脏的冲动的发生和传导等电生理功能,来治疗由于某些心律失常所致的心脏功能障碍的医用电子仪器。

（一）心脏起搏发展史

1958 年由瑞典的 Elmqvist 工程师设计制造了世界上第一台埋藏式固定频率起搏器,采用分离元件及镍-镉电池构成,由 Senning 医师为 1 例完全性房室阻滞患者植入了该台起搏器。术后多次发生故障,经过 20 多次手术排除,患者存活了 20 多年。1960 年 Greatbatch 和 Chardack 研制了晶体管电路及锌-汞电池起搏器,盛行了十余年。1971 年 Greatbatch 研制了锂电池,CPI 公司首先采用,如今完全代替了汞电池。1963 年 Nathan 首次应用 P 波同步型心室起搏器,是生理性起搏的前奏。1964 年 Castellanos、Lemberg、Berkovitz 研制心室按需起搏器,1966 年 Parsonnet 首先在临床应用,这种类型是临床应用最广泛的起搏器。1969 年 Berkovitz 研制了房室顺序起搏器,称为双灶型起搏,1977 年 Funke 将它完整化为房室全能型起搏器。

20 世纪 80 年代以来治疗快速心律失常的起搏器,发展了抗心动过速起搏器与埋藏式自动心律转复除颤器(AICD)。20 世纪 80 年代发展了频率适应性起搏器,其起搏频率根据患者的代谢需氧量的要求而自动增减。房室延迟时间适应方式指双腔起搏器根据心率的快慢而自动调整其 AV 延迟时间。感知阈值适应指起搏—除颤器根据具体情况而自动调整其感知阈值。起搏方式的自动转换指房室全能型起搏器在发生过速性室上性心律时自动转变为心室按需型工作方式。20 世纪 90 年代出现了根据心脏应激阈值而自动调整输出强度的自动夺获起搏器,每 8 小时进行一次起搏阈值的自动检测,起搏器的输出强度自动调整为比起搏阈值高出 0.3V 的水平,既保证起搏的安全,又充分节省电能。

起搏器的程序控制功能指的是对某些起搏器的工作方式及功能参数可以进行无创伤性的、稳定可靠的、可逆性的调变。具有这种调变能力的电子仪器,称为起搏器程控仪。程控的目的是使起搏器的工作方式和参数尽可能适应不同患者的具体要求。早期的起搏器,不设计程控调变功能板。20 世纪 60 年代,起搏器研制工作者设计制造了初级的调变手段,在起搏器的侧面附一螺旋插座,内置电位器调节旋钮,外用弹性物质覆盖保护。起搏器埋于人体皮下后,在皮肤表面用针状螺丝改锥(称为 Keith 针)经皮刺入上述插座,旋动电位器旋钮,可调变某项工作参数。20 世纪 70 年代初期,Medtronic 公司把两块磁铁装在盒中作为程控器,外有摇把机械式地转动磁铁控制起搏器的电位器,调变起搏脉冲的宽度。1973 年 Cordis 公司推出 Omnicor 系列起搏器,用磁脉冲传递指令信号,启动起搏器的杆簧闩,随着磁脉冲而启闭的次数调变参数,从只有 1～2 项单程控方式增至更多项目,称为多参数程控功能。遥测功能指受程控器指令规定的参数,可经"讯问"指令回报给程控器。即使某些不能被调变的数据也可报告给程控器,可测量起搏阈值、心腔内心电图、回忆起搏器感知事件、起搏事件、做心电监测、统计心率的趋势图、直方图以及作电生理程序刺激等。还可存储、提取输入的有关患者的病历资料。

目前,我国国产起搏器有组装与完全自制两类,同时也引进国外先进产品,每年植入数量约 3000 台。生理性起搏器所占比例 1991 年为 12.9％,1994 年为 20.6％。1991 年起,我国开始了临床应用植入型自动心律转复除颤器(ICD)的工作,至 1998 年已为 100 多例患者植入了 ICD。

（二）心脏起搏器的结构

心脏起搏系统包括脉冲发生器(PG)和电极-导线(Lead)两大组成部分。

1.脉冲发生器

脉冲发生器由以下部件组成：

(1)化学电池：过去曾用锌-汞电池，不能做到全密封，具有腐蚀性，易损坏电路元件，使用寿限为 2 年。目前埋藏式起搏器几乎都采用锂系列电池，以锂-碘电池应用最广。锂-碘电池以锂(LI)为阳极，碘和碘-聚乙酰吡啶为阴极，在化学反应中产生碘化锂作为隔离体。它可以完全密封，平均每年自放电 1%，可以存放。

(2)脉冲输出电路：一般脉宽为 0.5～0.6 毫秒。脉宽太宽则耗电量大，影响起搏器寿限。脉宽太窄则起搏阈值要升高，影响起搏的安全可靠性。脉冲的重复周期或称为起搏周期指一次脉冲释放至下一次脉冲释放之间的时间间隔；重整后脉冲的释放间隔指周期被重整后，从重整时相至下一次脉冲释放之间的时间间隔。具有感知功能的起搏器有一套感知电路，它以电极导线为天线接受心电和(或)其他信号输至感知电路，调节脉冲的释放时机。新型起搏器尚有辅助电路如滤波器、高频限制、能量补偿、除颤保护、电压倍增、杆簧闩、程序控制、频率适应功能、储存、记忆信息等。

(3)外壳：现多采用钛壳封装，钛的组织相容性优良，没有变态反应，不受体液腐蚀，压制外型容易，封闭也容易。单极起搏器的无干电极就是起搏器的外壳，钛是优良的电极板。

2.电极-导线

脉冲发生器发放的电能，由电-导线传输至心脏，组成起搏回路。心脏激动的电信号以及心外的电磁波信号，由电极-导线传送至起搏器。整个回路中的阻抗称为系统阻抗，由导线本身的电阻、心肌及身体组织的电阻、电极-心肌界面的极化阻抗三个部分组成，脉冲宽度越宽，极化阻抗越大。起搏系统按电极接触心肌的部位分为心外膜-心肌电极与心内膜电极。心外膜-心肌电极与心外膜表面接触，或者经心外膜刺入心肌内，埋置须切开胸壁及心包，创伤性大。心内膜电极经静脉插入，接触心内膜，手术方便。目前临床首选心内膜电极。组成电流回路的两个电极都接触心肌者，称为双极起搏方式，一个电极(阴极)接触心肌；另一个电极(阳极)置于心外其他处者(通常利用埋藏起搏器的外壳)，称为单极起搏方式，双极方式比单极方式更为优越。

目前多采用铂、铂-铱合金、钛等作阴极电极，研究发现高纯度的热解碳也是很好的电极材料。电极材料好的标志是机械强度好、生物相容性好、在体液中性能稳定、极化阻抗小、心肌局部纤维化轻。电极表面积越大，消耗电流也越大，对能源使用不经济。电极表面积小可节省电流，而且电流密度增大，起搏阈值反而减小。但电极面积太小则阈值又要增高，且影响接受心电信号的功能。圆柱状电极容易脱位，适于临时起搏。固定电极的装置可分被动性固定和主动性固定类。被动性固定造型有楔状头式，使电极端比较容易嵌顿于心室肌的肌小梁之间。现应用较多的是倒叉头式，也称为翼状头在电极端附以四根细小的倒叉丝，使它能更牢靠地附着在心室肌小梁之间。主动性固定装置多用螺旋式，电极端金属制成两圈半螺旋，放置电极时，螺旋头缩在包鞘之内，到达位置后，旋转导线尾端，使螺旋头伸出，拧入心内膜-心肌中，使之牢固附着。导线由金属丝导体和绝缘包鞘组成。金属丝导体坚韧且柔顺，导线随心脏搏动而屈伸,导线设计为空心螺旋环绕,采用电阻低、强度好、不易折断的金属丝,空心螺旋环绕方式使导线柔顺。绝缘包鞘常用硅橡胶或聚氨酯。硅橡胶包鞘的导线粗、容易撕裂、不耐切割应力、表面摩擦系数大,不适于双腔起搏系统。聚氨酯包鞘质地坚韧、不易撕裂,制成的导线细、表面摩擦系数小,更适用于双腔起搏系统。

(三)起搏器的编码

20 世纪 60 年代早期,所用起搏器多属非同步型的,之后发展了同步型的起搏器,加入了感知、抑制、触发等功能。1974 年美国心脏病对策委员会的起搏器研究组推荐了三位字的编码。分别代表起搏心腔、感知心腔、反应方式,如 VVI 代表心室起搏、心室感知、抑制型。AAI 代表心房起搏、心房感知、抑制型。VVT 代表心室起搏、心室感知、触发型。DDD 代表心房及心室双腔起搏、心房及心室双腔感知、触发及抑制。目前三位字编码仍然广泛地用于表达抗心动过缓起搏器的各种基本工作方式。其后起搏器技术又发展了多参数程控、遥测或通讯、抗心动过速等功能,推荐了五位字编码。分别代表:起搏心腔、感知心腔、反应方式、程控功能、特殊的抗快速性心律失常功能。第一个字母表示起搏心腔:V:心室;A:心房;D:心房和心室起搏;S:心房或心室起搏。第二个字母表示感知心腔:V:心室感知;A:心房感知;D:心房和心室感知;S:心房感知或心室感知。O:无。第三个字母表示感知后的反应方式:I,表示抑制,感知自身搏动后抑制起搏器脉冲发放;T,表示触发,感知自身搏动后触发起搏器提前发放脉冲,使其落在自身 QRS 波的不应期中;D,具有抑制和触发双重功能;O,无。第四个字母表示程控功能:P,简单程控;M,多功能程控;C,遥测;R,频率适应功能,起搏器根据运动或休息自动调节发放起搏脉冲频率。第五个字母表示抗心律失常功能:P,抗心动过速起搏;S,电转复;D,抗心动过速起搏加电转复。如:AAIR 频率适应心房按需式起搏,VVIR 频率适应心室按需式起搏,DDDR 频率适应房室顺序起搏、双腔起搏、双腔感知。

(四)常用起搏术语

1.起搏信号

即刺激信号,脉冲信号。在普通心电图上呈一垂直线或钉样标记,其后面紧跟着 P 波或 QRS 波。起搏信号的时间(称脉宽)通常为 0.4～0.5 毫秒,强度为 3～5V。起搏信号在心电图上的振幅各导联是不一样的,主要与起搏器阴阳两极间的距离以及体表心电图的电极和心内电极的方向有关。通常单极起搏的起搏信号高大清晰,双极起搏的起搏信号较小甚至看不见。

2.磁频

放一块磁铁到起搏器的表面,使起搏器暂时失去感知功能和反应方式,变成固定频率起搏方式,如 AOO 或 VOO 起搏,称磁铁频率,即磁频。常用 60～100 次/分的固定频率起搏,如心室不应期外起搏信号后能带起 QRS 波,说明起搏功能好。利用磁铁频率还可以评价起搏器内电池能量是否充足,终止室上速,紧急临时起搏等。

3.频率滞后

两个起搏信号之间的间期称起搏间期,而自身搏动和其后的起搏信号之间的间期叫做逸搏间期,当逸搏间期大于起搏间期时便称为频率滞后。例如,起搏器的起搏频率为 70 次/分,当患者自身频率低于 70 次/分,起搏器并不立即起搏,只有当患者自身频率低于 60 次/分时才发出冲动,这种起搏器的频率滞后为 10 次起搏。频率滞后的优点是让更多的自身激动能发放出来,减少起搏。缺点是可使一部分医师将滞后误认为起搏器感知不良或起搏器失灵。此外当室早被感知后,可出现长的逸搏间期。

(五)起搏器与起搏模式的选择

1.AAI 心房按需型起搏、心房起搏、心房感知、抑制型

适用于病态窦房结综合征并且房室结传导功能良好。要求房室传导文氏点>130 次/分,无房颤、房扑的患者,最好没有冠心病,因为部分冠心病患者可以发生右冠状动脉痉挛或下壁、右心室心肌梗死,出现三度房室传导阻滞。优点是生理性起搏,保持了房室收缩顺序。起搏信号后带起一个 P 波,P 波下传心室引起一个 QRS 波。

2.AAIR 频率适应心房按需式起搏

病态窦房结综合征患者,原则上都应该选择带频率适应功能的起搏器,如 SSIR、DDDR,以满足患者运动生理的需要。

3.AAT 心房起搏、心房感知、触发型

当心房电极感知自身心房搏动后,触发起搏器提前发放电脉冲,此电脉冲落在心房不应期即 P 波中,耗电多是其缺点。近年来房间传导阻滞应用双房起搏,使用该方式增多。当一侧心房出现早搏时,电极感知后触发另一侧电极同步起搏,确保心房起搏、窦性心律、心房异位搏动时均能使左右心房同时激动,从而预防房性心律失常。

4.AOO 非同步固定频率式心房起搏,磁铁频率的起搏模式。

5.冠状窦起搏

即左心房起搏,用于心房间传导阻滞引起左右心房收缩不同步,导致房性心律失常和左心室心排血量下降,安置右心耳电极同时在冠状静脉窦安置电极,起搏左心房,使左右心房同步收缩,从而消除心房间传导阻滞,改善左心室血流动力学。其起搏心电图的特点是:Ⅱ、Ⅲ、aVF 导联 P 波向下,aVR 导联 P 波向上。

6.右心室流出道或间隔部起搏

近年来,将右心室电极放置于右心室流出道或间隔部,采用螺旋电极旋入上述部位的肌肉中。其目的是尽可能接近希氏束处起搏,希望保持左、右心室间正常的电激动顺序和同步收缩,提高心排血量。起搏心电图接近正常或略呈左束支阻滞图形。同右心室心尖部相比,其 QRS 波变窄。

7.双腔起搏器 DDD

心房、心室顺序起搏。通常一根电极置于右心耳,另一根电极置于右心室尖部,心房起搏后间隔一定的时间起搏心室,此间隔时间称房室延迟或 A-V delay。由于 DDD 起搏保持了房室收缩顺序,因而它是生理性起搏,主要适用于病态窦房结综合征、房室传导阻滞的患者。禁用于房扑、房颤患者。DDD 起搏可以根据需要变换成多种起搏方式,如 VAT、VDD 和 DVI等。VAT:心室起搏、心房感知触发型起搏。当心房感知到自身搏动后,触发脉冲发生器间隔一定时间起搏心室,保持了房室收缩顺序,因而它是生理性起搏。缺点是心室有自身激动不能感知到,可发生竞争。VDD:心室起搏、心房、心室感知、触发和抑制型起搏。它除了具有 VAT 起搏的特性外,当有心室自身激动时,心室电极会感知到,从而抑制脉冲发生器发放激动,因而不会与自身搏动发生竞争。目前市场上有少数 VDD 型起搏器,其特点是只须放一根

电极,该电极呈 Y 形,顶端电极置于右心室尖部,近端分支电极或环圈电极正好飘于心房中,具感知心房功能,适用于窦房结功能良好而有房室传导阻滞的患者。DVI:心房、心室起搏、心室感知抑制型起搏。只有心室电极具感知功能,当心室电极感知到自身激动后,间隔一定的时间发放心房刺激,再经房室延迟刺激心室,适用于房早较多、阵发性房颤的患者。

8.多腔起搏器

(1)双房同步起搏器:房间或房内传导阻滞可以引起左心房收缩延迟,使之和左心室同时收缩,从而使左心房失去对左心室的辅助泵作用,引起左心室输出量的下降。左、右心房同步起搏,可以人为消除房间传导阻滞,防止房性心律失常,改善左心室排血量。双房同步起搏适用于房间传导阻滞伴房性心律失常。

房间传导阻滞的诊断是:P 波宽≥0.12 秒或 P 波双峰≥0.04 秒,心内电生理检查时右左心房传导时间>100 毫秒。通常右心房电极置于右心耳,左心房电极置于冠状静脉窦,心内电生理检查时冠状静脉窦心电图呈大 A 小 V 图形,测得阈值满意即可。近年 Medtronic 公司研制的 2188 型特制的冠状静脉窦电极易于送入冠状静脉窦并固定。双房同步起搏的心电图特点是 P 波宽明显缩短。

(2)三腔起搏器:即双心房+右心室或右心房+双心室。双心房+右心室时,双心房电极的安置为一根电极放在右心耳起搏右心房,另一根电极放在冠状静脉窦起搏左心房。右心室电极可以放在右心室尖部或右心室流出道或间隔部,适用于房间传导阻滞同时有房室传导阻滞的患者,其起搏心电图同 DDD 起搏图。右心房+双心室起搏时,右心房电极安置在右心耳,双心室电极安置为左心室电极,将特制电极送入冠状静脉窦的属支静脉,如心大静脉或左心室侧缘静脉行左心室心外膜起搏。右心室电极可以放在右心室尖部或间隔部。

主要适应证:难治性心力衰竭伴:①完全性左束支传导阻滞,QRS 波为 0.14 秒;②EDD>60mm;③EF<35%。由于完全性左束支传导阻滞可以引起明显的左心室收缩和舒张不同步,导致二尖瓣功能性反流,使左心室心排血量下降。左右心室同步起搏后,减轻或消除了完全性左束支传导阻滞,减少或消除二尖瓣反流,提高心排血量,从而改善心功能。目前主要用于扩张型心肌病、缺血性心肌病所致难治性心力衰竭。其起搏心电图同 DDD,但 QRS 波变窄或接近正常。

(3)四腔起搏器:主要用于扩张型心肌病、缺血性心肌病所致难治性心力衰竭,同时有房间传导阻滞和房室传导阻滞的患者。四根电极的放置如下:右心房电极放置于右心耳,左心房电极放置于冠状静脉窦,右心室电极放置于右心室心尖部,左心室电极放置于心大静脉或左心室侧缘静脉。其起搏心电图同 DDD,其起搏 QRS 波变窄或接近正常。

(六)生理性起搏

正常心脏冲动由窦房结发出后,经结间束、房室结、房室束、左右束支、浦肯野纤维传遍整个心脏,顺序产生 P 波和窄 QRS 波。同时产生协调的机械收缩和良好的血流动力学,当窦房结和房室传导发生病变时,可以出现窦性停搏、窦房阻滞、窦性心动过缓和房室传导阻滞,产生不良的血流动力学,引起心、脑、肾供血不足。患者安装起搏器后,尽可能地使起搏冲动沿着心脏传导系统传导,这样的起搏才是真正的生理性起搏。目前所用的心房 J 型导线都固定于右心耳,右心耳起搏后激动心房,通过房室结下传心室,保持了房室顺序传导,仍产生窄 QRS 波,接近生理性起搏。

目前认为以心房为基础的起搏是生理性起搏。生理性起搏可以增加左心室充盈、增加静息心脏排出量30%、降低肺部血管楔嵌压、增加静息时心脏排出量、减少房室瓣的反流、减少心房颤动和充血性心力衰竭的发生率。当右心房向左心房传导缓慢,存在房间传导阻滞时,左心房激动延迟,左心室收缩时,左心房也收缩,使得左心房对着关闭的二尖瓣收缩,引起左心房内压力上升,导致肺淤血,产生心力衰竭。这种情况应该采用双心房同时起搏,使左、右心房同时激动。总之,AAI 和 AAIR 为生理性起搏。当合并房间传导阻滞时,双心房同时起搏或房间隔起搏也是生理性起搏。房室传导阻滞行心室起搏时,激动从心尖部先向间隔部或游离壁传导,再通过心室间隔传向左心室,左心室激动延迟。使左、右心室收缩不协调、不同步,引起血压降低、二尖瓣反流、左心室功能下降。因此,目前认为理想的右心室起搏部位是希氏束,起搏冲动先激动希氏束,再沿左右束支激动心室,产生窄的 QRS 波。但是,电极导线难以到达希氏束部位,通常使用螺旋电极固定于接近希氏束部位的右心室流出道或室间隔上部。单纯行右心室起搏,心室电极导线固定部位选择心室间隔上部,比较理想。行右心房、右心室双腔起搏,心房导线固定于房间隔、心室导线固定于室间隔上部接近生理性起搏。

生理性起搏应包括两个内容:一是起搏部位符合生理;二是具有频率适应功能,即起搏频率能够根据生理需要而变化,如患者运动时,起搏频率加快,休息时减慢。频率适应性起搏器当窦房结不能提供适当的频率时,给患者提供改变心率的能力。频率适应性起搏适用于窦房结病变时性功能不良的患者,即活动时心率不能达到适当的水平;慢性心房颤动且心室率缓慢的患者。

二、起搏治疗适应证

人工心脏起搏分为体外性(临时性)和植入性("永久")两种起搏方式,它们分别有不同的适应证。

(一)体外临时心脏起搏适应证

任何急性症状性或引起血流动力学变化的心动过缓都可进行临时起搏。由于如异丙肾上腺素等正性变时作用药物的应用使部分临时起搏变得没有必要,然而如证实药物无效且情况紧急,则应采用临时起搏治疗。通常临时心脏起搏的适应证包括:

(1)阿-斯综合征发作房室阻滞(AVB)、窦房结功能障碍(SSS)等各种原因引起的心脏停搏并阿斯综合征发作。

(2)急性心肌梗死、急性心肌炎、药物中毒(如洋地黄、抗心律失常药物等)、电解质紊乱(如高钾血症)等引起的严重缓慢性心律失常。

(3)心律不稳定的患者在安置永久性心脏起搏器之前,可先作临时心脏起搏以保证安全(如在短时间内能迅速植入永久性心脏起搏器者可不必先植入临时心脏起搏器)。

(4)心脏直视手术引起的三度 AVB。

(5)药物治疗无效的由心动过缓诱发的尖端扭转型室性心动过速、持续性室性心动过速等。

（6）将可能出现明显心动过缓的传导系统功能不全的患者施行大手术及心脏介入性手术。

（7）疑有窦房结功能障碍的快速性心律失常患者进行心律转复治疗时。

（8）预先存在左束支阻滞的患者进行右心导管检查时。

（9）起搏器依赖患者在更换新的起搏器手术时作为临时性支持起搏［通常在术中静滴异丙肾上腺素和（或）降低原起搏输出频率，多能使自主心律出现而避免行临时心脏起搏］。

（二）植入性心脏起搏适应证

随着对心律失常机制的认识加深以及起搏工程技术的进步，心脏起搏治疗适应证也在不断发展。除了对明确的 SSS 和 AVB 有肯定的治疗效果外，一些非心动过缓型疾病如充血性心力衰竭、肥厚型梗阻性心肌病（HOCM）、长 QT 综合征等也列入临床起搏治疗的适应证范围。

1.心动过缓起搏

不可逆性、症状性心动过缓仍然是心脏起搏的最主要适应证。后者是指直接由于心率过缓导致的心排出量下降、重要脏器及组织尤其是大脑供血不足而产生的一系列症状，如一过性晕厥、近似晕厥、头晕和黑矇等；长期的心动过缓也可引起全身性症状，如疲乏、运动耐量下降以及加重充血性心力衰竭等。

（1）Ⅰ类适应证：

①SSS 或窦房结变时性不良引起症状者。

②由于某些疾病必须使用某些类型和剂量的药物治疗，而后者又可引起或加重症状性窦性心动过缓者。

③任何阻滞部位的症状性二度及二度以上 AVB。

④无症状的高度或三度 AVB，但已经证实心室停搏≥3 秒或清醒状态时逸搏心率≤40 次/分，或逸搏心律起搏点在房室结以下者。

⑤射频消融房室交界区及心脏外科手术后导致的三度和高度 AVB。

⑥神经肌源性疾病（肌发育不良、克塞综合征等）伴发高度或三度 AVB，无论是否有症状。

⑦无症状的心房颤动和心动过缓者，有一次或更多至少 5 秒的长间歇。

⑧无心肌缺血下运动时出现的二度或三度 AVB。

⑨双分支或三分支阻滞伴高度 AVB 或间歇性三度 AVB。

⑩交替性束支阻滞、双分支或三分支阻滞伴二度Ⅱ型 AVB。

（2）Ⅲ类适应证：

①无症状的 SSS 或症状并非由心动过缓引起或非必须应用的药物引起。

②无症状的一度 AVB 和二度Ⅰ型 AVB。

③束支/分支阻滞或伴有一度 AVB，但无症状。

Ⅱ类适应证包括Ⅱa（应该选择）和Ⅱb（可以选择），是介于Ⅰ类（必须选择）和Ⅲ类（非适应证）之间的所有临床情况。

2.非心动过缓起搏

以往心脏起搏仅用于治疗 SSS、AVB 等缓慢性心律失常，目前起搏的适应证得到了很大的拓宽。已从治疗心电衰竭发展到纠正心电紊乱（如预防阵发性房性快速性心律失常），从治疗心电性疾病发展到治疗非心电性疾病(如治疗充血性心力衰竭)。

(1)预防阵发性房性快速性心律失常(PAT):起搏治疗可通过起搏模式(AAI、DDD)、起搏部位(左右心房同步、右心房双部位及房间隔)及起搏器的特殊程序(包括持续动态的超速心房起搏和触发的超速心房起搏)来预防(非终止)PAT 的发生。

起搏对预防 PAT 有一定作用,但尚缺乏大规模临床试验的结果,起搏治疗仍然是药物治疗的辅助手段。目前尚不主张对无缓慢性心律失常患者单纯为了预防 PAT 而应用起搏疗法。指南中将药物难治的阵发性房颤,伴有窦房结功能减低者列为心脏起搏预防心动过速的Ⅱb 类适应证(证据级别:B)。此处所说的Ⅱb 类指征,是指从预防心动过速的角度而言。2007 年 ESC 心脏起搏及 CRT 指南总论中指出,选择起搏器的趋势之一是应用具有预防心动过速多种算法及结合房间隔起搏的起搏系统。

另外,对器质性心脏病合并持续性房颤,当药物不能满意控制心室率或患者不能耐受抗心律失常药物时可消融房室结后植入 VVI 起搏器。多数临床结果显示可改善血流动力学异常及相应的临床症状,但对预防血栓/栓塞并发症及生存率无影响。

(2)肥厚型梗阻性心肌病(HOCM):植入 DDD 起搏器后应用短 AV 间期夺获右心室,从而改变左心室的激动顺序,使室间隔激动和收缩延迟,增加收缩期左心室流出道(LVOT)直径,减少二尖瓣前向运动(SAM),减轻 LVOT 梗阻。起搏治疗的关键在于电极导线需放置在右心室心尖部(RVA)并保证持续的起搏以及尽可能多的左心室充盈,后者对左心室舒张功能已受损的 HOCM 尤其重要。最佳的 AVD 定义为能保证持续 RVA 起搏的最长 AVD。

如患者伴 SSS 或药物致窦率缓慢,则右心房可能被起搏并由此导致左心房激动延迟(此时左心房的激动并非通过 Bachman 束传导),左心的房室间期缩短,导致左心室的充盈减少。此时,双房右心室起搏可能是 HOCM 的最佳起搏模式,它可节省右心房激动传递到左心房的时间(双房同步),等于增加了左心室的充盈。

早期非随机研究表明起搏可降低 LVOT 压力阶差,减轻或缓解 LVOT 梗阻的症状,甚至能够逆转心室重构。但也有资料表明起搏并不能改善主观症状和运动耐量或存在安慰剂效应。目前尚缺乏前瞻性大规模多中心随机临床试验证据,亦无外科、化学消融及起搏治疗的大规模随机对照的临床研究结果。无证据表明起搏可改变疾病的进程和降低患者死亡率(也未进行过这方面的研究)。但相对于外科和化学消融,起搏手术明显简单、风险小。对年龄较大(不宜外科及消融),尤其合并存在传导系统功能低下,应用钙离子拮抗剂和 β 受体阻断剂发生困难时,起搏治疗可能是最好的选择。起搏后可耐受更大剂量的药物治疗,可作为外科及化学消融手段的补充或补救措施(如出现房室或束支阻滞并发症时),也不影响今后其他创伤性治疗的实施。

药物治疗无效的症状性肥厚型心肌病患者,若静息或激发状态下存在显著的 LVOT 梗阻作为起搏治疗的Ⅱb 类指征(证据水平:A)。当存在猝死高危因素时(自发持续或非持续 VT、LV 厚度≥30mm、晕厥史等),应推荐植入 ICD(如存在 LVOT 梗阻,应植入双腔 ICD)。

(3)某些晚期心力衰竭:起搏疗法开启了心力衰竭新的里程碑式的治疗方法。它主要是针对存在心室活动不同步的晚期心力衰竭患者。

(4)长 QT 综合征:长 QT 综合征患者的危险是易发生室性快速性心律失常,主要是尖端扭转型室性心动过速（TdP）。其发生机制是由于交感神经张力不平衡,产生早期后除极（EAD）,触发 TdP 并导致晕厥和(或)猝死。心动过缓情况下 EAD 的幅度增大,因此常具有心动过缓依赖性。起搏治疗不仅能提高心率,减少心动过缓依赖性心律失常,同时也使患者能耐受较大剂量的 β 受体阻滞剂。应该指出的是,起搏治疗不能完全预防心脏性猝死,唯一肯定能预防心脏性猝死的方法是植入 ICD。

长间歇依赖性持续性室性心动过速,可有或无长 QT 间期,起搏治疗证明有效者可作为起搏预防心动过速的Ⅰ类适应证。但实际上在没有起搏器植入的情况下很难完全、长期的证实起搏治疗的有效性。对有心脏骤停或反复晕厥发作的长 QT 综合征患者应植入 ICD 而非心脏起搏器。目前起搏联合应用 β 受体阻滞剂仅适用于拒绝应用 ICD,且心律失常呈明显停搏依赖性的患者。

(5)颈动脉窦过敏综合征及神经介导性晕厥:在表现为心脏抑制型及混合型的颈动脉窦过敏综合征及神经介导性晕厥患者可考虑起搏治疗。

反复发作的由颈动脉窦刺激或压迫导致的心室停搏>3 秒所致的晕厥可作为起搏的Ⅰ类适应证(证据水平:C)。将存在明显症状的神经-心源性晕厥,合并自发或倾斜试验诱发的心动过缓作为起搏治疗的Ⅱb 类适应证(证据水平:B)。

非随机研究显示,起搏疗法可使血管迷走性晕厥患者的症状明显减轻,晕厥发作减少,能延长从症状出现到意识完全丧失的时间,使患者有时间在感觉到先兆症状时采取防止晕倒的措施。

最近的研究还表明植入具有频率骤降反应功能的双腔起搏器或具有能评估心肌阻抗、利用闭环刺激原理的起搏器对血管迷走性晕厥可能有更好的疗效。

虽然指南比较繁琐,但实际上也并未涵盖所有的临床情况。就某一个具体患者而言,植入性心脏起搏的指征并非总是明确的(尤其是Ⅱ类适应证)。不同医院和(或)医生对同样的传导系统病变在不同的临床状态下是否需要植入起搏器的观点也不尽相同,某些病变有时的确难以界定是否为心脏起搏治疗的绝对适应证。在具体应用适应证建议时,应掌握以下几个原则:

(1)心动过缓若产生症状即可考虑起搏器治疗。并非患者有死亡危险时才植入心脏起搏器,改善患者生活质量也是起搏治疗的重要目的。与心律失常的其他治疗措施不同,对心动过缓的起搏治疗不需要在试用药物治疗后再采用,因此为首选治疗。

(2)心动过缓即便未引起症状但有猝死可能的也应该列入起搏器治疗适应证。例如,出现较长的心脏停搏,在患者睡眠时并不会产生症状,但因心脏停跳或由此产生的快速室性心律失常可导致猝死。

(3)因患者服用某些影响心率的药物导致症状性心动过缓或心跳长间歇,而患者又因病情需要不能停用这些药物时,也是起搏治疗的适应证。

(4)SSS 中心动过缓-过速综合征类型,患者症状可能多由反复发作的房性心动过速而非心动过缓引起,但治疗心动过速的药物会加重心动过缓而存在治疗矛盾。因此即使患者无明显的症状性心动过缓,也应植入双腔起搏器,并可采用非右心耳起搏及带有预防房颤功能的起搏器。

(5)除上述指南外,医生应将患者作为一个整体来考虑,同时应考虑植入心脏起搏器后所面临诸如更换等一系列问题。除心律失常外,患者的一般情况、年龄(年长者加之退行性传导系统病变进展的不可预测性,可能应向选择植入起搏器的方向倾斜,反之亦然)、共存的疾病、心理状况和经济情况等均需要综合考虑,最终作出是否植入心脏起搏器的决定。

三、心脏起搏器植入技术

(一)起搏器植入手术的准备

1.手术人员安排

早期心脏起搏器均需开胸植入心外膜电极导线,起搏器埋藏在腹部,起搏器的安置由心脏外科医生在手术室完成。随着经静脉心内膜电极导线的应用及起搏器体积的大大缩小,现多由心脏内科医生在导管室内完成。麻醉方式也由全身麻醉改良为局部麻醉。

手术医生应接受起搏器植入和随访的正规培训,要求达到一定的年植入量。

除了手术医生外,常规应配备一名有经验的护士,一名可以协助参数测试和程控的技术员以及一名放射科技术员。必要时需有麻醉师的协助。

2.手术设备要求

手术需在导管室内进行。必需的设备包括 C 臂 X 线机或数字减影血管造影(DSA),起搏分析仪,心电血压监护仪,血氧饱和度监测仪,除颤器及必要的抢救药品。

3.手术器械准备

必需的手术器械包括:手术刀,撑开钳,拉钩,若干止血钳,无齿镊,有齿镊,持针器,缝线。

4.术前准备

(1)采集临床资料:通过病史,体格检查,胸片、心电图(ECG)和超声心动图等辅助检查,血常规和电解质等化验检查,评判手术的必要性和可行性。注意有无可能影响起搏器植入途径和位置的事项,如患者的优势手(通常将起搏器放置在优势手的对侧),先天性畸形(如先天性心脏间隔缺损,异常的静脉引流,永存左上腔静脉),三尖瓣疾病和是否有三尖瓣的手术史等。

(2)签署知情同意书:告知手术风险和获益,起搏模式的选择等。

(3)术前手术区域备皮。

(4)如服用华法林,应停用 3 天。必要时可改用低分子肝素皮下注射,术前 6 小时停用。如无禁忌,术前应停用抗血小板药物数日。

(5)术前患者禁食 6 小时。

(6)术前建立静脉通路,并予以心电血压监护。因行 ICD、CRT/CRT-D 植入的患者往往一般情况较差,手术时间较长,必要时应予以吸氧和血氧饱和度监测。

(7)手术多选用局部麻醉方式。如植入 ICD 则需在麻醉师的协助下进行静脉麻醉以进行诱颤测试。

(8)预防性抗生素的使用:目前尚存争议,目前普遍接受常规术前给予预防性抗生素治疗。对于有人工瓣膜植入史,先天性心脏病史或更换起搏器的患者等易感人群,以及手术时间超过 2 小时的情况,建议术前预防性使用针对革兰阳性菌(尤其是葡萄球菌)的抗生素。

(二)埋藏式起搏器的植入技术

目前 95％使用的是局部麻醉(局麻)下经静脉途径的心内膜电极导线,仅在心内膜电极导线无效或不适宜时才选择需开胸手术的心外膜电极导线植入方式。

1.心内膜起搏导线植入途径

(1)经头静脉切开行起搏电极导线植入:切开左侧或右侧头静脉是最常用的电极导线植入路径。头静脉走行于三角肌胸大肌沟的脂肪垫中,该脂肪垫外侧为三角肌中缘,内侧为胸大肌外缘。沿此沟表皮行斜切口或垂直于此沟行横切口,逐层钝性分离,暴露头静脉后,在近端和远端各放置一根结扎线,结扎远心端,在两线之间用眼科剪切开静脉后用静脉拉钩将头静脉提起,送入电极导线(图 10-5-1)。

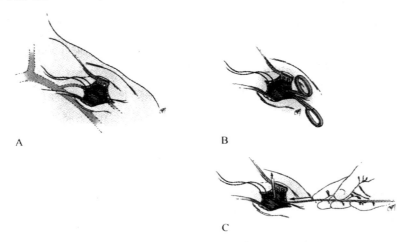

图 10-5-1 头静脉路径植入电极导线示意图

A.分离暴露头静脉;B.切开头静脉;C.沿头静脉送入电极导线。

头静脉路径的优点是安全,是所有静脉途径中并发症最少者。缺点是约有 10％的患者因头静脉过细、痉挛、走行扭曲畸形或缺如而不能使电极导线顺利进入锁骨下静脉。另外经头静脉同时送入两根以上电极导线的成功率不高。

(2)经锁骨下静脉穿刺行起搏电极导线植入:经皮穿刺血管植入电极导线需用专用的穿刺导入器(图 10-5-2),包括穿刺针,10mL 注射器,弹性指引导丝,静脉扩张管和可撕性外鞘管。一般使用 7-9F 口径的导入器即可通过目前各厂家的电极导线。

锁骨下静脉是腋静脉的延续,它跨越第一肋骨走行于锁骨内侧 1/2,位于锁骨下动脉的前下方。穿刺点通常在锁骨与第一肋交互成角的间隙内。穿刺针与皮肤呈 15°角,针头指向胸骨上窝(图 10-5-3)。该穿刺点因静脉相对较粗,且在肺尖内侧,故成功率较高而气胸等并发症较少。但该部位由于受锁骨、第一肋骨、锁骨下肌肉和胸锁韧带的压力发生所谓"锁骨下挤压现象"导致电极导线断裂或其绝缘层磨损的情况并不少见。Byrd 等报道了一种"安全带"穿刺路径(图 10-5-4)。

穿刺时,进针同时缓慢负压抽吸注射器,直至抽到静脉血,继而从针腔插入指引导丝,在 X 线透视下送至下腔静脉处,确定指引导丝在静脉系统内,再沿导引钢丝插入含有扩张管的可撕性鞘(如未经确认即插入扩张鞘有误入锁骨下动脉风险,有可能造成严重血胸并发症),拔除导丝及扩张管后快速送入电极导线,随后撕弃鞘管。指引导丝有时易进入颈内静脉,此时可回撤至两静脉交界处并转动导丝,通常能顺利进入无名静脉。

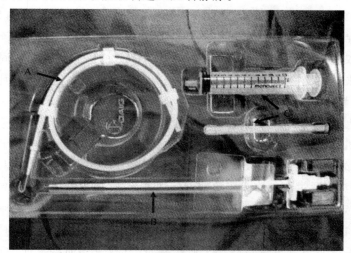

图 10-5-2　St.Jude 可撕性穿刺导入器

A.J 形指引导丝,B.外鞘和扩张器,C.穿刺针。

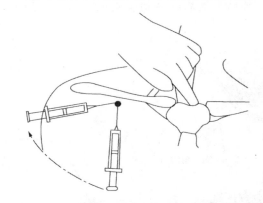

图 10-5-3　锁骨下静脉穿刺体表定位

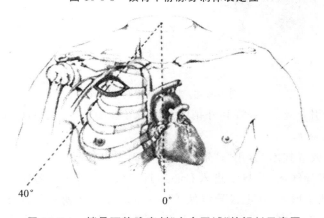

图 10-5-4　锁骨下静脉穿刺"安全区域"的解剖示意图

　　锁骨下静脉路径的优点是快速、可靠,且可同时送入多根电极导线。缺点是非直视下进行,有一定的近、远期并发症。近期有锁骨下动脉损伤、气胸、血胸、空气栓塞、臂丛神经损伤等。远期主要为电极导线可能在锁骨下入口处发生磨损、断裂。

(3)经腋静脉穿刺行起搏电极导线植入:锁骨下静脉穿刺虽然比较成熟且成功率很高,但存在潜在的并发症。由于"锁骨下挤压现象"导致的电极导线绝缘层故障甚至电极导线断裂并不少见。近年来双腔及多部位起搏的推广应用,要求植入的静脉粗大以便同时送入多根电极导线。因此近年来有人提倡采用腋静脉植入途径,既可避免锁骨下静脉穿刺导致的远期故障的可能性,又因腋静脉粗大,具有能同时放置多根电极导线的优势。

腋静脉实际上是锁骨下静脉的胸外段,是锁骨下静脉出上纵隔,横过第一肋时的延续。腋静脉前方有胸小肌、胸大肌和胸锁筋膜覆盖。平行于胸三角沟,起点位于锁骨中点下方锁骨与第一肋的间隙,向外侧喙突下三指处延伸。文献报道腋静脉穿刺法主要有以下几种:通过体表解剖标准进行"盲穿";通过深部胸大肌等解剖标注进行"盲穿";以第一肋为定位标志在透视下穿刺;经静脉造影定位穿刺;血管多普勒指引下定位穿刺;血管超声定位穿刺。目前多采用解剖标志定位进行"盲穿",Belott 描述的方法如下:以喙突和三角肌胸大肌沟为解剖定位标志,在锁骨下喙突水平行一切口与三角肌胸大肌沟垂直,暴露三角肌胸大肌沟后在其内 1~2cm 处与皮肤呈 45°进针,如未能穿刺到腋静脉(图 10-5-5),可在透视下找到第一肋,然后沿着第一肋向外向后进针,直至进入静脉。腋静脉穿刺应避免在第一肋和第二肋间隙进针,以免导致气胸。

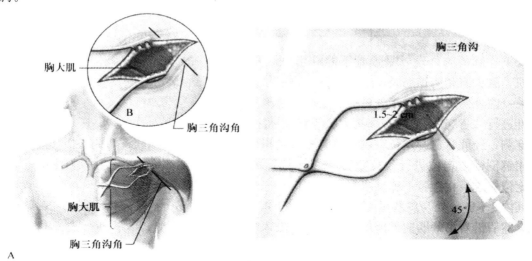

图 10-5-5　腋静脉穿刺示意图

穿刺成功后,指引导丝、扩张管和外鞘以及电极导线的植入方法同锁骨下静脉穿刺。

3.起搏导线放置技术

(1)心房导线的放置技术:常用"J"形翼状被动固定电极导线固定于右心耳。先将直的指引导丝插入心房电极导线内,当导线进入右心房近三尖瓣水平时,部分回撤指引导丝,使其顶端靠自然张力向上成 J 形,旋转电极导线使 J 形头部向左向前朝向胸骨方向,继而稍后撤电极导线即可使导线钩入右心耳。后前位 X 线透视可见电极导线顶端指向左前上(图 10-5-6),并随心房收缩左右移动,随呼吸上下移动,深吸气时由 J 形变成 L 形,深呼气时由 L 形变成 J 形,则提示电极导线在右心耳固定牢固。

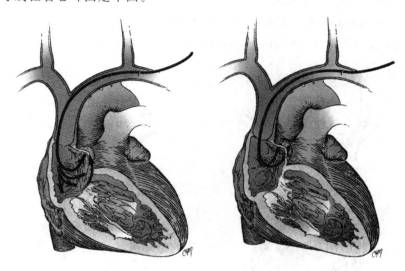

图 10-5-6　心房电极导线植入示意图

使用 PSA 检测起搏参数,要求 P 波感知振幅>2mV,起搏阈值<1.5mV,斜率>0.5V/s,系统阻抗在 500～1000Ω。右心耳房壁腔内心电图 P 波高大,PR 段抬高。由于双极电极导线的广泛应用及目前起搏器具有较高的感知灵敏度,P 波振幅的要求标准也可适当放宽。

如固定困难、反复脱位、能固定的位置起搏参数不满意以及右心耳已被切除,可使用主动螺旋固定电极导线,术中在"J"形指引导丝的协助下将电极导线固定在适当的位置。

(2)右室导线的放置技术:右室电极导线的放置需依靠指引导丝的塑形以及指引导丝与电极导线的相对运动来实现电极导线顶端运动方向的改变。

①定位于右室心尖部:右室心尖部是常规应用的心内膜起搏部位,其优点是操作简便,易于固定,脱位率低。

将指引导丝塑形成一定的弧度(根据心脏大小和位置决定指引钢丝前段弯度的大小),插入电极导线指引其到达右房三尖瓣口上方,通过旋转指引导丝令导线头端指向脊柱侧,稍推力即可进入右室流出道。之后部分回撤电极导线使其头端沿室间隔右侧下滑(此时可引起室性期前收缩或非持续性短阵室性心动过速),当其位于室间隔下三分之一时,回撤指引导丝 2～3cm,这时导线头端会随着三尖瓣的开闭和右室的收缩而上下摆动。换用直的指引导丝顺势即可将电极导线送入右室心尖部(图 10-5-7)。该方法可避免电极导线误入冠状静脉窦。亦可通过右前斜位或左前斜位透视来确认电极导线是否位于右室内。头端指向前方提示在右心室(图 10-5-8),如指向后向脊柱并越过脊柱则提示进入冠状窦,室性期前收缩(早搏)也是判断电极进入右心室的简单、可靠的方法。

②定位于右室流出道间隔部:鉴于目前越来越重视生理性起搏的观念,右室流出道起搏由于较好的血流动力学效果,其应用越来越广泛,尤其针对心功能不全患者或起搏依赖的患者。右室形状近似锥体,室上嵴将流出道分为固有心室肌和上方的漏斗部。右室流出道起搏实际上是流出道固有心肌的间隔部或后部起搏。由于该处无肌小梁,所以只能用主动固定电极。与一般右心室心尖部起搏相同,但跨过三尖瓣后需将电极导线头部送到右室流出道,指引导丝

的头端往往塑形成"鹅颈"样,也可应用电极导线定位器来操作(图 10-5-9)。其定位主要靠起搏心电图和 X 线影像学来判断。起搏心电图表现为 Ⅰ 导联主波向下,aVF 导联主波向上(图 10-5-10)。X 线影像投照选择左前斜位(LAO)40°,透视下电极导线头端指向脊柱并与之垂直(不超越脊柱)(图 10-5-11)。

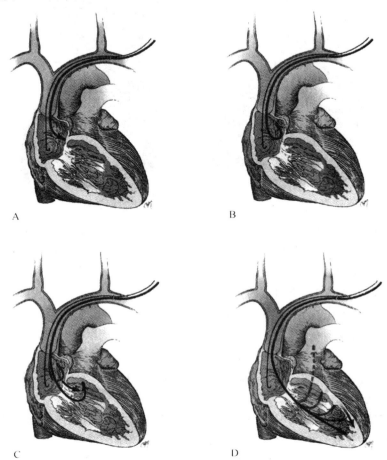

图 10-5-7　心室电极导线植入示意图

　　无论是心尖部还是右室流出道,导线到位后必须确认电极导线固定良好。当导线顶端遇到阻力或轻微回撤导线有牵拉感时,表明导线固定稳定。也可在透视下通过患者深呼吸、咳嗽等动作来判断电极导线顶端的固定情况。而主动螺旋电极导线则不宜通过回拉电极导线来判断固定情况,否则易导致电极导线脱位并损伤局部心肌组织。

　　一旦判断电极导线到位且固定良好后,通常要描记心腔内心电图,以确认电极导线接触于心室内膜。方法为肢体导联按常规与心电图机相连,用鳄鱼夹把心电图 V_1 导联或肢体导联与电极导线尾端连接器相连,获得单极心腔内心电图。正常右心室心内膜腔内心电图呈 ST 段抬高样电流表现。

　　用起搏系统分析仪(PSA)测试下列起搏参数。①起搏阈值:以比自主心率高出 10~20ppm 的刺激频率进行测试,用将输出电压逐渐降低或逐渐增高的方法来判断夺获心室的最小电压。现在通用的激素电极导线的起搏阈值多在 0.3～0.5V,要求起搏阈值＜1V。②R 波感知振幅＞5mV。③斜率＞0.75V/s。④系统阻抗在 500～1000Ω。

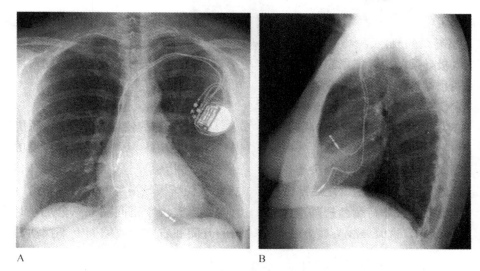

图 10-5-8 透视下心室电极导线的定位

A.正位;B.左侧位(箭头所指)

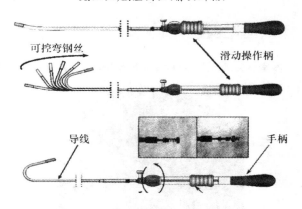

图 10-5-9 St.Jude4032 定位器

一旦电极导线测试完毕,应当在电极导线进入静脉口或穿刺点处用非可吸收线结扎固定。注意不要用缝线直接结扎电极导线,而应结扎在电极导线固定保护套上或用周围组织包裹电极导线后结扎,以免对电极导线绝缘层造成永久性损伤。

从左侧静脉路径植入心室电极导线的线路较顺畅,如因某种原因需从右侧静脉路径植入,则由于有两个转折角度,相对不那么容易操作(图 10-5-12)。

3.起搏器囊袋的制作

起搏器的脉冲发生器一般埋于电极导线同侧的胸部皮下。囊袋的制作通常在手术的最后进行,也有医师在电极导线放置前进行并认为这样做有利于囊袋的充分止血,并减少手术操作误损伤电极导线的风险。

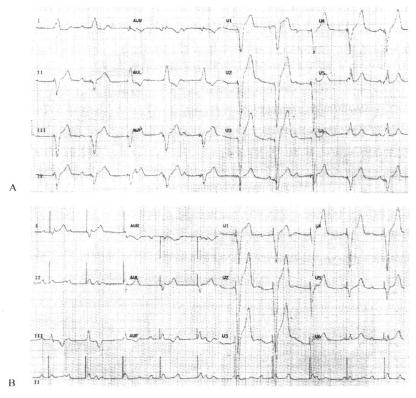

图 10-5-10　右室心尖部起搏（A）和右室流出道间隔部起搏（B）的心电图表现

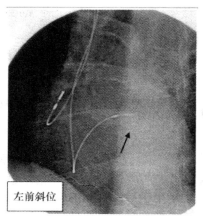

图 10-5-11　透视下心室电极导线右室流出道间隔部起搏定位（箭头所指）

　　局麻下依起搏器大小做皮肤切口，分离皮下组织至深筋膜下，在筋膜表面钝性分离-皮下囊袋，其内充分止血。将电极导线的尾端连接器与起搏器脉冲发生器的终端插孔相连接，拧紧附有密封盖的固定螺丝。将多余的电极导线盘绕并压于脉冲发生器下，之后再放入囊袋内，这样可避免多余电极导线因张力压迫表面皮肤以及将来更换起搏器时损伤原电极导线。用缝线通过脉冲发生器上的缝合孔将其固定于筋膜上，尤其在老年人和肥胖女性，以免日后发生起搏器下坠导致电极导线脱位。如伤口或囊袋渗血较多，或服用抗凝或抗血小板药物的患者，可放置引流条。最后逐层缝合皮下组织和皮肤。

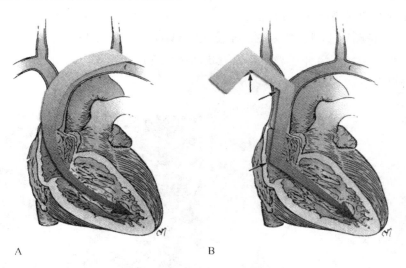

图 10-5-12　电极导线左侧(A)和右侧(B)路径示意图

(三)双心室起搏治疗技术

循证医学已明确心脏再同步治疗(CRT)可以有效治疗顽固性心衰,减少心衰发作,提高生活质量,降低死亡率。而 CRT 治疗的核心是三腔(即右房、右室和左室)双心室起搏。右房和右室的起搏如前所述,左室起搏则有赖于将左室起搏电极导线经冠状静脉窦植入冠状静脉分支,在左室心外膜起搏左心室。

1.冠状静脉窦开口及冠状静脉

冠状静脉窦开口于右房,沿左房室沟走行(图 10-5-13),其分支分布于左心室表面,主要有心大静脉、侧静脉、侧后静脉和心中静脉。

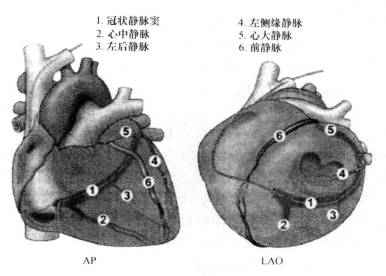

1. 冠状静脉窦　　　4. 左侧缘静脉
2. 心中静脉　　　　5. 心大静脉
3. 左后静脉　　　　6. 前静脉

AP　　　　　　LAO

图 10-5-13　冠状窦及其分支示意图

2.左室电极导线植入工具

左室电极导线递送系统包括:长指引导丝、长扩张管、长鞘、止血阀、造影球囊导管和切割刀(图 10-5-14)。长鞘用于制造插入 EP 导管、造影导管和左心室电极导线的通路,造影球囊导管用于冠状静脉造影。另外还需要经皮冠状动脉血管造影(PTCA)导丝用于指引左室电极进入靶冠状静脉分支。

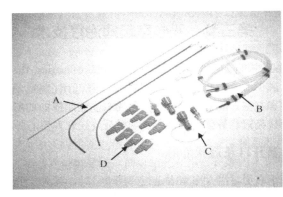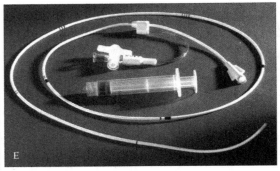

图 10-5-14 Medtronic Attain 左室递送系统和造影球囊导管

A.长鞘和扩张器;B.指引导丝;C.止血阀;D.切割刀片;E 造影球囊导管。

目前常用的左室递送系统有 Medtronic 公司的 Attain™ 系列(切开性导引导管),St.Jude 公司的 Apeel™ CS 系列(可撕性导引导管)和 Biotronik 公司的 Scout™ CS 系列(切开性导引导管)。

目前常用的左室电极导线有 Medtronic 公司的 4193、4194 和 4195 电极导线,St.Jude 公司的 1056T 和 1258T 电极导线,Biotronik 公司的 Corox OTW75UP、Corox OTW-S75BP 和 Corox OTW75BP。

3.左室电极导线植入技术

左室电极导线植入主要包括以下步骤:①寻找冠状静脉窦窦口并进行冠状静脉窦插管;②逆行冠状静脉造影;③冠状静脉电极导线植入;④参数测定;⑤撤除长鞘或冠状静脉窦指引导管。"植入过程的每一步都必须为可能出现的最复杂的解剖异常作好准备,这是 CRT 技术的黄金法则"。

通常经左锁骨下静脉通道送入左室递送系统,撤出扩张管保留长鞘,送入 EP 导管。在长鞘内操作 EP 导管进入冠状窦窦口后将长鞘沿 EP 导管向前推送并超出 EP 导管 2～3cm。然后移去 EP 导管,将造影球囊导管沿长鞘插入至长鞘远端。注入少量造影剂以明确造影导管的位置后,经充气孔对球囊缓慢充气直至感到有阻力。需强调的是应分别在后前位(AP)、左前斜位(LAO)和右前斜位(RAO)三个投射体位经注射孔注入造影剂(每次 5～8mL)进行逆行冠状静脉造影,以获得完整的静脉血管走向(图 10-5-15)。将球囊放气后移去静脉造影系统。对照造影图像,结合术前组织多普勒超声显示的左室最晚激动区域,确定靶静脉,并根据靶静脉解剖特点选择左室电极导线。尽可能将左室电极送入与右心室电极导线头端有良好分开状位置的心侧后静脉。

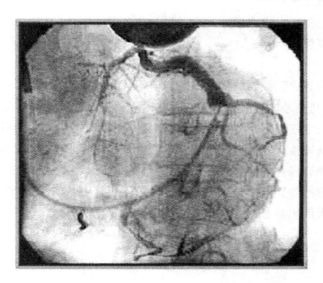

图 10-5-15　左前斜位(LAO)冠状静脉窦逆行造影图像

左室电极导线定位后,同样需测试阈值和感知灵敏度(要求基本同右心室电极导线),更要确定无膈肌刺激(左心室后壁靠近膈神经,故左心室电极比右房、右室电极更加容易出现膈肌刺激,如出现,必须更换电极位置。目前有双极左室电极导线,也可通过程控极性来避免膈肌刺激)。最后,将左室电极导线外鞘管撤除。

注意事项:①由于植入的患者均为晚期充血性心力衰竭患者,心房、心室均扩大并常导致冠状窦入口的解剖位置发生改变,因此有时寻找窦口比较困难,要耐心。②左室电极导线和右房、右室电极导线不要通过同一静脉穿刺点通路植入,以免植入时相互影响;也可以选择两根电极导线经由锁骨下静脉或腋静脉,一根电极导线经由头静脉。③如患者合并存在房室传导阻滞或合并房颤拟行房室结消融,应先植入右心室电极导线。④撤除外长鞘时应在透视下进行以了解左室电极导线和长鞘的状态。⑤应先将长鞘撤至右房内然后再行外鞘的切开或撕开,撕开鞘时需助手固定导线/鞘管与穿刺入口处,如为切开鞘则先将导线嵌入切割刀片槽,术者必须固定持刀片的手,由另一手持外鞘快速将其撤出。⑥最后应于 LAO 透视下调整左室电极的张力。

如不能通过冠状静脉植入左心室电极导线(如找不到冠状窦窦口、左室电极导线电极植入及固定困难或起搏参数不满意等),可请胸心外科协助开胸或通过胸腔镜在左室侧后壁植入心外膜电极导线。

(四)埋藏式自动复律除颤器的植入技术

除了前面所述的常规起搏器植入术前准备外,因埋藏式自动复律除颤器的植入术中需诱颤以测定除颤阈值,所以需有麻醉师协助静脉麻醉。期间必须进行氧饱和度监测,需配备面罩吸氧。此外,必须配备一台体外除颤仪,一旦 ICD 不能有效除颤,则可经体外除颤仪除颤。

1.除颤电极导线的植入技术

与普通起搏器一样,除颤电极导线多通过头静脉、锁骨下静脉或腋静脉途径植入除颤电极导线。除颤电极导线较普通电极导线粗,故选择锁骨下静脉或腋静脉较为理想。植入方法同普通电极导线。

电极导线通常定位于右室心尖部,也可置于右室间隔部。多采用主动固定电极导线以避免除颤时电极导线移位。

2.囊袋的制作

由于埋藏式自动复律除颤器的脉冲发生器体积较大,除了使用常规的皮下囊袋外,如果患者的皮下组织很薄,则应考虑在胸大肌和胸小肌之间制作脉冲发生器的囊袋。

目前常用胸大肌下囊袋的制作方法如图 10-5-16 所示,在胸大肌锁骨头和胸大肌胸骨头之间沿肌肉纹理方向钝性分离至胸大肌和胸小肌之间的疏松组织,用示指进入该间隙进行分离。注意避免损伤胸肩峰神经血管束,以避免出血、血肿形成或肌肉损伤。

由于脉冲发生器的外壳通常被作为除颤电极的阳极,一般选择于左侧胸前制作囊袋,这样可使除颤电流通过大面积的心肌,提高除颤效果。

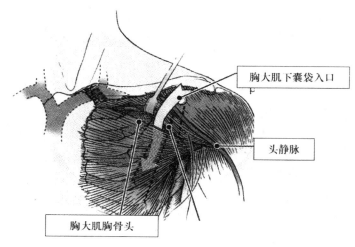

图 10-5-16　胸大肌下囊袋制作示意图

3.术中测定除颤阈值

电极导线位置固定满意后如前所述应进行常规参数测试。之后将电极导线与 ICD 脉冲发生器正确连接并放入囊袋内,然后进行 ICD 植入术中最重要的步骤,即测试除颤阈值(DFT)。测试时需要麻醉科医生协助用异丙酚静脉麻醉,通常需要厂家技术代表的参与,用 ICD 厂家提供的测试仪进行 DFT 测试。将无菌塑料套包裹的测试探头放在植入的 ICD 囊袋上,用 T-shock 法(即 T 波易损期上用 1-0J 左右低能量电击诱发心室颤动)或直流、交流(50Hz)刺激方法诱发心室颤动(图 10-5-17)。可采用不同的方法测试 DFT。①逐级下降法:顾名思义即逐渐下调除颤放电值直到不能成功除颤。该方法得到的除颤阈值精确但需多次除颤,由于多数临床医生对反复除颤存在顾虑,此方法多不被采用。②范围确认法:选择连续两次都能成功除颤的能量并证实除颤的安全范围。一般此范围应比 ICD 最大放电能量小 10J。例如 ICD 最高放电除颤能量为 34J,如应用 15J 两次都能成功,则至少存在 19J 的安全范围。推荐至少术中保证测试两次,一方面验证除颤的阈值;另一方面,由于除颤可能会导致电极微脱位、除颤电极接触部位心肌损伤使局部除极振幅下降(由此导致感知功能障碍)等,因此进行第二次除颤还是很有必要的,如能再次除颤成功则能进一步证实 ICD 系统的工作正常。两次除颤的诱发间隔要＞5 分钟。

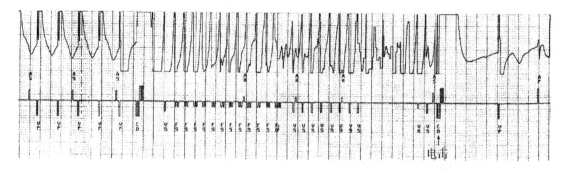

图 10-5-17 ICD 植入术中除颤阈值测试和诱颤过程

AS=心房感知;AR=心房不应期;AP=心房起搏;VS=心室感知;VP=心室起搏;VR=心室不应期;FS=室颤确认;CD=心律转复(电击)。

当除颤线圈电极导线植入术中测定除颤阈值不能达标时,可以用以下解决方案:①反转除颤放电电极的极性,即将右室除颤电极作为阳极,而脉冲发生器外壳作为阴极,有时反转后可使除颤阈值下降;②调整电极导线位置;③改用有两个除颤线圈的电极导线;④再植入皮下除颤电极贴片。

除颤阈值测试后建议对其他参数再重复进行测试以明确电极导线是否固定良好。

(五)术后处理

随着起搏器、电极导线和植入技术的不断发展,手术创伤越来越小,并发症发生率已很低,植入术后并不需要常规及严格的心电监护。通常的术后处理及注意事项包括如下几方面。

(1)观察心律/心率、血压和呼吸情况,观察切口囊袋局部有无渗血或血肿形成,观察有无发热等全身症状。

(2)常规术后记录 12 导联心电图,判断起搏系统的感知、起搏功能,并作为资料保存以协助今后可能出现的诸如电极导线移位等并发症的判断。

(3)拍摄后前位和侧位胸片以获得起搏器、电极导线位置和两者联结情况的资料,了解有无气胸、心包积液或胸腔积液。并可为以后随访提供参照。

(4)囊袋处以沙袋加压 6~8 小时以防止囊袋内出血。

(5)及时更换敷料,观察切口愈合情况。如为普通缝线缝合,则 7 天可拆线。

(6)患者可平卧数小时,并鼓励下肢活动,不宜平卧太长时间以免出现肺部感染、下肢静脉血栓形成或肺栓塞等并发症。也有人主张术后即可下床活动。

(7)可预防性应用抗生素 3 天。

(8)恢复抗凝治疗。华法林在手术后当天晚上即可重新恢复使用。由于植入早期有发生囊袋血肿的可能,因此抗凝药物宜从小剂量开始。

(9)出院前作好宣教工作,包括如何识别起搏器囊袋的并发症(如感染、出血和血肿)的征象以及如何定期随访。告知患者植入起搏器的一侧上肢避免举重物或剧烈活动(尤其是剧烈的外展动作)。

(10)提供患者有关起搏器的资料,包括注明起搏器和电极导线制造商、型号和序列号以及植入日期、植入医院和医生的卡片。

第十一章　常见心血管疾病的护理

第一节　心力衰竭的护理

一、慢性心力衰竭

慢性心力衰竭是多数心血管疾病的终末阶段,也是主要的死亡原因。心力衰竭是一种复杂的临床综合征,特定的症状是呼吸困难和乏力,特定的体征是水肿,这些情况可造成器官功能障碍,影响生活质量。主要表现为心脏收缩功能障碍的主要指标是左心室射血分数下降,一般<40%;而心脏舒张功能障碍的患者左心室射血分数相对正常,通常心脏无明显扩大,但有心室充盈指标受损。

我国引起慢性心力衰竭的基础心脏病的构成比与过去有所不同,过去我国以风湿性心脏病为主,近10年来其所占比例趋于下降,而冠心病、高血压的所占比例明显上升。

(一)病因及发病机制

1.病因

各种原因引起的心肌、心瓣膜、心包或冠状动脉、大血管的结构损害,导致心脏容量负荷或压力负荷过重均可造成慢性心力衰竭。

冠心病、高血压、瓣膜病和扩张型心肌病是主要的病因;心肌炎、肾炎、先天性心脏病是较常见的病因;而心包疾病、贫血、甲状腺功能亢进与减退症、脚气病、心房黏液瘤、动脉-静脉瘘、心脏肿瘤和结缔组织病、高原病及少见的内分泌病等,是比较少见易被忽视的病因。

2.诱因

(1)感染:感染是最主要的诱因,最常见的呼吸道感染,其次是风湿热,在幼儿患者中风湿热则占首位。女性患者泌尿系统感染的诱发亦常见,感染性心内膜炎、全身感染均是诱发因素。

(2)心律失常:特别是快速心律失常,如房颤等。

(3)生理、心理压力过大:如劳累过度、情绪激动、精神紧张。

(4)血容量增加:液体摄入过多过快、高钠饮食。

(5)妊娠与分娩。

(6)其他:大量失血、贫血;各种原因引起的水、电解质、酸碱平衡紊乱;某些药物应用不当等。

3.发病机制

慢性心力衰竭的发病机制是很复杂的过程,心脏功能大致经过代偿期和失代偿期。

(1)心力衰竭代偿期:心脏受损初始引起机体短期的适应性和代偿性反应,启动了Frank-Starling机制,增加心脏的前负荷,使心回血量增加,心室舒张末容积增加,心室扩大,心肌收缩力增强,而维持心排血量的基本正常或相对正常。

机体的适应性和代偿性反应,激活交感神经体液系统,交感神经兴奋性增强,增强心肌收缩力并提高心率,以增加心排血量,但同时机体周围血管收缩,增加了心脏后负荷,心肌增厚,心率加快,心肌耗氧量加大。

心脏功能下降,心排血量降低、肾素-血管紧张素-醛固酮系统也被激活,代偿性增加血管阻力和潴留水、钠,以维持灌注压;交感神经兴奋性增加,同时激活神经内分泌细胞因子如心钠素、血管升压素、缓激肽等,参与调节血管舒缩,排钠利尿,对抗由于交感神经兴奋和肾素-血管紧张素-醛固酮系统激活造成的水钠潴留效应。在多因素作用下共同维持机体血压稳定、保证了重要脏器的灌注。

(2)心力衰竭失代偿期:长期、持续的交感神经和肾素-血管紧张素-醛固酮系统高兴奋性,多种内源性的神经激素和细胞因子的激活与失衡,又造成继发心肌损害,持续性心脏扩大、心肌肥厚,使心肌耗氧量增加,加重心肌的损伤。神经内分泌系统活性增加不断,加重血流动力学紊乱,损伤心肌细胞,导致心排血量不足,出现心力衰竭症状。

(3)心室重构:所谓的心室重构,就是在心脏扩大、心肌肥厚的过程中,心肌细胞、胞外基质、胶原纤维网等均有相应变化,左心室结构、形态、容积和功能发生一系列变化。研究表明,心力衰竭的发生发展的基本机制就是心室重构。由于基础病的不同,进展情况不同和各种代偿机制的复杂作用,有些患者心脏扩大、肥厚已很明显,但临床可无心力衰竭表现。但如基础病病因不能除,随着时间的推移,心室重构的病理变化,可自身不断发展,心力衰竭必然会出现。

从代偿到失代偿,除了因为代偿能力限度、代偿机制中的负面作用外,心肌细胞的能量供应和利用障碍,导致心肌细胞坏死、纤维化也是重要因素。

心肌细胞的减少使心肌收缩力下降,又因纤维化的增加使心室的顺应性下降,心室重构更趋明显,最终导致不可逆的心肌损害和心力衰竭。

(二)临床表现

慢性心力衰竭早期可以无症状或仅出现心动过速、面色苍白、出汗、疲乏和活动耐力减低症状等。

1.左侧心力衰竭

(1)症状

①呼吸困难:劳力性呼吸困难是最早出现的呼吸困难症状,因为体力活动会使回心血量增加,左心房压力升高,肺淤血加重。开始仅剧烈活动或体力劳动后出现症状,休息后缓解,随肺淤血加重,逐渐发展到更轻活动后,甚至休息时,也出现呼吸困难。

夜间阵发性呼吸困难是左侧心力衰竭早期最典型的表现,又称为"心源性哮喘"。是由于平卧血液重新分布使肺血量增加,夜间迷走神经张力增加,小支气管收缩,膈肌位高,肺活量减少所致。典型表现是患者熟睡1~2小时,突然憋气而惊醒,被迫坐起,同时伴有咳嗽、咳泡沫痰和(或)哮鸣性呼吸音。多数患者端坐休息后可自行缓解,次日白天无异常感觉。严重者可持续发作,甚至发生急性肺水肿。

端坐呼吸多在病程晚期出现,是肺淤血达到一定程度,平卧回心血量增多、膈肌上抬,呼吸更困难,必须采用高枕卧位、半卧位,甚至坐位,才可减轻呼吸困难。最严重的患者即使端坐床边,下肢下垂,上身前倾,仍不能缓解呼吸困难。

②咳嗽、咳痰、咯血:咳嗽、咳痰早期即可出现,是肺泡和支气管黏膜淤血所致,多发生在夜间,直立或坐位症状减轻。咳白色浆液性泡沫样痰为其特点,偶见谈痰中带有血丝。如发生急性肺水肿,则咳大量粉红色泡沫痰。

③其他症状:倦怠、乏力、心悸、头晕、失眠、嗜睡、烦躁等症状,重者可有少尿,是与心排血量低下,组织、器官灌注不足的有关表现。

(2)体征

①慢性左侧心力衰竭可有心脏扩大,心尖冲动向左下移位。心率加快、第一心音减弱、心尖区舒张期奔马律,最有诊断价值。部分患者可出现交替脉,是左侧心力衰竭的特征性体征。

②肺部可闻湿啰音,急性肺水肿时可出现哮鸣音。

2.右侧心力衰竭

(1)症状:主要表现为体循环静脉淤血。消化道症状如食欲缺乏、恶心、呕吐、水肿、腹胀、肝区胀痛等为右侧心力衰竭的最常见症状。

劳力性呼吸困难也是右侧心力衰竭的常见症状。

(2)体征

①水肿:早期在身体的下垂部位和组织疏松部位,出现凹陷性水肿,为对称性。重者可出现全身水肿,并伴有胸腔积液、腹水和阴囊水肿。胸腔积液是因体静脉压力增高所致,胸腔静脉有一部分回流到肺静脉,所以胸腔积液更多见于全心衰竭时,以双侧为多见。

②颈静脉征:颈静脉怒张是右侧心力衰竭的主要体征,其程度与静脉压升高的程度正相关;压迫患者的腹部或肝,回心血量增加而使颈静脉怒张更明显,称为肝颈静脉回流征阳性,肝颈静脉回流征阳性则更是具有特征性。

③肝大和压痛:可出现肝大和压痛;持续慢性右侧心力衰竭可发展为心源性肝硬化,晚期肝脏压痛不明显,但伴有黄疸、肝功能损害和腹水。

④发绀:发绀是由于供血不足,组织摄取血氧相对增加,静脉血氧降低所致。表现为面部毛细血管扩张、发绀、色素沉着。

3.全心衰竭

右侧心力衰竭继发于左侧心力衰竭而形成全心衰竭,但当右侧心力衰竭后,肺淤血的临床表现减轻。扩张型心肌病等表现左、右心同时衰竭者,肺淤血症状都不严重,左侧心力衰竭的表现主要是心排血量减少的相关症状和体征。

(三)辅助检查

1.X 线检查

(1)心影的大小、形态可为病因诊断提供重要依据,根据心脏扩大的程度和动态改变,间接反映心功能状态。

（2）肺门血管影增强是早期肺静脉压增高的主要表现；肺动脉压力增高可见右下肺动脉增宽；肺间质水肿可使肺野模糊；Kerley B 线是在肺野外侧清晰可见的水平线状影，是肺小叶间隔内积液的表现，是慢性肺淤血的特征性表现。

2.超声心动图

超声心动图比 X 线检查更能准确地提供各心腔大小变化及心瓣膜结构情况。左心室射血分数（LVEF 值）可反映心脏收缩功能，正常左心室射血分数值＞50%，左心室射血分数值≤40%为收缩期心力衰竭诊断标准。

应用多普勒超声是临床上最实用的判断心室舒张功能的方法，E 峰是心动周期的心室舒张早期心室充盈速度的最大值，A 峰是心室舒张末期心室充盈的最大值，正常人 E/A 的比值不小于 1.2，中青年应更大。

3.有创性血流动力学检查

此检查常用于重症心力衰竭患者，可直接反映左心功能。

4.放射性核素检查

帮助判断心室腔大小，反映左心室射血分数值和左心室最大充盈速率。

（四）治疗要点

1.病因治疗

（1）基本病因治疗：对有损心肌的疾病应早期进行有效治疗，如高血压、冠心病、糖尿病、代谢综合征等；心血管畸形、心瓣膜病力争在发生心脏衰竭之前进行介入或外科手术治疗；对于一些病因不明的疾病亦应早期干预如原发性扩张型心肌病，以延缓心室重构。

（2）诱因治疗：积极消除诱因，最常见的诱因是感染，特别是呼吸道感染，积极应用有针对性的抗生素控制感染。心律失常特别是房颤是引起心脏衰竭的常见诱因，对于快速房颤要积极控制心室率，及时复律。纠正贫血、控制高血压等均可防止心力衰竭发生和（或）加重。

2.一般治疗

减轻心脏负担，限制体力活动，避免劳累和精神紧张。低钠饮食，少食多餐，限制饮水量。给予持续氧气吸入，流量 2～4L/min。

3.利尿药

利尿药是治疗心力衰竭的常用药物，通过排钠排水减轻水肿、减轻心脏负荷、缓解淤血症状。原则上应长期应用，但在水肿消失后应以最小剂量维持，如氢氯噻嗪 25mg，隔日 1 次。常用利尿药有排钾利尿药如氢氯噻嗪等；襻利尿药如呋塞米、布美他尼（丁脲胺）等；保钾利尿药如螺内酯、氨苯蝶啶等。排钾利尿药主要不良反应是可引起低血钾，应补充氯化钾或与保钾利尿药同用。噻嗪类利尿药可抑制尿酸排泄，引起高尿酸血症，大剂量长期应用可影响胆固醇及糖的代谢，应严密监测。

4.肾素-血管紧张素-醛固酮系统抑制药

（1）血管紧张素转化酶（ACE）抑制药的应用：ACE 抑制药扩张血管，改善淤血症状，更重要的是降低心力衰竭患者代偿性神经-体液的不利影响，限制心肌、血管重构，维护心肌功能，推迟心力衰竭的进展，降低远期病死率。

①用法:常用 ACE 抑制药如卡托普利 12.5～25mg,2 次/天,培哚普利 2～4mg,1 次/天,贝那普利对有早期肾功能损害患者较适用,使用量是 5～10mg,1 次/天。临床应用一定要从小剂量开始,逐渐加量。

②ACE 抑制药的不良反应:有低血压、肾功能一过性恶化、高血钾、干咳等。

③ACE 抑制药的禁忌证:无尿性肾衰竭、肾动脉狭窄、血肌酐升高≥225μmol/L、高血压、低血压、妊娠、哺乳期妇女及对此药过敏者。

(2)血管紧张素受体阻滞药(ARBBs)的应用:ARBBs 在阻断肾素-血管紧张素系统作用与 ACE 抑制药作用相同,但缺少对缓激肽降解抑制作用。当患者应用 ACE 抑制药出现干咳不能耐受,可应用 ARBBs 类药,常用 ARBBs 如坎地沙坦、氯沙坦、缬沙坦等。

ARBBs 类药的用药注意事项、不良反应除干咳以外,其他均与 ACE 抑制药相同。

(3)醛固酮拮抗药的应用:研究证明螺内酯 20mg,1～2 次/天小剂量应用,可以阻断醛固酮效应,延缓心肌、血管的重构,改善慢性心力衰竭的远期效果。

注意事项:中重度心力衰竭患者应用时,需注意血钾的监测;肾功能不全、血肌酐异常、高血钾及应用胰岛素的糖尿病患者不宜使用。

5.β 受体阻滞药

β 受体阻滞药可对抗交感神经激活,阻断交感神经激活后各种有害影响。临床应用其疗效常在用药后 2～3 个月才出现,但明显提高运动耐力,改善心力衰竭预后,降低病死率。

β 受体阻滞药具有负性肌力作用,临床中应慎重应用,应用药物应从小剂量开始,如美托洛尔 12.5mg,1 次/天;比索洛尔 1.25mg,1 次/天;卡维地洛 6.25mg,1 次/天,逐渐加量,适量维持。

注意事项:用药应在心力衰竭稳定、无体液潴留情况下、小剂量开始应用。

患有支气管痉挛性疾病、心动过缓、二度以上包括二度的房室传导阻滞的患者禁用。

6.正性肌力药物

是治疗心力衰竭的主要药物,适于治疗以收缩功能异常为特征的心力衰竭,尤其对心腔扩大引起的低心排血量心力衰竭,伴快速心律失常的患者作用最佳。

(1)洋地黄类药物:是临床最常用的强心药物,具有正性肌力和减慢心率作用,在增加心肌收缩力的同时,不增加心肌耗氧量。

①适应证:充血性心力衰竭,尤其伴有心房颤动和心室率增快的心力衰竭是最好指征,对心房颤动、心房扑动和室上性心动过速均有效。

②禁忌证:严重房室传导阻滞、肥厚性梗阻型心肌病、急性心肌梗死 24 小时内不宜使用。洋地黄中毒或过量者为绝对禁忌证。

③用法:地高辛为口服制剂,维持量法,0.25mg,1 次/天。此药口服后 2～3 小时血浓度达高峰,4～8 小时获最大效应,半衰期为 1.6 天,连续口服 7 天后血浆浓度可达稳态。适用于中度心力衰竭的维持治疗。

毛花苷 C 为静脉注射制剂,注射后 10 分钟起效,1～2 小时达高峰,每次 0.2～0.4mg,稀释后静脉注射,24 小时总量 0.8～1.2mg。适用于急性心力衰竭或慢性心力衰竭加重时,尤其适用于心力衰竭伴快速心房颤动者。

④毒性反应：药物的治疗剂量和中毒剂量接近，易发生中毒。易导致洋地黄中毒的情况主要有：急性心肌梗死、急性心肌炎引起的心肌损害、低血钾、严重缺氧、肾衰竭等情况。

常见毒性反应有：胃肠道表现如恶心、呕吐；神经系统表现如视物模糊、黄视、绿视；心血管系统表现多为各种心律失常，也是洋地黄中毒最重要的表现，最常见的心律失常是室性期前收缩，多呈二联律。快速房性心律失常伴有传导阻滞是洋地黄中毒特征性的表现。

（2）β受体兴奋药：临床通常短期应用治疗重症心力衰竭，常用静脉滴注多巴酚丁胺、多巴胺。适用于急性心肌梗死伴心力衰竭的患者；小剂量多巴胺 $2\sim5\mu g/(kg \cdot min)$ 能扩张肾动脉，增加肾血流量和排钠利尿，从而用于充血性心力衰竭的治疗。

（五）护理措施

1.环境与心理护理

保持环境安静、舒适，空气流通；限制探视，减少精神刺激；注意患者情绪变化，做好心理护理，要求患者家属要积极给予患者心理支持和治疗的协助，使患者心情放松情绪稳定，减少机体耗氧量。

2.休息与活动

一般心功能Ⅰ级：不限制一般的体力活动，但避免剧烈运动和重体力劳动。心功能Ⅱ级：可适当进行轻体力工作和家务劳动，强调下午多休息。心功能Ⅲ级：日常生活可以自理或在他人协助下自理，严格限制一般的体力活动。心功能Ⅳ级：绝对卧床休息，生活需要他人照顾，可在床上做肢体被动运动和翻身，逐步过渡到坐床边或下床活动。当病情好转后，鼓励患者尽早做适量的活动，防止因长期卧床导致的静脉血栓、肺栓塞、便秘和压疮的发生。在活动中要监测有无呼吸困难、胸痛、心悸、疲劳等症状，如有不适应停止活动，并以此作为限制最大活动量的指征。

3.病情观察

（1）观察水肿情况：注意观察水肿的消长情况，每日测量并记录体重，准确记录液体出入量。

（2）保持呼吸道通畅：监测患者呼吸困难的程度、发绀情况、肺部啰音的变化以及血气分析和血氧饱和度等变化，根据缺氧的轻重程度调节氧流量和吸氧方式。

（3）注意水、电解质变化及酸碱平衡情况：低钾血症可出现乏力、腹胀、心悸、心电图出现 u 波增高及心律失常，并可诱发洋地黄中毒。少数因肾功能减退，补钾过多而致高血钾，严重者可引起心搏骤停。低钠血症表现为乏力、食欲缺乏、恶心、呕吐、嗜睡等症状。如出现上述症状，要及时通报医师及时给予检查、纠正。

4.保持排便通畅

患者常因精神因素使规律性排便活动受抑制，排便习惯改变，加之胃肠道淤血、进食减少、卧床过久影响肠蠕动，易致便秘。应帮助患者训练床上排便习惯，同时饮食中增加膳食纤维，如发生便秘，应用小剂量缓泻药和润肠药，病情许可时扶患者坐起使用便器，并注意观察患者的心率、反应，以防发生意外。

5.输液的护理

根据患者液体出入情况及用药要求，控制输液量和速度，以防诱发急性肺水肿。

6.饮食护理

给予高蛋白、高维生素的易消化清淡饮食,注意补充营养。少量多餐,避免过饱;限制水、钠摄入,每日食盐摄入量少于5g,服利尿药者可适当放宽。

7.用药护理

(1)使用利尿药的护理:遵医嘱正确使用利尿药,并注意有关不良反应的观察和预防。监测血钾及有无乏力、腹胀、肠鸣音减弱等低钾血症的表现,同时多补充含钾丰富的食物,必要时遵医嘱补充钾盐。口服补钾宜在饭后或将水剂与果汁同饮;静脉补钾时每500mL液体中氯化钾含量不宜超过1.5g。

应用保钾利尿药需注意有无胃肠道反应、嗜睡、乏力、皮疹、高血钾等不良反应。

利尿药的应用时间选择早晨或日间为宜,避免夜间排尿过频而影响患者的休息。

(2)使用洋地黄的护理

①给药要求:严格遵医嘱给药,发药前要测量患者脉搏1分钟,当脉搏＜60次/分或节律不规则时,应暂停服药并通知医生。静脉给药时务必稀释后缓慢静脉注射,并同时监测心率、心律及心电图变化。

②遵守禁忌:注意不与奎尼丁、普罗帕酮(心律平)、维拉帕米(异搏定)、钙剂、胺碘酮等药物合用,以免降低洋地黄类药物肾排泄率,增加药物毒性。

③用药后观察:应严密观察患者用药后毒性反应,监测血清地高辛浓度。

④毒性反应的处理:立即停用洋地黄类药;停用排钾利尿药;积极补充钾盐;快速纠正心律失常,血钾低者快速补钾,不低的可应用力多卡因等治疗,但一般禁用电复律,防止发生室颤;对缓慢心律失常,可使用阿托品0.5~1mg皮下注射或静脉注射治疗,一般不用安置临时起搏器。

(3)肾素-血管紧张素-醛固酮系统抑制药使用的护理:应用ACE抑制药时需预防直立性低血压、皮炎、蛋白尿、咳嗽、间质性肺炎等不良反应的发生。应用ACE抑制药和(或)ARBBs期间要注意观察血压、血钾的变化,同时注意要小剂量开始,逐渐加量。

8.并发症的预防与护理

(1)感染:室内空气流通,每日开窗通风2次,寒冷天气注意保暖,长期卧床者鼓励翻身,协助拍背,以防发生呼吸道感染和坠积性肺炎;加强口腔护理,以防发生由于药物治疗引起菌群失调导致的口腔黏膜感染。

(2)血栓形成:长期卧床和使用利尿药引起的血流动力学改变,下肢静脉易形成血栓。应鼓励患者在床上活动下肢和做下肢肌肉收缩运动,协助患者做下肢肌肉按摩。每天用温水浸泡足以加速血液循环,减少静脉血栓形成。当患者肢体远端出现局部肿胀时,提示有发生静脉血栓可能,应及早与医师联系。

(3)皮肤损伤:应保持床褥柔软、清洁、干燥,患者衣服柔软、宽松。对于长期卧床患者应加强皮肤护理,保持皮肤清洁、干燥,定时协助患者更换体位,按摩骨突出处,防止推、拉、扯强硬动作,以免皮肤完整性受损。如需使用热水袋取暖,水温不宜过高,40~50℃为宜,以免烫伤。

对于有阴囊水肿的男患者可用托带支托阴囊,保持会阴部皮肤清洁、干燥;水肿局部有液体外渗情况,要防止继发感染;注意观察皮肤有无发红、破溃等压疮发生,一旦发生压疮要积极给予减少受压、预防感染、促进愈合的护理措施。

9.健康教育

(1)治疗病因、预防诱因:指导患者积极治疗原发心血管疾病,注意避免各种诱发心力衰竭的因素,如呼吸道感染、过度劳累和情绪激动、钠盐摄入过多、输液过多过快等。育龄妇女注意避孕,要在医师的指导下妊娠和分娩。

(2)饮食要求:饮食要清淡、易消化、富营养,避免饮食过饱,少食多餐。戒烟、酒,多食蔬菜、水果,防止便秘。

(3)合理安排活动与休息:根据心功能的情况,安排适当体力活动,以利于提高心脏储备力,提高活动耐力,同时也帮助改善心理状态和生活质量。但避免重体力劳动,建议患者进行散步、练气功、打太极拳等运动,掌握活动量,以不出现心悸、气促为度,保证充分睡眠。

(4)服药要求:指导患者遵照医嘱按时服药,不要随意增减药物,帮助患者认识所服药物的注意事项,如出现不良反应及时就医。

(5)坚持诊治:慢性心力衰竭治疗过程是终身治疗,应嘱患者定期门诊复诊,防止病情发展。

(6)家属教育:帮助家属认识疾病和目前治疗方法、帮助患者的护理措施和心理支持的技巧,教育其要给予患者积极心理支持和生活帮助,使患者树立战胜疾病信心,保持情绪稳定。

二、急性心力衰竭

急性心力衰竭(简称急性心衰),是指心力衰竭症状和体征迅速发生或恶化。临床上以急性左心衰竭最常见。急性左心衰竭是指急性发作或加重的左心功能异常所致的心肌收缩力明显降低、心脏负荷加重,造成急性心排血量骤降、肺循环压力突然升高、周围循环阻力增加,从而引起肺循环充血而出现急性肺淤血、肺水肿,以及伴组织器官灌注不足的心源性休克的一种临床综合征。

(一)病因

1.心源性急性心力衰竭

(1)急性弥漫性心肌损害:如急性冠状动脉综合征、急性重症心肌炎、急性心肌梗死等。

(2)急性心脏后负荷过重:如高血压危象、原有瓣膜狭窄或左心室流出道梗阻者突然过度体力活动、急性心律失常并发急性心力衰竭(快速型心房颤动或心房扑动、室性心动过速)等。

(3)急性容量负荷过重:如新发心脏瓣膜反流(急性缺血性乳头肌功能不全、感染性心内膜炎瓣膜腱索损害)、慢性心力衰竭急性失代偿等。

(4)心源性休克。

2.非心源性急性心力衰竭

(1)高心排血量状态:如甲状腺定豫、贫血、感染败血症。

(2)快速大量输液。

(3)急性肺静脉压显著增高:如大手术后、急性肾功能减退、吸毒、酗酒、哮喘、急性肺栓塞等。

(二)病理生理

突发严重的左心室排血不足或左心房排血受阻可引起肺静脉及肺毛细血管压力急剧升高。当肺毛细血管压升高超过血浆胶体渗透压时,液体即从毛细血管漏到肺间质、肺泡甚至气道内,引起肺换气功能障碍。由于 CO_2 的弥散能力远高于 O_2,故在急性心力衰竭的早期表现为 I 型呼吸衰竭。同时,原发病存在的心脏结构或功能异常,组织、循环中生物活性物质变化,如肾素-血管紧张素-醛固酮系统,使得心脏对前后负荷的耐受性发生变化。

(三)诊断要点

急性左心衰竭患者病情发展常十分危重且极为迅速。表现为突发严重呼吸困难、端坐呼吸、频发咳嗽、咳大量白色或粉红色泡沫样痰。患者有窒息感而恐惧、极度烦躁不安,口唇发绀,面色青灰,皮肤湿冷,大汗淋漓,呼吸频率可达 30～40 次/分,吸气时肋间隙和锁骨上凹内陷,听诊两肺满布湿啰音和哮鸣音,心率增快,心尖部可闻及舒张期奔马律,早期动脉压可升高,随后下降,严重者可出现心源性休克。

(四)治疗

急性心力衰竭发作是基础病因或诱因引发的血流动力学异常,治疗目的应当包括立即纠正血流动力学异常、去除诱发急性心力衰竭的诱因、尽早针对引发急性心力衰竭的病因治疗,最大限度地挽救生命,降低病死率。

1.体位

取坐位,双脚下垂,减少静脉回心血量,减轻心脏前负荷。

2.吸氧

开始氧流量为 2～3L/min,也可高流量给氧 6～8L/min,需要时予以面罩加压给氧或正压通气。吸氧后保持血氧饱和度(SaO_2)在 95％～98％。

3.镇静

遵医嘱使用吗啡静脉注射,必要时每隔 15 分钟重复 1 次,共 2～3 次,或 5～10mg 皮下注射。低血压或休克、慢性阻塞性肺疾病、支气管哮喘、神志障碍及伴有呼吸抑制危重患者禁用吗啡。

4.快速利尿

呋塞米 20～40mg 或托拉塞米 10～20mg、布美他尼 0.5～1mg 静脉注射,根据反应调整剂量。

5.扩张血管

硝普钠从 $0.3\mu g/(kg \cdot min)$ 静脉滴注缓慢加量至 $1\mu g/(kg \cdot min)$ 再到 $5\mu g/(kg \cdot min)$,静脉滴注过程中需要密切监测血压,长期应用可引起硫氰酸盐毒性,本药适宜短期使用。硝酸甘油静脉给予 $20\mu g/min$,密切监测血压,防止血压过度下降,如果收缩压降至 90～100mmHg 以下,硝酸盐应减量。

6.正性肌力药物

(1)多巴酚丁胺:起始剂量 2～3$\mu g/(kg \cdot min)$,最大剂量 20$\mu g/(kg \cdot min)$。

(2)多巴胺:小剂量[$<3\mu g/(kg \cdot min)$]可降低外周血管阻力,增加肾、冠状动脉和脑血流;中等剂量[$3～5\mu g/(kg \cdot min)$]可直接或间接增加心肌收缩力及心排血量;大剂量[$>5\mu g$

(kg·min)]可用于维持伴有低血压心力衰竭患者的收缩压,但有心动过速、心律失常的危险。

(3)磷酸二酯酶抑制剂:如米力农,首剂为 25μg/kg,稀释后 15～20 分钟静脉注射,继之 0.375～0.75μg/(kg·min)维持静脉滴注。

(4)去乙酰毛花苷:首剂 0.4mg,用 5% 葡萄糖注射液稀释后缓慢注射,以后每 2～4 小时可再给 0.2～0.4mg,总量 1～1.2mg。

7.主动脉内球囊反搏治疗

该方法适用于心源性休克、血流动力学障碍的严重冠心病、顽固性肺水肿。

8.机械通气治疗

该方法包括无创通气治疗和气管插管通气治疗。

9.血液净化治疗

10.心室机械辅助装置

(五)主要护理问题

1.气体交换受损

该问题与急性肺水肿有关。

2.恐惧

该问题与突发病情加重而担心疾病预后有关。

3.清理呼吸道无效

该问题与呼吸道分泌物增多、咳嗽无力有关。

4.潜在并发症

潜在并发症包括心源性休克。

(六)护理目标

(1)患者呼吸困难、咳嗽等症状减轻。

(2)患者焦虑/恐惧程度减轻,配合治疗及护理。

(3)患者呼吸道通畅,呼吸道分泌物减少并能咳出。

(4)患者得到及时治疗与处理,血流动力学稳定。

(七)护理措施

1.体位

立即协助患者取端坐位,双腿下垂,减少回心血量。

2.氧疗

(1)立即给予高流量氧气吸入,6～8L/min,可予 50%～70% 的乙醇湿化,降低肺泡内泡沫的表面张力,使之破裂,以改善肺泡通气。

(2)PaO$_2$ 仍小于 60mmHg(8kPa)时,应予机械通气,采用呼吸未正压通气(PEEP)。

3.保持呼吸道通畅

协助患者咳嗽、排痰,必要时吸痰。

4.用药护理

(1)遵医嘱正确及时应用药物。

(2)用硝普钠要注意现配现用,溶溶避光,有条件最好用输液泵或微量泵输入。

（3）洋地黄制剂静脉应用时需稀释后缓慢注射。

5.病情观察

（1）严密观察患者意识、呼吸频率及深度，精神状态。

（2）观察患者咳嗽、咳痰情况，观察痰液的性质。

（3）观察患者皮肤温度及颜色，心率、肺部啰音等的变化，血氧饱和度，监视血气分析结果。

（4）观察药物疗效及不良反应。如用吗啡时观察患者的意识状态、呼吸，注意有无呼吸抑制、心动过缓；用利尿剂要严格记录出入量；用血管扩张剂要注意药物速度和血压变化，以防低血压发生。

（5）对安置漂浮导管者应注意监测血流动力学变化，以判断疗效及病情进展。

6.心理护理

（1）向患者介绍环境及工作人员，简要介绍病情及治疗措施和使用监测设备的必要性。

（2）鼓励患者表达自身感受，分析产生恐惧的原因。

（3）教会患者自我放松的方法，如深呼吸、放松疗法。向患者说明恐惧对病情的不利影响，如加重支气管痉挛、增加心脏负荷等，使患者主动配合，保持情绪稳定。

（4）医护人员保持沉着冷静、操作熟练，使患者产生信任、安全感。

（八）并发症的处理及护理

1.心律失常

（1）评估发生室性心律失常的危险因素。左心室扩大和左心室射血分数降低的患者常表现为快速性室性心律失常。

（2）检出并预防或消除心律失常发生的诱因，如应用胺碘酮等药物治疗。

（3）持续心电、血压监测，及时发现室性心律失常及猝死的早期征兆，遵医嘱采取急救措施和药物治疗。

（4）监测电解质和酸碱平衡状况。

（5）准备好急救车和除颤仪、简易呼吸气囊等急救设备。

2.便秘

（1）评估排便的情况：如排便的次数、性质及排便难易程度，平时有无习惯性便秘，是否服用通便药物。

（2）指导患者采取通便措施：合理饮食，及时增加富含维生素的食物；适当腹部环形按摩。一般在患者无腹泻情况下常规应用缓泻剂；一旦出现排便困难，应立即告知医务人员，积极采取措施。

第二节　心律失常的护理

一、概述

心脏的传导系统由产生和传导冲动的特殊分化的传导组织构成。包括窦房结、结间束、房室结、希氏束、左右束支及浦肯野纤维网。

冲动由窦房结产生,沿结间束和心房肌传递,到达房室结及左心房,冲动此时传递速度极慢,当冲动传递到希氏束后传递速度再度加速,左右束支及浦肯野纤维网传递速度极快捷,使整个心室几乎同时被激动,最终冲动到达心外膜,完成一次完整的心动周期。

心脏传导系统也接受迷走神经和交感神经的支配,迷走神经兴奋性增加会使窦房结的自律性和传导性抑制,延长窦房结和周围组织的不应期,减慢房室结的传导,延长了房室结的不应期。交感神经作用与迷走神经相反。

各种原因引起心脏冲动频率、节律、起源部位、冲动传导速度和次序的异常均可引起心脏活动的规律发生紊乱,称为心律失常。

(一)分类

临床上根据心律失常发作时心率的快慢可分为快速性心律失常和缓慢性心律失常。心律失常按其发生原理可分为冲动形成异常和冲动传导异常两大类。

1.冲动形成异常

(1)窦性心律失常:由窦房结发出的冲动频率过快、过慢或有明显不规则形成的心律失常,如窦性心动过速、窦性心动过缓、窦性心律不齐、窦性停搏。

(2)异位心律:起源于窦房结以外(异位)的冲动,则形成期前收缩、阵发性心动过速、扑动、颤动以及逸搏心律等心律失常。

2.冲动传导异常

(1)生理性:干扰及房室分离。

(2)病理性:传导阻滞常见的有窦房传导阻滞、房室传导阻滞、房内传导阻滞、室内传导阻滞(左、右束支及左束支分支传导阻滞)。

(3)房室间传导途径异常:预激综合征。

(二)发病机制

心律失常有多种不同机制,如折返、异常自律性、后除极触发激动等,主要心律失常的电生理机制主要包括冲动形成异常、冲动传导异常以及两者并存。

1.冲动形成异常

(1)正常自律性状态:窦房结、结间束、冠状窦口周围、房室结的远端和希氏束-浦肯野系统的心肌细胞均有自律性。自主神经系统兴奋性改变或心脏传导系统的内在病变,均可导致原有正常自律性的心肌细胞发放不适当的冲动。如窦性心律失常、逸搏心律。

(2)异常自律性状态:正常情况下心房、心室肌细胞是无自律性的快反应细胞,由于病变使膜电位降低$-50\sim-60mV$时,使其出现异常自律性,而原本有自律性的快反应细胞(浦肯野纤维)的自律性也增高,异常自律性从而引起心律失常,如房性或室性快速心律失常。

(3)后除极触发激动:当局部儿茶酚胺浓度增高、低血钾、高血钙、洋地黄中毒及心肌缺血再灌注时,心房、心室与希氏束-浦肯野组织在动作电位后可产生除极活动,被称为后除极。若后除极的振幅增高并抵达阈值,便可引起反复激动,可导致持续性快速性心律失常。

2.冲动传导异常

折返是所有快速性心律失常最常见的发病机制,传导异常是产生折返的基本条件。传导异常包括：①心脏两个或多个部位的传导性与应激性各不相同，相互连接形成一个有效的折返环路；②折返环的两支应激性不同，形成单向传导阻滞；③另一通道传导缓慢，使原先发生阻滞的通道有足够时间恢复兴奋性；④原先阻滞的通道再次激动，从而完成一次折返激动。冲动在环内反复循环，从而产生持续而快速的心律失常。

(三)实验室检查

1.心电图检查

心电图检查是诊断心律失常最重要、最常用的无创性检查技术。需记录12导联，并记录显示P波清楚导联的心电图长条，以备分析，往往选择Ⅱ或V₁导联。

心电图分析主要包括：①心房、心室节律是否规则，频率如何；②P-R间期是否恒定；③P波、QRS波群形态是否正常，P波与QRS波的相互关系等。

2.长时间心电图记录

(1)动态心电图：动态心电图检查是在患者日常工作和活动情况下，连续记录患者24小时的心电图。其作用是：①了解患者症状发生如心悸、晕厥等，是否与心律失常有关；②明确心律失常或心肌缺血的发作与活动关系、昼夜分布特征；③帮助评价抗心律失常药物的疗效、起搏器、埋藏式心脏复律除颤器的效果和功能状态。

(2)事件记录器：①事件记录器。应用于间歇、不频繁发作的心律失常患者，通过直接回访、电话、互联网将实时记录的发生心律失常及其发生心律失常前后的心电图传输至医院。②埋植皮下事件记录器。这种事件记录器可埋于患者皮下，记录器可自行启动、监测和记录心律失常，应用于发作不频繁，可能是心律失常所致的原因不明晕厥的患者。

3.运动试验

运动试验用于运动时出现心悸的患者以协助诊断。但运动试验的敏感性不如动态心电图，须注意正常人进行运动试验时亦可出现室性期前收缩。

4.食管心电图

将食管电极导管插入食管并置于心房水平位置，能记录心房电位，并能进行心房快速起搏和程序电刺激。其作用为：①有助于对常见室上性心动过速发生机制的判断，帮助鉴别室上性心动过速；②可以诱发和终止房室结折返性心动过速；③有助于不典型预激综合征的诊断；④评价窦房结功能；⑤评价抗心律失常药物的疗效。

5.临床心电生理检查

(1)心电生理检查的临床作用

①诊断性应用：确立心律失常诊断及类型，了解心律失常起源部位及发生机制。

②治疗性应用：a.以电刺激终止心动过速发作，评价某些治疗措施(如起搏器、置入式心脏复律除颤器、导管消融、手术治疗等)能否防止电刺激诱发心动过速；b.通过电极导管进行消融如射频、冷冻，达到治愈心动过速的目的。

③判断预后：通过电刺激确定患者是否易于诱发室性心动过速，有无发生猝死的危险。

(2)心电生理检查适应证：①窦房结功能测定；②房室与室内传导阻滞；③心动过速；④不明原因晕厥。

二、窦性心律失常

心脏的正常起搏点位于窦房结,其冲动产生的频率是 60～100 次/分,产生的心律称为窦性心律。心电图特征 P 波在 Ⅰ、Ⅱ、aVF 导联直立,aVR 导联倒置,P-R 间期 0.12～0.20 秒。窦性心律的频率因年龄、性别、体力活动等不同有显著的差异。

(一)窦性心动过速

成人窦性心律 100～150 次/分,偶有高达 200 次/分,称窦性心动过速。窦性心动过速通常逐渐开始与终止。刺激迷走神经可以使其频率减慢,但刺激停止有加速原来的水平。

1.病因

多数属生理现象,健康人常在吸烟,饮茶、咖啡、酒,剧烈运动或情绪激动等情况下发生。在某些病时也可发生,如发热、甲状腺功能亢进、贫血、心肌缺血、心力衰竭、休克等。应用肾上腺素、阿托品等药物亦常引起窦性心动过速。

2.心电图特征

窦性 P 波规律出现,频率＞100 次/分,P-P 间期＜0.6 秒。

3.治疗原则

一般不需特殊治疗。祛除诱发因素和针对原发病做相应处理。必要时可应用 β 受体阻滞药如美托洛尔,减慢心率。

(二)窦性心动过缓

成人窦性心律频率＜60 次/分,称窦性心动过缓。常同时伴发窦性心律不齐(不同 P-P 间期的差异＞0.12 秒)。

1.病因

多见于健康的青年人、运动员、睡眠状态,为迷走神经张力增高所致。亦可见于颅内压增高、器质性心脏病、严重缺氧、甲状腺功能减退、阻塞性黄疸等。服用抗心律失常药物如 β 受体阻滞药、胺碘酮、钙通道阻滞药和洋地黄过量等也可发生。

2.心电图特征

窦性 P 波规律出现,频率＜60 次/分,P-P 间期＞1 秒。

3.临床表现

一般无自觉症状,当心率过分缓慢,出现心排血量不足,可出现胸闷、头晕,甚至晕厥等症状。

4.治疗原则

窦性心动过缓一般无症状,也不需治疗;病理性心动过缓应针对病因采取相应治疗措施。如因心率过慢而出现症状者则可用阿托品、异丙肾上腺素等药物,但不宜长期使用。症状不能缓解者可考虑心脏起搏治疗。

(三)病态窦房结功能综合征

病态窦房结功能综合征,简称病窦综合征,是由于窦房结的病变导致功能减退,出现多种心律失常的表现。病窦综合征常合并心房自律性异常,部分患者可有房室传导功能障碍。

1.病因

某些疾病如甲状腺功能亢进、伤寒、布氏杆菌病、淀粉样变、硬化与退行性变等,在病程中损害了窦房结,导致窦房结起搏和传导功能障碍;窦房结周围神经和心房肌的病变,减少窦房结的血液供应,影响其功能;迷走神经张力增高、某些抗心律失常药物抑制窦房结功能,亦可导致窦房结功能障碍。

2.心电图特征

主要表现为:①非药物引起的持续的窦性心动过缓,心率<50次/分;②窦性停搏与窦房传导阻滞;③窦房传导阻滞与房室传导阻滞同时并存;④心动过缓与房性快速心律失常交替发作。

其他表现还可为:①心房颤动患者自行心室率减慢,或发作前后有心动过缓和(或)一度房室传导阻滞;②房室交界区性逸搏心律。

3.临床表现

发作性头晕、黑矇、乏力,严重者可出现晕厥等,与心动过缓有关的心、脑血管供血不足的症状。有心动过速症状者,还可有心悸、心绞痛等症状。

4.治疗原则

对于无心动过缓有关供血不足的症状患者,不必治疗,定期随访,对于有症状的患者,应用起搏器治疗。心动过缓-心动过速综合征患者应用起搏器后,仍有心动过速症状,可应用抗心律失常药物,但避免单独使用抗心律失常药物,以免加重心动过缓症状。

三、期前收缩

根据异位起搏点部位的不同,期前收缩可分为房性、房室交界区性和室性期前收缩。期前收缩起源于一个异位起搏点,称为单源性,起源于多个异位起搏点,称为多源性。

临床上将偶尔出现期前收缩称偶发性期前收缩,但期前收缩每分钟>5个称频发性期前收缩。如每一个窦性搏动后出现一个期前收缩,称为二联律;每两个窦性搏动后出现一个期前收缩,称为三联律;每一个窦性搏动后出现两个期前收缩,称为成对期前收缩。

(一)病因

各种器质性心脏病如冠心病、心肌炎、心肌病、风湿性心脏病、二尖瓣脱垂等可引起期前收缩。电解质紊乱、应用某些药物亦可引起期前收缩。另外,健康人在过度劳累、情绪激动、大量吸烟饮酒、饮浓茶、进食咖啡因等可引起期前收缩。

(二)心电图特征

1.房性期前收缩

P波提早出现,其形态与窦性P波不同,P-R间期>0.12秒,QRS波群形态与正常窦性心律的QRS波群相同,期前收缩后有不完全代偿间歇。

2.房室交界性期前收缩

提前出现的QRS波群,其形态与窦性心律相同;P波为逆行型(在Ⅱ、Ⅲ、aVF导联中倒置)出现在QRS波群前,P-R间期<0.12秒。或出现在QRS波后,R-P间期<0.20秒。也可

出现在 QRS 波之中。期前收缩后大多有完全代偿间歇。

3.室性期前收缩

QRS 波群提前出现,形态宽大畸形,QRS 时限＞12 秒,与前一个 P 波无相关;T 波常与 QRS 波群的主波方向相反;期前收缩后有完全代偿间歇。

(三)临床表现

偶发期前收缩大多无症状,可有心悸或感到 1 次心搏加重或有心搏暂停感。频发期前收缩使心排血量降低,引起乏力、头晕、胸闷等。

脉搏检查可有脉搏不齐,有时期前收缩本身的脉搏减弱。听诊呈心律失常,期前收缩的第一心音常增强,第二心音相对减弱甚至消失。

(四)治疗要点

1.病因治疗

积极治疗病因,消除诱因。如改善心肌供血,控制炎症,纠正电解质紊乱,防止情绪紧张和过度疲劳。

2.对症治疗

偶发期前收缩无重要临床意义,不需特殊治疗,亦可用小量镇静药或 β 受体阻滞药;对症状明显、呈联律的期前收缩需应用抗心律失常药物治疗,如频发房性、交界区性期前收缩常选用维拉帕米、β 受体阻滞药等;室性期前收缩常选用利多卡因、美西律、胺碘酮等;洋地黄中毒引起的室性期前收缩应立即停用洋地黄,并给予钾盐和苯妥英钠治疗。

四、阵发性心动过速

阵发性心动过速是指阵发性、快速而规则的异位心律,由 3 个以上包括 3 个连续发生的期前收缩形成。根据异位起搏点部位的不同,可分为房性、交界区性和室性三种,房性与交界区性心动过速有时难以区别,故统称为室上性心动过速,简称室上速。阵发性室性心动过速简称室速。

(一)病因

1.室上速病因

常见于无器质性心脏病的正常人,也可见于各种心脏病患者,如冠心病、高血压、风心病、甲状腺功能亢进、洋地黄中毒等患者。

2.室速病因

多见于器质性心脏病患者,最常见于冠心病急性心肌梗死,其他如心肌病、心肌炎、风湿性心脏病、电解质紊乱、洋地黄中毒、Q-T 延长综合征、药物中毒等。

(二)心电图特征

1.室上速心电图特征

连续 3 次或以上快而规则的房性或交界区性期前收缩(QRS 波群形态正常),频率为150～250 次/分,P 波为逆行性(Ⅱ、Ⅲ、aVF 导联倒置),常埋藏于 QRS 波群内或位于其终末部分,与 QRS 波群保持恒定关系,但不易分辨。

2.室速心电图特征

连续 3 次或 3 次以上室性期前收缩；QRS 波形态畸形，时限＞0.12 秒，有继发性 ST-T 改变，T 波常与 QRS 波群主波方向相反；心室率 140～220 次/分，心律可以稍不规则；一般情况下 P 波与 QRS 波群无关，形成房室分离；常可见到心室夺获或室性融合波，是诊断室速的最重要依据。

(三)临床表现

1.室上速临床表现特点

心率快而规则，常达 150～250 次/分。突发突止，持续数秒、数小时甚至数日不等。发作时患者可有心悸、胸闷、乏力、头晕、心绞痛，甚至发生心力衰竭、休克。症状轻重取决于发作时的心率及持续时间。

2.室速临床表现特点

发作时临床症状轻重可因发作时心率、持续时间、原有心脏病变而各有不同。非持续性室速（发作持续时间少于 30 秒，能自行终止）患者，可无症状；持续性室速（发作持续时间长于 30 秒，不能自行终止）由于快速心率及心房、心室收缩不协调而致心排血量降低，血流动力学明显障碍，心肌缺血，可出现呼吸困难、心绞痛、血压下降、晕厥、少尿、休克甚至猝死。听诊心率增快 140～220 次/分，心律可有轻度失常，第一心音强弱不一。

(四)治疗要点

1.室上速治疗

发作时间短暂，可自行停止者，不需特殊治疗。

持续发作几分钟以上或原有心脏病患者应采取：①刺激迷走神经的方法：刺激咽部引起呕吐反射、Valsalva 动作（深吸气后屏气，再用力做呼气动作）、按压颈动脉窦、将面部浸没于冰水中等。②抗心律失常药物：首选维拉帕米，其他可选用艾司洛尔、普罗帕酮等药物。③对于合并心力衰竭的患者，洋地黄可作首选药物，毛花苷 C 静脉注射。但其他患者洋地黄目前已少用。④应用升压药物：常用间羟胺、去甲肾上腺素等。

对于药物效果不好患者可采用食管心房起搏，效果不佳可采用同步直流电复律术。

对于症状重、频繁发作、用药物效果不好的患者，可应用经导管射频消融术进行治疗。

2.室速治疗

无器质性心脏病患者非持续性室速，又无症状者，无需治疗。

持续性发作时治疗首选利多卡因静脉注射，首次剂量为 50～100mg，必要时 5～10 分钟后重复。发作控制后应继续用利多卡因静脉滴注维持 24～48 小时，维持量 1～4mg/min 防止复发。其他药物有普罗帕酮、索他洛尔、普鲁卡因胺、苯妥英钠、胺碘酮、溴苄胺等。

如应用药物无效，或患者已出现低血压、休克、心绞痛、出血性心力衰竭、脑血流灌注不足时，可用同步直流电复律。洋地黄中毒引起的室速，不宜应用电复律。

五、扑动与颤动

当异位搏动的频率超过阵发性心动过速的范围时，形成的心律称为扑动或颤动。可分为心房扑动(简称房扑)、心房颤动(简称房颤)、心室扑动(简称室扑)、心室颤动(简称室颤)。房颤是仅次于期前收缩的常见心律失常,比房扑多见,是心力衰竭最常见的诱因之一。室扑、室颤是极危重的心律失常。

(一)房扑与房颤

心房内产生极快的冲动,心房内心肌纤维极不协调地乱颤,心房丧失有效的收缩,心排血量比窦性心律减少25%以上。

1.病因

房扑、房颤病因基本相同,常发生于器质性心脏病患者,如风湿性心瓣膜病、冠心病、高血压性心脏病、甲状腺功能亢进、心力衰竭、心肌病等。也可发生于健康人情绪激动、手术后、急性酒精中毒、运动后。

2.心电图特征

(1)房扑心电图特点:P波消失,呈规律的锯齿状扑动波(F波),心房率250～350次/分,F波与QRS波群成某种固定的比例,最常见的比例为2:1房室传导,心室率规则或不规则,取决于房室传导比例,QRS波群形态一般正常,伴有室内差异性传导或原有束支传导阻滞者QRS波群可宽大变形。

(2)房颤心电图特点:为窦性P波消失,代之以大小形态及规律不一的F波,频率350～600次/分,R-R间期完全不规则,心室率极不规则,通常在100～160次/分。QRS波群形态一般正常,伴有室内差异性传导或原有束支传导阻滞者QRS波群可宽大变形。

3.临床表现

房扑与房颤的临床症状取决于心室率的快慢,如心室率不快者可无任何症状。房颤心室率<150次/分,患者可有心悸、气促、心前区不适等症状,心室率极快者>150次/分,可因心排血量降低而发生晕厥、急性肺水肿、心绞痛或休克。持久性房颤,易形成左心房附壁血栓,若脱落可引起动脉栓塞。

房颤心脏听诊第一心音强弱不一致,心律绝对不规则。脉搏表现为快慢不均,强弱不等,发生脉搏短绌现象。

房扑心室率如极快,可诱发心绞痛和心力衰竭。

4.治疗要点

(1)房扑治疗:针对原发病进行治疗。应用同步直流电复律术转复房扑是最有效的方法。普罗帕酮、胺碘酮对转复、预防房扑复发有一定疗效。洋地黄类制剂是控制心室率首选药物,钙通道阻滞药对控制心室率亦有效。部分患者可行导管消融术治疗。

(2)房颤治疗:积极查出房颤的原发病及诱发原因,并给予相应的处理。急性期应首选电复律治疗。心室率不快,发作时间短暂者无需特殊治疗;如心率快,且发作时间长,可用洋地黄减慢心室率,维拉帕米、地尔硫卓等药物终止房颤。对持续性房颤患者,如有恢复正常窦性心律指征时,可用同步直流电复律或药物复律。也可应用经导管射频消融进行治疗。

(二)室扑与室颤

心室内心肌纤维发生快而微弱的,不协调的乱颤,心室完全丧失射血能力,是最严重的心律失常,相当于心室停搏。

1.病因

急性心肌梗死是最常见病因,洋地黄中毒、严重低血钾、心脏手术、电击伤以及胺碘酮、奎尼丁中毒等也可引起。是器质性心脏病和其他疾病危重患者临终前发生的心律失常。

2.临床表现

室颤一旦发生,表现为迅速意识丧失、抽搐、发绀,继而呼吸停止,瞳孔散大甚至死亡。查体心音消失、脉搏触不到、血压测不到。

3.心电图特征

(1)室扑心电图特征:QRS-T 波群消失,带之以相对规律均齐的快速大幅波动,频率为150～300 次/分。

(2)室颤心电图特征:QRS 波群与 T 波消失,呈完全无规则的波浪状曲线,形状、频率、振幅高低各异。

4.治疗原则

室颤可致心搏骤停,一旦发生立即做非同步直流电除颤,同时胸外心脏按压及人工呼吸,保持呼吸道通畅,迅速建立静脉通路,给予复苏和抗心律失常药物等抢救措施。

六、房室传导阻滞

冲动从心房传至心室的过程中发生障碍,冲动传导延迟或不能传导,称为房室传导阻滞,按其阻滞的程度,分为三度:一度房室传导阻滞、二度房室传导阻滞、三度房室传导阻滞。一度、二度又称为不完全性房室传导阻滞,三度则为完全性房室传导阻滞,此时全部冲动均不能被传导。

1.病因

多见于器质性心脏病,如冠心病、心肌炎、心肌病、高血压病、心内膜炎、甲状腺功能低下等。另外,电解质紊乱、药物中毒、心脏手术等也是引发房室传导阻滞的病因。偶见正常人在迷走神经张力增高时可出现不完全性房室传导阻滞。

2.临床表现

一度房室传导阻滞患者除有原发病的症状外,一般无其他症状。

二度房室传导阻滞又分为Ⅰ型和Ⅱ型,Ⅰ型又称文氏现象或莫氏Ⅰ型,二度Ⅰ型患者常有心悸和心搏脱落感,听诊第一心音强度逐渐减弱并有心搏;二度Ⅱ型又称莫氏Ⅱ型,患者心室率较慢时,可有心悸、头晕、气急、乏力等症状,脉律可不规则或慢而规则,但第一心音强度恒定。此型易发展为完全性房室传导阻滞。

三度房室传导阻滞的临床症状轻重取决于心室率的快慢,如患者心率 30～50 次/分,则出现心搏缓慢,脉率慢而规则,有心悸、头晕、乏力的感觉,出现晕厥、心绞痛、心力衰竭和脑供血不全等表现。当心率<20 次/分,可引起阿-斯综合征,甚至心搏暂停。

3.心电图特征

一度房室传导阻滞 P-R 间期>0.20 秒,无 QRS 波群脱落。

二度房室传导阻滞莫氏Ⅰ型(文氏现象)的特征为:P-R 间期逐渐延长,直至 QRS 波群脱落;相邻的 R-R 间期逐渐缩短,直至 P 波后 QRS 波群脱落,之后 P-R 间期又恢复以前时限,如此周而复始;包含 QRS 波群脱落的 R-R 间期比 2 倍正常窦性 P-P 间期短;最常见的房室传导比例为 3∶2 或 5∶4。

莫氏Ⅱ型的特征为 P-R 间期固定(正常或延长),有间歇性 P 波与 QRS 波群脱落,常呈 2∶1 或 3∶1 传导;QRS 波群形态多数正常。

三度房室传导阻滞,心房和心室独立活动,P 波与 QRS 波群完全脱离关系;P-P 距离和 R-R 距离各自相等;心室率慢于心房率;QRS 波群形态取决于阻滞部位。

4.治疗原则

一度及二度Ⅰ型房室传导阻滞如心室率不慢且无症状者,一般不需治疗。心室率<40 次/分或症状明显者,可选用阿托品、异丙肾上腺素,提高心室率。但急性心肌梗死患者应慎用,因可导致严重室性心律失常。二度Ⅱ型和三度房室传导阻滞,心室率缓慢,伴有血流动力学障碍,出现阿-斯综合征时,应立即按心搏骤停处理。对反复发作、曾有阿-斯综合征发作的患者,应及时安装临时或埋藏式心脏起搏器。

七、心律失常的护理

(一)常用的护理诊断/问题

1.活动无耐力

与严重心律失常导致心排血量减少有关。

2.恐惧

与心律失常反复发作引起的心悸、心跳停跳感有关。

3.有受伤的危险

与心律失常引起的头晕或晕厥有关。

4.潜在并发症

心绞痛、阿斯综合征、猝死。

(二)护理措施

1.病情观察

(1)监测生命体征:心律失常多发生突然,变化迅速,严重者可诱发休克、心绞痛、心肌梗死,甚至导致患者猝死,故应密切观察病情变化。①仔细检查心率和节律:对于房颤患者,应同时测量心率和脉搏。②密切监测血压变化:严重心律失常可致心源性休克,如患者收缩压低于 80mmHg,脉压小于 20mmHg,脉搏急速,面色苍白,四肢发凉、青紫,烦躁,尿少等,应按休克处理。③密切观察是否发生室颤及停搏:一旦发现患者意识丧失、抽搐、心音及大动脉搏动消失、血压测不到、呼吸停止等表现,应立即进行 CPR 抢救,进行心脏按压、人工呼吸等。

(2)熟悉心电监护性能:对严重心律失常患者进行心电监护,密切关注是否存在危险的先兆,如频发的、多源性、成联律的室性期前收缩,RonT 现象,阵发性室上性心动过速,二度Ⅱ型房室传导阻滞;是否存在随时有猝死危险的严重心律失常,如室性心动过速、心室颤动、三度房室传导阻滞等。一旦发现,应及时报告医师,做出紧急处理。

2.生活护理

(1)充分休息:①保持环境安静,限制探视,减少不良刺激。②保证患者充足的休息时间和睡眠,严重心律失常患者应绝对卧床休息,减少心肌耗氧量和交感神经兴奋性;对无器质性心脏病的心律失常患者,应鼓励其正常工作和生活,但应避免过劳。③患者外出或上厕所时应有人陪伴、扶持,以防止患者摔倒、受伤。

(2)减少诱因:①保持大便通畅。②戒烟、限酒,不饮浓茶、咖啡等兴奋饮料。③给予高维生素、高蛋白、低脂、低钠饮食,不宜过饱。

3.用药护理

(1)遵医嘱使用抗心律失常药物:严格掌握其适应证,并密切观察心律变化,监测电解质。口服药物要定时定量,静脉给药要注意浓度及速度,如腺苷需弹丸式快速注射,避免失效,其他多数抗心律失常药需要缓慢注射。

(2)密切观察药物疗效及不良反应:用药后要观察患者的心率、节律、脉搏、血压及药物不良反应。因抗心律失常药物一般都有致心律失常作用,因此用药后需密切观察是否出现新的心律失常或原有心律失常加重。常用抗心律失常药物的不良反应如下:①利多卡因如剂量过大,可引起头晕、眩晕、意识模糊、抽搐和呼吸抑制、心脏停搏等,静脉注射1小时内的总量不得超过300mg。②苯妥英钠用药期间应注意白细胞变化。此外静脉注射时勿将药物注射到皮下,以免组织坏死。③胺碘酮致心律失常很少发生,偶可致心动过缓;最严重的不良反应是肺纤维化,需定期查胸片;可致转氨酶升高,定期查肝功能;因含碘,长期应用应定期查甲状腺功能。④维拉帕米可致血压下降、心动过缓等。

4.备好急救药物和设备

(1)一旦发生严重心律失常,立即吸氧;快速建立至少两条静脉通道;准备好急救药物(如苯妥英钠、利多卡因、阿托品、异丙肾上腺素等)及除颤器、临时起搏器等。

(2)当阵发性室上速、持续性室性心动过速、心房颤动等导致血压降低、心衰、休克等发生且药物使用无效时,尽快协助医生实施同步电复律。

(3)对发生室颤者,即使当时无医师在场,护士也应立即使用除颤器为患者施行非同步直流电除颤或胸外心脏按压。

(4)窦性停搏、二度Ⅱ型传导阻滞和三度传导阻滞出现严重的循环障碍时,协助医生做好安置临时起搏器的准备。

5.心理护理

鼓励患者说出自己的心理感受,给予耐心的解释、安慰,消除患者的焦虑与恐惧心理;加强床边巡视,以增加患者的安全感。

(三)健康指导

(1)积极防治原发疾病,避免各种诱因如发热、疼痛、寒冷、饮食不当等,向患者及家属讲解心律失常的基本知识,重点是病因、诱因及预防知识。

(2)适当地休息与活动,注意生活规律、情绪稳定、劳逸结合,戒烟、酒、咖啡、浓茶。

(3)指导患者选择高蛋白、高维生素饮食,多食蔬菜、水果、低脂、低盐饮食,少量多餐,避免饱食、刺激性饮料、吸烟、酗酒等因素,保持大便通畅。

（4）指导患者及家属的应急措施,如教会家属CPR,告知阵发性室上速患者物理兴奋迷走神经的方法。

（5）教会患者自测脉搏和听心律的方法,每天至少1次,每次1分钟,向患者及家属阐明按医嘱服药的重要性,让患者认识到服药的重要性,不可自行减量或撤换药,如有不良反应要及时就医。高危的慢性房颤的患者应坚持服用抗凝药物,观察有无出血的不良反应。

（6）注意安全。有晕厥史的患者应避免从事高危险性工作,安装起搏器患者应随身携带诊断卡及急救药物。

第三节　冠心病的护理

一、稳定型心绞痛

稳定型心绞痛是指在冠状动脉狭窄的基础上,由心肌负荷增加引起心肌急剧的、暂时的缺血与缺氧所致的临床综合征,以发作性胸痛为主要临床特点。

（一）病因及发病机制

给予心脏机械性刺激不引起疼痛,但心脏的缺血、缺氧则引起疼痛。正常情况下,心肌已最大限度地利用冠状动脉中的氧,当需氧量再增加时,只能靠增加冠状动脉血流量来维持。正常冠状动脉有很大扩张能力,可以通过增加血流量进行代偿。

冠状动脉粥样斑块导致管腔狭窄或扩张性减弱,限制了血流量的增加。一旦心脏负荷增加时,狭窄的冠状动脉不能明显增加心肌供血,出现心肌供血不足而发生心肌缺血缺氧、酸性代谢产物积聚,产生疼痛。

（二）临床表现

1.症状

以稳定的发作性胸痛为主要临床表现,其特点为:

（1）部位:常见胸骨上段或中段之后,常放射至颈、咽、下颌部,左肩、左臂内侧、无名指、小指及上腹部。

（2）性质:多为压榨性、烧灼或紧缩样疼痛。

（3）持续时间:典型者持续3～5分钟,很少超过15分钟。

（4）诱因:常由体力劳动、情绪激动、饱餐、心动过速、休克、寒冷、吸烟等诱发。

（5）缓解方式:休息或含服硝酸甘油1～5分钟内缓解。

2.体征

心绞痛发作时,患者面色苍白、出冷汗、心率增快、血压升高,心尖部有时出现第四心音或一过性收缩期杂音等。

（三）辅助检查

1.心电图

（1）静息心电图:约50％以上患者为正常,也可有陈旧性心肌梗死或特异性ST-T改变。

（2）发作时心电图:绝大多数患者出现暂时性心肌缺血性ST段下移($\geqslant$0.1mV),可见T

波的倒置。发作缓解后恢复。

（3）心电图负荷试验：通过运动增加心脏负荷，诱发心肌缺血，有助于诊断可疑心绞痛者。运动中出现典型心绞痛，ST 段水平型或下斜型压低≥0.1mV，持续 2 分钟为运动试验阳性。

（4）24 小时动态心电图：连续记录 24 小时以上的心电图，从中发现心电图 ST-T 改变和各种心律失常，并与患者的活动情况、症状进行对照和分析。活动时胸痛发作，且相应心电图呈缺血性 ST-T 改变有助于诊断。

2.冠状动脉造影

这是公认的冠心病诊断"金标准"。冠状动脉造影可显示冠状动脉主干及其主要分支，并能确定病变部位、范围、程度等。

3.放射性核素检查

利用放射性铊或锝显像显示灌注缺损，提示心肌供血不足或消失区域，对心肌缺血的诊断很有价值。

（四）诊断要点

对有典型的稳定型心绞痛发作史的患者，可做出诊断。对症状不典型者，依据年龄、易患因素、心电图等检查也可确立诊断。必要时可作放射性核素检查、冠状动脉造影确诊。

（五）治疗要点

治疗目标：缓解急性发作，预防再次发作。

1.发作时的治疗

（1）休息：发作时应立即停止原有活动，消除紧张和焦虑情绪，可酌情用镇静剂。

（2）药物治疗：选用作用快速的硝酸酯制剂，其除了能快速扩张冠状动脉外，还可扩张外周血管，减轻心脏负荷。常用药物有：①硝酸甘油，0.3～0.6mg，舌下含服，1～2 分钟开始起作用，持续时间约 30 分钟。②硝酸异山梨醇酯（消心痛），5～10mg，舌下含化，2～5 分钟起效，作用时间 2～3 小时。

2.缓解期的药物治疗

选用作用持久、不良反应小的抗心绞痛药物。常用药物如下：

（1）预防发生急性冠脉综合征

①抗血小板治疗：预防血栓形成。常用阿司匹林，其他抗血小板药物有双嘧达莫（潘生丁）、噻氯匹定或氯吡格雷等。

②调脂药物：降低总胆固醇水平。可选用他汀类、贝特类药物。

（2）预防心绞痛再次发作

①硝酸酯制剂：如硝酸异山梨醇酯 5～20mg，3 次/天，长效硝酸甘油 2.5mg，2～3 次/天。2％硝酸甘油油膏或橡皮膏贴片，用于胸前、上臂皮肤缓慢吸收，可预防夜间心绞痛发作。

②β受体阻滞剂：通过降低血压、心率及心肌收缩力，减少心肌耗氧量。常用药物有：普萘洛尔（心得安）、阿替洛尔（氨酰心安）、美托洛尔（美多心安）。硝酸酯制剂与β受体阻滞剂合用可提高疗效，但可使血压下降，宜从小量开始。对有低血压、支气管哮喘、心动过缓、Ⅱ度或以上房室传导阻滞的患者不宜使用。

③钙通道阻滞剂：抑制钙离子流入平滑肌细胞而扩张冠状动脉；扩张周围血管，降低心脏

后负荷;抑制心肌收缩力,减少心肌耗氧量;对抗血小板聚集,改善心肌微循环。对冠状动脉痉挛引起的变异型心绞痛效果好。常用药物有:维拉帕米、地尔硫草、硝苯地平缓释制剂。

3.冠状动脉介入治疗

对有适应证的心绞痛患者,可作经皮腔内冠状动脉成形术(PTCA)或冠状动脉内支架植入术。

4.外科治疗

对病情严重、不适合做介入治疗或治疗效果欠佳的患者,应及时作冠状动脉搭桥手术。

(六)常用的护理诊断/问题

1.疼痛

与心肌缺血有关。

2.活动无耐力

与氧的供需失衡有关。

3.焦虑

与突发剧烈胸痛及惧怕再次发作有关。

4.知识缺乏

缺乏预防心绞痛发作的有关知识。

5.潜在并发症

心肌梗死。

(七)护理措施

1.生活护理

(1)休息:休息可降低心肌耗氧量,使心绞痛的发作减少或消失。发作时让患者立即停止一切活动,卧床休息,采取舒适体位,解开衣裤,嘱患者放松思想,减轻其不安情绪。缓解期合理安排休息和活动,参加不引起胸痛发作的体育活动。

(2)低脂饮食:控制膳食总热量,维持体重指数(BMI)在 20～24。腰围方面,男≤101cm,女性≤89cm。宜进食低热量、低脂、低胆固醇、富含维生素、清淡易消化饮食,提倡多食新鲜蔬菜、水果,并注意少食多餐,避免过饱,避免刺激性食物,不饮浓茶和咖啡,戒烟酒。保持大小便通畅。

2.病情观察

观察每次胸痛发作的特点有无改变,如部位、性质、程度、持续时间、诱发因素、缓解方式。如果疼痛性质、严重程度发生变化,或心绞痛发作频繁、时间延长、加剧或出现心率减慢、血压波动、出冷汗、烦躁不安等,应警惕心肌梗死的发生,要及时通知医师及早处理。

3.用药护理

(1)遵医嘱正确用药:发作时立即舌下含服硝酸甘油 0.3～0.6mg,药物应避光保存,有效的药物含服时舌下有辛辣感,告知患者将药物放在舌下有丰富静脉丛处,一定不能吞服或嚼服,否则由于其存在首过效应,会在肝脏完全失效。静脉使用硝酸甘油时,观察患者是否发生头痛、头晕、血压降低等反应,缓解期坚持服用硝酸异山梨醇酯、β受体阻滞剂、钙通道阻滞剂、抗血小板聚集药、调脂药物等。

（2）观察药物疗效及不良反应：使用硝酸甘油等硝酸酯类药物后可能出现面红、头晕、头胀痛等不良反应，含药时宜平卧，以防低血压。使用β受体阻滞剂、钙拮抗剂时，应监测脉搏和血压。

4.疾病知识指导

耐心解释病情，有助于消除患者紧张、焦虑情绪。告知患者生活中的预防措施以及发作时的应对措施。

（1）高危因素控制：控制高血压、高血脂、体重、糖尿病（糖耐量异常），戒烟限酒，加强体育锻炼，注意劳逸结合。

（2）定期查体：定期进行心电图、血糖、血脂检查；高危人群可择期进行冠状动脉造影检查，明确狭窄程度。

（3）控制和预防诱因：避免任何加重心脏负荷的情况，如过度体力活动、情绪激动、饱餐、用力解大便、寒冷等。

（4）指导用药：外出携带应急用药，如硝酸甘油。当有诱因存在时，可预防性舌下含服硝酸甘油片，预防发作。

（5）胸痛发作时，立即停止原有活动，舌下含服硝酸甘油；如不缓解，5分钟后可再含服1片；若连续3次不缓解，可能为急性冠脉综合征，需立即上医院就诊。

（6）一旦心绞痛发作特点改变，如频繁发作、夜间或静息时发作、程度加重、持续时间长、硝酸甘油疗效差，应立即拨打急救电话120或上医院就诊。

二、急性心肌梗死

急性心肌梗死是在冠状动脉硬化的基础上，冠状动脉血供应急剧减少或中断，使相应的心肌发生严重持久的缺血导致心肌坏死。临床表现为持久的胸前区疼痛、发热、血白细胞计数增多、血清心肌坏死标记物增多和心电图进行变化，还可发生心律失常、休克或心力衰竭三大并发症，亦属于急性冠状动脉综合征的严重类型。

（一）病因与发病机制

基本病因是冠状动脉粥样硬化，造成一支或多支血管狭窄，在侧支循环未建立时，使心肌供血不足。也有极少数患者由于冠状动脉栓塞、炎症、畸形、痉挛和冠状动脉口阻塞为基本病因。

在冠状动脉严重狭窄的基础上，一旦心肌需血量猛增或冠状动脉血供锐减，使心肌缺血达20～30分钟或以上，即可发生急性心肌梗死。

研究证明，多数心肌梗死是由于粥样斑块破溃、出血、管腔内血栓形成，使管腔闭塞。还有部分患者是由于冠状动脉粥样斑块内或其下出血或血管持续痉挛，也可使冠状动脉完全闭塞。

促使粥样斑块破裂、出血、血栓形成的诱因有：①机体交感神经活动增高，应激反应性增强，心肌收缩力加强、心率加快、血压增高；②饱餐，特别在食用大量脂肪后，使血脂升高，血黏稠度增高；③剧烈活动、情绪过分紧张或过分激动、用力排便或血压突然升高，均可使左心室负荷加重；④脱水、出血、手术、休克或严重心律失常，可使心排血量减少，冠状动脉灌注减少。

急性心肌梗死发生并发症,均可使冠状动脉灌注量进一步降低,心肌坏死范围扩大。

(二)临床表现

1.先兆表现

50%以上的患者发病数日或数周前有胸闷、心悸、乏力、恶心、大汗、烦躁、血压波动、心律失常、心绞痛等前驱症状。以新发生的心绞痛,或原有心绞痛发作频繁且程度加重、持续时间长、服用硝酸甘油效果不好为常见。

2.主要症状

(1)疼痛:为最早、最突出的症状,其性质和部位与心绞痛相似,但程度更剧烈,伴有烦躁、大汗、濒死感。一般无明显的诱因,疼痛可持续数小时或数天,经休息和含服硝酸甘油无效。少数患者症状不典型,疼痛可位于上腹部或颈背部,甚至无疼痛表现。

(2)全身症状:一般在发生疼痛24~48小时或以后,出现发热、心动过速。一般发热体温在38℃左右,多在1周内恢复正常。可有胃肠道症状如恶心、呕吐、上腹胀痛,重者可有呃逆。

(3)心律失常:有75%~95%的患者发生心律失常,多发生于病后1~2天,前24小时内发生率最高,以室性心律失常最多见,如频发室性期前收缩,成对出现或呈短阵室性心动过速,常是出现室颤先兆。室颤是急性心肌梗死早期患者死亡的主要原因。

(4)心源性休克:疼痛时常见血压下降,如疼痛缓解时,收缩压<80mmHg(10.7kPa),同时伴有烦躁不安、面色苍白或发绀、皮肤湿冷、脉搏细速、尿量减少、反应迟钝,则为休克表现,约20%的患者常于心肌梗死后数小时至1周内发生。

(5)心力衰竭:约50%的患者在起病最初几天,疼痛或休克好转后,出现呼吸困难、咳嗽、发绀、烦躁等左侧心力衰竭的表现,重者可发生急性肺水肿,随后可出现颈静脉怒张、肝大、水肿等右侧心力衰竭的表现。右心室心肌梗死患者可发病开始即可出现右侧心力衰竭表现,同时伴有血压下降。

3.体征

多数患者心率增快,但也有少数患者心率变慢,心尖部第一心音减低,出现第三、四心音奔马律。有10%~20%的患者在发病的2~3天,由于反应性纤维性心包炎,可出现心包摩擦音。可有各种心律失常。

除极早期血压可增高外,随之几乎所有患者血压下降,发病前高血压患者血压可降至正常,而且多数患者不再恢复起病前血压水平。

可有与心律失常、休克、心力衰竭相关体征。

4.其他并发症

乳头肌功能不全或断裂、心室壁瘤、栓塞、心脏破裂、心肌梗死后综合征等。

(三)辅助检查

1.心电图改变

(1)特征性改变:①面向坏死区的导联,出现宽而深的异常Q波;②在面向坏死区周围损伤区的导联,出现ST段抬高呈弓背向上;③在面向损伤区周围心肌缺氧区的导联,出现T波倒置;④在背向心肌梗死的导联则出现R波增高、ST段压低、T波直立并增高。

(2)动态性改变:起病数小时后ST段弓背向上抬高,与直立的T波连接成单向曲线;2天内出现病理性 Q 波，R 波减低；数日后 ST 段恢复至基线水平，T 波低平、倒置或双向；数周后 T 波可倒置，病理性 Q 波永久遗留。

2.实验室检查

(1)肌红蛋白：肌红蛋白敏感性高但特异性不高，起病后 2 小时内升高，12 小时内达到高峰，24～48 小时恢复正常。

(2)肌钙蛋白：肌钙蛋白 I 或肌钙蛋白 T 起病后 3～4 小时升高。肌钙蛋白 I 11～24 小时达到高峰，7～10 天恢复正常。肌钙蛋白 T 24～48 小时达到高峰，10～14 天恢复正常。

这些心肌结构蛋白含量增加是诊断心肌梗死的敏感指标。

(3)血清心肌酶：出现肌酸激酶同工酶 CK-MB、磷酸肌酸激酶、门冬氨酸氨基转移酶、乳酸脱氢酶升高，其中磷酸肌酸激酶是出现最早、恢复最早的酶，肌酸激酶同工酶 CK-MB 诊断敏感性和特异性均极高，起病 4 小时内增高，16～24 小时达到高峰，3～4 天恢复正常。增高程度与梗死的范围呈正相关，其高峰出现时间是否提前有助于判断溶栓治疗是否成功。

(4)血细胞：发病 24～48 小时后白细胞升高(10～20)×10⁹/L，中性粒细胞增多，嗜酸性粒细胞减少；红细胞沉降率增快；C 反应蛋白增高。

(四)治疗原则

急性心肌梗死治疗原则是尽快恢复心肌血流灌注，挽救心肌，缩小心肌缺血范围，防止梗死面积扩大，保护和维持心功能，及时处理各种并发症。

1.一般治疗

(1)休息：急性期卧床休息 12 小时，若无并发症，24 小时内应鼓励患者床上活动肢体，第 3 天可床边活动，第 4 天起逐步增加活动量，1 周内可达到每日 3 次步行 100～150m。

(2)监护：急性期进行心电图、血压、呼吸监护，密切观察生命体征变化和心功能变化。

(3)吸氧：急性期持续吸氧 4～6L/min，如发生急性肺水肿，按其处理原则处理。

(4)抗凝治疗：无禁忌证患者嚼服肠溶阿司匹林 150～300mg，连服 3 天，以后改为 75～150mg/d，长期服用。

2.解除疼痛

哌替啶 50～100mg 肌内注射或吗啡 5～10mg 皮下注射，必要时 1～2 小时可重复使用 1 次，以后每 4～6 小时重复使用，用药期间要注意防止呼吸抑制。疼痛轻的患者可应用可待因或罂粟碱 30～60mg 肌内注射或口服。也可用硝酸甘油静脉滴注，但需注意心率、血压变化，防止心率增快、血压下降。

3.心肌再灌注

心肌再灌注是一种积极治疗措施，应在发病 12 小时内，最好在 3～6 小时进行，使冠状动脉再通，心肌再灌注，使濒临坏死的心肌得以存活，坏死范围缩小，减轻梗死后心肌重塑，改善预后。

(1)经皮冠状动脉介入治疗(PCI)：实施 PCI 首先要有具备实施介入治疗条件，并建立急性心肌梗死急救的绿色通道，患者到院明确诊断之后，即要对患者给予常规治疗，又要做好术前准备的同时将患者送入心导管室。

①直接 PCI 适应证：a.ST 段抬高和新出现左束支传导阻滞；b.ST 段抬高性心肌梗死并发

休克;c.非 ST 段抬高性心肌梗死,但梗死的动脉严重狭窄;d.有溶栓禁忌证,又适宜再灌注治疗的患者。

注意事项:a.发病 12 小时以上患者不宜实施 PCI;b.对非梗死相关的动脉不宜实施 PCI;c.心源性休克需先行主动脉球囊反搏术,待血压稳定后方可实施 PCI。

②补救 PCI:对于溶栓治疗后仍有胸痛,抬高的 ST 段降低不明显,应实施补救 PCI。

③溶栓治疗再通后 PCI:溶栓治疗再通后,在 7～10 天行冠状动脉造影,对残留的狭窄血管并适宜的行 PCI,可进行 PCI。

(2)溶栓疗法:对于由于各种原因没有进行介入治疗的患者,在无禁忌证情况下,可尽早行溶栓治疗。

①适应证:溶栓疗法适应证有:a.2 个以上(包括两个)导联 ST 段抬高或急性心肌梗死伴左束支传导阻滞,发病<12 小时,年龄<75 岁。b.ST 段抬高明显心肌梗死患者,>75 岁;c.ST 段抬高性心肌梗死发病已达 12～24 小时,但仍有胸痛、广泛 ST 段抬高者。

②禁忌证:溶栓疗法禁忌证有:a.既往病史中有出血性脑卒中。b.近 1 年内有过缺血性脑卒中、脑血管病。c.颅内肿瘤。d.近 1 个月有过内脏出血或已知出血倾向。e.正在使用抗凝药。f.近 1 个月有创伤史、>10 分钟的心肺复苏;近 3 周来有外科手术史;近 2 周内有在不能压迫部位的大血管穿刺术。g.未控制高血压>180/110mmHg。h.未排除主动脉夹层。

③常用溶栓药物。尿激酶(UK)在 30 分钟内静脉滴注 150 万～200 万 U;链激酶(SK)、重组链激酶(rSK)在 1 小时内静脉滴注 150 万 U。应用链激酶须注意有无过敏反应,如寒战、发热等。重组组织型纤溶酶原激活药(rt-PA)在 90 分钟内静脉给药 100mg,先静脉注射 15mg,继而在 30 分钟内静脉滴注 50mg,随后 60 分钟内静脉滴注 35mg。另外,在用 rt-PA 前后均需静脉滴注肝素,应用 rt-PA 前需用肝素 5000U,用 rt-PA 后需每小时静脉滴注肝素 700～1000U,持续使用 2 天。之后 3～5 天,每 12 小时皮下注射肝素 7500U 或使用低分子肝素。

血栓溶解指标:a.抬高的 ST 段 2 小时内回落 50%;b.2 小时内胸痛消失;c.2 小时内出现再灌注性心律失常;d.血清 CK-MB 酶峰值提前出现。

4.心律失常处理

室性心律失常常可引起猝死,应立即处理,首选给予利多卡因静脉注射,反复出现可使用胺碘酮治疗,发生室颤时立即实施电复律;对房室传导阻滞,可用阿托品、异丙肾上腺素等药物,严重者需安装人工心脏起搏器。

5.控制休克

补充血容量,应用升压药物及血管扩张药,纠正酸碱平衡紊乱。如处理无效时,应选用在主动脉内球囊反搏术的支持下,积极行经皮冠状动脉成形术或支架置入术。

6.治疗心力衰竭

主要是治疗急性左侧心力衰竭。急性心肌梗死 24 小时内禁止使用洋地黄制剂。

7.二级预防

预防动脉粥样硬化、冠心病的措施属于一级预防,对于已经患有冠心病、心肌梗死患者预防再次梗死,防止发生心血管事件的措施属于二级预防。

二级预防措施有:①应用阿司匹林或氯吡格雷等药物,抗血小板集聚。应用硝酸酯类药物,抗心绞痛治疗;②预防心律失常,减轻心脏负荷。控制血压在 140/90mmHg 以下,合并糖尿病或慢性肾功能不全应控制在 130/80mmHg 以下;③戒烟、控制血脂;④控制饮食,治疗糖尿病,糖化血红蛋白应低于 7%,体重指数应控制在标准体重之内;⑤对患者及家属要普及冠心病相关知识教育,鼓励患者有计划、适当地运动。

(五)护理措施

1.身心休息

急性期绝对卧床,减少心肌耗氧,避免诱因。保持安静,减少探视避免不良刺激,保证睡眠。陪伴和安慰患者,操作熟练,有条不紊,理解并鼓励患者表达恐惧。

2.改善活动耐力

改善活动耐力,帮助患者制订逐渐活动计划。对于有固定时间和情境出现疼痛的患者,可预防性给药。若患者在活动后出现呼吸加快或困难、脉搏过快或停止后 3 分钟未恢复,血压异常、胸痛、眩晕应停止活动,并以此作为限制最大活动量的指标。

3.病情观察

监护 5～7 天,监测心电图、心率、心律、血压、血流动力学,有并发症应延长监护时间。如心率、心律和血压变化,出现心律失常,特别是室性心律失常和严重的房室传导阻滞、休克的发生,及时报告医师处理。观察尿量、意识改变,以帮助判断休克的情况。

4.吸氧

前 3 天给予高流量吸氧 4～6L/min,而后可间断吸氧。如发生急性肺水肿,按其处理原则护理。

5.镇痛护理

遵医嘱给予哌替啶、吗啡、杜冷丁等镇痛药物,对于烦躁不安的患者可给予地西泮肌内注射。观察疼痛性质及其伴随症状的变化,注意有无呼吸抑制、心率加快等不良反应。

6.防止便秘护理

向患者强调预防便秘的重要性,食用富含纤维食物。注意饮水,1500mL/d。遵医嘱长期服用缓泻药,保证排便通畅。必要时应用润肠药、低压灌肠等。

7.饮食护理

给予低热量、低脂、低胆固醇和高维生素饮食,少量多餐,避免刺激性食品。

8.溶栓治疗护理

溶栓前要建立并保持静脉通道畅通。仔细询问病史,除外溶栓禁忌证;溶栓前需检查血常规、凝血时间、血型、配血备用。

溶栓治疗中观察患者有无寒战、皮疹、发热等过敏反应。应用抗凝药物如阿司匹林、肝素,使用过程中应严密观察有无出血倾向。应用溶栓治疗时应严密监测出凝血时间和纤溶酶原,防止出血,注意观察有无牙龈、皮肤、穿刺点出血,观察尿、粪便的颜色。出现大出血时需立即停止溶栓,输鱼精蛋白、输血。

溶栓治疗后应定时记录心电图、检查心肌酶谱,观察胸痛有无缓解。

9.经皮冠状动脉介入治疗后护理

防止出血与血栓形成,停用肝素 4 小时后,复查全血凝固时间,凝血时间在正常范围之内,拔除动脉鞘管,压迫止血,加压包扎,患者继续卧床24小时,术肢制动。同时,严密观察生命体征,有无胸痛。观察足背动脉搏动情况,鞘管留置部位有无出血、血肿。

10.预防并发症

(1)预防心律失常及护理:急性期要持续心电监护,发现频发室性期前收缩,成对的、多源性的、呈RonT现象的室性期前收缩或发现房室传导阻滞时,应及时通知医师处理,遵医嘱应用利多卡因等抗心律失常药物,同时要警惕发生室颤、猝死。

电解质紊乱、酸碱失衡也是引起心律失常的重要因素,要监测电解质和酸碱平衡状态,准备好急救药物和急救设备如除颤器、起搏器等。

(2)预防休克及护理:遵医嘱给予扩容、纠酸、血管活性药物,避免脑缺血、保护肾功能,让患者平卧位或头低足高位。

(3)预防心力衰竭及护理:在起病最初几天甚至在心肌梗死演变期内,急性心肌梗死的患者可以发生心力衰竭,多表现左侧心力衰竭。因此要严密观察患者有无咳嗽、咳痰、呼吸困难、尿少等症状,观察肺部有无湿性啰音。避免情绪烦躁、饱餐、用力排便等加重心脏负荷的因素。如发生心力衰竭,即按心力衰竭护理进行护理。

11.健康教育

(1)养成良好生活习惯:调整生活方式,缓解压力,克服不良情绪,避免饱餐、寒冷刺激。洗澡时应注意:不在饱餐和饥饿时洗,水温和体温相当,时间不要过长,卫生间不上锁,必要时有人陪同。

(2)积极治疗危险因素:积极治疗高血压、高血脂、糖尿病、控制体重于正常范围,戒除烟酒。自觉落实二级预防措施。

(3)按时服药:了解所服药物作用、不良反应,随身带药物和保健卡。按时服药、定期复查,终身随诊。

(4)合理饮食:食用低热量、低脂、低胆固醇,总热量不宜过高的饮食,以维持正常体重为度。清淡饮食,少量多餐。避免大量刺激性食品。多食含纤维素和果胶的食物。

第四节　原发性高血压的护理

原发性高血压是以血压升高为主要表现的临床综合征,简称高血压,是导致人类死亡的常见疾病如脑卒中、冠心病等重要危险因素,占所有高血压患者的90%以上。约5%为继发性高血压,系由某些明确而独立的疾病引起,常见于某些肾脏病、内分泌疾病等。

一、病因及发病机制

(一)病因

原发性高血压的病因尚不明确,目前认为是遗传因素(40%)和环境因素(60%)共同作用的结果。

1.遗传因素

原发性高血压有明显的家族聚集性,若父母均有高血压,子女的发病率比例增高。

2.环境因素

(1)饮食:食盐摄入量与高血压发生率有密切关系,呈正相关。但摄盐过多导致血压升高主要见于对盐敏感的人群中。另外,低钙、低钾、饮酒、高蛋白质和高脂饮食也可能是血压升高的因素。

(2)精神紧张:长期工作压力、紧张、焦虑、噪音等会导致高血压,与交感神经长期兴奋有关。

3.其他因素

如肥胖、阻塞性呼吸暂停综合征等。

(二)发病机制

血压的升高主要取决于心排血量和体循环的外周血管压力。

1.交感神经系统的影响

交感神经活动增强是引发高血压的重要环节。长期精神紧张,交感神经活动增强,小动脉收缩,管腔增厚,外周血管阻力增加,血压升高。

2.肾素-血管紧张素-醛固酮系统激活(RAAS)

可引起小动脉收缩,导致外周阻力增加,水钠潴留,血压增高。

3.血管内皮功能异常

血管内皮失去了在调节血液循环和心血管功能中的重要作用,其分泌的一氧化氮减少而内皮素增加,使血管收缩反应增强,血压增高。

4.其他

各种血管活性物质的激活和释放、胰岛素抵抗所致的高胰岛素血症等,也参与高血压的发病等。

二、临床表现

(一)一般表现

多数患者起病慢,早期可无明显症状,偶于体格检查时发现血压增高,少数患者甚至在突发脑出血时才发现患高血压病,也有部分患者出现头晕、头痛、眼花、失眠、乏力等症状,但症状轻重与血压增高程度可不一致。

(二)并发症

1.靶器官损害

(1)心脏:长期血压升高,左心室肥厚、扩张,导致高血压性心脏病。失代偿期可出现左心衰竭。高血压促进冠心病发生和发展,患者可发生心绞痛和心肌梗死。

(2)大脑:高血压可加速脑动脉粥样硬化,使患者出现短暂性脑缺血发作及脑血栓形成;脑小动脉硬化可形成小动脉瘤,在情绪激动、劳累等诱因作用下,当血压急剧升高时可破裂发生脑出血。

（3）肾：血压长期持久增高可致肾小动脉硬化、肾功能减退，可出现多尿、夜尿、蛋白尿，甚至发生肾功能不全。

（4）眼底：眼底视网膜动脉变细、狭窄甚至出血、絮状渗出。

2.高血压急症

患者血压在数小时至数天内急剧升高，舒张压＞130mmHg 和（或）收缩压＞200mmHg，伴有心、脑、肾、眼底、大动脉的功能障碍和不可逆损害。

（1）恶性高血压：可能与未及时治疗或治疗不当有关。眼底和肾脏损害突出，进展迅速。如不及时治疗，可死于肾衰竭、脑卒中或心力衰竭。

（2）高血压危象：因疲劳、紧张、寒冷、突然停服降压药等导致周围小动脉发生暂时强烈痉挛。患者出现头痛、烦躁、恶心、呕吐、心悸、多汗、面色苍白或潮红、视力模糊等征象，且同时伴有动脉痉挛累及的靶器官缺血症状。

（3）高血压脑病：是血压急剧升高导致脑小动脉持久严重痉挛，发生急性脑血液循环障碍，出现脑水肿和颅内压增高的临床征象。

（4）主动脉夹层：严重高血压可促使主动脉夹层发生，血液渗入主动脉壁中层形成夹层血肿，并可沿主动脉壁延伸剥离，可致死。

三、实验室及其他检查

检查判断高血压的严重程度以及靶器官的损害情况。

1.心电图检查

可显示左室肥厚、劳损。

2.X 线检查

显示主动脉迂曲，左心室增大。

3.血液检查

血常规、肾功能、血糖、血脂等。

4.尿液检查

早期正常，后期可见红细胞、蛋白和管型等。

5.超声检查

了解心室壁厚度、心腔大小、舒张和收缩功能，了解大动脉粥样硬化情况。

6.眼底检查

了解眼底视网膜动脉的狭窄、硬化或出血情况。

7.24 小时动态血压监测

了解血压变动节律，指导用药。

四、诊断要点

不同日休息 15 分钟后测量 2 次血压均达到高血压的诊断标准，且排除其他疾病导致的继发性高血压，可诊断为原发性高血压。同时也要对靶器官受损程度作出判断。

1.高血压分级标准

在未服抗高血压药物的情况下,收缩压≥140mmHg(18.7kPa)和(或)舒张压≥90mmHg(12.0kPa),根据血压升高水平,又进一步将高血压分为1、2、3级。我国目前使用2004年中国高血压防治指南的高血压分级标准。

2.高血压危险度分层

高血压患者发生心血管事件的概率与血压升高水平、心血管危险因素、靶器官损害以及并存临床情况有关。根据发生概率高低分为低危、中危、高危和极高危,可以此为基础制定治疗目标及判断预后。

(1)高危因素:男>55岁,女>65岁;吸烟;高脂血症;腹型肥胖;早发家族史;缺乏体力活动等。

(2)靶器官损害:心、肾、大血管、视网膜损害。

(3)并存临床情况:心脏疾病(心梗、心绞痛、心衰等)、脑血管疾病(脑出血、缺血性脑卒中、短暂性脑缺血发作)、肾脏疾病、血管疾病(主动脉夹层、外周血管病)、高血压视网膜病变(出血或渗出、视盘水肿)。

五、治疗要点

治疗目的:将血压降至正常或接近正常水平,防止及减少靶器官并发症,降低病残率和病死率。

(一)非药物治疗

适用各型高血压患者。其方法包括减轻体重、减少钠盐摄入、限制饮酒、适当运动等。

(二)药物治疗

除血压是1级、危险因素小于3个的患者可以先不服药(即可尝试非药物疗法6个月,但如6个月后不能有效控制,则必须服用降压药物)外,其他高血压患者都必须坚持使用降压药物治疗。目前常用的一线降压药物有利尿剂、β受体阻滞剂、钙通道阻滞剂(CCB)、血管紧张素转换酶抑制剂(ACEI)、血管紧张素Ⅱ受体阻滞剂(ARB)和 α_1 受体阻滞剂等。

1.利尿剂

主要通过排钠减少血容量。常用药物如排钾利尿剂如氢氯噻嗪12.5~25mg,每日1~2次;呋塞米20mg,每日1~2次;保钾利尿剂如氨苯喋啶50mg,每日1~2次。不良反应主要为低血钾或高血钾、高尿酸血症等。

2.β受体阻滞剂

通过降低心肌收缩力、减慢心率、降低心输出量而降压。常用药物如普萘洛尔10~20mg,每日2~3次;其他如阿替洛尔、美托洛尔等。不良反应主要为心率减慢、支气管痉挛等。

3.钙通道阻滞剂

通过阻断钙离子进入平滑肌细胞、抑制心肌和血管平滑肌收缩、降低外周阻力使血压下降。常用药物如硝苯地平5~10mg,每日3次。目前临床多应用长效或缓释型钙拮抗剂,如非洛地平、缓释硝苯地平等。不良反应主要有下肢水肿、头痛、面部潮红。

4.血管紧张素转换酶抑制剂（ACEI）

通过抑制血管紧张素转换酶使血管紧张素Ⅱ生成减少而降低血压。常用药物如卡托普利12.5mg，每日2～3次；其他如依那普利、苯那普利等。主要不良反应为刺激性干咳、血钾升高、血管性水肿。

5.血管紧张素Ⅱ受体阻滞剂

通过阻断血管紧张素Ⅱ受体松弛血管平滑肌、减少血管张力而降低血压。常用药物如洛沙坦、缬沙坦等。主要不良反应为高血钾。

6.α_1受体阻滞剂

通过选择性阻断 α_1 受体使外周阻力下降而降低血压。常用药物如哌唑嗪 0.5～2mg，每日 3 次；其他如特拉唑嗪等。主要不良反应为直立性低血压。

降压药物的使用原则：小剂量始，联合用药，长期坚持用药。联合用药可提高疗效，减轻药物不良反应。如卡托普利和氢氯噻嗪联合可避免高血钾，硝苯地平和氢氯噻嗪联合可利于消除下肢水肿等。

（三）高血压急症的治疗

1.迅速逐步控制性降压

首选硝普钠，开始以每分钟 10μg 静滴，密切观察血压，根据血压反应调整滴速；或使用硝酸甘油，降低心脏前、后负荷，急性冠脉综合征患者适用；或使用尼卡地平，可改善脑血流量，脑血管病患者适用等。为避免短时间血压骤降，导致重要器官血流量减少，应逐步控制性降压，开始的 24 小时内血压降低 20％～25％，48 小时内不低于 160/100mmHg，之后再降至正常。

2.对症处理

降低颅内压，消除脑水肿，如静脉快速滴注 20％甘露醇，静脉注射呋噻米等；静脉注射地西泮停止抽搐等。

六、常用护理诊断/问题

1.疼痛

头痛与血压升高有关。

2.有受伤的危险

与血压增高引起头晕、视力模糊或降压药物致直立性低血压有关。

3.知识缺乏

缺乏高血压的危害和自我保健知识。

4.潜在并发症

高血压急症。

七、护理措施

（一）休息

轻度高血压可通过调整生活节奏、保证休息和睡眠而恢复正常。故高血压初期可不限制一般的体力活动,避免重体力活动,保证足够的睡眠。血压较高、症状较多或有并发症的患者应卧床休息,避免体力和脑力的过度兴奋。

(二)控制体重

应限制每日摄入总热量,以达到控制和减轻体重的目的。

(三)运动要求

增强运动如跑步、行走、游泳等。运动量指标可以为收缩压升高、心率的增快,但舒张压不升高,一段时间后,血压下降,心率增加的幅度下降的运动量。

(四)避免诱因

应指导患者控制情绪,避免寒冷,注意保暖。避免蒸汽浴和过热的水洗浴。保持大便通畅,避免剧烈运动和用力。避免突然改变体位和禁止长时间站立。

(五)用药护理

本病需长期服药。①提高患者用药依从性,不得自行增减和撤换药物。②某些降压药物可有直立性低血压不良反应,指导患者在改变体位时要动作缓慢,当出现头晕、眼花时,立即平卧。③用药一般从小剂量开始,可联合数种药物,以增强疗效,减少不良反应,应根据血压的变化,遵医嘱调整剂量。④降压不宜过快过低,尤其老年人,可因血压过低而影响脑部供血。⑤应用硝普钠需注意避光使用,调节速度需在严密监测血压情况下进行,连续使用一般不超过5天,以免引起硫氰酸中毒。注意要防止药物外渗引起局部组织反应。

(六)并发症护理

高血压脑血管意外患者应半卧位,避免活动、安定情绪、遵医嘱给予镇静药。建立静脉通路,血压高时首选硝普钠静点治疗。

发生心力衰竭时应给予吸氧,$4\sim6L/min$,急性肺水肿时 35% 乙醇湿化吸氧,$6\sim8L/min$。

(七)健康教育

1.限制钠摄入

钠摄入 $<6g/d$,可减少水钠潴留,减轻心脏负荷,降低外周阻力,达到降低血压,改善心功能的目的。

2.减轻体重

血压与体重指数呈相关,特别是向心性肥胖,可使血容量增加,内分泌失调,是高血压的重要危险因素,应限制患者每日摄入总热量,以达到控制和减轻体重的目的。

3.运动

运动时(如跑步、行走、游泳)收缩压升高,伴心搏出量和心率的增高,但舒张压不升高,一段时间后,静息血压下降,心搏出量和心率增加的幅度下降。

4.坚持合理服药

因人而异确定服药时间、提供药物说明书,注意药物不良反应,并教会患者自己观察用药后的反应。

5.避免诱因

①避免情绪激动、精神紧张、劳累、精神创伤等可使交感神经兴奋,血压上升,故指导患者自己控制情绪调整生活节奏。②寒冷可使血管收缩,血压升高,冬天外出时注意保暖,室温不

宜过低。③保持大便通畅,避免剧烈运动和用力咳嗽,以防回心血量骤增而发生脑血管意外。④生活环境应安静,避免噪声刺激和引起精神过度兴奋的活动。

6.行为安全

需要注意的安全事项避免突然改变体位,不用过热的水洗澡和蒸汽浴,禁止长时间站立。

7.指导患者学会观察技能

自测血压,每日定时、定位测量血压,定期随诊复查,病情变化如胸痛、水肿、鼻出血、血压突然升高、心悸、剧烈头痛、视物模糊、恶心呕吐、肢体麻木、偏瘫、嗜睡、昏迷等症状立即就医。

参考文献

1.韩雅玲.哈里森心血管病学.北京:科学出版社,2019.

2.曾和松,汪道文.心血管内科疾病诊疗指南(第3版).北京:科学出版社,2019.

3.艾略特,安特曼,高润霖.心血管病治疗学(第4版).北京:科学出版社,2019.

4.翟晓波,李晓蕾.心血管疾病用药相关问题.北京:世界图书出版社,2019.

5.吴斌.心血管病及并发症鉴别诊断与治疗.郑州:河南科学技术出版社,2019.

6.郎尼,布纳德,王炳银.心血管药物应用精要.北京:科学出版社,2019.

7.张小丽.心血管疾病诊治理论与实践.长春:吉林科学技术出版社,2019.

8.赵水平.心血管疾病规范化诊疗精要.长沙:湖南科学技术出版社,2018.

9.姚成增.心血管内科常见病诊疗手册.北京:人民卫生出版社,2018.

10.樊朝美.心血管病新药与临床应用.北京:科学出版社,2018.

11.罗心平,施海明,金波.实用心血管内科医师手册(第2版).上海:上海科学技术出版社,2017.

12.张铭,郑炜平.心血管内科医生成长手册.北京:人民卫生出版社,2017.

13.李剑,罗心平.实用心律失常诊疗手册.上海:上海科学技术出版社,2017.

14.汤宝鹏,陈明龙,杨新春.实用心律失常介入治疗学.北京:科学出版社,2017.

15.霍勇,高炜,张永珍.冠心病规范化防治——从指南到实践.北京:北京大学医学出版社,2017.

16.李秀才.冠心病自然疗法(第3版).郑州:河南科学技术出版社,2017.

17.霍勇,杨杰孚.心力衰竭规范化防治——从指南到实践.北京:北京大学医学出版社,2017.

18.黄峻.心力衰竭现代教程.北京:科学出版社,2017.

19.沈玉芹,张健.慢性心力衰竭心脏康复.北京:人民卫生出版社,2017.

20.郑文科,田盈心.内科门诊常用药速查.北京:人民卫生出版社,2017.

21.霍勇.心血管内科常见病临床思路精解.北京:科学技术文献出版社,2017.

22.徐予,朱中玉,刘煜昊.实用心力衰竭学.郑州:河南科学技术出版社,2016.

23.苏彦超,许鹏,王丁.心血管内科疾病临床诊疗技术.北京:中国医药科技出版社,2016.

24.李俊.实用心血管病临床手册.北京:中国中医药出版社,2016.

25.胡大一.心血管内科学高级教程.北京:中华医学电子音像出版社,2016.

26.路岩.心血管内科学高级医师进阶系列.北京:中国协和医科大学出版社,2016.

27.方丕华,张澍.心律失常规范化防治——从指南到实践.北京:北京大学医学出版社,2016.

28.吴向东.冠心病自我防治.北京:化学工业出版社,2016.

29.罗伟.冠心病防治常识.南昌:江西科学技术出版社,2016.

30.王志敬.心内科诊疗精萃.上海:复旦大学出版社,2015.

31.胡大一.老年与心力衰竭.北京:北京大学医学出版社,2015.

32.王东,张贝,张洁.实用心内科掌中宝(第2版).北京:化学工业出版社,2015.

33.中国医师协会儿科医师分会先天性心脏病专家委员会,中华医学会儿科学分会心血管学组,《中华儿科杂志》编辑委员会.2015儿童常见先天性心脏病介入治疗专家共识.中华儿科杂志,2015,53(1):17-24.